U. Engelhardt/C.-H. Hempen
Chinesische Diätetik

Ute Engelhardt
Carl-Hermann Hempen

Chinesische Diätetik

Mit 204 Abbildungen und 65 Tabellen

Urban & Schwarzenberg
München • Wien • Baltimore

Anschriften der Autoren:

Dr. phil. Ute Engelhardt
SMS – Societas Medicinae Sinensis
Internationale Gesellschaft für
Chinesische Medizin e.V.
Franz-Joseph-Str. 38
80801 München

Dr. med. Carl-Hermann Hempen
Franz-Joseph-Str. 38
80801 München

Programmplanung: Dr. med. Thomas Hopfe
Lektorat: Elisabeth Borsch
Herstellung: Christine Zschorn
Umschlaggestaltung: Dieter Vollendorf
Fotos: Gudrun A. Kaiser
Schemazeichnungen: Esther Schenk-Panic
Zeichnungen: Susanne Schneider

Die Deutsche Bibliothek – CIP-Einheitsaufnahme

Engelhardt, Ute:
Chinesische Diätetik / Engelhardt/Hempen. - 1. Aufl. -
München ; Wien ; Baltimore : Urban und Schwarzenberg, 1997
    ISBN 3-541-11871-7
NE: Hempen, Carl-Hermann:

Satz: Kopfteam GmbH, Stockdorf
Druck: Appl, Wemding
Bindung: Monheim, Monheim

© Urban & Schwarzenberg 1997

ISBN 3-541-11871-7

Dieses Buch möchte sowohl dem Arzt als auch dem interessierten Laien einen anschaulichen Einblick in die chinesische Diätetik vermitteln, die neben der Akupunktur und der Arzneimitteltherapie ein wichtiger Bestandteil der chinesischen Medizin ist. Vorrangiges Ziel war dabei, unsere gängigen Nahrungsmittel nach den qualitativen Kriterien der chinesischen Medizin darzustellen und aufzuzeigen, wie sie in der therapeutischen Praxis effektiv eingesetzt werden können. Entsprechend ist dieses Buch als Lehrbuch und Nachschlagewerk für die tägliche Praxis konzipiert und bietet zugleich eine gründliche Einführung in das Thema.

Schon vor mindestens 15 Jahren wurde uns aus der klinischen Praxis deutlich, daß die Behandlung mit Akupunktur und Arzneimitteln durch gezielte ernährungstherapeutische Maßnahmen ergänzt werden sollte. Die Bücher in westlichen Sprachen, die uns damals zur chinesischen Diätetik vorlagen, waren inhaltlich unzureichend und nicht authentisch. Das heißt, sie gründeten sich bei der Qualifikation der Nahrungsmittel nicht auf authentische Quellen, sondern hauptsächlich auf mündliche, großteils vage und widersprüchliche Angaben. Entsprechend war unser Anliegen, zunächst einschlägige klassische Quellen gründlich zu bearbeiten, um die Nahrungsmittel gemäß den klassischen Schriften qualifizieren zu können; zugleich sollten jedoch auch moderne chinesische Texte berücksichtigt werden, um die klinischen Erfahrungen der jüngsten Vergangenheit mit einfließen zu lassen. Aufbauend auf diesem Grundgerüst sollten die Beschreibungen der Nahrungsmittel praxisorientiert in die pathophysiologischen Vorstellungen der chinesischen Medizin eingebettet werden. Darüber hinaus wollten wir auch Vorschläge für die diätetische Behandlung westlicher Krankheitsbilder erarbeiten.

Unser besonderer Dank gilt Herrn Dr. med. Uli Heusser-Buchs und Frau Dr. med. Elisabeth Studer, die das Projekt seitens der SAGA (Schweizer Ärztegesellschaft für Akupunktur) betreut haben; des weiteren danken wir Herrn Prof. Dr. med. Arthur Teuscher und Herrn Priv.-Doz. Dr. Silvio Jenny für ihre Beratung und Gutachtertätigkeit auf diesem für sie als westliche Ernährungsexperten sehr exotischem Gebiet. Ohne die Hilfe unserer chinesischen Freunde und Kollegen, Herrn Prof. Fan Jiayong (Universität für TCM, Chengdu) und Herrn Prof. Fang Chunyang (Akademie für TCM, Hangzhou), wäre die Materialsuche für dieses Projekt kaum realisierbar gewesen; sie verschafften uns Zugang zu relevanten Quellen, die hier erstmals im Westen ausgewertet werden. Unser besonderer Dank gilt auch unserem gemeinsamen Lehrer, Herrn Prof. Manfred Porkert, ohne dessen Vorarbeiten diese Darstellung nicht möglich gewesen wäre.

Zur konkreten Realisierung dieses Buches war die Mithilfe vieler Mitarbeiter notwendig. Unser Dank gilt hier besonders Herrn Sepp Leeb für die textliche Bearbeitung, Frau Susanne Fischer für die langwierige Arbeit am Manuskript, der Photographin Frau Kaiser, dem Software-Spezialisten Herrn Sommer (Kopfteam GmbH, Stockdorf), sowie Herrn Mazzetti, Frau Zschorn, Herrn Dr. Hopfe und Frau Borsch vom Verlag Urban & Schwarzenberg, die sich tatkräftig für das Buch eingesetzt haben.

Die Verfasser

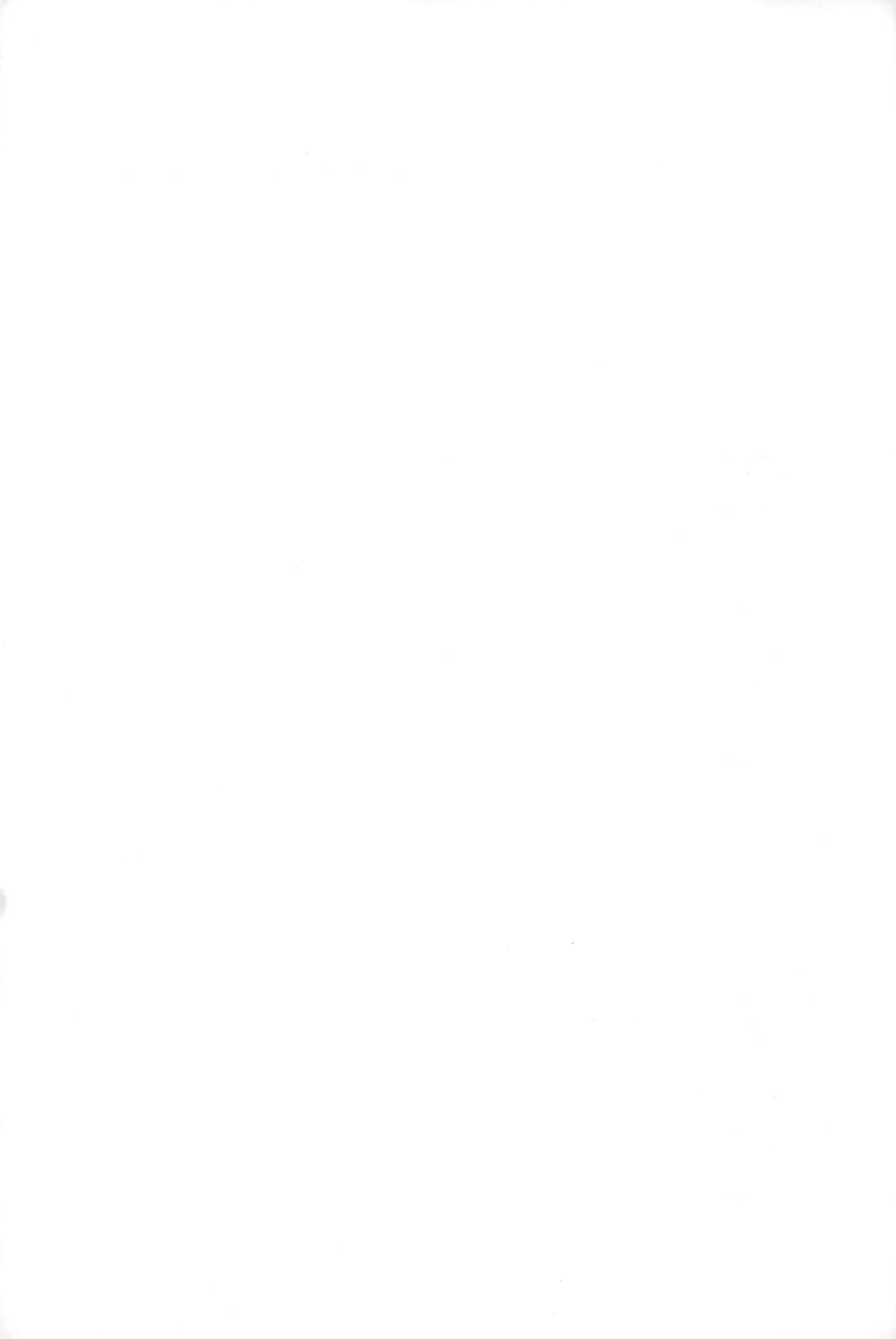

Inhaltsverzeichnis

Teil A: Monographien

Teil B: Die Praxis der Diätetik

Teil C: Aspekte bei der Anwendung

Teil D: Anhang

Überblick über die chinesischen Dynastien

21. Jh. – 16. Jh. v. Chr.	Xia
16. Jh. – 11. Jh. v. Chr.	Shang
11. Jh. – 221 v. Chr.	Zhou
221 – 206 v. Chr.	Qin
206 v. Chr. – 220 n. Chr.	Han
206 v. Chr. – 23 n. Chr.	Frühe (Westliche Han)
25 – 220 n. Chr.	Späte (Östliche Han)
221 – 280 n. Chr.	Drei Reiche
265 – 420 n. Chr.	Jin
420 – 581 n. Chr.	Südliche und Nördliche Dynastien
581 – 618 n. Chr.	Sui
618 – 907 n. Chr.	Tang
907 – 960 n. Chr.	Fünf Dynastien
960 – 1279 n. Chr.	Song
960 – 1127 n. Chr.	Nördliche Song
1127 – 1279 n. Chr.	Südliche Song
1279 – 1368 n. Chr.	Yuan (Mongolen)
1368 – 1644 n. Chr.	Ming
1644 – 1911 n. Chr.	Qing (Manchu)
seit 1912	Republik China (seit 1949 auf Taiwan)
seit 1949	Volksrepublik China

Zu diesem Buch

Die chinesische Diätetik und ihre Bedeutung für den Westen

„Medizin und Ernährung haben denselben Ursprung" (*yishi tongyuan* 醫食同源)

Die Beschäftigung mit Ernährung und Medizin hat in China eine lange Tradition. Schon von frühester Zeit an war man sich sehr deutlich bewußt, welche Auswirkungen die Nahrung auf den menschlichen Körper hat und wie wichtig eine ausgewogene Ernährung für das allgemeine Wohlbefinden ist. Dieser enge Zusammenhang zwischen Ernährung und Medizin läßt sich mindestens bis ins 3. Jh. v. Chr. zurückverfolgen (Harper 1984: 39-40). In dieser frühen Zeit wurde so gut wie kein Unterschied zwischen Arznei- und Nahrungsmitteln gemacht. In einem der

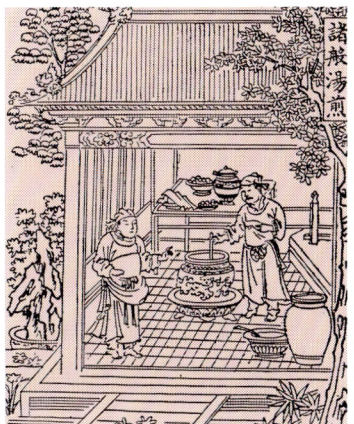

Abb. 1 Die Herstellung von Suppen bzw. Dekokten (aus dem *Yinshan zhengyao*, S. 47)

frühesten erhaltenen Werke der chinesischen Medizin finden sich z.B. zahlreiche Rezepturen, bei denen es sich genausogut um Kochrezepte handeln könnte (Huang 1990: 140, Harper 1982). Eine klare Unterscheidung zwischen Arzneimitteltherapie und Diätetik beginnt sich erst in der Tang-Dynastie (618-907) abzuzeichnen. Von diesem Zeitpunkt an findet sich zum ersten Mal auch ein eigener Begriff für die Diätetik, sie wird von nun an als „Ernährungstherapie" (*shiliao* 食療 oder *shizhi* 食治) bezeichnet. Das ist auch die Form der Diätetik, mit der wir uns in diesem Buch befassen wollen; sie ist vor allem dadurch gekennzeichnet, daß die Lebensmittel wie die Arzneimittel im Hinblick auf ihre Wirkung im

1

menschlichen Organismus beschrieben werden. Es liegt ihnen dasselbe Ordnungsschema zugrunde, auf dem auch die chinesische Diagnostik (Porkert 1993) und die anderen Therapieverfahren (wie Akupunktur, Arzneimitteltherapie usw., s. S 16) aufbauen.

Auch im Westen verschrieben die Ärzte des Altertums häufig Nahrungsmittel als Heilmittel, und im Zeitraum zwischen Antike und 16. Jh. gab es auch bei uns in der Medizin keine klare Trennlinie zwischen Lebens- und Arzneimitteln (Schipperges 1985: 255, Wöhrle 1990). Allerdings war die Qualifikation der Wirkung von Nahrungsmitteln nicht so kohärent in das medizinische System integriert, wie dies bei der chinesischen Medizin der Fall war. In der Neuzeit wurde dieses alte diätetische Wissen durch die moderne Ernährungswissenschaft abgelöst. Diese basiert heute auf der Analyse der in den einzelnen Nahrungsmitteln enthaltenen Nährstoffe und beschränkt sich im wesentlichen auf die Darstellung unmittelbarer quantitativer Zusammenhänge. So empfiehlt sie beispielsweise bei Hypercholesterinämie, cholesterinhaltige Nahrung zu meiden oder sich bei Diabetes nach einer quantitativen Diabetesdiät zu ernähren. Erst in jüngster Zeit beginnt man, auch qualitative Wirkungen von Nahrungsmitteln zu berücksichtigen und zu untersuchen, warum z.B. Patienten auf ein und dasselbe Nahrungsmittel völlig unterschiedlich reagieren. Die moderne westliche Ernährungslehre beginnt erst jetzt, auf regulative und funktionelle Aspekte zu achten, die in der chinesischen Diätetik seit jeher im Vordergrund stehen. Der Ansatz der chinesischen Diätetik kann hier also wertvolle Anregungen bieten.

Der komplementäre Ansatz der chinesischen Diätetik

Der komplementäre funktionelle Ansatz der chinesischen Diätetik ist maßgeblich mit der energetischen Vorstellung der **„Lebenskraft" Qi** (氣) verknüpft. Das Spannungsfeld energetischer Einflüsse, dem jeder Mensch äußerlich unterliegt, und das energetische Potential, das innen durch die sogenannten Funktionskreise bereitgestellt und mittels der Leitbahnen im Körper verteilt wird, nennen die Chinesen Qi. Ist das ausgewogene Verhältnis des Qi im menschlichen Organismus gestört, spricht man von Krankheit. Der gezielte Einsatz von Nahrungsmitteln kann diese Ausgewogenheit wieder herstellen; Nahrungsmittel sind also milde Therapeutika. Man bedient sich der Qi-Kraft eines Nahrungsmittels, um auf das Qi im menschlichen Organismus korrigierend einzuwirken.
In der chinesischen Diätetik werden die Nahrungsmittel nach folgendem Paradigma beschrieben:
Das **Temperaturverhalten** (chin.: *xing* 性 oder *qi* 氣) (von kalt bis heiß) gibt Aufschluß über die energetische Dynamik eines Lebensmittels. Es zeigt an, ob ein Lebensmittel das Qi stark oder nur leicht bewegt (Chillies bewirken z.B. eine Beschleunigung der physiologischen Prozesse, während etwa Banane oder Wassermelone zur Verlangsamung, Festigung und Verdichtung führen).
Die **Geschmacksrichtung** (Sapor; chin.: *wei* 味) (von salzig bis scharf) bezieht sich zwar im wesentlichen auf das menschliche Geschmacksempfinden. Es gibt aber auch Aufschlüsse darüber, in welcher Tiefe (Schicht) ein Lebensmittel wirksam ist. (So wird z. B. der Gurke eine süße Geschmacksrichtung zugeschrieben, obwohl sie nicht süß schmeckt; vielmehr ist mit ihrer Zuordnung zu einem süßen Sapor ihre Säfte spendende und stützende Wirkung gemeint.)

Die **energetische Wirktendenz** gibt an, ob ein Lebensmittel emporhebend, absenkend, an der Oberfläche oder in der Tiefe wirksam ist. (Frühlingszwiebeln und Knoblauch wirken z.B. emporhebend, Spinat und Sojabohne absenkend; Zimt und Chillies sind an der Oberfläche wirksam, Tomate und Aubergine in der Tiefe.)
Der **Funktionskreisbezug**, auch Leitbahnbezug (chin.: *guijing* 歸經) gibt Aufschluß darüber, in welchem Funktionskreis bzw. in welcher Leitbahn das Lebensmittel seine Wirkung entfaltet.

Diese Aussagen über die Wirkrichtung eines jeden Nahrungsmittels sind wichtige Bausteine im Gesamtgefüge der chinesischen Medizin und ermöglichen ein genaues Abstimmen auf andere Therapieverfahren, wie z. B. die chinesische Arzneimitteltherapie, die Akupunktur oder die Bewegungstherapien.
Die ihnen zugrundeliegende qualitative Betrachtungsweise eines Nahrungsmittels ist etwas völlig Neues für uns im Westen, die wir die Dinge eher unter quantitativen Gesichtspunkten zu betrachten gewöhnt sind (mit Angaben von Kalorien, Mengenangaben von Eiweiß, Fett, Kohlenhydraten, Spurenelementen usw.). Das Wissen um die exakten energetischen Wirkmöglichkeiten eines Nahrungsmittels ist unabdingbare Voraussetzung für einen gezielten therapeutischen Einsatz. Zugleich eröffnet es ungeahnte Möglichkeiten in der prophylaktischen und kurativen Medizin. Ihre volle Wirkung kann die chinesische Diätetik jedoch nur entfalten, wenn sie ganz in den Kontext der chinesischen Medizin integriert ist und nicht mit westlichen Konzepten vermischt wird.

Zum Konzept dieses Buches

Vorrangiges Ziel dieses Buches ist es, unsere gängigen Nahrungsmittel nach den qualitativen Kriterien der chinesischen Medizin darzustellen.

Dabei stehen nicht mehr die quantitativen Daten (Kalorienangaben, Kohlenhydrat-, Fett-, Eiweißgehalt usw.) im Vordergrund, sondern die qualitative Einordnung eines Lebensmittels anhand seines energetischen Wirkmusters. Außerdem wollten wir das Buch möglichst praxisnah gestalten. Im Teil A der Monographien kann sich der Leser über die Wirkung der einzelnen Nahrungsmittel informieren.
Im Teil B werden die Nahrungsmittel in Bezug zu den pathophysiologischen Vorstellungen der chinesischen Medizin gesetzt. Hier findet der Leser eine praxisorientierte Darstellung aus der Sicht der chinesischen Medizin.
Im Teil C werden Vorschläge für die diätetische Behandlung westlicher Krankheitsbilder gegeben, die dem westlich-medizinisch orientierten Leser den Einstieg ermöglichen sollen.

Alle Bücher in westlichen Sprachen, die sich bisher mit der chinesischen Diätetik befaßt haben, gründeten sich entweder auf mündliche, großteils vage und widersprüchliche Aussagen zur Qualifikation der Nahrungsmittel oder stützten sich ausschließlich auf die Auswertung einiger weniger alter Quellen (Eyssalet 1984). Im vorliegenden Buch wurden nun erstmals einschlägige klassische und auch moderne Quellen gründlich bearbeitet, um einerseits der Notwendigkeit einer authentischen Qualifikation der Nahrungsmittel gemäß den klassischen Schriften Rechnung zu tragen, andererseits aber auch die klinischen Erfahrungen der jüngsten Vergangenheit mit einfließen zu lassen. Bei der Bearbeitung der modernen Quellen haben wir uns bewußt auf die Bücher beschränkt, die eindeutig in der Tradition der klassischen chinesischen Medizintheorie stehen. Die wenigen Angaben zur westlichen Ernährungslehre haben in diesem Zusammenhang nur einen oberflächlichen, ergänzenden Charakter und erheben keineswegs einen Anspruch auf Vollständigkeit.

Um die Wirkbeschreibungen der Lebensmittel aus den chinesischen Texten klinisch zu präzisieren und in ein medizinisch-therapeutisches Konzept umsetzen zu können, haben wir den Monographien ein umfangreiches Kapitel zur Praxis der Diätetik nachgestellt. Dieser Teil ist entsprechend der Physiologie und Pathologie der Funktionskreise gegliedert und soll den bereits mit den Grundkonzepten der chinesischen Medizin vertrauten Anwendern den Zugang zu dieser Ernährungstherapie erleichtern. Ganz bewußt haben wir in diesem Zusammenhang auf eine umfassende Darstellung der chinesischen Diagnostik und der Grundlagen der chinesischen Medizin (vgl. dazu Porkert 1991, 1993, Porkert/ Hempen 1985, Hempen 1988, 1995) verzichtet, da dies den Rahmen des Buches gesprengt hätte. Mit dem Kapitel „Westliche Krankheitsbilder" im Teil C wird auch dem westlich orientierten Arzt die Möglichkeit gegeben, die chinesische Diätetik kennenzulernen und in sein Behandlungskonzept einzubauen. Auch wenn dies anfangs ausschließlich auf der Basis westlicher Diagnosen geschehen mag, sollte der Behandler im Laufe der Zeit durch Querverbindungen dazu angeregt werden, die Zusammenhänge aus dem Blickwinkel der chinesischen Medizin zu verstehen.
Insgesamt haben wir bewußt davon abgesehen, mögliche Verbindungen zwischen chinesischer Diätetik und westlicher Ernährungstherapie zu ziehen, um das bei uns weitgehend unbekannte System der chinesischen Diätetik möglichst klar und unverfälscht darzustellen.

Monographienteil

Dem Monographienteil haben wir eine Einführung vorangestellt, die einen Überblick über die generelle Bedeutung der Ernährung in China vermitteln und Aufschluß über die Diätetik innerhalb der chinesischen Medizin geben soll. Daran schließen sich insgesamt 157 Monographien über auch bei uns im Westen gebräuchliche Lebensmittel und deren therapeutische Anwendung an, die durch die Bearbeitung umfangreicher klassischer und moderner Quellen erstellt wurden. Sie wurden in folgende fünf Hauptgruppen unterteilt: „Getreide und Samenfrüchte", „Gemüse", „Früchte", „Fleisch, Fisch und Meeresfrüchte" sowie „Milchprodukte, Gewürze, Genußmittel und Sonstiges". Dieses Ordnungsschema, das wir bereits in den ältesten diätetischen Handbüchern finden, hat sich bis in die Neuzeit erhalten. Jedem dieser fünf Teile haben wir eine kurze Einführung vorangestellt. Darin werden generelle Aussagen zur therapeutischen Wirkung der jeweiligen Nahrungsmittelgruppe getroffen, ihre Stellung innerhalb der chinesischen Ernährung erläutert und kulturhistorische Aspekte beleuchtet.

Die anschließenden Einzelbeschreibungen der Lebensmittel und ihrer Wirkung unterliegen folgendem Grundschema:
1. Bestimmung des Lebensmittels
- Botanische bzw. zoologische Bestimmung des Lebensmittels und Angaben zu seinem geographischen Vorkommen und zu kulturhistorischen Besonderheiten.
- Auflistung der gängigsten chinesischen Bezeichnungen (in Pinyin-Transkription und mit chinesischen Langzeichen).
- Hinweise auf die Werke der chinesischen Diätetik oder Arzneimittelkunde, in denen das Lebensmittel erstmals erwähnt wurde.

2. Bestimmung der Wirkung des Lebensmittels
- Temperaturverhalten
- Sapor/Geschmacksrichtung
- Toxizität (sehr selten, nur z.B. bei Tabak)

– Orbisbezug (vgl. S. 3, Praxisteil S. 412)
– Wirkung (hier wird nach den Kriterien der chinesischen Medizin eine therapeutische Gesamtcharakteristik des Lebensmittels gegeben)
– Indikationen der energetischen Störungen, bei denen das Lebensmittel einzusetzen ist. Ergänzend wird eine Auswahl der wichtigsten Symptome aus der Sicht der chinesischen Medizin aufgeführt. Eine erweiterte und systematische Darstellung dieser Zusammen-hänge findet sich im Teil B zur Praxis der Diätetik (vgl. S. 419ff).
– Kontraindikationen
– Zubereitungsarten (hier werden meistens die in der Diätetik üblichen Zubereitungsarten angegeben und nicht die in der chinesischen Küche gebräuchlichen)
– Zusammensetzung nach westlicher Analytik (hier soll nur ein grober Überblick über die Nährstoffzusammensetzung vermittelt werden; genauere Angaben sind der einschlägigen ernährungswissenschaftlichen Literatur zu entnehmen)
– Rezepturen (die Auswahl erfolgte nicht nur in Hinblick auf ihre Wirkung, sondern auch auf ihre Praktikabilität bei uns im Westen).

Der Leser wird sicher zahlreiche bei uns übliche Nahrungsmittel, wie z.B. verschiedene Beeren-arten oder Olivenöl, vermissen. Da sie in China gar nicht oder erst in jüngster Zeit gebräuchlich sind, gab es hierfür in den einschlägigen chinesischen Quellen keine brauchbaren Angaben. In solchen Fällen bleibt es daher dem Leser überlassen, aus der Zugehörigkeit zur jeweiligen Lebensmittelgruppe Rückschlüsse auf die Wirkung des betreffenden Nahrungsmittels zu ziehen.

Die Praxis der Diätetik

Der **Teil B „Die Praxis der Diätetik"** beginnt mit einer umfassenden Darstellung des Paradigmas, nach dem die Nahrungsmittel in der chinesischen Medizin eingestuft werden. Dabei wird nicht nur die klinische Bedeutung von Temperaturverhalten, Geschmacksrichtung (Sapor), Wirktendenz und Funktionskreisbezug erläutert, sondern auch auf die möglichen qualitativen Veränderungen hingewiesen, die ein Nahrungsmittel durch die verschiedenen Zubereitungsarten erfahren kann. Die anschließenden Tabellen, in denen alle Nahrungsmittel nach ihrem Temperaturverhalten und ihrer Geschmacksrichtung aufgeführt sind, geben einen Überblick über die unterschiedlichen Wirktendenzen.

Im Anschluß daran werden die Physiologie und die wichtigsten pathologischen Entgleisungsmöglichkeiten der Funktionskreise (Orbes) beschrieben und die entsprechende diätetische Therapie angegeben. Auf diese Weise werden die im Monographienteil einzeln besprochenen Nahrungsmittel in das Gesamt-konzept der chinesischen Medizin eingebettet. So wird zum Beispiel im Fall einer *depletio* des *qi lienale* (energetische Schwäche im Funktionskreis der „Mitte") erst die Symptomatik dargestellt, anschließend wird ein generelles therapeutisches Konzept (Stützung des *qi lienale*) entworfen und dann werden alle in Frage kommenden Nahrungsmittel einschließlich der sich anbietenden Rezepturen aufgeführt und in ihrer klinischen Bedeutung betrachtet. Jedes dieser chinesischen Krankheitsbilder schließt mit einer tabellarischen Darstellung der erläuterten Nahrungsmittel ab.
Aufgrund klinischer Erfahrungen hat es sich als sinnvoll erwiesen, nochmals gesondert auf „energetische Entgleisungen" einzugehen. Deshalb folgt im Anschluß an die Darstellungen

der Funktionskreise (Orbes), in die bereits Hinweise auf ihre potentiellen Entgleisungsmöglichkeiten eingeflossen sind, nun die Beschreibung der klinisch relevanten Veränderungen in Hinblick auf die Leitkriterien *algor* ("Kälte") und *calor* ("Wärme"), auf die krankheitsauslösenden Agenzien (z.B. *humor* ["Feuchtigkeit"], *ventus* ["Wind"]) und auf Störungen des Qi- und Xue-Flusses (z.B. in Form von Stasen und Bewegungsstörungen). Häufig besteht nämlich das therapeutische Erfordernis, *calor-* ("Hitze-") oder *ardor-* ("Glut-")Prozesse, die klinisch als Entzündungen in Erscheinung treten können, zu behandeln, ohne dabei dezidiert auf einen Funktionskreis einzugehen. Oder es könnte sich therapeutisch als sinnvoll erweisen, den Säftefluß des Xue unabhängig von einem Funktionskreisbezug zu dynamisieren. In solchen Fällen findet der Ratsuchende in diesem Kapitel Hilfe.

Im **Teil C** sind wichtige **westliche Krankheitsbilder** aufgeführt, um auch den Ansprüchen von Anwendern gerecht zu werden, die mit der chinesischen Diagnostik nur wenig vertraut sind. Grundsätzlich ist jedoch darauf hinzuweisen, daß dieser Zugang über die gängigen westlichen Krankheitsbegriffe nur sinnvoll ist, wenn er durch eine weitergehende Beschäftigung mit den Funktionskreisbeschreibungen und den Agenzien (Kapitel B.2 und B.3) vertieft wird, auf die im Text immer wieder hingewiesen wird. Denn nur wenn die westliche Diagnose auf chinesische diagnostische Begriffe zurückgeführt wird und wenn die westlichen Krankheitsbegriffe sozusagen in eine chinesische Diagnose rückübersetzt werden, sind die therapeutischen Vorschläge, die unter den westlichen Krankheitsbegriffen stehen, wirklich praktikabel. An einigen Stellen wurden bei den westlichen Krankheitsbildern zusätzliche therapeutische Hinweise aus westlichen Quellen angeführt, was jeweils kenntlich gemacht wurde.

In den "Anmerkungen zu Belastungen unserer Nahrung" wird kurz und unideologisch auf die Problematik der Ernährung in der westlichen Zivilisation eingegangen. Dabei haben wir uns auf einige grundsätzliche Aussagen zu einer vollwertigen Ernährung beschränkt, die uns auch im Rahmen der chinesischen Diätetik als besonders beachtenswert erscheinen. Denn selbst wenn die Lebensmittel in der chinesischen Diätetik völlig neu qualifiziert werden, sollte man die erheblichen Belastungen und Beeinträchtigungen nicht unberücksichtigt lassen, denen Lebensmittel heute unterworfen sind und auf die in den monographischen Darstellungen verständlicherweise nicht eingegangen wird. Solche Beeinträchtigungen sind beispielsweise Düngung, Konservierung, Lagerung und Vorverarbeitung sowie Luft-, Wasser- und Bodenverschmutzung.

Es sei noch einmal darauf hingewiesen, daß es lediglich unser Anliegen ist, auf diese Probleme hinzuweisen und sie nicht einfach zu ignorieren. Erschöpfend können sie im Rahmen dieses Buches natürlich nicht dargestellt werden.

Den Abschluß bildet ein Kapitel über die gesunde Ernährung aus der Sicht der chinesischen Medizin. Dieses Kapitel ist für die Prophylaxe von besonderer Bedeutung und eröffnet auch jenen, die mit der chinesischen Medizin noch nicht so vertraut sind, einen Zugang zum chinesischen Ernährungskonzept und dessen konkreter Anwendung.

Zur Handhabung des Buches

Der **westliche Arzt und Behandler** wird sich das vorliegende Buch am ehesten über die westlichen Diagnosen erschließen, bei denen immer wieder auf die verschiedenen Funktionskreisbezüge und Agenzien (Teil B) hingewiesen wird. Er kann nun hier weiter nachlesen, um die Systematik der chinesischen Medizin verstehen zu lernen, oder er kann die Wirkung der angegebenen Nahrungsmittel im Monographienteil (Teil A) eingehender studieren und gegebenenfalls auf die dortigen Rezepturangaben zurückgreifen.

Beispiel:

Ein Patient klagt über Schlaflosigkeit. Im Kapitel „Westliche Krankheitsbilder" (s.S. 573) wird der westliche Therapeut unter diesem Stichwort zunächst auf drei verschiedene therapeutische Ansätze der chinesischen Medizin verwiesen. Nachdem beim fiktiven Patienten die Schlaflosigkeit mit Symptomen wie Palpitationen, Schweißen im Schlaf und Ängstlichkeit einhergeht, wird er sie mit Hilfe des Buches im Kapitel „Diätetik des *o. cardialis*" (s.S. 515) als eine Störung des *o. cardialis* identifizieren können und entsprechend Maßnahmen zur „Stützung des *yin cardiale*" (s.S. 518) ergreifen. Hier findet er an erster Stelle Weizen aufgeführt. Auch unter den detaillierteren Ausführungen über „*depletio* des *yin cardiale*" (energetische Schwäche des *yin cardiale*) (s.S. 519ff) bei den Funktionskreisbeschreibungen steht Weizen gleich an erster Stelle. In den anschließenden Bemerkungen erfährt der Leser, welche Wirkung der Weizen in seinen verschiedenen Darreichungsformen (als Brei, Mehl oder in gekeimter Form) auf den *o. cardialis* hat, und kann so die für Schlafstörungen geeignetste Form auswählen. Darüber hinaus werden in diesem Zusammenhang auch andere Nahrungsmittel mit einer vergleichbaren Wirkung erwähnt und tabellarisch aufgeführt.

Schließlich kann der Therapeut auf die monographische Beschreibung des Weizens (Teil A, S. 22) zurückgreifen und sich vergewissern, ob die Wirkbeschreibung des Weizens tatsächlich seinen therapeutischen Absichten entspricht. Hilfreich können hierbei auch die Ausführungen über die Indikationen sein. Außerdem kann er hier noch einmal die einzelnen Zubereitungsformen (Mehl bis gekeimter Sproß) mit ihren verschiedenen Wirkungen studieren und findet verschiedene klassische Rezepturen, darunter das der Schlafverbesserung dienende Rezept „Dekokt mit Süßholz, Weizen und Datteln".

Besonders einfach ist dieses Buch für den **in der chinesischen Medizin geschulten Behandler** zu verwenden. Der Aufbau der praktischen Kapitel zur Diätetik richtet sich nach den pathophysiologischen Bildern der chinesischen Medizin. Wer es gelernt hat, damit umzugehen, wird im Handumdrehen außerordentlich hilfreiche diätetische Konzepte für seine Patienten finden.

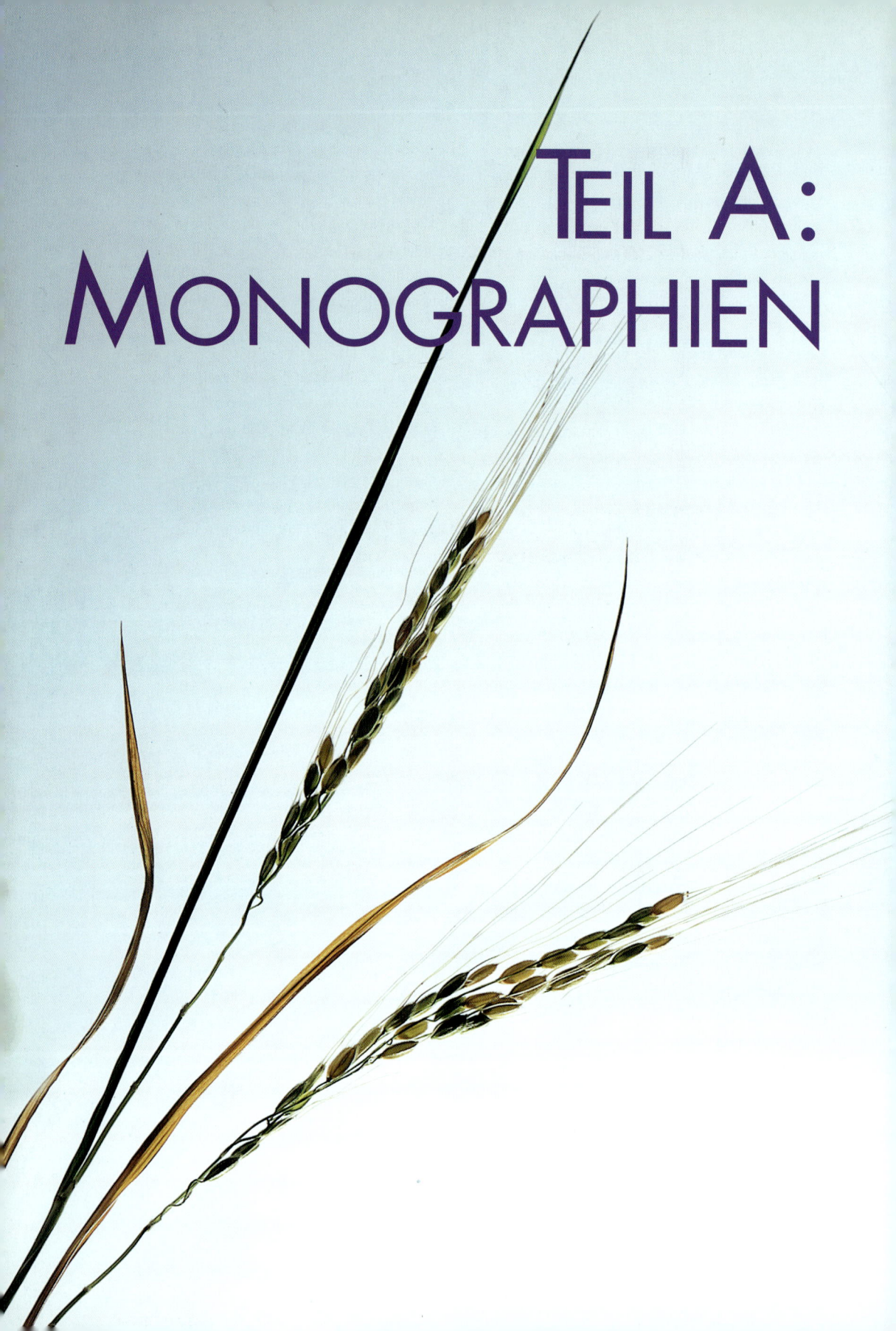

TEIL A: MONOGRAPHIEN

1 Einleitung

Bevor wir in diesem Teil des Buches die Wirkungen von 157 Lebensmitteln nach dem Konzept der chinesischen Diätetik ausführlich beschreiben, erachten wir es für sinnvoll, einen kurzen Überblick über die generelle Bedeutung von Ernährung in China zu geben und anschließend die Rolle der Diätetik innerhalb der chinesischen Medizin genauer zu beleuchten. Auf diese Weise soll es dem Leser ermöglicht werden, das im Westen weitgehend unbekannte Therapieverfahren der chinesischen Diätetik nicht losgelöst von seinem kulturellen Kontext kennenzulernen, sondern auch Einblick in seine kulturhistorischen Zusammenhänge zu erhalten.

Ernährung und Diätetik in China

In der chinesischen Kultur spielt das Essen eine extrem wichtige Rolle, weshalb sie häufig als essenszentriert bezeichnet wird. Trotz der großen regionalen Unterschiede in der chinesischen Küche und trotz der Veränderungen, die die chinesische Ernährung im Laufe der Jahrtausende durchgemacht hat, gibt es einige gleichbleibende Grundmerkmale, die wir hier kurz zusammenfassen wollen:

- Die **Vielfalt der Lebensmittel und Verarbeitungsmethoden:**
  Seit alters her kennt die chinesische Küche eine große Anzahl unterschiedlichster Lebensmittel, die in den vielfältigsten Kombinationen zu Gerichten zusammengestellt werden. Außerdem hat sie schon früh aufwendige und hochentwickelte Methoden zur Verarbeitung und Konservierung von Lebensmitteln entwickelt (Sabban 1983b, 1990, 1993, Huang 1990).

- Die **vorrangige Bedeutung von Getreide:**
  In China wurde und wird das Grundbedürfnis nach Nahrung in erster Linie durch Getreide und Samenfrüchte abgedeckt (in Südchina vor allem Reis, in Nordchina Hirse). Seit alters her galt es in China als Kennzeichen eines „zivilisierten Menschen", daß er sich vor allem von gekochtem Getreide ernährte und andere Nahrungsmittel nur ergänzenden Charakter hatten (Sabban 1993a:80). Die große Bedeutung des Getreides als Hauptnahrungsmittel zeigt sich noch heute darin, daß sich eine Mahlzeit grundsätzlich aus *fan* 飯 (gekochtem, gekörntem Getreide, meistens Reis) und *cai* 菜 zusammensetzt, wobei in diesem Zusammenhang *cai* nicht nur „Gemüse", sondern auch generell „Gericht" bedeutet und auch für Fleisch- und Eierspeisen stehen kann. Der eigentliche, der Sättigung dienende Hauptbestandteil der Mahlzeit ist *fan*, der Getreideanteil, während die „Gerichte" *cai* vor allem der geschmacklichen Verbesserung dienen.

- Die **harmonische Abstimmung und das Kleinschneiden der Zutaten:**
  Für die Zubereitung der „Gerichte" (*cai*) ist kennzeichnend, daß die verschiedenen Geschmacksrichtungen (Sapores) genau aufeinander abgestimmt werden. Dabei stehen in der Kochkunst der Wohlgeschmack und das Aussehen im Vordergrund, während in der Diätetik die erwünschte Wirkung ausschlaggebend ist. Zu diesem Zweck werden die Zutaten eines Gerichtes so gut wie immer sehr klein geschnitten, wobei auch die Art, wie sie geschnitten werden, eine wichtige Rolle spielt. Bezeichnenderweise bedeutet der altchinesische Begriff *gepeng* 割烹 für Kochkunst wörtlich übersetzt so viel wie „Schneiden und Kochen" (Huang 1990:141).

- Die **Ernährung in Notzeiten:**
  In Notzeiten, von denen China im Laufe seiner Geschichte in Form von Überschwemmungen und anderen Naturkatastrophen häufig heimgesucht wurde, mußte für bestimmte Lebensmittel Ersatz gefunden werden. Daraus hat sich ein eigener Zweig der diätetischen Literatur herausgebildet, die „Handbücher für das Überleben in Notzeiten", durch die ein noch größeres Spektrum an eßbaren Pflanzen und Tieren erschlossen wurde.

- Der **kommunikative Charakter des Essens:**
  Noch heute gibt es in China keinen Festtag ohne große Bankette, keine Besprechung ohne ein obligatorisches Gelage, keinen Ausflug ohne das Mitbringen einer dortigen Spezialität und keinen Besuch ohne ein eßbares Geschenk. Die Allgegenwärtigkeit des Essens findet auch in der Sprache ihren Niederschlag: So begrüßt man sich in China mit der Frage: „Hast Du Dich satt gegessen?", was unserem „Wie geht es Dir?" entspricht.

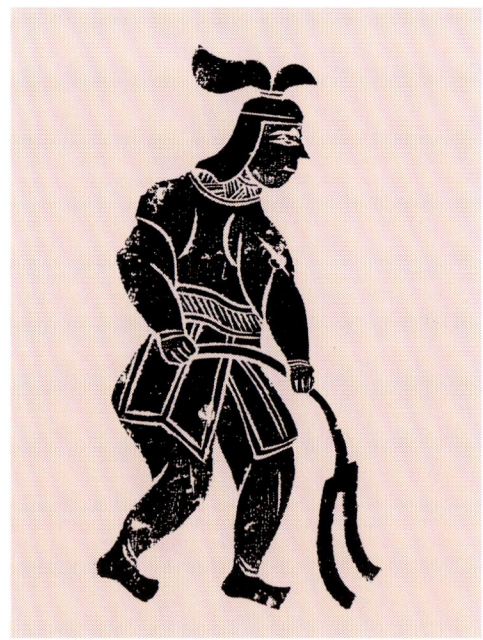

Abb. 2 Shennong als Patron der Landwirtschaft (Rekonstruktion eines Han-zeitlichen Steinreliefs aus dem Wuliang-Schrein)

- Die **enge Verbindung von Ernährung und Medizin:**

Die enge Verknüpfung zwischen Landwirtschaft, Ernährung und Arzneimittelkunde zeigt sich bereits in der Person des legendären Herrschers und Kulturheroen Shennong („Göttlicher Landmann"). Er gilt sowohl als Erfinder des Pfluges und als Begründer der Landwirtschaft als auch als Patron der Drogenkunde (s. Abb. 2 und 3). Im *Huainanzi* aus dem 2. Jh. v. Chr. werden seine Leistungen wie folgt beschrieben:

„Im Altertum ernährte sich das Volk von Pilzen und Kräutern und trank Wasser. Es erntete die Früchte der Bäume und aß das Fleisch der Muscheln. Oftmals litt es unter Krankheiten und Vergiftungen. Da lehrte Shennong das Volk erstmals, die Fünf Getreidearten zu säen und das Land in Hinblick darauf zu betrachten, ob es trocken oder feucht, fett oder steinig, hoch oder tief gelegen sei. Er probierte die Geschmacksrichtungen aller Kräuter und (untersuchte) die Wasserquellen, ob sie süß oder bitter waren. So ließ er das Volk wissen, was es meiden sollte und was für es geeignet war. Zu jener Zeit fand (Shennong) an einem einzigen Tag 70 giftige (Mittel)" (*Huainanzi*, Kap.19).

Eines der ersten (leider nicht erhaltenen) diätetischen Werke „Die Essens-Verbote des Shennong und des Huangdi" (*Shennong Huangdi shijin*) trägt im Titel den Namen dieser legendären Gestalt, und das früheste in Rekonstruktion erhaltene Arzneimittelbuch, „Der Klassiker der Drogenkunde des Shennong" (*Shennong bencao jing*, aus der Späteren Han-Zeit, um 500 von Tao Hongjing kompiliert), ist ihm gewidmet (Unschuld 1986:11).
Es ist davon auszugehen, daß in der Frühzeit nicht zwischen Ernährung, Diätetik und Arzneimitteltherapie unterschieden wurde. Die

Arzneimitteltherapie und die Diätetik haben sich erst später als Sonderformen entwickelt.

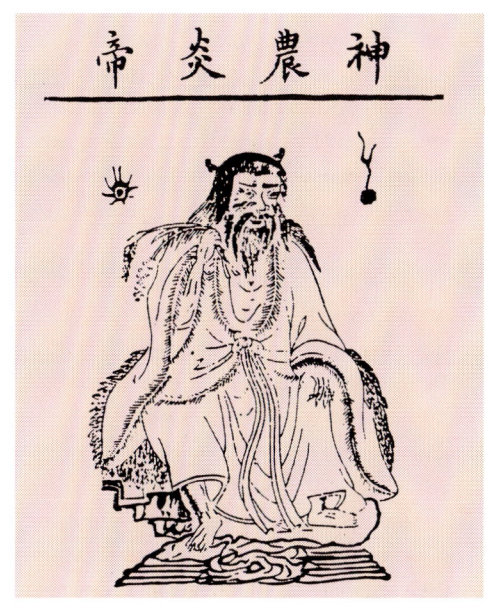

Abb. 3 Shennong als Patron der Arzneimittelkunde (aus dem *Tuxiang bencao mengquan*)

Die enge Verknüpfung zwischen Ernährung und Medizin, die fast in allen Kulturen zu finden ist, ist in China besonders ausgeprägt und hat sich weitgehend ungebrochen bis heute erhalten. Angesichts dessen erhebt sich die Frage, wie gesund das chinesische Ernährungskonzept eigentlich ist. Dazu ist auf eine großangelegte Studie über die Zusammenhänge zwischen Ernährung und Krankheit in China zu verweisen, die von der Chinesischen Akademie für Präventivmedizin, der Cornell University in Ithaca/New York und der University of Oxford/Großbritannien durchgeführt wurde. Im Rahmen dieser Studie wurden während der Jahre 1983/1984 in 65 Regionen Chinas 285 quantitative Daten zur Ernährung erhoben und genauestens ausgewertet (Chen und Campell 1990). Die Ergebnisse dieser Studie zeigen beeindruckende Unterschiede in der Ernährung von Chinesen und Amerikanern. So verzehren die Chinesen z.B. etwa ein Drittel mehr Kalorien und dreimal mehr Ballaststoffe als die Amerikaner. Allerdings sind nur 14,5% der Kalorien der chinesischen Diät Fette, während die amerikanische Diät zu 39% aus Fetten besteht. Entsprechend leiden die Chinesen kaum an Adipositas und weisen deutlich niedrigere Serum-Cholesterinspiegel auf als die US-Bevölkerung. Betrachtet man die Ergebnisse dieser Studie vor dem Hintergrund der chinesischen Diätetik, so kommt man zu dem Schluß, daß es sich bei der chinesischen Diät auch aus der Sicht von quantitativen ernährungswissenschaftlichen Untersuchungen um eine sehr wirksame und ausgewogene Ernährungsweise handelt, die sich vor allem durch ein hohes Maß an Ballaststoffen und ungesättigten Fettsäuren auszeichnet. (Mit dem fortschreitenden wirtschaftlichen Aufschwung nehmen allerdings auch in China immer mehr

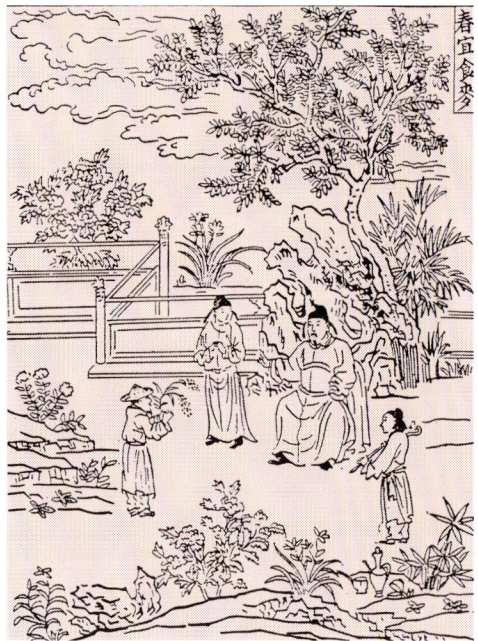

Abb. 4 „Im Frühling sollte man Weizen essen", Illustration zum Abschnitt „Die Entsprechungen zu den vier Jahreszeiten" im *Yinshan zhengyao*, S. 69.

westliche Ernährungsgewohnheiten überhand, Smith 1993.) Hierin zeigen sich sehr deutlich die Vorteile einer ausgewogenen, vor allem aus Getreide bestehenden Ernährung, die einen wesentlichen Bestandteil der chinesischen Diätetik ausmacht. In einem berühmten Zitat aus den „Unbefangenen Fragen" (*Suwen*) des „Innern Klassikers des Gelben Fürsten" (*Huangdi neijing*, aus dem 1. Jh. v. Chr.), einem der wichtigsten Werke der chinesischen Medizin, heißt es dazu: „Die Fünf Getreidearten nähren, die Fünf Früchtearten dienen der Unterstützung, die Fünf Fleischarten (domestizierter Tiere) dienen der Mehrung und die Fünf Gemüsearten vervollständigen" (*Huangdi neijing Suwen*, Kap. 22/4).

Diätetik und chinesische Medizin

Von den rund 8000 medizinischen Werken, die in den einschlägigen Bibliographien zur chinesischen Medizin verzeichnet sind, machen diätetische Schriften etwa 5 Prozent aus (Okanishi 1969, Tamba Mototane 1983, Zhongyi yanjiuyuan 1961). Die Diätetik wird einerseits in der diätetischen Spezialliteratur abgehandelt, andererseits ist sie ein zentraler Bestandteil der drogenkundlichen Werke, in denen neben der Wirkung von Arzneimitteln immer auch die von Lebensmitteln beschrieben wird (Unschuld 1986). Nicht zuletzt ist die chinesische Diätetik eingebettet in die Tradition der „Pflege des Lebens" (*yangsheng* 養生), die eine gesunde Lebensführung zum Ziel hatte und damit den westlichen antiken Vorstellungen von Diätetik sehr nahestand.

Die diätetische Spezialliteratur setzt sich grundsätzlich aus drei Komponenten zusammen, die von Werk zu Werk unterschiedliche Gewichtung erfahren:

1. **Monographische Beschreibungen von Lebensmitteln** (ihre Bewertung erfolgt nach den gleichen Gesichtspunkten wie die der Arzneimittel)
2. **Rezepturen** (der Übergang zwischen Kochrezepten und arzneilichen Rezepturen ist häufig fließend)
3. **Essensverbote** (sie befassen sich mit hygienischen Vorschriften und mit Fragen wie: welche Lebensmittel sind in bestimmten Jahreszeiten oder in kritischen Lebensphasen [z.B. bei Krankheit oder in der Schwangerschaft] zu meiden und welche Lebensmittel dürfen nicht miteinander kombiniert werden) (s. Abb. 4 und 5)
Im Rahmen dieses Buches haben wir uns hauptsächlich auf die monographischen Beschreibungen der Einzelmittel gestützt, aber auch Rezepturen und Kontraindikationen miteinbezogen.

Die große Bedeutung, die der Diätetik im Laufe der langen Geschichte der chinesischen Medizin beigemessen wurde, läßt sich auch aus der frühen Spezialisierung der chinesischen Ärzte ablesen. So geht aus den zwischen dem 4. und 1. Jh. v. Chr. zusammengestellten „Riten der Zhou-Zeit" (*Zhouli*) hervor, daß es neben „Ärzten für gewöhnliche Krankheiten", „Wundärzten" und „Tierärzten" auch „Fachärzte für Diätetik" gab. Letztere waren vornehmlich für das leibliche Wohlbefinden und die Gesundheit des Königs verantwortlich, stellten jedoch auch, gestützt auf ihre praktische Erfahrung, allgemeine Ernährungsregeln auf (Biot 1851:92).

Auch in einem der wichtigsten Werke der chinesischen Medizin, dem „Inneren Klassiker des Gelben Fürsten" (*Huangdi neijing*, 1. Jh. v. Chr.) nimmt die Diätetik eine wichtige Stellung ein. Auf die dortigen Aussagen über die Diätetik nimmt wiederum Sun Simo (s. Abb. 6) in seinen

„Rezepturen, die tausend Goldstücke wert sind" (*Qianjin fang*, Kap. 26, um 650) ausführlich Bezug. In diesem ersten spezialisierten Text zur Diätetik, der mit Recht als ein **grundlegendes Manifest der Ernährungstherapie** betrachtet werden kann, heißt es:

„Damit der menschliche Körper seine Ausgewogenheit und Harmonie beibehält, ist es einzig erforderlich, sich um seine angemessene Ernährung zu kümmern. Keinesfalls sollte man dazu unkontrolliert Arzneimittel einnehmen. Die Kraft der Arzneimittel ist einseitig und es gibt Fälle, in denen sie hilfreich sind. Aber sie führen zu einer Unausgewogenheit des Qi in den Funktionskreisen des Menschen, wodurch (das

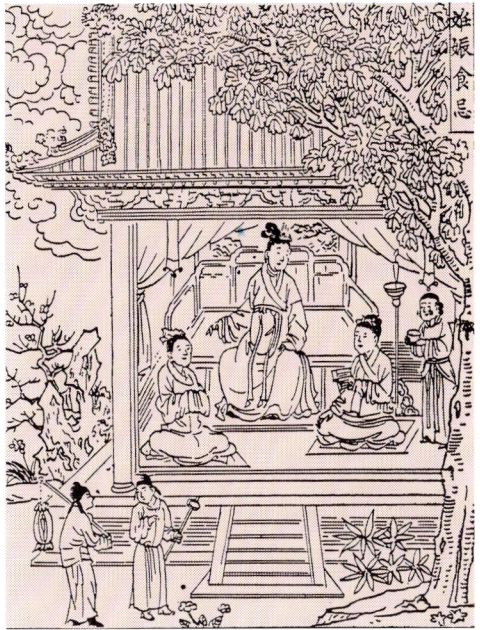

Abb. 5 Essensverbote für Schwangere (aus dem *Yinshan zhengyao*, S. 6)

Eindringen) äußerer Affektionen erleichtert wird. Alle Lebewesen sind abhängig von Nahrung, um ihr Leben zu erhalten. Aber zugleich wissen sie nicht, daß auch Nahrung Vor- und Nachteile aufweist. (Die Nahrung) wird von den Leuten zwar täglich verwendet, aber sie wissen so gut wie nichts darüber. Feuer und Wasser sind einander sehr nah, und doch sehr schwer zu begreifen. Ich bedauere dies und habe deshalb - wann immer ich Muße von meinen anderen Schreibarbeiten fand - eine Abhandlung über diätetische Therapie und die Vor- und Nachteile der Fünf Geschmacksrichtungen kompiliert, um auf diese Weise die Jugend aufzuklären" (*Qianjin fang*, Kap. 26, 1992:464).

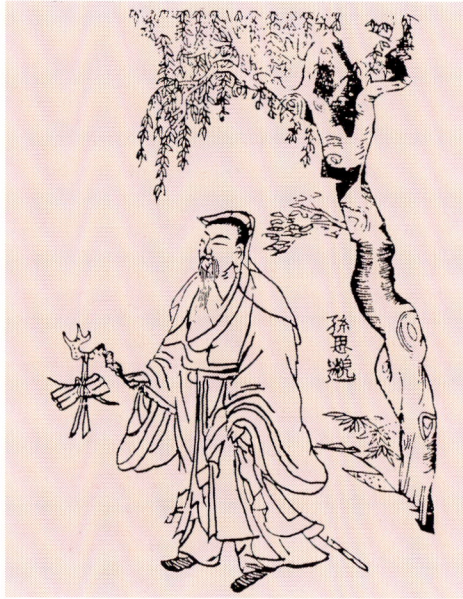

Abb. 6   Darstellung des berühmten Tang-zeitlichen Arztes Sun Simo (aus dem *Liexian quanzhuan*, S.399).

Einige Zeilen weiter wendet sich Sun Simo direkt an die Ärzte:

„Nun, diejenigen, die Medizin praktizieren, sollten zuerst den Ursprung einer Erkrankung deutlich erkennen; sie sollten wissen, welche Übergriffe (die Krankheit hervorgebracht haben) und sollten sie dann mit diätetischen Methoden behandeln.
Erst wenn die Ernährungstherapie keine Heilung bringt, sind Arzneimittel einzusetzen.

Das Wesen der Arzneimittel ist hart und heftig, genauso wie dies bei kaiserlichen Soldaten der Fall ist. Da Soldaten so wild und ungestüm sind, wie könnte man sie da unkontrolliert aussenden? Werden sie jedoch trotzdem unkontrolliert ausgesendet, werden überall Zerstörung und Schaden die Folge sein. Gleichermaßen wird es zu Unglück und Überflutungen kommen, wenn man Arzneimittel (nachlässig) gegen Krankheiten wirft" (*Qianjin fang*, Kap. 26, 1992:464, Unschuld 1986:209).

Aus diesem Abschnitt geht sehr deutlich die **therapeutische Relevanz** hervor, die der Diätetik im Rahmen der chinesischen Medizin zukommt. Bei richtiger Anwendung dienen die Lebensmittel einer sanften, gleichmäßigen Stützung der Qi-Kräfte und der körperlichen Substanz und sind somit grundsätzlich den Arzneimitteln vorzuziehen.
Bei dieser Gelegenheit sollten wir kurz auf die jeweiligen **Vorteile der einzelnen therapeutischen Verfahren** der chinesischen Medizin hinweisen.

- Die **Akupunktur** eignet sich besonders zur Ausleitung von schädigenden Qi-Einflüssen (Heteropathien) sowie zur Lösung von Blockaden und zur Förderung des Qi-Flusses im Leitbahnbereich.
- Die **Arzneimitteltherapie** kann ebenfalls schädigende Qi-Einflüsse (Heteropathien) herauslösen, eignet sich aber darüber hinaus hervorragend zur Stützung des Qi und der Yin-Säfte. Da jedoch die Arzneimittel in ihrem Temperaturverhalten und ihrem Sapor viel ausgeprägter als die Lebensmittel sind, kann dies bei unsachgemäßer Handhabung zu Nebenwirkungen führen. Zudem leidet häufig der Geschmack der Abkochungen darunter.
- Die **chinesischen Bewegungstherapien**, wie das Qigong, wirken insgesamt regulierend auf den Qi-Fluß des menschlichen Organismus

und können übermäßig emporgestiegenes Qi wirkungsvoll absenken, oder zu stark abgesunkenes Qi emporheben.

- Die **chinesische Diätetik** eignet sich vor allem zu einer gleichmäßigen und sanften Stützung des gesamten menschlichen Organismus. Nach der Theorie der chinesischen Medizin wirkt sie vor allem auf die „Mitten-"Funktionskreise (*oo. lienalis et stomachi*) und kräftigt somit nachhaltig die „erworbene Konstitution". Die „Mitten-" Funktionskreise sind der Dreh- und Angelpunkt des gesamten Funktionskreissystems und gelten als der Ort, in dem das aktive energetische Potential Qi und das stoffliche energetische Potential Xue entstehen (vgl. Kap. zur „Mitte" S. 419). In der chinesischen Diätetik zielt die Therapie in erster Linie auf die „Mitte" ab. Deshalb gilt hier noch mehr als in den anderen Bereichen der chinesischen Medizin der klassische Grundsatz: „Wer sich auf die Behandlung der Mitten-Funktionskreise versteht, vermag alle Funktionskreise aufeinander abzustimmen." Darüber hinaus kann aber mit Lebensmitteln auch gezielt auf jeden anderen Funktionsbereich und auf energetische Entgleisungen eingewirkt werden.

An dieser Stelle sollte auch Erwähnung finden, daß die chinesische Diätetik bereits sehr früh große Erfolge bei der Behandlung von **ernährungsbedingten Mangelerkrankungen** verzeichnen konnte. Bei Strumen wurde schon um die Zeitenwende der Verzehr von Seetang und später auch von tierischen Schilddrüsen empfohlen, während bei uns im Westen Jodmangel erst gegen Ende des 19. Jhs. als Ursache von Strumen erkannt wurde. Auch bei Beriberi und Nachtblindheit konnte die chinesische Diätetik mit sinnvollen Therapiemöglichkeiten aufwarten, ohne

irgendwelche Kenntnisse von den naturwissenschaftlichen Zusammenhängen einer Substitutionstherapie zu haben (Huang 1997, Lu und Needham 1962).

Auch im modernen China gewinnt die traditionelle chinesische Diätetik zunehmend an Bedeutung. Unter anderem zeigt sich dies darin, daß während der letzten zehn Jahre in der Volksrepublik China wieder vermehrt Werke zu diesem Thema publiziert wurden. Dabei handelt es sich einerseits um Nachdrucke alter klassischer Texte, andererseits um ausschließlich praktisch orientierte moderne Werke. Neuerdings hat sich auch eine **Sonderform der Diätetik** herausgebildet, die sogenannte „**kulinarische Diätküche**" (*yaoshan* 藥膳), bei der raffiniert zubereitete Gerichte durch chinesische Arzneimittel in ihrer gesundheitlichen Wirkung verbessert werden. Der Begründer dieser Richtung ist Peng Mingquan, der inzwischen zahlreiche Restaurants der „kulinarischen Diätküche" eröffnet hat und dem mittlerweile im Zuge des enormen wirtschaftlichen Aufschwungs in China viele andere Geschäftsleute kräftig nacheifern.

An mehreren Hochschulen für traditionelle chinesische Medizin wurden in den letzten Jahren Versuche unternommen, spezielle Ausbildungsgänge für chinesische Diätetik einzurichten. Langfristig ist dies bisher nur an einer Hochschule gelungen, und zwar in Form eines Ausbildungsgangs für Diätassistenten. Neuerdings können sich auch in manchen Krankenhäusern die Patienten nach den Grundsätzen der chinesischen Diätetik behandeln lassen.

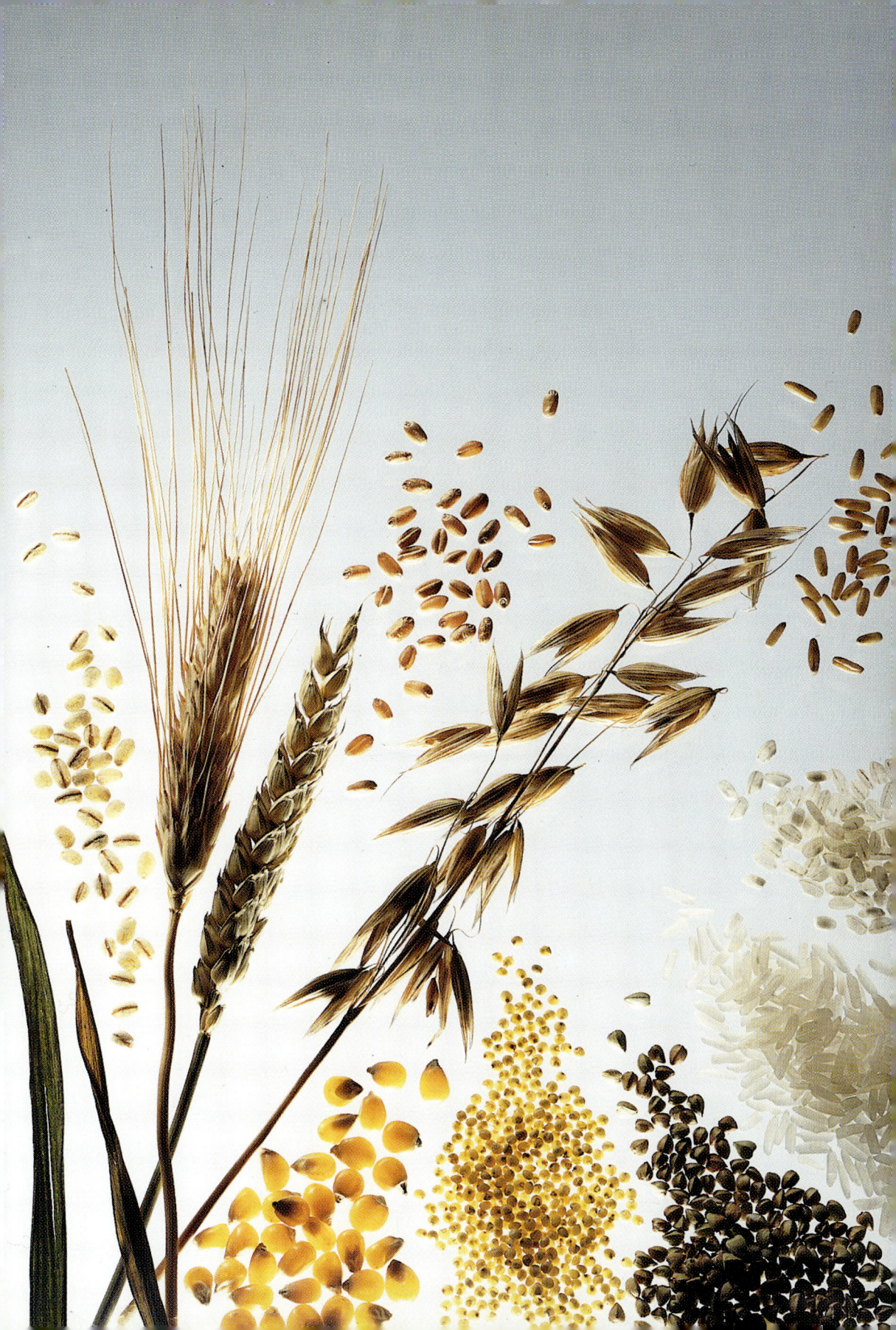

2 Getreide und Samenfrüchte

2.1 Einführung

Sowohl in den frühesten Arzneimittelbüchern als auch in den ersten uns erhaltenen diätetischen Handbüchern werden Getreide und Samenfrüchte in einer gesonderten Abteilung behandelt. Diese Abteilung wurde mit dem Begriff *gu* 穀 oder *gumi* 穀米 überschrieben. *Gu* 穀 ist der Oberbegriff für alle samentragenden Pflanzen, die als Grundnahrungsmittel dienen, darunter nicht nur Gräser, sondern auch Hülsenfrüchte, Nüsse und andere Samen (Bray 1989:10). Mit *mi* 米, „Korn", werden in diesem Zusammenhang die verschiedenen Reis- und Hirsearten bezeichnet (Sabban 1990:104). Um der Vielfalt der unter diesem Begriff zusammengefaßten Nahrungsmittel gerecht zu werden, wird der Oberbegriff *gu* oder *gumi* im folgenden mit „Getreide und Samenfrüchte" wiedergegeben.

Allen dieser Abteilung zugeordneten Getreidearten und Samenfrüchten sind bestimmte Wirkrichtungen gemeinsam: Ihr Temperaturverhalten und ihr Sapor sind im allgemeinen neutral und süß. Weiterhin dienen sie vorrangig zur *suppletio* und Stützung der *oo. lienalis et stomachi*, zur Ausscheidung von Wasser (Diurese), zur Beseitigung von *humor* und zur Behebung von Diarrhö. Insbesondere den Hülsenfrüchten kommt eine stark befeuchtende und suppletive Wirkung zu, während Walnußkerne, Sesam, Hanfsamen und Aprikosenkerne zur Befeuchtung bei *ariditas* der *oo. intestinorum* und zur Förderung des Stuhlgangs eingesetzt werden können.

In diesem Zusammenhang sei außerdem darauf hingewiesen, daß im Laufe der Zeit den einzelnen Getreidearten und Samenfrüchten unterschiedliche Bedeutung beigemessen wurde, was sich in der veränderten Reihenfolge ihrer Aufzählung widerspiegelt. Dabei läßt sich die deutliche Tendenz feststellen, der ökonomischen Bedeutung gegenüber der diätetischen Wirkung den Vorrang zu geben. So wurden z. B. wegen ihrer besonderen diätetischen Wirkung in den frühen *Bencao*-Werken und diätetischen Handbüchern Sesam oder Hiobsтränensamen (Semen Coicis) als erste Lebensmittel aufgeführt, während seit dem 14. Jahrhundert (beginnend mit dem Werk *Yinshan zhengyao* „Richtlinien zu Getränken und Speisen") Reis- oder Hirsesorten an erster Stelle stehen (Bray 1989:10). In modernen Standardwerken für Diätetik ist Reis häufig von Weizen an der ersten Stelle verdrängt worden (Liu 1987, 1988).

In China wird und wurde das Grundbedürfnis nach Nahrung in erster Linie mit Getreide und Samenfrüchten abgedeckt. In einem berühmten Zitat aus den „Unbefangenen Fragen" (*Suwen*) des „Inneren Klassikers des Gelben Fürsten" (*Huangdi neijing*, aus dem 1. Jh. v. Chr.), einem der wichtigsten Werke der chinesischen Medizin, kommt dies sehr deutlich zum Ausdruck: „Die Fünf Getreidearten nähren, die Fünf Früchtearten dienen der Unterstützung, die Fünf Fleischarten (domestizierter Tiere) dienen der Mehrung und die Fünf Gemüsearten vervollständigen" (*Huangdi neijing Suwen*, Kap. 22/4). Die Bedeutung des Getreides als Hauptnahrungsmittel findet noch heute ihren Niederschlag darin, daß sich eine Mahlzeit grundsätzlich aus *fan* 飯 (gekochtem, gekörntem Getreide, meistens Reis) und *cai* 菜 zusammensetzt, wobei in diesem Zusammenhang *cai* nicht nur „Gemüse", sondern auch generell „Gericht" bedeutet und auch für Fleischspeisen, Gemüse und Eierspeisen etc. stehen kann. Als der eigentliche, der Sättigung dienende Hauptbestandteil der Mahlzeit gilt *fan*, der Getreideanteil, während die „Gerichte" *cai* vor allem der Geschmacksverbesserung dienen.

Getreide

2.2 Weizen (*xiaomai* 小麥)

Verwendet wird die reife Samenfrucht des
Weizens *Triticum aestivum* L., zur Familie der
Gramineae (Süßgräser, echte Gräser) gehörend
und in ganz China angebaut. Zum Verzehr muß
der Weizen getrocknet und von der Schale
(Spelzen) befreit werden.

Die Bezeichnung *mai* 麥 ist ein Sammelbegriff
sowohl für Weizen und Gerste als auch für die
anderen aus dem Mittleren Osten stammenden
Wintergetreidearten wie Roggen (*Secale cereale*)
und Hafer (*Avena sativa*). Weizen, als „kleiner
mai" (*xiaomai* 小麥), und Gerste, als „großer
mai" (*damai* 大麥) bezeichnet, spielen in Chinas
Landwirtschaft eine immer wichtigere Rolle und
sind dabei, in vielen Gebieten, typischere
chinesische Grundnahrungsmittel wie Hirse und
auch Reis zu verdrängen. Weizen und Gerste
sind in China ungefähr seit dem späten 3. Jahrtausend v. Chr. durch Shang-zeitliche Inschriften
belegt (Bray 1984:459). Weizen gilt auch in China
als Mehl-Getreide und wird in der chinesischen
Küche vor allem zur Herstellung von Teigwaren
und Kuchen verwendet (Sabban 1990:105). Er
wird auch als Arzneimittel verwendet (Porkert
1994:299).

Chinesische Bezeichnungen: *xiaomai* 小麥,
auch *huai xiaomai* 淮小麥.
Weizen wird als diätetisches Mittel erstmals in der
Mittleren Abteilung des *Mingyi bielu* erwähnt
(„Ergänzende Aufzeichnungen berühmter Ärzte",
ca. 2. Jh., um 536 von Tao Hongjing kompiliert,
1986:205); im GM, Kap. 22, 1990:1450.

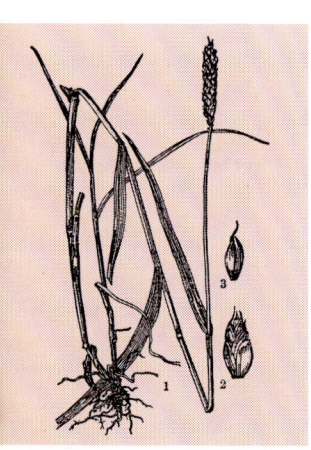

Temperaturverhalten: Tendenz zur Kälte (kühl)

Sapor: süß

Orbisbezug: *o. cardialis, o. lienalis, o. renalis*

Wirkung: den *o. cardialis* stützend, die *oo. lienalis et renalis* suppletierend, Unruhe und *calor* beseitigend, durststillend, diuretisch, den Schweiß zurückhaltend.

(Im Gegensatz zu dieser moderneren Auffassung hinsichtlich der Orbisbezüge, die sich an die moderne Arzneimitteltherapie anlehnt [Porkert 1994:299], wurde in früheren Werken die Meinung vertreten, daß Weizen vor allem das *qi hepatici* stützt. Diese Auffassung beruht wohl u.a. auf einem Passus im *Huangdi neijing Suwen* Kap. 4/3, wonach der Weizen das dem *o. hepaticus* zugeordnete Getreide darstellt. Da sich die genannten Wirkungen von Weizen jedoch am ehesten dem *o. cardialis* zuordnen lassen, hat sich seit dem *Bencao gangmu* von Li Shizhen, Ende des 16. Jhs., erstere Auffassung durchgesetzt [GM 1990:1451].)

Indikationen

1. Erregungs- und Angstzustände, sogenannte „Orbis-Unruhe" (*zangzao*, endogene Gemütslabilität mit Symptomen wie häufiger Bedrücktheit und Traurigkeit sowie Neigung zum Weinen; Desorientiertheit, Entschlußlosigkeit, innere Unruhe, Gereiztheit, Schlaflosigkeit etc.) (vgl. 1. Rezeptur)

2. Unruhe aufgrund von *calor*-Symptomatik, Diabetes (*sitis diffundens*), trockener Mund (vgl. 2. Rezeptur)

3. erschwerte Miktion, vor allem in Verbindung mit *calor*-Symptomatik (vgl. 3. Rezeptur).

Zubereitungsarten

Dekokt, Brei.

Weizenkleie (*maifu* 麥麩)

Temperaturverhalten: Tendenz zur Kälte

Sapor: süß

Orbisbezug: *o. cardialis*

Wirkung: die „Mitte" harmonisierend, abschwellend, *calor* beseitigend, *depletio*-Schweiße hemmend (GM 1990:1452, Shi 1988:12).

Leichter, angekeimter und getrockneter Weizen (Fructus Tritici germinatus) (*fu xiaomai* 小麥)

Temperaturverhalten: kühl

Sapor: süß, salzig

Orbisbezug: *o. cardialis*

Wirkung: *calor* kühlend, *depletio*-Schweiße zurückhaltend (GM 1990:1452).

Weizenmehl (*maimian* 麥麵)

Temperaturverhalten: warm

Sapor: süß

Orbisbezug: *o. lienalis, o. hepaticus*

Wirkung: nicht geeignet zur Vertreibung von *calor* und Unruhe, statt dessen suppletive Wirkung bei *depletio* (GM 1990:1453)

Bereits im frühesten diätetischen Text, dem Kapitel „Diätetische Therapie" (*Shizhi* 食治) im *Qianjin fang* („Rezepturen die tausend Goldstücke Wert sind", von Sun Simo 650/659 verfaßt) wird ausdrücklich darauf hingewiesen, daß man nicht zu viel Weizenmehl essen sollte, da es eingesessene Verhärtungen und deversierendes Qi begünstigt.

Gekeimter Weizen (Weizenkeime)

(*maimiao* 麥苗)

Temperaturverhalten: kalt

Sapor: scharf

Wirkung: bei ungestümen *calor*-Prozessen oder Ikterus infolge von übermäßigem Alkoholgenuß, entgiftend, die Funktionen des *o.intestini tenuis* stützend (GM 1990:1452).

Zusammensetzung
(nach westlicher Analytik)

Stärke, Eiweiß, Kohlenhydrate, Fett, Ballaststoffe, geringe Mengen von Getreide-Sterin, Lecithin, Arginin, Amylase oder Diastase, Karbohydrase des Weizenkeimes, Protease, Vitamin B$_1$, B$_2$, Dextrin, Allantoin (Liu 1987:148, Liu 1988:59, Peng 1985:278). Im Vergleich zu den anderen Getreidearten verfügt Weizen über einen relativ hohen Gehalt an Magnesium, Kalzium, Vitamin B$_1$ und Niacin (Souci/Kraut 1991:243, Vollmer 1990b:86).

Rezepturen

1. Dekokt mit Süßholz, Weizen und Datteln
(*Ganmai dazao tang*)

18 g (10 g) Süßholzwurzel (Radix Glycyrrhizae), 100 g (10 g) geschälter Weizen (Fructus Tritici) und 45 g (30 g) Jujuben (Fructus Jujubae, chinesische Datteln) in Wasser aufkochen und jeweils einmal morgens und einmal abends einnehmen.

Die Rezeptur geht auf das Werk *Jingui yaolue* („Wichtige Besonderheiten aus der goldenen Schatulle") aus dem 2. Jh. zurück.

Der Weizen stützt darin das *yin cardiale* und beruhigt den *o. cardialis* sowie die damit verbundenen geistigen Aktivitäten. Süßholz-wurzel (Radix Glycyrrhizae) wirkt harmonisie-rend auf die „Mitte" und allgemein besänftigend bei Hast und Nervosität. Die chinesische Dattel (Fructus Jujubae) wirkt suppletiv auf das Qi der „Mitte" und befeuchtend bei „Orbis-Unruhe". Aus dem Zusammenwirken dieser drei Mittel ergibt sich eine befeuchtend nährende, beruhigende, die „Mitte" harmonisierende und den *o. cardialis* stützende Wirkung, weshalb die Rezeptur bei der Behandlung vieler Gemütsleiden eingesetzt werden kann. Dies gilt vor allem bei der sogenannten „Orbis-Unruhe", die auf einer Defizienz des *yin cardiale* beruht. Darüber hinaus ist diese Rezeptur auch bei Schlaf-störungen geeignet (Liu 1987:149, Peng 1985:279).

2. Weizenbrei (*Xiaomai zhou*)

Aus 30–60 g Weizen mit Wasser einen dünn-flüssigen Brei kochen und auf zwei bis drei Male einnehmen.

Die Rezeptur geht auf das Werk *Shiyi xinjian* („Zentraler Spiegel des Arztes für Diätetik", ca. 850 n. Chr.) zurück. Darin wird dem Weizen eine gute Wirkung zur Kühlung von *calor* und zur Stillung von Durst zugeschrieben. Entsprechend wird die Rezeptur bei Unruhe aufgrund von *calor*-Symptomatik, Diabetes (*sitis diffundens*) sowie Trockenheit des Mundes eingesetzt (Liu 1987:149, Peng 1985:279).

3. Dekokt mit Weizen und Medulla
Tetrapanacis (*Xiaomai tongcao tang*)

30 g Weizen und 10 g (5 g) Medulla Tetrapanacis (Porkert 1994:237) mit Wasser aufkochen und einnehmen.

Die Rezeptur wird zuerst erwähnt im Werk *Yanglao fengqin shu* („Über die Pflege von Alten und Verwandten", von Chen Zhi im frühen 11. Jh. verfaßt).

Weizen dient in dieser Rezeptur zur Beseitigung von *calor* und zur Diurese. Medulla Tetrapanacis wirkt *calor* kühlend und ebenfalls diuretisch. Diese Rezeptur ist besonders geeignet für Menschen im Senium, die unter erschwerter Miktion und Unruhe aufgrund von *calor* leiden (Liu 1987:149, Peng 1985:279).

4. Dekokt mit Weizen, Datteln und Longanen

50 g Weizen mit 10 Stück Jujubenfrüchte (Fructus Jujubae) und 15 g Longanen (Fructus Euphorae longana) auf kleiner Flamme gar kochen und mit den Rückständen zusammen einnehmen. Diese Rezeptur wird vor allem zur Behandlung von spontanen Schweißen verwendet (Peng 1988:56, Peng 1994:580).

5. Weizenkleie mit braunem Zucker (*Maifu ban hongtang*)

50 g gelb geröstete Weizenkleie mit etwas braunem Zucker vermischen und zusammen mit einem Jujuben-Dekokt zweimal täglich einnehmen. Wird zur Behandlung von oberflächlichen Schwellungen am gesamten Körper empfohlen (Peng 1985:279).

2.3 Gerste (*damai* 大麥)

Verwendet wird die reife Samenfrucht von Gerste *Hordeum vulgare* L., zur Familie der *Gramineae* (Süßgräser, echte Gräser) gehörend und in ganz China angebaut. Zum Verzehr muß die Gerste getrocknet und von der Schale befreit (entspelzt) werden.

Chinesische Bezeichnungen: *damai* 大麥, *moumai* 牟麥 (archaischer Terminus).

Als diätetisches Mittel erstmals erwähnt im *Mingyi bielu* („Ergänzende Aufzeichnungen berühmter Ärzte", aus dem 2. Jh., um 536 von Tao Hongjing kompiliert, 1986:205); im GM, Kap. 22, 1990:1456f.

Temperaturverhalten: Tendenz zur Kälte (GM, YSZY und SW: warm und Tendenz zur Kälte)
Sapor: süß, salzig
Orbisbezug: *o. lienalis, o. stomachi, o. vesicalis*
Wirkung: den *o. lienalis* kräftigend und harmonisierend, Verdauungsblockaden beseitigend, *calor* kühlend, durststillend, diuretisch.

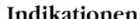

Indikationen

1. *depletio* der *oo. lienalis et stomachi*: verminderter Appetit, Diarrhö, tastbare Verhärtungen (*concretiones*) im Abdomen aufgrund von Verdauungsblockaden, Völlegefühl (vgl. 1. und 3. Rezeptur)
2. Miktionsstörungen: erschwerte, schmerzhafte Miktion (vgl. 2. Rezeptur)
3. Unruhe aufgrund von *calor*-Symptomatik, Trockenheit des Mundes

(kann nach der Verbindung von westlicher mit chinesischer Medizin auch bei Magen- oder Zwölffingerdarmgeschwüren und chronischer Gastritis eingesetzt werden, Liu 1987:150).

Zubereitungsarten

Dekokt, Brei oder in pulverisierter Form (Mehl).

Gekeimte, getrocknete Gerste (Fructus Hordei germinatus) (*maiya* 麥芽)

Temperaturverhalten: neutral
Sapor: salzig
Orbisbezug: *oo. lienalis et stomachi*
Wirkung: die „Mitte" harmonisierend, Verdauungsblockaden beseitigend, die Milch zurücknehmend (QJF, Porkert 1994:413).

Zusammensetzung (nach westlicher Analytik)

Stärke, Eiweiß, Fett, Kalzium, Phosphor, Eisen, Vitamin B_1, B_2, Allantoin etc. (Allantoin kann die Heilung von Geschwüren fördern) (Liu 1985: 150). Das spelzenfreie, ganze Gerstenkorn enthält Kohlenhydrate (Stärke, Ballaststoffe), Eiweiß, Fett und im Verhältnis zu den anderen Getreidearten einen relativ hohen Gehalt an Vitamin B_6, Vitamin E und Niacin (Souci/Kraut 1991:225, Vollmer 1990b:86).

Rezepturen

1. Gerstenpulver (Damai san)

30 g Gerste etwas anrösten und zu Pulver zermahlen, in Portionen zu jeweils 6 g einnehmen und mit warmem oder heißem Wasser hinunterschlucken.
Die Rezeptur geht auf das Werk *Zhouhou fang* („Rezepturen, die unter der Hand verbreitet werden") aus dem 4. Jh. zurück. Darin wird Gerste bei Verdauungsblockaden eine das Qi absenkende Wirkung zugeschrieben. Die Rezeptur wird empfohlen bei Beklemmungs- und Völlegefühlen aufgrund von zu reichlich genossener Nahrung, die jedoch mit dem Bedürfnis einhergehen müssen, sich niederzulegen (Liu 1987: 150).

2. Dekokt mit Gerste und Ingwersaft (*Damai jiangzhi tang*)

100 g Gerste mit Wasser als Dekokt aufkochen, Ingwersaft (Saft von Rhizoma Zingiberis viride) sowie einen Löffel Bienenhonig zusetzen und umrühren. Täglich dreimal, jeweils vor den Mahlzeiten einnehmen.

Die Rezeptur geht auf das Werk *Taiping shenghui fang* („Mustergültige und wohltätige Rezepte der Regierungsperiode Taiping", 992 datiert) zurück.

Die Gerste wirkt in dieser Rezeptur diuretisch, während Ingwersaft und Bienenhonig entgiftend wirken. Die Rezeptur wird eingesetzt bei plötzlich auftretender schmerzhafter, erschwerter Miktion mit dunkelgelbem Urin (Liu 1987:150).

3. Gerstenbrei (*Damai zhou*)

Aus 30–60 g Gerste und Wasser einen dünnflüssigen Brei kochen und auf zwei bis drei Male einnehmen.

Die Rezeptur geht zurück auf das Werk *Jingui yaolue* („Wichtige Besonderheiten aus der goldenen Schatulle") aus dem 2. Jh. Der Brei wird darin zur Unterstützung während der Einnahme anderer Arzneimittel eingesetzt. Insgesamt wirkt er diuretisch und *humor* ausleitend sowie die Assimilation und Verdauung fördernd; er wird empfohlen bei tastbaren Verhärtungen (*concretiones*) aufgrund von Verdauungsblockaden, Beklemmungs- und Völlegefühlen im Abdomen, Diarrhö und anderen Anzeichen, die auf eine *depletio* der *oo. lienalis et stomachi* hinweisen (Liu 1987:150, Shi 1988:12).

2.4 Buchweizen (*qiaomai* 蕎麥)

Verwendet wird die reife Samenfrucht von Buchweizen *Fagapyrum esculentum* Moench, der zur Familie der *Polygonaceae* (Knöterichgewächse) gehört. Zum Verzehr muß Buchweizen getrocknet und von seiner harten Fruchtschale befreit werden.

Da die Buchweizenkörner den eigentlichen Getreidekörnern in stofflicher Zusammensetzung, Verarbeitung und Verwendung sehr ähneln, rechnet man sie im Westen trotz ihrer anderen botanischen Zuordnung inzwischen offiziell zu den Getreidearten (Vollmer 1990b:79). Wegen der großen Ähnlichkeit von Buchweizenmehl und Getreidemehl wird Buchweizen in China zu den Wintergetreidearten, *mai* 麥, gezählt (GM:1459 und vgl. Kap. A.2.2).

(Zur Verwendung von Stielen und Wurzelknollen des Buchweizens, Rhizoma Fagopyri, vgl. Porkert 1994:193).

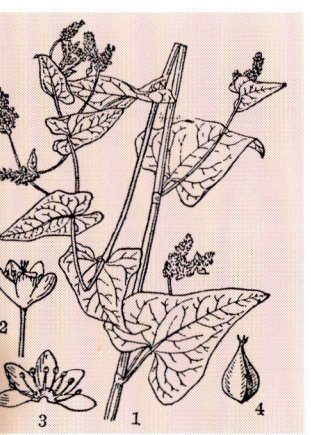

Chinesische Bezeichnungen:
qiaomai 蕎麥, *wumai* 烏麥 und auch *huaqiao* 花蕎

Buchweizen wird als diätetisches Mittel erstmals im *Mingyi bielu* erwähnt („Ergänzende Aufzeichnungen berühmter Ärzte", aus dem 2. Jh., um 536 von Tao Hongjing kompiliert); im GM Kap.22, 1990:1459.

Temperaturverhalten: neutral, kühl
Sapor: süß
Orbisbezug: *o. lienalis, o. stomachi, o. intestini crassi*
Wirkung: den *o. lienalis* kräftigend, *humor* eliminierend, tastbare Verhärtungen (*concretiones*) auflösend, Qi absenkend, den *o. stomachi* öffnend, die *oo. intestinorum* freimachend, *calor* kühlend, entgiftend.

Indikationen

1. Blockaden und tastbare Verhärtungen (*concretiones*) in den *oo. stomachi et intestinorum*: Schmerzen und Spannungsgefühle im Abdomen (vgl. 1. und 3. Rezeptur)
2. *calor humidus*-Befunde: Diarrhö, weißlicher, trüber Urin, weißlicher Ausfluß (Fluor albus) (vgl. 2. Rezeptur)
3. Verletzungen, kleine Geschwüre und Verbrennungen: zur äußeren Anwendung in Form von trockenem Pulver oder mit Essig oder Wasser versetzt (QJF, GM 1990:1460, Shi 1988:12).

CAVE: Kontraindiziert bei Patienten mit *algor depletionis*-Anzeichen der *oo. lienalis et stomachi* (Shi 1988:12, GM 1990:1460).

In alten Werken, insbesondere im QJF, wird verschiedentlich darauf hingewiesen, daß Buchweizen, in großen Mengen genossen, Verdauungsstörungen, Blähungen und Schwindel hervorrufen kann (QJF, SL, GM, SW). Moderne Autoren weisen auf die mögliche allergisierende Wirkung von Buchweizen hin (Liu:1987:152, Shi 1988:12).

Zubereitungsarten

Pulver (Mehl), Dekokt, in Pillenform.

Zusammensetzung (nach westlicher Analytik)

Eiweiß, Fett, Kohlenhydrate, Vitamin B_1, B_2, Kalzium, Phosphor, Eisen, Niacin, Salizylamid etc. (Liu 1987:152, Liu 1988:60).

Obgleich Buchweizen häufig als ernährungsphysiologisch besonders günstig bezeichnet wird, zeigt ein Vergleich der wesentlichen Inhaltsstoffe, daß er hinsichtlich seines Eisen- und Ballaststoffgehaltes den anderen Brotgetreidearten vergleichbar ist; bezüglich der meisten anderen lebenswichtigen Wirkstoffe steht Buchweizen jedoch dem Brotgetreide, vor allem dem Hafer, deutlich nach (Vollmer 1990b:99).

Rezepturen

1. Dekokt oder Pulver mit Buchweizen und Rettich

Buchweizen anrösten, pulverisieren und mit Rettichdekokt zusammen einnehmen, oder Buchweizen mit Rettich zusammen abkochen. Diese Rezeptur dient zum Öffnen des *o. stomachi* und zum Lösen der *oo. intestinorum*, zum Absenken von Qi und zur Beseitigung von Spannungsgefühlen, Schmerzen und Verhärtungen im Abdomen (Liu 1988:60, Shi 1988:12).

2. Notfallelixier aus Buchweizen (*Qiaomai jishengdan*)

Eine beliebige Menge Buchweizen leicht anrösten, pulverisieren, mit Eiweiß (oder Wasser) zu Pillen formen, jeweils sechs dieser Pillen mit heißem Wasser zusammen einnehmen. Die Rezeptur geht auf das GM zurück. Buchweizen kräftigt in dieser Rezeptur den *o. lienalis* und beseitigt *calor humidus*. Entsprechend wird sie vor allem eingesetzt bei *depletio* des *o. lienalis*, *calor humidus* im unteren Calorium, bei trübem, weißlichem Urin, leichter Diarrhö, weißlichem Ausfluß (Fluor albus). (Liu 1987:153, Liu 1988:60)

3. Buchweizenbrei (*Qiaomai hu*)

10 g Buchweizenmehl leicht anrösten, bis es duftet und Wasser zugeben, bis ein dünnflüssiger Brei entsteht. Dem Buchweizen kommt in dieser Rezeptur eine das Qi absenkende und die *oo. intestinorum* freimachende Wirkung zu. Sie ist vor allem im Sommer einzusetzen, wenn die *oo. stomachi et intestinorum* dysharmonisch sind und akute Schmerzen im Abdomen auftreten (Liu 1987:153).

2.5 Hafer
(*yanmai* 燕麥)

Verwendet wird die reife Samenfrucht von Hafer *Avena sativa* L. und *Avena nuda* L., zur Familie der *Gramineae* (Süßgräser, echte Gräser) gehörend und in China vor allem in den Gebieten des Changjiang und Huanghe („Gelber Fluß") verbreitet. Zum Verzehr muß das Haferkorn getrocknet und entspelzt werden.

Chinesische Bezeichnungen: *yanmai* 燕麥, („Schwalbenkorn"), *qiaomai* 雀麥 („Spatzenkorn") oder *qingke*(*mai*) 青稞麥 („grünes Saatkorn") (Bray 1984: 463).

Als diätetisches Mittel erstmals erwähnt im 19. Kapitel des *Xinxiu bencao* („Neu überarbeitete Drogenkunde", von Su Jing um 659); im GM als *qiaomai* („Spatzenkorn"), Kap. 22, 1990:1458.

Temperaturverhalten: neutral
Sapor: süß
Orbisbezug: *o. lienalis, o. stomachi* (*o. cardialis*)
Wirkung: die „Mitte" freimachend, Qi absenkend, Muskeln, Sehnen und Nerven kräftigend, *humor* beseitigend, den *o. cardialis* stützend, Schweiß zurückhaltend (GM: Hunger beseitigend, *oo. intestinorum* befeuchtend und glättend).

Indikationen

1. spontane Schweiße aufgrund von *depletio*, nächtliche Schweiße
2. *depletio* der „Mitte" nach Erbrechen
3. plötzliche massive Gebärmutterblutungen.

CAVE: Kontraindiziert bei konstitutionell bedingter *depletio* mit Durchfallneigung.

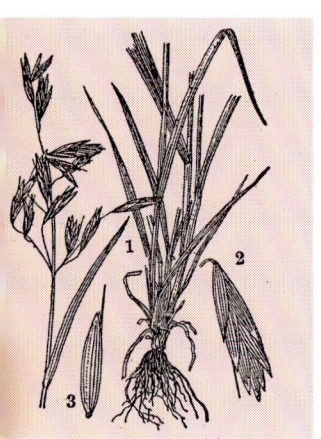

Zubereitungsarten

Dekokt, Brei etc.

Haferflocken (*maipian* 麥片)

Verwendet werden die geschälten (entspelzten)
ganzen Haferkörner oder die geschnittenen
Haferkörner (Grütze); sie werden ein zweites Mal
gedämpft, um sie auf Walzen zu Flocken
quetschen zu können (Vollmer 1990b:80).
Haferflocken sind in China erst in neuerer Zeit
gebräuchlich. Sie werden in der chinesischen
Diätetik vor allem zur nährenden Befeuchtung
und *suppletio* bei körperlich geschwächten
Patienten eingesetzt, ansonsten stimmen die
Angaben mit den obigen für Haferkörner überein
(Jiang 1990:25).

Zusammensetzung
(nach westlicher Analytik)

Hafer ist reich an Eiweiß (hoher Gehalt an
Aminosäuren) und Fett, er enthält ferner Vitamin
B_1, B_2, Lysin etc. (Vollmer, 1990b:98).

2.6 Klebreis (*nuomi* 糯米)

Verwendet wird die reife Samenfrucht von klebrigen, glutenfreien Reissorten *Oryza sativa* L., und zwar sowohl von Rundkorn-(*geng* 粳) als auch von Langkorn-(*xian* 籼)Sorten (Bray 1984:478). Sie gehören zur Familie der *Gramineae* (Süßgräser, echte Gräser) und werden in ganz China angebaut. Klebreis wird im Herbst geerntet und muß für den Verzehr getrocknet und von der Schale befreit werden.

Unter diesen Reissorten hat das Korn von *nuomi* 糯米, Klebreis, die höchste Klebrigkeit, während seine Quellfähigkeit verhältnismäßig gering ist (Liu 1987:153). Die klebrigen Reissorten enthalten kein Gluten. Man geht davon aus, daß die Klebrigkeit des gekochten Kornes auf dem darin enthaltenen Dextrin, dem geringen Maltoseanteil und der Stärke im Endosperm beruht (Bray 1984:478).

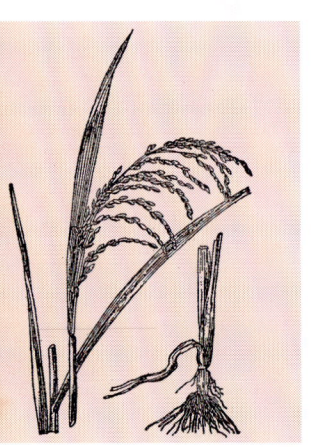

Bei zeremoniellen Anlässen wird Klebreis in China schon seit alters her sehr geschätzt und dient als Hauptbestandteil für Reisweine und -biere (Bray 1984:480).

Chinesische Bezeichnungen:
nuomi 糯米, *daomi* 稻米, *jiangmi* 江米, *yuanmi* 元米, *jiumi* 酒米 und auch *shudao* 秫稻.

Als diätetisches Mittel erstmals im *Mingyi bielu* erwähnt („Ergänzende Aufzeichnungen berühmter Ärzte", aus dem 2. Jh., kompiliert um 536 von Tao Hongjing, 1986:314); im GM Kap. 22, 1990:1463.

Temperaturverhalten: warm

Sapor: süß (QJF, YSZY und GM: bitter)

Orbisbezug: *o. lienalis, o. stomachi, o. pulmonalis*

Wirkung: die „Mitte" suppletierend und erwärmend, das Qi des *o. pulmonalis* stützend, den Stuhl festigend.

Indikationen

1. *depletio* oder *algor depletionis* der *oo. lienalis et stomachi*: Diarrhö, verminderter Appetit (vgl. 1. und 4. Rezeptur)
2. *depletio qi*: spontane Schweiße, Müdigkeit und Kraftlosigkeit sowie bei gehäufter Miktion auch im Zusammenhang mit Diabetes (*sitis diffundens*) (vgl. 2. Rezeptur).

CAVE: Kontraindiziert bei Patienten mit einer Neigung zu *calor pituitae*. Wegen der schweren Verdaulichkeit von Klebreis wird er für Patienten mit geschwächter Verdauungs- und Assimilationstätigkeit der „Mitte" nur in ganz geringen Mengen empfohlen.

Zubereitungsarten

Gedämpft, als Pulver, Dekokt oder Pillen.

Zusammensetzung (nach westlicher Analytik)

Eiweiß, Fett, Kohlenhydrate, viel Stärke, Phosphor, Kalzium, Eisen, Vitamin B_1, B_2, Niacin etc. (Liu 1987, 1988, Peng 1985, 1988).

Rezepturen

1. Pulver aus Klebreis und Yamswurzel (*Nuomi shanyao san*)

500 g Klebreis über Nacht einweichen, abtropfen lassen und auf kleiner Flamme langsam gar kochen. Mit 50 g Yamswurzel (Rhizoma Batatatis) zusammen zu feinem Pulver zermahlen. Jeden Morgen 15 bis 30 g davon mit braunem oder weißem Zucker sowie mit schwarzem Pfeffer

abschmecken und anschließend mit abgekochtem Wasser vermischt einnehmen. Klebreis, Yamswurzel und Zucker wirken in dieser Rezeptur suppletiv und stützend auf die *oo. lienalis et stomachi*; schwarzer Pfeffer erwärmt die „Mitte" und kräftigt den *o. stomachi*. Durch das Zusammenwirken dieser vier wohlschmeckenden Mittel kann die Rezeptur bei *depletio* der *oo. lienalis et stomachi* sowie bei persistierender Diarrhö und vermindertem Appetit eingesetzt werden (Liu 1987:154, Liu 1988: 60, GM Kap. 22, 1990:1464).

2. Pulver aus Klebreis und Weizenkleie (*Nuomi maifu san*)

15 g Klebreis und 15 g Weizenkleie zusammen anrösten, pulverisieren und jeweils 10 g davon mit Reissud zusammen einnehmen oder als Tunke für gekochtes Schweinefleisch verwenden. Die Rezeptur geht auf das GM zurück (Kap. 22 1990: 1464). Ihr kommt insgesamt eine das Qi suppletierende und schweißhemmende Wirkung zu. Auch Weizenkleie wirkt den Schweiß zurückhaltend (vgl. Kap. A.2.2). Entsprechend wird die Rezeptur bei *depletio qi* mit spontanen Schweißen eingesetzt (Liu 1987:154, Liu 1988:60, Peng 1985:277).

3. Brei aus Klebreis und Honig (*Nuomi fengmi hu*)

30 g Klebreis zu feinem Pulver zermahlen, 30 g Honig hinzugeben, nach Belieben Wasser zufügen, einen dünnflüssigen Brei daraus kochen und einnehmen.

Diese Rezeptur dient zur nährenden Befeuchtung des Yin der *oo. lienalis et stomachi* und speziell zur Befeuchtung bei *ariditas* des *o. stomachi*. Entsprechend wird sie eingesetzt bei Defizienz des *yin lienale* oder des *yin stomachi*, Durst oder vermindertem Appetit sowie Brechreiz (Liu 1987: 154).

4. Klebreisbrei mit Jujuben (*Nuomi hongzao zhou*)

Aus beliebigen Mengen Klebreis und Jujuben (Fructus Jujubae) mit Wasser einen Brei kochen und einnehmen. Angezeigt bei Schmerzen aufgrund von *algor* im *o. stomachi* (auch bei Magen- und Zwölffingerdarmgeschwüren) (Peng 1985:277, Peng 1988:55).

5. Klebreisbrei (*Nuomi zhou*)

Einen Brei aus 100 g Klebreis kochen und viermal täglich einnehmen; zur Behandlung von Übelkeit während der Schwangerschaft (Peng 1988:55).

2.7 (Rundkorn-) Reis (*gengmi* 粳米)

Verwendet wird der reife Samen von Reis *Oryza sativa japonica*, zur Familie der *Gramineae* (Süßgräser, echte Gräser) gehörend und in ganz China angebaut. Zum Verzehr wird der Reis getrocknet und von seiner Schale befreit.
Unter den asiatischen Reissorten *Oryza sativa* L. haben die *japonica*-Arten im allgemeinen ein eher breites und kurzes Korn; sie werden beim Kochen schnell weich und verfügen über eine geringe Quellfähigkeit (Liu 1987:154, Bray 1984:480, Simoons 1991:69).
Durch archäologische Funde ist der Anbau dieser *geng*-Typ-Reissorten in China bis in die Zeit um 4000 v. Chr. belegt (Bray 1984:489).
Die erste terminologische Unterscheidung zwischen *gengmi* 粳米 und Langkornreis *xianmi* 籼米 findet sich im Han-zeitlichen Wörterbuch *Shuowenjiezi* (1981:323), um 100 n. Chr. datiert, in dem *geng*, Rundkornreis, nach Klebreis als zweitklebrigste Reissorte, und Langkornreis als die am wenigsten klebrige Sorte ausgewiesen wird.

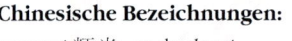

Chinesische Bezeichnungen:
gengmi 粳米, auch *dami* 大米.

Rundkornreis wird als diätetisches Mittel erstmals im *Mingyi bielu* erwähnt („Ergänzende Aufzeichnungen berühmter Ärzte", aus dem 2. Jh., kompiliert von Tao Hongjing um 536, 1986:313); im GM Kap. 22, 1990:1466.

Temperaturverhalten: neutral
Sapor: süß (QJF: scharf, bitter, YSZY: bitter, GM: süß und bitter)
Orbisbezug: *o. lienalis*, *o. stomachi*
Wirkung: die „Mitte" suppletierend, das Qi stützend, den *o. lienalis* kräftigend, den *o. stomachi* harmonisierend, Unruhe und Durst beseitigend, Diarrhö behebend.

Indikationen

1. *depletio* der *oo. lienalis et stomachi* oder Dysharmonie oder Defizienz des *qi stomachi*: Erbrechens-Kontravektionen, verminderter Appetit und Diarrhö (vgl. 1. Rezeptur)
2. bei *calor*- Schädigungen des *yin stomachi*: Unruhe, Durst und trockener Mund (vgl. 2. Rezeptur).

Zubereitungsarten
Dekokt, Brei, gekocht und gedämpft

Zusammensetzung (nach westlicher Analytik)
Entspricht weitgehend den Bestandteilen von Klebreis, nur daß die *japonica*-Reissorten etwas mehr Phosphor aber weniger Kalzium enthalten (Liu 1987:155, 1988:61).
„Reis liefert hauptsächlich Kohlenhydrate, daneben etwas Eiweiß und wenig Fett. Auch bei Reis sinkt der Ernährungswert rapide mit dem Grad der Bearbeitung: **Braunreis** birgt in seinem Silberhäutchen und im Keim die wertvollen Vitamine B_1, B_2 und Niacin sowie Eisen. Reis eignet sich gut für Nieren-, Herz- und Magendiätkost, da er leicht verdaulich ist und wenig Natrium enthält" (Vollmer 1990b:100).
Vor dem 19. Jh. wurde in China der Reis für den Hausbedarf täglich gemahlen, wodurch ausreichend Vitamin B_1 im Korn zurückblieb. Im Zuge der Modernisierung der Mahlmaschinen im letzten Jahrhundert konnte der Reis noch stärker poliert werden, was eine gravierende

Reduzierung von Vitamin B$_1$ im Korn zur Folge hatte und vor allem im Hauptreisanbaugebiet Südchina einen sprunghaften Anstieg von Erkrankungen durch Thiamin-Defizienz und von Beri-Beri mit sich brachte (Simoons 1991:480).

Rezepturen

1. Reisbrei (*Gengmi zhou*)

Aus 30–60 g Rundkorn-(*japonica*-) Reis und einer beliebigen Menge Wasser einen dünnflüssigen Brei kochen, jeweils morgens einmal einzunehmen. Vor allem für Patienten mit geschwächter Verdauungs- und Assimilationstätigkeit geeignet (Liu 1987:155).

2. Trank aus (japonica-)Reis mit Bambussaft (*Gengmi chuli yin*)

100 g Rundkorn-(*japonica*-) Reis so lange rösten, bis er duftet. In einer beliebigen Menge Wasser einweichen, zerdrücken oder zermahlen und von den Rückständen befreien, so daß man etwa 2–4 Eßlöffel Reissaft gewinnt. Diese mit 60 ml Bambussaft (Saft der gerösteten Stengel von Bambus *Phyllostachys nigra*) vermischen und auf einmal einnehmen.

Die Rezeptur geht zurück auf das Werk *Shengji zonglu* („Gesammelte Aufzeichnungen über den Beistand der Mustergültigen") aus dem 12. Jh. Der geröstete Rundkorn-(*japonica*-) Reis stützt in dieser Rezeptur vor allem das *yin stomachi*; der Bambussaft dient zur Kühlung von *calor* und zur Beseitigung von Unruhe und Durst. Aus dem Zusammenwirken beider Mittel ergibt sich eine den *o. stomachi* stützende, *calor* kühlende, Durst, Unruhe und Beklemmungsgefühle beseitigende Wirkung. Diese Rezeptur ist auch bei Brechdurchfall angezeigt (Liu 1987: 155, Peng 1985:276).

2.8 (Langkorn-) Reis (*xianmi* 籼米)

Verwendet wird die reife Samenfrucht von Reis *Oryza sativa indica*, zur Familie der *Gramineae* (Süßgräser, echte Gräser) gehörend. Zum Verzehr muß der Reis getrocknet und entspelzt werden. Es handelt sich bei diesen *indica*-Arten im allgemeinen um Langkornreis mit geringer Klebrigkeit, jedoch mit verhältnismäßig großer Quellfähigkeit (Liu 1987:156, Bray 1984:480). Der bisher früheste bekannte kultivierte Reis in China, der 1976 in dem Ort Hemudu nahe Ningpo (5000 v. Chr. datiert) gefunden wurde, wurde von Archäologen und Botanikern als *xian-*(*indica-*)Art identifiziert (Bray 1984: 488).

Chinesische Bezeichnungen: *xianmi* 籼米.

Als diätetisches Mittel erstmals erwähnt im *Bencao mengquan* („Zur Beseitigung der Unwissenheit in der Drogenkunde", von Chen Jiamo im Jahre 1565 verfaßt); im GM Kap. 22, 1990:1469.

Temperaturverhalten: Tendenz zur Wärme
Sapor: süß
Orbisbezug: *o. lienalis*, *o. stomachi*
Wirkung: das Qi stützend, die „Mitte" erwärmend, den *o. stomachi* stützend, den *o. lienalis* harmonisierend, *humor* transformierend, Diarrhö beseitigend.

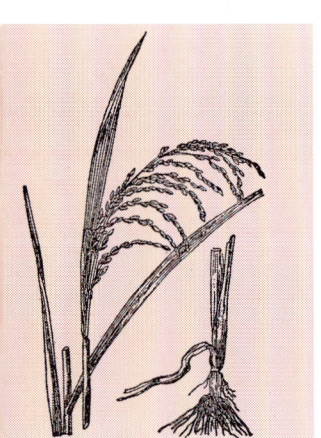

In der diätetischen Literatur wird die Wirkung von Langkorn-(*indica-*) Reis grundsätzlich ähnlich wie die von Rundkorn-(*japonica-*) Reis (s. Kap. A.1.7) beschrieben. In der Diätetik findet der Langkorn-(*indica-*) Reis jedoch weniger Anwendung als der Klebreis oder der Rundkorn-(*japonica-*) Reis, da zu reichlicher Verzehr von Langkornreis zu *calor*-Prozessen und trockenem Stuhl führen kann (Liu 1987: 156, Zhang 1990:37).

Zubereitungsarten

Gekocht, gedämpft, zu Mehl verarbeitet.

2.9 Hirse (*sumi* 粟米)

Verwendet wird die reife Samenfrucht von Kolbenhirse (auch Borstenhirse, Vogelhirse oder Italienische Hirse) *Setaria italica* L., zur Familie der *Gramineae* gehörend und vor allem im Norden Chinas angebaut. Zum Verzehr wird Kolbenhirse getrocknet und von der Schale befreit. Archäologisch ist Kolbenhirse bereits aus verschiedenen neolithischen Fundorten (ca. 5000 v. Chr.) belegt; sie war damals in den frühen bäuerlichen Ansiedlungen des Nordens das Hauptnahrungsmittel und wurde später ebenso wie Rispenhirse häufig in den Inschriften auf Orakelknochen erwähnt (Bray 1984:434, Simoons 1991:72).

Im Gegensatz zu Kolbenhirse wurde Rispenhirse (auch Echte Hirse, *Panicum miliaceum* L., *shu* 黍 oder *ji* 稷) in China von alters her deutlich weniger angebaut. Sie galt als Delikatesse oder wurde zur Weinherstellung verwendet, während

Kolbenhirse, vor allem die nicht klebrigen Sorten, ein wichtiges Grundnahrungsmittel darstellte (Bray 1984:443). Deshalb wird in den modernen diätetischen Werken nur Kolbenhirse erwähnt. In den klassischen Werken wird Rispenhirse wie folgt charakterisiert: warm, süß, bei reichlichem Genuß *calor* und Unruhe hervorrufend, Qi stützend und die „Mitte" suppletierend (GM 1990:1475, YSZY).

Chinesische Bezeichnungen: *sumi* 粟米, *sugu* 粟穀, *xiansu* 秈粟, *xiaomi* 小米, *yingmi* 硬米, in alten Texten auch *liang* 粱 und *ji* 稷 (mit *ji* 稷 kann aber auch Rispenhirse bezeichnet werden, s.o.).

Als diätetisches Mittel erstmals erwähnt im *Mingyi bielu* („Ergänzende Aufzeichnungen berühmter Ärzte", aus dem 2. Jh., um 536 von Tao Hongjing kompiliert, 1986:207); im GM Kap. 23, 1990:1482.

Temperaturverhalten: kühl
Sapor: süß, salzig
Orbisbezug: *o. lienalis*, *o. stomachi*, *o. renalis*
Wirkung: die „Mitte" harmonisierend und kräftigend, den *o. renalis* stützend, *calor* beseitigend, Qi stützend, Unruhe und Durst beseitigend, diuretisch, entgiftend.

Indikationen

1. *calor depletionis* der *oo. lienalis et stomachi*: Regurgitation und Erbrechen, verminderter Appetit, Diarrhö (vgl. 1., 3. und 4. Rezeptur)
2. *calor*-Prozesse: Diabetes (*sitis diffundens*), trockener Mund, auf *calor* beruhende Unruhe (vgl. 2. und 3. Rezeptur)
3. Miktionsstörungen aufgrund von *calor* (vor allem als Brei) (vgl. 3. Rezeptur)
4. Defizienz des *qi renale*.

> **CAVE:** Kolbenhirse sollte nicht mit bitteren Mandeln (Semen Armeniacae amarae) zusammen verzehrt werden, da dies zu Diarrhö, Übelkeit und Erbrechen führen kann.

Zubereitungsarten
Brei, Dekokt, Pulver, gedämpft, in Pillenform.

Zusammensetzung
(nach westlicher Analytik)
Eiweiß, Stärke, Kohlenhydrate, Fett, Kalzium, Phosphor, Eisen, Niacin etc. Im Eiweiß sind viel Glutaminsäure, Prolinase (Prolin) und Alanin enthalten (Liu 1987:157, 1988:61). Hirse gilt unter den Getreidearten als einer der besten Lieferanten für Eisen, Magnesium, Vitamin B_1 und B_6 (vgl. Vollmer 1990b:99).

Rezepturen

1. Kolbenhirsepille (*Sumi wan*)

250 g Kolbenhirse zu Pulver zerstoßen und mit Wasser vermischt zu etwa erbsengroßen Pillen formen. Diese Pillen werden gar gekocht und mit etwas Salz und Flüssigkeit nüchtern eingenommen.

Kolbenhirse wirkt in dieser Rezeptur den *o. lienalis* stützend, die „Mitte" suppletierend sowie *calor* im *o. stomachi* beseitigend. Sie wird eingesetzt bei *calor depletionis* der *oo. lienalis et stomachi*, bei Verdauungsstörungen sowie Regurgitation und Erbrechen (Liu 1987:157, Peng 1985:277).

2. Gekochte Kolbenhirse (*Sumi fan*)

Eine beliebige Menge von Kolbenhirse gar kochen und regelmäßig zu sich nehmen. Kolbenhirse stützt in diesem Zusammenhang vor allem den *o. stomachi* und wirkt *calor* kühlend sowie Unruhe und Durst beseitigend. Diese Rezeptur wird zur regelmäßigen Einnahme bei *calor* im *o. stomachi*, Diabetes (*sitis diffundens*) und trockenem Mund empfohlen. Weiterhin kann sie als Hilfsarznei in der Arzneimitteltherapie eingesetzt werden (Liu 1987:158).

3. Kolbenhirsebrei (*Sumi zhou*)

Eine beliebige Menge Kolbenhirse waschen, mit Wasser einen Brei daraus kochen und einnehmen.

Diese Rezeptur geht auf das GM (Kap. 22 1990:1483) zurück. Sie stützt und befeuchtet die *oo. intestinorum et stomachi* und stillt Durst. Entsprechend ist diese Rezeptur einzusetzen bei *depletio* des *o. lienalis*, vermindertem Appetit, Durst und Miktionsstörungen. Mit etwas braunem Zucker kann man sie bei Frauen post partum zur *suppletio* bei Schwächezuständen verwenden (Peng 1985:277).

4. Brei aus Kolbenhirse, Yamswurzel und Jujuben (*Sumi shanyao dazao zhou*)

Aus 30 g Kolbenhirse, 15 g Yamswurzel (Rhizoma Batatatis) und fünf Jujubenfrüchten (chinesische Datteln, Fructus Jujubae) einen Brei kochen.

Diese Rezeptur ist indiziert bei Diarrhö aufgrund von *depletio* der „Mitte" sowie bei einer konstitutionell bedingten Defizienz von Qi und Xue (Peng 1985:278).

5. Brei aus Kolbenhirse und Yamswurzel (*Sumi dazao zhou*)

Kolbenhirse und Yamswurzel (Rhizoma Batatatis) zu feinem Pulver zerreiben, einen dünnflüssigen Brei daraus kochen und mit etwas Zucker einnehmen. Diese Rezeptur wird vor allem bei Verdauungsstörungen von Kleinkindern empfohlen (Peng 1985: 278).

2.10 Klebrige Kolben-hirse (*shumi* 秫米)

Verwendet wird die Samenfrucht der klebrigen Arten von Kolbenhirse *Setaria italica* L., zur Familie der *Gramineae* (Süßgräser, echte Gräser) gehörend und vor allem in den chinesischen Provinzen Shandong und Hebei im Nordosten Chinas angebaut.

Chinesische Bezeichnungen: *shumi* 秫米, *huangmi* 黃米, *nuoshu* 糯秫, *nuosu* 糯粟, *niangu* 黏穀 (Bray 1984:440).

Bereits im diätetischen Kapitel des *Qianjinfang* („Rezepte, die tausend Goldstücke wert sind", Kap. 26, datiert um 650) als Mittel erwähnt; im GM Kap. 23, 1990:1474.

Temperaturverhalten: Tendenz zur Kälte
Sapor: süß
Orbisbezug: *o. stomachi, o. intestini crassi*
Wirkung: den *o. lienalis* stützend, den *o. stomachi* harmonisierend, sedierend, Diarrhö beseitigend.

Indikationen

1. Dysharmonie des *qi stomachi*: Schlafstörungen (vgl. 1. Rezeptur)
2. *depletio* der „Mitte": persistierende Diarrhö (vgl. 2. Rezeptur)
3. Verletzungen, Hundebisse, Erfrierungen: zur äußeren Anwendung
4. gelblicher Ausfluß von Schwangeren (GM 1990:1474) (vgl. 3. Rezeptur).

CAVE: Aufgrund ihrer starken Klebrigkeit sollten die klebrigen Arten der Kolbenhirse nicht regelmäßig und in zu großen Mengen genossen werden (Liu 1987:158).

Zubereitungsarten

Roh oder geröstet, als Dekokt oder Brei.

Zusammensetzung
(nach westlicher Analytik)

vgl. unter Hirse, Kap. A.2.9

Rezepturen

1. Absud aus klebriger Hirse und Pinellia-wurzel (*Shumi banxia jian*)

50 g klebrige Kolbenhirse, 5 g Pinelliawurzel (Rhizoma et Tuber Pinelliae) werden in Wasser gekocht und der Absud eingenommen. Zur Behandlung von Verdauungsstörungen, die mit Schlafstörungen einhergehen (Peng 1988:56, Peng 1994:580, Liu 1987:158).

2. Brei aus klebriger Kolbenhirse (*Shumi zhou*)

Eine beliebige Menge von klebriger Kolbenhirse zu Pulver zermahlen oder mit Wasser einen Brei daraus kochen und einnehmen. Angezeigt bei *depletio* der „Mitte" und persistierender Diarrhö (Liu 1987:158).

3. Brei aus klebriger Kolbenhirse und Astragalus-Wurzel (*Shumi huangqi zhou*)

Aus 50 g klebriger Kolbenhirse und 50 g Radix Astragali mit Wasser einen Brei kochen und einnehmen. Zur Behandlung von gelblichem und weißlichem, trübem Ausfluß bei Schwangeren (Peng 1988:56, Peng 1994:580).

2.11 Sorghum, Mohrenhirse (*gaoliang* 高粱)

Verwendet wird der Samen von der bis zu fünf Meter hohen Sorghum-Pflanze (auch Mohrenhirse genannt) *Sorghum vulgare* Pers., zur Familie der *Gramineae* (echte Gräser, Süßgräser) gehörend und in ganz China angebaut. Zum Verzehr muß Sorghum getrocknet und von der Schale befreit werden.

Kultiviertes Sorghum war ursprünglich in Afrika beheimatet; seit 2000 v. Chr. ist es durch archäologische Funde auch in Indien belegt. Wann es in China eingeführt wurde, bleibt unklar, da die Identifikation von Sorghum sowohl in neolithischen, Zhou- und Han-Fundorten als auch in frühen Texten umstritten ist. Man nimmt jedoch an, daß Sorghum von Indien über Sichuan schon verhältnismäßig früh Eingang nach China

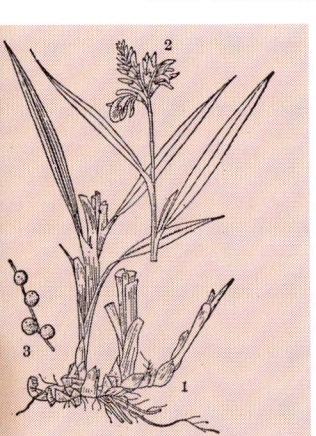

gefunden hat (GM: 1477). Dafür spricht unter anderem die seit dem 3. Jh. n. Chr. belegte Bezeichnung für Sorghum als *shushu* 蜀秫, wörtlich „Sichuan-Hirse", deren eindeutige Identifikation mit Sorghum jedoch letztendlich nicht gesichert ist.

Die früheste eindeutige Identifikation geht auf das Jahr 1313 zurück, und es ist belegt, daß Sorghum in der Yuan- und Ming-Zeit hinreichend bekannt war. Da Sorghum auch auf relativ unfruchtbaren Böden, auf denen Hirse oder Weizen nicht gedeihen, angebaut werden kann, wurde es in China rasch in größerem Umfang angebaut (Bray 1984:449, Simoons 1991:75).

Als Grundnahrungsmittel kam Sorghum jedoch nie größere Bedeutung zu. Es wurde vorwiegend zur Wein- und Schnapsherstellung sowie als Futtermittel verwendet. Darüber hinaus wurde es wegen der vielseitigen Verwendbarkeit seines Strohs (für Zäune, Matten, Brennmaterial etc.) sehr geschätzt (Bray 1984: 451, Simoons 1991:76).

Chinesische Bezeichnungen: *gaoliang* 高粱 (wörtlich: „hohe Hirse", ist die relativ moderne, auf das Jahr 1313 zurückgehende Bezeichnung), *shushu* 蜀秫 (wörtlich „Sichuanhirse", ältere Bezeichnung s.o.), auch *muji* 木稷 („Baum-Hirse") oder *lusu* 蘆粟 („Schilf-Hirse") und *diliang* 荻粱.

Als diätetisches Mittel wird Sorghum erstmals im auf das Jahr 1596 datierten GM Kap. 23, 1990:1477 erwähnt.

Temperaturverhalten: warm
Sapor: süß, aufrauhend
Orbisbezug: *o. lienalis, o. stomachi*
Wirkung: den *o. lienalis* stützend, die „Mitte" erwärmend, die *oo. intestinorum* aufrauhend, Diarrhö behebend.

Indikationen

1. *depletio* der „Mitte": Verdauungsstörungen, tastbare Verhärtungen (*concretiones*) im Abdomen, verminderter Appetit, Diarrhö (vgl. 1. Rezeptur)
2. *algor depletionis* des Mittleren Caloriums: verminderter Appetit, Diarrhö (vgl. 2. Rezeptur).

Zubereitungsarten

Dekokt, in Pulverform oder als Brei

**Zusammensetzung
(nach westlicher Analytik)**

Eiweiß, Fett, Kohlenhydrate, Phosphor, Eisen, Kalzium, Vitamin B_1, B_2, Niacin etc. (Liu 1987:159, Liu 1988:62).

Rezepturen

1. Pulver aus Sorghum und Jujuben (*Gaoliang dazao san*)

60 g Sorghum anrösten bis es duftet; zehn Jujubenfrüchte (chinesische Datteln, Fructus Jujubae) entkernen, stark anrösten und mit den Sorghum-Körnern zusammen zu feinem Pulver vermahlen, eine beliebige Menge weißen Zucker zugeben und alles miteinander vermischen. Jedesmal 6–12 g davon in warmem oder heißem Wasser aufgelöst einnehmen.

In dieser Rezeptur wirken Sorghum und Jujuben stützend auf die *oo. lienalis et stomachi* sowie den Stuhl festigend. Durch das Anrösten der beiden Mittel wird ihre adstringierende und aufrauhende Wirkung auf die *oo. intestinorum* verstärkt. Diese Rezeptur ist angezeigt bei *depletio* der *oo. lienalis et intestinorum* (vor allem bei Kindern), Verdauungsstörungen, vermindertem Appetit und Diarrhö (Liu 1987:160).

2. Dekokt aus Sorghum, Hiobstränen- und Wegerichsamen (*Gaoliang yiren cheqian tang*)

30 g Sorghum, 15 g Hiobstränensamen (Semen Coicis) und 15 g Wegerichsamen (Semen Plantaginis) in Wasser abkochen, abseihen und einnehmen.

In dieser Rezeptur wirkt Sorghum den *o. lienalis* stützend und die *oo. intestinorum* aufrauhend, während Semen Coicis und Semen Plantaginis in diesem Zusammenhang eine diuretische und *humor* ausleitende Wirkung zukommt. Die Rezeptur ist indiziert bei *humor*-Befunden aufgrund von *depletio* des *o. lienalis*, bei starker, dünnflüssiger Diarrhö sowie spärlichem Urin (Liu 1987:160).

2.12 Mais (*yumi* 玉米)

Verwendet wird der Samen von Mais, *Zea mays*
L., zur Familie der *Gramineae* (echte Gräser,
Süßgräser) gehörend und in ganz China angebaut. Zum Verzehr wird Mais entweder frisch
verwendet, oder die einzelnen Körner werden
vom Kolben gelöst und getrocknet.
Die frühesten Belege für Mais in China finden
sich in Lokalchroniken der östlichen und westlichen Randprovinzen aus dem frühen 16. Jh. Es
scheint, daß Han-Chinesen Mais als tägliches
Nahrungsmittel nicht besonders schätzten und
ihn vor allem in Notzeiten verwendeten. Bei den
Minoritäten, vor allem bei den Bergvölkern,
erfreute sich Mais jedoch großer Beliebtheit. Dies
erklärt, warum Mais in landwirtschaftlichen und
diätetischen Werken so spät und selten Erwähnung findet. Erst im 19. und 20. Jh. vergrößerte
sich die Anbaufläche für Mais, und heute ist
China hinter den USA der zweitgrößte Mais-
Produzent der Welt (Bray
1984:452, Simoons 1991:77).

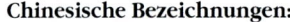

Chinesische Bezeichnungen:
yumi 玉米 („Jade-Reis"),
yushushu 玉蜀秫 (wörtlich:
„Jade-Sichuan-Hirse"),
yugaoliang 玉高粱 („Jade-
Sorghum"), *yumi* 藁米
(„Tribut-Korn"), *yümai* 玉麥
(„Jade-Weizen"), *baogu* 包穀
(„eingewickeltes Korn") und
baomi 包米.

Als diätetisches Mittel wird Mais erstmals erwähnt
im GM, das im Jahre 1596 publiziert wurde, Kap.
23, 1990:1478. Li Shizhen geht dort nur kurz auf
die Maiskörner ein und befaßt sich vor allem mit
dem Gebrauch von Maisblättern und -wurzeln,
die als Dekokt bei Harnwegsbeschwerden und
Miktionsstörungen etc. einzusetzen sind.

Temperaturverhalten: neutral
Sapor: süß
Orbisbezug: *o. stomachi, o. vesicalis*
Wirkung: die „Mitte" regulierend, den
o. stomachi öffnend und harmonisierend,
diuretisch

Indikationen
1. *depletio* der „Mitte": Appetitlosigkeit,
   verminderte Nahrungsaufnahme
   (vgl. 1. Rezeptur)
2. *humor*-Blockaden: Miktionsstörungen, Ödeme
   und Gedunsenheit (vgl. 2. und 4. Rezeptur).
3. nach der Verbindung von westlicher mit
   chinesischer Medizin: Hyperglykämie,
   Hyperlipämie, koronare Herzerkrankungen
   (Liu 1987: 163, Peng 1988:57, Peng 1994: 581)
   (vgl. 3. Rezeptur) oder
   Nephritis, Blasensteine (Peng 1988:57, Peng
   1994:581) (vgl. 2. Rezeptur).

Zubereitungsarten
Gekocht, als Dekokt oder pulverisiert zu Brei
verkocht.

**Maisgriffel (die Büschel am oberen Ende des
Maiskolbens) (*yümi xu* 玉米鬚, „Maisbart")**
werden zu Verstärkung der diuretischen Wirkung
verwendet, vgl. Rezepturen.
Maisblätter und -wurzeln dienen als Dekokt zur
Behandlung von Harnwegserkrankungen,
Miktionsstörungen und damit verbundenen
heftigen Schmerzen (GM 1990:1478).

Zusammensetzung
(nach westlicher Analytik)
Eiweiß, Fett, Stärke, Kalzium, Phosphor, Eisen,
Vitamin B_1, B_2, B_6, Niacin, Pantothensäure,
Karotin etc. (Maisöl enthält viele ungesättigte
Fettsäuren und ist ein Inhibitor der
Cholesterinabsorption, weshalb Mais eine
wichtige Bedeutung zur Senkung des

Bluthochdrucks und zur Cholesterinsenkung sowie zur Vorbeugung gegen Herzerkrankungen zukommt [Liu 1987:163]).

Das Eiweiß des Mais ist arm an den essentiellen Aminosäuren Lysin und Tryptophan, im Vergleich zu den anderen Getreidesorten verfügt Mais jedoch über einen hohen Vitamin-E-Gehalt (Vollmer 1990b:99).

Rezepturen

1. Dekokt aus Mais und Fructus Rosae roxburghii (*Yümi cili tang*).

30 g Maiskörner, 15 g Früchte von *Rosae roxburghii* Tratt. mit Wasser aufgekocht als Dekokt einnehmen.

Die Kombination von Mais mit Fructus Rosae roxburghii wirkt den *o. stomachi* kräftigend, Verdauungsblockaden beseitigend und *aestus* kühlend. Die Rezeptur ist angezeigt bei Schwäche der *oo. lienalis et stomachi*, Verdauungs- und Assimilationsbeschwerden, vermindertem Durst und Appetit sowie bei Diarrhö, vor allem bei gleichzeitig bestehender *calor-aestus*-Symptomatik (Liu 1987:163).

2. Maistee (*Yümi cha*)

30 g Maiskörner und 15 g Maisgriffel (*yümi xu* „Maisbart", die Büschel am oberen Ende des Kolbens) mit einer beliebigen Menge Wasser abkochen und das Dekokt wie Tee trinken. Sowohl Maiskörner als auch Maisgriffel haben eine diuretische Wirkung. Durch Zugabe von Maisgriffeln wird die diuretische Wirkung von Mais verstärkt. Diese Rezeptur wird vor allem eingesetzt bei chronischer Nephritis, Ödemen und Gedunsenheit sowie bei Miktionsstörungen (Liu 1987:164).

3. Maisbrei (*Yümi bu*)

30–60 g Maismehl (pulverisierter Mais) in einen Topf mit kochendem Wasser einrühren und so lange kochen lassen, bis ein feiner klebriger Brei entsteht. Wenn der Brei gar gekocht ist, nach Geschmack Sesamöl, Frühlingszwiebeln, Ingwer und Salz hinzugeben und einnehmen.

In dieser Rezeptur kommt Mais vor allem eine die Blutfette senkende Wirkung zu. Entsprechend wird sie bei Hyperglykämie, Hypertonie und koronaren Herzerkrankungen empfohlen (Liu 1987:164).

4. Gekochter Mais

Frischen Mais kochen und essen. Zur Diurese bei Miktionsstörungen und bei Ödemen und Gedunsenheit (Liu 1988:62).

2.13 Hiobstränensamen (*yiyiren* 薏苡仁)

Semen Coicis

Verwendet wird der reife Samen der Hiobsträne *Coix lacryma-jobi* L., die zur Familie der *Gramineae* (echte Gräser, Süßgräser) gehört und in ganz China vorkommt und auch gezielt angebaut wird. Zum Verzehr werden die reifen Samenfrüchte von der äußeren Schale und der gelbbraunen Testa befreit, dann gesammelt, getrocknet und roh oder geröstet verwendet. Gemeinsam mit Reis und Kolbenhirse gelten Hiobstränensamen zu den ältesten kultivierten Getreidearten in Südostasien. Generell sind Hiobstränensamen nicht zu den Hauptgetreidearten zu rechnen, sondern dienten eher als Ergänzung. Auch wurden sie wohl nie in dem Umfang wie die Hauptgetreidearten angebaut. Sehr früh wurde jedoch die große medizinische Bedeutung dieser Getreideart erkannt (vgl. Porkert 1994:236, Simoons 1991:82).

Chinesische Bezeichnungen:

yiyiren 薏苡仁, auch nur *yiren* 苡仁, *yimi* 薏米, *yizhuzi* 薏珠子 („Hiobstränenperle"), *shuiyumi* 水玉米 , („Wassermais"), *yishu* 薏黍 und *caozhuer* 草珠兒 („Grasperle").

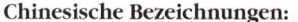

Als diätetisches Lebensmittel erstmals erwähnt in der oberen Abteilung des *Shennong bencaojing* („Shennongs Klassiker der Drogenkunde", in der späteren Han-Zeit verfaßt, verschollen, um 500 von Tao Hongjing kompiliert, 1988:170); im GM Kap. 23, 1990:1489. In alten diätetischen Werken, wie z.B. im 26. Kapitel des *Qianjinfang*, stehen Hiobstränensamen wegen ihrer besonderen medizinischen Qualitäten im Getreidekapitel an erster Stelle.

Temperaturverhalten: kühl (nur QJF: warm)
Sapor: süß, neutral
Orbisbezug: *o. lienalis, o. pulmonalis, o. renalis*
Wirkung: den *o. lienalis* kräftigend, den *o. pulmonalis* stützend, *calor* kühlend, *humor* diuretisch ausleitend.

Indikationen

1. *depletio* der „Mitte": Diarrhö, Ausfluß bei Frauen, durch *humor* bedingte Ödeme und Gedunsenheit, Miktionsstörungen (vgl. 1., 2. und 3. Rezeptur)
2. *occlusio*-Schmerzen: rheumatoide Schmerzen, Muskelkrämpfe und Bewegungseinschränkungen der Gliedmaßen (vgl. 2. Rezeptur)
3. Ulzerationen im Bereich der *oo. pulmonalis et intestinorum*: Husten mit blutigem oder eitrigem Auswurf, krampfartige Bauchschmerzen
4. nach der Verbindung von westlicher mit chinesischer Medizin: Tumore im Verdauungstrakt, Kollumkarzinom etc. und Verrucae planae (Liu 1987:161, ZYaoDC 1986:2644, vgl. 4. Rezeptur).

CAVE: Kontraindiziert bei Patienten mit Säftemangel und trockenem Stuhl sowie bei Schwangeren mit Vorsicht anzuwenden (Shi 1988:13, ZYaoDC 1986:2644).

Zubereitungsarten

Als Dekokt, Brei oder Pulver.
In gerösteter Form wird die Tendenz zur Wärme verstärkt, deshalb ist die Röstung vorteilhaft zur Kräftigung des *o. lienalis* (Liu 1987:161).

Zusammensetzung
(nach westlicher Analytik)

Eiweiß, Fett, Stärke, Kohlenhydrate, Vitamin B$_1$, Leucin, Lysin, Arginin etc. (Liu 1987: 161).

Rezepturen

1. Brei aus den zwei Kostbarkeiten Perlen und Jade (*Zhuyu erbao zhou*)

60 g Hiobstränensamen (Semen Coicis), 60 g Yamswurzel (Rhizoma Batatatis) zu grobem Pulver zerreiben und unter Zugabe von Wasser zu Brei kochen; dann 25 g Extractus Kaki (-Fladen) zerkleinern, in den Brei hineingeben und schmelzen lassen. Der Brei kann nach Belieben eingenommen werden. Yamswurzel und Hiobstränensamen dienen gleichermaßen zur nährenden Befeuchtung und *suppletio* der *oo. lienalis et pulmonalis*. Der Extractus Kaki-Fladen wird durch Kochen von Extractus Kaki (Porkert 1994:469) hergestellt. Mit diesem hier als „Hilfsarznei" eingesetzten Mittel lassen sich ebenfalls der *o. pulmonalis* befeuchten und der *o. lienalis* stützen. Diese Rezeptur ist indiziert bei *depletio*-Symptomatik der *oo. lienalis et pulmonalis*, bei vermindertem Appetit und Durst, bei auf *calor depletionis* beruhendem Erschöpfungshusten (Liu 1987:161).

2. Brei aus Hiobstränensamen (*Yiyiren zhou*)

Hiobstränensamen (Semen Coicis) zu grobem Pulver zermahlen, mit einer gleichen Menge von ebenfalls zermahlenem Rundkornreis (*gengmi*) mischen, Wasser zugeben und einen dünn-flüssigen Brei daraus kochen. Mehrere Tage hintereinander ein bis zwei Portionen täglich einnehmen.
Die Rezeptur stammt aus dem GM Kap. 23, 1990:1491 In dieser Rezeptur kommt den Hiobstränensamen vor allem eine den *o. lienalis* stützende und *humor* beseitigende Wirkung zu. Entsprechend wird sie verwendet bei *depletio lienale*, Ödemen und Gedunsenheit sowie bei *occlusio*-Schmerzen (rheumatoide Schmerzen) aufgrund von *humor venti* und Muskelkrämpfen (Liu 1987:162).

3. Hiobstränensamen mit Samen der japanischen Mandelkirsche (*Yüli yiren fan*)

60 g Samen der japanischen Mandelkirsche (Semen Prunus japonicae) zermahlen, mit Wasser abfiltern bis man einen (Arznei-)Saft erhält. 200 g Hiobstränensamen mit dem Saft der japanischen Mandelkirschensamen kochen und pro Tag zweimal einnehmen.
Die Rezeptur dient zur Diurese und zur Beseitigung von Ödemen und Gedunsenheit, wobei beiden Ingredienzien eine ähnliche Wirkung zukommt. Wegen des bitteren Sapors der japanischen Mandelkirschensamen verwendet man sie nur als Saft. Die Rezeptur wird empfohlen bei Ödemen und Gedunsenheit, Miktionsstörungen, Kurzatmigkeit und Spannungsgefühlen im Brustbereich (Liu 1987:162).

4. Dekokt aus Hiobstränensamen (*Yiyiren tang*)

60 g Hiobstränensamen mit Wasser aufkochen und abseihen; die Rezeptur zwei bis vier Wochen lang täglich in zwei Portionen geteilt als Dekokt einnehmen.
Zur Behandlung von Verrucae planae im jugendlichen Alter und bei gutartigen Neoplasmen (Ye 1978:155, Liu 1987:162).

Hülsenfrüchte

Hülsenfrüchte, in Chinesisch *shu* 菽 oder 叔, gehören botanisch zur Familie der Leguminosen oder (*Leguminosae*) und zur Unterfamilie der *Papilionoideae* (Schmetterlingsblütler). Ein bemerkenswertes Charakteristikum der Hülsenfrüchte ist ihre Fähigkeit, durch Abgabe von Stickstoffverbindungen aus kleinen Bakterienknötchen an der Wurzel die Fruchtbarkeit des Bodens zu erhöhen.

Während Hülsenfrüchte zu den frühesten domestizierten Pflanzen in Westasien, Amerika, im Nahen Osten und in Europa (ca. 7000 v. Chr.) gehören, gibt es im prähistorischen China keine eindeutigen Belege für den Anbau von Leguminosen. Erst in den Zhou-zeitlichen (11. Jh.–221 v. Chr.) Bronzeinschriften und im „Klassiker der Lieder" (*Shijing*) findet sich das Zeichen *shu* 菽, das in seiner frühen Form die Knötchen an den Wurzeln der Leguminosen darstellt. Das Zeichen *shu* 菽 wird in der frühen Literatur meistens als Oberbegriff für Hülsenfrüchte generell verwendet, kann aber auch nur Sojabohnen bezeichnen. Der heute allgemein übliche Begriff für Bohnenarten *dou* 豆 hat sich erst seit der Han-Zeit durchgesetzt. (Bray 1984: 510–512)

In der Diätetik werden Hülsenfrüchte allgemein der Kategorie „Getreide und Samenfrüchte" (s. Kap. A.2.1) zugeordnet. Ihr Temperaturverhalten ist meistens neutral, aber einige tendieren zur Kühle. Grundsätzlich ist das Temperaturverhalten von Hülsenfrüchten jedoch stets ausgewogen und kommt nie in die Nähe von Extremen wie Kälte oder Hitze. Allgemein haben Hülsenfrüchte eine das Qi und Xue suppletierende, den *o. lienalis* kräftigende, den *o. stomachi* harmonisierende Wirkung. Im Gegensatz zu den Getreidearten kommt den Leguminosen oftmals auch eine den *o. renalis* stützende Wirkung zu. Weiterhin kann man mit vielen Hülsenfruchtarten *humor* diuretisch ausleiten (Shi 1988:14).

Die getrockneten Samen der Hülsenfrüchte werden entweder in gekochtem Zustand ganz verzehrt, oder es wird ein Dekokt aus ihnen zubereitet. Die Samenfrüchte können aber auch pulverisiert und mit anderen Mehlarten zu Nudeln, Kuchen etc. weiterverarbeitet werden. Weiterhin besteht die Möglichkeit, bestimmte Bohnenarten in Wasser einzuweichen und dann fein zu Saft zu zerquetschen. Auf diese Weise entsteht die „Sojabohnen-Milch" (*doujiang*), ein äußerst gesundes und in China weit verbreitetes Frühstücksgetränk. Weiterhin dienen vor allem Sojabohnen zur Herstellung zahlreicher fermentierter Produkte wie Sojasoßen, Sojabohnenquark (Tofu) etc.

Die meisten getrockneten Bohnenarten können auch in gekeimtem Zustand genossen werden. Die Bohnensprossen sind im allgemeinen süß mit kühlem Temperaturverhalten und eignen sich vor allem für Patienten mit *calor*-Symptomatik (Shi 1988:14).

Die verschiedenen Bohnenarten, allen voran die Sojabohne, fanden jedoch in China seit der Zhou-zeit zunächst nicht wegen ihrer geschmacklichen oder ernährungsphysiologischen Qualitäten große Verbreitung. Vielmehr galten sie als bevorzugtes Nahrungsmittel für Notzeiten und wurden wegen ihres reichen Ernteertrages auch auf verhältnismäßig unfruchtbarem Boden (4-5mal höherer Ertrag als z.B. bei Hirse) hoch geschätzt (Bray 1984:512–514). Erst durch die vielfältigen Weiterverarbeitungsformen erlangten die Bohnenprodukte ihren wichtigen Platz in der chinesischen Küche.

Gemäß der modernen westlichen Analytik von Nahrungsmitteln sind Hülsenfrüchte nicht nur die proteinreichsten pflanzlichen Lebensmittel, sondern heben sich auch durch ihren hohen Gehalt an Vitaminen und Mineralstoffen (insbesondere an Vitamin B_1, B_2, B_6, E, Folsäure, Eisen) deutlich hervor (Koerber 1991:117).

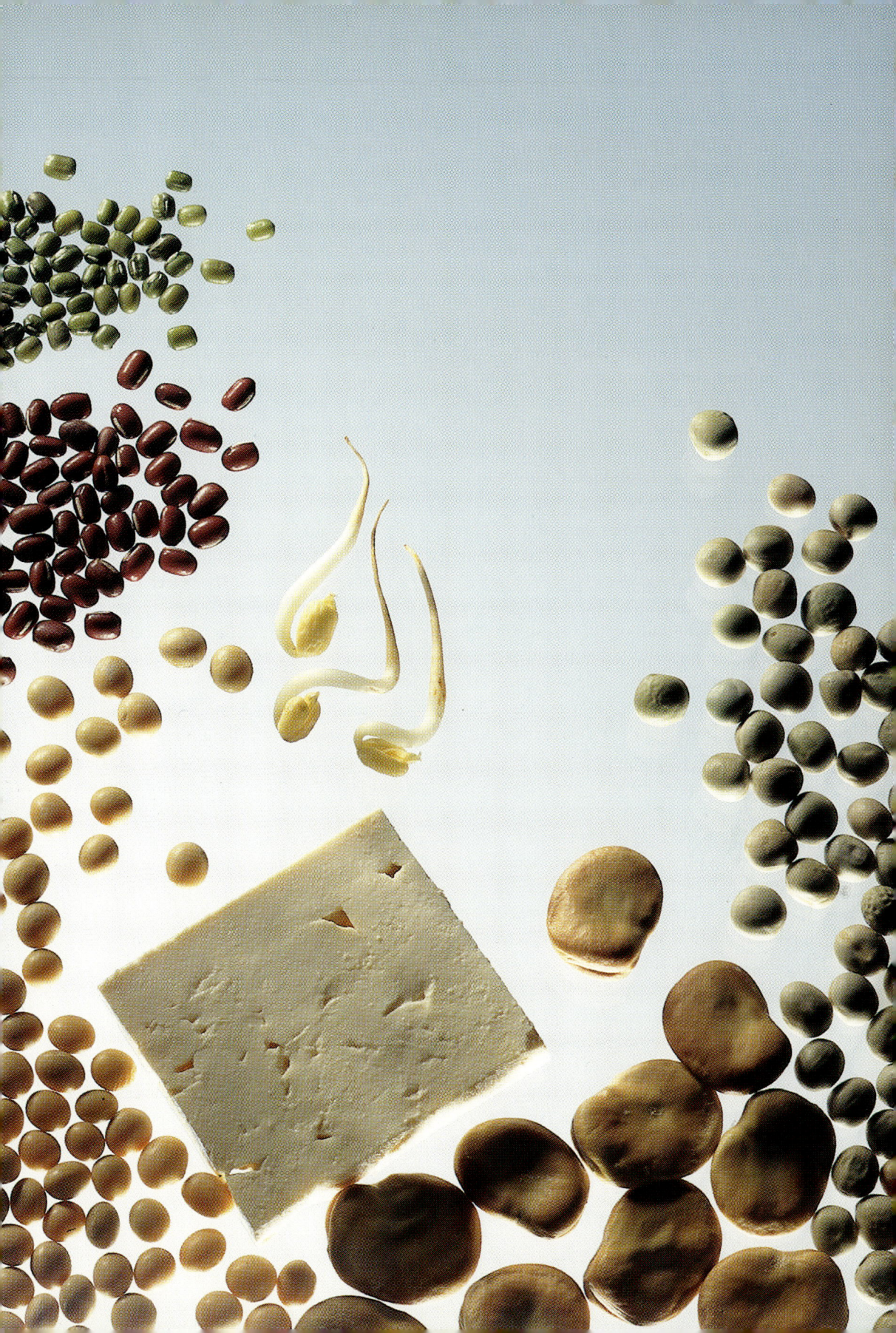

2.14 Schwarze Sojabohne (*heidou* 黑豆)

Verwendet wird der schwarze reife Samen der *Glycine max.* (L.) Merr., zur Familie der *Leguminosae* gehörend und in ganz China angebaut. Die schwarze Sojabohne wird im Herbst geerntet, getrocknet, von der Hülse befreit und verwendet.

Chinesische Bezeichnungen: *heidou* 黑豆 („schwarze Bohne"), *hei dadou* 黑大豆 („schwarze, große Bohne", „schwarze Sojabohne"), *wudou* 烏豆 („Raben[-schwarze] Bohne").

Als diätetisches Mittel erstmals erwähnt im *Tujing bencao* („Illustrierte Drogenkunde", 1062 von Su Song u. a. verfaßt, 1988:531); im GM, Kap. 24, 1990:1499.

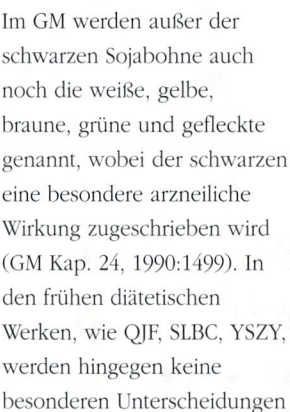

Im GM werden außer der schwarzen Sojabohne auch noch die weiße, gelbe, braune, grüne und gefleckte genannt, wobei der schwarzen eine besondere arzneiliche Wirkung zugeschrieben wird (GM Kap. 24, 1990:1499). In den frühen diätetischen Werken, wie QJF, SLBC, YSZY, werden hingegen keine besonderen Unterscheidungen zwischen den einzelnen Sojabohnenarten getroffen. Außerdem war die schwarze Sojabohne ein bevorzugtes Nahrungsmittel der daoistischen „Unsterblichen", die bewußt kein Getreide aßen (GM Kap 24, 1990:1501).

Temperaturverhalten: neutral
Sapor: süß
Orbisbezug: *o. lienalis*, *o. renalis*
Wirkung: den *o. renalis* suppletierend, *humor* ausleitend, *ventus* vertreibend, *calor* kühlend, Xue dynamisierend, entgiftend.

Indikationen

1. *depletio* des *o. renalis* und Erschöpfung des Yin: Diabetes (*sitis diffundens*) mit viel Durst (vgl. 1. Rezeptur)
2. Defizienz des Yin der *oo. hepaticus et renalis*: Schwindel, verschwommene Sicht, frühes Ergrauen der Haare, schlechtes Hörvermögen, Hüft- und Knieschwäche, Frauenkrankheiten post partum (vgl. 2. Rezeptur)
3. *depletio* des *o. lienalis*: Ödeme und Gedunsenheit (vgl. 3. und 4. Rezeptur)
4. *occlusio*-Schmerzen (rheumatoide Schmerzen) aufgrund von *humor* oder *ventus*: Muskelkrämpfe, Gelenkschmerzen (vgl. 2. Rezeptur)
5. krampfartige Schmerzen im Abdomen oder schmerzhafte Diarrhö (vgl. 2. Rezeptur)
6. Dämpfung der Toxizität und Hitze von Arzneimitteln wie Radix prima Aconiti, Semen Tiglii oder nach übermäßigem Alkoholgenuß.

CAVE: Im Übermaß genossen ist die schwarze Sojabohne schwer verdaulich.

Zubereitungsarten

Als Dekokt, in Wein eingeweicht, in pulverisierter Form, gekocht ganz genossen.
In rohem Zustand und als Dekokt tendiert das Temperaturverhalten der schwarzen Sojabohne zur Kühle und wirkt dann verstärkt *calor* beseitigend und entgiftend (Liu 1987:164–165, GM 1990:1500). In gerösteter Form tendiert sie hingegen zur Wärme.

Gekeimte schwarze Sojabohnen, Semen Sojae germinatum (*heidou juan* 黑豆卷)

Man läßt sauber gespülte schwarze Sojabohnen in einem flachen Korb bei wiederholtem Befeuchten mit Wasser keimen und trocknet sie, nachdem die Keime etwa 5–6 mm lang geworden sind. Die gekeimten Sojabohnen sind süß und neutral und wirken die *extima* lösend, *calor* kühlend, *humor* ausleitend. Sie sind indiziert bei *humor*-bedingten *occlusiones*, außen induzierten *humor aestuosus*-Prozessen, Fieber mit wenig Schweiß, Beklemmungsgefühlen in der Brust, Muskel- und Knieschmerzen, Ödemen und Gedunsenheit (Shi 1988:215, GM Kap. 24, 1990:1506, Porkert 1994:117).

Zusammensetzung (nach westlicher Analytik)

Reich an Eiweiß, Fett, Kohlenhydraten, Phosphor, Kalzium, Karotin, Vitamin B_1, B_2, B_{12}, Niacin, Soja-Flavon etc. (Liu 1987:164, Liu 1988:62).

Rezepturen

1. Pille zur Behandlung von Diabetes (*sitis diffundens*) (*Xiaoke jiuzhi wan*)

Schwarze Sojabohnen (duftend geröstet) und Schlangenkürbiswurzel (Radix Trichosanthis) in gleichen Mengen zu feinem Pulver zermahlen und zu Pillen formen. Zweimal täglich jeweils 15 g einnehmen. Darüber hinaus kann man auch ein Dekokt aus 15 g schwarzen Sojabohnen herstellen und mit den Pillen zusammen einnehmen.

Die Rezeptur geht auf das Werk *Puji fang* zurück („Dem Allgemeinwohl dienende Rezepturen", von Zhu Xiao, Anfang des 15. Jhs.). Schwarze Sojabohnen dienen hierbei zur *suppletio* des *o. renalis* und zur Stützung des Yin; Schlangenkürbiswurzel (Radix Trichosanthis) ist eines der wichtigsten Arzneimittel zur Behandlung von Diabetes (*sitis diffundens*) (ZYaoDC 1986:2383, Liu 1987:165).

2. Schwarze Sojabohnen in Reiswein (*Doulinjiu*)

250 g schwarze Sojabohnen so lange rösten bis sich Rauch entwickelt. Dann weicht man die Sojabohnen mehrere Tage lang in 500 g gelbem Reiswein ein, bis sich der Wein violett verfärbt. Nun nimmt man die Bohnen heraus und trinkt zwei- bis dreimal täglich ein halbes Glas davon. Diese Rezeptur geht auf das Werk „Rezepte, die tausend Goldstücke wert sind" zurück (*Qianjin fang* von Sun Simo, um 650/659 datiert). Die schwarzen Sojabohnen dienen zur Stützung des *yin renale* und zur Kontrolle des nach oben schlagenden Yang. Das Einweichen in gelbem Reiswein erhöht die arzneiliche Wirkung. Einzusetzen bei *depletio yin* und empor-schlagendem Yang sowie bei *ventus inanitatis*, der den oberen Bereich affiziert, was mit Anzeichen wie Drehschwindel, Kopfschmerzen, Unruhe und Fieber einhergehen kann (Liu 1987: 165). Im GM wird diese Rezeptur zudem für die Behandlung von akuten Bauchschmerzen empfohlen (GM Kap. 24, 1990:1502). Diese Rezeptur soll Frauen nicht direkt nach der Geburt (etwa 2-3 Tage) verabreicht werden (Peng 1985:280), kann jedoch später Frauen post partum mit *ventus*-Schmerzen, *occlusiones* und Muskelkrämpfen verordnet werden (Ye 1978:123).

3. Dekokt aus schwarzen Sojabohnen (*Heidou tang*)

250 g schwarze Sojabohnen mit einer beliebigen Menge Wasser aufgießen und so lange auf kleiner Flamme kochen lassen, bis ein dick-flüssiger Absud entsteht, den man einnimmt. Diese Rezeptur dient der *suppletio* des *o. lienalis*, der Ausleitung von *humor*, der Regulierung der „Mitte" sowie der Absenkung des Qi. Entsprechend ist sie einzusetzen bei Ödemen und Gedunsenheit, Unruhe und Beklemmungs-gefühlen, Palpitationen, mangelnder Konzentration (Liu 1987:165).

4. Pulver aus schwarzen Sojabohnen zur Beseitigung von Schwellungen (*Heidou xiaozhong san*)

250 g schwarze Sojabohnen mit Wasser so lange kochen lassen, bis das ganze Wasser verkocht ist und die Bohnen im Topf nicht mehr naß sind. Dann zerreibt man sie zu feinem Pulver und nimmt jedesmal 6 g davon mit gekochtem Reis ein.

Die Rezeptur stammt aus dem Werk „Hundert ausgewählte Rezepturen" (*Bai yi xuanfang*, von Wang Qiu, datiert um 1144). Auch in dieser Rezeptur dienen die schwarzen Sojabohnen vorrangig zur *suppletio* des *o. lienalis* und zur Ausscheidung von *humor*. Die Rezeptur ist indiziert bei *depletio lienale* (oder schlechtem Ernährungszustand), Ödemen und Gedunsenheit, Müdigkeit und Kraftlosigkeit (Liu 1987:166).

2.15 (Gelbe) Sojabohne (*huangdou* 黃豆)

Verwendet wird der gelbe, reife Samen der Sojabohne *Glycine max.* (L.) Merr., zur Familie der
Leguminosae gehörend und in ganz China angebaut. Die Sojabohnen werden im Herbst in reifem
oder fast reifem Zustand geerntet, von der Hülse
befreit und frisch oder getrocknet verwendet.
Es gibt keine überzeugenden Belege, daß Sojabohnen bereits vor der Zhou-Dynastie (11. Jh.
v. Chr.–221 v. Chr.) in China kultiviert wurden.
Eventuell wurden sie um das 7. Jahrhundert
v. Chr. von tungusischen Stämmen in Nordost-
China eingeführt, von wo aus sie sich bald als
alltägliches Nahrungsmittel in ganz China
verbreiteten. Dabei wurden sie zunächst vor
allem aufgrund ihrer besonderen Genügsamkeit
geschätzt, deretwegen sich auf wenig fruchtbaren
Böden und in schlechten Jahren gute Erträge
erzielen ließen. Sojabohnen galten deshalb als

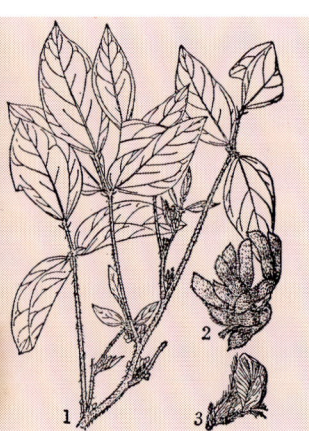

ideales Lebensmittel für
Notzeiten. Während die
schwarze Sojabohne in erster
Linie als Arzneimittel
verwendet wurde, entwickelte
sich die gelbe oder weiße
Sojabohne in China zu einem
der wichtigsten und proteinreichsten Nahrungsmittel
(1985 war China hinter
Brasilien und den USA der
drittgrößte Sojabohnen-
Produzent der Welt, Simoons
1991:71). Da Sojabohnen in unverarbeitetem,
rohem Zustand eher bitter schmecken und
schwer verdaulich sind, wurden in China bereits
früh verschiedenste Verarbeitungstechniken
entwickelt, vorwiegend waren dies Fermen-
tationsprozesse, die in einfacher Form bereits seit
der Han-Dynastie bekannt waren und mit deren

Hilfe die Bohnen zu Sojabohnenquark (Tofu)
oder zu Soßen verarbeitet wurden (Bray
1984:512, Liu 1987:168, Simoons 1991:70).

Chinesische Bezeichnungen: *huangdou* 黃豆
(„Gelbe [Soja]bohne"), *huang dadou* 黃大豆
(„Gelbe große Bohne"), auch *dadou* 大豆(„große
Bohne", spielt auf die Größe der Pflanze und
nicht auf die Größe der Bohne an); in alten
Texten auch *rongshu* 戎菽, *renshu* 荏菽 oder
dashu 大菽 (Bray 1984:512).

Als diätetisches Mittel wird die Sojabohne erstmals in der Mittleren Abteilung des *Shennong
bencaojing* erwähnt („Shennongs Klassiker der
Drogenkunde", in der Späteren Han-Zeit verfaßt,
verschollen, um 500 von Tao Hongjing
kompiliert, 1988:427); im GM Kap. 24, 1990:1508.

Temperaturverhalten: neutral (GM: warm in
rohem Zustand, geröstet: heiß)
Sapor: süß
Orbisbezug: *oo. lienalis et stomachi, o. intestini
crassi*
Wirkung: die „Mitte" freimachend, den *o. lienalis*
kräftigend, Qi und Xue stützend, *ariditas*
befeuchtend, *humor* ausleitend, Qi absenkend,
entgiftend, die Durchlässigkeit des *o. intestini
crassi* fördernd.

Indikationen

1. *depletio* der *oo. lienalis et stomachi* oder
   Defizienz von Qi und Xue: Auszehrung, gelber,
   welker Teint (vgl. 1. Rezeptur oder Sojabohnen
   zu Pulver zermahlen und mit Wasser aufkochen oder mit Fructus Jujubae [Jujubenfrüchten]
   zu Pulver zermahlen und einnehmen)
2. *depletio* des *o. lienalis*: Gedunsenheit und
   Ödeme (vgl. 1. Rezeptur oder mit Erdnüssen
   und Semen Coicis [Hiobstränensamen] einen
   Brei kochen, oder nur gekochte Sojamilch
   einnehmen)

3. Intoxikationen durch Speisen oder bei Verwendung von heißen Arzneimitteln, als Sojamilch oder mit Süßholzwurzel (Radix Glycyrrhizae) als Dekokt
4. Verdauungsstörungen: auch chronischer Art, bei Kleinkindern, Diarrhö, Spannungsgefühlen im Abdomen.

> **CAVE:** Bei übermäßigem Verzehr von gelben Sojabohnen kann es zu Spannungsgefühlen im Abdomen und Verdauungsproblemen kommen. Diätetisch werden daher bei Patienten mit einer stark geschwächten „Mitte" weiterverarbeitete Sojabohnen-Produkte (s. Kap. A.2.17 u. A.2.18) empfohlen (Liu 1987:169, Shi 1988:15).

Zubereitungsarten

Als Dekokt, gekocht, pulverisiert.
In rohem Zustand hat die gelbe Sojabohne ein neutrales Temperaturverhalten und wirkt harmonisierend und entgiftend; geröstet weist sie ein warmes Temperaturverhalten auf und dient eher zur *suppletio* und Stützung (Liu 1987:168).

Zusammensetzung
(nach westlicher Analytik)

Reich an Eiweiß, enthält viele lebensnotwendige Aminosäuren, vor allem Lysin; außerdem Fette in Form von ungesättigten Fettsäuren; des weiteren enthält die Sojabohne Phosphor, Kalzium, Eisen, Karotin, Vitamin B_1, B_2, B_{12}, Niacin, Folsäure, Cholin, Flavon etc. Sie wird heute wegen ihrer Nährstoffzusammensetzung, aber auch wegen der in ihr enthaltenen relativ großen Mengen an leicht absorbierbarem Eisen ernährungsphysiologisch sehr geschätzt (Liu 1987:168, 1988:63).
Aufgrund ihrer Nährstoffzusammensetzung nimmt die Sojabohne eine Sonderstellung unter den Hülsenfrüchten ein. Sie besitzt hochwertiges Eiweiß (Gehalt bis zu 40%), das fast alle lebensnotwendigen Aminosäuren enthält. Ferner sind

Sojabohnen reich an hochwertigem Öl mit einem hohen Anteil an essentiellen Fettsäuren. Weiterhin besitzen sie einen besonders hohen Gehalt an Mineralstoffen, Vitamin B_1, B_2 und Eisen. Im Gegensatz zu anderen Hülsenfrüchten enthält die Sojabohne nur wenig Stärke, ist aber reich an Fett (Vollmer 1990b:57, Koerber 1991:117).

Rezepturen

1. Pulver zur Kräftigung des *o. lienalis* und zur Beseitigung von Ödemen und Gedunsenheit (*Jianpi xiaozhong san*)

250 g gelbe Sojabohnen und 100 g Erdnüsse rösten und zu Pulver zerreiben; dann 50 g gekeimte, getrocknete Gerste (Fructus Hordei germinatus) zermahlen und von Rückständen befreien, 50 g feine Reiskleie (*mikang*) hinzugeben sowie 50 g weißen Zucker; alles gut miteinander vermischen und jeweils 30–60 g langsam im Mund zergehen lassen; dazu abgekochtes Wasser trinken.
In dieser Rezeptur haben die gelben Sojabohnen, die Erdnüsse sowie die Reiskleie eine die „Mitte" kräftigende Wirkung und dienen zur Beseitigung von Ödemen und Gedunsenheit. Die gekeimte Gerste unterstützt die Verdauung, der weiße Zucker dient zur Geschmacksabrundung und zur *suppletio* der „Mitte". Diese Rezeptur wird eingesetzt bei *depletio lienale* sowie bei Gedunsenheit und Ödemen aufgrund von schlechtem Ernährungszustand (Liu 1987:169).

2. Dekokt aus gelben Sojabohnen zur Behandlung von *occlusio* (*Huangdou liaobi tang*)

30–60 g gelbe Sojabohnen mit Wasser abkochen.
In dieser Rezeptur werden die gelben Sojabohnen hauptsächlich zur Kräftigung des *o. lienalis* und zur Beseitigung von *humor* eingesetzt. Sie dient zur Behandlung von *occlusio*-Schmerzen aufgrund von *calor humidus* und Muskelkrämpfen (Liu 1987:169).

2.16 Sojabohnen-sprossen (-keime) (*huangdou ya* 黄豆芽)

Gelbe Sojabohnen (*Glycine max.* L. Merill) werden mit Wasser feucht gehalten und zum Keimen gebracht. Die Sprossen (Keime) sollen möglichst frisch verzehrt werden. Als Arznei-mittel finden vor allem die getrockneten Sprossen der schwarzen Sojabohne als Semen Sojae germinatum Verwendung (Porkert 1994:117).

Chinesische Bezeichnungen: in frischem Zustand: *huangdou ya* 黄豆芽, in getrocknetem Zustand: *dadou huangjuan* 大豆黄卷, *dadou juan* 大豆卷, *doujuan* 豆卷.

Als diätetisches Mittel erstmals im *Shennong bencaojing* erwähnt („Shennongs Klasssiker der Drogenkunde", ca. 50 n. Chr. verfaßt, verschollen, später neu kompiliert, 1988:427); im GM Kap. 24, 1990:1507.

Temperaturverhalten: Tendenz zur Kälte (in getrocknetem Zustand: neutral)
Sapor: süß
Orbisbezug: *o. lienalis*, *o. stomachi*
Wirkung: *calor* kühlend, *humor* ausleitend, Gedunsenheit und Ödeme sowie *occlusiones* beseitigend.

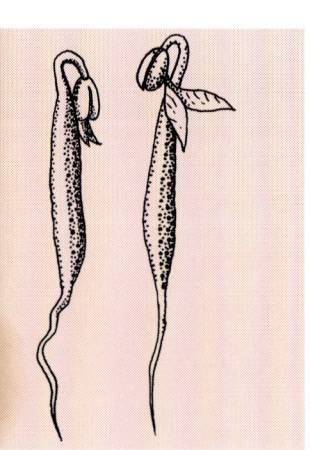

Indikationen

1. *calor humidus* in den *oo. lienalis et stomachi*:
   Müdigkeit, Abgeschlagenheit, verminderter
   Appetit
2. *humor*-Befunde: Gedunsenheit und Ödeme,
   humor-occlusiones und Muskelkrämpfe

Zubereitungsformen

Als Dekokt oder geröstet (angebraten); täglich
können bis zu 250 g verzehrt werden.

Zur Beachtung: Sojasprossen haben gegenüber
den Sojabohnen den Vorzug, daß sie leichter
verdaulich sind (Liu 1987:169).

**Zusammensetzung
(nach westlicher Analytik)**

Bohnensprossen sind generell reich an
Vitamin C, Riboflavin und Eisen (Simoons
1991:98).

2.17 Sojamilch
(*doujiang* 豆漿)

Nachdem man Sojabohnen (im allgemeinen
gelbe Sojabohnen, *Glycine max.* L. Merr.) im
Wasser zum Quellen gebracht hat, mahlt man sie
ganz fein und seiht sie ab, bis ein milchiger Saft
entsteht. Dieser wird auch als Sojaquarkmilch
(*doufu jiang* 豆腐漿) bezeichnet.

Als diätetisches Mittel erstmals erwähnt im
Gangmu shiyi („Ergänzungen zur Systematischen
Drogenkunde", von Zhao Xuemin, 1803 verfaßt).

Temperaturverhalten: neutral, Tendenz zur
Kälte
Sapor: süß
Orbisbezug: *o. pulmonalis, o. intestini crassi,
o. vesicalis*
Wirkung: den *o. lienalis* suppletierend, den
o. stomachi stützend, den *o. pulmonalis* kühlend,
ariditas befeuchtend, diuretisch, *pituita*
umwandelnd.

Indikationen

1. *depletio* der *oo. lienalis et stomachi*:
   verminderter Appetit, Abmagerung (dazu wird
   Sojamilch gekocht oder als Brei verwendet,
   oder man schlägt ein rohes Ei in eine
   Schüssel und füllt diese mit dickflüssiger
   Sojamilch auf und schmeckt es mit Zucker ab,
   Peng 1985:281)
2. Husten aufgrund von Erschöpfungssymptomatik, Keuchatmung und Kurzatmigkeit (auch
   Asthma) aufgrund von *ardor pituitae* (dazu
   der Sojamilch Getreidezucker [Malzzucker]
   beigeben, Peng 1985:281, ZYaoDC 1986:1045)

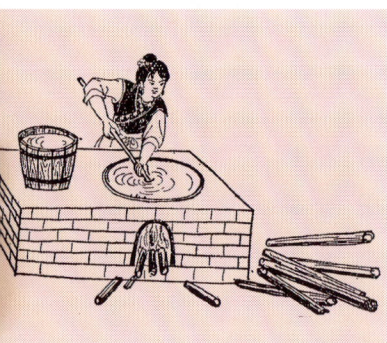

3. Ausfluß bei Frauen (Kombination von Sojamilch und Ginkgosamen) oder Miktionsstörungen: Urinverhaltung, schmerzhafte,
   brennende Miktion (dazu sollte man das
   „Pulver zur Mehrung des *qi primum*", *Yiyuan
   san*, bestehend aus 6 Teilen Talcum und
   einem Teil gerösteter Süßholzwurzel [Radix
   Glycyrrhizae] in Sojamilch geben, Liu
   1987:170, Peng 1985: 281).

(Hypertonie in der Schwangerschaft: jeden Tag
2000 ml Sojamilch mit 200 g Zucker über 2–4
Tage hinweg einnehmen. Klinischen Untersuchungen zufolge lassen sich dadurch Ödeme
und Gedunsenheit beseitigen und der Blutdruck
senken (Liu 1987: 170, Shi 1988:15, ZYaoDC
1986:2045).

2.18 Sojaquark, Tofu (*doufu* 豆腐)

Man bringt Sojamilch zum Kochen und fügt ein Gerinnungsmittel wie Kalziumsulfat (Gypsum fibrosum) oder Salzmutterlauge hinzu, so daß die Sojamilch ausflockt und sich verfestigt; dann gibt man die Sojaflocken in ein Tuch und preßt den Wasseranteil aus. Auf diese Weise bleibt zuletzt ein Tofu-Quader (Stück) zurück.

Über den Beginn der Herstellung von Tofu in China hat sich eine wissenschaftliche Debatte entzündet. Einige Wissenschaftler gehen aufgrund von Küchendarstellungen aus Han-zeitlichen Gräbern davon aus, daß die Herstellung von Tofu bereits seit der Späteren Han-Zeit (25-220 n. Chr.) bekannt war. Schriftlich erwähnt wird Tofu jedoch erst im 10. Jahrhundert (*Qingyi lu* von Tao Gu). Dies legt die Vermutung nahe, daß Tofu vor der Tang-Zeit nicht bekannt war. (Hong 1984:47–61, Takei 1993:271–288)

Als diätetisches Mittel erstmals erwähnt *im Tujing bencao* („Illustrierte Drogenkunde", um 1062 von Su Song u. a. verfaßt, Kap. 17, 1988:531); im GM Kap. 25, 1990:1532.

Temperaturverhalten: Tendenz zur Kälte
Sapor: süß (GM: auch salzig)
Orbisbezug: *o. lienalis, o. stomachi, o. intestini crassi*
Wirkung: das Qi stützend, die „Mitte" frei-machend und harmonisierend, Säfte hervor-bringend und *ariditas* befeuchtend, *calor* kühlend, diuretisch, entgiftend.

Indikationen

1a. *depletio*-Symptomatik oder bei Defizienz von Qi und Xue: verminderter Appetit, Kraftlosig-keit, Frostigkeit etc. (im ersten Fall: Tofu mit Gemüse anbraten und verzehren,

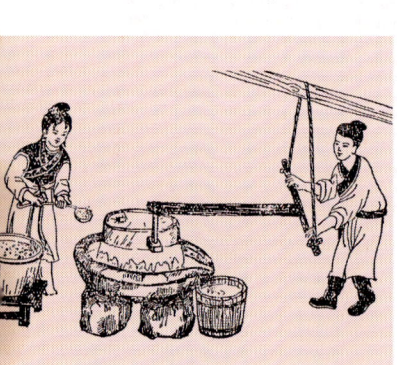

Liu 1987: 170; im zweiten Fall: Lammfleisch-
suppe mit Tofu: Lammfleisch kochen, dann
Krabben, in Scheiben geschnittenen Ingwer,
Frühlingszwiebeln zugeben, mit Salz
abschmecken und als letztes Tofu hinzufügen,
Peng 1985:281)

1b. *algor depletionis* der *oo. lienalis et stomachi*:
schwache Konstitution, Regelstörungen
(Suppe aus 2 Stück Tofu, 50 g Lammfleisch,
15 g frischem Ingwer mit Salz abschmecken
und gar kochen, Peng 1985:281)

2. *calor/ardor* im *o. pulmonalis*: Kurzatmigkeit,
Husten (dazu sollte man eine Schale Tofu mit
einem halben Glas frischem Rettichsaft und
etwas Maltose vermischen, kurz aufkochen
lassen und täglich auf zwei Portionen verteilt
einnehmen, Ye 1978:216, Liu 1987:170)

3a. *calor*-Symptomatik im *o. vesicalis*: spärliche,
rötliche Miktion oder bei Intoxikationen
aufgrund von heißen Arzneimitteln (Tofu roh
unter Beigabe von Gewürzen verzehren und
mit der restlichen Molke zusammen
einnehmen, Liu 1987:170).

3b. *calor*-Prozesse: gerötete Augen, Diabetes (*sitis
diffundens*), rezidivierende Diarrhö (Peng
1985:281 und GM 25, 1990:1532).

Zusammensetzung
(nach westlicher Analytik)

Tofu ist ein ernährungsphysiologisch äußerst
wertvolles Lebensmittel. Unter allen Soja-
produkten kann sein Eiweiß am besten, nämlich
zu über 90%, verwertet werden (Liu 1987:170).
Darüber hinaus ist Tofu reich an Lysin und
anderen essentiellen Aminosäuren sowie an
Mineralien, vor allem Kalzium, und Vitaminen
(Simoons 1991:87).

2.19 Azukibohnen (*chixiaodou* 赤小豆)

Verwendet werden die getrockneten, reifen Samenfrüchte der Azukibohne (auch Adzuki-bohne), *Phaseolus calcaratus* Roxb. oder *Phaseolus angularis* Wight aus der Familie der *Leguminosae*. Im Sommer oder Herbst, wenn die Hülsen reif und noch nicht aufgesprungen sind, werden die ganzen Pflanzen abgeerntet, in der Sonne getrocknet, die Kerne herausgelöst und verwendet.

Azukibohnen (Semen Phaseoli) sind ein wichtiges Arzneimittel (Porkert 1994:244) und spielen in der chinesischen Küche bei der Herstellung von Süßspeisen eine wichtige Rolle. Meistens werden sie zu einer süßen Paste verarbeitet, die als Füllung von Teigwaren oder Dampfnudeln dient (Anderson 1988:125, Simoons 1991: 84).

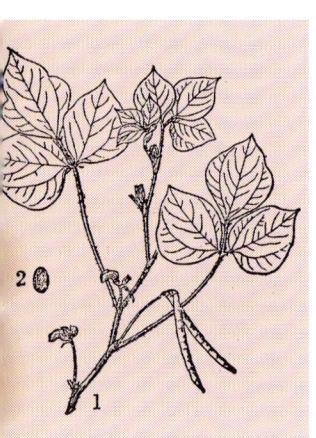

Chinesische Bezeichnungen:

chixiaodou 赤小豆,
hongxiaodou 紅小豆,
zhuchidou 朱赤豆, *hongdou*
紅豆, *chidou* 赤豆, (nach GM
alte Form auch *da* 荅).

Die Azukibohne wird als diätetisches Mittel erstmals im *Shennong bencaojing* erwähnt („Shennongs Klassiker der Drogenkunde", in der Späteren Han-Zeit verfaßt, verschollen, um 500 von Tao Hongjing kompiliert, 1988:427); im GM Kap. 24, 1990:1508–1512.

Temperaturverhalten: neutral

Sapor: süß, sauer

Orbisbezug: *o. lienalis, o. intestini tenuis* (Aufgrund der zumeist roten Farbe der Azuki-bohnen wird häufig ein Orbisbezug zum *o. cardialis* angegeben, der jedoch klinisch nicht relevant ist, ZYaoDC 1986:1090.)

Wirkung: den *o. lienalis* kräftigend, *humor* ausleitend, diuretisch, Schwellungen beseitigend, *calor* kühlend, Xue-Stasen zerstreuend, Eiter ausleitend, entgiftend.

Indikationen

1a. *depletio* des *o. lienalis*: Aszites, Gedunsenheit und Ödeme (vgl. 1. und 2. Rezeptur oder mit Karpfen weich gekocht, Liu 1988:63, SLBC)

1b. Miktionsstörungen oder Durchfall, verminderter Milchfluß, Ikterus (vgl. 1., 2. und 3. Rezeptur)

2. Ulzerationen in den *oo. intestinorum*: Hämorrhoiden, blutiger Stuhl, Dysenterie

3. Furunkel und Hautgeschwüre (Shi 1988:16), Erysipel (äußerlich und innerlich anzuwenden).

> **CAVE:** Bei *depletio*-Symptomatik sollte man Azukibohnen nicht zu lange (regelmäßig) essen, da dies sonst zu Austrocknung und Auszehrung führen kann (QJF, SWBC).

Zubereitungsarten

Gekocht, pulverisiert, als Dekokt.

Zusammensetzung
(nach westlicher Analytik)

Enthält Eiweiß, Fett, Kohlenhydrate, Phosphor, Kalzium, Eisen, Vitamin A, B_1, B_2, C, Niacin etc. (Liu 1987:171, Ye 1978:121).

Rezepturen

1. Dekokt aus Azukibohnen und Maulbeerrinde (*Chidou sangbai tang*)

60 g Azukibohnen und 15 g Maulbeerrinde (Cortex albus Mori) mit Wasser abkochen, die Maulbeerrinde entfernen und das Dekokt mit den Bohnen einnehmen.

Diese Rezeptur geht auf das Werk „Ergänzungen der Drogenkunde" zurück (*Bencao shiyi*, von Chen Cangqi im 8. Jh. verfaßt). Die Azukibohne dient darin der Kräftigung des *o. lienalis* und der Ausleitung von *humor*, die Maulbeerrinde wirkt ausschließlich diuretisch und Schwellungen beseitigend. Diese Rezeptur ist angezeigt bei Gedunsenheit und Ödemen aufgrund von *depletio lienale* sowie bei Miktionsstörungen (Liu 1987:171).

2. Mit Rhizoma Imperatae aufgekochte Azukibohnen (*Maogen zhu chidou*)

250 g Rhizoma Imperatae (Alang-Alang-Gras-wurzelstock) und 120 g Azukibohnen mit Wasser so lange kochen, bis das ganze Wasser verdunstet ist. Dann Rhizoma Imperatae herausnehmen und die Bohnen einzeln kauen.

Rhizoma Imperatae ist ein wichtiges diuretisches Arzneimittel mit kühlem Temperaturverhalten und süßem Sapor. Durch die Kombination mit Azukibohnen läßt sich die diuretische Wirkung verstärken und zugleich der Geschmack verbessern. Die Rezeptur ist angezeigt bei Gedunsenheit und Ödemen, Miktionsstörungen oder (nach der Verbindung von TCM mit westlicher Medizin) bei Ödemen oder Gedunsenheit aufgrund von Nephritis oder schlechtem Ernährungszustand (Liu 1987:171).

3. Brei aus Azukibohnen (*Chidou zhou*)

120 g Azukibohnen und 30 g Rundkornreis (*gengmi*) mit einer beliebigen Menge Wasser so lange kochen bis ein dünnflüssiger Brei entsteht; jeden Tag davon zwei Portionen einnehmen. Diese Rezeptur geht auf das Werk „Wirksame Rezepturen für Frauen" zurück (*Furen liangfang*, von Chen Ziming um 1237 verfaßt). Sie dient zur Stützung der *oo. lienalis et stomachi* sowie zur Milchproduktion und ist vor allem angezeigt bei Patientinnen mit Defizienz von Qi und Xue und bei Behinderung des Milchflusses (Liu 1987: 171).

2.20 Mungbohne (*lüdou* 綠豆)

Verwendet wird der reife, grüne oder braune Samen der Mungbohne (auch Mungobohne), *Phaseolus radiatus* L., einer aus Indien stammenden Abart der sogenannten schwarzen Mungbohne, *Phaseolus mungo* L., die zur Familie der *Leguminosae* gehört und in ganz China angebaut wird. Gelegentlich wird *lüdou* jedoch auch als *Phaseolus aureus* Roxb., grüne Mungbohne, identifiziert (Bray 1984: 516). Im Herbst, wenn die Hülsen reif und noch nicht aufgesprungen sind, werden die Pflanzen geerntet, getrocknet und die Samen von Hülsen und Verunreinigungen befreit.

Im GM (Kap. 24, 1990:1514) wird hervorgehoben, daß die Mungbohne einerseits als Arzneimittel (Fructus Mungo) eine wichtige Rolle spielt (Porkert 1994:203), aber auch, vor allem in Nordchina, in verschiedenen Zubereitungsformen

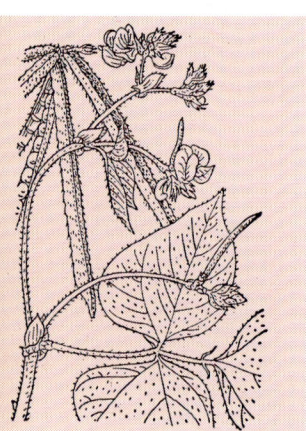

als Nahrungsmittel verbreitet war. Aus dem Mehl der Mungbohne werden noch heute Kuchen und Nudeln (die sogenannten „Glas-Nudeln") hergestellt (Anderson 1988:124, Simoons 1991:92).

Chinesische Bezeichnungen:

lüdou 綠豆 („Grüne Bohne"), *qing xiaodou* 青小豆(„Grüne, kleine Bohne").

Die Mungbohne oder Mungobohne wird als diätetisches Mittel erstmals im 26. Kapitel der „Rezepturen, die tausend Goldstücke wert sind" erwähnt (*Qianjin fang*, von Sun Simo 650/659 verfaßt, 1992:470) ; im GM Kap. 24, 1990:1513.

Temperaturverhalten: kühl

Sapor: süß

Orbisbezug: *o. cardialis, o. stomachi*

Wirkung: *calor* kühlend, *aestus*-Heteropathien herauslösend, Qi absenkend, Schwellungen beseitigend, diuretisch, entgiftend.

Indikationen

1. *calor*- oder *aestus*-Befunde: Unruhe, trockener Mund, Fieber, Diabetes (*sitis diffundens*) (vgl. 1. Rezeptur)
2. Miktionsstörungen aufgrund von *calor*, Gedunsenheit und Ödeme (vgl. 1. 2. oder 3. Rezeptur)
3. *calor humidus*: Durchfall, Geschwüre, auch bei Parotitis (vgl. 2. Rezeptur; bei Parotitis: 60 g Mungbohnen gar kochen, 2–3 Chinakohlherzen dazugeben und nochmals 20 Minuten kochen lassen, die Flüssigkeit täglich auf zwei Portionen verteilt einnehmen, ZYaoDC 1986:2272)
4. Intoxikationen oder Unverträglichkeiten durch heiße Arzneimittel (vgl. 1. und 4. Rezeptur).

> **CAVE:** Kontraindiziert bei *algor depletionis* der *oo. lienalis et stomachi* sowie bei konstitutionell bedingter *depletio yang* (Liu 1987: 173).

Zur Beachtung: Da die Schale (Testa) der Mungbohne kühl, der Bohnenkern jedoch neutral ist, sollte man zum Verzehr nie die Schale entfernen (GM Kap. 24, 1990:1514).

Zubereitungsarten

Als Dekokt, gekocht, in pulverisierter Form.

Zusammensetzung (nach westlicher Analytik)

Enthält Eiweiß, Fett, Kohlenhydrate, Phosphor, Kalzium, Eisen, Karotin, Vitamin B_1, B_2 und Niacin (Liu 1987:173, Souci/Kraut 1991:326).

Rezepturen

1. Dekokt aus Mungbohnen und Geißblatt-blüten (Flos Lonicerae) (*Lüdou yinhua tang*)

60 g Mungbohnen in Wasser gar kochen, dann 15 g Flos Lonicerae (Geißblattblüten) (in dünnen Mull eingewickelt) hinzugeben und zusammen kochen; dabei sollte man darauf achten, daß das Dekokt saftig grün und nicht trübe wird. Dann nimmt man die Flos Lonicerae heraus und verzehrt das Dekokt mit den Bohnen.

Die Kombination von Mungbohnen und Geißblattblüten ist angenehm im Geschmack und wirkt *calor* kühlend, Unruhe beseitigend sowie *aestus*-Heteropathien herauslösend. Diese Rezeptur ist angezeigt bei *calor aestuosus*, Unruhe und Durst, vermindertem, dunklem Urin oder bei *calor*-Symptomatiken mit Fieber, Nervosität etc. Darüber hinaus kann sie auch bei Intoxikationen durch heiße Arzneimittel oder bei Hitzebläschen, Geschwüren etc. *calor* kühlend wirken (Liu 1987:173).

2. Dekokt aus Mungbohnen und Wegerich-samen (*Lüdou qianren tang*)

Aus 60 g Mungbohnen und 30 g (in Mull einge-bundene) Wegerichsamen (Semen Plantaginis) mit Wasser ein Dekokt kochen und einnehmen.

Die Kombination von Wegerichsamen und Mungbohnen verstärkt die *calor* kühlende und *humor* diuretisch ausleitende Wirkung beider Arzneimittel. Diese Rezeptur ist einzusetzen bei Miktionsstörungen aufgrund von *calor*, kann aber auch bei Durchfall aufgrund von *calor humidus* eingesetzt werden (Liu 1987:173).

3. Trank aus drei Bohnenarten des Bian Que (halblegendärer Arzt aus dem 5. Jh. v. Chr.) (*Bian Que sandou yin*)

12 g Mungbohnen, 12 g Azukibohnen, 12 g schwarze Sojabohnen und 3 g Süßholzwurzel (Radix Glycyrrhizae) mit Wasser kochen, bis die Bohnen gar sind. Jeden Tag auf zwei Portionen verteilt die Bohnen essen und die Flüssigkeit dazu trinken.

Diese Rezeptur stammt aus dem GM (Kap. 24, 1990:1514). Dabei wirken die drei Bohnenarten vor allem entgiftend und werden in dieser Wirkung von der Süßholzwurzel als wichtiger entgiftender Arznei unterstützt. Darüber hinaus wirken die drei Bohnenarten *calor* kühlend, diuretisch und abschwellend. Mit dieser Rezeptur kann man zudem Varizellen und kleinen Geschwüren (Furunkeln) vorbeugen.

Der Altarzt Zhu Nanshan fügte obigem Rezept 9 g Flos Lonicerae (Geißblattblüten) und 18 g Ramuli et Unci Uncaria hinzu und erreichte auf diese Weise eine die Aktivität des *o. hepaticus* besänftigende, krampflösende sowie diuretische und abschwellende Wirkung. Diese Rezeptur wird heute zur Vorbeugung gegen Eklampsie eingesetzt, wenn in der Schwangerschaft erste Anzeichen dieser Krankheit auftreten (Kopfschmerzen, Depressionen, Gedunsenheit des Gesichtes und Schwellungen der Augen, spärlicher Urin und Harnverhaltung) (Liu 1987:174).

4. Entgiftungsdekokt aus Mungbohnen und Süßholzwurzel (*Lüdou gancao jiedu tang*)

120 g Mungbohnen und 30 g Süßholzwurzel (Radix Glycyrrhizae) mit Wasser kochen und in großen Mengen einnehmen.

Dies ist eine der am häufigsten verwendeten Rezepturen zur Behandlung von verschiedensten Intoxikationen (z.B. Aconit-, Semen Tiglii-, Blei-, Bakterien-Vergiftungen) (Liu 1987:174, ZYaoDC 1986:2272).

2.21 Mungbohnen-sprossen (*lüdou ya* 綠豆芽)

Mungbohnen, *Phaseolus radiatus* L., werden in Wasser eingeweicht, bis sie zarte Keime entwickeln. Sie sollten nur frisch verzehrt werden. Die Mungbohnensprossen sind im Vergleich zu anderen Bohnensprossen sehr zart und gelten in China deshalb als beste aller Sprossenarten (Simoons 1991:92).

Mungbohnensprossen werden als diätetisches Mittel erstmals im GM erwähnt, Kap. 24, 1990:1516.

Temperaturverhalten: kühl
Sapor: süß
Wirkung: *calor* kühlend, *humor* beseitigend, Durchlässigkeit des *o. tricalorii* fördernd, entgiftend, diuretisch.
Mungbohnensprossen kommt insgesamt eine schwächere Wirkung zu als den Mungbohnen selbst (Liu 1987:174).

Indikationen
1. nach übermäßigem Alkoholgenuß
2. Blockaden aufgrund von *calor humidus*: verminderter Appetit, Abgeschlagenheit, Miktionsstörungen.

CAVE: Kontraindiziert bei *algor depletionis* (ZyaoDC 1986:2276).

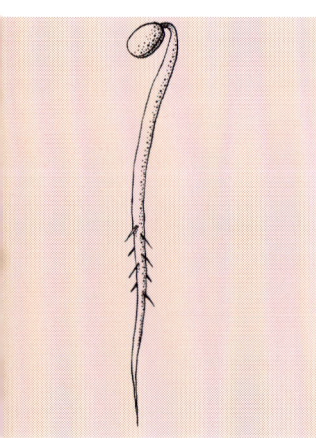

Zubereitungsarten

Als Dekokt, angebraten, als salatähnliche Zubereitung, als Beigabe zu Suppen, als gekochtes Gemüse.

Zusammensetzung
(nach westlicher Analytik)

Bohnensprossen sind generell reich an Vitamin C, Riboflavin und Eisen (Simoons 1991:98).

2.22 Erbse (*wandou* 豌豆)

Verwendet werden die völlig oder noch nicht ganz ausgereiften Samenfrüchte der Erbse, *Pisum sativum* L., zur Familie der *Leguminosae* gehörend und in ganz China angebaut. In China werden sowohl weißliche, etwas größere als auch kleine, grüne Erbsen mit dem Begriff *wandou* bezeichnet (Liu 1987: 176). Im Frühjahr oder Sommer werden die frischen, zarten Hülsenfrüchte geerntet, von der Hülse befreit, gesammelt und frisch oder getrocknet verwendet.

Chinesische Bezeichnungen: *wandou* 豌豆 (Nach dem GM Kap 24, 1990:1517, beruht diese Bezeichnung auf der gewundenen (*wan*) Form der zarten Sprossen der Erbse), *bidou* 畢豆, *handou* 寒豆, *maidou* 麥豆 (*xuedou* 雪豆, *huihui douzi* 回回豆子 z.B. im YSZY). Manchmal wird die Erbse in alten Texten auch

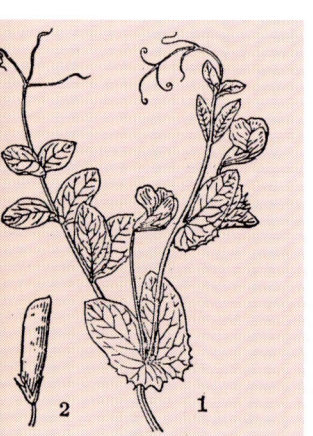

als *hudou* 胡豆 „Westliche oder Barbarenbohne" bezeichnet. Sie soll nämlich während der Han-Zeit (126 v. Chr.) von dem berühmten Gesandten Zhang Qian bei der Rückkehr aus Zentralasien nach China mitgebracht worden sein. Wahrscheinlicher ist jedoch, daß die Erbse erst in der Sui-Zeit (581–618 n. Chr.) in China kultiviert wurde (Simoons 1991:75). Die Erbse war in China ein wichtiger Bestandteil der traditionellen bäuerlichen Ernährung und wurde vor allem wegen ihrer Lagerbarkeit geschätzt. Erbsen waren besonders in Nordwest-China verbreitet und dienten zur Herstellung von Nudeln, Kuchen und Teigtaschen (gedämpft) (Bray 1984: 516).

Erbsen werden als diätetisches Mittel erstmals eindeutig im *Shaoxing bencao* erwähnt („Drogenkunde der Shaoxing-Periode", von Wang Jixian u.a. im Jahre 1159 verfaßt); im GM Kap. 24, 1990: 1517.

Temperaturverhalten: neutral
Sapor: süß
Orbisbezug: *oo. lienalis et stomachi*
Wirkung: die „Mitte" harmonisierend, Qi absenkend, *humor* ausleitend, diuretisch, entgiftend (dies alles gilt für frische Erbsen).
(Die suppletierende Wirkung von Erbsen steht an zweiter Stelle hinter der von gelben Sojabohnen; frische Erbsen sind süß und tendieren zur Kälte, deshalb sind sie besonders zur Hervorbringung von Säften und zur Durststillung geeignet, Liu 1987:177.)

Indikationen

1. *depletio* der „Mitte" (oft im Verein mit Fructus Amomi costati) oder bei Dysharmonie der *oo. lienalis et stomachi*: Brechdurchfall mit spastischen Muskelkontraktionen (vgl. 2. Rezeptur oder mit Bananen als Dekokt, Liu 1988: 65)
2. *depletio* von Qi und Xue: oberflächliche Schwellungen und Gedunsenheit, verminderte Harnausscheidung
3. Defizienz von *yin stomachi*: Trockenheit des Rachens und des Mundes, Durst, *calor*-Unruhe, Diabetes (*sitis diffundens*) (vgl. 1. Rezeptur)
4. Behinderung des Milchflusses bei Stillenden (vgl. 1. Rezeptur).

CAVE: Getrocknete Erbsen sind in gekochtem oder gebratenem Zustand schwer verdaulich und führen leicht zu Verdauungsproblemen und Blähungen (Liu 1987:176, 1988:65).

Zubereitungsarten

Als Dekokt, gekocht, geröstet (angebraten), in pulverisierter Form.

Zusammensetzung
(nach westlicher Analytik)

Eiweiß, Fett, Kohlenhydrate, Phosphor, Kalzium, Eisen, Carotin, Vitamin B_1, B_2 und Niacin etc. (Liu 1987:177, 1988:65)

Rezepturen

1. Gekochte Erbsen (*Zhu wandou*)

250 g zarte Erbsen in einer beliebigen Menge Wasser gar kochen, dann die Erbsen essen und das Dekokt trinken.

Dieser Rezeptur kommt eine die „Mitte" harmonisierende, Säfte erzeugende, durst-stillende, das Qi absenkende, die Brust(-drüsen) durchlässig machende und abschwellende Wirkung zu. Sie ist angezeigt bei *calor*-Unruhe und Durst oder bei Diabetes (*sitis diffundens*) mit trockenem Mund sowie bei Milchstau und Behinderung des Milchflusses nach der Geburt (Liu 1987: 177).

2. Dekokt aus Erbsen und Koriander (*Wandou yüansui tang*)

120 g Erbsen und 60 g Koriander (Herba, Ramuli, Fructus Coriandri) mit Wasser kochen und, pro Tag auf drei Portionen verteilt, erwärmt zu sich nehmen.

In dieser Rezeptur wirken die Erbsen den *o. lienalis* kräftigend, den *o. stomachi* harmonisierend und *humor* ausscheidend. Koriander kräftigt den *o. stomachi* und transformiert Trübes. Die Rezeptur wird empfohlen bei *humor*-Blockaden, Dysharmonie der *oo. lienalis et stomachi*, Brechdurchfall mit spastischen Muskelkontraktionen (Liu 1987: 177).

2.23 Saubohne (*candou* 蠶豆)

Verwendet wird die reife Samenfrucht der Saubohne, auch Puff- oder Dicke Bohne genannt, *Vicia faba* L., zur Familie der *Leguminosae* bzw. der Untergruppe der Wicken gehörend. Im Frühjahr oder Herbst werden die Saubohnen geerntet, von der Hülse befreit und frisch oder getrocknet verwendet.

Wie auch die Erbse soll die Saubohne um 126 v. Chr. von Zhang Qian aus Zentralasien nach China eingeführt worden sein (auch GM Kap. 24, 1990:1519). Deshalb wird auch die Saubohne manchmal als *hudou* 胡豆 „westliche oder Barbarenbohne" bezeichnet. Wahrscheinlich ist sie jedoch erst während der Mongolen-Zeit (Yuan-Dynastie 1279–1368) nach China eingeführt worden (Anderson 1988:124, Simoons 1991:75). Mit der Erbse hat die Saubohne zudem gemein, daß sie als Ausgangsprodukt für Nudeln, Kuchen etc. dient und wegen ihrer guten

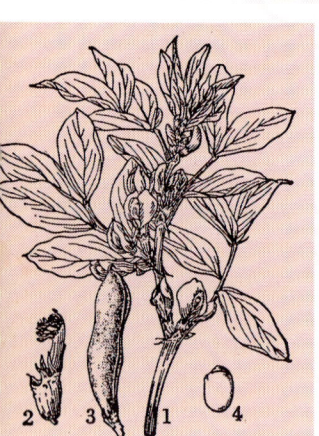

Lagerbarkeit vor allem in Notzeiten geschätzt wurde. Allerdings waren die Saubohnen hauptsächlich im Süden und Südwesten Chinas verbreitet und sind noch heute in der Provinz Yünnan nach Reis das zweitwichtigste Anbauprodukt (Bray 1984: 516). Insgesamt gilt China heute im Anbau von Saubohnen weltweit als führend (Simoons 1991:75).

Chinesische Bezeichnungen: *candou* 蠶豆, („Seidenraupenbohne", aufgrund ihrer Form), *nandou* 南豆 („südliche Bohne"), *machi dou* 馬齒豆 („Pferdezahnbohne"), *xiadou* 夏豆 („Sommerbohne").

Saubohnen werden als diätetisches Mittel erstmals in der „Drogenkunde zum Überleben bei Hungersnöten" erwähnt (*Jiuhuang bencao*, von Zhu Su 1406 verfaßt); im GM Kap. 24, 1990:1519.

Temperaturverhalten: neutral
Sapor: süß (etwas scharf, Ye 1978:122)
Orbisbezug: *oo. lienalis et stomachi*
Wirkung: die „Mitte" stützend, *humor* ausleitend, Blutungen stillend, diuretisch.

Indikationen

1. *depletio* der *oo. lienalis et stomachi*: verminderter Appetit, Diarrhö (vgl. 1. Rezeptur)
2. *depletio* des *o. lienalis*: Ödeme und Gedunsenheit, Miktionsstörungen (vgl. 2. Rezeptur oder mit Wachskürbis oder Schweinefleisch zusammen gekocht, Liu 1988:65)
3. blutiger Auswurf, Gebärmutterblutungen in der Schwangerschaft (vor allem auch Saubohnenblüten als Dekokt, Peng 1988:59; Porkert 1994:376 unter Flos Fabae)

> **CAVE:** Saubohnen sollten nicht roh oder im Übermaß gegessen werden, da sie leicht Blähungen und Verdauungsblockaden hervorrufen können. Weicht man jedoch die frischen Saubohnen ein, so daß sie zu keimen beginnen, rufen sie keine derartigen Störungen mehr hervor. Darüber hinaus können Saubohnen allergisierend wirken (Liu 1987:178, Shi 1988:16).

Zubereitungsarten

Als Dekokt, gekocht, pulverisiert, frische Saubohnen als Gemüse angebraten, getrocknete Saubohnen gekocht oder fritiert.

Saubohnenkeime (*candou miao* 蠶豆苗)

Bitter, etwas süß, warm; angezeigt bei übermäßigem Alkoholgenuß, als Dekokt oder mit Öl und Salz gebraten (GM Kap. 24, 1990:1519).

Zusammensetzung
(nach westlicher Analytik)

Eiweiß, Kohlenhydrate, Phosphor, Kalzium, Eisen, Vitamin B_1, B_2, Niacin, etc.

Rezepturen

1. Pulver aus Saubohnen (*Candou san*)

500 g Saubohnen in Wasser einweichen, von der Hülse befreien und trocknen, dann zu Pulver zermahlen. Jedesmal ca. 30–60 g davon mit etwas braunem Zucker in heißem Wasser aufgelöst einnehmen.

Diese Rezeptur stammt aus dem „Rezepturenkompaß" (*Zhinan fang* von Shi Kan um 1100 verfaßt). Durch die Pulverisierung der Saubohnen und durch die Zugabe von braunem Zucker wird die die „Mitte" stützende Wirkung verstärkt. Die Rezeptur ist angezeigt bei Schwäche der *oo. lienalis et stomachi* sowie bei Verdauungsproblemen (Liu 1988:178).

2. Dekokt aus Saubohnen und braunem Zucker (*Candou hongtang tang*)

120 g abgelagerten Saubohnen etwas braunen Zucker beigeben und mit fünf Teeschalen Wasser auffüllen; auf kleiner Flamme so lange kochen lassen, bis die Flüssigkeit auf eine Teeschale zusammengekocht ist; dann das Dekokt warm einnehmen.

Dieser Rezeptur kommt vor allem eine den *o. lienalis* kräftigende und diuretische Wirkung zu. Entsprechend wird sie bei *depletio* des *o. lienalis*, Ödemen und Gedunsenheit (auch bei chronischer Nephritis) eingesetzt (Liu 1987:178/179).

Nüsse und andere Samenfrüchte

Nüsse und andere Samenfrüchte werden in einigen modernen diätetischen Werken auch unter der Rubrik „Trockenfrüchte" aufgeführt. Allerdings wird dort darauf hingewiesen, daß man sie auch roh essen kann, wobei ihre Haltbarkeit in rohem Zustand jedoch wesentlich geringer ist.

Ihr Sapor und Temperaturverhalten ist im allgemeinen süß und neutral, einige (wie Walnüsse, Sonnenblumenkerne) tendieren zur Wärme.

Aufgrund ihres ausgewogenen Temperaturverhaltens sind sie häufig angezeigt. Wie die verschiedenen Getreide- und Bohnenarten wirken sie vor allem suppletiv und stützend. Hinsichtlich der Orbisbezüge lassen sich grob folgende Unterscheidungen treffen:

Erdnüsse und Haselnüsse dienen vorrangig der Stützung der *oo. lienalis et stomachi*, Sesam und Walnüsse stützen insbesondere die *oo. hepaticus et renalis*, und Pinienkerne, süße Mandeln und Walnüsse dienen vor allem der *suppletio* und der Befeuchtung des *o. pulmonalis*.

Besonders ölreichen Nüssen und Samenfrüchten wie Sesam, Walnüssen, Pinienkernen wird darüber hinaus eine die *oo.intestinorum* befeuchtende und laxierende Wirkung zugeschrieben (Shi 1988:52).

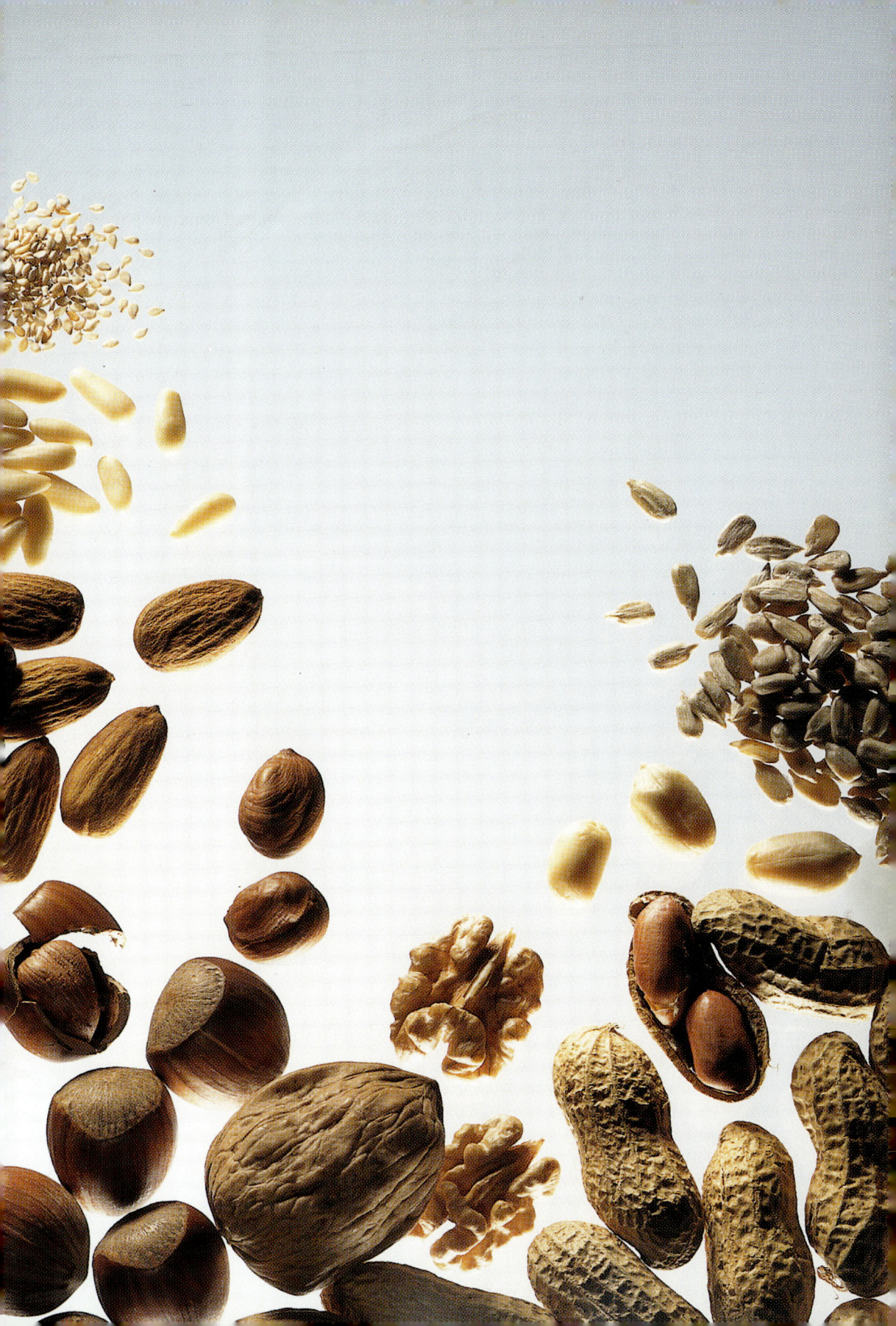

2.24 Erdnuß
(*huasheng* 花生)

Verwendet wird die reife Samenfrucht der Erdnuß, *Arachis hypogaea* L., zur Familie der *Leguminosae* gehörend und in ganz China angebaut. In China sind über zehn verschiedene Erdnußarten bekannt (Simoons 1991:281). Erdnüsse werden im Herbst geerntet, von ihrer Hülse befreit und frisch oder getrocknet verwendet.

Die aus Südamerika stammende Erdnuß wurde wahrscheinlich im frühen 16. Jh. über die Provinz Fujian nach China eingeführt. Sie galt zunächst als Delikatesse und wurde bevorzugt auf Banketten und nicht als alltägliches Nahrungsmittel verzehrt (Bray 1984:516). Da die Erdnuß auch auf relativ unfruchtbaren Böden gedeiht, war ihr Anbau gegen Ende des 19. Jhs. in ganz China verbreitet. Im modernen China spielen Erdnüsse, vor allem in gerösteter Form,

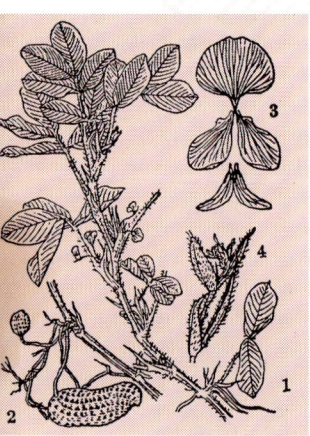

als alltägliches Nahrungsmittel eine wichtige Rolle. Sie sind eine wichtige Zutat für viele Gerichte der chinesischen Küche (wie z.B. das berühmte „*Gongbao* Hühnchen" aus der Sichuan-Küche) und werden zur Herstellung von Erdnußbutter, Erdnußsoße, Süßigkeiten, Kuchen oder auch Suppen verwendet (Simoons 1991:282).

Chinesische Bezeichnungen: *huasheng* 花生, *luo huasheng* 落花生(„aus den herabfallenden Blüten entstandene [Samenfrucht]"), *luo huashen* 落花參, *changsheng guo* 長生果 („Frucht des Langen Lebens"), *huashengmi* 花生米, *didou* 地豆 („Erd-Bohne").

Die Erdnuß wird als diätetisches Mittel erstmals in der „Drogenkunde aus Yünnan" erwähnt (*Diannan bencao*, Lan Mao, Mitte des 15. Jhs. zugeschrieben, verschollen, heute in Qing-zeitlichem Sammelwerk über Yünnan teilweise erhalten); die erste eindeutig zu datierende Erwähnung als diätetisches Mittel findet sich jedoch erst im *Benjing fengyuan* („Erfassung des Ursprungs der Drogenkunde", Anfang des 18. Jhs. von Zhang Lu verfaßt).

Temperaturverhalten: neutral
Sapor: süß
Orbisbezug: *o. lienalis*, *o. pulmonalis*
Wirkung: die „Mitte" suppletierend, den *o. stomachi* harmonisierend, den *o. pulmonalis* befeuchtend und Husten stillend, Milchbildung fördernd, die *oo. intestinorum* befeuchtend und glättend, das Xue dynamisierend und Blutungen stillend.

Indikationen

1a. *depletio* des *o. lienalis*: verminderter Appetit, Abmagerung, Kraftlosigkeit, Schwellungen an den Unterschenkeln (vgl. 1. oder 3. Rezeptur oder als Einzelmittel gekocht oder zusammen mit Azukibohnen und Jujubenfrüchten, Liu 1988:68)
1b. Dysharmonie des *o. stomachi*: Regurgitation
2. Defizienz von Qi und Xue nach der Geburt: verminderter Milchfluß (vgl. 4. Rezeptur)
3. Erschöpfungs- oder *ariditas*-Husten (vgl. 1. und 2. Rezeptur)
4. Obstipation
5. Blutungen: Nasen- oder Zahnfleischbluten, Purpura (vgl. 5. Rezeptur oder täglich 200–300 g Erdnüsse mit ihrer braunen Haut zusammen verzehren, oder 30 g braune Erdnußhaut mit 10 Stück Jujubenfrüchten (Fructus Jujubae) in Wasser kochen und einnehmen, Ye 1978:118).

CAVE: Patienten mit *humor algidus*-Blockaden oder mit Durchfallneigung sollten Erdnüsse generell meiden (ZYaoDC 1986:2323). Der übermäßige Genuß von rohen Erdnüssen kann leicht zu Durchfällen führen. Verzehrt man dagegen geröstete Erdnüsse im Übermaß, so kann dies *ardor* oder *ariditas* mit trockenen Augen, Mund und Nase nach sich ziehen (Liu 1987:195).

Zubereitungsarten

Gekocht, geröstet, gedämpft, pulverisiert, selten auch roh (dann pulverisiert und mit kochendem Wasser übergossen einzunehmen).

Zur Beachtung: In rohem Zustand tendieren Erdnüsse zur Kühle, in geröstetem oder gekochtem Zustand zur Wärme. Zur Befeuchtung des *o. pulmonalis* sollten Erdnüsse daher eher roh verzehrt werden (in pulverisierter Form mit kochendem Wasser übergossen), zur *suppletio* der „Mitte" und zur Milchbildung gekocht, zur Erwärmung der *intima* geröstet und zur Blutstillung mit ihrer rötlichbraunen Haut zusammen (Shi 1988:53).

Zusammensetzung
(nach westlicher Analytik)

Reich an essentiellen Fettsäuren (über 80%), an Eiweiß sowie an Aminosäuren; gilt als gute Quelle für Niacin und Thiamin und enthält darüber hinaus Lecithin, Purin, Carotin, Vitamin E, Pantothensäure, Kalzium, Phosphor, Eisen etc. (Simoons 1991:282).

Rezepturen

1. Erdnußmilch zur *suppletio* (*Huasheng bujiang*)

15 g Erdnüsse, 15 g süße Mandeln (Semen Armeniacae dulcis) und 15 g gelbe Sojabohnen unter Zugabe von Wasser fein zermahlen und abseihen, bis eine Art Milch entsteht; diese morgens oder abends gekocht einnehmen. Man kann auch alle drei Zutaten zunächst zusammen fein zermahlen und vor der Einnahme mit Wasser aufkochen.

Diese Rezeptur stammt aus dem Werk *Yixue suijin lu* („Aufzeichnungen über kleine goldene Kostbarkeiten der Medizin" von Zhou Li um 1415 verfaßt). Erdnüsse und süße Mandeln wirken darin den *o. pulmonalis* befeuchtend und zugleich *pituita* umwandelnd. Sie ist einzusetzen bei Erschöpfungssymptomatik des *o. pulmonalis* oder bei *ariditas*-Husten, bei *depletio lienale et stomachi*, bei Verdauungsproblemen, Abmagerung, Kraftlosigkeit etc. Die Rezeptur eignet sich auch hervorragend zur Rekonvaleszenz (Liu 1987:195).

2. Erdnuß- und Mandelmus (*Huasheng tianxing ni*)

15 g Erdnüsse und 15 g süße Mandeln zusammen zerstoßen, bis eine Art Mus entsteht. Für jede Einnahme 10 g davon mit Honig abschmecken und in heißem Wasser aufgelöst einnehmen.

Die Kombination von Erdnüssen, süßen Mandeln und Honig verstärkt die den *o. pulmonalis* befeuchtende und hustenstillende Wirkung. Sie ist angezeigt bei persistierendem Husten, Kurzatmigkeit und trockenem Husten mit wenig Schleim (*pituita*) (Liu 1987:196).

3. Dekokt aus Erdnüssen und Azukibohnen (*Huasheng chixiaodou tang*)

60 g Erdnüsse, 60 g Azukibohnen und 60 g Jujubenfrüchte mit Wasser abkochen. Das Dekokt ist über den Tag verteilt mehrmals einzunehmen.

Diese Rezeptur ist reich an Vitamin B_1 und wirkt suppletierend auf die „Mitte" Sie ist angezeigt bei oberflächlichen Schwellungen aufgrund von *depletio* des *o. lienalis*, vermindertem Appetit, Kraftlosigkeit, Diarrhö, geistiger Abgeschlagenheit (Liu 1987:196).

4. Geschmorte Schweinefüße mit Erdnüssen (*Huasheng dun zhujiao*)

Zwei Schweinefüße mit 150 g Erdnüssen in Wasser zum Kochen bringen und auf kleiner Flamme schmoren lassen, mit Salz abschmecken und verzehren.

Die Kombination beider Ingredienzien wirkt den *o. lienalis* suppletierend, das Xue mehrend und die Milchbildung fördernd. Entsprechend wird dieses Rezept nach der Geburt bei vermindertem Milchfluß eingesetzt (Liu 1987:196, Peng 1985:365).

5. Dekokt aus Erdnüssen und Jujuben-früchten (*Huasheng hongzao tang*)

120 g Erdnüsse (mit Schale) und 30 g Jujubenfrüchte mit Wasser aufkochen und einnehmen. Man kann auch Erdnüsse essen und dazu ein Dekokt aus Jujubenfrüchten trinken.

Die Rezeptur wirkt den *o. lienalis* suppletierend, das Xue stützend und zugleich Blutungen stillend. Neuerdings wird sie (in der Verbindung von westlicher mit chinesischer Medizin) bei *depletio lienale* und Defizienz von Xue aber auch zur Behandlung von Anämie, Purpura (aufgrund von Mangel an Thrombozyten) und bei Blutern eingesetzt (Liu 1988:196).

2.25 Sesam (*zhima* 脂麻, *huma* 胡麻)

Verwendet wird die reife Samenfrucht von Sesam, *Sesamum indicum* L., zur Familie der *Pedaliaceae* gehörend und in ganz China angebaut. Im Herbst wird Sesam geerntet, getrocknet und gedroschen. Man unterscheidet schwarze, weiße und gelbliche Sesamsamen. Für die Arzneitherapie sind die schwarzen, als Lebensmittel die weißen am gebräuchlichsten.

Aufgrund seiner hevorragenden medizinischen Qualitäten, seines hohen Nährwerts und seines guten Geschmacks galt der Sesam schon früh als der „König des Getreides" (Bray 1984:525). Diese Wertschätzung fand ihren Niederschlag darin, daß in den Getreide-Kapiteln früher Pharmakopöen und diätetischer Handbücher Sesam als erstes Mittel aufgeführt wurde. Darüber hinaus wurde Sesam von Daoisten bereits früh als Ersatz für die üblichen Getreidearten geschätzt und als „Nahrung zum Langen Leben" angesehen (Kaltenmark 1953:67).

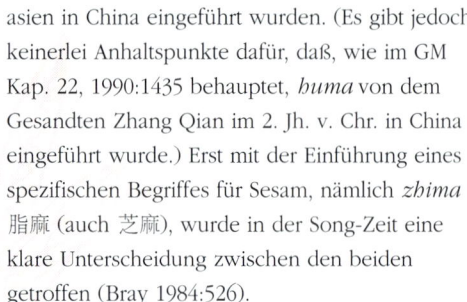

Chinesische Bezeichnungen:

zhima 脂麻 auch *zhima* 芝麻 oder 脂麻, *youma* 油麻, *wuma* 烏麻, *jushengzi* 巨胜子.

Die früheste bekannte chinesische Bezeichnung für Sesam war *huma* 胡麻, wörtlich „Barbaren- oder aus dem Westen kommender Hanf". Da diese Bezeichnung aber auch für Leinsamen verwendet wurde, führte dies in den frühen Pharmakopöen und landwirtschaftlichen Traktaten zu Überschneidungen und insgesamt zu einer verwirrenden Beschreibung dieser Pflanze. Es ist anzunehmen, daß beide Pflanzen aus Zentralasien in China eingeführt wurden. (Es gibt jedoch keinerlei Anhaltspunkte dafür, daß, wie im GM Kap. 22, 1990:1435 behauptet, *huma* von dem Gesandten Zhang Qian im 2. Jh. v. Chr. in China eingeführt wurde.) Erst mit der Einführung eines spezifischen Begriffes für Sesam, nämlich *zhima* 脂麻 (auch 芝麻), wurde in der Song-Zeit eine klare Unterscheidung zwischen den beiden getroffen (Bray 1984:526).

Sesam wird als diätetisches Mittel erstmals in der Oberen Abteilung des *Shennong bencao jing* erwähnt („Shennongs Klassiker der Drogenkunde", in der Späteren Han-Zeit verfaßt, verschollen, um 500 von Tao Hongjing rekonstruiert, 1988:276); im GM Kap. 22, 1990: 1435; Sesam führt hier das Getreidekapitel an.

Temperaturverhalten: neutral (weißer Sesam: kalt, GM 1990:1437)
Sapor: süß
Orbisbezug: *o. hepaticus, o. renalis*
Wirkung: die *oo. hepaticus et renalis* suppletierend, Struktivpotenial und Xue stützend, alle *orbes horreales* befeuchtend.

Indikationen

1. *depletio* der *oo. hepaticus et renalis*: Defizienz von Struktivpotenial und Xue, frühes Ergrauen der Haare, Drehschwindel, Tinnitus, Schwäche und Muskelschmerzen in Knien und im Lumbalbereich, Kraftlosigkeit von Armen und Beinen (vgl. 1. und 2. Rezeptur)
2. *depletio xue* und Erschöpfung der Säfte: *occlusio venti* (rheumatoide Beschwerden), *ariditas* der *oo. intestinorum*, Obstipation, *ariditas*-Husten (vgl. 1. Rezeptur oder als Brei oder Sesamöl)
3. *depletio xue* nach der Geburt: verminderter Milchfluß (vgl. 3. Rezeptur).

> **CAVE:** Kontraindiziert bei
> Durchfallerkrankungen. Da gerösteter Sesam
> zur Wärme tendiert, sollte man bei Patienten
> mit konstitutionell bedingter *calor*-
> Symptomatik Sesam mit Vorsicht einsetzen
> und darauf achten, daß keine
> Zahnschmerzen, Geschwüre im Mund oder
> Blutungen etc. auftreten (Shi 1988:53).

Zubereitungsarten

Roh, geröstet, pulverisiert, als Brei, als Pille, als
Mus oder Soße zermahlen, als Öl.
In rohem Zustand tendiert Sesam zur Kälte, in
geröstetem zur Wärme (Shi 1988:53).

Sesamöl (*zhima you* 芝麻油)
(vgl. auch Kap. A.6.23)
(auch als *xiangyou* 香油 „duftendes Öl"
bezeichnet):
Temperaturverhalten: kühl
Sapor: süß
Orbisbezug: *o. hepaticus, o. renalis*
Wirkung: Qi und Xue stützend, die *oo. hepaticus
et renalis* suppletierend, die *oo. intestinorum*,
befeuchtend, laxierend, entgiftend (Peng 1988:
105, Shi 1988:33, GM Kap. 22, 1990:1439).

Zusammensetzung
(nach westlicher Analytik)

Reich an essentiellen Fettsäuren, enthält
außerdem Eiweiß, Kohlenhydrate, Phosphor,
Niacin, Vitamin E etc., und ist relativ reich an
Kalzium und Eisen (Souci/Kraut 1991:327).

Rezepturen

1. Pille aus Sesam und Maulbeerblättern
(*Sangma wan*)

Jeweils einen Anteil Maulbeerblätter (Folia Mori)
an der Luft oder am Feuer trocknen und einen
Anteil schwarzen, gerösteten Sesam zu feinem
Pulver zermahlen und mit Honig zu Pillen
formen. Davon jeden Tag 10–15 g über einen
längeren Zeitraum hinweg einnehmen.

In dieser Rezeptur aus dem Werk *Yiji* („Stufen
der Medizin", von Dong Xiyuan 1777 verfaßt)
wirkt Sesam die *oo. hepaticus et renalis*
suppletierend, das Struktivpotential und Xue
stützend sowie *ariditas* befeuchtend. Die
Maulbeerblätter kühlen den *o. hepaticus* und
klären die Sicht. Die Rezeptur ist angezeigt bei
depletio der *oo. hepaticus et renalis*, Defizienz
von Struktivpotential und Xue, Drehschwindel,
Tinnitus, Trockenheit der Augen, verschwommener Sicht; bei frühem Ergrauen der Haare oder
Haarausfall; *ariditas* der *oo. intestinorum* sowie
bei Obstipation (Liu 1987:184, ZyaoDC
1986:2389).

2. Brei aus Sesam und Rundkornreis
(*Zhima gengmi zhou*)

Aus 30 g schwarzem Sesam und 60 g
Rundkornreis mit Wasser einen dünnflüssigen
Brei kochen und einnehmen. Der Brei kann auch
mit Zucker abgeschmeckt werden.

Die Rezeptur stammt aus dem GM (Kap. 22,
1990:1438). Sesam dient hier vor allem zur
suppletio der *oo. hepaticus et renalis* und zur
Kräftigung von Muskeln, Sehnen und Knochen.
Die Rezeptur ist angezeigt bei *depletio* der
oo. hepaticus et renalis, Schwäche von Muskeln,
Sehnen und Knochen, Muskelziehen und
Kraftlosigkeit in Armen und Beinen (Liu
1987:184).

3. Gerösteter Sesam (*Chao zhima*)

15–30 g Sesam rösten bis er duftet, etwas Salz
hinzugeben und in geringen Mengen verzehren.
Diese Rezeptur stammt aus dem GM (Kap. 22,
1990:1439). Ihr kommt vor allem eine das Xue
stützende und die Milchbildung fördernde
Wirkung zu. Sie ist einzusetzen bei *depletio xue*
nach der Geburt und mangelnder Milchbildung.
Kombiniert man obige Rezeptur mit einem
Dekokt aus Schweinefüßen, wird ihre Wirkung
noch erhöht (Liu 1987: 184, ZYaoDC 1986:2389).

2.26 Pinienkerne (*songzi ren* 松子仁)

Verwendet wird der reife Samen der Kiefer, vor allem der roten Kiefer, *Pinus koraiensis* Sieb. et Zucc. (zur Familie der *Pinaceae* gehörend), die im Nordosten Chinas und in Korea verbreitet ist. Im Herbst oder Winter werden die reifen Samenfrüchte geerntet, getrocknet, von der Schale befreit und verlesen.

Wie archäologische Funde aus dem 4. und 5. Jahrtausend belegen, wurden Pinienkerne in China bereits früh als Nahrungsmittel geschätzt. Unter den verschiedenen Arten von Pinienkernen waren die Kerne der koreanischen Pinie, *Pinus koraiensis*, in China am verbreitetsten; sie wurden in großem Umfang aus Korea importiert und galten als die wohlschmeckendsten (Chang 1977:98). Pinienkerne wurden nicht nur als manchmal auch gezuckerter Snack verzehrt, sondern auch zu Kuchen und Gebäck verarbeitet

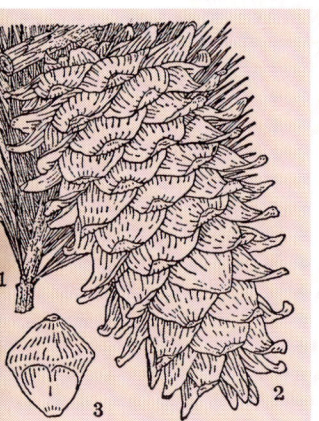

oder als Füllung von Hühnern und Enten verwendet (Simoons 1991:283).

In einigen frühen Pharmakopöen wird die Samenfrucht der roten Kiefer, *Pinus koraiensis*, deutlich von den anderen Kiefern- oder Pinienkernen unterschieden (z.B. im *Kaibao bencao* aus der Song-Zeit); im GM hingegen macht Li Shizhen keinen Unterschied zwischen den Pinienarten im Gebrauch als Arzneimittel (GM Kap 31, 1990:1828, Liu 1987:186). Auch Pinienkerne galten bei den Daoisten als „Nahrung zur Erlangung der Unsterblichkeit" und dienten als Ersatz für die üblichen Getreidearten.

Chinesische Bezeichnungen: *songzi ren* 松子仁, *songzi* 松子, *hai songzi* 海松子, *xinluo songzi* 新羅鬆子.

Pinienkerne werden erstmals in der Tang-zeitlichen Pharmakopöe *Haiyao bencao* erwähnt („Drogenkunde über Arzneimittel des Meeres", von Li Xun um 925 verfaßt, nur in Fragmenten überliefert); im GM unter „Früchten" Kap. 31, 1990:1828.

Temperaturverhalten: Tendenz zur Wärme
Sapor: süß
Orbisbezug: *o. hepaticus*, *o. pulmonalis*, *o. intestini crassi*
Wirkung: Xue stützend, Yin rigierend, den *o. pulmonalis* befeuchtend, die *oo. intestinorum* befeuchtend und glättend, *ventus* vertreibend.

Indikationen

1. *depletio* Xue und Erschöpfung des Yin: *ariditas* des *o. pulmonalis* mit trockenem Husten ohne oder mit wenig Schleim, blutigem Auswurf, Trockenheit von Haaren und Haut (siehe 1., 2. oder 4. Rezeptur)
2. *ariditas* der *oo. intestinorum*: Obstipation (siehe 3. oder 4. Rezeptur)
3. *occlusio venti* mit Gelenkschmerzen oder bei *ventus* im *o. hepaticus* mit Benommenheit, Schwindel (nach Ye 1978:150 kommt insbesondere den Kiefernnadeln eine *ventus* vertreibende Wirkung zu).

CAVE: Kontraindiziert bei Patienten mit *humor*- oder *pituita*-Befunden. Durch die befeuchtende und glättende Wirkung der Pinienkerne kann ihr übermäßiger Genuß leicht zu Durchfall führen (Liu 1987:186, 1988:66, Shi 1988:55, ZYaoDC 1986:1938).

Zubereitungsarten

Roh, geröstet, gekocht, als Brei, Pille oder Paste.

Zusammensetzung
(nach westlicher Analytik)

Reich an essentiellen Fettsäuren (45%); enthält Kohlenhydrate, Phosphor, Kalzium, Eisen und ist relativ reich an Niacin (Schneider 1985:241).

Rezepturen

1. Paste aus drei Samen und Schlangenbartwurzel (Radix Ophiopogonis) (*Sanzi maidong gao*)

120 g Pinienkerne, 120 g Bocksdornfrüchte (Fructus Lycii), 120 g Rosenfrüchte (Fructus Rosae Laevigatae) und 150 g Schlangenbartwurzel (Radix Ophiopogonis) in Wasser kochen, bis ein dickflüssiger Saft entsteht, den man abseiht und mit festem Honig zu einer Paste verrührt. Täglich morgens und abends 4-5 Eßlöffel davon in heißem Wasser aufgelöst einnehmen.

Diese Rezeptur wird dem berühmten Song-zeitlichen Dichter Su Dongpo zugeschrieben. Pinienkerne, Bocksdornfrüchte und Schlangenbartwurzel sind süß, besitzen eine befeuchtende und stützende Wirkung und werden zur Stützung von Yin und Xue sowie zur Befeuchtung von *ariditas* eingesetzt. Die Rosenfrüchte (Fructus Rosae Laevigatae) sind neutral, süß und sauer und werden zum Zusammenziehen sowie zur Konsolidierung des Struktivpotentials eingesetzt. Diese Rezeptur ist anzuwenden bei *depletio*- und Erschöpfungssymptomatik, Husten, Trockenheit des Rachens, Nervosität, Nachtschweißen, Samenverlust und weichem Stuhl (Liu 1987:186, ZYaoDC 1986:1938).

2. Mus aus Pinienkernen und Walnüssen (*Songzi hutao ni*)

30 g Pinienkerne und 60 g Walnußkerne zu Mus zermahlen und mit 15 g festem Honig vermischen. Morgens und abends jeweils einen Eßlöffel in heißem Wasser aufgelöst einnehmen.

Die Rezeptur stammt aus dem Werk *Waitai biyao* („Essentielles von der äußeren Terrasse", von Wang Tao im 8. Jh. verfaßt). Die Zutaten wirken vor allem den *o. pulmonalis* befeuchtend und Husten stillend. Die Rezeptur ist daher angezeigt bei *ariditas* des *o. pulmonalis*, Husten und Trockenheit im Rachen (Liu 1987:187, ZYaoDC 1986:1938).

3. Brei mit Pinienkernen (*Songzi ren zhou*)

Aus 30–60 g Pinienkernen und 100 g Rundkornreis mit Wasser einen dünnen Brei kochen, eventuell etwas Schweinefett hinzugeben und mit Salz abschmecken. Täglich auf zwei bis drei Portionen verteilt einnehmen.

In dieser Rezeptur aus den „Drei Büchern des Shi Cai" (*Shi Cai sanshu*, 1667 von Li Zhongzi alias Shi Cai verfaßt) kommt den Pinienkernen vor allem eine *ariditas* befeuchtende Wirkung zu. Entsprechend ist die Rezeptur vor allem angezeigt bei *ariditas* des *o. pulmonalis*, Trockenheit des Rachens oder *ariditas* der *oo. intestinorum* mit Obstipation (Liu 1987:187, Peng 1985:366, ZYaoDC 1986:1938).

4. Paste aus drei Kernarten (*Sanren gao*)

Jeweils einen Teil Pinienkerne, Walnußkerne und süße Mandeln zu einer Paste zerstoßen und mit hellem Honig vermischen. Eine halbe Stunde nach jeder Mahlzeit 9 g in heißem Wasser aufgelöst einnehmen.

Zur Behandlung von chronischem Husten mit wenig Schleim und bei unter Anstrengung auftretender Keuchatmung und Obstipation (Peng 1985:366).

5. Dekokt aus Pinienkernen, Sesam, Bocksdornfrüchten und Chrysanthemenblüten (*Songzhijiju jian*)

Jeweils 9 g Pinienkerne, schwarzen Sesam, Bocksdornfrüchte (Fructus Lycii) und Chrysanthemenblüten in Wasser abkochen und jeden Tag eine Verordnung davon einnehmen.

Zur Behandlung von *depletio* der *oo. hepaticus et renalis* mit Schwindel, verschwommener Sicht (Peng 1985:366).

2.27 Walnußkerne (hutao ren 胡桃仁)

Verwendet wird der reife Samen der Walnuß, *Juglans regia.* L., zur Familie der *Juglandaceae* gehörend und in China vor allem in den Nord-west-Provinzen Hebei, Shanxi und Shandong kultiviert. Im Herbst werden die reifen Samen-früchte geerntet, von der äußeren Fruchtschale befreit, getrocknet und zum Verzehr verwendet.

Chinesische Bezeichnungen: *hutao ren* 胡桃仁 („Ausländer-, Barbaren-Pfirsichkern"), *hetao ren* 核桃仁 („Kernpfirsichkern"), *qiangtao ren* 羌桃仁 („Pfirsich des [im Westen lebenden] Qiang-Volkes").

Wie ihre chinesischen Bezeichnungen nahelegen, soll auch die Walnuß (im 2. Jh. v. Chr.) von dem Gesandten Zhang Qian nach China eingeführt worden sein (GM Kap. 30, 1990:1803). Es ist jedoch eher davon auszugehen, daß die Walnuß

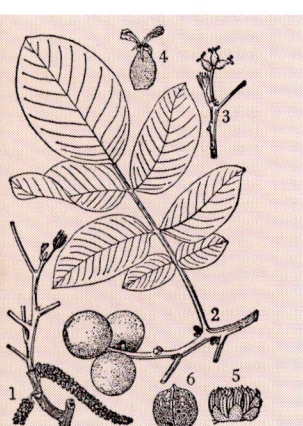

nach der Han-Zeit über Zentralasien nach China gelangte; während der Tang-Zeit wurde sie in Nordchina in Obstgärten kultiviert. Walnüsse gehören zu den wichtigsten Nüssen Chinas und sind auch ein wichtiges Arzneimittel (Semen Juglandis, Porkert 1994:437). In der chinesischen Küche werden sie roh, geröstet, glasiert, gezuckert etc. als Imbiß verzehrt, sind aber auch eine wichtige Zutat bei zahlreichen Gerichten und Süßspeisen (Simoons 1991:279).

Als diätetisches Mittel erstmals erwähnt im 26. Kapitel der „Rezepturen, die tausend Goldstücke wert sind" (*Qianjin fang*, von Sun Simo 650/659 verfaßt, 1992:467); im GM Kap. 30, 1990:1803.

Temperaturverhalten: warm
Sapor: süß
Orbisbezug: *o. pulmonalis, o. renalis*
Wirkung: den *o. renalis* suppletierend, das Struktivpotential konsolidierend, den *o. pulmonalis* erwärmend, Kurzatmigkeit beruhigend, die *oo. intestinorum* befeuchtend, laxierend.

Indikationen

1. *depletio* des *o. renalis*: Schwäche und Muskelziehen im Lumbalbereich und in den Knien, Samenverlust, Impotenz, gehäufte Miktion, verhaltene, schmerzhafte Miktion mit Ausscheidung von kleinen Konkrementen (vgl. 1. und 3. Rezeptur)
2. *depletio* des *qi pulmonale* oder *depletio* der *oo. pulmonalis et renalis*: Keuchatmung, Husten, Kurzatmigkeit (vgl. 2. Rezeptur)
3. *ariditas* der *oo. intestinorum*: Obstipation, trockener Stuhl.

> **CAVE:** Kontraindiziert bei *ardor* bzw. *calor pituitae* sowie bei *depletio* Yin mit übermäch-tigem *ardor*, Fieber und Blutungen. Der übermäßige Genuß von Walnußkernen kann zu Durchfall führen.

Zubereitungsarten

Roh, gekocht, geröstet, als Dekokt, als Pille. Da die Haut des Walnußkerns aufrauhend, das Kernfleisch jedoch befeuchtend wirken (GM Kap. 30, 1990:1804), sollte man zur *suppletio* des *o. renalis* und zur Konsolidierung des Struktiv-potentials gegarte, noch mit der Haut versehene Walnußkerne zu sich nehmen; zur Befeuchtung der *oo. intestinorum* und zur Laxation sind dagegen die rohen, von der Haut befreiten Kerne vorzuziehen (Liu 1987:181, Shi 1988: 54).

Zusammensetzung
(nach westlicher Analytik)

Reich an essentiellen Fettsäuren (58–74%) und Eiweiß; enthält ferner Kalzium, Phosphor, Eisen, Karotin, Vitamin B_1, B_2, Niacin etc. (Souci/Kraut 1991:393).

Rezepturen

1. Dekokt mit Walnußkernen zur *suppletio* des *o. renalis* (*Hutao bushen tang*)

15 g Walnußkerne, 12 g Eucommiarinde (Cortex Eucommiae) und 10 g Asphaltkleefrüchte (Fructus Psoraleae) mit Wasser abkochen und einnehmen.

Die Rezeptur stammt aus dem Werk *Heji jufang* (auch *Taiping huimin heji jufang* „Rezepte aus dem Amt für die Zusammenstellung von Rezepturen zum Wohle des Volkes der Regierungsaera Taiping", im Jahre 1110 von Chen Shiwen u.a. fertiggestellt). Eucommiarinde wirkt darin die *oo. hepaticus et renalis* erwärmend und suppletierend, Muskeln, Sehnen und Knochen kräftigend sowie Schmerzen im Lumbalbereich lindernd; Asphaltkleefrüchte (Fructus Psoraleae) erwärmen und suppletieren das *yang renale*. Kombiniert man beide Mittel mit Walnußkernen, kann man die suppletierende Wirkung auf die *oo. hepaticus et renalis* und die kräftigende Wirkung auf Muskeln, Nerven und Knochen sowie auf den Lumbalbereich und die Knie noch verstärken. Sie ist angezeigt bei *depletio* der *oo. hepaticus et renalis*, bei Schwäche und Muskelschmerzen im Lumbalbereich und in den Knien, Schwindel, Tinnitus, tröpfelnder, nicht endenwollender Miktion (Liu 1987:182).

2. Zerkaute Walnüsse mit Ingwer (*Jiaoshi hutao shengjiang fang*)

15 g Walnußkerne mit 3 g frischem Ingwer zusammen fein zerkauen und langsam schlucken (Falls eine *depletio qi* vorliegt, kann man 10 g Ginsengwurzel abkochen und das Dekokt mit Obigem zusammen einnehmen). Morgens und abends jeweils einmal einzunehmen.

In dieser Rezeptur wirken die Walnußkerne den *o. pulmonalis* suppletierend sowie Kurzatmigkeit beruhigend, während der frische Ingwer *algor* des *o. pulmonalis* zerstreut und *pituita* umwandelt. Entsprechend ist diese Rezeptur angezeigt bei *algor depletionis* mit Keuchatmung, persistierendem Husten, Kurzatmigkeit und Kraftlosigkeit, vor allem auch im Senium (Liu 19987:182, Ye 1978:194).

3. Brei mit Walnußkernen (*Hutao zhou*)

Aus 120 g Walnußkernen und 100 g Rundkornreis (*gengmi*) mit einer beliebigen Menge Wasser einen dünnflüssigen Brei kochen, den man in ein oder zwei Portionen einnehmen kann. Diese Rezeptur entstammt dem Werk *Haishang jijian fang* („Fülle von gesammelten und geprüften Rezepturen" aus dem Jahre 806, von Cui Yuanling). Sie wird vor allem empfohlen bei verhaltener, schmerzhafter Miktion mit Ausscheidung von kleinen Konkrementen (Liu 1987:182, ZYaoDC 1986:1545).

2.28 Mandeln (*tian xingren* 甜杏仁)

Verwendet werden vor allem die reifen, süßen Samen von *Prunus armeniacae* L. oder *Prunus armeniacae* L. var. ansu Maxim aus der Familie der *Rosaceae*, die als Aprikosenkerne identifiziert werden. Allerdings wird zwischen süßen Aprikosenkernen und süßen Mandeln, *Prunus amygdalus* Batsch var. dulcis Schneider (*badan xingren* 巴旦杏仁) häufig nicht deutlich unterschieden. Bis heute ist man sich nicht endgültig im klaren darüber, ob überhaupt und in welchem Ausmaß echte süße Mandeln in China kultiviert wurden. Wir schließen uns in dieser Debatte der Meinung Simoons (1991:269) an: danach wurden die echten süßen Mandeln wahrscheinlich nur in einigen, wenigen Orten Chinas, vor allem im Nordwesten, angebaut, während die Aprikosenkerne, *Prunus armeniacae* L., in China wesentlich weiter verbreitet waren, auch wenn

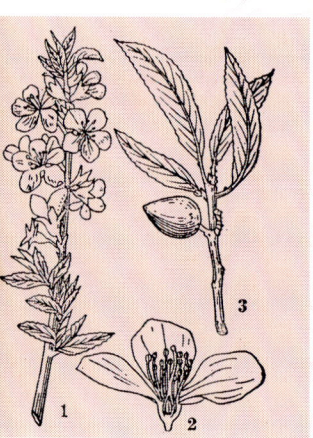

sie häufig als „Mandeln" bezeichnet wurden. Aufgrund der großen Ähnlichkeit in ihrem Geschmack, ihrem Aussehen, ihrer Wirkung und ihren Nährstoffen fassen wir hier unter „Mandeln" Aprikosenkerne und die echten süßen Mandeln, *Prunus amygdalus* Batsch var. dulcis Schneider (*badan xingren* 巴旦杏仁, ZYaoDC 1986:508) zusammen (Ye 1978:189, Liu 1987:197, Simoons 1991:270, zur Verwendung als Arzneimittel unter Semen Armeniacae dulcis, Porkert 1994:408).

Im Sommer werden die reifen Früchte gesammelt, Fruchtfleisch und Kernschale entfernt und die Samen entnommen und an der Sonne getrocknet.

In der chinesischen Küche werden süße Mandeln außer als Snack (meistens gezuckert) und als Zutat von verschiedenen Hauptgerichten auch zu Mehl weiterverarbeitet, aus dem Kuchen und Gebäck, dünnflüssige Breie und auch Panadenmehl hergestellt werden (Simoons 1991:270).

Chinesische Bezeichnungen: *tian xingren* 甜杏仁 bzw. *badan xingren* 巴旦杏仁 auch *bada xingren* 巴達杏仁.

In den frühen Pharmakopöen und diätetischen Werken wird keine klare Unterscheidung zwischen bitteren (Semen Armeniacae amarae, Porkert 1994:400, 408) und süßen Aprikosenkernen getroffen. Die echten süßen Mandeln werden als diätetisches Mittel erstmals im *Yinshan zhengyao* erwähnt („Richtlinien zu Getränken und Speisen", 1330 von Hu Sihui verfaßt) , im GM Kap. 29, 1990:1735.

Temperaturverhalten: neutral
Sapor: süß
Orbisbezug: *o. pulmonalis, o. intestini crassi*
Wirkung: den *o. pulmonalis* befeuchtend, Husten und Keuchen stillend, das Qi absenkend, den *o. intestini crassi* befeuchtend, laxierend.

Indikationen

1. *ariditas* des *o. pulmonalis*: Erschöpfungshusten, Keuchatmung, Trockenheit des Rachens (siehe Rezeptur)
2. *depletio* des *o. lienalis*: verminderter Appetit, Abmagerung und Kraftlosigkeit (mit Erdnüssen und Sojabohnen eine Art Milch herstellen und gekocht zu sich nehmen)
3. *ariditas* des *o. intestini crassi*: Obstipation (vgl. Rezeptur oder roh essen, oder mit Walnüssen und Pinienkernen zusammen verwenden, Liu 1988:69).

CAVE: Kontraindiziert bei *humor algidus-* und *pituita-*Symptomatik sowie bei Neigung zu Durchfällen infolge von *depletio lienale* (ZYaoDC 1986:509).

Zubereitungsarten
Roh oder geröstet, als Brei, pulverisiert, als Pille oder Dekokt.

Zusammensetzung
(nach westlicher Analytik)
Reich an Eiweiß und Fetten; enthält darüber hinaus relativ große Mengen an Eisen, Kalzium und Riboflavin (Simoons 1991:270).

Rezepturen
In Wasser aufgelöste Arznei aus zweierlei Kernarten (*Shuangren chongji*)
15 g süße Mandeln und 15 g Walnußkerne zusammen leicht anrösten und fein zermahlen, mit Honig oder Zucker abschmecken und auf zwei- bis dreimal in heißem Wasser aufgelöst einnehmen.

Diese Rezeptur stammt aus dem Werk *Yangshijiazang fang* („Gesammelte Rezepturen aus dem Hause der Familie Yang", von Yang Shu im Jahre 1178 verfaßt). Mandeln und Walnüsse dienen darin zur Befeuchtung der *oo. pulmonalis et renalis* sowie zur Stillung von Husten und Keuchatmung; auch Honig besitzt eine den *o. pulmonalis* befeuchtende und hustenstillende Wirkung. Entsprechend ist diese Rezeptur angezeigt bei persistierendem Husten und Keuchatmung, trockenem Husten ohne Schleim, Kurzatmigkeit und Kraftlosigkeit. Auch bei *depletio* von Yin und Xue mit *ariditas* der *oo. intestinorum*, Obstipation sowie bei Patienten im Senium mit trägem Stuhlgang lassen sich gute Erfolge damit erzielen (Liu 1987:197).

2.29 Haselnüsse (*zhenzi* 榛子)

Verwendet wird der reife Samen der Haselnuß, *Corylus heterophylla* Fisch ex Bess, zur Familie der *Betulaceae* gehörend. Es handelt sich dabei um eine verwandte Spezies der bei uns bekannten Haselnuß, *Corylus avellana* L. Die chinesische Haselnuß ist vor allem in Nordchina und den Provinzen Sichuan, Hubei, Hunan und Jiangxi verbreitet.

Der Gebrauch von Haselnüssen, wahrscheinlich von wilden, läßt sich in China durch archäologische Funde bis ins 5. Jahrtausend v. Chr. zurückverfolgen. Haselnüsse werden heute in der chinesischen Küche getrocknet, gezuckert oder gesalzen verzehrt und auch zur Herstellung von Kuchen und Gebäck verwendet. Allerdings werden sie im Vergleich zu Erdnüssen oder Walnüssen weit weniger zur Zubereitung von Gerichten verwendet (Simoons 1991:271).

Chinesische Bezeichnungen: *zhenzi* 榛子, *chuizi* 棰子, *pingzhen* 平榛, *shanfan li* 山反栗.

Als diätetisches Mittel erstmals erwähnt im *Kaibao bencao* („Drogenkunde zur Kaibao-Regierungsdevise", 974 von Liu Han u. a. verfaßt, heute nur fragmentarisch erhalten); im GM Kap. 30, 1990:1807.

Temperaturverhalten: neutral
Sapor: süß
Orbisbezug: *o. lienalis, o. stomachi*
Wirkung: die „Mitte" harmonisierend und regulierend, das Qi stützend, den *o. stomachi* öffnend, die Sicht klärend.

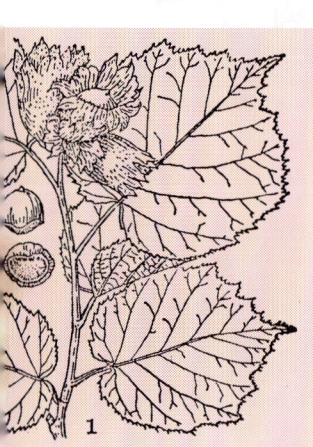

1

Indikationen

1. *depletio* der „Mitte": Schwäche nach einer
   schweren Krankheit, verminderter Appetit
   und Kraftlosigkeit, Müdigkeit, Abmagerung
2. verschwommene Sicht (vgl. Rezeptur).

Zubereitungsarten

Nach dem Rösten die Schale entfernen und
essen, oder pulverisiert oder als Dekokt
einnehmen.

Zusammensetzung
(nach westlicher Analytik)

16,2–18% Eiweiß, 50,6-77% Fett, 16,5 % Kohlenhydrate (Zhang 1990: 69). Wie die meisten
anderen Nüsse sind Haselnüsse reich an
Kalzium, Eisen, Riboflavin und Niacin (Simoons
1991:271).

Rezepturen

**Dekokt aus Haselnüssen und Bocksdorn-
früchten (*Zhenzi gouqi jian*)**

50 g Haselnußkerne und 30 g Bocksdornfrüchte
(Fructus Lycii) mit Wasser aufkochen, abseihen
und jeden Tag eine Verordnung einnehmen.
Bei Defizienz des *o. hepaticus* und des Xue und
bei dadurch bedingter verschwommener Sicht
(Peng 1985:367).

2.30 Sonnenblumen-kerne (*xiangri kuizi* 向日葵子)

Verwendet werden die reifen Samen der Sonnen-blume, *Helianthus annuus* L., aus der Familie der *Compositae*, die in ganz China angebaut wird. Im Herbst werden die Blumen abgeerntet, die reifen Kerne herausgelöst, gesammelt und in der Sonne getrocknet. Vor der Verwendung werden die Kerne von ihrer Schale befreit.

Chinesische Bezeichnungen: *xiangri kuizi* 向日葵子, *kui guazi* 葵瓜子, *kui huazi* 葵花子, *kuizi* 葵子, *tiankui zi* 天葵子.

Als diätetisches Mittel erstmals erwähnt im *Zhiwu mingshi tukao* („Illustrierte Untersuchung zu den Bezeichnungen und Beschreibungen von Pflanzen", im Jahre 1848 von Wu Qijun verfaßt).

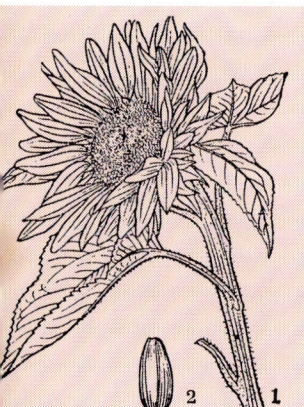

Temperaturverhalten: neutral
Sapor: süß, neutral
Orbisbezug: *o. pulmonalis*, *o. intestini crassi* (Peng 1985:364)
Wirkung: den *o. lienalis* suppletierend, die *oo. intestinorum* befeuchtend, das Yin nährend befeuchtend, Hautausschläge zum Durchbruch bringend.

Indikationen

1. *depletio* der „Mitte": Appetitlosigkeit, *depletio* Symptomatik mit *ventus*-Symptomen im Kopfbereich, blutiger Stuhl, Obstipation
2. Masern und eitrigen Exanthemen zum Durchbruch verhelfend (in gegartem Zustand zu verzehren, Zhang 1990:71)
3. nach der Verbindung westlicher mit chinesischer Medizin: bei Hyperlipämie, Arteriosklerose, Hypertonie; Oxyuriasis (Liu 1987: 201, vgl. 1. Rezeptur).

CAVE: Da das Temperaturverhalten von gerösteten Sonnenblumenkernen trocken und heiß ist, sollte man nicht viel davon essen (Liu 1987:201). Anderenfalls kann sich ein „nach oben schlagender *ardor*" entwickeln (mit Anzeichen wie Trockenheit des Mundes, Geschwüren im Mund, Zahnschmerzen, trockenem Stuhl). Deshalb werden Sonnenblumenkerne bei oben genannten Indikationen hauptsächlich roh oder mit anderen Lebensmitteln verarbeitet genossen (Shi 1988: 54).

Zubereitungsarten

Von der Schale befreit, in rohem Zustand, geröstet, als Dekokt oder Öl, auch zur äußeren Anwendung.

Zusammensetzung (nach westlicher Analytik)

Reich an Fetten, essentiellen Fettsäuren (etwa 50%); enthält Eiweiß, Kohlenhydrate, Karotin, Zitronensäure, Weinsäure, Vitamin B_1, B_2 und D sowie Kalzium (Liu 1987:201, Schneider 1985:246).

Rezepturen

1. Pille aus Maulbeerblättern, Sesam und Sonnenblumenkernen (*Sangmakuizi wan*)

100 g Maulbeerblätter zu Pulver zerreiben und 100 g schwarzen Sesam zusammen mit 100 g Sonnenblumenkernen ebenfalls zermahlen; dann mit den Maulbeerblättern vermischen und mit Honig zu Pillen formen. Täglich morgens und abends jeweils 10 g in heißem Wasser aufgelöst einnehmen.

Diese Rezeptur ist einzusetzen bei nach oben schlagendem Yang auf der Basis von *depletio yin*, einhergehend mit Drehschwindel, Schlafstörungen, Tinnitus, verschwommener Sicht. In der Verbindung von westlicher mit chinesischer Medizin wird sie bei Hypertonie und Arteriosklerose eingesetzt (Liu 1987:201).

2. Rezeptur aus Sonnenblumenkernen gegen Wurmbefall (*Kuizi qunao fang*)

250 g Sonnenblumenkerne von der Schale befreien und vor dem Schlafengehen auf leerem Magen auf einmal zu sich nehmen. Zwei bis drei Tage hintereinander wiederholen.

Diese Rezeptur soll gegen Wurmbefall wirken (Liu 1987:201).

2.31 Kastanie (*lizi* 栗子)

Verwendet werden die reifen Samenfrüchte der Kastanie, *Castanea mollissima* Bl. aus der Familie der *Fagaceae*, die vor allem in den mittleren und südlichen Provinzen Chinas sowie in Shenxi, Gansu etc. verbreitet ist. Obgleich es sich bei dieser Spezies um eine besondere, in China beheimatete Kastanienart handelt, erscheint die Ähnlichkeit zu unserer Eßkastanie, *Castanea sativa* Mill. nicht von der Hand zu weisen zu sein (Simoons 1991:268, Read 1977:196). Die Kastanien werden im Herbst geerntet, getrocknet oder frisch verwendet.

Kastanien wurden in China seit dem Altertum verzehrt und wurden bereits in dem Fundort Yangshao gefunden, der auf das 4.–5. Jahrtausend v. Chr. datiert ist. Außer ihrer frischen oder getrockneten Verwendung, werden Kastanien auch in Sirup eingelegt, als kleiner Imbiß gekocht oder geröstet und zur Herstellung

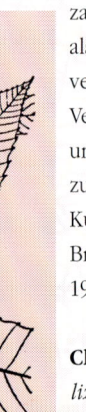

zahlreicher Süßspeisen und als Zutat zu salzigen Gerichten verwendet (vor allem in Verbindung mit Huhn, Ente und Fleisch). Sie werden auch zu Pulver zerrieben und zu Kuchen oder dünnflüssigem Brei verarbeitet (Simoons 1991:268, ZGPRCD 1992:144).

Chinesische Bezeichnungen:
lizi 栗子, *liguo* 栗果,
banli 板栗, *dali* 大栗.

Als diätetisches Mittel erstmals erwähnt in der Oberen Abteilung des *Mingyi bielu* („Ergänzende Aufzeichnungen berühmter Ärzte", aus dem 2. Jh., um 536 von Tao Hongjing neu kompiliert; im GM Kap. 29 („Fünf Früchte"), 1990: 1752.

Temperaturverhalten: warm
Sapor: süß
Orbisbezug: *oo. lienalis et stomachi, o. renalis*
Wirkung: den *o. renalis* suppletierend, die Funktionen der Muskeln und Sehnen kräftigend, die *oo. lienalis et stomachi* stützend, Xue dynamisierend und Blutungen stillend.

Indikationen

1. *depletio des o.renalis*: Kraftlosigkeit der Hüften und der Knie, Beinschwäche (im Senium oder auch bei kleinen Kindern und dadurch bedingtem verspäteten Laufenlernen) (als Einzelmittel verzehren oder als Brei unter Zugabe von Schweineniere)
2. *depletio* der *oo. lienalis et stomachi* oder bei *depletio* des Yang der *oo. lienalis et renalis*: Diarrhö, Regurgitation (in gegartem Zustand oder vgl. Rezeptur)
3. bei Blutungen verschiedenster Art: blutigem Auswurf, Nasenbluten, blutigem Stuhl sowie bei äußeren Verletzungen, Schwellungen und eingestautem Xue (frisch verzehren; zur äußeren Anwendung auf Wunden werden Kastanien im Mörser zerrieben und auf die betroffene Stelle aufgetragen) (Liu 1991:188, Shi 1988:53, Ye 1978:138).

CAVE: In frischem Zustand sind Kastanien nicht leicht zu verdauen; auch in gegartem Zustand kann übermäßiger Genuß zu Blockaden des Qi und zu Völle- und Spannungsgefühlen im Abdomen führen (Liu 1991:188, Shi 1988:53).

Zubereitungsarten

Roh, geschmort, geröstet, gekocht, als Dekokt, in Reisbrei verarbeitet.

Zur Dynamisierung des Xue werden Kastanien im allgemeinen frisch verzehrt. Gegen Durchfall sollte man sie jedoch gegart zu sich nehmen (Shi 1988:53).

Zusammensetzung
(nach westlicher Analytik)

Im Vergleich zu Nüssen enthalten Kastanien
deutlich weniger Fett und Eiweiß, ansonsten
weisen sie keine besonders auffälligen Nährstoffe
auf (Simoons 1991:269). Sie enthalten Eiweiß,
Fett, Kohlenhydrate, Vitamin B_1, B_2, C, Lipase,
Niacin, Carotin, Kalzium, Phosphor, Eisen etc.

Rezepturen

Brei mit Kastanien und Poria
(*Banli fuling zhou*)

Aus 60–100 g Kastanien (bereits geschält),
10 Stück Jujubenfrüchten, 12 g Poria und 100 g
(Rundkorn-)Reis einen Brei kochen, mit Zucker
abschmecken und einnehmen. Zur Behandlung
von auf *depletio* des *o. lienalis* beruhender
Diarrhö (Peng 1985:367).

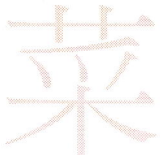

3 Gemüse

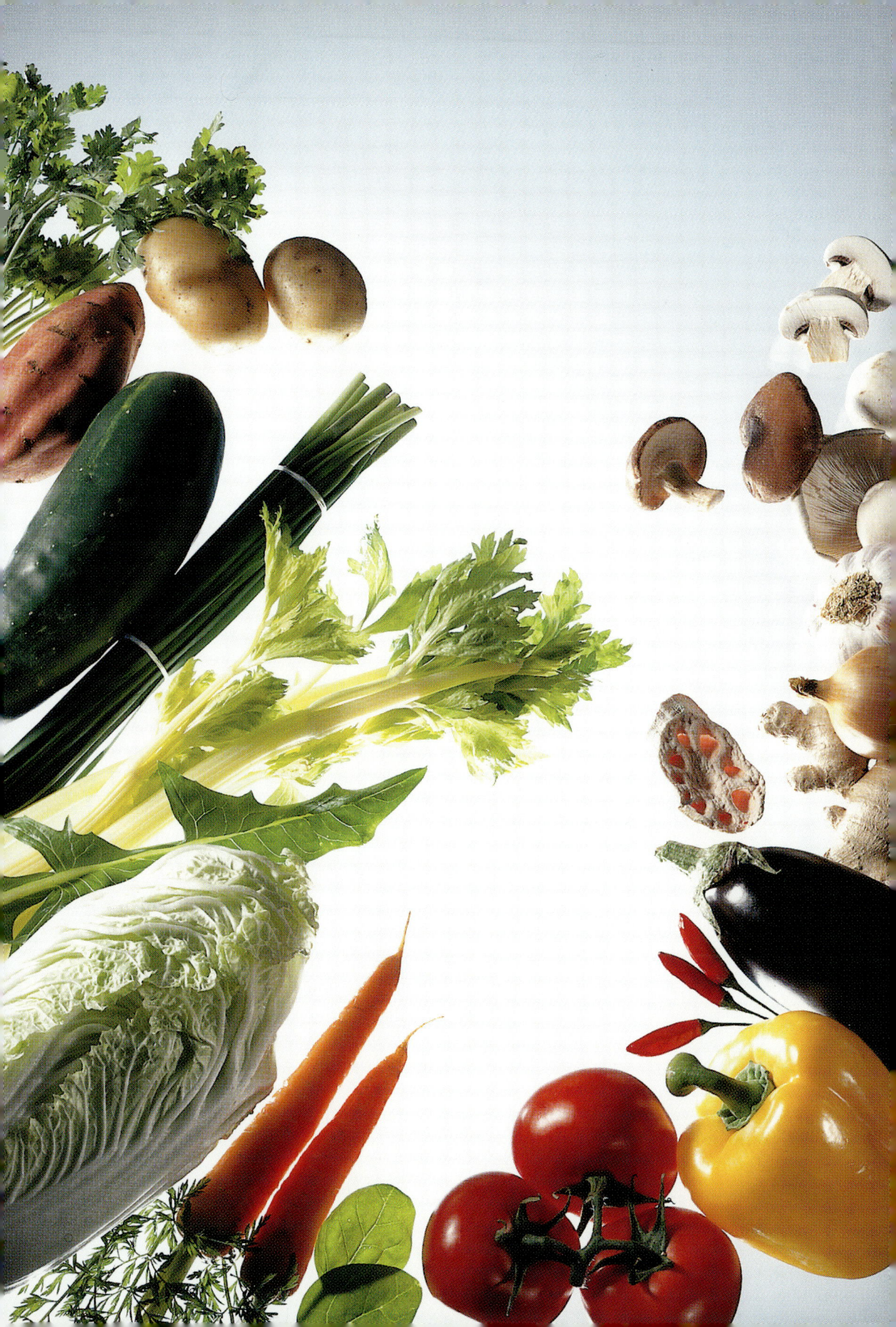

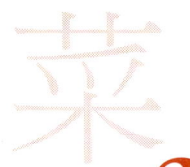

3 Gemüse

3.1 Einführung

Die verschiedenen Gemüsearten, zu denen auch wild wachsende Sorten und Wasserpflanzen gerechnet werden, findet man bereits in dem diätetischen Kapitel im *Qianjin fang* („Rezepte die tausend Goldstücke wert sind" von Sun Simo um 650 verfaßt) in Arzneimittelbüchern und diätetischen Werken unter der Abteilung „Gemüse", *cai* 菜 (wörtlich: „Blatt- und Stiel- gemüse") oder *sucai* 蔬菜, aufgeführt.

In seinem kurzen Vorwort zu den Kapiteln über das Gemüse (Kap. 26–28 des GM) definiert Li Shizhen *cai* („Gemüse") als „alle Pflanzen, die man essen kann" (GM Kap. 26, 1990:1571). Die anschließend beschriebenen 105 Gemüsearten teilt er in fünf Kategorien:

1. *xunxin* 薰辛 „stark (penetrant) riechend und scharf" (dazu gehören Zwiebeln, chinesischer Lauch, Knoblauch etc.)
2. *rouhua* 柔滑 „weich (biegsam) und schlüpfrig" (Spinat, Amaranth, Löwenzahn etc.)
3. *luo* 蓏 „Kürbisgemüse" (Kürbisse, Gurken, Auberginen etc.)
4. *shui* 水 „Wasserpflanzen" (die verschiedenen Tangarten etc.)
5. *zhier* 芝栭 „Pilze".

Bei nachfolgender Beschreibung von 37 verschie- denen Gemüsearten richten wir uns weitgehend nach obigem Schema, nur daß wir die Pilze vor den Wasserpflanzen aufführen.

Ähnlich vielfältig wie die verschiedenen Gemüse- arten sind auch die ihnen zugeschriebenen diätetischen Wirkungen. Im Groben lassen sich dazu folgende Aussagen treffen:

Die „stark (penetrant) riechenden und scharfen" Gemüsearten, die sich zum Teil mit unseren Zwiebelgemüsen decken, sind in ihrem Temperaturverhalten meistens warm, besitzen einen scharfen Sapor und wirken die *extima* öffnend, *algor* zerstreuend, die „Mitte" erwärmend, Qi absenkend und Verdauungs- blockaden beseitigend. Sie dienen vor allem zum Würzen.

Die Wurzelgemüse werden bei Li Shizhen noch nicht als eigene Kategorie behandelt und fallen bei ihm unter die Rubrik „Stark Riechendes und Scharfes". Sie haben meistens einen süßen Sapor und ein neutrales oder kühles Temperaturver- halten. In ihrer Wirkung sind sie vor allem *calor* kühlend und diuretisch und ähneln somit in ihrer Wirkung den Kürbisgemüsen. Sie werden meistens gekocht oder gebraten.

Die „weichen und schlüpfrigen" Gemüsearten, die zum Teil unseren Blattgemüsen entsprechen, sind im allgemeinen neutral oder kühl und süß. Sie wirken insbesondere *calor* kühlend und laxierend oder diuretisch. Man nimmt sie vor allem gebraten zu sich.

Knollengemüse, wie z.B. Kartoffeln, die auch zu den Wurzelgemüsen gehören, weisen in ihrer Wirkung gewisse Eigenheiten auf: Sie sind im allgemeinen süß und neutral und wirken das Qi suppletierend, den *o. lienalis* kräftigend und *depletio* suppletierend. Mit der Yams-Wurzel (*shanyao*) kann man darüber hinaus das Struktiv- potential konsolidieren und Ausfluß beseitigen, mit Taro tastbare Verhärtungen und Verknotungen zerstreuen sowie entgiften.

Die Kürbisgemüse weisen meistens kühles oder neutrales Temperaturverhalten sowie einen süßen Sapor auf. Sie wirken hauptsächlich Säfte erzeugend, *ariditas* befeuchtend, durststillend und *calor* sowie Xue kühlend.

Pilze haben gewöhnlich ein neutrales oder kühles Temperaturverhalten sowie einen süßen Sapor und wirken den *o. stomachi* stützend und den *o. pulmonalis* befeuchtend (oder allgemein suppletierend und befeuchtend). Pilze können

gebraten, gekocht oder gedünstet verzehrt
werden.

„Wasserpflanzen" tendieren zur Kühle, sind im
allgemeinen salzig und werden zur Umwandlung
von *pituita*, zur Erweichung von Verhärtungen
und zur Kühlung von *calor* eingesetzt. Sie
werden meistens Suppen zugesetzt oder gekocht
genossen (Liu 1987:23, Shi 1988:33).

Wie wir bereits im Einführungsteil für das Getreidekapitel genauer ausgeführt haben (s. Kap.
A. 2.1), wurde das Grundbedürfnis nach Nahrung
in China in erster Linie mit Getreide (speziell
Reis) abgedeckt, während Gemüse vor allem der
geschmacklichen Abrundung diente. Im Hinblick
auf die unterschiedliche Bedeutung von Getreide
und Gemüse bei der Ernährung zitiert Li Shizhen
in seiner Einführung zu den Gemüsekapiteln
folgenden berühmten Passus aus dem Suwen
(Kap. 22/4): „Die Fünf Getreidearten nähren, die
Fünf Gemüsearten vervollständigen". Dem fügt
er kommentierend hinzu: „Deshalb unterstützen
sie (die Gemüsearten) das ,Getreide-Qi' (*qi
cereale*), lösen Blockaden und machen
durchlässig" (GM Kap. 26, 1990:1571). Diese
unterschiedliche Bewertung von Getreide und
Gemüse findet ihren Niederschlag auch in der
chinesischen Sprache. Bei einer Mahlzeit wird
grundsätzlich unterschieden zwischen *fan* 飯
(gekochtem Getreide, meistens Reis) und *cai* 菜,
das in diesem Zusammenhang nicht nur
„Gemüse", sondern auch allgemein „Gericht"
bedeuten kann (Bray 1894:540, Metailie 1988:39,
Chang K.C. 1977:40).

3.2 Chinesischer Lauch (*jiucai* 韭菜)

Verwendet werden Blätter und Zwiebeln des eher schnittlauchähnlichen Lauches (daher auch „Chinesischer Schnittlauch" genannt, Anderson 1988:130), *Allium tuberosum* Rottler ex Sprengel, einer anderen Spezies des bei uns gebräuchlichen Porree oder Lauch, *Allium porrum* L., der zur Familie der *Liliaceae* (Liliengewächse) gehört und in ganz China angebaut wird. Er wird im allgemeinen im Frühling oder Sommer geerntet.

Der chinesische Lauch ist mindestens seit der Han-Zeit ein beliebtes Lebensmittel, und inzwischen gibt es zahlreiche verschiedene Arten. Als Gemüse oder Gewürz ist er in der alltäglichen Küche weit verbreitet und wird in der Regel angebraten, Suppen beigegeben und als Füllung von Teigtaschen oder als wichtige Zutat von Fleisch- und Fischgerichten verwendet. Er kann aber auch in Salz eingelegt werden (ZGPRCD 1992:115, Anderson 1988: 26).

Chinesische Bezeichnungen:

jiucai 韭菜, *caozhongru* 草鐘乳, *qiyang cao* 起陽草 („das Yang emporhebende Kraut"), *zhuangyang cao* 壯陽草 („das Yang kräftigende Kraut"), *changsheng jiu* 長生韭 („Lauch des Langen Lebens").

Chinesischer Lauch wird erstmals erwähnt in der mittleren Abteilung des *Mingyi bielu* („Ergänzende Aufzeichnungen berühmter Ärzte", ca. 2. Jh., um 536 von Tao Hongjing kompiliert, 1986:201); im GM, Kap. 26 (unter „stark Riechendes und Scharfes", *xunxin*) 1990:1575.

Temperaturverhalten: warm (Blätter: eher heiß, Zwiebeln: warm, Liu 1987:24, GM 1990:1576)
Sapor: süß und scharf
Orbisbezug: *o. hepaticus, o. stomachi, o. renalis*
Wirkung: die „Mitte" erwärmend, das *yang renale* stützend, kontravektives Qi absenkend, Qi bewegend, Xue-Stasen zerstreuend, entgiftend.

Indikationen

1. *algor depletionis* in den *oo. lienalis et stomachi*: Dysphagie und Regurgitation, Schmerzen im Abdomen, verminderter Appetit (vgl. 2. Rezeptur)
2. *depletio* des *yang renale*: Impotenz, Samenverlust, unwillkürliches Wasserlassen, Schwäche und Muskelschmerzen in Hüften und Knien (vgl. 1. Rezeptur)
3. schmerzhafte, durch *algor*-bedingte Blockaden im Brustbereich (*occlusio thoracis*) und innere Xue-Stasen (z.B. als Saft, vgl. 3. Rezeptur)
4. Blutungen verschiedenster Art: Nasenbluten, blutiger Auswurf, Blut im Urin (vgl. 4. Rezeptur).

CAVE: Kontraindiziert bei Patienten mit *depletio yin* und *calor*-Symptomatik, bei Hautläsionen und Augenerkrankungen (Liu 1987:24, Peng 1985:346, Shi 1988:36, ZYaoDC 1986:1647).

Zubereitungsarten

Gebraten, als Saft, als Füllung, in Suppen etc.
In rohem Zustand ist beim chinesischen Lauch
die Schärfe und der aufrauhende Charakter vorherrschend, weshalb er roh besonders zur Zerstreuung von Xue-Stasen geeignet ist. Entsprechend ist der Saft vor allem bei Entzündlichkeiten, Blutungen und Schmerzen indiziert (Ye
1978:7). In gegartem Zustand ist der chinesische
Lauch eher süß und wirkt vor allem suppletierend auf die „Mitte" (GM 1990:1575, Liu
1987:24).

Zur Beachtung: Man sollte den chinesischen
Lauch nicht zu lange kochen oder braten.

Zusammensetzung
(nach westlicher Analytik)

Enthält ätherische Öle, Sulfide, Glykoside,
Eiweiß, Kohlenhydrate, Fett, Carotin, Vitamin B,
C, Zellulose und Kalzium, Phosphor, Eisen etc.
(Liu 1987:24, Liu 1988:20). Im Vergleich zu
anderen Allium-Arten ist der chinesische Lauch
relativ reich an Kalzium, Vitamin A und C
(Simoons 1991:158).

Rezepturen

1. Gebratene Walnüsse mit chinesischem Lauch (*Jiucai chaohutao*)

30 g geschälte Walnußkerne mit Sesamöl
anbraten, bis sie gelblich werden, etwas Salz
hinzufügen und 120 g chinesischen Lauch
zugeben und gar braten. Über einen Monat
hinweg regelmäßig einnehmen.
Die Rezeptur geht auf das Werk „Rechtmäßige
Tradition über Puls- und Krankheitsbilder von
Meister Fang" zurück (*Fangshi mozheng
zhengzong*, 1749 von Fang Zhaoquan verfaßt).
Die Walnußkerne und der chinesische Lauch sind
süß, scharf, warm und befeuchtend; sie wirken
suppletierend auf den *o. renalis* und stützen das
Yang. Diese Rezeptur wird hauptsächlich
eingesetzt bei *depletio renale*, Impotenz, Muskel-

ziehen im Lumbalbereich, Samenverlust sowie häufiger Harnausscheidung (Liu 1987:24, Peng 1985:346, ZYaoDC 1986:1647).

2. Heiße Kuhmilch mit Lauchsaft
(*Jiuzhi niuru tang*)

250 g chinesischen Lauch und 30 g frischen Ingwer in Stücke schneiden, zerstoßen und den Saft durch ein Tuch auspressen. Dann 250 g Kuhmilch zugeben, das Ganze kurz aufkochen und langsam noch heiß einnehmen.

Diese Rezeptur stammt aus dem Werk „Zentrale Methoden des Dan Xi" (*Dan Xi xinfa*, von Zhu Zhenheng, Vorwort datiert auf 1482). Durch die Kombination von das *qi stomachi* suppletierender Kuhmilch und die „Mitte" erwärmendem, *pituita* umwandelndem und Übelkeit beseitigendem Ingwersaft mit dem Saft des chinesischen Lauches wird in dieser Rezeptur eine den *o. stomachi* erwärmende und stützende, Kontravektionen absenkende sowie Stasen zerstreuende und *pituita* umwandelnde Wirkung erreicht. Sie ist einzusetzen bei *algor depletionis* in den *oo. lienalis et stomachi*, Übelkeit und Erbrechen, vermindertem Appetit oder bei Dysphagie und Regurgitation, Schmerzen im Brust- und Zwerchfellbereich, bei *pituita* oder eingestautem Xue im Bereich des *o. stomachi*. In der Verbindung von westlicher mit chinesischer Medizin wird sie auch verwendet bei Magen-Karzinom, Magen- oder Zwölffingerdarm-Ulzera und chronischer Gastritis.

Fügt man obigem Rezept noch Birnen- und Lotoswurzelsaft hinzu, erhält man den „Fünf-Säfte-Trank zur Beruhigung der ‚Mitte'" (*Wuzhi anzhong yin*), der die Säfte vermehrend, *ariditas* befeuchtend, *pituita* umwandelnd und Verknotungen (von Qi) lösend wirkt. Er ist zu empfehlen bei Schluckbeschwerden, gegenseitiger Behinderung von Qi und *pituita*, Trockenheit des Mundes, Obstipationsneigung (Liu 1987:25, Peng 1985:346, Ye 1978:8).

3. Frischer Lauchsaft (*Xian jiuzhi*)

500 g chinesischen Lauch auspressen und dreimal täglich jeweils 50–100 ml Saft einnehmen. Man kann auch nach Belieben braunen Zucker zufügen.

Diese Rezeptur stammt aus der „Diätetischen Drogenkunde" (*Shiliao bencao*, 704 von Meng Shen verfaßt). Der chinesische Lauch wirkt in dieser Rezeptur vor allem Xue-Stasen zerstreuend und schmerzstillend. Der Originaltext gibt folgende Indikationen an: „schmerzhafte Blockaden im Brustbereich (*occlusio thoracis*), stechende, heftige Schmerzen in der Leibesmitte… oder Rückenschmerzen." Man kann sie aber auch bei Dysphagie und Magenschmerzen einsetzen (Liu 1987:25, ZYaoDC 1986:1647).

4. Pille aus Rehmannia-Wurzel und Lauchsaft (*Jiuzhi dihuang wan*)

Im Saft von 500 g chinesischem Lauch 250 g getrocknete Rehmannia-Wurzel (Rhizoma Rehmanniae) einlegen, an der Sonne trocknen oder auf kleiner Flamme so lange erhitzen, bis alle Flüssigkeit getrocknet ist. Aus den fein zermörserten Rückständen formt man Pillen von etwa 3 g Gewicht. Morgens und abends jeweils zwei Pillen mit warmem Wasser einnehmen. Diese Rezeptur geht auf das Werk „Rechtmäßige Tradition über Puls und Krankheitsbilder von Meister Fang" (*Fangshi mozheng zhengzong*, von Fang Zhaoquan, datiert 1749) zurück. Rhizoma Rehmannia viride wirkt darin kühlend auf das Xue und beseitigt Blutungen. Durch die Kombination mit chinesischem Lauch erzielt man eine Stasen zerstreuende und Blutungen stillende Wirkung. Sie ist vor allem einzusetzen bei Blutungen verschiedener Art wie blutigem Auswurf, Nasenbluten, Blut im Urin etc. (Liu 1987:25, ZYaoDC 1986:1647).

3.3 Frühlingszwiebeln (*cong* 蔥)

Verwendet wird die gesamte Pflanze oder die weißliche Zwiebel von *Allium fistulosum* L., auch als Frühlingszwiebel, Winterzwiebel oder Röhrenlauch bekannt, die zur Familie der *Liliaceae* gehört. Sie ist die am meisten verwendete Zwiebelart in China und gilt als eines der Hauptgemüse im Norden Chinas (Anderson 1988:130). Die Frühlingszwiebel wird in ganz China angebaut, meistens im Winter oder Frühling geerntet, von den Wurzeln befreit und gewaschen verwendet.

Neben dem chinesischen Lauch gilt die Frühlingszwiebel als eines der frühesten in China kultivierten Allium-Gewächse (Huang 1990:140). In der chinesischen Küche hat die Frühlingszwiebel sowohl als Gemüse als auch als Würzmittel eine große Bedeutung; sie wird bevorzugt

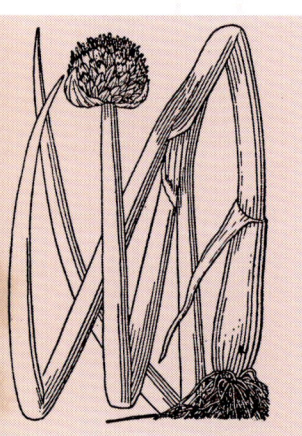

für Fleischgerichte oder als Füllung von Teigtaschen verwendet (Anderson 1988:130). In der Diätetik wird besonders die Kombination von Frühlingszwiebeln mit Fleisch, Fischen oder Meeresfrüchten empfohlen, die alle kühles Temperaturverhalten aufweisen (Chen 1985:12) (als Azneimittel unter Bulbus Porri, Porkert 1994:108).

Chinesische Bezeichnungen: *cong* 蔥, *congqing* 蔥青 („Grünes der Zwiebel", entspricht den Blättern), *congbai* 蔥白 („Weißes der Zwiebel" entspricht der weißen Zwiebel) oder *cong baitou* 蔥白頭 („Weißer Kopf der Zwiebel"), *xiangcong* 香蔥 („Duftende Zwiebel"), *siji cong* 四季蔥 („Zwiebel der Vier Jahreszeiten"), *qingcong* 青蔥 („Grüne Zwiebel").

Frühlingszwiebeln werden erstmals erwähnt in der Mittleren Abteilung von „Shennongs Klassiker der Drogenkunde" (*Shennong bencao jing*, in der Späteren Han-Zeit verfaßt, verschollen um 500 von Tao Hongjing kompiliert); im GM, Kap. 26 („Stark Riechendes und Scharfes", *xunxin*) 1990:1581.

In den frühen diätetischen Werken oder Pharmakopöen wird zwischen der Zwiebel und den Blättern der Frühlingszwiebel unterschieden. Da jedoch für die Zubereitung von Speisen in der Regel sowohl die grünen Blätter als auch die weißlichen Zwiebeln verwendet werden, tritt diese Unterscheidung für die Diätetik in den Hintergrund.

Temperaturverhalten: warm (Zwiebeln: neutral GM 1990:1582)
Sapor: scharf
Orbisbezug: *o. pulmonalis, o. stomachi*
Wirkung: die *extima* lösend, das Yang durchlässig machend (die aktiven Energien fördernd), *algor* zerstreuend, entgiftend.

Indikationen

1. Erkältungen aufgrund von *algor venti*: Kälteabneigung und Schüttelfrost, Fieber ohne viel Schweiß, Kopfschmerzen, verstopfte Nase (vgl. 1. und 4. Rezeptur)
2. *algor*-Symptomatik der „Mitte": abdominale Schmerzen, Diarrhö (hier vor allem die grünen Blätter der Frühlingszwiebel in Kombination mit Ingwer und Aconitwurzel, Liu 1988:21, Shi 1988:37)
3. abdominale Schmerzen aufgrund von Wurmbefall (Ascaridiasis) (vgl. 2. Rezeptur)
4. Ulzerationen: im Anfangsstadium von Ulzerationen in der Brust (Mamma) sowie bei anderen Ulzera (vgl. 3. Rezeptur).

5. In den älteren Werken bis herauf zum GM wird bei Zwiebeln und Blättern der Frühlingszwiebel zusätzlich ein besonderer Bezug zu den Augen erwähnt: Beide sollen die Sicht klären, Schwellungen und Rötungen der Augen beseitigen sowie das Struktivpotential der Augen stützen (QJF 1992:467, SLBC 1986:143, GM 1990:1582).

CAVE: Frühlingszwiebeln sind kontraindiziert bei Patienten mit konstitutionell bedingter *depletio*, bei denen es aufgrund ungenügender Stabilität der *extima* leicht zu spontanen Schweißen kommt. Auch wer unter vermehrter, übelriechender Schweißabsonderung (vor allem unter den Achseln) leidet, sollte Frühlingszwiebeln meiden. Im Übermaß genossen, kann der Verzehr von Frühlingszwiebeln zu Symptomen wie Schwindel und unklarer Sicht führen, die schnell nachlassen, sobald man keine Frühlingszwiebeln mehr zu sich nimmt. Außerdem sollte man sie nicht zu lange kochen (Liu 1987:26, 1988:21, Shi 1988:37).

Zubereitungsarten

Als Saft, Dekokt, Brei oder Gewürz.

Zusammensetzung
(nach westlicher Analytik)

Reich an ätherischen Ölen; weiterhin enthält die Frühlingszwiebel Vitamin B_1, B_2, C, Niacin, Fett, Kalzium, Eisen und Phosphor (Liu 1987:26, 1988:21). Wie der chinesische Lauch enthält sie auch beachtliche Mengen an Kalzium, Vitamin A und C (Simoons 1991:158).

Rezepturen

1. Brei mit Frühlingszwiebeln
(*Congbai zhou*)

Aus 20 Frühlingszwiebeln und 60 g (Rundkorn-)
Reis mit einer beliebigen Menge Wasser einen
dünnflüssigen Brei kochen, etwas Essig zugeben
und den Brei, solange er noch heiß ist,
einnehmen.

In dieser Rezeptur wirkt die Schärfe und Wärme
der Frühlingszwiebel schweißtreibend und die
extima lösend, während der Reisbrei suppletiv
auf das *qi stomachi* wirkt und somit als
Hilfsarznei dient. Diese Rezeptur ist angezeigt bei
leichten Erkältungen aufgrund von *algor venti*
mit wenig Schweiß oder im Anfangsstadium von
Erkältungen, wenn ihre genaue Symptomatik
noch nicht eindeutig erkennbar ist (Liu 1987:26,
ZYaoDC 1986:2317).

2. Frühlingszwiebelsaft mit Sesamöl
(*Congye xiangyou*)

Aus 30 g Frühlingszwiebeln den Saft auspressen,
30 g Sesamöl dazumischen und auf einmal
einnehmen (bei Kindern eine entsprechend
geringere Menge). Diese Rezeptur soll zweimal
täglich nüchtern eingenommen werden. Es ist
möglich, daß nach der Einnahme eine leichte
Übelkeit auftritt oder der Stuhl etwas dünner
wird.

Die Rezeptur stammt ursprünglich aus dem Werk
„Rezepturen, basierend auf Erfahrungen aus der
Halle des Glücksverheißenden Bambus"
(*Ruizhutang jingyan fang*, 1326 von Yan Fang
verfaßt) und wird dort zur Behebung von
plötzlich auftretenden abdominalen Schmerzen
aufgrund von Wurmbefall erwähnt. Auch heute
wird diese Rezeptur häufig bei Erwachsenen und
Kindern mit Ascaridiasis mit gutem Erfolg
angewendet, da sie rasch die Schmerzen beseitigt
und zur Ausscheidung der Würmer führt (Liu
1987:27).

3. Frühlingszwiebelsaft (*Cong xianye*)

120 g Frühlingszwiebeln auspressen und jeweils
2–3 Suppenlöffel Saft, eventuell mit braunem
Zucker abgeschmeckt, mit heißem Wasser
einnehmen.

Die Rezeptur stammt aus den „Rezepten, die
tausend Goldstücke wert sind" (*Qianjin yaofang*,
um 650/659 von Sun Simo verfaßt). Sie wirkt vor
allem das Qi und das Xue bewegend und
zugleich entgiftend. Entsprechend ist sie im
Anfangsstadium von Ulzerationen im Bereich der
Brust (Mamma) besonders zu empfehlen (Liu
1987:27).

4. Dekokt aus Frühlingszwiebeln und Ingwer (*Cong jiang tang*)

Zehn Frühlingszwiebeln mit drei Stück frischem
Ingwer kochen und nach Bedarf mit braunem
Zucker abgeschmeckt einnehmen. Zur
Behandlung von Erkältungen aufgrund von *algor
venti* mit Fieber, Kälteabneigung und Schüttelfrost, Kopfschmerzen und verstopfter Nase (Peng
1985:380).

3.4 Zwiebel (*yangcong* 洋蔥)

Verwendet werden die Zwiebeln von *Allium cepa* L., zur Familie der *Liliaceae* gehörend und heute in ganz China angebaut.

Diese bei uns im Westen als Küchenzwiebel gebräuchliche Alliumart ist erst seit jüngerer Zeit, wahrscheinlich seit der Qing-Zeit, in China bekannt und gewinnt dort als alltägliches Gemüse zunehmend an Bedeutung (Anderson 1988:130, Chen 1985:778). Meistens wird sie mit Fleischgerichten angebraten oder wird in Salz o.ä. eingelegt (ZGPRCD 1992:115).

Chinesische Bezeichnungen: *yangcong* 洋蔥 oder *hucong* 胡蔥 („ausländische Zwiebel"), *yucong* 玉蔥 („Jade-Zwiebel"), *congtou* 蔥頭, („Zwiebelkopf").

Die Zwiebel wird erstmals in botanischen Lexika dieses Jahrhunderts erwähnt.

Temperaturverhalten: Tendenz zur Wärme
Sapor: scharf und süß
Orbisbezug: *o. stomachi*
Wirkung: den *o. stomachi* kräftigend, den Appetit fördernd, das Qi regulierend und die „Mitte" freimachend.

Indikationen

depletio der „Mitte": verminderter Appetit, gespanntes Abdomen oder Diarrhö (nach der Verbindung von westlicher mit chinesischer Medizin auch bei Hypertonie, Hyperlipämie und koronaren Herzerkrankungen).

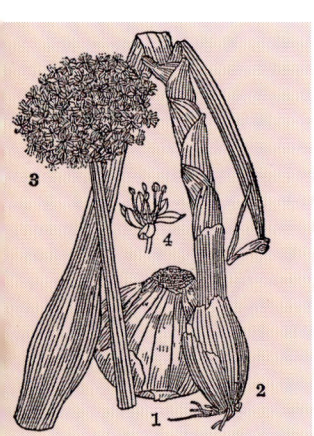

CAVE: Kontraindiziert bei Patienten mit *calor*-Symptomatik in den *oo. pulmonalis et stomachi* oder mit Anzeichen für *depletio yin*, wie verschwommene Sicht etc. Ferner sollten die Zwiebeln durch die Zubereitung nicht ihre Schärfe verlieren; man sollte sie daher keinesfalls zu lange erhitzen (Liu 1987:28).

Zubereitungsarten

Als Saft, angebraten, getrocknet.

Zusammensetzung (nach westlicher Analytik)

Reich an ätherischen Ölen, insbesondere schwefelhaltigen Aminosäuren, Rhodanverbindungen, Phosphor, Fluor, Kalium, Kieselsäure, Sekretinen, Glukokininen und den Vitaminen B_1, B_2 und C (Schneider 1995:366).

Rezepturen

Gebratene Zwiebeln (*Chao congtou*)

120 g Zwiebeln in feine Streifen schneiden. Zunächst Speiseöl in der Pfanne erhitzen, dann die Zwiebelstreifen zugeben und nachdem sie angebraten sind, mit Salz, Sojasoße, ein wenig Essig und weißem Zucker abschmecken und verzehren.

Diese Rezeptur wirkt kräftigend auf den *o. stomachi*, das Qi regulierend und den Blutdruck sowie die Blutfette senkend. Wenn man sie häufig als Beilage zu sich nimmt, kann man auf diese Weise Erkrankungen der *oo. stomachi et intestinorum* sowie Hypertonus und Hyperlipämie vorbeugen (Liu 1987:28).

3.5 Knoblauch (*dasuan* 大蒜)

Verwendet werden die Zehen des Knoblauchs, *Allium sativum* L., der zur Familie der *Liliaceae* (Liliengewächse) gehört und in ganz China angebaut wird. Knoblauch wird im Frühsommer geerntet.

Der Gebrauch von Knoblauch läßt sich in China wahrscheinlich bis in die Han-Zeit zurückverfolgen (Huang 1990:141). Neben seiner Verwendung als Arzneimittel (vgl. Porkert unter Bulbus Allii, 1994: 495) ist Knoblauch in der chinesischen Küche ein wichtiges Würzmittel und wird bevorzugt Fleischgerichten beigegeben (ZGPRDC 1992:114).

Chinesische Bezeichnungen: *dasuan* 大蒜, *husuan* 葫蒜, *dusuan* 獨蒜, oder nur *hu* 葫, oder auch *huncai* 葷菜.

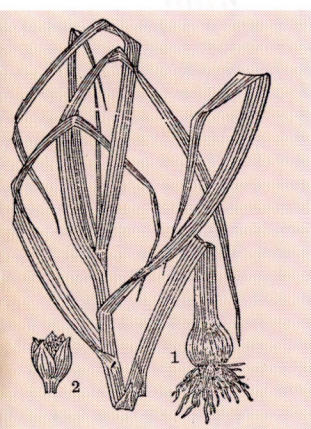

Knoblauch wird als diätetisches Mittel erstmals in der Unteren Abteilung des *Mingyi bielu* erwähnt („Ergänzende Aufzeichnungen berühmter Ärzte", ca. 2. Jh., um 536 von Tao Hongjing kompiliert, 1986:312); im GM Kap. 26 (unter „Stark Riechendes und Scharfes", *xunxin*), 1990:1597.

Temperaturverhalten: warm
Sapor: scharf
Orbisbezug: *o. lienalis, o. stomachi, o. pulmonalis*
Wirkung: das Qi bewegend, die „Mitte" erwärmend und den *o. stomachi* kräftigend, *humor* und *pituita* vertreibend, Schwellungen und Ulzerationen zerstreuend, hustenstillend, entgiftend, antiparasitisch.

Indikationen

1. *algor*-Symptomatik der „Mitte": Schmerzen im Abdomen und Oberbauch aufgrund von Kälte-Noxen, Verdauungsblockaden, die mit tastbaren Verhärtungen im Abdomen einhergehen können (1. Rezeptur oder im Verein mit Fructus Crataegi und Pericarpium Aurantii, Liu 1988:21)

2. Folgen von Diätfehlern oder verunreinigter Nahrung: Erbrechen, Diarrhö oder Dysenterie (roh oder geschmort zu verzehren, heute wird Knoblauch bei Bazillenruhr und Amöbenruhr mit gutem Erfolg als Sirup verabreicht, Liu 1988:21)

3. Endoparasitenbefall: insbesondere Hakenwürmer und Oxyuren (2. Rezeptur oder im Verein mit Semen Torreyae und Sonnenblumenkernen, Liu 1988:21)

4. Erkältungen, Husten und Keuchhusten (3., 4. und 5. Rezeptur)

5. Ulzerationen, Schwellungen und Eiterungen im Anfangsstadium

6. nach der modernen Verbindung von westlicher mit chinesischer Medizin findet Knoblauch auch Anwendung zur Behandlung und Vorbeugung von Grippe (Influenza) sowie Hypertonie, Hyperlipämie etc. (Liu 1987:30).

CAVE: Kontraindiziert bei *depletio yin* und nach oben schlagendem *ardor.* Auch bei Augenleiden, Erkrankungen im Hals, Mundhöhle oder Zunge sowie bei vermehrter, übelriechender Schweißabsonderung sollte Knoblauch gemieden werden (ZYaoDC 1986:112, Shi 1988:38).

Zubereitungsarten

Roh, geschmort, als Brei, Dekokt, Pille oder Saft. Es wird darauf hingewiesen, daß roher Knoblauch zu Schärfe und Hitze tendiert, während er in gegartem Zustand zu Süße und Wärme neigt (*Sui xiju yin shipu* 1985: 47, Shi 1988:37).

Zusammensetzung
(nach westlicher Analytik)

Enthält Eiweiß, Fett, Kalzium, Phosphor, Eisen, Vitamin B_1, C, Carotin, Kohlenhydrate; ist reich an ätherischen Ölen, vor allem Schwefelverbindungen (darunter das antibiotische Allicin). Weiterhin ist aus der westlichen Medizin seine positive Wirkung auf die Peristaltik und die Sekretabsonderung des Magens bekannt, seine beruhigende Wirkung auf den Darm, seine antibakterielle und antiparasitische Wirkung; ferner senkt Knoblauch Blutdruck und Blutfette und kann somit vorbeugend gegen Arteriosklerose eingesetzt werden (Liu 1987:30, 1988:22, Schneider 1985:462).

Rezepturen

1. In Essig eingelegter Knoblauch
(*Cujin dasuan*)

Mehrere Zehen Knoblauch in Essig einlegen (oder zuvor zu Mus zerdrücken und dann in Essig einlegen) und jeweils ca. 10 g davon langsam zerkauen und mit warmem Wasser nachspülen.

In dieser Rezeptur kommt Knoblauch vor allem eine die „Mitte" erwärmende, den *o. stomachi* kräftigende sowie Verdauungsblockaden beseitigende und das Qi regulierende Wirkung zu. Die Rezeptur wird empfohlen bei Schmerzen aufgrund von Kälte-Noxen im Abdomen und Oberbauch, bei vermindertem Appetit, Blähungen, Diarrhö etc. (Liu 1987:31, Peng 1985: 375).

2. Gedünsteter Knoblauch (*Wei dasuan*)

Etwa 10–12 g Knoblauch mit Schale auf mittlerer Hitze in wenig Wasser dünsten. Die Schale entfernen und die Zehen langsam zerkauen.

Diese Rezeptur wirkt vor allem antiparasitisch und entgiftend. Sie ist einzusetzen bei Diarrhö, Dysenterie, Wurmbefall (Hakenwürmer oder Oxyuren). Zu diesem Zweck kann man den Knoblauch auch zerstoßen oder in Stücke schneiden und mit weißem Zucker und heißem Wasser einnehmen. Man kann Knoblauch in dieser Form auch äußerlich anwenden (in Form von Klistieren zur Befeuchtung des Darmes oder äußerlich auf den After aufgetragen) (Liu 1987:31, Ye 1978:5).

3. Knoblauchlösung mit Zucker
(*Dasuan tang rongye*)

15–30 g geschälten Knoblauch entweder in heißem Wasser 4–5 Stunden einlegen oder mit einer geringen Menge Wasser (etwa einer Schale) 1–2 Stunden lang kochen, die Rückstände abseihen und den Sud mit weißem Zucker abgeschmeckt täglich zwei- bis dreimal einnehmen.

Dieses Rezept wirkt hustenstillend und *pituita* beseitigend. Es wird sowohl zur Behandlung von Keuchhusten als auch bei Erkältungshusten empfohlen sowie bei chronischer und akuter Bronchitis (Liu 1987:32).

4. Dekokt aus Knoblauch, Ingwer und Zucker (*Dasuan jiangtang jian*)

15 g Knoblauch, 6 g braunen Zucker und ein Stück frischen Ingwer in Wasser kochen. Drei- bis viermal täglich einnehmen. Zur Behandlung von Keuchhusten bei Kindern (Peng 1985:375, ZYaoDC 1986:112).

5. Knoblauch- und Ingwerwasser
(*Dasuan jiangtang shui*)

Jeweils 15 g Knoblauch und frischen Ingwer in Wasser kochen mit braunem Zucker abgeschmeckt einnehmen. Zur Behandlung von beginnenden Erkältungskrankheiten (Peng 1985:375).

3.6 Chillies, Paprika (*lajiao* 辣椒)

Verwendet werden verschiedene Arten von
Capsicum L. wie z.B. die reifen Chillies *Capsicum frutescens* L. und auch die noch grünen, gelben
oder roten Paprikaschoten *Capsicum annuum* L.,
die zur Familie der *Solanaceae* gehören und in
ganz China angebaut werden. Im allgemeinen
werden die etwas weniger scharfen grünen, roten
und gelben Früchte frisch und zwar meistens als
Gemüse verwendet; die schärferen roten Paprikaschoten oder Chillies werden jedoch auch oftmals
erst getrocknet und dann gemahlen als Gewürz
oder als Arzneimittel eingesetzt. Sie können
allerdings auch in Salz oder Sojasauce eingelegt
werden oder zu Mus oder Öl weiterverarbeitet
werden (ZGPRCD 1992:112).

Es ist davon auszugehen, daß Paprika im 16. Jh.
von den Portugiesen oder Spaniern in Südchina
eingeführt wurde und von dort rasche Verbreitung

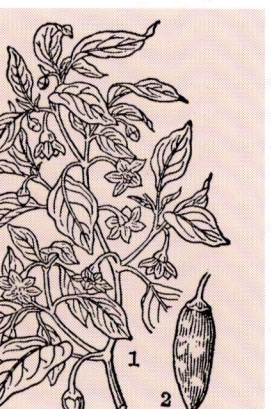

in ganz China fand. Der
Gebrauch von scharfen Chillies
und Paprikaschoten ist
kennzeichnend für die regio-
nalen Küchen von Sichuan,
Hunan und benachbarte
Gebiete (Simoons 1991:386,
Anderson 1988:131).

Chinesische Bezeichnungen:
lajiao 辣椒, *xiangjiao* 香椒,
haijiao 海椒, *fanjiao* 番椒,
laqie 辣茄, *lahu* 辣虎, *lazi* 辣子.

Als diätetisches Mittel erstmals erwähnt im
Bencao gangmu shiyi („Ergänzungen zur Systematischen Drogenkunde" von Zhao Xuemin, um
1800 verfaßt, 1871 erstmals veröffentlicht).

Temperaturverhalten: heiß

Sapor: scharf

Orbisbezug: *o. lienalis et stomachi, o. cardialis*

Wirkung: die „Mitte" erwärmend, *algor* zerstreuend, den *o. stomachi* öffnend, Verdauungsblockaden lösend, schweißtreibend.

Indikationen

1. *algor depletionis* der *oo. lienalis et stomachi*:
   verminderter Appetit, durch *algor*-Blockaden
   hervorgerufene Schmerzen im Abdomen,
   Durchfall, Übelkeit und Erbrechen (1. Rezeptur)

2. Blockaden aufgrund von *humor algidus*: verminderter Appetit, klebriger Zungenbelag, Müdigkeit und Abgeschlagenheit, Muskelschmerzen in den Extremitäten (vgl. 2. Rezeptur oder
   als Gemüse oder als Gewürz zu verwenden)

3. *occlusiones* aufgrund von *algor venti* oder
   humor: Gelenkbeschwerden (auch zur äußeren
   Anwendung, vgl. 3. Rezeptur).

4. *algor venti*-Erkältungen: Kälteabneigung und
   Schüttelfrost, wenig Schweiß (als Einlage bei
   Suppen, Liu 1988:22).

CAVE: Kontraindiziert bei *depletio yin* und
nach oben schlagendem *ardor*, Husten, Blutungen, blutigem Auswurf, blutigem Stuhl,
Hämorrhoiden, Augenkrankheiten, sowie bei
Ulzera im Bereich des Verdauungstraktes
(ZYaoDC 1986:2571, Shi 1988:37).
Als Nahrungsmittel sollten generell nicht zu
scharfe Chillies und Paprikaschoten Verwendung finden. Setzt man sie jedoch bewußt
diätetisch ein, gilt es, sie je nach ihrer Schärfe
bzw. nach ihrem heißem Temperaturverhalten
gezielt und nicht zu lange einzusetzen. Sie
sollten nämlich nicht im Übermaß genossen
werden, da sich sonst *calor*-Symptome wie
Schwindel, Trockenheit der Augen, Geschwüre im Mundbereich, *calor*-Schmerzen am After
oder im Abdomen sowie Diarrhö einstellen
können (Liu 1987:35, 1988:23, Shi 1988:37).

Zubereitungsarten

Roh, gebraten, als Suppe oder Dekokt, als
Gewürz (auch pulverisiert).

Zusammensetzung
(nach westlicher Analytik)

Enthält ätherische Öle, Eiweiß, Kalium, Kalzium,
Eisen, Phosphor und ist reich an Vitamin A und
C, Carotin und scharfem Capsaicin (Liu 1987:34,
1988:23). In getrocknetem Zustand ist ein hoher
Gehalt an Eisen, Kalzium und Vitamin B zu
verzeichnen (Simoons 1991:386).

Rezepturen

1. Gebratene grüne Paprika mit
fermentierter Sojabohnenpaste
(Qingjiaochao douchi)

250 g grüne Paprika in kleine Stücke schneiden
und in einer Pfanne kurz anbraten, bis sie weich
werden, dann abkühlen lassen; 60 g Speiseöl
erhitzen, fermentierte Paste aus schwarzen
Sojabohnen (douchi, auch doushi) zugeben und
so lange umrühren, bis sie zu duften anfängt,
dann die Paprika hinzufügen, alles leicht
anbraten und gut vermischen.

Die fermentierte Paste aus schwarzen Sojabohnen
eignet sich hervorragend, den o. stomachi zu
öffnen und den Appetit zu fördern. Wird sie
zusammen mit Paprika angebraten, halten sich
das Salzige und das Scharfe die Waage und die
Paprika wird äußerst schmackhaft und
verträglich. Diese Rezeptur ist vor allem
angezeigt bei algor depletionis der oo. lienalis et
stomachi mit vermindertem Appetit (Liu 1987:35).

2. Mit Fleisch angebratene Paprika

250 g Paprika und 500 g mageres Fleisch in
Streifen schneiden und mit Öl kräftig anbraten.
Zur Behandlung von verminderter Aufnahme-
kapazität des Magens (Peng 1988:98).

3. Chillies und Rettich zur äußeren
Anwendung

10 Stück Chillies und einen Rettich mit einem
Mörser zerreiben, bis eine Paste entsteht, und
diese auf die betroffenen Stellen auftragen. Zur
äußerlichen Behandlung von humor venti-
Arthritis (Peng 1988:98, Peng 1994:621).

3.7 Ingwer (*shengjiang* 生薑)

Verwendet wird der frische Wurzelstock des Ingwers, *Zingiber officinale* Rosc., der zur Familie der *Zingiberaceae* (Ingwergewächse) gehört und in ganz China, insbesondere aber in Mittel- und Südchina gedeiht. Man unterscheidet den jungen, zarten Wurzelstock, der als „violetter Ingwer" *zijiang* 紫薑 oder auch *zijiang* 子薑 bezeichnet wird, vom älteren ausgereiften, der entsprechend als „alter Ingwer" (*laojiang* 老薑 oder *lao shengjiang* 老生薑) bezeichnet wird. Im allgemeinen wird jedoch mit der Bezeichnung „frischer Ingwer", *shengjiang* 生薑 der ausgereifte gemeint (Liu 1987:406, GM Kap. 26, 1990:1610). Ingwer wird im Herbst ausgegraben, von den feinen Nebenwurzeln befreit, gewaschen und frisch verwendet.

Ingwer spielte im Laufe der Geschichte sowohl als Arzneimittel (Rhizoma Zingiberis viride Porkert 1994:107) als auch als Nahrungsmittel eine außerordentlich wichtige Rolle. Er ist mindestens seit der Zhou-Zeit (11 Jh.–221 v. Chr.) in China bekannt. Heute ist China weltweit zum Hauptproduzenten und -exporteur für Ingwer geworden. In der chinesischen Küche findet er vielfältige Verwendung: Der junge Ingwer wird meistens eingelegt, oder er wird in relativ großen Mengen zahlreichen, auch kalten Gerichten beigefügt und fast wie Gemüse verwendet. Der reife Ingwer wird aufgrund seines starken Geschmacks als Würzmittel gebraucht. Dazu wird er pulverisiert, zu Saft gepreßt oder einfach in Stücke geschnitten. Er kann aber auch getrocknet, in Sojasauce, Salz oder Essig eingelegt oder mit Honig oder Zucker zu Süßspeisen verarbeitet werden (ZGPRDCD 1992:101).

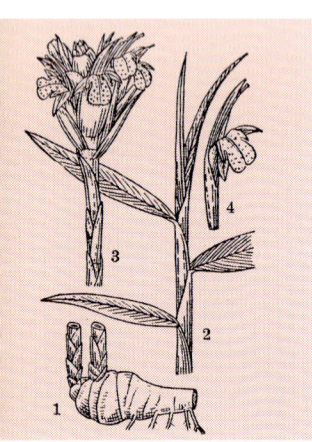

Einer weitverbreiteten chinesischen Auffassung zufolge sollte bei jeder Mahlzeit Ingwer verzehrt werden (Simoons 1991:370-374).

Chinesische Bezeichnungen: *shengjiang* 生薑, *laojiang* 老薑 oder *lao shengjiang* 老生薑.

Als diätetisches Mittel wird Ingwer erstmals in der Mittleren Abteilung des *Mingyi bielu* erwähnt („Ergänzende Aufzeichnungen berühmter Ärzte", ca. 2. Jh., um 536 von Tao Hongjing kompiliert). Getrockneter Ingwer, *ganjiang* 乾薑 findet jedoch bereits in „Shennongs Klassiker der Drogen-kunde" Erwähnung (*Shennong bencao jing*, in der Späteren Han-Zeit verfaßt, verschollen, um 500 von Tao Hongjing kompiliert). „Frischer Ingwer" wird im GM Kap. 26 („Stark Riechendes und Scharfes"), 1990:1610 beschrieben.

Temperaturverhalten: warm
Sapor: scharf
Orbisbezug: *o. pulmonalis, o. lienalis, o. stomachi*
Wirkung: die *extima* lösend und schweiß-treibend, die „Mitte" erwärmend und Übelkeit beseitigend, den *o. pulmonalis* erwärmend und hustenstillend, *pituita* umwandelnd, entgiftend.

Indikationen

1. *algor depletionis* der *oo. lienalis et stomachi* oder bei dysharmonischem *qi stomachi*: Übelkeit und Erbrechen, verminderter Appetit (vgl. 1., 2., 7. und 8. Rezeptur)

2. *algor* oder *pituita algida* im *o. pulmonalis*: Husten, Keuchatmung (vgl. 3. und 6. Rezeptur)

3. leichte, beginnende *algor venti*-Erkältungen: Kälteabneigung und Schüttelfrost, Fieber, Kopfschmerzen, verstopfte Nase etc. (vgl. 4. und 5. Rezeptur)

4. Erbrechen und Diarrhö nach dem Verzehr von verdorbenem Fisch oder Meeresfrüchten.

CAVE: Kontraindiziert bei *depletio yin*, *calor intimae*, Augenkrankheiten und Hämorrhoiden. Auch Hypertonie-Patienten sollten Ingwer nur in Maßen genießen (Liu 1987:408, 1988:97, ZYaoDC 1986:656).

Zubereitungsarten

Als Dekokt, als Saft, als Gewürz.
Junger, frischer Ingwer (sogenannter „violetter Ingwer", vgl. oben), der in seiner Wirkung dem obigen sehr ähnlich ist, wird auch gerne als Gemüse verwendet.

**Zusammensetzung
(nach westlicher Analytik)**

Reich an ätherischen Ölen (0,25–3,0%), vor allem an Zingiberol, Zingiberin und Phellandrin; enthält ferner Aminosäuren, Stärke etc. (ZYaoDC 1986:656).

Rezepturen

1. Salatähnliche kalte Zubereitung aus jungem Ingwer (*Liangban zijiang*)

30–60 g frischen, jungen Ingwer (vgl. oben „violetter Ingwer") in feine Streifen schneiden, Essig zugeben, mit Salz abschmecken und gut vermischen. Man kann auch zusätzlich Zucker oder Sesamöl hinzugeben.

Die Kombination von jungem Ingwer mit Essig und Salz besitzt eine ausgesprochen harmoni-sierende Wirkung auf die „Mitte", fördert die Öff-nung des *o. stomachi* und beseitigt Übelkeit. Der Sapor ist scharf und sauer, jedoch nicht zu warm. Diese Rezeptur ist angezeigt bei Dysharmonie des *qi stomachi*, Übelkeit und Erbrechen mit einer Tendenz zu *algor* sowie bei vermindertem Appetit. Bereits im „Zentralen Spiegel des Arztes für Diätetik" (*Shiyi xinjian*, von Zan Yin, um ca. 850 entstanden) wird eine ähnliche Rezeptur be-schrieben, bei der man frischen Ingwer in kleine Stücke schneidet, in Essig kocht und das Dekokt mit den Rückständen einnimmt (Liu 1987:408).

2. Dekokt aus frischem Ingwer und Pinellia-Knollen (*Shengjiang banxia tang*)

12 g Pinellia-Knollen (Tuber et Rhizoma Pinelliae) in Wasser kochen und abseihen, dem Absud 30–60 ml Saft aus frischem Ingwer zufügen und zusammen aufkochen lassen; auf vier Portionen verteilt einnehmen.

Diese Rezeptur stammt aus dem Werk „Wichtige Besonderheiten aus der Goldenen Schatulle" (*Jingui yaolue*, von Zhang Zhongjing aus dem 2. Jh. n. Chr.). Durch die gemeinsame Anwendung von Pinellia und Ingwer wird die Übelkeit stillende und *pituita* umwandelnde Wirkung verbessert, zugleich kommt beiden Mitteln eine den *o. stomachi* öffnende und die „Mitte" harmonisierende Wirkung zu. Die Rezeptur wird vor allem bei Dysharmonie des *qi stomachi*, Brechreiz und Aufstoßen sowie Nervosität eingesetzt (Liu 1987:408).

3. Dekokt aus frischem Ingwer mit Getreidezucker (*Shengjiang yitang tang*)

30–60 g frischen Ingwer und 30 g Getreidezucker (vgl. unter Getreidezucker Kap. A.6.9) mit Wasser zu einem konzentrierten Dekokt einkochen lassen und heiß nach und nach einnehmen. Diese Rezeptur stammt aus dem *Bencao huiyan* („Gesammelte Aussagen zur Drogenkunde", von Ni Zhumo, um 1619 datiert). Hier dient der frische Ingwer zur Erwärmung des *o. pulmonalis*, zur Umwandlung von *pituita* sowie zur Stillung von Husten. Getreidezucker wirkt in diesem Zusammenhang den *o. pulmonalis* befeuchtend und *depletio* suppletierend. Entsprechend ist diese Rezeptur vor allem bei *algor depletionis*-bedingtem Husten mit Auswurf von viel Schleim indiziert (Liu 1987:408, ZyaoDC 1986:656).

4. Dekokt aus frischem Ingwer und Schwarz-nesselblättern (Caulis et Folia Perillae) (*Zisu shengjiang tang*)

Ein Dekokt aus 30 g Schwarznesselblättern (Caulis et Folia Perillae) und 9 g frischem Ingwer anfertigen.

In dieser Rezeptur aus dem Werk *Bencao huiyan* („Gesammelte Aussagen zur Drogenkunde", von Ni Zhumo, um 1619 datiert) dienen die Schwarz-nesselblätter zum Schweißtreiben, zur Öffnung der *extima* und zur Zerstreuung von *algor*, frischer Ingwer dient hier im wesentlichen zur Verstärkung der genannten Wirkung. Diese Rezeptur ist vor allem indiziert bei leichten *algor venti*-Erkältungen. Im volkstümlichen Gebrauch wird dieser Rezeptur meistens brauner Zucker hinzugefügt; dies erleichtert nicht nur die Einnahme des Dekoktes, sondern wirkt außerdem stützend auf den *o. stomachi* und fördert das Schwitzen (Liu 1987:408, ZYaoDC 1986:656).

5. Dekokt aus frischem Ingwer, Frühlingszwiebeln und braunem Zucker (*Jiangcongtang shui*)

5 Stücke frischen Ingwer, 5 Frühlingszwiebeln und eine beliebige Menge braunen Zucker in Wasser kochen. Zur Behandlung von leichten *algor venti*-Erkältungskrankheiten mit Kopfschmerzen, verstopfter Nase, Kälteabneigung und Schüttelfrost, Fieber (Peng 1985:375).

6. Abkochung aus frischem Ingwer mit Honig (*Shengjiang fengmi jian*)

10 g frischen Ingwer und 5 g Honig mit Wasser zu einem dickflüssigen Dekokt einkochen. Täglich dreimal einnehmen; zur Behandlung von persistierendem Husten (Peng 1985:375).

7. Dekokt aus frischem Ingwer und Mandarinenschalen (Pericarpium Aurantii) (*Shengjiang chenpi tang*)

Aus 9 g frischem Ingwer, 9 g Mandarinenschalen (Pericarpium Aurantii) und einer beliebigen Menge braunem Zucker mit Wasser ein Dekokt herstellen. Zur Behandlung von Übelkeit und Erbrechen (Peng 1985:376).

8. Dekokt aus frischem Ingwer mit schwarzem Pfeffer und braunem Zucker (*Shengjiang hujiao hongtang shui*)

Aus 10 g Ingwer, 10 schwarzen Pfefferkörnern und einer beliebigen Menge braunem Zucker mit Wasser ein Dekokt herstellen. Bei *algor*-bedingten Schmerzzuständen im *o. stomachi* und im Abdomen oder bei Regelschmerzen (Peng 1985:376).

3.8 Koriander
(*husui* 胡荽)

Verwendet wird die ganze Pflanze (Kraut, Stengel, Frucht und Wurzel) des Korianders, *Coriandrum sativum* L., der zur Familie der *Umbelliferae* (Doldengewächse) gehört und in ganz China angebaut wird. Koriander wird im Frühling oder Sommer geerntet und vor dem Gebrauch gewaschen. Die frischen Korianderfrüchte werden vor dem Gebrauch getrocknet.

Laut Li Shizhen (GM 26, 1990:1630) soll Koriander im 2. Jh. n. Chr. von dem berühmten Gesandten Zhang Qian aus den westlichen Nachbarländern nach China eingeführt worden sein. Diese Aussage wird auch durch die chinesischen Bezeichnungen für Koriander gestützt. In chinesischen Quellen ist Koriander jedoch erst seit dem 6. Jh. belegt (Simoons 1991:405). Korianderblätter werden meistens frisch und roh verwendet, ähnlich unserer Petersilie. Im Norden Chinas werden sie jedoch auch gekocht oder in Salz eingelegt. Die getrockneten Früchte werden als Gewürz oder Arzneimittel (Planta tota Coriandri, Porkert 1994:108) verwendet.

Chinesische Bezeichnungen: *husui* 胡荽, *yuansui* 芫荽 oder *yuansui* 園荽, *xiangsui* 香荽, *xiangcai* 香菜.

Die Früchte des Korianders werden als diätetisches Mittel erstmals im 26. Kapitel des *Qianjin fang* erwähnt („Rezepte, die tausend Goldstücke wert sind", von Sun Simo um 650 verfaßt, 1992:468). Eine Beschreibung der gesamten Korianderpflanze findet sich erstmals in der „Diätetischen Drogenkunde" (*Shiliao bencao*, von Meng Shen 704 verfaßt, 1986:129); im GM Kap. 26, 1990:1630.

Temperaturverhalten: warm
Sapor: scharf
Orbisbezug: *o. pulmonalis, o. lienalis*
Wirkung: die *extima* lösend, schweißtreibend, Exantheme zum Durchbruch bringend, Verdauungsblockaden lösend, das Qi absenkend.

Indikationen

1. Dysharmonie oder *algor* der *oo. lienalis et stomachi*: verminderter Appetit, Übelkeit (vgl. 1. Rezeptur) oder bei Verdauungsblockaden und Schmerzen aufgrund von Kälte-Noxen im Abdomen

2. *algor venti*-Erkältungserkrankungen: wenig Fieber und ohne Schweiß (als Einzelmittel oder als Dekokt mit Frühlingszwiebeln, Liu 1988:23)

3. Beginn von Masern, wenn das Exanthem zu langsam oder zu schwach auftritt (vgl. 2. Rezeptur).

CAVE: Kontraindiziert, wenn die Masern bereits zum Durchbruch gelangt sind, oder wenn ihr verzögerter Durchbruch auf *calor*-Intoxikationen und nicht auf eine äußere Hemmung durch *algor venti* zurückzuführen ist. Auch bei starkem Mundgeruch, Karies, vermehrter, übelriechender Schweißabsonderung und bei Augenkrankheiten ist Koriander zu meiden. Des weiteren sollte Koriander bei *depletio qi* nur in geringem Maß genossen werden (ZYaoDC 1986:1538, Liu 1987:36, 1988:23).

Zubereitungsarten

Als Dekokt, als salatähnliche kalte Zubereitung oder als Gewürz.

Man sollte Koriander nie zu lange kochen. Korianderblätter werden in der chinesischen Küche gerne zusammen mit Krabben, Austern, Muscheln und Fisch als Gemüse verwendet, und zwar nicht nur aus optischen und geschmacklichen Gründen, sondern vor allem, um mit dem warmen Temperaturverhalten des Korianders die Kühle der Meeresprodukte auszugleichen (Lu 1986:55).

Zusammensetzung
(nach westlicher Analytik)

Enthält ätherische Öle, Eiweiß, Vitamin C, Kalium, Kalzium, Pektin, apfelsaure Salze, Mannit, Flavonoid etc. (Liu 1987:36, 1988:23). Die Blätter sind relativ reich an Kalzium, Eisen und Vitamin A und C, während die Früchte einen hohen Gehalt an Riboflavin, Kalzium und Eisen aufweisen (Simoons 1991:406).

Rezepturen

1. Salatähnliche kalte Zubereitung aus Korianderkraut (*Liangban husui*)

120 g frisches Korianderkraut in Stücke schneiden, mit Speiseöl, Sojasauce, Salz und Essig vermischen und als Beilage servieren. Dieses Gericht ist sehr aromatisch, tendiert etwas zum Sauren und dient vor allem zur Kräftigung des *o. stomachi* und zur Förderung des Appetits. Es ist daher angezeigt bei Dysharmonie des *qi stomachi*, Übelkeit und vermindertem Appetit (Liu 1987:36).

2. Dekokt aus Koriander, Schwarznesselblättern (Folia Perillae) und Frühlingszwiebeln (*Husui zisu congbai tang*)

Aus 6 g Korianderkraut, 10 g Schwarznesselblättern (Caulis et Folia Perillae) und 10 g Frühlingszwiebeln mit Wasser ein Dekokt herstellen und nach Bedarf mit etwas braunem Zucker abschmecken.

Dies ist eine leichte, scharfe, warme, die *extima* öffnende und zerstreuende Rezeptur. Koriander bringt Exantheme zum Durchbruch, Schwarznesselblätter und Frühlingszwiebeln unterstützen durch ihre schweißtreibende und *algor* zerstreuende Wirkung ebenfalls den Durchbruch von Masern. Daher ist diese Rezeptur angezeigt, wenn Masern aufgrund einer äußeren Behinderung durch *algor venti* zu langsam oder zu schwach zum Durchbruch kommen (Liu 1987:36).

3.9 Fenchel
(*huixiang* 茴香)

Gebraucht wird die ganze Pflanze von Fenchel, *Foeniculum vulgare* Mill., zur Familie der *Umbelliferae* gehörend, die in vielen Gebieten Chinas angebaut wird. In der chinesischen Küche wird vor allem das Fenchelkraut als Gemüse verwendet und seltener auch die Fenchelknolle (z.B. mit geschmorten Schweinefüßen) (ZGPRC 1992:103). Fenchelsamen werden als Gewürz (ein Bestandteil des „Fünf-Düfte-Pulvers", vgl. Kap. A.6.13–14) und vor allem auch als Arzneimittel geschätzt (Semen Foeniculi, Porkert 1994:283). Da Fenchelkraut (junge Stiele und Blätter), -knolle und -samen sehr ähnlich wirken, behandeln wir sie hier gemeinsam.
Fenchel wird im Frühling oder Sommer geerntet, gewaschen und frisch verwendet.

Chinesische Bezeichnungen: *huixiang* 茴香, *xiao huixiang* 小茴香, *huaixiang* 懷香, *tu huixiang* 土茴香, für das Fenchelkraut: *huixiang miao* 茴香苗, *xiangsi cai* 香絲菜.

Fenchel wird als diätetisches Mittel erstmals im *Qianjin fang* erwähnt („Rezepte, die tausend Goldstücke wert sind", von Sun Simo, um 650 datiert, Kap. 26, 1992:469), im GM Kap. 26 („Stark Riechendes und Scharfes", *xunxin*), 1990:1636.

Temperaturverhalten: warm (GM: neutral)
Sapor: süß und scharf
Orbisbezug: *o. hepaticus, o. renalis, oo. lienalis et stomachi*

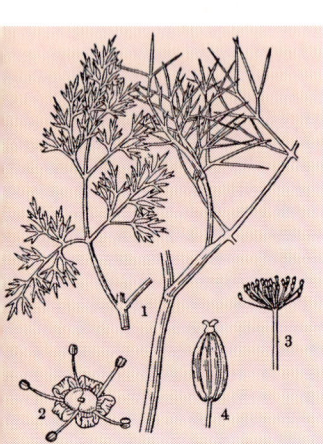

Wirkung: das Qi regulierend, schmerzstillend, die „Mitte" harmonisierend, *ventus* vertreibend, Ulzerationen beseitigend, den *o. renalis* erwärmend (vor allem Fenchelknolle und -samen, ZYaoDC 1986:1594, 1592).

Indikationen

1. *algor*-bedingte Blockaden im unteren Calorium: Schmerzen im Unterbauch, in den Genitalien, Hernien (*chordapsus*-Schmerzen) oder bei Kältegefühl und Schmerzen im Abdomen (als Saft aus Knolle und Kraut mit heißem Wein zusammen einnehmen, Liu 1988:33)
2. *algor* im *o. stomachi*: Spannungs- und Beklemmungsgefühle im Abdomen, Aufstoßen, Erbrechen, verminderter Appetit (z.B. das Kraut als Füllung von Teigtaschen, Liu 1988:33)
3. Masern, wenn das Exanthem zu langsam oder zu schwach auftritt oder bei Ulzerationen (Fenchelkraut als Dekokt oder bei Ulzerationen auch zur äußerlichen Anwendung, ZYDC 1982:254)
4. Gelenkschmerzen aufgrund von *humor venti* (vor allem die Fenchelknolle, ZYaoDC 1986:1594)

Zubereitungsarten

Als Dekokt, als Füllung, in Wein eingelegt, als Gemüse (gebraten oder gedünstet), als Gewürz etc.

Zusammensetzung
(nach westlicher Analytik)

Das Fenchelkraut enthält Vitamin C und etwas Vitamin B_2, Foeniculin, Nelumboside, Kaempferol-3-arabinoside etc. (Liu 1988:33). Fenchelsamen enthalten etwa 4,5% ätherisches Öl (Fenchelöl), 9–12% fettes Öl, 16–20% Eiweiß, Stärke und Vitamine (vor allem Vitamin E) (Schneider 1985:380).

3.10 Rettich
(*luobo* 蘿蔔)

Verwendet wird die Wurzelknolle des Rettichs, *Raphanus sativus* L., der zur Familie der *Cruciferae* (Kreuzblütler) gehört und in ganz China angebaut wird. Im Winter wird der Rettich geerntet, von Blättern und Stielen sowie von den feinen Nebenwurzeln befreit und vor dem Gebrauch gewaschen.

Rettich gelangte vermutlich um 500 v. Chr. aus den westlichen Nachbarländern nach China, wo die Chinesen dann ihre eigene große und lange Form des Rettichs (*Raphanus sativus* var. *longipinnatus*) gezüchtet haben, die bei uns auch unter ihrem japanischen Namen Daikon bekannt ist (Simmons 1991:107). Allerdings werden unter dem Oberbegriff *luobo* schon relativ früh auch andere Arten von Rettich zusammengefaßt. Als Arzneimittel wird Rettich mit rötlicher Schale und weißem Fleisch bevorzugt (Ye 1978:99).

Heute ist Rettich eine der wichtigsten Gemüsearten Chinas. Die Wurzelknolle wird in der chinesischen Küche meistens in kleine Stücke geschnitten und Suppen oder Fleischgerichten beigegeben und gekocht. Sie wird aber auch roh oder getrocknet verwendet oder durch Salzen bzw. Einlegen in Sojasoße, Essig, Knoblauch oder Chili konserviert. Blätter und Blüten werden ebenfalls als Gemüse, die Samen als Arzneimittel verwendet (Semen Raphani, vgl. Porkert 1994:410) (Simoons 1991:108).

Chinesische Bezeichnungen: *luobo* 蘿蔔, *laifu* 萊菔, *lufu* 蘆菔, *tu* 葖.

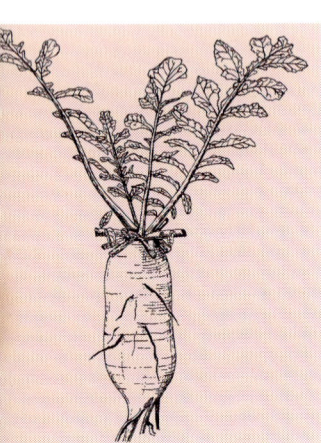

Als diätetisches Mittel erstmals erwähnt im *Qianjin fang* („Rezepte, die tausend Goldstücke wert sind", von Sun Simo, um 650 datiert, Kap. 26, 1992:467); im GM Kap. 26 („Stark Riechendes und Scharfes", *xunxin*), 1990:1615. Im GM werden unter dem Oberbegriff „Rettich" *luobo* 蘿蔔, weiße und rote sowie längliche und rundliche Rettiche unterschieden.

Temperaturverhalten: kühl (in gegartem Zustand: neutral mit Tendenz zur Wärme und eher süß)
Sapor: scharf und süß
Orbisbezug: *o. pulmonalis*, *o. stomachi*
Wirkung: *calor* kühlend, *pituita* umwandelnd, hustenstillend, Säfte erzeugend, das Xue kühlend, diuretisch, entgiftend. (In gegartem Zustand wirkt Rettich stärker den *o. stomachi* stützend und Verdauungsblockaden beseitigend, das Qi absenkend und die „Mitte" freimachend.)

Indikationen

1. *calor pituitae* im *o. pulmonalis*: Husten mit zähem Schleim, Halsschmerzen, Stimmverlust (vgl. 2. und 3. Rezeptur)
2. *calor*-Erkrankungen: Durst, trockener Mund oder Diabetes (*sitis diffundens*), (vgl. 1. Rezeptur)
3. Blutungen verschiedenster Art: Nasenbluten, blutiger Auswurf oder blutiger Stuhl (als Saft, mit Honig oder mit Lotoswurzelsaft vermischt, Liu 1988:24)
4. Miktionsstörungen: vor allem aufgrund von *calor* oder bei verhaltener, schmerzhafter Miktion mit Ausscheidung von kleinen Konkrementen (vgl. 6. Rezeptur)
5. *depletio* der *oo. lienalis et stomachi* oder bei Dysharmonie der *oo. lienalis et stomachi*: Verdauungsblockaden, Spannungsgefühle und Schmerzen im Abdomen, Diarrhö, Regurgitation, Übelkeit und Erbrechen (Rettich garen, entweder in Breiform oder bei *depletio*

der *oo. lienalis et stomachi* mit Schweinefleisch gedünstet zu sich nehmen, Liu 1988:24).

CAVE: Kontraindiziert bei *algor depletionis* der *oo. lienalis et stomachi* (vor allem roher Rettich). Auch sollte Rettich nicht zusammen mit stark suppletierenden Arzneimitteln wie Ginsengwurzel (Radix Ginseng), Rehmanniawurzel (Radix et Rhizoma Rehmanniae praep.) und vielblütiger Knöterichwurzel (Radix Polygoni multiflori) angewendet werden (ZYaoDC 1986:1801, Liu 1987:42, 1988:24).

Zubereitungsarten

Roh, gekocht, als Saft, Dekokt oder Brei.
In gegartem Zustand wirkt der Rettich süß und eher neutral, mit Tendenz zur Wärme, sowie stärker den *o. stomachi* stützend und das Qi absenkend.

Zusammensetzung
(nach westlicher Analytik)

Die Wurzelknolle ist relativ reich an Vitamin C und enthält Traubenzucker, Fruchtzucker und Saccharose, Arginin, Cholin sowie Vitamin C, Kalzium, Phosphor, Mangan, Bor, Raphanusin etc., verschiedene Aminosäuren wie Kumarinsäure, Coffeinsäure. Die grünen Anteile des Rettichs haben ebenfalls einen hohen Vitamin-C-Gehalt und sind darüber hinaus reich an Kalzium, Vitamin A, Riboflavin, Niacin und Eisen (Simoons 1991:108, Liu 1987:42).

Rezepturen

1. Frischer Rettichsaft (*Xian luobo zhi*)

250 g frischen Rettich zerkleinern und auspressen. Täglich zwei- bis dreimal jeweils zwei Suppenlöffel Saft einnehmen, nach Bedarf auch mit etwas Honig oder weißem Zucker abschmecken.

Diese Rezeptur findet sich in der „Neu überarbeiteten Drogenkunde" (*Xinxiu bencao*, 659 von Su Jing verfaßt, Kap. 18) und im „Zentralen Spiegel des Arztes für Diätetik" (*Shiyi xinjian*, um 850 von Zan Yin verfaßt). Sie dient zur Kühlung von *calor* und zur Hervorbringung von Säften sowie zur Durstillung und ist indiziert bei *calor*-Erkrankungen, die mit Durst einhergehen oder auch bei Diabetes (*sitis diffundens*) sowie zur Gallenstein-Behandlung und Prophylaxe. Bei leichter Kohlenmonoxid-vergiftung sollte möglichst rasch mehrmals hintereinander Rettichsaft verabreicht werden (Liu 1987:42, Ye 1978:100).

2. In Zucker eingeweichter Rettich (*Tang zi luobo*)

250 g Rettich in Stücke schneiden, in eine Schale geben, 2–3 Eßlöffel Getreidezucker (vgl. unter Getreidezucker Kap. A.6.9) oder weißen Zucker zugeben und über Nacht eingeweicht stehen-lassen, bis ein zuckriger Rettichsaft entsteht, den man in regelmäßigen Abständen einnimmt. Man kann aber auch frischem Rettichsaft Zucker zufügen oder aus Rettichstücken ein Dekokt bereiten und dieses wie Tee trinken.

Diese Rezeptur wirkt den *o. pulmonalis* befeuchtend, *pituita* umwandelnd, hustenstillend und das Schlucken erleichternd. Sie ist einzu-setzen bei akuter Bronchitis, Keuchhusten sowie bei Husten mit zähem, klebrigem Schleim (*pituita*), Halsschmerzen und bei *calor* der *oo. stomachi et pulmonalis* (Ye 1978:100, Liu 1987:43, Peng 1985:345).

3. Saft aus Rettich und Ingwer (*Luobo shengjiang zhi*)

250 g Rettich und 30 g frischen Ingwer in Stücke schneiden, auspressen und den Saft vermischen. Über den Tag verteilt kleine Portionen längere Zeit im Mund behalten und dann erst schlucken. Diese Rezeptur stammt aus dem *Puji fang* („Dem Allgemeinwohl dienende Rezepturen", von Zhu Xiao, Anfang des 15. Jhs. verfaßt). Sie wirkt *calor* kühlend, das Schlucken erleichternd und *pituita* umwandelnd und ist indiziert bei Husten oder Stimmverlust aufgrund von *calor pituitae* (Liu 1987:43, ZYaoDC 1986:1801).

4. Dekokt aus Rettich mit Blättern (*Luobo cai tang*)

Aus 500 g Rettich mit Blättern ein Dekokt bereiten und über den Tag verteilt einnehmen. Diese Rezeptur stammt ebenfalls aus dem *Puji fang* („Dem Allgemeinwohl dienende Rezepturen", von Zhu Xiao, Anfang des 15. Jhs. verfaßt). Sie wird vor allem zur Entgiftung und zur Behandlung von leichten Fällen von schmerzhafter Diarrhö sowie Dysenterie eingesetzt (Liu 1987:44).

5. Frische Rettichstücke (*Xian luobo pian*)

60 g frischen, rohen Rettich in Stücke geschnitten zu sich nehmen.

Frischer, roher Rettich dient insbesondere zur Beseitigung von Verdauungsblockaden sowie zur Kühlung von *calor* im *o. stomachi*. Entsprechend kann er eingesetzt werden bei Verdauungs-blockaden, die sich zu *calor* entwickelt haben, sowie bei Regurgitation von Magensäure (Liu 1987:44).

6. In Honig getauchter Rettich

200 g frischen Rettich in 6–9 fingerdicke Stücke
schneiden, kurz in hellen Honig tauchen und in
einer Pfanne auf kleiner Flamme langsam rösten,
bis sie duften und gar sind, ohne anzubrennen.
Dann die Rettichstücke abkühlen lassen, langsam
zerkauen und dazu eine schwach salzige Suppe
(oder Dekokt) zu sich nehmen. Über einen Tag
auf drei Portionen verteilen.

Diese Rezeptur stammt aus dem *Puji fang* („Dem
Allgemeinwohl dienende Rezepturen" von Zhu
Xiao, Anfang des 15. Jhs. verfaßt) und dient zur
Diurese und zur Beseitigung von Miktions-
störungen. Sie ist bevorzugt einzusetzen bei
verhaltener, schmerzhafter Miktion, die mit
Ausscheidung von kleinen Konkrementen
einhergeht (Liu 1987:44, ZYaoDC 1986:1801).

7. Rettichsaft mit Kandiszucker
(*Luobo dun bingtang*)

100–200 g Rettichsaft in heißem Wasser
aufgelösten Kandiszucker zugeben und vor dem
Schlafen auf einmal einnehmen. Dies sollte man
für etwa 3–5 Abende wiederholen. Diese
Rezeptur wirkt Verdauungsblockaden beseitigend
und *pituita* umwandelnd; sie ist angezeigt bei
Verdauungsblockaden mit gespanntem Abdomen
und bei Husten mit viel Schleim (Peng 1985:345).

3.11 Karotte (*hu luobo* 胡蘿蔔)

Verwendet wird die Wurzel der Karotte, Garten-möhre oder Mohrrübe, *Daucus carota* L., die zur Familie der *Umbelliferae* gehört und in ganz China angebaut wird. Nach der Ernte wird sie von Stielen und Blättern befreit, gewaschen und frisch verwendet oder an der Luft getrocknet. Die Karotte hat China wahrscheinlich erst im 13. oder 14. Jh. n. Chr. über Zentralasien erreicht (Simmons 1991:108). Heute gilt sie als eine der wichtigsten Gemüsearten für den täglichen Gebrauch. In der chinesischen Küche findet die Karotte vielfältige Verwendung: meistens wird sie gekocht, kurz angebraten oder gedünstet; sie kann aber auch roh (in salatähnlichen Zube-reitungen), eingesalzen, mit Sojasoße zubereitet oder, in feine Streifen geschnitten als Füllung (z.B. von Teigtaschen) verwendet werden. Auf-grund ihrer orange-roten Farbe wird sie auch aus dekorativen Gründen geschätzt (ZGPRCD 1992:97).

Chinesische Bezeichnungen:
hu luobo 胡蘿蔔 („aus dem Westen stammender Rettich" oder „Barbaren-Rettich"), *hu lufu* 胡蘆菔, *hong luobo* 紅蘿蔔, *huang luobo* 黃蘿蔔.

Als diätetisches Mittel erstmals erwähnt im *Yinshan zhengyao* („Richtlinien zu Getränken und Speisen", 1330 von Hu Sihui verfaßt) und im *Riyong bencao* („Drogenkunde für den täglichen Gebrauch", um 1330 von Wu Rui verfaßt); im GM Kap. 26 (unter „Stark Riechendes und Scharfes", *xunxin*) 1990:1632. Laut Li Shizhen sollen die Karotten zu Beginn der Mongolenzeit (Yuan-Dynastie 1279–1368) nach China eingeführt worden sein (GM 1990:1632).

Temperaturverhalten: neutral (in rohem Zustand: Tendenz zur Kühle)
Sapor: süß
Orbisbezug: *o. lienalis*, *o. pulmonalis*, *o. hepaticus*
Wirkung: den *o. lienalis* kräftigend, Verdauungs-blockaden beseitigend, den *o. hepaticus* suppletierend, die Sicht klärend, das Qi absenkend, hustenstillend, *calor* kühlend, entgiftend.

Indikationen

1. *depletio* des *o. lienalis*: Verdauungsblockaden, tastbare Verhärtungen im Abdomen, Blähungen oder bei Obstipation aber auch bei Diarrhö (vgl. 1. Rezeptur oder zur stärkeren Wirkung: mit Rettich kombiniert, Liu 1988:24)

2. *depletio* des *o. hepaticus*: verschwommene Sicht, Nachtblindheit oder Affektion der Augen infolge von chronischen Verdauungs-blockaden bei Kindern unter fünf Jahren (vgl. 2. Rezeptur)

3. *calor* im *o. pulmonalis*: Husten, Keuchhusten (vgl. 4. Rezeptur)

4. Masern, wenn das Exanthem zu langsam oder zu schwach auftritt (vgl. 3. Rezeptur).

CAVE: Kontraindiziert in rohem Zustand bei *algor depletionis* der *oo. lienalis et stomachi* (Liu 1988:25).

Zubereitungsarten
Roh, gekocht, angebraten, als Saft oder Dekokt.

**Zusammensetzung
(nach westlicher Analytik):**

ist reich an Carotin, Vitamin B$_1$, B$_2$, Aminosäuren, Kohlenhydraten; enthält ferner Magnesium, Kalzium, Kalium, Phosphor, Eisen, Mangan, Bor, Kupfer, Nickel, Mannit, Jod, wobei vor allem die Kalium- und Phosphorsalze mengenmäßig hervorzuheben sind (Liu 1988:25, Schneider 1985:349).

Rezepturen

1. Karottensaft (*Hu luobo zhi*)

250 g Karotten in Stücke schneiden, in leicht gesalzenem Wasser weichkochen, die Rückstände entfernen und den Saft täglich dreimal einnehmen. Man kann auch aus Karotten und Wasser eine Suppe kochen und etwas braunen Zucker zugeben.

In oben genannter Zubereitung wirkt die Karotte vor allem den *o. lienalis* kräftigend und Verdauungsblockaden beseitigend und ist daher insbesondere bei Kindern mit Verdauungsstörungen, Appetitmangel oder bei Blähungen angezeigt (Liu 1987:45, Peng 1985:345).

2. Suppe aus Karotten und Schweineleber (*Hu luobo zhugan tang*)

250 g Karotten in Stücke schneiden und in Wasser gar kochen; 120 g in Stücke geschnittene Schweineleber zugeben; wenn Karotten und Leber gar sind, mit frischem Ingwer, Salz und etwas Schweinefett abschmecken. Gebraten zeigen diese Zutaten die gleiche Wirkung (erst Karotten anbraten, mit Salz und Ingwer abschmecken, dann Schweineleberstreifen dazugeben und vollständig garen lassen).

Diese Rezeptur soll vor allem einem Vitamin-A-Mangel entgegenwirken. Sie ist angezeigt bei Nachtblindheit oder bei Affektion der Augen infolge von chronischen Verdauungsblockaden oder Wurmbefall (Liu 1987:46, Peng 1985:345).

3. Dekokt aus Karotten und Koriander (*Hu luobo husui tang*)

60 g Karotten (in Stücke geschnitten), 60 g Wasserkastanien (Tuberositas Eleocharitis) und 30 g Korianderblätter in Wasser kochen und wie Tee trinken (Korianderblätter erst nach dem Kochen zugeben).

Die Kombination von Karotten und Wasserkastanien wirkt bei Masern kühlend und lösend auf die *calor*-Noxen; Koriander wirkt mit seiner Schärfe zerstreuend und verhilft den Masern zum Durchbruch. Entsprechend ist diese Rezeptur bei Kleinkindern angezeigt, die an Masern mit Fieber leiden und bei denen das Masern-Exanthem verzögert oder zu schwach zum Durchbruch gelangt (Liu 1987:46, Ye 1978:101).

4. Dekokt aus Karotten und Jujubenfrüchten (auch „Dekokt aus den zwei Roten" genannt) (*Hu luobo dazao tang* oder *Erhong jian*)

120 g (200 g) Karotten und zehn (12) Jujubenfrüchte in drei Tassen Wasser auf eine Tasse Wasser zusammenkochen lassen. Diese Portion auf zwei- bis dreimal verteilt einnehmen. Man kann diesem Dekokt zusätzlich auch 60 g Getreidezucker zufügen.

Diese Rezeptur dient der Hustenstillung und ist indiziert bei Keuchhusten, chronischer Bronchitis, trockenem Husten, Halsschmerzen (Liu 1987:46, Peng 1985:345, ZYaoDC 1986:1548).

3.12 Chinakohl (*baicai* 白菜)

Verwendet werden die Schößlinge und Blätter des China- oder Schantungkohls, *Brassica pekinensis* (Lour.) Rupr. und *Brassica chinensis* L., die zur Familie der *Cruciferae* gehören und in ganz China angebaut werden. Grundsätzlich unterscheidet man den „großen Chinakohl" (*da baicai* 大白菜), *Brassica pekinenis*, der dem auch im Westen gebräuchlichen gelblich-weißen Chinakohl entspricht, vom „kleinen Chinakohl" (*xiao baicai* 小白菜) oder auch „grünen Chinakohl" (*qingcai* 青菜), *Brassica chinensis*, der aus kleineren, grünen, salatähnlichen Blättern besteht. Chinakohl wird im Winter oder Frühling geerntet, von den Wurzeln befreit, gewaschen und frisch verwendet.

Anhand von archäologischen Funden läßt sich die Kultivierung von Kohl-(Brassica-) Gemüsen in China bis ins 6. oder 5. Jahrtausend v. Chr.

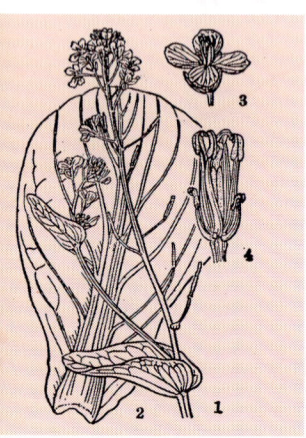

zurückverfolgen. Damit gehören die Brassica-Arten zu den frühesten kultivierten Nahrungspflanzen in China, wobei Chinakohl seit der Tang-Zeit als eines der weitverbreitetsten Gemüse gilt (Simoons 1991:134, Schafer 1977:91).

In der chinesischen Küche wird Chinakohl häufig Suppen beigegeben oder angebraten verzehrt. Er kann aber auch getrocknet oder in Essig oder Salz eingelegt werden. In besonders delikaten Gerichten werden häufig nur die Chinakohl-„Herzen" verwendet (ZGPRCD 1992:93).

Chinesische Bezeichnungen: *baicai* 白菜, *song* 菘 oder *songcai* 菘菜 für „Chinakohl" allgemein; *jieqiu baicai* 結球白菜, *huangya baicai* 黃芽白菜, *da baicai* 大白菜 für die größere, gelblich-weiße Chinakohlart; *xiao baicai* 小白菜, *you baicai* 油白菜, *qingcai* 青菜 für die kleinere, grüne Chinakohlart.

Chinakohl wird als diätetisches Mittel erstmals im *Mingyi bielu* erwähnt („Ergänzende Aufzeichnungen berühmter Ärzte", ca. 2. Jh., um 536 von Tao Hongjing kompiliert); im GM Kap. 26 („Stark Riechendes und Scharfes", xunxin) 1990:1605.

Temperaturverhalten: neutral, Tendenz zur Kühle
Sapor: süß
Orbisbezug: *o. stomachi*, *oo. intestinorum*, (*o. pulmonalis*)
Wirkung: *calor* kühlend, Unruhe beseitigend, den *o. stomachi* stützend und Säfte hervorbringend, diuretisch, laxierend.

Indikationen

1. *calor* im *o. pulmonalis* oder im *o. stomachi*: Husten in Verbindung mit Obstipation, fiebrige Erkältungen, Nervosität und Durst (vgl. 1. und 2. Rezeptur oder mit Rettich als Dekokt verabreichen; man kann auch mit Honig vermischten Chinakohlsaft einnehmen, Liu 1988:25)
2. *calor* im *o. vesicalis*: Miktionsstörungen (vgl. auch 1. Rezeptur, Liu 1988:25).
3. Verdauungsblockaden aufgrund von *calor*: Blähungen, Obstipation.

CAVE: Kontraindiziert bei Patienten mit *depletio qi* und *algor* im *o. stomachi*.

Zubereitungsarten

In der Diätetik meistens als Saft, gekocht oder als
Dekokt; in der chinesischen Küche gebraten
oder salzig bzw. sauer eingelegt (Shi 1988:34).

**Zusammensetzung
(nach westlicher Analytik)**

Der ernährungsphysiologische Wert von
Chinakohl begründet sich vor allem auf seinen
relativ hohen Gehalt an Vitamin A und C,
Kalzium und Eisen, wobei hier der „kleine
Chinakohl", *Brassica chinensis*, dem „großen
Chinakohl" deutlich überlegen ist (Simoons
1991:136). Ferner enthält Chinakohl die Vitamine
B_1, Riboflavin, Niacin, Carotin sowie Phosphor,
Eisen, Eiweiß, Fett (Liu 1987:47).

Rezepturen

1. Chinakohlsuppe (*Su baicai tang*)

250 g Chinakohl in Streifen schneiden, in
kochendes Wasser geben und so lange kochen,
bis er weich wird; dann mit Sesamöl und Salz
abschmecken und einnehmen.
Diese Rezeptur dient zur Kühlung von *calor*,
Beseitigung von Unruhe und zur Diurese. Sie ist
indiziert bei Unruhe aufgrund von *calor*-
Symptomatik sowie bei Miktionsstörungen (Liu
1987:47, Peng 1985:342).

2. Dekokt aus Chinakohl, Ingwer und
Frühlingszwiebeln (*Baicai jiangcong tang*)

120 g Chinakohl mit Wurzeln in Streifen
schneiden, 10 g frischen Ingwer und 10 g
Frühlingszwiebeln in Wasser kochen und
einnehmen.
Diese Rezeptur dient insbesondere der
Vorbeugung gegen Erkältungskrankheiten, kann
aber auch bei einer beginnenden Erkältung, bei
Fieber und Husten eingesetzt werden (Liu
1987:47).

3.13 Weißkohl
(*ganlan* 甘藍)

Verwendet werden Blätter und Stiele des
Weißkohls oder Weißkrauts, *Brassica oleracea*
L. var. *capitata*, der zur Familie der *Cruciferae*
gehört und in ganz China angebaut wird.
Weißkohl wird im Winter oder Frühjahr geerntet,
von den Wurzeln befreit und gewaschen
verwendet.

Chinesische Bezeichnungen: *ganlan* 甘藍,
xitu lan 西土藍, *baoxin cai* 包心菜, *juanxin cai*
卷心菜, *lianhua bai* 蓮花白.

Weißkohl wird als diätetisches Mittel unter der
Bezeichnung *lancai* 藍菜 erstmals erwähnt im
diätetischen Kapitel (Kap. 26) der „Rezepturen,
die tausend Goldstücke wert sind" (*Qianjin fang*,
um 650 von Sun Simo, 1992:470); im GM,
Kap. 16, 1990:1091.

Temperaturverhalten: neutral
Sapor: süß
Orbisbezug: *oo. lienalis et stomachi*
Wirkung: akute Schmerzzustände lindernd, die
„Mitte" stützend.

Indikationen

1. Dysharmonie der *oo. lienalis et stomachi*:
   krampfartige, heftige Schmerzen im Abdomen
   (vgl. Rezeptur)
2. nach der Verbindung von westlicher mit
   chinesischer Medizin: bei Magen- und
   Zwölffingerdarmgeschwüren, Ye 1978:17, vgl.
   Rezeptur.

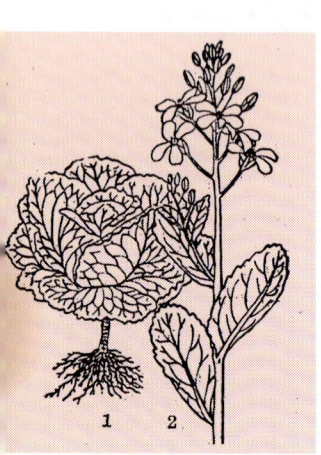

Zubereitungsarten

Für diätetische Zwecke (vor allem bei Magen-
und Zwölffingerdarmgeschwüren) wird
empfohlen, Weißkohl roh, in Form von Säften
oder kalten, salatähnlichen Zubereitungen zu
sich zu nehmen.

Zusammensetzung
(nach westlicher Analytik)

Relativ reich an Vitamin C, B_1, B_2 sowie an
Vitamin U und Carotin (Ye 1978:17); enthält
ferner Glucobrassicin, Flavonoid, sowie Kalzium,
Phosphor, Eisen, Jod etc.

Rezepturen

Weißkohlsaft mit Getreidezucker
(Ganlan yitang ye)

500 g frischen Weißkohl in Streifen schneiden
und einsalzen, bis der Kohl weich wird, dann
den Saft herauspressen; eine beliebige Menge an
Getreidezucker (vgl. unter Getreidezucker
Kap. A.6.9) zugeben und vor der Mahlzeit 200 ml
davon zweimal täglich erwärmt einnehmen
(mindestens über 10 Tage hinweg).
Diese Rezeptur dient zur Linderung akuter
Schmerzzustände im Abdomen und Oberbauch
(Liu 1987:48, Peng 1988:98, Ye 1978:99).

3.14 Sellerie
(*qincai* 芹菜)

Gebraucht werden Stiele und Blätter des Bleich-, Stiel- oder Stangenselleries, *Apium graveolens* L.var. *dulce*, der zur Familie der *Umbelliferae* gehört und in China vor allem in den Süd- und Ostprovinzen angebaut wird. Er wird im Frühjahr oder Herbst geerntet, von den Wurzeln befreit und gewaschen verwendet.

Es ist unklar, seit wann Stangensellerie in China kultiviert wird, da mit den Begriffen für Sellerie zum Teil auch andere Pflanzen bezeichnet wurden (Simoons 1991:166). In der heutigen chinesischen Küche ist Sellerie eine gebräuchliche Gemüseart, von der meistens die Stiele Verwendung finden. Sie werden entweder roh (als kalte, salatähnliche Zubereitung), mit anderem Gemüse angebraten oder gedünstet verwendet. Außerdem kann Sellerie in Salz oder Sojasauce eingelegt oder Suppen beigegeben werden (ZGPRCD 1992:102).

Chinesische Bezeichnungen:

qincai 芹菜, auch *jin* 堇 oder *qincai* 蘄菜, *yaoqin* 藥芹, *xiangqin* 香芹, *hanqin* 旱芹, *shuiying* 水英 (im *Shennong bencaojing*).

Vermutlich zum erstenmal erwähnt wird Sellerie in der unteren Abteilung des *Shennong bencao jing* („Shennongs Klassiker der Drogenkunde", in der Späteren Han-Zeit verfaßt, verschollen, um 500 von Tao Hongjing kompiliert, 1988:603); im GM Kap. 26 („Stark Riechendes und Scharfes", *xunxin*), 1990:1632.

Temperaturverhalten: kühl

Sapor: süß (etwas bitter)

Orbisbezug: *o. hepaticus*, *o. stomachi*

Wirkung: *calor* kühlend und die Aktivität des *o. hepaticus* besänftigend, *ventus* vertreibend, *humor* ausleitend, den *o. stomachi* kräftigend, das Qi absenkend, diuretisch, Blutungen stillend.

Indikationen

1. *calor* im *o. hepaticus* mit nach oben schlagendem Yang: Schwindel, Kopfschmerzen, gerötetes Gesicht und Augen; in der Verbindung von westlicher mit chinesischer Medizin auch bei Hypertonie (vgl. 1. und 2. Rezeptur oder als kaltes, salatähnliches Gericht, Liu 1988:26)

2. Miktionsstörungen aufgrund von *calor humidus*: erschwerte, schmerzhafte Miktion, blutiger oder trüber Urin (vgl. 1. Rezeptur, nur den Saft der Selleriestiele verwenden, Liu 1988:26)

3. *calor humidus* im *o. stomachi*: Übelkeit und Erbrechen, verminderter Appetit (als angebratenes Gemüse oder als Dekokt mit Mandarinenschale [Pericarpium Aurantii] und Schwarznesselblättern [Folia Perillae], Liu 1988:26)

4. *calor*-Symptomatik: Unruhe, Durst, auch nach übermäßigem Alkoholgenuß (vgl. 1. und 3. Rezeptur)

5. Regelstörungen, vorzeitiges Einsetzen der Regelblutung, massive Blutungen, Ausfluß (Liu 1987:51, Ye 1978:7).

CAVE: Kontraindiziert bei Patienten mit *algor depletionis* der „Mitte" (Liu 1987:51, Peng 1985:340).

1   2

Zubereitungsarten

Zu diätetischen Zwecken wird Sellerie meistens als Dekokt oder Saft verwendet; in der chinesischen Küche als kalte, salatähnliche Zubereitung, als angebratenes Gemüsegericht oder in Salz oder Sojasauce eingelegt (Shi 1988:36).

Zusammensetzung
(nach westlicher Analytik)

Stangensellerie ist relativ reich an Vitamin A und C sowie an Kalzium (Simoons 1991:167). Weiter enthält er ätherische Öle, Apiin, Inosit, Coffein, Rutin, Carotin, Niacin, zahlreiche Aminosäuren, Zucker, Eiweiß, Phosphor, Eisen etc. (Liu 1987:50).

Rezepturen

1. Frischer Selleriesaft (*Xian qinye*)

250 g frischen Sellerie in kleine Stücke schneiden, eventuell kurz kochen und dann den Saft auspressen; täglich zweimal jeweils eine Tasse davon einnehmen.

Diese Rezeptur wirkt vorrangig *calor* kühlend und die Aktivitäten des *o. hepaticus* besänftigend. Entsprechend ist sie indiziert bei *calor* im *o. hepaticus* oder bei nach oben schlagendem *yang hepatici*, was mit Schwindel, Kopfschmerzen, Unruhe aufgrund von *calor* sowie mit einem geröteten Gesicht, geröteten Augen etc. einhergehen kann. In der modernen Verbindung von westlicher mit chinesischer Medizin wird diese Rezeptur auch bei Hypertonie eingesetzt (klinische Studien dazu: ZYaoDC 1986:1123).

In den alten diätetischen Quellen werden Selleriesaft darüber hinaus auch noch andere Indikationen zugeschrieben: „plötzliches Auftreten von Fieber bei kleinen Kindern, bei Erwachsenen nach übermäßigem Alkoholgenuß…" (*Bencao shiyi*, „Ergänzung der Drogenkunde", um 739 von Chen Cangqi verfaßt) oder „bei schmerzhaften Miktionsstörungen, blutigem Urin." (*Shenghui fang*, „Mustergültige und wohltätige Rezepte", 992 von Wang Huaiyin u.a. verfaßt) (Liu 1987:51, Peng 1985:340, Ye 1978:7).

2. Dekokt aus Sellerie und Jujubenfrüchten (*Qincai dazao tang*)

Aus 60 g frischem Sellerie und 30 g Jujubenfrüchten (Fructus Jujubae) mit Wasser ein Dekokt zubereiten. Obige Menge über einen Monat hinweg täglich auf zwei Portionen verteilt einnehmen.

Dieser Rezeptur kommt eine blutdruck- und cholesterinsenkende Wirkung zu. Entsprechend ist sie einzusetzen bei Hypertonie, koronarsklerotischen Herzerkrankungen sowie bei erhöhten Cholesterinwerten (Liu 1987:51, Peng 1985:340, klinische Studie dazu: ZYaoDC 1986:1123).

3. Dekokt aus Sellerie und Wegerichsamen (*Qincai cheqian tang*)

15 g Sellerie, 15 g gekeimte Gerste (Fructus Hordei germinatus) und 10 g Wegerichsamen (Semen Plantaginis) mit Wasser kochen und einnehmen.

Diese Rezeptur stammt aus dem *Diannan bencao* („Drogenkunde von Yünnan", Lan Mao, Mitte des 15. Jhs. zugeschrieben, verschollen und erst 1973 aus Fragmenten neu kompiliert). In dieser Rezeptur wirkt Sellerie *calor* kühlend und Unruhe beseitigend; die gekeimte Gerste (Fructus Hordei germinatus) wirkt darüber hinaus die „Mitte" regulierend; Wegerichsamen (Semen Plantaginis) hingegen wirken in diesem Zusammenhang hauptsächlich diuretisch. Die Rezeptur ist bei Kindern mit hartnäckigem Fieber aufgrund von *calor humidus* angezeigt (Liu 1987:51).

4. Dekokt aus Sellerie und Stacheljujubensamen (Semen Ziziphi) (*Qincai zaoren tang*)

Aus 90 g Sellerie und 9 g Stacheljujubensamen (Semen Ziziphi) ein Dekokt bereiten und einnehmen. Zur Behandlung von Schlafstörungen (Peng 1985:340).

3.15 Spinat (*bocai* 菠菜)

Verwendet werden die ganze Pflanze oder die Stiele und Blätter von Spinat, *Spinacia oleracae* L., zur Familie der *Chenopodiaceae* gehörend und in ganz China angebaut. Spinat wird im Winter oder Frühjahr geerntet, gewaschen und frisch verwendet.

Nach Li Shizhen soll Spinat durch eine Tributgesandtschaft aus Persien an den Tang-Hof gelangt sein (GM 27:1645). Andere Quellen sprechen davon, daß der Spinat über Nepal oder Indien nach China kam. Einigkeit besteht darüber, daß Spinat seit dem 7. Jh. in China bekannt war (Simoons 1991:139). Heute kennt man in China eine Vielfalt verschiedener Spinatarten, die sich im Vergleich zu den bei uns üblichen Sorten durch schmalere spitze, zarte und besonders wohlschmeckende Blätter auszeichnen (Anderson 1988:127, Herklots 1972:160).

In der chinesischen Küche wird Spinat entweder

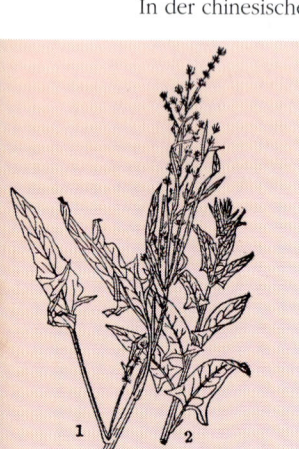

Suppen beigegeben oder als kalte, salatähnliche Zubereitung, angebraten oder in Füllungen verwendet. Oftmals gebraucht man auch den grünen Saft des Spinats zum Färben und zur geschmacklichen Abrundung von Teigwaren. Die schöne grüne Farbe des Spinats wird auch gezielt zu dekorativen Zwecken eingesetzt (ZGPRCD 1992:103).

Chinesische Bezeichnungen: *bocai* 菠菜, *boling* 菠稜, *chigen cai* 赤根菜 („Gemüse mit dunkelroten Wurzeln"), *bosi cao* 菠斯草 („Persisches Kraut"), *yingwu cai* 鸚鵡菜 („Papageien-Gemüse").

Spinat wird als diätetisches Mittel erstmals im *Shiliao bencao* erwähnt („Diätetische Drogenkunde" 704 von Meng Shen verfaßt, 1986:155); im GM Kap. 27, 1990:1645, als erste Eintragung unter der neuen Rubrik „Weiches (biegsames) und Schlüpfriges" (*rouhua*) Gemüse.

Temperaturverhalten: kühl
Sapor: süß
Orbisbezug: *o. intestini crassi, o. stomachi* (*o. hepaticus*)
Wirkung: das Xue erhaltend, Blutungen stillend, das Yin zusammenhaltend, *ariditas* befeuchtend, die *oo. intestinorum* befeuchtend und glättend, *calor* kühlend, Unruhe beseitigend, den *o. hepaticus* stützend und die Sicht klärend, das Qi absenkend.

Indikationen

1. *depletio* oder *ariditas* in den *oo. intestinorum et stomachi*: chronische Obstipation auch im Senium, Analfisteln, Hämorrhoiden (vgl. 1. Rezeptur)
2. *calor* im *o. stomachi*: Diabetes (*sitis diffundens*), trockener Mund, Unruhe, Durst, nach übermäßigem Alkoholgenuß (vgl. 1., 2. und 5. Rezeptur)
3. *calor* im *o. hepaticus*: Schwindel, Kopfschmerzen, Unruhe, und gerötete Augen oder *depletio* des *yin hepatici*: verschwommene Sicht oder bei Nachtblindheit (nach der Verbindung von westlicher und chinesischer Medizin auch bei Hypertonie, Ye 1978:43) (vgl. 1., 3.und 4. Rezeptur)
4. Blutungen: Nasenbluten, Blut im Stuhl etc.

CAVE: Kontraindiziert bei Patienten mit einer Schwäche des *o. lienalis* und mit Durchfallneigung.

Zubereitungsarten

Als kalte salatähnliche Zubereitung, als Dekokt, gekocht, angebraten etc.

Roh tendiert Spinat zur Kälte und zur Befeuchtung und ist daher besonders für Patienten mit *calor*-Symptomatik geeignet. In gegartem Zustand ist das Temperaturverhalten von Spinat eher ausgewogen und für Patienten mit *depletio* der *oo. intestinorum et stomachi* indiziert (Liu 1987:53).

Zusammensetzung
(nach westlicher Analytik)

Reich an Vitamin A und C sowie an Riboflavin; weiterhin enthält Spinat relativ viel Eisen und Kalzium, allerdings in einer Form, in der sie nicht leicht absorbierbar sind (Simoons 1991:139). Spinat enthält auch Carotin, Vitamin B_1, Eiweiß, Zucker, Aminosäuren, Phosphor, Oxalsäure etc.

Rezepturen

1. Spinatsuppe (*Bocai tang*)

250 g Spinat in Stücke schneiden und kurz in Wasser kochen, mit Speiseöl oder Sesamöl, Sojasauce und Salz abschmecken und als Suppe verzehren.

In obiger Rezeptur wird das Kühle und Glättende des Spinats zur Kühlung von *calor* und zur Befeuchtung der *oo. intestinorum* eingesetzt. Sie ist angezeigt bei *ariditas* oder *calor* der *oo. intestinorum et stomachi*, Nervosität und Durst, Obstipation (Liu 1987:53).

2. Dekokt aus Spinat und Hühnermagen-innenhaut (Corium stomachicum Galli) (*Bocai jijin tang*)

10 g Hühnermageninnenhaut (Corium stomachicum Galli) rösten und zu Pulver zerstoßen; dann 250 g Spinatwurzeln (oder auch Spinatblätter) in Stücke schneiden und zu einem Dekokt verarbeiten; das Pulver mit diesem Dekokt täglich dreimal zusammen einnehmen.

In dieser Rezeptur wirkt Spinat *calor* kühlend, Säfte erzeugend und durststillend; Hühnermagen-innenhaut hingegen wirkt sammelnd und aufrauhend sowie den *o. renalis* konsolidierend. Deshalb kann es zur unterstützenden Behandlung von Diabetes (*sitis diffundens*) eingesetzt werden (Liu 1987:53, ZYaoDC 1986:2014).

3. Kalte, salatähnliche Zubereitung von Spinat (*Liangban bocai*)

250 g Spinat kurz in kochendem Wasser blanchieren, aus dem Wasser nehmen, abkühlen lassen, in Stücke schneiden und mit Sesamöl, Sojasauce, Essig und Salz abschmecken.

In dieser Rezeptur dient der Spinat zur Stützung des *o. hepaticus* und zur Kühlung von *calor*. Sie ist angezeigt bei *calor* aufgrund von *depletio* des *o. hepaticus* mit Schwindel, verschwommener Sicht, gerötetem Gesicht, *calor* bedingter Unruhe etc. (Liu 1987:53).

4. Suppe aus Spinat und Schweineleber (*Bocai zhugan tang*)

250 g Spinat und 60 g Schweineleber mit frischen Ingwerstreifen garkochen und mit Sesamöl, Sojasauce und Salz abschmecken.

Spinat dient hier zum Stützen des *o. hepaticus* und zur Klärung der Sicht; Schweineleber wirkt suppletierend auf den *o. hepaticus* und ebenfalls die Sicht klärend. Die Rezeptur wird daher eingesetzt bei *depletio yin hepatici* mit verschwommener Sicht oder bei Nachtblindheit oder unklarer Sicht in der Dämmerung etc. (Liu 1987:53). Auch bei Anämie einzusetzen (Peng 1985:339).

5. Dekokt aus Spinat und Weiß- oder Silbermorchel (*Bocai yiner jian*)

150–200 g frischen Spinat und 9 g Weiß- oder Silbermorcheln (vgl. Kap. A.3.32) mit Wasser kochen, abschmecken und täglich auf drei Portionen verteilt einnehmen. Zur Behandlung von Diabetes (*sitis diffundens*) mit starkem Durst (Peng 1985:339).

3.16 Amaranth (*xiancai*莧菜)

Verwendet werden Stiele und Blätter des Amaranths oder Fuchsschwanz, *Amaranthus mangostanus* L., der zur Familie der *Amaranthaceae* gehört und in ganz China angebaut wird. Darunter fallen die weißlich-grün-, rot- oder dunkelrotblättrigen Arten des Amaranths, wobei in China der rotblättrige besonders geschätzt wird. Er wird im Frühling oder Sommer geerntet, von den Wurzeln befreit und gewaschen verwendet. Die Gemüse-Amarantharten sind von den Getreide-Amarantharten zu unterscheiden, die neuerdings ebenfalls in China angebaut werden (Simoons 1991:142). Amaranth ist als Gemüse seit dem 5./6. Jh. in China bekannt (Li 1969:253). Heute ist Amaranth, der auch als „Chinesischer Spinat" bezeichnet wird, insbesondere in den warmen Regionen Chinas vielfach populärer als Spinat (Anderson 1988:127). Seine Verwendung in der chinesischen Küche entspricht weitgehend der von Spinat.

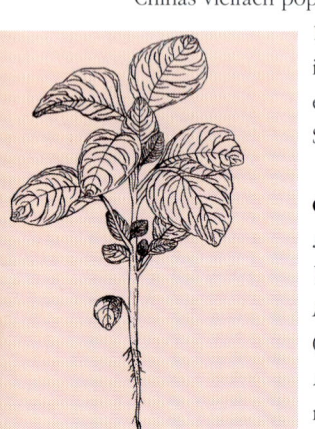

Chinesische Bezeichnungen:
xiancai 莧菜, oder nur *xian* 莧, *hongxian* 紅莧 („roter Amaranth"), *chixian* 赤莧 („dunkelroter Amaranth"), *zixian* 紫莧 („violetter Amaranth") oder *qingxiang xian* 青香莧.

Amaranth wird als diätetisches Mittel erstmals in den „Gesammelten Kommentaren zu Shennongs Klassiker der Drogenkunde" erwähnt (*Shennong bencao jing jizhu*, um 500 von Tao Hongjing kompiliert); im GM in Kap. 27 („Weiches und Schlüpfriges", *rouhua*) 1990:1653.

Temperaturverhalten: kühl

Sapor: süß (Shi 1988:35: etwas bitter, YSZY: bitter)

Orbisbezug: *oo. intestinorum* (Shi 1988:35: außer *o. intestini crassi*, auch *o. hepaticus* und *o. vesicalis*)

Wirkung: *calor* kühlend, die Körperöffnungen durchlässig machend und die Sicht klärend, entgiftend, diuretisch, *humor* ausleitend, laxierend.

Indikationen

1. *ardor* im *o. hepaticus*: gerötete, geschwollene Augen (Shi 1988:35)
2. *calor humidus*-Symptomatik: eitrige oder blutige Dysenterie, Diarrhö (vgl. 1. und 2. Rezeptur)
3. *depletio, ariditas* in den *oo. intestinorum*: chronische Obstipation, auch im Senium (als Einzelmittel gebraten, Liu 1988:28)
4. *calor* bedingte Miktionsstörungen: rötlicher, verhaltener Urin (Liu 1987:58).

CAVE: Kontraindiziert bei Patienten mit einer Schwäche des *o. lienalis* und Durchfallneigung; auch in der Schwangerschaft sollte Amaranth mit Vorsicht genossen werden (Liu 1987:58, 1988:28, ZYaoDC 1986:1055).

Zubereitungsarten
Als Dekokt, Brei, angebraten, als Saft oder als Füllung.

Zusammensetzung
(nach westlicher Analytik)
Reich an Riboflavin, Vitamin A und C, Folsäure, Kalzium und Eisen in verwertbarer Form (Simoons 1991:141).

Rezepturen

1. Brei mit Amaranth (*Zixian zhou*)

150 g Amaranth in Wasser kochen, die Rückstände entfernen, den Saft auspressen und mit 60 g Rundkornreis zu einem Brei kochen, der auf einmal auf nüchternen Magen eingenommen wird.

Diese Rezeptur stammt aus dem Werk „Neues über die Pflege der Alten und wie man seinen Verwandten zu einem Langen Leben verhilft" (*Shouqin yanglao xinshu*, 1307 von Zou Xuan verfaßt). Amaranth dient darin der Kühlung von *calor* und der Entgiftung und wird zur Behandlung von Dysenterie eingesetzt; Rundkornreis wirkt in diesem Zusammenhang den *o. stomachi* stützend und die „Mitte" regulierend. Diese Rezeptur ist indiziert bei blutiger oder eitriger Dysenterie oder als zusätzliche Maßnahme bei Diarrhö aufgrund von *calor humidus* (Liu 1987:58, ZYaoDC 1986:1055).

2. Gebratener Amaranth (*Chao xiancai*)

500 g Amaranth mit Speiseöl kurz anbraten, mit Salz, Essig und in feine Stücke geschnittenen Knoblauch abschmecken und als Beilage essen. Mit diesem Gericht kann man den *o. stomachi* kräftigen, den Appetit fördern und zugleich bei der Behandlung von Dysenterie entgiftend wirken. Entsprechend ist es angezeigt bei Dysenterie und Diarrhö aufgrund von *calor humidus* (Liu 1987:58).

3.17 Löwenzahn (*pugongying* 蒲公英)

Verwendet werden die junge, zarte, ganze Pflanze (Kraut und Wurzeln) oder nur Blätter und Stiele von Löwenzahn, *Taraxacum mongolicum* Handel-Mazetti oder andere Löwenzahnarten wie *Taraxacum officinale* Wiggers, zur Familie der *Compositae* gehörend und in ganz China wild wachsend. Löwenzahn wird im Frühjahr oder Sommer gepflückt, entweder mit oder ohne Wurzel gewaschen und frisch verwendet oder in der Sonne getrocknet.

Löwenzahn wird in China als Arzneimittel (Taraxacum, planta tota, Porkert 1994:186), als Nahrungsmittel für Notzeiten und aber auch als alltägliches Nahrungsmittel verwendet. In der chinesischen Küche wird der frische Löwenzahn kurz blanchiert und dann mit kaltem Wasser abgeschreckt, um ihm die Bitterkeit zu nehmen. Anschließend verwendet man ihn für kalte, salatähnliche Zubereitungen oder brät ihn, meistens zusammen mit Fleisch oder Fisch, kurz an (ZGPRCD 1992:134).

Chinesische Bezeichnungen:

pugongying 蒲公英 auch 仆公英, *pugong cao* 蒲公草, *pugong ding* 蒲公丁, *huanghua diding* 黃花地丁, *naizhi cao* 奶汁草.

Als diätetisches Mittel wird Löwenzahn erstmals in dem Werk „Neu überarbeitete Drogenkunde" erwähnt (*Xinxiu bencao*, von Su Jing um 659 verfaßt); im GM Kap. 27 („Weiches und Schlüpfriges", *rouhua*) 1990:1664.

Temperaturverhalten: kalt (GM: junge Blätter: neutral)

Sapor: bitter und süß (GM: junge Blätter: süß)

Orbisbezug: *o. hepaticus, o. stomachi*

Wirkung: *calor* kühlend, entgiftend, diuretisch, *humor* ausleitend, die Sicht klärend, Schwellungen und Stauungen zerstreuend.

Indikationen

1. auf *calor* beruhende Schwellungen und „Entzündlichkeiten": Mastitis oder Ulzerationen im Bereich des *o. pulmonalis* oder der *oo. intestinorum*, Schwellungen der Halsdrüsen, Furunkel, Karbunkel (vgl. 1. Rezeptur)

2. *calor*-bedingte Miktionsstörungen oder Ikterus infolge *calor humidus* (vgl. 2. Rezeptur)

3. nach oben schlagender *ardor hepatici*: gerötete und geschwollene Augen (vgl. 3. Rezeptur)

4. im Rahmen der Verbindung der westlichen mit der chinesischen Medizin: Magen- oder Zwölffingerdarmgeschwüre, chronische Gastritis, Affektionen der oberen Atemwege, akute Tonsillitis (Liu 1987:66, Ye 1978:48).

CAVE: Kontraindiziert bei Patienten mit auf *depletio* des *o. lienalis* beruhender Durchfall-neigung. Aufgrund der leicht purgativen Wirkung sollten täglich nicht zu große Mengen (deutlich über 60 g) Löwenzahn verzehrt werden (Liu 1987:67).

Zubereitungsarten

Als Dekokt, als Saft, angebraten, als kalte, salat-ähnliche Zubereitung, als pulverisierte Arznei etc.

Zusammensetzung
(nach westlicher Analytik)

Enthält Taraxacin (0,05%), Inulin (40%), Cholin, Carotin, Vitamin B$_2$, C und Vitamin D, p-Oxyphenylessigsäure, Dioxyzimtsäure, Weinsäure, Zucker, Fette, Wachs etc. (Liu 1987:66, Schneider 1985:400).

Rezepturen

1. Dekokt aus Löwenzahnblättern und Geißblattblüten oder -blättern (Flos Lonicerae)
(*Gongying rendong tang*)

30 g Löwenzahnblätter und 30 g Geißblattblüten oder -blätter (Flos Lonicerae) mit Wasser kochen, bis eine konzentrierte Flüssigkeit entsteht, nach Belieben etwas Reiswein zugeben. Täglich auf zwei Portionen verteilt einnehmen.

Diese Rezeptur stammt aus dem Werk „Ergänzung zur Auslegung der Drogenkunde" (*Bencao yanyi buyi*, um 1358 von Zhu Zhenheng verfaßt). Die beiden hier verwendeten Mittel wirken bei Ulzerationen im Brustbereich *calor* kühlend, entgiftend und zerstreuend. Entsprechend ist die Rezeptur angezeigt bei Ulzerationen im Bereich der Brust mit Schwellungen und Schmerzen sowie bei anderen Geschwüren (Liu 1987:67, ZYaoDC 1986:2460, Ye 1978:48).

2. Dekokt aus Löwenzahn und Maisgriffeln
(*Pugongying yümixu tang*)

60 g Löwenzahn und 60 g Maisgriffel (die Büschel am oberen Ende des Maiskolbens) mit Wasser zu einer konzentrierten Flüssigkeit einkochen und wie Tee trinken.

Löwenzahn und Maisgriffel (vgl. Kap. A.2.12) wirken *calor* kühlend und diuretisch und fördern die Durchlässigkeit des *o. felleus*. Diese Rezeptur ist angezeigt bei *calor*-bedingten Miktionsstörungen mit verhaltener, rötlicher Miktion oder bei Ikterus aufgrund von *calor humidus* (Liu 1987:67).

3. Dekokt aus Löwenzahn (*Pugongying tang*)

60–120 g frischen Löwenzahn in Wasser kochen und einnehmen.

In dieser Rezeptur wirkt Löwenzahn den *o. hepaticus* kühlend, die Sicht klärend, entgiftend und Ulzerationen beseitigend. Sie ist einzusetzen bei geröteten, geschwollenen und schmerzenden Augen oder rot unterlaufenen Augen, wobei das Dekokt nicht nur zur inneren Einnahme, sondern auch für Waschungen des Auges benutzt werden sollte (Liu 1987:67, Ye 1978:48).

3.18 Bambussprossen (*zhusun* 竹笋)

Verwendet werden die zarten Sprossen verschiedener Bambusarten, wobei Bambussprossen der *Phyllostachys*-Arten (insbesondere *P. edulis*, *P. nigra*, *P. pubescens* und *P. bamusoides*) vor allem in den Küstenprovinzen verbreitet sind, während in Südchina die *Bambus*-Arten (wie *B. arundinacea* und *B. vulgaris*) eine wichtige Rolle spielen (Simoons 1991:164). Sie alle gehören zur Familie der *Gramineae*. Bambussprossen werden im Winter oder Frühjahr ausgegraben, von den äußeren, schützenden Blättern befreit und frisch verwendet oder durch Trocknen oder Einlegen haltbar gemacht.

Bambussprossen waren schon im Alten China (Zhou-Zeit) bekannt und gehörten in der Han-Zeit zu den wichtigsten Nahrungsmitteln (Huang 1990:140, Chang 1977:28).

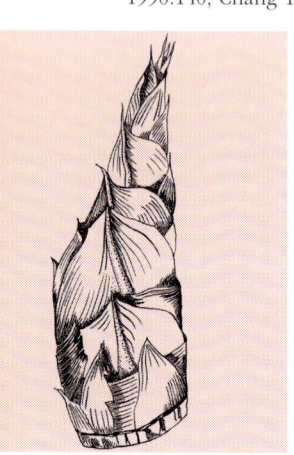

Bambussprossen werden in der chinesischen Küche auf vielfältige Weise verwendet: gedämpft, gekocht oder angebraten, aber auch getrocknet, oder in Salz, Essig oder Sojasauce eingelegt oder zu Öl oder Mehl verarbeitet. Sie gelten als alltägliches, jedoch relativ kostbares Gemüse und sind sowohl bei Fleisch- und Fischgerichten als auch bei vegetarischen Speisen eine wichtige Zutat (ZGPRCD 1992:97, Simoons 1991:164).

Chinesische Bezeichnungen: *zhusun* 竹笋, *zhuya* 竹芽, *zhumeng* 竹萌; weiterhin wird je nach der Jahreszeit, in der die Sprossen geerntet werden, zwischen *chunsun* 春笋 („Frühlingssprossen") und *dongsun* 冬笋 („Wintersprossen") unterschieden.

Bambussprossen werden als diätetisches Mittel erstmals in der Mittleren Abteilung des *Mingyi bielu* erwähnt („Ergänzende Aufzeichnungen berühmter Ärzte", ca. 2. Jh., um 536 von Tao Hongjing kompiliert); im GM, Kap. 27 („Weiches und Schlüpfriges", *rouhua*), 1990:1684. Li Shizhen berichtet von über 60 verschiedenen Bambusarten, deren Sprossen je nach Sprießzeit und Ort des Vorkommens noch weiter unterschieden werden. Im GM wird genauer auf die etwas voneinander abweichenden Wirkrichtungen der wichtigsten Bambusarten hingewiesen, wobei jedoch die Hauptwirkrichtung grundsätzlich die gleiche bleibt; dieser wird auch in den modernen Werken Rechnung getragen.

Temperaturverhalten: kalt
Sapor: süß
Orbisbezug: *o. pulmonalis*, *o. stomachi*
Wirkung: *calor* kühlend und Unruhe beseitigend, *pituita* umwandelnd, Qi absenkend, diuretisch und laxierend.

Indikationen

1. Husten aufgrund von *calor pituitae*, Stauungen und Spannungsgefühlen im Brust- und Oberbauchbereich (vgl. 1. Rezeptur)
2. *calor* im *o. stomachi*: Unruhe, Durst (als Dekokt oder gekocht, Liu 1988:31)
3. Obstipation und Miktionsstörungen (vgl. 2. Rezeptur)
4. Exanthemen, wie z. B. Masern, zum Durchbruch verhelfend (frische Bambussprossen mit Karausche [vgl. Kap. A.5.24] zu einem Dekokt verarbeiten, Ye 1978:107).

CAVE: Kontraindiziert bei *depletio* des *o. lienalis* und Durchfallneigung (vor allem bei kleinen Kindern) (Liu 1987:75, Zhang 1990:89).

Zubereitungsarten

Als salatähnliches, kaltes Gericht, gekocht oder gebraten, als Dekokt etc.

Zusammensetzung
(nach westlicher Analytik)

Die verschiedenen Bambussprossenarten weisen bezüglich ihrer Nährwerte keinerlei Besonderheiten auf. Sie enthalten Wasser (etwa 91%), Eiweiß, Fett (etwa 2,6%), Kohlenhydrate (etwa 4,5%) sowie relativ geringe Mengen an Kalzium, Phosphor, Eisen, Carotin und Vitamin B_1, B_2 und C etc. (Simoons 1991:164, Liu 1987:75).

Rezepturen

1. Salatähnliche, kalte Zubereitung aus frischen Bambussprossen
(*Liangban xiansun*)

60 g frische, zarte Bambussprossen kochen und in Stücke schneiden, mit in kleine Würfel geschnittenem frischem Ingwer, Sesamöl (oder Speiseöl), Essig und Salz vermischen und als kaltes Gericht verzehren.

In dieser Rezeptur wirken die frischen Bambussprossen *calor* kühlend, *pituita* umwandelnd und Qi absenkend; sie werden unterstützt durch die *pituita* umwandelnde und hustenstillende Wirkung des frischen Ingwers. Sie ist als zusätzliche Therapie angezeigt bei *calor pituitae-*bedingtem Husten und Stauungen im Brustbereich (Liu 1987:75).

2. Brei aus frischen Bambussprossen
(*Xiansun zhou*)

60 g frische Bambussprossen kochen und in Stücke schneiden; mit 50–100 g (Rundkorn-) Reis und einer beliebigen Menge Wasser zu einem dünnflüssigen Brei kochen und mit Schweinefett und Salz geschmacklich abrunden.

In dieser Rezeptur dienen Bambussprossen zur Glättung, Befeuchtung und Durchlässigmachung des *o. intestini crassi*; sie ist indiziert bei *calor* im *o. intestini crassi* und Obstipation (Liu 1987:75).

3.19 Salat, Lattich (*wosun* 萵筍)

Verwendet werden die zarten Blätter und Stiele von verschiedenen Salat- oder Latticharten, *Lactuca sativa* L. aus der Familie der *Compositae*, zu denen auch die bei uns gebräuchlichen Arten wie Kopfsalat, Romana-Salat oder Frisée gehören. Man unterscheidet dabei zwischen den verschiedenen Arten von *Lactuca sativa* (*baiju* 白苣) und dem in China weit verbreiteten Spargelsalat oder China-Lattich, *Lactuca sativa* var. *angustana* (*woju* 萵苣) (Simoons 1991:147). Salat wird im Winter oder Frühling geerntet (die Stiele des Spargelsalats werden nach Bedarf geschält) und gewaschen verwendet. *Lactuca*-Arten scheinen in China schon relativ lange als Arznei- und Nahrungsmittel verwendet worden zu sein; die Einführung höherer Lattichformen geht wahrscheinlich auf die Tang-Zeit zurück (Simoons 1991:146). Salate aus rohem

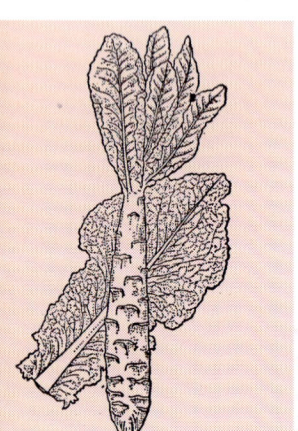

Gemüse sind in der chinesischen Küche unüblich, deshalb blanchiert oder brät man auch die Latticharten zunächst kurz an, läßt sie abkühlen und gibt dann Gewürze und Öl hinzu. Allerdings wird Lattich auch vielseitiger als unser Salat verwendet, nämlich angebraten mit Fisch, Fleisch oder Gemüse (heiß verzehrt), oder als Beigabe zu Suppen. Zur Konservierung wird er in Salz oder Sojasauce eingelegt (ZGPRCD 1992:104).

Chinesische Bezeichnungen: *wosun* 萵筍, *woju* 萵苣, *wocai* 萵菜, *qianjin cai* 千金菜 für den Spargelsalat, *Lactuca sativa* var. *angustana*; *shengcai* 生菜 („rohes Gemüse") oder *shengcai* 勝菜, oder *baiju* 白苣 meistens für die verschiedenen Arten von *Lactuca sativa*.

Salat bzw. Lattich wird als Mittel erstmals im diätetischen Kapitel (Kap. 26) der „Rezepturen, die tausend Goldstücke wert sind" erwähnt (*Qianjin fang*, um 650 von Sun Simo verfaßt, 1992:469); im GM Kap. 27 („Weiches und Schlüpfriges", *rouhua*), 1990:1660. Li Shizhen führt *baiju* 白苣, *Lactuca sativa*, und *woju* 萵苣, *Lactuca sativa* var. *angustana*, gesondert auf, weist aber ausdrücklich auf die große Ähnlichkeit ihrer Wirkung hin.

Temperaturverhalten: kühl
Sapor: süß und bitter
Orbisbezug: *o. stomachi, o. intestini tenuis*
Wirkung: *calor* kühlend, diuretisch, den Milchfluß durchlässig machend.

Indikationen

1. auf *calor* beruhende Miktionsstörungen (vgl. 2. Rezeptur)
2. Behinderungen des Milchflusses nach der Geburt (vgl. 1. und 2. Rezeptur).

> **CAVE:** In rohem Zustand ist Salat kontraindiziert bei *algor depletionis* der *oo. lienalis et stomachi* oder direkt nach der Geburt (Liu 1987:76).

Zubereitungsarten

Als Dekokt, roh, gekocht oder gebraten.

**Zusammensetzung
(nach westlicher Analytik)**

Spargelsalat oder China-Lattich (Blätter und
Stamm) ist relativ reich an Vitamin C und
Kalzium, während andere Salat- oder Latticharten
in ihren Blättern einen leicht erhöhten Gehalt an
Kalzium sowie Vitamin A und C aufweisen
(Simoons 1991:148, Liu 1987:76).

Rezepturen

1. Salatsaft (*Wosun zhi*)

250 g Spargelsalat (oder bei uns gebräuchliche
Salatarten) in Stücke schneiden, auspressen und
den Saft täglich zweimal mit Reiswein zusammen
einnehmen.

Der Reiswein dient hier zur Bewegung des Xue
und zur Durchlässigmachung des Milchflusses
und wird zur Verstärkung der Wirkung des Salats
eingesetzt. Die Rezeptur ist angezeigt bei
Behinderung des Milchflusses nach der Geburt
(Liu 1987:76, ZYaoDC 1986:1809).

2. Kalte Salatzubereitung (*Xianban wosun*)

250 g frischen Spargelsalat (oder bei uns
gebräuchliche Salatarten) waschen und in
Streifen schneiden, mit Salz und gelbem
Reiswein vermischen und als Beilage servieren.
Bei behindertem Milchfluß oder
Miktionsstörungen (Peng 1985:348).

3.20 Taro (*yuzi* 芋子)

Verwendet werden die Wurzeln von Taro (auch Wasserbrotwurzel), *Colocasia esculenta* L. Schott, zur Familie der *Araceae* gehörend und in ganz China angebaut. Taro wird im Herbst geerntet, von den kleinen Wurzeln befreit, gewaschen und frisch oder in der Sonne getrocknet verwendet. Die frühe Kultivierung von Taro ist nur durch schriftliche Quellen und nicht durch archäologische Funde belegt. Während der Han-Zeit wurde Taro insbesondere in Nord-China in großem Umfang angebaut. Taro wurde von den Han-Chinesen nie als Getreideersatz angesehen, sondern als Gemüse oder als spezielle Nahrung für Notzeiten (Bray 1984: 526, Simoons 1991:106). Wie auch andere Knollenfrüchte wird Taro in der chinesischen Küche gekocht, gedämpft, gedünstet oder gebacken und dient hauptsächlich als Gemüse für Fleisch-, Fisch- oder vegetarische Gerichte, aber auch zur Herstellung von Süßspeisen.

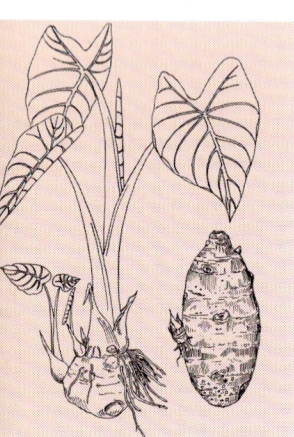

Taro wird häufig mit Entenfleisch kombiniert (ZGPRCD 1992:101). Bei der Zubereitung von Taro ist darauf zu achten, daß er lange genug gekocht wird, um Toxine herauszulösen (Simoons 1991:106 und vgl. unten).

Chinesische Bezeichnungen:
yuzi 芋子, *yutou* 芋頭, *yugen* 芋根, *yunai* 芋奶 oder *yunai* 芋艿.

Als diätetisches Mittel wird Taro erstmals in der Mittleren Abteilung des *Mingyi bielu* erwähnt („Ergänzende Aufzeichnungen berühmter Ärzte", ca. 2. Jh., um 536 von Tao Hongjing kompiliert); im GM 27. Kap. („Weiches und Schlüpfriges", *rouhua*) 1990:1674.

Temperaturverhalten: neutral
Sapor: süß und scharf (GM nur scharf)
Orbisbezug: *o. stomachi, o. intestini crassi*
Wirkung: den *o. stomachi* stützend, die *oo. intestinorum* freimachend, laxierend, entgiftend, Verknotungen und Schwellungen zerstreuend.

Indikationen

1. *depletio* der *oo. lienalis et stomachi* oder Dysharmonie des Qi der „Mitte": verminderter Appetit, Verdauungsblockaden, Obstipation (vgl. 2. Rezeptur)
2. Skrofulose, eitrige Schwellungen und auf Diätfehlern beruhende Verhärtungen unterhalb der Rippenbögen (pulverisiert oder als Brei, vgl. 1. Rezeptur)
3. *depletio* Qi und Xue (zur entsprechenden *suppletio* der „Mitte" und Stützung der *oo. hepatici et renalis* müssen Tarowurzeln lange Zeit regelmäßig verzehrt werden, Shi 1988:38).

CAVE: Taros sind kontraindiziert bei Qi-Blockaden im Abdomen mit Blähungen und Schmerzen sowie bei *algor*-bedingten Spannungsgefühlen im Oberbauchbereich (Shi 1988:38).
Zur Beachtung: Taros sind in rohem Zustand giftig und sollten nur gekocht, pulverisiert oder als Pille verzehrt werden (Liu 1987:79, 1988:32). Zur Behandlung von Skrofulose sollten allerdings die rohen Taros zermahlen und zu Pillen verarbeitet werden (Shi 1988:38).

Zubereitungsarten

Gekocht, angebraten, als Dekokt, Pille oder Pulver, als Brei.
In rohem Zustand sind Taros giftig, vgl. oben.

Zusammensetzung
(nach westlicher Analytik)

Reich an Kohlenhydraten und relativ arm an
Eiweiß; enthält ferner relativ geringe Mengen an
Kalzium, Phosphor, Eisen, Vitamin B$_1$, B$_2$, C,
Thiamin und Niacin etc. (Liu 1987:78).

Rezepturen

1. Tarobrei (*Yunai zhou*)

100 g getrocknete Tarowurzeln zu feinem Pulver
zermahlen (oder 200 g frische Tarowurzeln in
kleine Stücke geschnitten) und mit einer
beliebigen Menge (Rundkorn-) Reis zu einem
Brei kochen und einnehmen.

In dieser Rezeptur dient Taro hauptsächlich zur
Zerstreuung von Verknotungen und zur
Beseitigung von skrofulösen Schwellungen. In
der Verbindung von westlicher mit chinesischer
Medizin wird diese Rezeptur zur Behandlung
von Skrofulose und Lymphadenitis eingesetzt
(Liu 1987:79).

2. Eingedickte Suppe aus frischem Fisch und Taro (*Xianyu yunai geng*)

250 g frische Tarowurzeln und 500 g Karausche
(vgl. Kap. A.5.24) mit Wasser weichkochen, mit
Pfeffer, Schweinefett und Salz abschmecken und
einnehmen.

Diese Rezeptur stammt aus dem Werk *Shiliao
bencao* („Diätetische Drogenkunde", 704 von
Meng Shen verfaßt). Die den *o. lienalis* stützende
Wirkung von Taro wird durch den Fisch
verstärkt. Die Rezeptur harmonisiert die „Mitte",
suppletiert *depletio* und stützt das Qi und ist
daher bei *depletio* der *oo. lienalis et stomachi*
sowie bei Erschöpfungssymptomatik und
Kraftlosigkeit angezeigt (Liu 1987:79).

3.21 Kartoffel (*malingshu* 馬鈴薯, oder *yangyu* 洋芋)

Verwendet werden die Knollen der Kartoffel, *Solanum tuberosum* L., die zur Familie der *Solanaceae* (Nachtschattengewächse) gehört und in ganz China angebaut wird. Sie werden im Sommer oder Herbst geerntet, gewaschen und frisch verwendet oder an einem trockenen Ort gelagert.

Eine genaue Beschreibung der Pflanze, die eine eindeutige Identifikation mit der bei uns gebräuchlichen Kartoffel zuläßt, findet sich erst relativ spät im *Zhiwu mingshi tukao* („Illustrierte Untersuchungen über Bezeichnung und Beschreibung von Pflanzen", von Wu Qijun, 1848 veröffentlicht), dem bekanntesten botanischen Werk des 19. Jhs. Dies stützt die Annahme, daß die Kartoffel in Taiwan zwar bereits um 1650

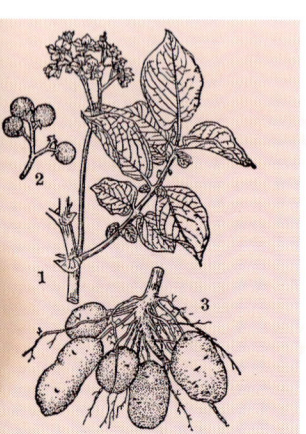

kultiviert wurde, jedoch erst im 18./19. Jahrhundert, wahrscheinlich unter dem Einfluß der Missionare, in ganz China größere Verbreitung fand. Heute fällt etwa ein Zehntel der Weltproduktion an Kartoffeln auf China (Bray 1984:532, Simoons 1991:124, Anderson 1988:121ff).

In der chinesischen Küche wurden und werden Kartoffeln allerdings stets als Gemüse, nicht als Grundnahrungsmittel, verwendet. Vor allem im Norden und Nordwesten Chinas sind die Kartoffeln ein beliebtes Wintergemüse. Sie werden häufig gekocht, angebraten, gebacken, gedünstet, Suppen beigegeben, aber auch zur Herstellung von Süßspeisen verwendet.

Darüber hinaus werden sie zu Kartoffelmehl verarbeitet, das als Speisestärke dient (Simoons 1991:125, ZGPRCD 1992:99).

Chinesische Bezeichnungen: *malingshu* 馬鈴薯, *yangyu* 洋芋 auch *yangyu* 陽芋, *tuyu* 土芋, *tudou* 土豆, *tuluan* 土卵, *shanyao dan* 山藥蛋, *yang fanshu* 洋番薯.

Vermutlich zum erstenmal erwähnt wird die Kartoffel unter der Bezeichnung „Erd-Taro" (*tuyu* 土芋) in dem Tang-zeitlichen Werk „Ergänzung der Drogenkunde" (*Bencao shiyi*, im 8. Jh. von Chen Cangqi verfaßt); im GM Kap. 27 („Weiches und Schlüpfriges", *rouhua*), 1990:1676.

Temperaturverhalten: neutral
Sapor: süß
Orbisbezug: *o. lienalis, o. stomachi*
Wirkung: den *o. lienalis* kräftigend, das Qi stützend, akute Schmerzzustände (und entzündliche Prozesse) lindernd.

Indikationen

1. *depletio* der *oo. lienalis et stomachi*: Verdauungsprobleme, Diarrhö, Obstipation (mit Schweinefleisch zusammen kochen, Liu 1988:32)

2. Dysharmonie der *oo. intestinorum et stomachi*: Schmerzen in Abdomen oder Oberbauch; in der Verbindung zwischen westlicher und chinesischer Medizin: Magen- oder Zwölffingerdarmgeschwüre (vgl. Rezeptur)

3. entzündliche Prozesse: Parotitis (Mumps), Verbrennungen, auch zur äußeren Anwendung (als Saft und mit Essig versetzt auf die betroffenen Stellen auftragen, ZYaoDC:1718).

Zubereitungsarten

Als Saft, als Dekokt, gebraten, gekocht oder
gedämpft.

CAVE: Der Verzehr von gekeimten
Kartoffeln oder Kartoffeln, deren Schale sich
grünlich oder violett verfärbt hat, kann
aufgrund des hohen Solaningehaltes zu
Vergiftungen führen (Liu 1987:80, 1988:32).

**Zusammensetzung
(nach westlicher Analytik)**

Enthält Kohlenhydrate (etwa 16%), Eiweiß (2%),
Fett, Niacin, Vitamin A, B_1, B_2, C, Kalzium,
Phosphor, Eisen, in geringer Menge Mangan,
Kobalt, Nickel, Zink sowie Solanin (Liu 1987:80,
1988:32, Schneider 1985:342).

Rezepturen

Kartoffelsaft (Yangyu zhi)

120 g Kartoffeln in Stücke schneiden und den
Saft auspressen. Über 15–20 Tage hinweg jeden
Morgen 1–2 Suppenlöffel davon mit Honig
verrühren, in heißem Wasser auflösen und auf
leeren Magen einnehmen.

Diese Rezeptur dient der Linderung von
abdominellen Schmerzen und der Regulierung
des Stuhlgangs. Sie ist angezeigt bei *depletio* der
„Mitte", bei Schmerzen im Abdomen aufgrund
von Dysharmonie des *qi stomachi* sowie bei
Obstipation. In der Verbindung von westlicher
mit chinesischer Medizin wird die Rezeptur auch
bei Schmerzzuständen aufgrund von Magen-
oder Zwölffingerdarmgeschwüren sowie bei
chronischer Obstipation eingesetzt (Liu 1987:81,
Peng 1988:99).

3.22 Süßkartoffel (*fanshu* 番薯)

Verwendung finden die Wurzelknollen der Süßkartoffel oder Batate, *Ipomoea batatas* Lam., die zur Familie der *Convolvulaceae* gehört und in ganz China angebaut wird. Sie werden im Winter geerntet, von den feinen Wurzeln befreit und gewaschen verwendet.

Es ist davon auszugehen, daß die Süßkartoffel in der Mitte des 16. Jhs. auf dem Landweg von Indien und Burma und auf dem Seeweg über die Seehäfen in Fujian nach China eingeführt wurde. Die Süßkartoffel galt in China als Nahrungsmittel für arme Leute und für Notzeiten und wurde als Schweinefutter verwendet. Da sie jedoch auch auf relativ unfruchtbaren, sandigen Böden sehr gut gedieh, wurde sie ab dem 18. Jh. in den Yangzi-Provinzen, Sichuan und den sandigen Küstenregionen Südchinas zunehmend mehr angebaut und stieg bald zum drittwichtigsten

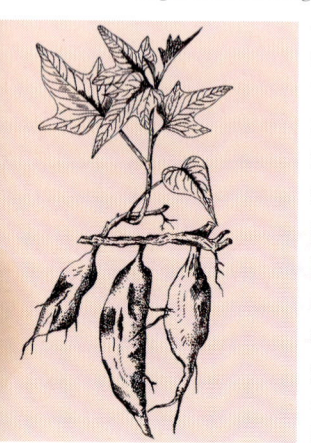

Anbauprodukt Chinas auf (nach Reis und Weizen) (Bray 1984:530, Anderson 1988:121). Heute ist China der Hauptproduzent von Süßkartoffeln in der Welt (Simoons 1991:122). In der chinesischen Küche werden Süßkartoffeln sowohl als Gemüse gekocht oder gebraten als auch roh verzehrt. Sie werden auch in Scheiben getrocknet oder

nach dem Dämpfen, Kochen oder Fritieren zu Snacks oder Süßspeisen weiterverarbeitet. Ferner werden Mehl, Nudeln und Branntwein daraus hergestellt (ZGPRCD 1992:100, Simoons 1991:124).

Chinesische Bezeichnungen: *fanshu* 番薯, auch *ganshu* 甘薯 (dies kann aber auch eine Bezeichnung für die Yamswurzel, *Dioscorea esculenta* [Lour.] Burkill sein), *hongshu* 紅薯, *jinshu* 金薯, *baishu* 白薯, *tugua* 土瓜, *digua* 地瓜.

Als diätetisches Mittel erstmals ausführlich behandelt in den „Ergänzungen zur Systematischen Drogenkunde" (*Bencao gangmu shiyi*, um 1803 von Zhao Xuemin verfaßt, 1871 veröffentlicht); es findet sich zwar schon im GM ein kurzer Eintrag zu *ganshu* 甘薯, Kap. 27 („Weiches und Schlüpfriges", *rouhua*), 1990:1679, der jedoch eher als Yamswurzel, *Dioscorea esculenta*, zu identifizieren ist.

Temperaturverhalten: neutral (in rohem Zustand: kühl)

Sapor: süß

Orbisbezug: *oo. lienalis et stomachi, o. intestini crassi* (ZYaoDC 1986:2407: außer *o. lienalis* auch *o. renalis*)

Wirkung: die „Mitte" suppletierend, das Xue harmonisierend, die *oo. intestinorum* freimachend, laxierend; in rohem Zustand: Säfte erzeugend und durststillend (nach GM auch: das *yin renale* stärkend).

Indikationen

1. *depletio* der *oo. lienalis et stomachi*: Kurzatmigkeit und Kraftlosigkeit (mit braunem Zucker kochen und eventuell frischen Ingwer oder Jujubenfrüchte zugeben)

2. *calor humidus* der „Mitte": Ikterus, nach übermäßigem Alkoholgenuß (gekocht zu verzehren oder vgl. 1. Rezeptur, ZYaoDC 1986:2407)

3. Obstipation (gekocht oder geröstet, Liu 1988:33)

4. *calor*-Symptomatik: Unruhe, Durst (roh, Liu 1988:33).

CAVE: Der übermäßige Genuß von Süßkartoffeln kann zu einem unangenehmen Völlegefühl im Abdomen führen, deshalb sollten Patienten mit Spannungs- und Völlegefühlen in der „Mitte" sie eher meiden, da sonst die Gefahr besteht, daß sich Qi-Blockaden herausbilden. Auch sollten alle Patienten mit einem Übermaß an Magensäure den Genuß von Süßkartoffeln stark einschränken (Liu 1987:82, ZYaoDC 1986:2407).

Zubereitungsarten
Roh, gekocht, gedämpft, geröstet, als Brei.

Zusammensetzung
(nach westlicher Analytik)
Enthält Kohlenhydrate, Eiweiß (etwa nur 1%), Carotin, Vitamin B_1, B_2, Kalzium, Phosphor etc. Wichtig ist zudem der relativ hohe Vitamin-A-Gehalt vor allem der gelblichen bzw. rötlichen Sorten der Süßkartoffel, der wohl erheblich zur Vorbeugung gegen auf Vitamin-A-Mangel beruhenden Augenkrankheiten beigetragen hat (Anderson 1988:122).

Rezepturen
1. Mit braunem Zucker gekochte
Süßkartoffeln (*Hongtang zhu fanshu*)
500 g Süßkartoffeln und 60 g braunen Zucker mit einer beliebigen Menge Wasser gar kochen, dann die Kartoffeln essen und den Absud trinken. Diese Rezeptur wird vor allem bei inneren Läsionen aufgrund von übermäßigem Alkoholgenuß und als zusätzliche Behandlung von Ikterus (infektiöse Hepatitis) empfohlen (Liu 1987:82).

2. Paste aus Süßkartoffeln und Honig
(*Shufen migao*)
100 g getrocknete Süßkartoffelscheiben zu feinem Pulver zerreiben, in Wasser auflösen und auf kleiner Flamme unter regelmäßigem Umrühren gar kochen, dann 100 g Honig zugeben und zusammen aufkochen lassen. Diese Rezeptur wird heute als zusätzliche Therapie bei Dysenterie eingesetzt (Liu 1987:82).

3.23 Yamsknolle (*shanyao* 山藥)

Verwendet wird der Wurzelstock der Yamswurzel, *Dioscorea opposita* Thunb. aus der Familie der *Dioscoreaceae* (Schmeerwurzelgewächse), die in Henan, Hebei, Shandong, Shanxi und den südlichen Regionen wild verbreitet ist und auch in breitem Umfang angebaut wird. Der Wurzelstock wird nach der Ernte im Winter vom Wurzelkopf befreit, gewaschen, geschält und frisch oder getrocknet verwendet.

Der Anbau von Yams ist in China durch schriftliche Quellen seit dem 4. Jh. belegt (Simoons 1991:103). Durch den verstärkten Anbau von Süßkartoffeln im 17./18. Jh. verlor die Yamsknolle als Nahrungsmittel an Bedeutung. Als Arzneimittel wird sie zwar weiter geschätzt (Porkert 1994:423 unter Rhizoma Batatatis), als Gemüse ist sie jedoch nur noch im Süden Chinas gebräuchlich (Bray 1984: 530, Anderson 1988:122).

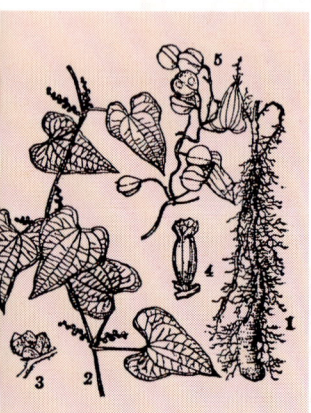

In der chinesischen Küche wird Yams heute relativ selten verwendet und dient außer als Gemüse vor allem zur Herstellung von Breien, Süßspeisen und Kuchen. Am weitesten verbreitet ist sie unter den Minderheiten Chinas (ZGPRCD 1992:100).

Chinesische Bezeichnungen: *shanyao* 山藥, *shuyu* 薯蕷, *shanshu* 山藷, *shuyao* 薯藥, *shanyu* 山芋, *zhushu* 諸薯, *yancao* 延草, *yuyan* 玉延. Die ursprüngliche Bezeichnung *shuyu* 薯蕷 wurde durch die Bezeichnung *shanyao* 山藥 verdrängt, weil *shuyu* 薯蕷 unter dem Tang-Kaiser Taizong (reg. 763-780) tabuisiert war (Bray 1984:530, Ye 1978:98).

Die Yamsknolle wird als diätetisches Mittel erstmals in der Oberen Abteilung des *Shennong bencao jing* erwähnt („Shennongs Klassiker der Drogenkunde", in der Späteren Han-Zeit verfaßt, verschollen, um 500 von Tao Hongjing kompiliert, 1988:147); im GM Kap. 27 („Weiches und Schlüpfriges", *rouhua*) 1990:1676.

Temperaturverhalten: neutral
Sapor: süß
Orbisbezug: *o. pulmonalis, o. lienalis, o. renalis*
Wirkung: den *o. lienalis* kräftigend, den *o. pulmonalis* suppletierend, den *o. renalis* konsolidierend, das Struktivpotential stützend.

Indikationen

1. *depletio* der *oo. lienalis et stomachi*: verminderter Appetit, Diarrhö, Ausfluß bei Frauen (vgl. 1. und 2. Rezeptur)
2. *depletio* des *o. pulmonalis*: persistierender Husten, Trockenheit der Kehle (vgl. 3. Rezeptur)
3. *depletio* des *o. renalis*: Samenverlust, gehäufte Miktion
4. Diabetes (*sitis diffundens*) mit viel Durst.

CAVE: Kontraindiziert bei jeder Art von *repletio* und bei Heteropathien. Auch sollten Patienten, die an Obstipation leiden, Yamsknollen meiden (ZYaoDC 1986:167, Liu 1987:83).

Zubereitungsarten

Als Dekokt, Pille oder Pulver, gekocht oder geröstet.

Zusammensetzung
(nach westlicher Analytik)

Reich an Kohlenhydraten (etwa 16%) und kann bei reichlichem und regelmäßigem Genuß den täglichen Bedarf an Eiweiß, Thiamin und Vitamin C decken (Simoons 1991:104); Yams enthält ferner Cholin, Saponin, Vitamin B_2, Kalium, Kalzium und Nikotinamid (Liu 1987:83, Zhang 1990:83).

Rezepturen

1. Brei aus Yamsknollen und Jujubenfrüchten (*Shanyao hongzao zhou*)

60 g Yamsknollen in ganz kleine Stückchen schneiden und mit 30 g Jujubenfrüchten (Fructus Jujubae) und einer beliebigen Menge (Rundkorn-)Reis in Wasser so lange kochen, bis ein feiner Brei entsteht. Diesen mit etwas Zucker abschmecken und einnehmen.
Yamsknollen und Jujubenfrüchte sind beide süß und neutral und wirken suppletiv auf die „Mitte". Die Jujubenfrüchte dienen darüber hinaus auch der Befeuchtung und Stützung des *qi constructivum* und des Xue. Diese Rezeptur ist angezeigt bei *depletio* der *oo. lienalis et stomachi*, vermindertem Appetit, Verdauungsproblemen sowie bei Erschöpfung des *qi constructivum* und des Xue (Liu 1987: 83).

2. Yamsknollen-Pulver (*Shanyao fen*)

Eine beliebige Menge getrockneter Yamsknollen rösten, mit der gleichen Menge frischer Yamsknollen zu feinem Pulver zermahlen und jeweils 30 g davon mit weißem Zucker abgeschmeckt mit Reissud zusammen einnehmen.
Durch die Verwendung von gerösteten und frischen Yamsknollen erreicht man sowohl eine *suppletio* des *qi lienale* als auch eine Mehrung des *yin lienale*. Die Rezeptur ist anzuwenden bei Schädigungen des *yang-* als auch des *yin lienale*, bei *depletio* der „Mitte" allgemein, bei Übelkeit und Erbrechen, Appetitlosigkeit, Spannungs- und Völlegefühl im Abdomen (Liu 1987:83).

3. Brei aus Yamsknollen mit Zuckerrohrsaft (*Shanyao zhezhi hu*)

60 g frische Yamsknollen in Stücke schneiden, mit einem Mörser weich stampfen, eine halbe Tasse Zuckerrohrsaft zugeben und langsam gar kochen. Zweimal täglich warm einnehmen.
Diese Rezeptur dient der Befeuchtung des *o. pulmonalis* und der Umwandlung von *pituita*. Sie ist angezeigt bei chronischem Husten und Keuchatmung mit wenig oder gar keinem Schleim, trockener Kehle und trockenem Mund (auch bei chronischer Tracheitis und chronischer Bronchitis im Senium) (Ye 1978:99, Liu 1987:84).

3.24 Lotoswurzel (ou 藕)

Verwendet werden die großen, dicken Wurzelstöcke der Indischen Lotosblume, *Nelumbo nucifera* Gaertn. aus der Familie der *Nymphaeaceae*, die in fast allen Regionen Chinas angebaut wird. Im Herbst oder Winter werden die Wurzelstöcke ausgegraben, gewaschen und von den Knoten (Nodienabschnitten) der Wurzelstöcke (die ebenfalls als Arzneimittel verwendet werden, vgl. Nodus rhizomatis Loti, Porkert 1994:368) befreit.

Bereits im antiken China wurde Lotos als Nahrungsmittel, als Arzneimittel und als Zierpflanze kultiviert (Simoons 1991:112, Anderson 1988:42). Neben den Wurzeln werden auch Samen und Früchte als Nahrungs- und Arzneimittel verwendet (Semen Loti, Porkert 1994:475).

Die Lotoswurzel wird in der chinesischen Küche sowohl als alltägliches Gemüse als auch als

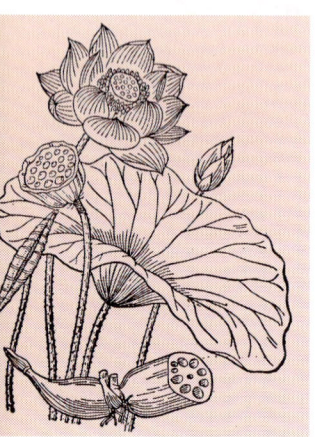

Spezialitätengericht bei Banketten verwendet: sie kann frisch, getrocknet oder in Dosen konserviert gebraucht werden. Frisch wird sie in Stücke geschnitten, fritiert und als knuspriges Gemüse gegessen oder Suppen oder Fleischgerichten beigegeben. Sie kann auch kalt als eine Art Salat zubereitet oder mit Reis gefüllt und gedämpft werden. Als Süßspeise wird sie in Sirup eingelegt oder kandiert. Gemahlen wird sie zu Speisestärke, Klößen oder Kuchen weiterverarbeitet (Simoons 1991:114, ZGPRCD 1992:116).

Chinesische Bezeichnungen: *ou* 藕, *lianou* 蓮藕, *liangen* 蓮根.

Lotoswurzeln werden als diätetisches Mittel erstmals in der Oberen Abteilung des *Mingyi bielu* erwähnt („Ergänzende Aufzeichnungen berühmter Ärzte", ca. 2. Jh., um 536 von Tao Hongjing kompiliert); im GM Kap. 33 unter „Wasserfrüchte", 1990:1893.

Temperaturverhalten: in rohem Zustand: kühl; in gekochtem Zustand: Tendenz zur Wärme
Sapor: süß
Orbisbezug: *o. cardialis, oo. lienalis et stomachi*
Wirkung: in rohem Zustand: *calor* kühlend, Säfte erzeugend, Xue kühlend, Stasen zerstreuend, Blutungen stillend; in gekochtem Zustand: die „Mitte" suppletierend, Xue stützend, Durchfall behebend.

Indikationen

1. *calor*-Prozesse: Unruhe, Durst, Fieber, Diabetes (*sitis diffundens*), Miktionsstörungen (roh zu verwenden, vgl. 1., 6. und 7. Rezeptur, oder Lotoswurzelsaft mit Birnensaft oder Zuckerrohrsaft vermischt einnehmen, Liu 1988:33)

2. *calor xue* mit Blutungen aller Art: Blutungen aus Mund, Nase oder blutigem Stuhl (roh zu verwenden oder als Saft, vgl. auch 3. Rezeptur)

3. Defizienz von *yin stomachi*: Dysphagie und Regurgitation, Unruhe, Beklemmungsgefühle, Übelkeit (roh zu verwenden, als Saft oder vgl. 2. Rezeptur)

4. *depletio* der *oo. lienalis et stomachi*: verminderter Appetit, Diarrhö (vgl. 3. und 4. Rezeptur oder mit Jujubenfrüchten und frischem Ingwer gekocht zu verzehren)

5. *depletio xue*: plötzlicher Schwindel oder
   Ohnmacht nach der Geburt (gekocht zu
   verwenden, vgl. 4. Rezeptur, oder mit
   Schweinefleisch und Radix Angelicae sinensis
   zusammen kochen und essen, Liu 1988:33).

Zubereitungsarten

Roh, gekocht, gebraten als Gemüse, als Saft, oder
weiterverarbeitet als Lotosmehl.

Man sollte darauf achten, daß man für den rohen
Verzehr junge und zarte, zum Kochen starke und
ältere Lotoswurzeln verwendet (Liu 1987:87,
1988:33). Ferner wird in einigen klassischen
Werken davor gewarnt, Lotoswurzeln in
Eisentöpfen zu kochen (GM:1895, Shi 1988:43,
ZYaoDC 1986:2690).

Zusammensetzung
(nach westlicher Analytik)

Die Lotoswurzel ist ernährungsphysiologisch
aufgrund ihres relativ hohen Gehalts an
Vitamin C wertvoll (Simoons 1991:115). Ferner
enthält sie Stärke, Eiweiß, Vitamin B, Asparagin,
Pyrocatechol etc. (Ye 1978:137).

Rezepturen

1. Saft aus frischen Lotoswurzeln und Honig
(*Xian`ou baimi zhi*)

120 g frische Lotoswurzeln zerstampfen, dem so
gewonnenen Saft 60 g frischen Honig zugeben,
verrühren und auf zwei Portionen verteilt
einnehmen.

Diese Rezeptur stammt aus dem Werk *Shenghui
fang* („Mustergültige und wohltätige Rezepte [der
Regierungsperiode Taiping]", von Wang Huaiyin
u.a. um 992 verfaßt). Sie dient zur Stützung des
o. stomachi und zur Hervorbringung von Säften
sowie zur Kühlung von *calor* und Beseitigung
von Unruhe. Daher ist sie vor allem angezeigt
bei einer Schmälerung der Säfte durch *calor*-
oder *aestus*-Erkrankungen mit Unruhe und Durst
(Liu 1987:87, ZYaoDC 1986:2690).

2. Trank aus Ingwer und Lotoswurzeln (*Jiang`ou yin*)

90 g Lotoswurzeln und 10 g frischen Ingwer zerstampfen und den so gewonnenen Saft täglich auf drei Portionen verteilt einnehmen.

Die Rezeptur stammt aus dem *Shengji zonglu* („Gesammelte Aufzeichnungen über den Beistand der Mustergültigen", um 1117 von Shen Fu u.a.verfaßt).

Hier dienen die Lotoswurzeln zur Kühlung von *calor* und zur Hervorbringung von Säften, der frische Ingwer zur Harmonisierung des *o. stomachi* und zur Beseitigung von Übelkeit. Die Rezeptur ist indiziert bei *calor stomachi*, Dysharmonie des *qi stomachi*, Übelkeit und Erbrechen, Durst und trockenem Mund (ZYaoDC 1986:2690, Liu 1987:87, Peng 1985:343).

3. Lotoswurzelpulver (*Ou fen*)

12 g pulverisierten Lotoswurzeln eine beliebige Menge weißen Zucker zugeben und mit etwas kaltem, zuvor abgekochtem Wasser gut vermischen, dann mit kochendem Wasser aufgießen und umrühren, bis eine breiartige Paste entsteht.

Diese Rezeptur stammt aus dem Werk *Benjing fengyuan* („Erfassung des Ursprungs der Drogenkunde", Anfang des 18. Jhs. von Zhang Lu verfaßt) und dient hauptsächlich der Stützung des *o. stomachi* und der Harmonisierung der „Mitte", sowie der Stillung von Blutungen. Sie ist einzusetzen bei Dysenterie, Blut im Stuhl, Kiefersperre oder allgemein bei *depletio* der *oo. lienalis et stomachi* und Verdauungsstörungen (Liu 1987:87).

4. Dekokt aus Lotoswurzeln (*Weiou tang*)

Eine beliebige Menge an Lotoswurzeln in Stücke
schneiden und beliebig viel Wasser hinzugeben,
auf kleiner Flamme langsam kochen lassen, bis
die Wurzeln weich und gar werden, dann das
Dekokt trinken und die Lotoswurzeln essen.
Die Rezeptur stammt aus dem Werk *Suixiju
shipu* („Kochbuch des Wohnsitzes der Muße",
1861 von Wang Shixiong verfaßt). Sie dient zur
suppletio der „Mitte" sowie zur Stützung des Yin
und Xue und ist angezeigt bei *depletio* der
oo. lienalis et stomachi oder bei *depletio yin* oder
xue sowie bei allen Arten von Blutverlusten (Liu
1987:87).

5. Lotoswurzeltrank (*Ou zhiyin*)

Aus gekochten Lotoswurzeln den Saft auspressen
und häufig einnehmen. Zur Behandlung von
depletio yin mit emporschlagendem *ardor, calor
internus* und Schmälerung des Xue sowie bei
allen Arten von Blutverlusten (auch Anämie)
(Peng 1985:343).

6. Zwei-Säfte-Trank (*Erzhi yin*)

Jeweils eine halbe Tasse Lotoswurzelsaft und
Birnensaft zusammen einnehmen. Zur
Behandlung von *calor pituitae* im oberen
Calorium, wie Husten mit gelbem Schleim (Peng
1985:343, auch GM 1990:1896, ZYaoDC
1986:2690).

7. Trank aus Weintrauben, Lotos- und Rehmanniawurzeln (*Putao ou di yin*)

Zu gleichen Teilen Saft aus frischen Lotoswurzeln, aus frischer Rehmannia-Wurzel
(Rhizoma Rehmanniae viride) und aus
Weintrauben mischen und jeweils eine halbe
Tasse davon mit Honig abgeschmeckt und
erwärmt einnehmen. Zur Behandlung von
calor-Miktionsstörungen (GM 1990:1896, Peng
1985:343, ZYaoDC 1986:2690).

3.25 Aubergine
(*qiezi* 茄子)

Chinesische Bezeichnungen: *qiezi* 茄子, *luosu* 落蘇, *laosu* 酪酥, *aigua* 矮瓜, *kunlun gua* 昆侖, *diaocaizi* 吊菜子.

Verwendet werden die Früchte der Aubergine oder Eierfrucht, *Solanum melongena* L., zur Familie der *Solanaceae* (Nachtschattengewächse) gehörend und in fast allen Regionen Chinas angebaut. Auberginen werden im Sommer oder Herbst in reifem Zustand geerntet und frisch verwendet.

Der Anbau von Auberginen wird erstmals in dem landwirtschaftlichen und gastronomischen Text *Qimin yaoshu* („Wichtige Techniken für das einfache Volk", von Jia Sixie, 1982:113) aus dem 6. Jh. behandelt; wahrscheinlich war die Aubergine von Südostasien zunächst nach Südchina eingeführt worden (Simoons 1991:169). Es gibt viele verschiedene Arten von Auberginen in China: lange, spitz zulaufende, oder dicke, runde sowie dunkelrote, weiße und grüne.

Auberginen werden in der chinesischen Küche

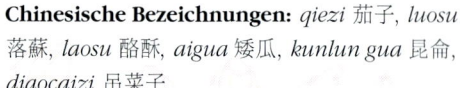

relativ häufig verwendet und auf verschiedenste Weise zubereitet und gewürzt: sie werden gekocht, angebraten, gedämpft, fritiert, gedünstet oder auch zu kalten Gerichten verarbeitet oder in Salz oder Sojasauce eingelegt. Wegen ihres kühlen Sapors werden sie häufig mit Fleisch zusammen geschmort. Auberginen sind einerseits ein alltägliches Gemüse in China, andererseits dienen sie als Ausgangsmaterial für sehr raffinierte Gerichte, die auf Banketten gereicht werden (Shi 1988:42, Simoons 1991:169, ZGPRCD 1992:112).

Als diätetisches Mittel erstmals erwähnt im *Shiliao bencao* („Diätetische Drogenkunde", 704 von Meng Shen verfaßt); im GM Kap. 28 („Kürbisgemüse"), 1990:1689.

Temperaturverhalten: kühl

Sapor: süß

Orbisbezug: *oo. lienalis et stomachi*, *o. intestini crassi*

Wirkung: *calor* kühlend, Xue dynamisierend und kühlend, Xue-Stasen zerstreuend, Schwellungen beseitigend, schmerzstillend.

Indikationen

1. *calor xue*: blutiger Stuhl, blutende Hämorrhoiden, Obstipation (als Dekokt oder gedämpft, Liu 1988:35)
2. *ventus* in den *oo. intestinorum*: Blutungen, blutiger Stuhl (vgl. 1. Rezeptur)
3. *calor* im *o. pulmonalis*: Husten (vgl. 2. Rezeptur)
4. *calor*-Ulzerationen und Geschwüre auf der Haut (auch zur äußeren Anwendung, zerdrückt oder zerrieben).

CAVE: Aufgrund der Kühle und der laxierenden Eigenschaften der Auberginen sind sie kontraindiziert bei *algor depletionis* der „Mitte" und auch generell bei Durchfallneigung (Liu 1987:114, Shi 1988:42).

Zubereitungsarten

Als Dekokt, als Saft, in Wein eingelegt, gekocht, angebraten.

Die Auberginen sollten zart und weich sein und am besten in noch nicht völlig ausgereiftem Zustand verwendet werden (Liu 1987:114).

Zusammensetzung
(nach westlicher Analytik)

Gekochte Auberginen bestehen zu 93% aus Wasser und zu 5,6% aus Kohlenhydraten und weisen geringe Mengen an Vitaminen und Mineralien auf (Simoons 1991:169). Sie enthalten ferner Eiweiß, Vitamin C, Niacin, Eisen, Phosphor, Carotin sowie verschiedene Alkaloide etc. Die Schale, insbesondere der dunkelroten Aubergine soll relativ reich an Vitamin P sein (ZGPRCD 1992:112).

Rezepturen

1. Auberginen-Wein (*Qiezi jiu*)

Eine große Aubergine in feuchtes Papier einwickeln, auf kleiner Flamme langsam gar dünsten, dann auswickeln und in heißem Zustand in ein Glasgefäß geben und mit Wein halb bedecken. Bei geschlossenem Deckel drei Tage einweichen lassen, dann die Rückstände der Aubergine beseitigen und den erwärmten Wein auf nüchternen Magen einnehmen.

Diese Rezeptur stammt aus dem Werk *Shengji zonglu* („Gesammelte Aufzeichnungen über den Beistand der Mustergültigen", 1117 von Shen Fu verfaßt). Hier dient die Aubergine zur Kühlung von Xue und zur Blutstillung; das Einweichen in Wein wirkt dabei unterstützend. Sie ist einzusetzen bei hartnäckigem *ventus* in den *oo. intestinorum* mit Blutungen (Liu 1987:114, Peng 1985:347, ZYaoDC 1986:1310).

2. Dekokt aus weißen Auberginen
(*Baiqie tang*)

60–120 g weiße Auberginen in Wasser kochen, den Saft auspressen und mit 30 g Honig verrühren. Täglich zweimal einnehmen.

In dieser Rezeptur kühlt die Aubergine insbesondere *calor* im Bereich des *o. pulmonalis*, während Honig den *o. pulmonalis* befeuchtet und Husten stillt. Daher ist sie angezeigt bei auf *calor* oder *ariditas* beruhendem Husten oder bei chronischem Husten aufgrund von *depletio* des *o. pulmonalis* mit wenig oder ganz ohne Schleim (*pituita*) (Liu 1987:114).

3.26 Tomate
(*fanqie* 番茄)

Verwendet wird die reife Frucht der Tomate, *Lycopersicon esculentum* Mill., zur Familie der *Solanaceae* (Nachtschattengewächse) gehörend, die in den meisten Regionen Chinas angebaut wird. Sie wird im Sommer geerntet, gewaschen und frisch verwendet.

Wie auch ihr Name „Ausländische Aubergine" (*fanqie* 番茄) zeigt, wurde die Tomate um etwa 1500 aus den westlichen Nachbarländern nach China eingeführt. Sie wurde zunächst nur in den Ausländerenklaven und in den Küstengebieten angebaut; im 16. Jh. und danach wurde sie vor allem in Südchina kultiviert; weitere Verbreitung fand die Tomate in China jedoch erst gegen Ende des letzten Jahrhunderts (Anderson 1988:94,131, Simoons 1991:168, Liu 1987:246).

In der chinesischen Küche werden Tomaten als Gemüse angebraten, in Salz oder Sojasauce eingelegt aber auch roh, oftmals in Zucker eingetaucht, gegessen. Sie gelten als alltägliches Gemüse, werden aber auch häufig für Festessen verwendet (ZGPRCD 1992:113).

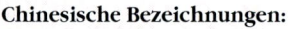

Chinesische Bezeichnungen:
fanqie 番茄 („Ausländische Aubergine"), *xihong shi* 西紅柿 („Westliche rote Kakifrucht"), *fanshi* 番柿, *liuyue shi* 六月柿, *yang shizi* 洋柿子.

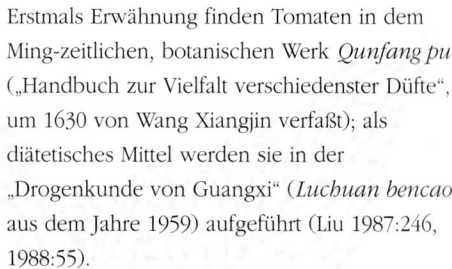

Erstmals Erwähnung finden Tomaten in dem Ming-zeitlichen, botanischen Werk *Qunfang pu* („Handbuch zur Vielfalt verschiedenster Düfte", um 1630 von Wang Xiangjin verfaßt); als diätetisches Mittel werden sie in der „Drogenkunde von Guangxi" (*Luchuan bencao*, aus dem Jahre 1959) aufgeführt (Liu 1987:246, 1988:55).

Temperaturverhalten: kühl
Sapor: süß und sauer
Orbisbezug: *o. stomachi, o. hepaticus*
Wirkung: *calor* kühlend, Säfte erzeugend, das Yin (vor allem *yin hepatici*) stützend, Xue kühlend, die Aktivität des *o. hepaticus* besänftigend, den *o. stomachi* kräftigend.

Indikationen

1. Schädigungen der Säfte aufgrund von *calor*: Durst, Unruhe, verminderter Appetit, auch Defizienz des *yin stomachi* aufgrund von *calor*: Durst, Trockenheit der Kehle (vgl. 1. Rezeptur)

2. *calor xue* auf der Basis von *depletio yin*: Nasenbluten, Zahnfleischbluten (roh essen oder zusammen mit Nodus rhizomatis Loti [Knoten im Lotoswurzelstock] und Rhizoma Imperatae [Alang-Alang-Graswurzelstock] als Saft einnehmen, Liu 1988:55)

3. Defizienz des *yin hepatici*: verschwommene Sicht, Trockenheit der Augen, Nachtblindheit (roh essen oder mit Schweineleber als Suppe kochen, Liu 1988:55)

4. nach der Verbindung von westlicher mit chinesischer Medizin: Hypertonie (täglich morgens ein bis zwei rohe Tomaten nüchtern verzehren, Ye 1978:117, Liu 1987:247, Peng 1985:347).

CAVE: Kontraindiziert bei *algor depletionis* der „Mitte" (Liu 1987:247, Shi 1988:42).

Zubereitungsarten

Roh, gekocht, angebraten, als Saft, als Dekokt.

Zusammensetzung
(nach westlicher Analytik)

Reich an Vitamin A und C sowie an Mineralien
(Simoons 1991:167); ferner enthalten sie
Glukose, Fructose, Eiweiß, Fett, Pektin, Carotin,
Vitamin B_1, B_2, Niacin, Kalzium, Phosphor, Eisen
etc.

Rezepturen

1. Tomaten mit weißem Zucker
(*Baitang fanqie*)

120 g Tomaten kurz in kochendes Wasser geben,
die Schale entfernen, zerdrücken, eine beliebige
Menge weißen Zucker zugeben, vermischen und
einnehmen.

Diese Rezeptur dient der Stützung des
o. stomachi und der Hervorbringung von Säften,
der Kühlung von *calor* und der Beseitigung von
Unruhe. Sie ist vor allem einzusetzen bei *calor*-
Erkrankungen oder bei Schädigungen des Yin
aufgrund von *calor stomachi*, Unruhe, Durst und
trockenem Mund (Liu 1987:247).

2. Tomaten- und Wassermelonensaft
(*Fanqie xigua zhi*)

Aus Tomaten und Wassermelonen getrennt Säfte
bereiten, dann beide Säfte zusammen
vermischen und nach Belieben trinken.
Zur Behandlung von fiebrigen Erkältungs-
erkrankungen im Sommer, Durst, Nervosität,
vermindertem Appetit, Verdauungsstörungen,
Miktionsstörungen aufgrund von *calor* mit
rötlichem Urin etc. (Peng 1985:346).

3.27 Flaschenkürbis (*hulu* 葫蘆)

Verwendet wird die Frucht bzw. das Fruchtfleisch des Flaschenkürbis, *Lagenaria siceraria* (Mol.) Standl. aus der Familie der *Cucurbitaceae* (Kürbisgewächse), der in den meisten Regionen Chinas angebaut wird. Die Früchte werden im Herbst reif geerntet, von der Schale befreit (vgl. auch Pericarpium Lagenariae, Porkert 1994:245), gewaschen und frisch verwendet. Flaschenkürbisse werden in China seit dem Neolithikum angebaut (Simoons 1991:174); heute sind die zahlreichen Untersorten ein wichtiges Sommergemüse. Flaschenkürbis wird gedünstet, geschmort, angebraten, als Füllung verwendet oder Suppen beigegeben. In der Diätetik wird er meistens zu Säften oder Dekokten verarbeitet (ZGPRCD 1992:107, Shi 1988:42).

Chinesische Bezeichnungen: *hulu* 葫蘆, oder

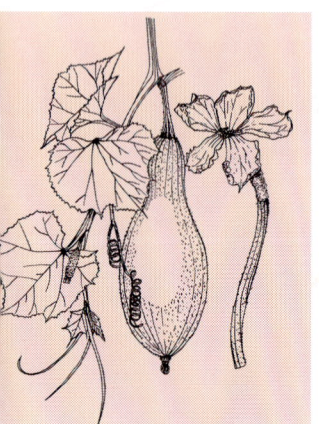

hulu 壺盧, *hugua* 瓠瓜, *pao* 匏 oder *paogua* 匏瓜, *hupao* 瓠匏 oder *tian hupao* 甜瓠匏.

Als diätetisches Mittel erstmals erwähnt im *Shennong bencaojing jizhu* („Gesammelte Kommentare zu Shennongs Klassiker der Drogenkunde", um 500 von Tao Hongjing kompiliert und annotiert); im GM Kap. 28 („Kürbisgemüse"), 1990:1692.

Temperaturverhalten: neutral
Sapor: süß und neutral
Orbisbezug: *o. pulmonalis, o. lienalis, o. renalis*
Wirkung: *calor* kühlend, den *o. pulmonalis* befeuchtend, diuretisch.

Indikationen

1. Miktionsstörungen, Gedunsenheit und Ödeme oder bei Ikterus (vgl. 1. 2. und 3. Rezeptur)
2. *calor* oder *ariditas* im *o. pulmonalis*: Husten, Erschöpfungshusten, *calor*-Unruhe, Durst (als Saft oder Dekokt, vgl. 1. Rezeptur).

> **CAVE:** Kontraindiziert bei *algor depletionis* der „Mitte" (Liu 1987:114, 1988:35, ZYaoDC:1797).

Zubereitungsarten

Als Dekokt, Saft, gekocht etc.

Zusammensetzung (nach westlicher Analytik)

Enthält Fett, Eiweiß, Glukose, Pentosan, Carotin, Vitamin B, C, etc.

Rezepturen

1. Flaschenkürbissaft (*Hulu zhi*)

Einen frischen Flaschenkürbis zerkleinern und den Saft auspressen, jeweils eine kleine Tasse davon mit Honig abgeschmeckt zweimal täglich einnehmen.

Flaschenkürbis entfaltet als frischer Saft voll seine *calor* kühlende, diuretische sowie den *o. pulmonalis* befeuchtende Wirkung. Er ist einzusetzen bei Gedunsenheit und Ödemen, Miktionsstörungen, Ikterus aufgrund von *calor humidus* oder trockenem Husten aufgrund von *ariditas* im *o. pulmonalis* (in der Verbindung von westlicher mit chinesischer Medizin auch bei Hypertonie, Ikterus und Urolithiasis, Liu 1987:115, Ye 1978:165).

2. Dekokt aus Flaschenkürbis und wurmbefallenen Bambussprossen (*Hulu chongsun tang*)

60 g Flaschenkürbis in Stücke schneiden, mit
30 g ebenfalls in Stücke geschnittenen wurmbefallenen Bambussprossen (*chongsun*) in Wasser
abkochen und einnehmen.
Die diuretische Wirkung des Flaschenkürbis läßt
sich durch die Kombination mit wurmbefallenen
Bambussprossen deutlich verstärken. Deshalb
wird diese Rezeptur bei Gedunsenheit und
Ödemen sowie bei Miktionsstörungen eingesetzt
(Liu 1987:115).

3. Dekokt aus Flaschenkürbis mit der Schale von Wassermelone und Wachskürbis

50–100 g Fruchtfleisch des Flaschenkürbis mit
jeweils 50 g Wachskürbis- und Wassermelonenschale zusammen kochen und täglich mehrmals
über einen längeren Zeitraum hinweg
einnehmen.
Diese Rezeptur wirkt stark diuretisch und ist
angezeigt bei Miktionsstörungen, Spannungsgefühlen und Schwellungen im Abdomen (in der
Verbindung von westlicher mit chinesischer
Medizin auch bei Lebererkrankungen, Aszites
aufgrund von Ikterus, Nephritis, oder bei
Ödemen aufgrund von koronaren Herzerkrankungen) (Ye 1978:165).

3.28 Wachskürbis (*donggua* 冬瓜)

Verwendet wird die Frucht bzw. das Fruchtfleisch des Wachskürbis, *Benincasa hispida* (Thunb. ex Murr.) Cogn. zur Familie der *Curcurbitaceae* (Kürbisgewächse) gehörend und in ganz China angebaut. Die reifen Früchte werden im Spätsommer oder Frühherbst gepflückt, von Schale (vgl. Pericarpium Benincasae, Porkert 1994:239) und Kernen (vgl. Semen Benincasae, Porkert 1994:238) befreit, gewaschen und frisch verwendet.

Als Lebensmittel ist der bis zu einem Zentner schwere Wachskürbis in China mindestens seit der Han-Zeit bekannt. Er ist in China die am häufigsten verwendete Kürbisart, die hauptsächlich für die Zubereitung von Suppen, vor allem im Sommer, gebraucht wird (Anderson 1988:132). Er kann aber auch angebraten, gekocht, gedünstet, eingelegt oder als Füllung

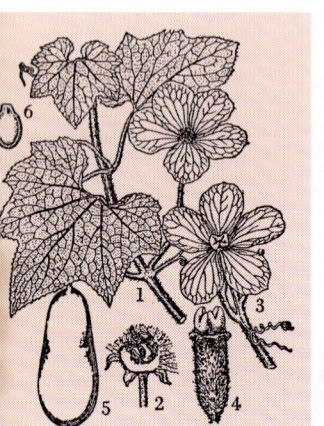

verwendet werden. Bei Banketten wird oft der ganze Kürbis ausgehöhlt, verziert und als Suppenterrine verwendet. Diese „Wachskürbis-Suppe" besteht jedoch nicht nur aus Kürbisfleisch, sondern auch aus zahlreichen anderen Zutaten wie Schinken, Hühnerbrühe etc. Die Suppe wird im ausgehöhlten Kürbis zubereitet, indem man ihn mit Inhalt mehrere Stunden lang dämpft (ZGPRCD 1992:106, Simoons 1991:154).

Chinesische Bezeichnungen: *donggua* 冬瓜 „Winter-Kürbis", *baigua* 白瓜 „weißer Kürbis", *bai donggua* 白冬瓜, *donggua* 東瓜, *zhengua* 枕瓜, *shuizhi* 水芝, *dizhi* 地芝.

Als diätetisches Mittel erstmals erwähnt in der Oberen Abteilung des *Mingyi bielu* („Ergänzende Aufzeichnungen berühmter Ärzte", ca. 2. Jh., um 536 von Tao Hongjing kompiliert); im GM Kap. 28 („Kürbisgemüse"), 1990:1697.

Temperaturverhalten: kühl
Sapor: süß und neutral
Orbisbezug: *o. pulmonalis, o. lienalis, o. vesicalis* (ZYaoDC:760, Shi 1988:42: statt *o. lienalis*: *oo. intestinorum*)
Wirkung: *calor* kühlend, diuretisch, *pituita* herauslösend, entgiftend, abschwellend.

Indikationen

1. *depletio* des *o. lienalis*: Gedunsenheit und Ödeme, Miktionsstörungen oder in der Verbindung von westlicher mit chinesischer Medizin auch bei Adipositas (vgl. 3. Rezeptur, auch zusammen mit Azukibohnen als Dekokt, Liu 1988:36)
2. *calor pituitae* im *o. pulmonalis*: Husten mit gelblichem, zähem Schleim (vgl. 1. Rezeptur)
3. *calor*- oder *aestus*-Prozesse: Unruhe, Durst oder Diabetes (*sitis diffundens*) (als Saft, vgl. 2. Rezeptur).

CAVE: Kontraindiziert bei *algor depletionis* der „Mitte" oder *depletio yin*, Magerkeit oder Neigung zu Durchfällen (Liu 1987:116, 1988:36, Shi 1988:42, Zhang 1990:73).

Zubereitungsarten

Als Dekokt, als Saft oder gekocht. Es empfiehlt sich, Wachskürbis in voll ausgereiftem Zustand zu verwenden (Liu 1987:116, 1988:36).

Zusammensetzung
(nach westlicher Analytik)

Enthält Kohlenhydrate, Eiweiß, Carotin, Vitamin B$_1$, B$_2$, C, Niacin, Kalzium, Phosphor, Eisen etc. (Liu 1987:116, Zhang 1990:73).

Rezepturen

1. Saft aus gedämpftem Wachskürbis
(*Zheng donggua zhi*)

Von einem kleinen, zarten Wachskürbis den oberen Teil wie einen Deckel abschneiden und 60 g (oder eine beliebige Menge) Kandiszucker einfüllen, mit dem oberen Teil als Deckel wieder fest verschließen und (in einem Dämpfkorb) dämpfen, bis er saftig ist, dann den Saft auspressen. Täglich auf zwei Portionen verteilt einnehmen.

In dieser Rezeptur wirkt Wachskürbis *calor* kühlend, *pituita* umwandelnd und das Qi absenkend; sie ist daher vor allem angezeigt bei *calor pituitae*-bedingtem Husten mit gelblichem Schleim oder Keuchatmung und Kurzatmigkeit. Laut *Diannan bencao* („Drogenkunde von Yünnan", von Lan Mao, etwa um 1476) kann man die Rezeptur zur Behandlung von Keuchatmung auch mit einem Dekokt aus frischem Ingwer zusammen einnehmen. Dadurch wird die *pituita* umwandelnde, hustenstillende und das Qi absenkende Wirkung erhöht (Liu 1987:116, Ye 1978:167).

2. Frischer Saft aus Wachskürbis
(*Xian donggua zhi*)

Von einem Wachskürbis die Schale entfernen. Das Fruchtfleisch ablösen, in Stücke schneiden und den Saft auspressen. Täglich zwei- bis dreimal jeweils eine kleine Tasse davon einnehmen. Man kann auch den Saft eines langsam gekochten Wachskürbis verwenden. Die Rezeptur ist angezeigt bei *calor*- oder *aestus*-Prozessen, Durst oder Diabetes (*sitis diffundens*) (Liu 1987:116, Ye 1978:167).

3. Wachskürbis-Dekokt zur Diurese und zur Gewichtsreduktion
(*Donggua lishui jianfei tang*)

500 g Wachskürbis in dicke Stücke schneiden, als Dekokt abkochen und essen. Man kann das Dekokt auch mit etwas Sesamöl und Salz abschmecken.

Bereits im *Shiliao bencao* („Diätetische Drogenkunde" um 704 von Meng Shen verfaßt) wird die gewichtsreduzierende Wirkung von Wachskürbis erwähnt. Diese Rezeptur ist angezeigt bei Gedunsenheit und Ödemen, Miktionsstörungen oder bei Adipositas (Liu 1987:117).

3.29 Moschuskürbis (*nangua* 南瓜)

Verwendet wird die Frucht bzw. das gelbliche Fruchtfleisch des Moschus- oder Bisamkürbis, *Cucurbita moschata* Duch. ex Poir., zur Familie der *Cucurbitaceae* (Kürbisgewächse) gehörend. Moschuskürbis wird in ganz China angebaut; er wird im Sommer oder Herbst in reifem Zustand geerntet. Vor dem Gebrauch wird er aufgeschnitten und von den Kernen (vgl. Semen Cucurbitae, Porkert 1994:496) befreit.

Der Moschus- oder Bisamkürbis muß zwischen dem 15. und 16. Jh. aus den westlichen Nachbarländern nach China gelangt sein (Simoons 1991:152). Der zarte, junge Moschuskürbis wird in der chinesischen Küche gerne als Gemüse angebraten, der ältere, ausgereifte Kürbis wird hingegen gedämpft oder Suppen beigegeben, wobei bei besonderen Gelegenheiten auch der ganze Kürbis als Suppenterrine benutzt wird. Man stellt daraus

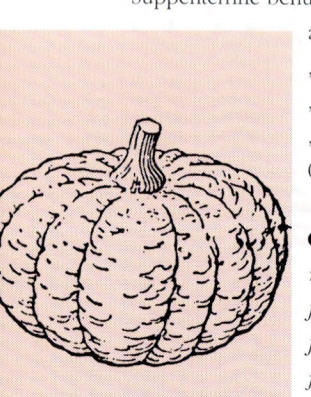

aber auch Hauptgerichte wie „Moschuskürbis-Reis", „Moschuskürbis-Brei" oder „Moschuskürbis-Kuchen" her (ZGPRCD 1992:108).

Chinesische Bezeichnungen:

nangua 南瓜, *maigua* 麥瓜, *fangua* 番瓜, *wogua* 倭瓜, *fugua* 伏瓜, *jingua* 金瓜 oder *jindonggua* 金冬瓜, *fangua* 飯瓜, *wogua* 窩瓜, *beigua* 北瓜.

Als diätetisches Mittel erstmals erwähnt im *Diannan bencao* („Drogenkunde von Yünnan", um 1496 von Lan Mao verfaßt); im GM Kap. 28 „Kürbisgemüse", 1990:1700.

Temperaturverhalten: warm (Ye 1978:169: kalt)
Sapor: süß
Orbisbezug: *oo. lienalis et stomachi*
Wirkung: gekocht: die „Mitte" suppletierend, das Qi stützend, *pituita* umwandelnd, Entzündlichkeiten (auch Eiter) herauslösend und schmerzstillend; roh: entgiftend und Parasiten (Würmer) vertreibend.

Indikationen

1. *depletio* des Qi der „Mitte" oder schlechter Ernährungszustand (vgl. 1. Rezeptur oder mit frischem Ingwer und braunem Zucker zusammen gekocht, Liu 1988:37)
2. Ulzerationen im Bereich des *o. pulmonalis*: Abhusten von eitrigem Schleim (vgl. 2. Rezeptur)
3. Wurmbefall: Spulwurmbefall (Askaridiasis), Bandwurmbefall (Peng 1988:99) (vgl. auch Semen Cucurbitae, Porkert:1978: 496) (vgl. 3. Rezeptur).

CAVE: Kontraindiziert bei *depletio* des *o. lienalis* mit Neigung zu *humor*- oder Qi-Blockaden, Klumpen-, Beklemmungs- oder Spannungsgefühlen im Abdomen sowie bei klebrigem Zungenbelag, da der reichliche Verzehr von Moschuskürbis zu Blockaden des Qi und zur Entstehung von *humor* führen kann (Liu 1987:123, ZYaoDC:1556).

Zubereitungsarten

Gedämpft, gekocht oder roh.

Zusammensetzung (nach westlicher Analytik)

Reich an Carotin und verhältnismäßig arm an Vitamin B und C (Herklots 1972:288); er enthält ferner Citrullin, Arginin, Asparagin, Gynesin, Adenin, Carotin, Fett, Glukose, Sucrose, Pentosan, Mannitol, Kalzium, Eisen etc.

Rezepturen

1. Gekochter Reis mit Moschuskürbis (*Nangua fan*)

500 g (Rundkorn-) Reis waschen, in Wasser gar kochen und abseihen; einen halben oder ganzen (ca. 2-3 Pfund) Moschuskürbis schälen, das Fruchtfleisch herauslösen, in Stücke schneiden und mit Öl und Salz anbraten, dann den abgeseihten Reis über den Moschuskürbis geben und bei kleinem Feuer garen lassen. Wenn man den Reis vorher gedämpft hat, sollte man etwas kochendes Wasser hinzugeben, um das Anbrennen des Moschuskürbis zu verhindern; zur Verbesserung des Geschmacks kann man zusätzlich noch etwas braunen Zucker hinzugeben. Dies ist eine volkstümliche Rezeptur zur *suppletio* der „Mitte" und zur Mehrung von Qi; sie dient vor allem zur Förderung der Nahrungsaufnahme (Liu 1987:123).

2. Gekochter Moschuskürbis mit Rindfleisch (*Nangua zhu niurou*)

Einen Moschuskürbis schälen, waschen und in kleine Stücke schneiden; 250 g Rindfleisch ebenfalls waschen und in kleine Stücke schneiden, zusammen in Wasser kochen (ohne Zugabe von Öl und Salz); täglich auf zwei bis drei Portionen verteilt einnehmen.

In dieser Rezeptur dient Moschuskürbis vor allem der Befeuchtung des *o. pulmonalis* und der Umwandlung von *pituita* sowie der Beseitigung von Eiter; in Verbindung mit Rindfleisch wirkt er zudem *depletio* suppletierend. Sie wird als unterstützende Behandlungsmethode bei Ulzerationen im Bereich des *o. pulmonalis* empfohlen (Liu 1987:124, Peng 1985:349, ZYaoDC 1986:1556).

3. Roher Moschuskürbis (*Sheng nangua*)

Einen Moschuskürbis in Stücke schneiden; Erwachsene sollten jedesmal 500 g, Kinder 250 g davon roh verzehren. Zwei Stunden später zusätzlich ein Abführmittel einnehmen, und diese Behandlung über zwei Tage fortsetzen. Diese Rezeptur dient der Vertreibung von Spulwürmern und ist entsprechend bei Askaridiasis einzusetzen (Liu 1987:124, ZYaoDC 1986:1556).

3.30 Gurke
(*huanggua* 黃瓜)

Verwendet wird die Frucht der Gurke, *Cucumis sativus* L. aus der Familie der *Cucurbitaceae* (Kürbisgewächse), die in ganz China in verschiedenen Sorten angebaut wird. Gurken werden im Sommer oder Herbst geerntet, gewaschen und frisch verwendet.

Es ist davon auszugehen, daß Gurken während der Han-Zeit nach China eingeführt wurden (GM 1990:1701, Yü 1977:80), wodurch auch die Bezeichnung *hugua* 胡瓜, „Barbaren-Kürbis" oder „aus dem Westen kommender Kürbis", verständlich wird.

In der chinesischen Küche werden Gurken in roher Form häufig für kalte, salatähnliche Zubereitungen oder zur Verzierung verwendet. Sie werden aber auch angebraten, gedünstet oder geschmort oder als Suppenbeilage verwendet.

Zur Konservierung werden sie in Essig, Sojasauce oder Salz eingelegt (ZGPRCD 1992:108).

Chinesische Bezeichnungen:
huanggua 黃瓜 („Gelber Kürbis"), *hugua* 胡瓜, *wanggua* 王瓜, *cigua* 刺瓜.

Als Mittel erstmals erwähnt im diätetischen Kapitel der „Rezepte, die tausend Goldstücke wert sind"
(*Qianjin fang*, Kap. 26, um 650 von Sun Simo verfaßt, 1992:467); im GM, Kap. 28 („Kürbisgemüse"), 1990:1701.

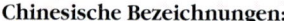

Temperaturverhalten: kühl

Sapor: süß

Orbisbezug: *oo. lienalis et stomachi, o. intestini crassi,* (*o. vesicalis*)

Wirkung: *calor* kühlend, diuretisch, abschwellend, entgiftend.

Indikationen

1. *calor*-Symptomatik: Unruhe, Durst, Schwellungen und Schmerzen im Hals, gerötete und geschwollene Augen, Verbrennungen (als Saft zur äußeren Anwendung), Akne (volkstümliche Behandlungsweise) (zarte Gurken roh verzehren oder als kalte, salatähnliche Zubereitung, Liu 1988:36)

2. *depletio* des *o. lienalis*: Gedunsenheit und Ödeme, Miktionsstörungen (vgl. 1. Rezeptur)

3. *calor humidus*-bedingte Diarrhö (vgl. 2. Rezeptur).

CAVE: Kontraindiziert bei *algor depletionis* der „Mitte" (Peng 1985:350, Shi 1988:41).

Zubereitungsarten
Roh, gekocht, angebraten, als salatähnliche, kalte Zubereitung, als Dekokt.

Zusammensetzung
(nach westlicher Analytik)
Gurken weisen keine Besonderheiten bezüglich der Nährstoffe auf; sie enthalten Glukose, Mannose, Rutin, Isoquercitrin, Arginin, Chlorogensäure, Vitamin B_1, B_2, C, Niacin, Cucubitacin etc.

Rezepturen

1. In Essig gekochte Gurken
(*Cu zhu huanggua*)

Eine Gurke in zwei Hälften schneiden, jeweils eine der Hälfte in Wasser, die andere in Essig weichkochen und nüchtern verzehren oder auch zu Saft pressen und trinken.

Diese Rezeptur stammt aus dem *Qianjin fang* („Rezepte, die tausend Goldstücke wert sind", um 650 von Sun Simo verfaßt). In diesem Zusammenhang dienen Gurken vor allem zur Diurese und zur Beseitigung von Schwellungen. Essig wirkt dabei unterstützend. Sie ist einzusetzen bei Gedunsenheit und Ödemen im Bereich des Abdomens (Aszites) oder bei Miktionsstörungen (Liu 1987:118, Liu 1988:36, ZYaoDC 1986:2017).

2. In Honig getauchte Gurken
(*Mizhan huanggua*)

Zwei bis vier zarte Gurken (etwa 120 g) in Honig eintauchen und essen. Täglich zwei- bis dreimal. In dieser Rezeptur wirken Gurken *calor* kühlend, entgiftend und *humor* ausleitend. Honig kommt in diesem Zusammenhang ebenfalls eine entgiftende Wirkung zu. Die Rezeptur ist angezeigt bei leichten Fällen von Diarrhö aufgrund von *calor humidus*, insbesondere bei Kindern (Liu 1987:118, Peng 1985:350).

3. Dekokt aus Gurkenschalen
(*Huangguapi tang*)

50 g Schalen gut ausgereifter Gurken in Wasser als Dekokt abkochen. Zur Behandlung von Schwellungen der Extremitäten im Anfangsstadium (Peng 1985:350).

4. Trank aus Gurkenblättern (*Guaye yin*)

Frische Gurkenblätter waschen und mit einer beliebigen Menge Wasser eine Stunde lang kochen lassen, abseihen und mit weißem Zucker abgeschmeckt einnehmen. Zur Behandlung von Erkältungskrankheiten, die die „Mitte" affizieren (vor allem bei Kleinkindern) mit Fieber, Schmerzen im Abdomen, Diarrhö, Übelkeit und Erbrechen etc. (Peng 1985:350).

3.31 Judasohr
(*muer* 木耳)

Verwendet wird der gesamte Fruchtkörper des Judasohrs oder Holunderpilzes (in Chinaläden manchmal auch als „Schwarze Morcheln" bezeichnet), *Auricularia auricula-judae* (L. ex Hook) Underw., aus der Familie der *Auriculariaceae* („Ohrlappenpilze"). Es handelt sich dabei um einen an alten Holunderstämmen (Judas Ischariot soll sich an einem Holunderbaum erhängt haben) wachsenden Ständerpilz mit muschel- oder ohrförmigem, dunkelbraunem bis olivfarbenem Fruchtkörper. Das Judasohr besitzt ein starkes Quellvermögen; getrocknet ähnelt es trockener Haut. Im Westen ist der Verzehr des Judasohrs unüblich; allerdings ist er auch bei uns in asiatischen Lebensmittelgeschäften erhältlich. In China ist es einer der gebräuchlichsten Speisepilze und wird auch als Arzneimittel verwendet.

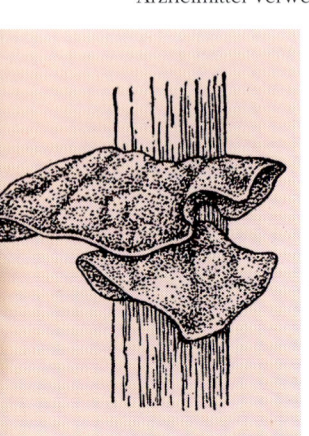

In China kommt das Judasohr in fast allen Regionen vor und wird speziell kultiviert. Im Sommer oder Herbst wird es gesammelt und in der Sonne getrocknet, kann aber auch frisch verwendet werden. Judasohren sind in China seit alters her als Lebensmittel bekannt und werden mindestens seit der Tang-Zeit gezüchtet. In der chinesischen Küche sind sie eine beliebte Zutat, um den Geschmack und die Beschaffenheit eines Gerichtes zu verbessern. Vor dem Gebrauch werden die getrockneten Judasohren in heißem Wasser eingeweicht, kleingeschnitten und dann dem Gericht, oftmals Suppen, vegetarischen Gerichten aber auch Fleischgerichten, beigegeben (Simoons 1991:160,

ZGPRDC 1992:124). Sowohl als Arzneimittel als auch als Lebensmittel gelten Judasohren als ein hochwertiges, suppletierendes Mittel zur nährenden Befeuchtung (Shi 1988:40, Ye 1978:63).

Chinesische Bezeichnungen: *muer* 木耳 („Baum-Ohr"), *hei muer* 黑木耳, *muer* 木檽, *mue* 木蛾 oder *erzi* 耳子.

Als diätetisches Mittel erstmals erwähnt in der Mittleren Abteilung des *Shennong bencaojing* („Shennongs Klassiker der Drogenkunde", in der Späteren Han-Zeit verfaßt, verschollen, um 500 von Tao Hongjing kompiliert); im GM Kap. 28 (unter „Pilze"), 1990:1712.

Temperaturverhalten: neutral
Sapor: süß
Orbisbezug: *o. stomachi, o. intestini crassi*
Wirkung: das Xue kühlend, Blutungen stillend, den *o. pulmonalis* befeuchtend, das *yin stomachi* stützend, laxierend.

Indikationen

1. *depletio yin*-bedingte *ariditas* im *o. pulmonalis*: trockener Husten ohne Schleim oder mit wenig und klebrigem Schleim (mit Kandiszucker dünsten und einnehmen oder in Kombination mit Lilienzwiebeln [Bulbus Lilii] und Honig, Liu 1988:38)
2. Defizienz des *yin stomachi*: Trockenheit des Mundes und des Rachens oder *ariditas* der *oo. intestinorum*: Obstipation (als Einzelmittel oder im Verein mit Spinat, Karotten, Liu 1988:38)

3. verschiedene Arten von Blutungen: blutiger
   Auswurf, Blut im Stuhl, Dysenterie, blutende
   Hämorrhoiden, massive plötzliche Gebärmutterblutungen sowie auf Xue-Stasen
   beruhende tastbare Verhärtungen
   (*concretiones*) (vgl. 1. und 2. Rezeptur).

> **CAVE:** Kontraindiziert bei Neigung zu
> Durchfällen.

Zubereitungsarten
Als Dekokt, gedünstet, pulverisiert oder als
Gemüsegericht.

Zusammensetzung
(nach westlicher Analytik)
Enthält Eiweiß, Phosphor, Kalzium, Eisen, Niacin,
Carotin, Vitamin B_1, B_2, Ergosterol, Lecithin,
Cephalin, Sphingomyelin etc.

Rezepturen
1. Brühe mit Judasohren (*Muer geng*)
15 bis 30 g Judasohren in warmem Wasser ein-
legen, waschen, in Wasser weichkochen und mit
etwas weißem Zucker abgeschmeckt einnehmen.
In dieser Rezeptur kommt Judasohren eine
Blutungen stillende und das Yin stützende
Wirkung zu; entsprechend ist sie angezeigt bei
blutigem Auswurf, Blut im Stuhl, blutigen
Hämorrhoiden oder bei plötzlichen starken
Gebärmutterblutungen oder Trockenheit des
Rachens und des Mundes (Liu 1978:126).

2. Dekokt aus Jujuben und Judasohr
(*Hongzao muer tang*)
30 g Jujuben (Fructus Jujubae) und 50 g Judasohren mit etwas braunem Zucker kochen und
essen.
Zur Behandlung von Anämie, *depletio*-Sympto-
matiken bei Frauen, Fluor albus sowie massiven,
plötzlichen Gebärmutterblutungen (Peng
1985:351, Ye 1978:64).

3.32 Weiß- oder Silbermorchel (*yiner* 銀耳)

Verwendet wird der Fruchtkörper des Zitterlings, *Tremella fuciformis* Berk., zur Familie der *Tremellaceae* („Zitterlinge" oder Gallertpilze) gehörend, der auch als „Weiß- oder Silbermorchel" bezeichnet wird. Er kommt in zahlreichen Gebieten Chinas (vor allem in Sichuan, Guizhou, Yunnan, Jiangsu, Zhejiang) entweder wild vor oder wird auch in größerem Umfang angebaut. Es handelt sich dabei um einen an morschen, verfaulten Bäumen vorkommenden Ständerpilz mit einem weißlichen oder gelblichen Fruchtkörper. Weiß- oder Silbermorcheln werden im Sommer oder Herbst gesammelt, gewaschen und in der Sonne oder im Schatten getrocknet. In der chinesischen Küche sind die Silbermorcheln, ähnlich den schwarzen Morcheln oder Judasohren, eine beliebte Zutat, um den Geschmack und die Beschaffenheit eines

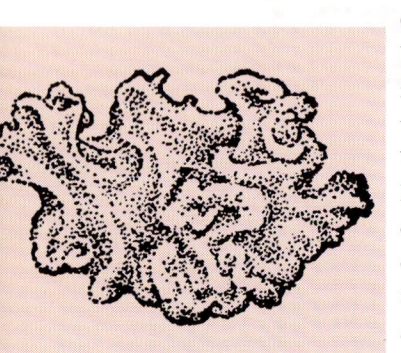

Gerichtes zu verbessern. Die getrockneten Silbermorcheln werden in heißem Wasser eingeweicht, kleingeschnitten und dann dem Gericht, oftmals auch süßen Suppen, vegetarischen Gerichten aber auch Fleischgerichten oder Breien, beigegeben. Sowohl als Arzneimittel als auch als Lebensmittel gelten Silbermorcheln als hochwertige, suppletierende Mittel zur nährenden Befeuchtung (Simoons 1991:162, ZGPRDC 1992:124).

Chinesische Bezeichnungen: *yiner* 銀耳, („Silberohr"), *bai muer* 白木耳 („Weißes Baum-Ohr"), *baierzi* 白耳子 („Weißes Ohr").

Als diätetisches Mittel erstmals erwähnt im *Bencao zaixin* („Überarbeitete Drogenkunde", 1841 von Ye Gui verfaßt); im GM, Kap. 28 (unter „Pilze"), 1990:1713, werden unter der Rubrik „Judasohr" *muer* 木耳 auch weißliche und gelbliche Baumpilze erwähnt, ohne jedoch ihre Wirkweise gesondert aufzuführen.

Temperaturverhalten: neutral
Sapor: süß und neutral
Orbisbezug: *o. pulmonalis*, *o. stomachi*
Wirkung: das Yin stützend, den *o. pulmonalis* befeuchtend, Säfte hervorbringend, den *o. stomachi* stützend, Blutungen stillend, laxierend.
Silbermorcheln sind in ihrer Wirkung dem Judasohr grundsätzlich sehr ähnlich, nur sind Silbermorcheln stärker (Liu 1987:127).

Indikationen

1. *ariditas* oder *calor* im *o. pulmonalis*: Husten, Erschöpfungshusten, trockener Husten ohne Schleim oder mit zähem klebrigem Schleim, der sich schlecht aushusten läßt sowie bei mit Blut durchsetztem Schleim (vgl. Rezeptur oder in Kombination mit Radix Stellariae, Radix Ophiopogonis und Bulbus Lilii als Dekokt, Liu 1988:38)
2. *calor depletionis*-Prozesse oder Defizienz des *yin stomachi*: trockener Rachen und Mund, Obstipation (in Wasser langsam kochen, bis eine breiartige Flüssigkeit entsteht, die mit etwas weißem Zucker einzunehmen ist, Liu 1988:38)

3. verschiedene Arten von Blutungen: Blut im
   Sputum, blutiger Auswurf, Blut im Stuhl,
   plötzliche massive Gebärmutterblutung (vgl.
   Rezeptur oder in Kombination mit Radix et
   Rhizoma Rehmanniae praep. und Gelatina
   nigra, Liu 1988:38)

CAVE: Kontraindiziert bei *humor pituitae*
oder *algor venti*-bedingtem Husten oder bei
Durchfallneigung (Liu 1987:127, 1988:38).

Zubereitungsarten
Gekocht, gedämpft oder pulverisiert.

Zusammensetzung (nach westlicher Analytik)
Enthält Eiweiß, Fett, Kalzium, Phosphor, Eisen,
Vitamin B, Schwefel, Magnesium, Kalium,
Natrium etc. (Liu 1987:126).

Rezepturen
Eingedickte Suppe aus Silbermorcheln (*Yiner geng*)
3–6 g Silbermorcheln eine Stunde lang in
warmem Wasser einweichen, dann erhitzen bis
eine breiartige Flüssigkeit entsteht; vor dem
Zubettgehen mit etwas Kandiszucker einnehmen.
Diese Rezeptur dient vor allem zur Befeuchtung
des *o. pulmonalis* oder zur Stillung von
Blutungen. Sie ist einzusetzen bei *ariditas*-
Husten aufgrund von *depletio des o. pulmonalis*,
blutigem Auswurf oder bei plötzlichen massiven
Gebärmutterblutungen (Liu 1987:127). In der
Verbindung von westlicher und chinesischer
Medizin wird diese Rezeptur auch bei
Hypertonie, Arteriosklerose und blutunter-
laufenen Augen empfohlen (Ye 1978:63, Jiang
1990:169).

3.33 Champignon (*mogu* 蘑菇)

Verwendet wird der Fruchtkörper des Champignons oder Egerlings, *Agaricus campestris* L. ex Fr. (genauer Feld- oder Wiesenchampignon) aus der Familie der *Agariceae*, der in vielen Gebieten Chinas wild vorkommt oder, insbesondere in Taiwan, in großem Umfang gezüchtet wird (Herklots 1972:506). Der Champignon wird im Frühling, Sommer oder Herbst gesammelt, von der Erde befreit, gewaschen und frisch oder getrocknet verwendet.

Früher galten Champignons in China als Delikatesse und wurden nur zu Banketten gereicht. Heute sind sie zu einem alltäglichen Nahrungsmittel geworden, da sie in großem Umfang gezüchtet werden (ZGPRCD 1992:131).

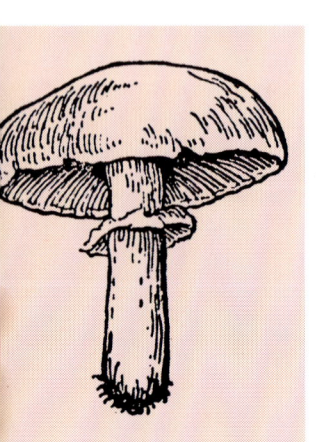

Chinesische Bezeichnungen:
mogu 蘑菇, *rouxun* 肉蕈 („Fleischiger Blätterpilz"), *jizu mogu* 雞足蘑菇 („Hühnerfuß-Pilz"), *yuanye mogu* 原野蘑菇, *mogu xun* 蘑菇蕈.

Als diätetisches Mittel erstmals erwähnt im *Riyong bencao* („Drogenkunde für den täglichen Gebrauch", von Wu Rui, datiert um 1330); im GM Kap. 28 (unter „Pilze"), 1990:1718.

Temperaturverhalten: kühl (*Riyong bencao*: neutral, GM: kalt)

Sapor: süß

Orbisbezug: *oo. lienalis et stomachi, o. pulmonalis, oo. intestinorum*

Wirkung: den *o. lienalis* suppletierend, das Qi stützend und regulierend, *ariditas* befeuchtend, *pituita* umwandelnd.

Indikationen

1. *depletio* der *oo. lienalis et stomachi*: verminderter Appetit, Müdigkeit und Kraftlosigkeit, Übelkeit und Erbrechen, Diarrhö, verminderter Milchfluß (als Einzelmittel oder vgl. Rezeptur)

2. *ariditas* des *o. pulmonalis* aufgrund von *depletio yin*: Husten auch mit schleimigem Auswurf, Kurzatmigkeit (als Einzelmittel gekocht, Liu 1988:40)

3. bei Masern dem Exanthem zum Durchbruch verhelfend (18 g Champignons in Wasser abkochen, abseihen und dreimal täglich einnehmen oder Champignons mit einem Stück Karausche dünsten und die Flüssigkeit trinken, Ye 1978:60, Peng 1985:352)

4. in der Verbindung von westlicher mit chinesischer Medizin: bei infektiöser Hepatitis, Leukopenie (frische Champignons angebraten oder gekocht, Liu 1987:133, Peng 1985:351, Ye 1978:61).

Zubereitungsarten

Als Dekokt, gekocht, gedünstet oder pulverisiert.

Zusammensetzung
(nach westlicher Analytik)

Enthält Eiweiß, Fett, Kalzium. Phosphor, Eisen,
Kupfer, Niacin, Vitamin A, B$_1$, B$_2$, C, D, E, K,
Alanin und zahlreiche andere Aminosäuren (Liu
1987:132). 100 g getrocknete Champignons
enthalten durchschnittlich: 35,6 g Eiweiß, 1,4 g
Fett, 14 g Kohlenhydrate, 100 mg Kalzium, 162
mg Phosphor, 32 mg Eisen, 0,02 mg Vitamin B$_1$,
2,53 mg Vitamin B$_2$, 55,1 mg Niacin, 1 mg
Vitamin C etc. (Zhang 1990:89).

Rezepturen

Dekokt aus frischen Champignons zur
Stützung des *o. lienalis* (*Xianmo yipi tang*)

100 g frische Champignons in kleine Stücke
schneiden und mit 100 g ebenfalls in Stücke
geschnittenem, magerem Schweinefleisch mit
Speiseöl und Salz anbraten, bis das Fleisch weiß
wird, dann eine beliebige Menge Wasser
zugeben, gar kochen und einnehmen.
In dieser Rezeptur dienen Champignons zur
suppletio des *o. lienalis* und zur Mehrung des Qi;
durch die Zugabe von magerem Schweinefleisch
wird die suppletierende Wirkung verstärkt. Sie ist
einzusetzen bei *depletio* des *o. lienalis*, bei
vermindertem Appetit, Abgeschlagenheit oder
bei Defizienz des Milchflusses bei Stillenden (Liu
1987:133).

3.34 Shiitake-Pilz
(*xianggu* 香菇)

Verwendet wird der Fruchtkörper des Shiitake-Pilzes (jap. *shii* = Pasania-Baum, *take* = Pilz), auch Xianggu- oder Pasania-Pilz genannt, *Lentinus edodes* (Berk.) Sing. Es handelt sich dabei um einen an abgestorbenen Bäumen vorkommenden Pilz, dessen Fruchtkörper von brauner bis schwärzlicher Farbe ist und bis zu 10 cm Durchmesser erreichen kann. Er wird vor allem in Japan, aber auch in China insbesondere in den Provinzen Sichuan, Zhejiang, Fujian, Jiangxi, Anhui, Guangxi und Guangdong gezüchtet. Er wird im Frühling, Herbst oder Winter gesammelt, gesäubert, in der Sonne getrocknet oder frisch verwendet.
Der Shiitake-Pilz ist in China ein wichtiger und beliebter Speisepilz, der bereits seit etwa 2000 Jahren gezüchtet wird. Er wird als Gemüse häufig in vegetarischen Gerichten, aber auch in Fleisch- oder Fischgerichten verwendet, kann aber auch zu Pilz-Öl oder Pilz-Sojasoße weiterverarbeitet werden (ZGPRCD 1992:127).

Chinesische Bezeichnungen: *xianggu* 香菇 („Duftender Pilz"), *xiangxun* 香蕈, *donggu* 冬菇 („Winterpilz"), *xiangwen* 香紋 oder *xiangxin* 香信.

Als diätetisches Mittel erstmals erwähnt im *Riyong bencao* („Drogenkunde für den täglichen Gebrauch", von Wu Rui, um 1330); im GM Kap. 28 (unter „Pilze"), 1990:1717.

Temperaturverhalten: neutral
Sapor: süß
Orbisbezug: *oo. lienalis et stomachi*
Wirkung: die „Mitte" suppletierend, das Qi mehrend, Exanthemen zum Durchbruch verhelfend.

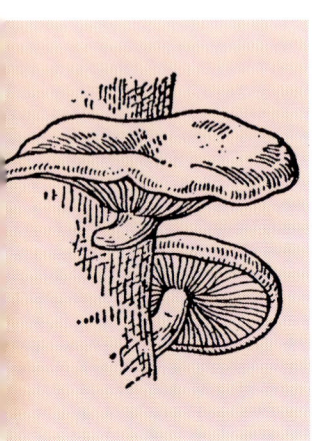

Indikationen

1. *depletio* der *oo. lienalis et stomachi*:
   verminderter Appetit, Kraftlosigkeit,
   Miktionsstörungen (vor allem häufiges
   Wasserlassen) (als Einzelmittel oder mit
   Hühnerfleisch gekocht, Liu 1988:39)
2. bei Masern dem Exanthem zum Durchbruch
   verhelfend (mit Karausche dünsten, Ye
   1978:60, ZYaoDC 1986:1678)
3. in der Verbindung von westlicher und
   chinesischer Medizin auch bei Rachitits,
   Hyperlipämie sowie Magen- oder
   Gebärmutter-Karzinomen (Liu 1987:131,
   1988:39, Ye 1978:61).

CAVE: Kontraindiziert bei *algor* oder
Blockaden in den *oo. lienalis et stomachi*
(ZYaoDC:1678).

Zubereitungsarten

Als Dekokt, gekocht, gedünstet oder angebraten.

Zusammensetzung
(nach westlicher Analytik)

Enthält relativ viel Eiweiß, Fett, Aminosäuren,
Vitamin B_1, B_2, B_{12}, C sowie D_2, Niacin, Kalzium,
Phosphor, Eisen etc. Die günstige Wirkung bei
Rachitis ist vor allem auf den Vitamin-D_2-Gehalt
zurückzuführen (Liu 1987:130).

3.35 Austernpilz
(*pinggu* 平菇)

Verwendet wird der Fruchtkörper des
Austernpilzes oder Austern-Seitlings, *Pleurotus ostreatus* (Jacq. ex Fr.) Quel., zur Familie der
„Seitlinge" gehörend und in China vor allem in
den Provinzen Hebei, Jilin, Liaoning, Shanxi,
Hunan, Sichuan und Yünnan vorkommend oder
angebaut. Er wird im Sommer oder Herbst
gesammelt, gewaschen und frisch oder in der
Sonne getrocknet verwendet.
Der schmackhafte Speisepilz, der in China wohl
erst in jüngster Vergangenheit eingeführt wurde,
wird in der chinesischen Küche inzwischen in
breitem Umfang verwendet. Der Austernpilz wird
gedünstet, angebraten oder auch zu
salatähnlichen, kalten Spezialitätengerichten
verarbeitet (ZGPRCD 1992:127).

Chinesische Bezeichnungen: *pinggu* 平菇
(„Flacher, ausgewogener Pilz"), *ceer* 側耳, („Seit-
liches Ohr"), *beifeng jun* 北風菌 („Fungus des
Nordwindes"), *haojun* 蠔菌, („Austernfungus"),
zamo 雜蘑.

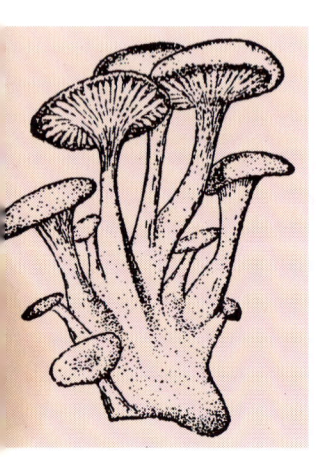

Austernpilze werden in den älteren diätetischen
Werken nicht erwähnt; sie werden erstmals in
dem modernen Werk „Die als chinesische
Arzneimittel gebräuchlichen Fungi" (*Zhongguo yaoyong zhenjun*) aufgeführt (Liu 1988:39).

Temperaturverhalten: Tendenz zur Wärme
Sapor: süß
Orbisbezug: *oo. lienalis et stomachi, o. hepaticus*
Wirkung: den *o. lienalis* suppletierend, *humor* beseitigend, Muskelkrämpfe behebend.

Indikationen

1. *depletio* der *oo. lienalis et stomachi*:
   verminderter Appetit (als Einzelmittel oder mit
   Hühnerfleisch oder magerem Schweinefleisch,
   Liu 1988:39)

2. *occlusiones*: Schmerzen in den Gelenken,
   Muskelkrämpfe oder Taubheitsgefühle in den
   Gliedmaßen (als Einzelmittel oder in
   Kombination mit Hiobsstränensamen [Semen
   Coicis], Liu 1988:39)

3. in der Verbindung von westlicher mit
   chinesischer Medizin auch zur Vorbeugung
   gegen Tumore (Liu 1987:132).

Zubereitungsarten

Als Dekokt, gekocht, gedünstet oder pulverisiert.

Zusammensetzung
(nach westlicher Analytik)

Enthält Eiweiß, Fett, Vitamin B_1, B_2, C, P, Niacin,
Kalzium, Phosphor, Eisen sowie acht lebensnotwendige Aminosäuren etc. (Liu 1987:132, Liu
1988:39).

3.36 Wasserkastanie (*biqi* 荸薺)

Verwendet werden die Knollen der Wasserkastanie, *Eleocharis dulcis* (burm. f.) Trin. ex Henschel, die zur Familie der *Cyperaceae* (Sauer- oder Riedgräser) gehört und in allen wärmeren Regionen Chinas vorkommt oder angebaut wird. Wasserkastanien werden im Spätherbst und Frühwinter ausgegraben, von den oberirdischen Teilen (vgl. Herba, Tuberositas Eleocharitis, Porkert 1994:396) befreit, gewaschen und frisch oder an der Luft getrocknet verwendet.

Es gibt in China zwei Wasserkastanienarten, von denen eine vorwiegend frisch und roh oder als Gemüse, die andere als Mehl verwendet wird. Frische, geschälte Wasserkastanien werden kleingeschnitten verschiedensten Gerichten beigegeben (Suppen, Salaten, Fleisch- oder Fischgerichten), um ihnen mit ihrer festen Konsistenz zu einem besonderen Charakter zu verhelfen. In der Regel werden sie angebraten, gekocht oder gedämpft und auch zu Kuchen oder Süßspeisen verarbeitet. Das Mehl wird als Speisestärke oder auch zum Umhüllen von Speisen (z.B. beim Fritieren) verwendet (Simoons 1991:112, ZGPRCD 1992:117).

Chinesische Bezeichnungen: *biqi* 荸薺, *wuyu* 烏芋 („Raben-Taro"), *dili* 地栗 („Erd-Kastanie"), *mati* 馬蹄, („Pferdehuf") oder *mashu* 馬薯 („Pferdekartoffel").

Als diätetisches Mittel erstmals erwähnt in der Mittleren Abteilung des *Mingyi bielu* („Ergänzende Aufzeichnungen berühmter Ärzte", ca. 2. Jh., um 536 von Tao Hongjing kompiliert); im GM, Kap. 33 (unter „Wasserfrüchte"), 1990:1904.

Temperaturverhalten: kalt
Sapor: süß
Orbisbezug: *o. stomachi, o. pulmonalis,* (*o. hepaticus*)
Wirkung: *calor* kühlend, *pituita* umwandelnd, Xue kühlend, *concretiones* auflösend, die Sicht klärend.

Indikationen

1. *calor*-Befunde oder Schädigungen der Säfte durch *calor*: Unruhe, Durst, Obstipation, Miktionsstörungen (als Einzelmittel oder als „Fünf-Säfte-Trank", vgl. Kap. A.4.2 unter Birnen)

2. *calor pituitae* oder *ariditas* im *o. pulmonalis*: Husten, Halsschmerzen (als Saft einnehmen und vgl. 2. Rezeptur)

3. tastbare Verhärtungen (*concretiones*) im Abdomen oder Klumpen- und Spannungsgefühle, die auf Verdauungsblockaden zurückzuführen sind

4. *calor xue*: Blut im Stuhl, blutende Hämorrhoiden, plötzliche, massive Gebärmutterblutungen (vgl. 1. Rezeptur)

5. *calor* im *o. hepaticus*: gerötete Augen, verschwommene Sicht, Schleier vor den Augen.

CAVE: Kontraindiziert bei *depletio xue* oder bei *algor depletionis* der *oo. lienalis et stomachi* (Peng 1985:369, ZYaoDC:1798).

Zubereitungsarten

Roh, als Saft, als Dekokt, in Wein eingelegt, pulverisiert.

Zusammensetzung
(nach westlicher Analytik)

Enthält Kohlenhydrate, Eiweiß, Fett, Kalzium, Phosphor, Eisen, Vitamin B, C, Niacin sowie das antibakteriell wirkende Puchiin, das jedoch schon bei geringer Erwärmung zerfällt. Der ernährungsphysiologische Wert der Wasserkastanien liegt vor allem in ihrem hohen Gehalt an Kohlenhydraten (16 g/100 g) (Simoons 1991:112).

Rezepturen

1. Wasserkastanien-Wein (*Biqi jiu*)

Aus 60 g Wasserkastanien den Saft auspressen, eine Tasse Reiswein dazugeben und erhitzen, auf nüchternen Magen einnehmen.

In dieser Rezeptur wirken die Wasserkastanien das Xue kühlend und Blutungen stillend; der Reiswein wirkt mit seinem warmen Temperaturverhalten unterstützend und harmonisiert die gesamte arzneiliche Wirkung der Rezeptur. Sie ist einzusetzen bei Blut im Stuhl, bei leichten Fällen von Dysenterie oder bei plötzlichen massiven Gebärmutterblutungen (Liu 1987:244).

2. Dekokt aus Wasserkastanien, Schlangenbartwurzel (Radix Ophiopogonis) und Rettich (*Biqi maidong laifu tang*)

Aus 120 g frischen Wasserkastanien und 250 g frischem Rettich den Saft auspressen, 15 g Schlangenbartwurzel (Radix Ophiopogonis) zugeben, zu einem Dekokt verarbeiten und einnehmen.

Wasserkastanien wirken zusammen mit Schlangenbartwurzel (Radix Ophiopogonis) das Yin stützend, den *o. pulmonalis* befeuchtend, *calor* kühlend sowie *pituita* umwandelnd; Rettich wirkt in diesem Zusammenhang ebenfalls *calor* kühlend und *pituita* umwandelnd sowie Husten stillend. Die Rezeptur ist daher angezeigt bei *calor* des *o. pulmonalis* aufgrund von *depletio yin* und bei Husten mit viel Schleim (Liu 1987:244).

3.37 Brauntang (*kunbu* 昆布)

Verwendet werden die Thalli der Brauntangarten *Laminaria japonica* Aresch., zur Familie der *Laminariae* gehörend, sowie *Ecklonia kurome* Okam. (zur Familie der *Alariaceae* gehörend) und *Undaria pinnatifida* (Harv.) Sur. (ebenfalls zur Familie der *Alariaceae* gehörend), die vor allem an den Küsten von Shandong, Liaoning, Zhejiang und Fujian vorkommen und dort auch kultiviert werden (Lüning 1985:298, ZYaoDC: 1351, Simoons 1991:182). Sie werden im Sommer oder Herbst geerntet und in der Sonne getrocknet. Vor dem Gebrauch wird der Brauntang kurz mit heißem Wasser übergossen, bis er weich wird, und gewaschen.

Brauntang ist in China insbesondere für die Küstenregionen mindestens seit der Han-Zeit ein beliebtes Lebens- und Arzneimittel (vgl. Thallus Laminariae, Porkert 1994:394). Seetang wird in

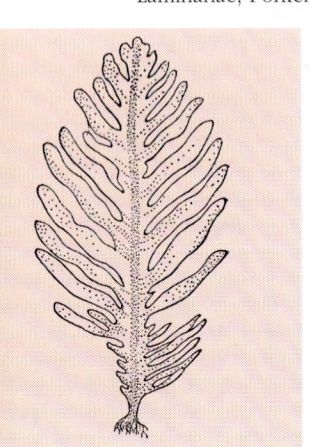

der chinesischen Küche entweder frisch, getrocknet oder pulverisiert verwendet. Er kann als Würzmittel oder Gemüse verwendet und auf verschiedene Arten zubereitet werden (gekocht, gedünstet, angebraten oder gedämpft). Ferner kann er Suppen oder Fisch-, Fleisch- oder Gemüse-gerichten beigegeben oder in Zucker eingelegt werden oder zur Füllung von Teigtaschen dienen (Simoons 1991: 183, Shi 1988:40).

Chinesische Bezeichnungen: *kunbu* 昆布 als Oberbegriff vor allem als Arzneimittel und speziell für *Ecklonia kurome*, im jap.: *konbu*, auch *lunbu* 綸布, *hai kunbu* 海昆布; *haidai* 海帶 („Meeresgürtel, Meeresband") für Laminaria-Arten, auch *haidai cai* 海帶菜; *qun daicai* 裙帶菜 als spezielle Bezeichnung für *Undaria pinnatifida*, jap.: *wakame* (ZYaoDC:1351, Lüning 1985:293).

Als diätetisches Mittel erstmals erwähnt in der mittleren Abteilung des *Mingyi bielu* („Ergänzende Aufzeichnungen berühmter Ärzte", ca. 2. Jh., um 536 von Tao Hongjing kompiliert). Er wird dort bereits als Mittel gegen Kropf sowie gegen Gedunsenheit und Ödeme ausgewiesen. Im GM Kap. 19 („Wasserpflanzen") 1990:1376.

Temperaturverhalten: kalt
Sapor: salzig
Orbisbezug: *o. hepaticus, o. stomachi, o. renalis*
Wirkung: Verhärtungen erweichend, *pituita* auflösend, *calor* ausleitend, diuretisch.

Indikationen

1. Kropf und Schwellungen des äußeren Halses, Skrofulose (vgl. 1. Rezeptur, als Einzelmittel im Dekokt, oder zur Verstärkung der Wirkung: alle drei verschiedenen Arten Brauntang gemeinsam verwenden)

2. Schluckbeschwerden, Dysphagie (vgl. 2. Rezeptur oder Brauntang mit Fructus Amomi [xanthoides] pulverisieren und mit Kuhmilch einnehmen, Liu 1988:41)

3. *chordapsus* (*algor*-bedingte, mit anhaltenden Schmerzen in den Genitalien und im kleinen Becken einhergehende Störung; Hernien können ein Teil des Symptombildes sein): Schwellungen und Schmerzen des Hodens, Ausfluß (vgl. 3. Rezeptur)

4. Gedunsenheit und Ödeme (im Verein mit anderen diuretischen Mitteln, Liu 1988:41)

5. nach der Verbindung von westlicher und chinesischer Medizin auch bei Hypertonie, koronaren Herzerkrankungen, Adipositas, Tumoren (Liu 1987:138, Shi 1988:40).

CAVE: Kontraindiziert bei *algor depletionis* der *oo. lienalis et stomachi* sowie bei eingelagertem *humor* (ZYaoDC:1352).

Zubereitungsarten
Als Dekokt, gekocht, als kalte, salatähnliche Zubereitung, als Pille oder Pulver.

Zusammensetzung
(nach westlicher Analytik)
Frischer und getrockneter Seetang ist generell reich an Mineralien wie Kalzium und Eisen, wobei die Laminaria-Arten zusätzlich als besonders jodreich gelten, vor allem in getrocknetem Zustand. Weiterhin weist Seetang einen hohen Gehalt an Beta-Carotin, Vitamin B_1, C, Riboflavin und Niacin auf (Simoons 1991:184).

Rezepturen
1. Brauntang-Pulver (*Kunbu san*)
30 g Brauntang waschen, in der Sonne trocknen lassen und zu feinem Pulver zermahlen. Jeweils 3 g davon in Watte eingewickelt in guten (Reis-) Essig einlegen und dann längere Zeit im Mund behalten, anschließend herunterschlucken. Die Rezeptur stammt aus dem Werk *Shenghui fang* („Mustergültige und wohltätige Rezepte der Regierungsperiode Taiping", 992 von Wang Huaiyin u.a. verfaßt). Darin dient Brauntang der Erweichung von Verhärtungen und der Zerstreuung von Schwellungen und somit zur Auflösung von Kröpfen; Essig wird hier als Hilfsarznei eingesetzt. Die Rezeptur wird empfohlen bei Kröpfen und äußeren Schwellungen des Halses, auch bei tuberkulösen Knoten. Zur Erreichung der gleichen Wirkung kann man Brauntang auch mit Thallum

Sargassum kombinieren, beides pulverisieren und mit Honig zu Pillen verarbeiten (nach *Zhouhou beiji fang* „Rezepturen zur Vorbeugung gegen akute Krankheiten, die unter der Hand verbreitet werden", von Ge Hong, aus dem 4. Jh.) (ZYaoDC 1986:1352, Liu 1987:139).

2. Gekochter Weizen und Brauntang
(*Xiaomai zhu kunbu*)
100 g Brauntang und 50 g Weizen zusammen kochen; wenn der Weizen weich geworden ist, die Flüssigkeit abseihen. Jeweils zwei Suppenlöffel davon einnehmen und mit etwas Brauntang langsam zerkauen und schlucken. Diese Rezeptur stammt aus dem Werk *Shenghui fang* („Mustergültige und wohltätige Rezepte der Regierungsperiode Taiping", 992 von Wang Huaiyin u.a. verfaßt). Brauntang dient hier der Zerstreuung von Qi-Blockaden und der Auflösung von *pituita*, während Weizen die *oo. lienalis et stomachi* stützt. Die Rezeptur ist daher vor allem angezeigt bei Dysphagien und Globusgefühl (Liu 1987:139).

3. Dekokt aus Brauntang, Sargassum-Tang
und Fenchelfrüchten (*Kunhai xiaohui tang*)
15 g Brauntang, 15 g Thallus Sargassi, 15 g Fiederweißdornbeeren (Fructus Crataegi) sowie 10 g Fenchelfrüchte (Fructus Foeniculi) mit Wasser abkochen und einnehmen. In dieser Rezeptur dienen die beiden Algenarten zur Erweichung von Verhärtungen, Fructus Crataegi zur Dynamisierung des Xue und die Fenchelfrüchte zur Regulierung des Qi. Insgesamt wirkt die Rezeptur also das Qi regulierend, das Xue dynamisierend und Verhärtungen auflösend. Entsprechend ist sie einzusetzen bei *chordapsus*-Schmerzen und -Schwellungen im Genitalbereich oder bei Schwellungen und Schmerzen der Hoden (Liu 1987:139, Ye 1978:81).

3.38 Rotalge (*zicai* 紫菜)

Verwendet werden die Thalli von Rotalgen, auch Purpurtang genannt. Darunter fallen verschiedene Porphyraarten (Gezeitenzone-Rotalge) wie *Porphyra tenera* Kjellm. (*gan zicai* 甘紫菜), *Porphyra suborbiculata* Kjellm. (*yuan zicai* 圓紫菜) sowie *Porphyra dentata* Kjellm. (*chang zicai* 長紫菜). Sie sind in den Küstengebieten von Liaoning, Jiangsu, Shandong, Fujian und Guangdong verbreitet und werden dort auch kultiviert. Im Herbst und Winter werden die Rotalgen geerntet und vor dem Gebrauch getrocknet.

Neben dem Brauntang (s. Kap. A.3.37) ist die Rotalge die in China am meisten verzehrte Algenart. Die Rotalge wird in der Regel als Suppeneinlage geschätzt, kann aber auch als kalte, salatähnliche Zubereitung oder als Füllung verwendet werden (ZGPRCD 1992:122, Simoons 1991:181).

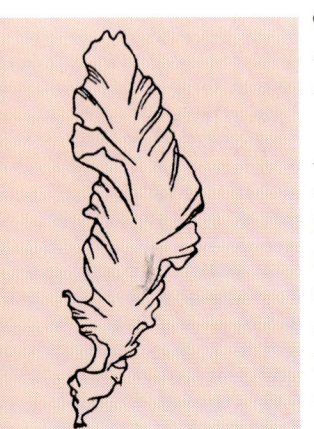

Chinesische Bezeichnungen:

zicai 紫菜, *ziying* 紫英, *suocai* 索菜 (jap.: *nori* 海苔).

Als diätetisches Mittel erstmals erwähnt in den „Gesammelten Kommentaren zu Shennongs Klassiker der Drogenkunde" (*Shennong bencaojing jizhu*, um 500 von Tao Hongjing kompiliert); im GM Kap. 28 (unter „Wasserpflanzen"), 1990:1706.

Temperaturverhalten: kalt
Sapor: süß und salzig (GM: nur süß)
Orbisbezug: *o. pulmonalis*
Wirkung: Verhärtungen erweichend, Zusammenballungen zerstreuend, *calor* kühlend, *pituita* umwandelnd, diuretisch.

Indikationen

1. Kropf und Schwellungen des äußeren Halses, Skrofulose (vgl. 1. Rezeptur)
2. *calor* im *o. pulmonalis*: Husten mit gelbem zähen Schleim (vgl. 2. Rezeptur oder mit Rettich als Dekokt)
3. Ödeme und Gedunsenheit oder auf *calor* beruhende Miktionsstörungen (als Einzelmittel)
4. nach übermäßigem Alkoholgenuß, *calor*-Unruhe (Liu 1987:142).

> **CAVE:** Rotalgen sollten nicht im Übermaß verzehrt werden, da ansonsten Schmerzen und Spannungsgefühle im Abdomen, Blähungen etc. auftreten können (gemäß SLBC und *Bencao shiyi*, ZYaoDC 1986:2348).

Zubereitungsarten

Getrocknet kauen, als Dekokt, gekocht (als Suppeneinlagen), in Wein eingelegt, als Pille oder Pulver (in Japan: als Umhüllung von Sushi oder Reiskeksen).

Zusammensetzung (nach westlicher Analytik)

Relativ hoher Eiweißgehalt (vergleichbar mit dem von Bohnen oder Erdnüssen), enthält wie die anderen Algenarten auch relativ viel Kalzium, Eisen, Jod und Carotin. Rotalgen gelten darüber hinaus als besonders reich an Vitamin A (etwa zehnmal soviel wie Spinat), B_1, B_6, B_{12} und Vitamin C (vergleichbar mit dem Vitamin-C-Gehalt von Zitronen) sowie Riboflavin (Simoons 1991:185).

Rezepturen

1. Rotalgen-Dekokt (*Zicai tang*)

Ein Dekokt aus 15 g Rotalgen mit Wasser kochen
und einnehmen; oder die gekochten Algen mit
Öl und Salz abschmecken und als Beilage
verzehren.

In dieser Rezeptur dienen Rotalgen vor allem zur
Erweichung von Verhärtungen und zur
Auflösung von Zusammenballungen;
entsprechend ist sie einzusetzen bei Kröpfen,
Skrofulose und tastbaren Zusammenballungen
von *pituita*. (Liu 1987:143, Ye 1978:82).

2. Rotalgen-Pulver (*Zicai san*)

15 g Rotalgen zu feinem Pulver zermahlen, jedes
Mal 5 g davon in heißes Wasser geben, Honig
hinzufügen und einnehmen.

In dieser Rezeptur dienen die Rotalgen zur
Kühlung von *calor* und zur Umwandlung von
pituita: der Honig wird zur Befeuchtung des
o. pulmonalis und zur Stillung von Husten
eingesetzt. In der Verbindung von westlicher mit
chinesischer Medizin ist diese Rezeptur angezeigt
bei Lungenabszessen, Bronchiektasen oder
Husten mit zähem oder übelriechendem Schleim
(Liu 1987:143, Ye 1978:82).

4   Früchte

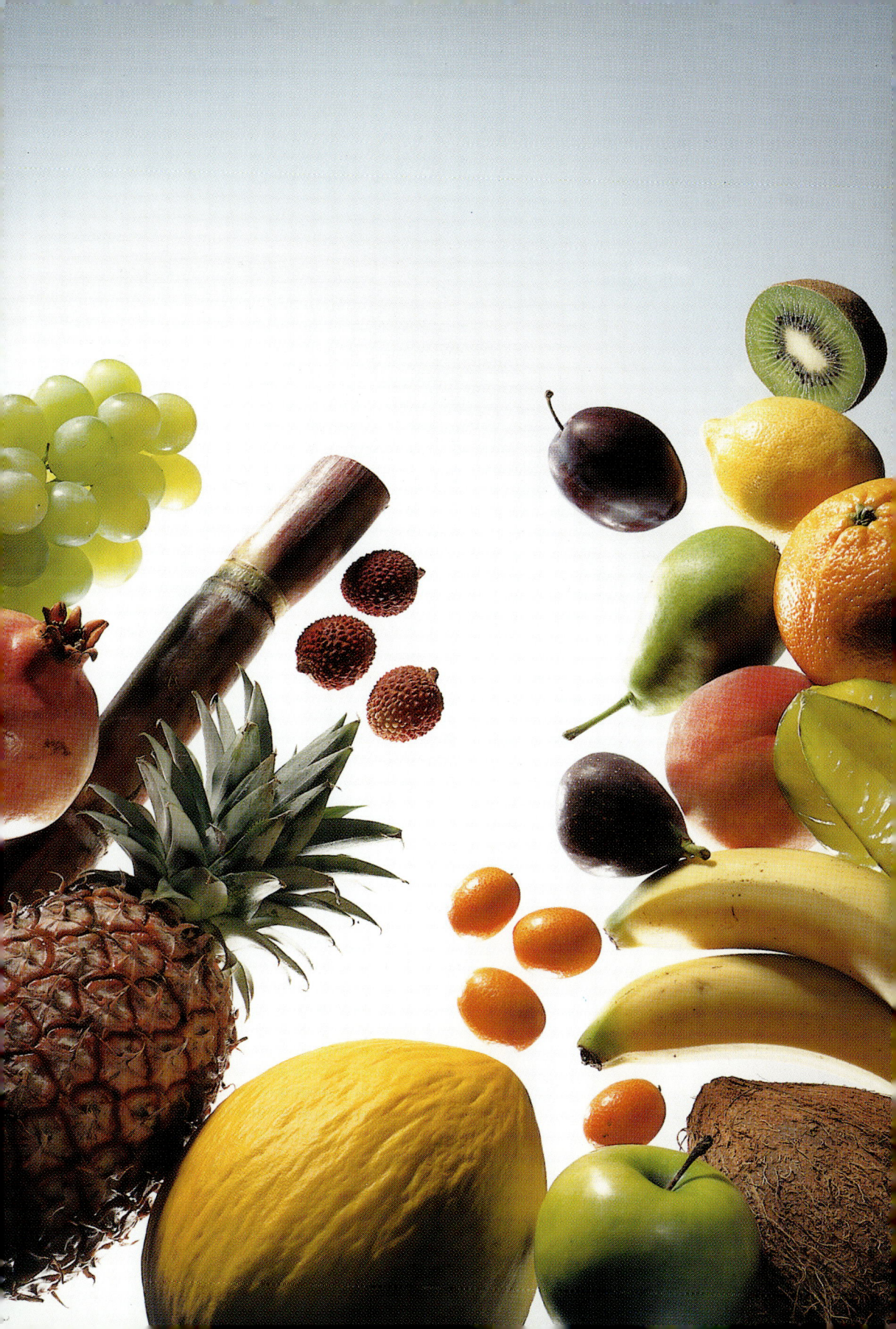

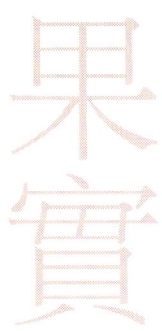

4 Früchte

4.1 Einführung

Die verschiedenen Arten von Früchten, auch wild wachsende Sorten und solche, die nur wegen ihrer Kerne angebaut werden, werden seit dem *Qianjin fang* („Rezepturen, die tausend Goldstücke wert sind", um 650/659 von Sun Simo verfaßt) in Arzneimittelbüchern und diätetischen Werken unter der Abteilung „Früchte", *guo* 果 (auch *guoshi* 果實) aufgeführt. Der Begriff *guo* 果 bezieht sich dabei sowohl auf die ganze Frucht als auch auf das Fruchtfleisch. In den modernen diätetischen Werken unterscheidet man zwischen Trockenfrüchten, *ganguo* 乾果, die zum größten Teil der „Getreide"-Abteilung zugerechnet werden, und „frischen Früchten" *xianguo* 鮮果 oder „Obst" *shuiguo* 水果, wie die Abteilung „Früchte" heute meistens überschrieben wird.

Li Shizhen beginnt in seinem Werk *Bencao gangmu* die Kapitel über „Früchte" (*guobu* 果部) (Kap. 29–33) mit folgenden Worten: „Die Früchte (Fruchtbildung *shi* 實) von Bäumen bezeichnet man als *guo* 果, die von Kräutern als *luo* 蓏. In reifem Zustand kann man sie essen, in getrocknetem lassen sie sich aufbewahren. Geht man in Zeiten des Überflusses sparsam (mit ihnen) um, kann man Hungerzeiten überbrücken. In Zeiten der Krankheit und des Leidens lassen sie sich als Arzneimittel einsetzen. Sie ergänzen den Verzehr von Getreide und erhalten auf diese Weise das Leben des Volkes. Deshalb heißt es dazu im *Suwen*: Die Fünf Früchte dienen der Unterstützung (Kap. 22/4). Die Fünf Früchte entsprechen mit ihren fünf Sapores und ihren fünf Farben den Fünf Orbes. Es sind dies Pflaume, Aprikose, Pfirsich, Weichkastanie und Jujube." (GM, Kap. 29:1725)

Weiterhin teilt er die 127 aufgeführten Früchte in sechs Kategorien ein:

1. *wuguo* 五果 „Fünf Früchte", dazu gehören eine vor allem als bitter eingestufte Pflaumenart, drei Aprikosenarten (sauer), eine Pfirsichart (sauer), zwei Weichkastanienarten (salzig) und drei Jujubenarten (süß). Diese „Fünf Früchte" sind die wichtigsten Fruchtarten, die in Nordchina kultiviert wurden.

2. *shan* (*guo*) 山果 „Berg-Früchte"

3. *yi* (*guo*) 夷果 „Fremdländische Früchte"

4. *wei* (*guo*) 味果 „Schmackhafte Früchte"

5. *luo* 蓏 „Kürbisfrüchte", dazu gehören *Curcubitaceae* wie Melonen, aber auch Früchte wie Trauben und Zuckerrohr, die nur entfernt an Kürbisse erinnern (vgl. auch die Abschnitte über „Kürbisgemüse" in der Abteilung „Gemüse")

6. *shui* 水 „Wasserfrüchte"

Auffallend ist, daß die Beerenfrüchte, die bei uns im Westen eine wichtige Rolle spielen, in China traditionell kaum von Bedeutung sind. Im allgemeinen weisen „Früchte" einen süßen und/oder sauren Sapor sowie ein zur Kälte bzw. Kühle tendierendes Temperaturverhalten auf. Sie wirken vor allem Säfte hervorbringend und durststillend, *calor* kühlend und Unruhe beseitigend, den *o. stomachi* öffnend, verdauungsfördernd, *ariditas* befeuchtend, *pituita* umwandelnd und diuretisch.

Allerdings gibt es auch Früchte wie Feigen, Jujuben, Longanen, Bocksdornfrüchte, Kirschen und Weintrauben, die mit ihrem süßen Sapor und ihrem warmen Temperaturverhalten suppletiv auf das Xue wirken und die *oo. hepaticus et renalis* stützen und suppletieren (Liu 1987:201, 1988:44).

Früchte werden meistens frisch und roh, aber auch in Form von Konfitüre oder Trockenobst gegessen. Um das kühle Temperaturverhalten abzumildern und den suppletiven Charakter zu betonen, kocht oder dünstet man die Früchte in der Diätetik oder man verwendet Fruchtsäfte, um die Säfte hervorbringende und durststillende Wirkung in den Vordergrund zu stellen (Shi 1988:44).

In Gegensatz zum Getreide, das die Basis der Ernährung bildet, und dem der Vervollständigung dienenden Gemüse kommt den Früchten, wie bereits eingangs im Zitat erwähnt, eine unterstützende und den Säfteumlauf regulierende Wirkung zu.

4.2 Birne (*lizi* 梨子)

Verwendet werden die reifen Früchte des
Birnbaums *Pyrus* L., und zwar speziell Arten mit
festen, rundlichen Früchten wie *Pyrus
bretschneideri* Rehd. („weiße Birne" *baili* 白梨),
Pyrus pyrifolia (Burm. f.) Nakai („Sandbirne"
shali 沙梨) und *Pyrus ussuriensis* Maxim.
(„Herbstbirne" *qiuzili* 秋子梨), die zur Familie
der *Rosaceae* (Rosengewächse) gehören und in
vielen Gebieten Chinas angebaut werden. Birnen
werden in entkerntem und geschältem Zustand
verzehrt.

Obgleich in China grundsätzlich andere
Birnenarten vorherrschend sind als in Europa,
sind sie in ihrer Wirkung vergleichbar. Auch für
die Güte einer Birne gelten ähnliche Kriterien:
Das Gehäuse sollte klein, das Fruchtfleisch saftig
und so fein sein, daß nach dem Kauen keine
Rückstände zurückbleiben. Der Geschmack sollte
rein und süß sein (Ye 1978:178, ZYaoDC:2176).
Birnen werden in China gerne roh verzehrt; sie
werden aber auch gedämpft, getrocknet oder zu
Sirup verarbeitet (ZGPRCD 1992:138).

Chinesische Bezeichnungen: *li* 梨 oder *lizi* 梨
子, *kuaiguo* 快果, *guozong* 果宗, *yuru* 玉乳
(„Jademilch") und *mifu* 蜜父 ("Vater des
Honigs").

Erstmals erwähnt wird die Birne als diätetisches
Mittel in der Unteren Abteilung des *Mingyi bielu*
(„Ergänzende Aufzeichnungen berühmter Ärzte",
ca. 2. Jh., um 536 von Tao Hongjing kompiliert);
im GM, Kap. 30 (erste Eintragung unter der
Kategorie „Bergfrüchte"), 1990:1763.

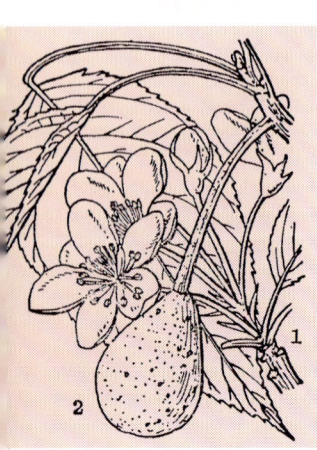

Temperaturverhalten: kühl (GM:kalt)

Sapor: süß, etwas sauer

Orbisbezug: *o. pulmonalis, o. stomachi*

Wirkung: *calor* kühlend, Säfte erzeugend, *ariditas* befeuchtend, *pituita* umwandelnd.

Indikationen

1. Schädigung der Säfte aufgrund von *calor*-Erkrankungen: Nervosität, Durst, trockener Mund, Diabetes (*sitis diffundens*) (in erstem Fall, vgl. 1. Rezeptur, im letzterem, vgl. 1. und 2. Rezeptur)

2. *calor*-Prozesse im *o. pulmonalis* oder in den *oo. intestinorum*: Husten, Schluckbeschwerden, Dysphagie, Halsentzündung, Regurgitation, trockener fester Stuhl (vgl. 2., 3. und 4. Rezeptur oder reinen Birnensaft, z.B. auch bei Stimmverlust)

3. *calor pituitae*- oder *calor venti*-Prozesse im *o. cardialis*: nach übermäßigem Genuß von Alkohol, Nervosität, Durst, geistige Unruhe oder Schreckhaftigkeit, Verwirrtheit (vgl. 5. Rezeptur).

CAVE: Kontraindiziert bei *algor depletionis* der *oo. lienalis et stomachi*, bei Diarrhö sowie bei Husten aufgrund von *algor* im *o. pulmonalis* (Liu 1987:203, Shi 1988:46). Bereits im QJF bis hinauf zum GM wird davor gewarnt, daß übermäßiger Genuß von Birnen zu *algor* in der „Mitte" führen kann. Deshalb sollten Frauen nach einer Geburt und überhaupt bei *depletio xue* keine Birnen essen.

Zubereitungsarten

Roh, gekocht, gedünstet, als Saft, Dekokt oder Sirup.

Zur Beachtung: In rohem Zustand wirkt die Birne vor allem *calor* kühlend, in gegartem Zustand das Yin befeuchtend und stützend (ZYaoDC 1986:2176, Peng 1988:46).

Zusammensetzung (nach westlicher Analytik)

Die Birne enthält Apfelsäure, Zitronensäure und andere organische Säuren sowie Glukose, Saccharose, Fructose; neben Kalzium, Magnesium, Mangan, Eisen und Kupfer und einem hohen Kaliumgehalt enthält sie außerdem geringe Mengen von Vitamin A, B_1, B_2, C, Niacin und B_6 (Liu 1987:203, Ye 1978:178, Schneider 1985:119).

Rezepturen

1. Fünf-Säfte-Trank (*Wuzhi yin*)

Aus einer beliebigen Menge von Birnen, frischen Wasserkastanien, Schilfrohrwurzeln (Rhizoma Phragmitis), Schlangenbartwurzeln (Radix Ophiopogonis) und Lotoswurzeln (oder Zuckerrohr) jeweils den Saft auspressen und miteinander vermischen. Die Dosierung richtet sich nach den Umständen. Wer den Saft nicht kalt einnehmen mag, kann ihn auch heiß trinken. Die Rezeptur stammt aus dem Werk „Systematische Unterscheidung der *morbi temperati*" (*Wenbing tiaobian*, 1798 von Wu Tang verfaßt). Bei Birnen, Wasserkastanien, Schilfrohrwurzeln etc. handelt es sich um Mittel mit süßem Sapor und kühlem bis kaltem Temperaturverhalten; sie wirken vor allem *calor* kühlend und Säfte erzeugend, Unruhe beseitigend und durststillend. Die Rezeptur wird vor allem eingesetzt bei Schädigungen der Säfte infolge von *morbi temperati* („Wärmekrankheiten"), die mit extremer Trockenheit des Mundes oder Auswurf von weißlichem Schaum einhergehen, der eher zäh und stockend ist als fließend (ZYaoDC 1986:2176, Liu 1987:203).

2. Birnensirup (oder Birnensaft)
(*Ligao* oder *Lizhi*)

Zwei Kilogramm Birnen in Stücke schneiden und auspressen (der Saft läßt sich auch durch Kochen gewinnen), auf kleiner Flamme so lange kochen bis der Saft dickflüssig wird, bei geringer Hitze Honig unterrühren und dann erkalten lassen. Jeweils ein bis zwei Eßlöffel in heißem Wasser aufgelöst einnehmen. Benötigt man die Rezeptur sehr rasch, kann man die Birnen auch nur auspressen und den Saft trinken oder die Birnen roh verzehren.

Diese Rezeptur stammt aus dem *Puji fang* („Dem Allgemeinwohl dienende Rezepturen", von Zhu Xiao, Vorwort datiert auf 1406). Kocht man Birnen zu Sirup ein, erzielt man eine stärker das Yin stützende, Säfte hervorbringende, *ariditas* befeuchtende und durststillende Wirkung als mit Birnensaft oder roh verzehrten Birnen. Die Originalrezeptur wird eingesetzt bei Diabetes (*sitis diffundens*) mit dem starken Bedürfnis, zu trinken. Man kann sie jedoch auch bei *depletio yin* mit emporloderndem *ardor* einsetzen, bei Schmälerung der Säfte, bei Durst und Unruhe, bei Halsschmerzen und trockener Kehle, bei Stimmverlust oder bei Husten aufgrund von *ariditas* des *o. pulmonalis*. In der Verbindung von westlicher und chinesischer Medizin wird diese Rezeptur auch bei akuter Bronchitis empfohlen (Liu 1987:203, Ye 1978:178).

3. In Asche gegarte Birne mit Gewürznelken
(*Dingxiang wei li*)

Eine große Birne vom Kerngehäuse befreien, dann 15 Gewürznelken (Flos Caryophylli) hineingeben. Die Birne in große Gemüseblätter oder in feuchtes Papier einwickeln, in heißer Asche garen lassen und essen. (Man kann die gut verpackte Birne auch dämpfen.)

Diese Rezeptur stammt aus dem *Shengji zonglu* („Gesammelte Aufzeichnungen über den Beistand der Mustergültigen", 1117 von Shen Fu verfaßt). Durch die besondere Art der Zubereitung (in Asche garen oder dämpfen) wirkt die Birne den *o. stomachi* mehrend und das Yin stützend. Gewürznelken haben ein warmes Temperaturverhalten und wirken Kontravektionen absenkend, den *o. stomachi* harmonisierend sowie Übelkeit beseitigend. Die Rezeptur ist vor allem angezeigt bei Regurgitation und Erbrechen aufgrund von *depletio* des *qi stomachi* oder bei *algor* des *o. stomachi* (Liu 1987:204, ZYaoDC 1986:2186).

4. Gedämpfte Birne mit Sichuan-Schachblumenzwiebel (Bulbus Fritillariae)
(*Chuanbei zhengli*)

Eine große Birne vom Kerngehäuse befreien, 3 g pulverisierte Sichuan-Schachblumenzwiebel (Bulbus Fritillariae) sowie eine beliebige Menge Kandiszucker hineingeben. Nun die Birne gut verschließen, gar kochen oder gar dämpfen und ganz verzehren.

Die Sichuan-Schachblumenzwiebel gilt als eines der wichtigsten Arzneimittel zur Befeuchtung des *o. pulmonalis*, zur Umwandlung von *pituita* und zur Stillung von Husten. Birnen und Kandiszucker wirken *calor* kühlend, den *o. pulmonalis* befeuchtend und *pituita* umwandelnd. Diese Rezeptur ist einzusetzen bei *calor* oder *ariditas* im *o. pulmonalis*, bei Husten mit gelbem, zähem Schleim sowie Trockenheit der Kehle (Liu 1987:204). Auch Bronchitis kann damit behandelt werden (Peng 1986:84, Ye 1978:178).

5. Birnenbrei (*Li zhou*)

Drei Birnen in Stücke schneiden und in 3 l
Wasser so lange kochen, bis die Flüssigkeit auf
die Hälfte zusammengekocht ist. Dann die
Rückstände entfernen, 50 g (Rundkorn-) Reis
zugeben, zu Brei verkochen und einnehmen.
Diese Rezeptur ist vor allem angezeigt bei
Kindern mit *calor venti*-Erkrankungen, die in den
Bereich des *o. cardialis* eingedrungen sind, mit
Verwirrtheit bis hin zur Ohnmacht, Unruhe,
Beklemmungsgefühlen und Appetitverlust (Peng
1985:352, ZYaoDC 1986:2176).

4.3 Mandarine (*juzi* 橘子)

Verwendet werden die reifen Früchte der Mandarine, *Citrus reticulata* Blanco, und zwar insbesondere verwandte, kultivierte Formen wie *Citrus tangerina* Hort. et Tanaka (*fuju* 福橘), *Citrus erythrosa* Tanaka (*zhuju* 朱橘) sowie *Citrus unshiu* Marcor. (*wenzhou miju* 溫州蜜橘), die alle zu der Familie der *Rutaceae* (Rauten-gewächse) gehören und außer in Sichuan vor allem in den südchinesischen Provinzen kultiviert werden. Mandarinen werden im Herbst oder Winter geerntet. Zum Verzehr schält man sie und nimmt sie in Fruchtfleischspalten zu sich. Während Mandarinen wohl erst im 19. Jh. nach Europa kamen, ist hinreichend belegt, daß Orangen, aber auch Mandarinen und Pomelo in China bereits im Altertum kultiviert wurden. Mandarinen werden im allgemeinen frisch und

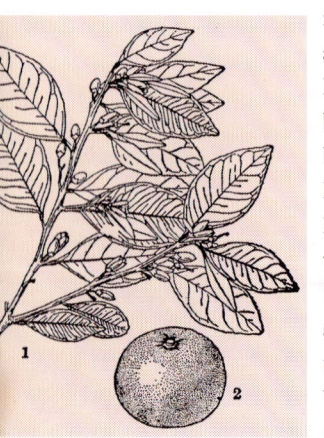

roh genossen, können aber auch in Honig oder Zucker konserviert werden oder besonderen Gerichten beigegeben werden. Darüber hinaus werden sie vielfach zur Herstellung von Süßspeisen verwendet (Simoons 1991:195, 198). Auch die Mandarinen-schale findet als Würzmittel und als Arzneimittel viel Verwendung (vgl. Pericarpium Aurantii, Porkert 1994: 311)

Chinesische Bezeichnungen: *ju* 橘 oder *juzi* 橘子, *jushi* 橘實 oder *huangju* 黃橘.

Mandarinen werden als diätetisches Mittel erstmals in der Oberen Abteilung des *Shennong bencao jing* erwähnt („Shennongs Klassiker der Drogenkunde", in der Späteren Han-Zeit verfaßt, verschollen und später um 500 von Tao Hongjing kompiliert). Allerdings wird sie dort mit *you* 柚 Pomelo gleichgesetzt. Erst im *Bencao shiyi* („Ergänzung der Drogenkunde", im 8. Jh. von Chen Cangqi verfaßt) erscheint sie klar abgegrenzt; im GM, Kap. 30 „Bergfrüchte", 1990:1785.

Temperaturverhalten: kühl (GM: warm) (Fruchtschale: warm)
Sapor: süß und sauer (Fruchtschale: scharf und bitter)
Orbisbezug: *o. stomachi*, *o. pulmonalis*
Wirkung: Fruchtfleisch: Säfte hervorbringend und durststillend, den *o. pulmonalis* befeuchtend, den *o. stomachi* öffnend; Fruchtfleisch mit Schale oder nur die Schale: das Qi regulierend und absenkend, *pituita* umwandelnd.

Indikationen

1. *depletio* des *yin stomachi*: Trockenheit des Mundes, Durst, Diabetes (*sitis difundens*), nach übermäßigem Alkoholgenuß (Fruchtfleisch roh essen oder als Saft)
2. Dysharmonie des *qi stomachi*: Verknotungen des Qi im Oberbauchbereich, Erbrechens-Kontravektion, verminderter Appetit (Mandarinen mit Schale in Stücke schneiden, in Wasser abkochen und einnehmen, Liu 1988:46)
3. *calor* im *o. pulmonalis*: Husten (Mandarinen mit Schalen in Stücke schneiden, abkochen, Honig zugeben und einnehmen, Liu 1988:46)

CAVE: Kontraindiziert bei *algor venti*-bedingtem Husten sowie bei starker *pituita*-Belastung (Liu 1988:46, ZYaoDC:2636). Bereits Tao Hongjing und später Meng Shen weist in seiner „Diätetischen Drogenkunde" (*Shiliao bencao*, datiert auf das Jahr 704) darauf hin, daß der übermäßige Genuß von Mandarinenfruchtfleisch *pituita* erzeugen und schließlich zu einer Stagnation des Qi-Flusses führen kann (SLBC 1986:32).

Die unterschiedliche Wirkung von Fruchtfleisch und Schale der Mandarine (vgl. Pulpa Aurantii, Porkert 1994:505, Pericarpium Aurantii, Porkert 1994:311) wird besonders deutlich in der „Suche nach dem Echten der Drogenkunde" (*Bencao qiuzhen*, 1769 von Huang Gongxiu verfaßt) dargestellt: „Obgleich das Mandarinenfruchtfleisch und die Mandarinenschale von der gleichen Pflanze stammen, weisen sie doch Besonderheiten auf: Der Sapor der Mandarinenschale ist scharf und bitter, der des Fruchtfleisches süß und sauer. Die Schale wirkt *pituita* lösend und zerstreuend sowie das Qi regulierend, während das Fruchtfleisch die Hervorbringung von *pituita* und wäßrigem, dünnem Schleim unterstützt, was schließlich zum Übel der Qi-Blockaden führen kann" (zitiert nach ZYaoDC 1990:2636).

Zubereitungsarten

Roh, als Saft oder Dekokt.

Zusammensetzung
(nach westlicher Analytik)

Reich an Vitamin C und enthält ferner Hesperidin, Zitronensäure, Apfelsäure, Glukose, Fructose und Saccharose, Vitamin A, B_1 etc. (Ye 1978:182).

4.4 Apfelsine, Orange (*chenzi* 橙子)

Verwendet werden die reifen Früchte der Apfelsine oder Orange, und zwar speziell der Arten *Citrus sinensis* (L.) Osbeck (*tianchen* 甜橙) oder *Citrus junos* Tanaka (*xiangchen* 香橙), die zur Familie der *Rutaceae* (Rautengewächse) gehören und vor allem in den südlichen Provinzen Chinas angebaut werden. Sie werden im Herbst oder Winter geerntet, geschält und in Fruchtfleischspalten verzehrt.
Der Genuß von Apfelsinen geht in China mindestens bis in die Han-Zeit zurück (Huang 1990:140). Sie werden entweder roh und frisch verzehrt, als Saft genossen, mit Honig konserviert oder zu Kuchen oder anderen Süßspeisen verarbeitet (ZGPRDC 1992:141).

Chinesische Bezeichnungen: *chen* 橙 oder *chenzi* 橙子, *huangchen* 黃橙, *jinchen* 金橙, *jinqiu* 金球, *huangguo* 黃果, *guangju* 廣橘.

Als diätetisches Mittel erstmals erwähnt im *Shixing bencao* („Drogenkunde über die Wesensnatur von Lebensmitteln", von Chen Shiliang um 890–900 verfaßt, nur noch fragmentarisch erhalten); im GM Kap. 30 („Bergfrüchte"), 1990:1793.

Temperaturverhalten: kühl (GM: kalt)
Sapor: süß und sauer (GM: nur sauer)
Orbisbezug: *o. stomachi, o. pulmonalis*
Wirkung: Säfte erzeugend, durststillend, den *o. stomachi* öffnend, das Qi absenkend.

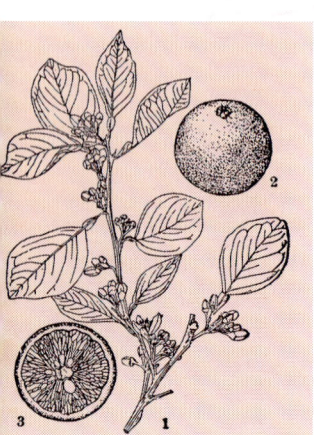

Indikationen

1. *depletio* des *yin stomachi*: Durst, Unruhe, nach übermäßigem Alkoholgenuß (roh oder als Saft einzunehmen)
2. Dysharmonie des *qi stomachi*: Erbrechen, verminderter Appetit (vgl. Rezeptur).

CAVE: Kontraindiziert bei *algor venti*-bedingtem Husten sowie bei starker *pituita*-Belastung.

Zubereitungsarten

Roh, als Saft oder Dekokt.

Zusammensetzung
(nach westlicher Analytik)

Die Orange ist wie die anderen Zitrusfrüchte eine gute Quelle für Vitamin C; darüber hinaus ist sie reich an Folsäure (Simoons 1991:198). Sie enthält ferner Zitronensäure, Apfelsäure, Saccharide, Hesperidin, Pektin etc.

Rezepturen

Honig-Dekokt aus
Orangenfruchtfleisch und Salz
(*Chenrangyan mijian*)

Zwei Apfelsinen schälen und die Fruchtspalten herauslösen, eine beliebige Menge an Salz zugeben, mit Honig abkochen und in gegartem Zustand einnehmen.

Die Rezeptur stammt aus dem Werk *Kaibao bencao* („Drogenkunde zur Kaibao-Regierungsdevise", 974 von Liu Han u.a. verfaßt). In dieser Rezeptur verbinden sich saurer, süßer und etwas salziger Sapor. Sie wirkt den *o. stomachi* kräftigend, die „Mitte" harmonisierend sowie Säfte hervorbringend und ist vor allem angezeigt bei Dysharmonie des *qi stomachi* mit Erbrechen und vermindertem Appetit oder bei Trockenheit des Mundes und Schmälerung der Säfte (Liu 1987:207, ZYaoDC 1986:2635).

4.5 Grapefruit, Pomelo (*youzi* 柚子)

Verwendet werden die reifen Früchte der Grapefruit (Pampelmuse) oder des verwandten Pomelo, *Citrus grandis* (L.) Osbeck, wobei in China folgende Pomelo-Arten vorherrschen: *Citrus grandis* (L.) Osbeck var. *wentanyu* Hort. (*wendan you* 文旦柚), *Citrus grandis* (L.) Osbeck var. *shatinyu* Hort. (*shatian you* 沙田柚) etc. Sie gehören alle zur Familie der *Rutaceae* (Rautengewächse) und werden vor allem in den südlichen Gebieten Chinas angebaut. Pomelos werden im Herbst oder Winter geerntet. Vor dem Verzehr wird die dicke Schale abgelöst, die Fruchtfleischspalten werden herausgelöst und von der Haut befreit.

Mindestens seit der Han-Zeit sind Pomelo als Früchte beliebt (Huang 1990:140). Sie werden roh als Dessert verzehrt oder getrocknet beziehungsweise kandiert. Pomeloschale wird gekocht und bei Fleischgerichten oder Eierspeisen oftmals wie Gemüse verwendet (Simoons 1991:199, ZGPRCD 1992:141).

Chinesische Bezeichnungen:

you 柚 oder *youzi* 柚子, *chouchen* 臭橙 („stinkende Orange"), *xiangluan* 香欒, *qigan* 气柑.

Als diätetisches Mittel erstmals erwähnt im *Rihuazi bencao* („Drogenkunde des Herrn Rihuazi", von Da Ming alias Rihuazi, in der Tang-Zeit verfaßt, heute nur noch fragmentarisch erhalten); im GM Kap. 30 („Bergfrüchte"), 1990: 1794.

Temperaturverhalten: kühl (GM: kalt) (Fruchtschale: warm)

Sapor: süß und sauer (GM: nur sauer) (Fruchtschale: scharf, süß und bitter)

Orbisbezug: *o. stomachi*, *o. pulmonalis* (Fruchtschale: *o. stomachi*, *o. renalis*, *o. vesicalis*)

Wirkung: Fruchtfleisch: Säfte hervorbringend, durststillend, den *o. stomachi* öffnend; Fruchtfleisch mit Schale oder nur die Schale: *pituita* transformierend, Verdauungsblockaden beseitigend, Qi absenkend (ZYaoDC:1506).

Indikationen

1. *depletio* des *yin stomachi*: Trockenheit des Mundes, Nervosität oder nach übermäßigem Alkoholgenuß (das Fruchtfleisch roh verzehren)
2. Dysharmonie des *qi stomachi*: Übelkeit und Erbrechen, verminderter Appetit, Qi-Blockaden und Beklemmungsgefühle im Brustbereich, Schmerzen im Magenbereich, Verdauungsblockaden (Pomelo mit Schale abkochen, mit Zucker abschmecken und einnehmen)
3. *pituita*-Husten (ganzer Pomelo mit Schale: vgl. 1. Rezeptur).

CAVE: Kontraindiziert bei *algor venti*-bedingtem Husten sowie bei starker *pituita*-Belastung (Shi 1988:45). Schwangere und Patienten mit *depletio*-Befunden sollten keine Pomeloschale essen (ZYaoDC 1986.1506).

Zubereitungsarten

Roh, als Saft, Dekokt oder Sirup. Ähnlich wie bei der Mandarine ist die Fruchtschale des Pomelo als Arzneimittel von größerer Bedeutung als das reine Fruchtfleisch, deshalb wird in der Diätetik das Fruchtfleisch in der Regel mit der Schale zusammen verwendet.

**Zusammensetzung
(nach westlicher Analytik)**

Reich an Vitamin C, enthält ferner das bittere Glykosid Naringin und Vitamin B$_1$ sowie Glukose, Saccharose, Fructose, Eiweiß, Fett, Carotin, Zitronensäure, Kalzium, Phosphor etc.

Rezepturen

1. Mit Honig zubereitete Pomelo (*Mijian yourou*)

500 g Pomelo mit Schale in Stücke schneiden, die Kerne entfernen, in ein geschlossenes Gefäß geben, eine beliebige Menge an klarem Branntwein hinzufügen, gut verschlossen über Nacht einweichen lassen. Dann in einen Topf geben und so lange kochen lassen, bis die ganze Flüssigkeit verdampft ist. Nun 250 g Honig zugeben, umrühren und erkalten lassen, wieder in ein geschlossenes Gefäß füllen. Davon nach und nach regelmäßig kleinere Mengen entnehmen, im Mund zergehen lassen und schlucken.

Diese Rezeptur wirkt hustenstillend und *pituita* umwandelnd. Bei regelmäßiger Anwendung wird diese Rezeptur bei Husten mit viel Schleim empfohlen (Peng 1985:361, Liu 1987:208, Liu 1988:46, GM 1990: 1795).

2. Frisches Pomelofruchtfleisch (*Sheng yourou*)

Frisches Fruchtfleisch der Pomelo, roh verzehrt, dient zur Behandlung von vermindertem Appetit bei Schwangeren und von schalem Geschmack im Mund sowie zur Vertreibung von Übelkeit (Peng 1985:361, GM 1990:1794).

4.6 Zitrone
(*ningmeng* 檸檬)

Verwendet werden die reifen Früchte der
Otaheite-Orange (auch Canton-Zitrone genannt),
Citrus limonia Osbeck (*limeng* 黎檬) sowie der
bei uns gebräuchlichen Zitrone, *Citrus limon* (L.)
Burm. (*yang ningmeng* 洋檸檬), die zur Familie
der *Rutaceae* (Rautengewächse) gehören und in
den südlichen Provinzen Chinas angebaut
werden. Sie werden im Herbst oder Winter
geerntet und frisch verwendet.

Es wird angenommen, daß Zitronen in der Song-
bzw. Yuan-Zeit (11.-14. Jh.) aus dem Westen
(eventuell über Indien oder über Südostasien)
nach China gelangten (Simoons 1991:203).
Zitronen werden in China heute oftmals zur
Saftherstellung verwendet, wobei der Zitronensaft
gerne kalt getrunken wird. Zitronen werden auch
mit Honig kandiert oder in Salz eingelegt
(ZGPRCD 1992:141).

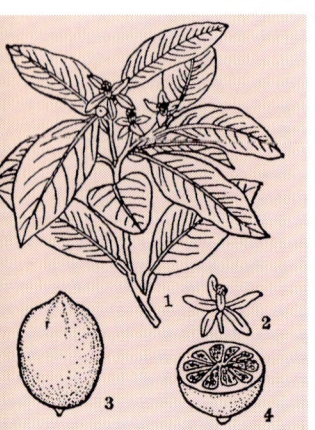

Chinesische Bezeichnungen:
ningmeng 檸檬, *limeng* 黎檬
oder *limengzi* 黎檬子, *yimuzi*
宜母子 („Die für Frauen
geeignete [Frucht]"), *limuzi*
里母子, *yaoguo* 藥果 („Arznei-
Frucht").

Zitronen werden als
diätetisches Mittel erstmals im
Bencao gangmu shiyi erwähnt
(„Ergänzungen zur Drogen-
kunde", um 1800 von Zhao Xuemin verfaßt).
Dort wird auch die Bedeutung der Bezeichnung
yimuzi („Die für Frauen geeignete [Frucht]")
genauer erklärt, die darauf zurückzuführen ist,
daß die Zitrone von Schwangeren mit *depletio*
des *o. hepaticus* besonders geschätzt wird (Liu
1987:253).

Temperaturverhalten: Tendenz zur Kälte (Shi
1988:46, neutral)

Sapor: sauer

Orbisbezug: *o. pulmonalis*, *o. stomachi*
(*o. hepaticus*)

Wirkung: *calor* kühlend, *aestus* herauslösend,
Säfte erzeugend und durststillend, den
o. stomachi harmonisierend und Kontravektionen
absenkend, *pituita* umwandelnd und hustenstillend, den Fetus beruhigend.

Indikationen

1. *calor-* oder *aestus*-Prozesse oder *calor* des
   o. stomachi mit Schmälerung der Säfte: Durst,
   Unruhe (als Saft und vgl. Rezeptur)

2. Dysharmonie des *qi stomachi*: Brechreiz,
   Aufstoßen, verminderter Appetit oder
   unruhiger Fetus (Zitronen in Wasser gekocht,
   eingezuckert oder eingesalzen verzehren, vgl.
   Rezeptur)

3. Husten aufgrund von *calor pituitae* (eine
   Abkochung aus Zitronen, Radix Platycodi,
   Fructus Scaphigerae und Radix Glycyrrhizae
   bereiten und einnehmen, Liu 1987:254,
   1988:56).

Zubereitungsarten

Roh, als Saft oder Dekokt oder eingesalzen.
In eingesalzenem Zustand wirkt die Zitrone
gegen *algor laedens* und *ardor pituitae* (Peng
1988:46).

Zusammensetzung
(nach westlicher Analytik)

Reich an Vitamin C, enthält ferner Saccharide,
Zitronensäure, Apfelsäure, Neohesperidin,
Vitamin B_1, B_2, Niacin, Kalzium, Phosphor, Eisen
etc.

Rezepturen

Saft aus Zitronen und Zuckerrohr
(*Ningmeng ganzhe zhi*)

60 g Zitronen entsaften, 250 g Zuckerrohr in
Stücke schneiden und so weit zerkleinern, daß
sich der Saft auspressen läßt; beide Säfte
miteinander vermischen, in regelmäßigen
Abständen einnehmen.

Die Kombination von Zitronen- und
Zuckerrohrsaft verstärkt die den *o. stomachi*
stützende, Säfte hervorbringende, durststillende,
Unruhe beseitigende, den *o. stomachi*
harmonisierende und Kontravektionen
absenkende Wirkung. Die Rezeptur empfiehlt
sich nach übermäßigem Alkoholgenuß, bei
Schädigungen der Säfte aufgrund von *calor*-
Prozessen, bei Unruhe und Durst, Brechreiz und
Aufstoßen sowie bei vermindertem Appetit (Liu
1987:254).

4.7 Kumquat (*jinju* 金橘)

Verwendet werden die reifen Früchte der Kumquat, *Fortunella* Swingle, und zwar vor allem die Arten *Fortunella margarita* (Lour.) Swingle (auch ovale Kumquat genannt) (*jinju* 金橘), *Fortunella crassifolia* Swingle (*jindan* 金彈) sowie *Fortunella japonica* (Thunb.) Swingle (*jingan* 金柑), die zur Familie der *Rutaceae* (Rautengewächse) gehören und vor allem in den südlichen Provinzen Chinas angebaut werden. Kumquat werden im Winter geerntet, gewaschen und frisch mit Schale verwendet.

Die kleinen Kumquatbäume sind in China als Ziergewächse beliebt. Die reifen Früchte der Kumquat werden entweder ganz und roh verzehrt oder mit Honig oder Zucker konserviert oder getrocknet. Sie werden aber auch zur Herstellung verschiedener Süßspeisen und Kuchen verwendet (Simoons 1991:204, ZGPRCD 1992:141).

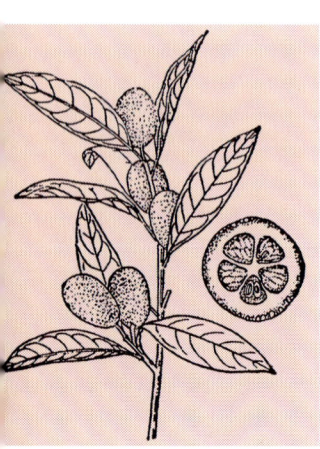

Chinesische Bezeichnungen: *jinju* 金橘 („goldene Mandarine"), *shanju* 山橘 („Berg-mandarine"), *jindan* 金蛋(„Goldenes Ei"), *shouxing ju* 壽星橘, *jingan* 金柑, *luju* 廬橘.

Als diätetisches Mittel wird Kumquat erstmals erwähnt im GM Kap. 30 („Bergfrüchte"), 1990: 1796.

Temperaturverhalten: warm
Sapor: scharf, süß und sauer (GM und Shi 1988: 45, sauer und süß, ZYaoDC:1384, scharf und süß)
Orbisbezug: *o. pulmonalis, o. stomachi, o. hepaticus*
Wirkung: das Qi regulierend, Stasen auflösend, *pituita* umwandelnd, hustenstillend.

Indikationen

1. Husten mit Auswurf von Schleim (*pituita*),
   Keuchhusten (ganze Kumquat langsam
   zerkauen); Husten aufgrund von *algor* im
   o. pulmonalis (Kumquat zerquetschen, mit
   frischem Ingwer aufkochen und einnehmen);
   Husten aufgrund von *calor* im *o. pulmonalis*
   (Kumquat mit Rettichsaft zusammen
   einnehmen)

2. Verhärtungen im Abdomen aufgrund von
   Verdauungsblockaden, Qi-Blockaden,
   Klumpen- und Beklemmungsgefühle im
   Abdomen, verminderter Appetit (Kumquat
   frisch oder in Honig eingetaucht verzehren
   oder ein Dekokt aus Kumquat, Fliederweiß-
   dornbeeren [Fructus Crataegi] und gekeimter
   Gerste [Fructus Hordei germinatus]
   einnehmen)

3. Stasen und Qi-Blockaden im Bereich des
   o. hepaticus: Spannungs- und Beklemmungsgefühle oder Schmerzen im Brust- und
   Flankenbereich (Kumquat in Honig
   eingetaucht verzehren oder Kumquat
   zusammen mit Fingerzitronat-Zitrone [Fructus
   Citri sarcodactyli] und Flos Citri Aurantii [Flos
   Daidai] mit kochendem Wasser übergießen,
   einweichen und mit Zucker abgeschmeckt
   einnehmen) (Liu 1988:45).

Zubereitungsarten

Roh als ganze Frucht, in Honig eingetaucht,
eingezuckert oder als Dekokt.

**Zusammensetzung (nach westlicher
Analytik):**

Reich an Vitamin C, enthält ferner Fortunellin,
Vitamin A, B_1 und B_2 (80% davon befinden sich
in der Schale), Kalzium, Phosphor, Eisen etc. (Liu
1988:45).

4.8 Kaki (*shizi* 柿子)

Verwendet wird die reife Kakifrucht (auch Kakipflaume genannt), *Diospyros kaki* L. f., die zur Familie der *Ebenaceae* gehört und in ganz China, vor allem jedoch in den Provinzen zwischen Yangzi und Huanghe, sowie auf Taiwan und Japan angebaut wird. Kakis werden im Herbst oder Winter meistens in reifem, rotem aber auch in unreifem, noch grünem Zustand gepflückt. Anschließend werden sie mittels spezieller Verfahren von ihrem adstringierenden Geschmack befreit, geschält und in der Regel frisch verzehrt. Sie können aber auch auf verschiedene Weisen getrocknet oder geräuchert und dann weiter zu getrockneten Kaki-Kuchen (vgl. Fructus Kaki exsiccatus, Porkert 1994:507) oder anderen haltbaren Süßspeisen verarbeitet werden (Simoons 1991:214, ZGPRCD 1992:142). Pollen einer Diospyros-Art wurden bereits in der neolithischen Fundstelle Banpo entdeckt; Überreste von Kaki-Früchten wurden in dem Han-zeitlichen Grab Mawangdui (168 v. Chr. datiert) bei Changsha, Hunan, gefunden (Anderson 1988:12, Simoons 1991:213).

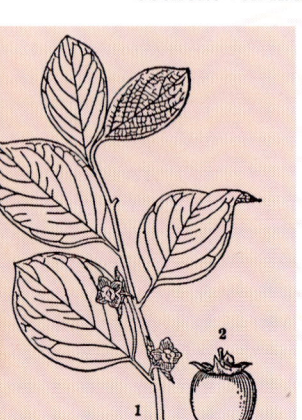

Chinesische Bezeichnungen:

shizi 柿子, auch *zhuguo* 朱果 („Zinnoberrote Frucht").

Als diätetisches Mittel erstmals erwähnt in der Mittleren Abteilung des *Mingyi bielu* („Ergänzende Aufzeichnungen berühmter Ärzte", ca. 2. Jh., um 536 von Tao Hongjing kompiliert); im GM, Kap. 30 („Gebirgsfrüchte"), 1990:1778.

Temperaturverhalten: kalt

Sapor: süß, adstringierend

Orbisbezug: *o. pulmonalis, o, cardialis, o. intestini crassi* (Liu 1988:47 statt *o. cardialis: o. stomachi*)

Wirkung: *calor* kühlend, den *o. pulmonalis* befeuchtend, hustenstillend.

Indikationen

1. *ariditas*- oder *calor*-bedingter Husten (roh verzehren oder durch Trocknung und weitere Bearbeitung zu Kaki-Kuchen verarbeiten (vgl. Porkert 1978:507, Fructus Kaki exsiccatus)

2. Schmälerung der Säfte aufgrund von *calor*-Prozessen: Unruhe, Durst, Trockenheit des Mundes, blutiger Auswurf, Geschwüre im Mund (roh verzehren)

3. *calor*- oder *ariditas*-Prozesse in den *oo. intestinorum*: blutige Dysenterie, Hämorrhoidalblutungen (Kaki roh oder getrocknet verzehren oder ein Dekokt aus Kakifrucht und Kakiblättern einnehmen, Liu 1987:209, 1988:47).

4. Diarrhö aufgrund von *depletio* und Defizienz (von Qi) (reife, süße Kakifrüchte wirken auch auf den *o. lienalis* stützend und rauhen zugleich das untere Calorium auf, Shi 1988:51)

5. nach der Verbindung von westlicher und chinesischer Medizin: Struma (Liu 1987:210, ZYaoDC 1986:1527), Hypertonie (vgl. Rezeptur; in letzterem Fall empfiehlt es sich, den Saft einer Kakifrucht mit Milch oder Reissud zu vermischen und jeweils einen halben Becher davon zu trinken, Ye 1978:180).

CAVE: Kontraindiziert bei *algor depletionis* der *oo. lienalis et stomachi*, bei *humor* oder *pituita*-Belastungen, bei Frauen direkt nach der Geburt oder nach einer Krankheit oder bei von außen induzierten *algor venti*-Erkrankungen.

Unverträglichkeit: Kaki sollten nicht zusammen mit Krebsen oder Krabben verzehrt werden (ZYaoDC 1986:1527, Peng 1985:355).

Zubereitungsarten

Roh, getrocknet, als Saft, und zu Kaki-Kuchen weiterverarbeitet (vgl. Porkert 1978:507, Fructus Kaki exsiccatus).

Zusammensetzung
(nach westlicher Analytik)

Die frischen Kakifrüchte sind reich an Vitamin C und auch eine relativ gute Quelle für Vitamin A. In getrockneter Form weisen sie einen relativ hohen Gehalt an Vitamin A und Eisen auf (Simoons 1991:216). Sie enthalten ferner Saccharose, Glukose, Fructose, Eiweiß, Carotin, L-Citrullin, Jod, Kalzium. Die Adstringenz der noch nicht voll ausgereiften Frucht ist auf das Tannin zurückzuführen, das sie enthält.

Rezepturen

Frischer Kaki-Saft (*Xian shiye*)

250 g noch nicht ganz ausgereifte Kaki in Stücke schneiden, zerkleinern, auspressen, den Saft mit kochendem Wasser aufgießen und auf zwei Male einnehmen.

Frische Kaki sind relativ reich an Jod, daher kann man sie z.B. bei durch Jodmangel bedingter Struma einsetzen. Die Rezeptur wird auch bei Hypertonie empfohlen (Liu 1987:210, Peng 1985:355, ZYaoDC 1986:1527).

4.9 Pfirsich (*taozi* 桃子)

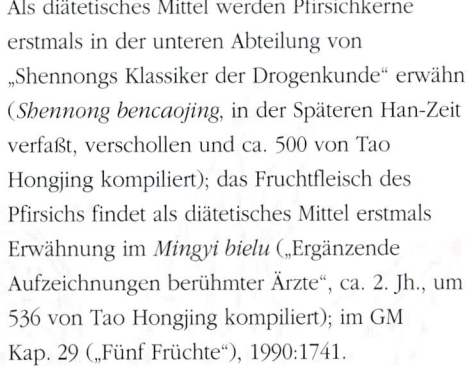

Verwendet werden die reifen Früchte des Pfirsichs, *Prunus persica* (L.) Batsch (*tao* 桃) und auch *Prunus davidiana* (Carr.) Franch. (*shantao* 山桃), die zur Familie der *Rosaceae* gehören und in ganz China angebaut werden. Sie werden im Sommer geerntet, entkernt und frisch verzehrt oder aber getrocknet.

Der Pfirsich ist in China mindestens seit dem 4./5. Jahrtausend v. Chr. bekannt und gehört seit dem Altertum zu den „Fünf Früchten" (vgl. Einführung zu diesem Kapitel). Er ist eine der symbolträchtigsten Früchte Chinas: So gilt er als „Frucht des Langen Lebens" (*shoutao*) und ist auch in der bildenden Kunst eine der am meisten dargestellten Früchte (Anderson 1988:134, Simoons 1991:217).

Pfirsiche werden entweder roh und frisch verzehrt oder für Süßspeisen, auch süße Suppen, verwendet. Sie werden aber auch getrocknet oder in Alkohol oder Essig eingelegt (Simoons 1991:220, ZGPRCD 1992:138).

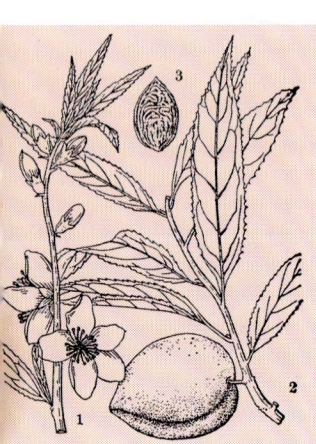

Chinesische Bezeichnungen:

taozi 桃子, *tao* 桃 oder *taoshi* 桃實.

Als diätetisches Mittel werden Pfirsichkerne erstmals in der unteren Abteilung von „Shennongs Klassiker der Drogenkunde" erwähnt (*Shennong bencaojing*, in der Späteren Han-Zeit verfaßt, verschollen und ca. 500 von Tao Hongjing kompiliert); das Fruchtfleisch des Pfirsichs findet als diätetisches Mittel erstmals Erwähnung im *Mingyi bielu* („Ergänzende Aufzeichnungen berühmter Ärzte", ca. 2. Jh., um 536 von Tao Hongjing kompiliert); im GM Kap. 29 („Fünf Früchte"), 1990:1741.

Temperaturverhalten: warm (GM: heiß)
Sapor: süß und sauer (GM: zusätzlich scharf)
Orbisbezug: *o. stomachi* (*o. hepaticus*), *o. intestini crassi*
Wirkung: Säfte hervorbringend, die *oo. intestinorum* befeuchtend, das Xue dynamisierend, Stasen oder tastbare Verhärtungen (*concretiones*) auflösend.

Indikationen

1. Xue-Stasen: schmerzhafte Regelblutung, Amenorrhö (Shi 1988:47)
2. *calor* oder *ariditas* der *oo. intestinorum*: Obstipation, auch chronische Obstipation im Senium (roh verzehren oder gedünstet)
3. *depletio* des *yin stomachi*: Durst, Trockenheit des Mundes und des Rachens (roh oder gedünstet verzehren) (Liu 1987:211, 1988:47).

CAVE: Kontraindiziert bei konstitutionell bedingten *calor*-Symptomatiken oder bei *calor*-bedingten Geschwüren und Furunkeln. Aufgrund des warmen Temperaturverhaltens sollten rohe Pfirsiche niemals im Übermaß genossen werden, da dies leicht zu Flatulenz führen kann (Shi 1988:47).
Unverträglichkeit: Pfirsiche sollten nicht mit Krabben oder Krebsen zusammen verzehrt werden (ZYaoDC:1787).

Zubereitungsarten

Roh, gedünstet, gedämpft, getrocknet oder als Dekokt.
Zur Verwendung von Pfirsichkernen, vgl. auch Semen Persicae, Porkert 1994:349.

Zusammensetzung
(nach westlicher Analytik)

Pfirsiche sind vor allem in getrockneter Form reich an Eisen sowie an Carotin und Nikotinamid (Souci/Kraut 1990:345); sie enthalten ferner Fructose, Glukose, Saccharose, Eiweiß, Fett, Carotin, Vitamin B_1, B_2 und C, Niacin, Apfelsäure, Zitronensäure, Kalium, Kalzium, Phosphor, Eisen etc.

4.10 Pflaume (*lizi* 李子)

Verwendet werden die dunkelvioletten oder
gelben reifen Früchte der chinesischen Pflaume,
Prunus salicina Lindl., die von der bei uns
verbreiteten Pflaume, *Prunus domestica* L. zu
unterscheiden ist. Beide Arten gehören zur
Familie der *Rosaceae*. Bei *Prunus salicina* Lindl.
handelt es sich um eine in China beheimatete,
wild oder kultiviert wachsende Spezies. Die
Pflaumen werden im Sommer oder Herbst
geerntet, gewaschen und entkernt gebraucht.
Die chinesische Pflaume gehört seit alters her zu
den „Fünf Früchten", also zu den fünf
Hauptfruchtarten Nordchinas (vgl. Einführung zu
diesem Kapitel). Pflaumen werden frisch,
eingelegt, getrocknet oder kandiert verwendet.
Sie werden aber auch zur Herstellung von
alkoholischen Getränken oder von Soßen
gebraucht (Simoons 1991:222, ZGPRCD
1992:138).

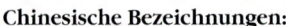

Chinesische Bezeichnungen:
li 李 oder *lizi* 李子, *lishi* 李實
oder *jiaqingzi* 嘉慶子.

Als diätetisches Mittel wird sie
erstmals in der Unteren
Abteilung des *Mingyi bielu*
erwähnt („Ergänzende
Aufzeichnungen berühmter
Ärzte", ca. 2. Jh., um 536 von
Tao Hongjing kompiliert); im
GM als erste Eintragung im 29. Kap. („Fünf
Früchte"), 1990:1727.

Temperaturverhalten: neutral (GM: etwas
warm)
Sapor: süß und sauer (GM: bitter und sauer)
Orbisbezug: *o. hepaticus, o. stomachi (o. renalis)*
Wirkung: *calor* im *o. hepaticus* kühlend, Säfte
hervorbringend, Stasen auflösend, diuretisch.

Indikationen

1. *calor* aufgrund *depletio* des *o. hepaticus* und
    tiefgreifendes Erschöpfungssyndrom aufgrund
    von *calor depletionis* („gedämpfte Knochen",
    häufig mit Fieber und Nachtschweißen) (roh
    oder als Saft, vgl. Rezeptur)
2   *depletio* des *yin stomachi*: Durst und
    trockener Mund, Diabetes (*sitis diffundens*)
    (vgl. Rezeptur, roh oder Trockenfrüchte)
3. Aszites aufgrund von Erkrankungen des
    o. hepaticus (ZyaoDC:1104, Liu 1991:53).

> **CAVE:** Bei übermäßigem Verzehr können
> Pflaumen zur Hervorbringung von *pituita* und
> zu einer Schädigung der *oo. lienalis et
> stomachi* führen, die sich in Diarrhö und
> vermindertem Appetit äußert (Liu 1987:212,
> 1988:48, ZYaoDC:1104).

Zubereitungsarten
Roh, getrocknet, als Saft oder Dekokt, in Alkohol
eingelegt oder kandiert.

Zusammensetzung
(nach westlicher Analytik)
Enthält Saccharide, etwas Eiweiß und Fett,
Carotin, Vitamin B_1, B_2, C, Niacin, Kalzium,
Phosphor, Eisen, Glutaminsäure, Prolinase,
Alanin etc. (Liu 1987:212).

Rezepturen

Frischer Pflaumensaft (*Xian lizhi*)

100–120 g frische Pflaumen entkernen, zerkleinern, auspressen, dem Saft Honig beigeben und gleich darauf einnehmen. Die Rezeptur stammt aus dem Werk „Kochbuch des Hauses des Beliebens" (*Suixiju yinshipu*, 1861 von Wang Shixiong verfaßt). Sie wirkt vor allem kühlend auf *calor depletionis* im o. *hepaticus*, das *yin stomachi* stützend sowie Säfte erzeugend und zeigt somit eine ähnliche Wirkung wie die frische Frucht. Darüber hinaus kann man die Rezeptur bei Patienten, die im Sommer die Hitze nicht vertragen, vorbeugend einsetzen (Liu 1987:212). Ebenso wird sie bei tiefgreifendem Erschöpfungssyndrom aufgrund von *calor depletionis* und bei Diabetes (*sitis diffundens*) empfohlen (ZYaoDC 1986:1104).

4.11 Aprikose
(*xingzi* 杏子)

Verwendet werden die reifen Früchte der
Aprikose, *Prunus armeniacae* L. (*xing* 杏) oder
Prunus armeniacae L. var. ansu Maxim.
(*shanxing* 山杏), die zur Familie der *Rosaceae*
gehören und in ganz China verbreitet sind. Sie
werden im Sommer oder Herbst geerntet,
gewaschen und entkernt verzehrt.
In China werden Aprikosen seit dem Altertum
kultiviert (das chinesische Zeichen für Aprikose
wurde bereits in Shang-zeitlichen Orakel-
knocheninschriften gefunden) und zählen zu den
„Fünf Früchten" (s. Einführung zu diesem
Kapitel).
Sie werden in China roh, getrocknet oder mit
Zucker oder Honig kandiert verzehrt. Sie können
aber auch zu Soßen oder Süßspeisen
weiterverarbeitet werden (Simoons 1991:220,
ZGPRCD 1992:138).

Chinesische Bezeichnungen: *xing* 杏 oder
xingzi 杏子, *xingshi* 杏實, *tianmei* 甜梅.

Als diätetisches Mittel werden sie erstmals in der
Unteren Abteilung des *Mingyi bielu* erwähnt
(„Ergänzende Aufzeichnungen berühmter Ärzte",
ca. 2. Jh., um 536 von Tao Hongjing kompiliert);
im GM, Kap. 29 („Fünf Früchte"), 1990:1729.

Temperaturverhalten: Tendenz zur Wärme
Sapor: süß und sauer (GM: nur sauer)
Orbisbezug: *o. stomachi, o. pulmonalis*
Wirkung: Säfte hervorbringend, durststillend,
den *o. pulmonalis* befeuchtend, hustenstillend.

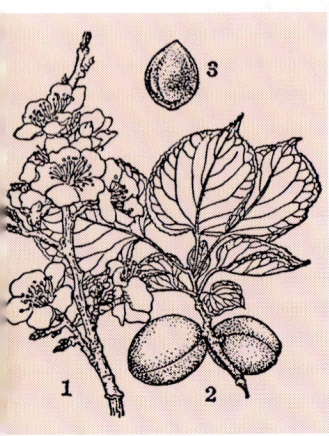

Indikationen

1. *calor*- oder *aestus*-Prozesse, Schmälerung der Säfte oder *depletio* des *yin stomachi*: Durst, trockener Mund und trockene Kehle (roh oder als Trockenfrüchte langsam im Mund zergehen lassen)

2. *calor* oder *ariditas* im *o. pulmonalis*: Husten mit trockener Kehle, Kurzatmigkeit (roh oder mit Honig zu Sirup eingekocht einnehmen).

CAVE: Bei reichlichem Genuß können *calor*-Symptomatiken gefördert werden (ZyaoDC:1100); ferner können bei übermäßigem Verzehr auch die *oo. lienalis et stomachi* sowie die Zähne (vor allem bei kleinen Kindern) geschädigt werden (Liu 1987:214, Shi 1988:47).

Zubereitungsarten

Roh, getrocknet, kandiert, als Dekokt oder Sirup. (Zu Aprikosensamen vgl. Semen Armeniacae amarae sowie dulcis, Porkert 1994:400, 408)

Zusammensetzung
(nach westlicher Analytik)

Besonders reich an Vitamin A, zugleich relativ reich an Vitamin B_1, B_2 und C sowie an Eisen und Kalium (Schneider 1985:111); enthält ferner Saccharide, etwas Eiweiß, Kalzium, Phosphor, Zitronensäure, Apfelsäure, Tomatidenol etc.

4.12 Japanaprikosen (Umeboshi-Pflaumen) (*meishi* 梅實)

Verwendet werden die Früchte von *Prunus mume* Sieb. et Succ. aus der Familie der *Rosaceae*, die häufig nicht ganz richtig als Pflaumen, chinesische Pflaumen oder chinesische Essigpflaumen bezeichnet werden. Eigentlich steht *mei* 梅 botanisch der Aprikose näher und wird daher auch als Japanische Aprikose bezeichnet. Eine adäquate Übersetzung von *mei* in westliche Sprachen gibt es bisher nicht. Diese bereits im Altertum in China bekannte kleine, saure Aprikosenart wird heute vor allem in Sichuan, Zhejiang, Fujian, Hunan, Guizhou und Yünnan angebaut. In der Han-Zeit war die Japanaprikose bis sie durch den Essig ersetzt wurde ein beliebtes Säurungsmittel (Huang 1990:145).

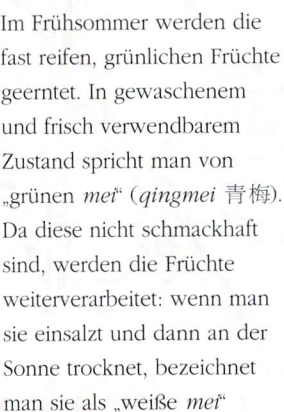

Im Frühsommer werden die fast reifen, grünlichen Früchte geerntet. In gewaschenem und frisch verwendbarem Zustand spricht man von „grünen *meï*" (*qingmei* 青梅). Da diese nicht schmackhaft sind, werden die Früchte weiterverarbeitet: wenn man sie einsalzt und dann an der Sonne trocknet, bezeichnet man sie als „weiße *meï*" (*baimei* 白梅, *yanmei* 鹽梅 oder *shuangmei* 霜梅); häufig werden sie als eingelegtes Gemüse zu Fleischgerichten serviert. Werden sie bei schwacher Flamme getrocknet bis sie gelblich-bräunlich und runzelig werden, und anschließend in einem geschlossenen Topf so lange geschmort, bis sie ganz schwarz werden,

dann spricht man von „schwarzen *meï*" (*wumei* 烏梅). Letztere sind als Arzneimittel am gebräuchlichsten (vgl. Fructus Mume praeparatus, Porkert 1994:486). Beide Arten von *mei* werden auch als Würzmittel verwendet oder zu Soßen oder erfrischenden Getränken weiterverarbeitet (Liu 1987:254, Simoons 1991:221, ZGPRCD 1992:138).

Chinesische Bezeichnungen: *meishi* 梅實, *meizi* 梅子, auch *suanmei* 酸梅 oder je nach ihrer Verarbeitung: *wumei* 烏梅, *baimei* 白梅 oder *qingmei* 青梅, vgl. oben.
Die getrockneten *mei*-Arten sind bei uns auch unter der japanischen Bezeichnung Umeboshi-Pflaumen (梅干) bekannt.

Als diätetisches Mittel erstmals erwähnt in der Mittleren Abteilung des *Shennong bencao jing* („Shennongs Klassiker der Drogenkunde", in der Späteren Han-Zeit verfaßt, verschollen, später um 500 von Tao Hongjing kompiliert); im GM Kap. 29 („Fünf Früchte"), 1990:1736.

Temperaturverhalten: neutral, mit Tendenz zur Wärme (ZYaoDC:464, Peng 1985:356: warm)
Sapor: sauer
Orbisbezug: *o. pulmonalis, o. hepaticus, o. lienalis, o. intestini crassi*
Wirkung: Säfte hervorbringend, die Energien des *o. pulmonalis* sammelnd, hustenstillend, die *oo. intestinorum* adstringierend und Durchfall behebend, antiparasitisch.

Indikationen

1. *depletio* des *o. pulmonalis*: chronischer, trockener Husten (vgl. 2. Rezeptur; oder als Dekokt mit Honig oder Maltose abgeschmeckt, eventuell mit Mandeln zusammen einnehmen)

2. *calor depletionis*-Befunde und Säftedefizienz: Durst, Unruhe, spontane Schweiße, Diabetes

(*sitis diffundens*) (vgl. 1. Rezeptur; oder als Dekokt mit weißem Zucker abgeschmeckt oder als Dekokt im Verein mit Schlangenbartwurzel [Radix Ophiopogonis] und Schilfrohrwurzelstock [Rhizoma Phragmitis]; oder auch „weiße *meï*" langsam im Munde zerkauen)

3. hartnäckiger Durchfall, auch Dysenterie (vgl. 1. Rezeptur oder als Dekokt mit Zucker abgeschmeckt oder als Dekokt zusammen mit Lotossamen [Semen Loti])

4. Blutungen: blutiger Stuhl, blutiger Urin, plötzliche massive Gebärmutterblutungen (ZYaoDC 1986:464, Shi 1988:47)

5. Spulwurmbefall, Bauchschmerzen, Erbrechen, Aufstoßen (als Dekokt im Verein mit chinesischem Blütenpfeffer und Süßholzwurzel einnehmen, auch in pulverisierter Form, Liu 1988:57).

CAVE: Kontraindiziert bei jeder *repletio*. Ferner soll übermäßiger Genuß die Zähne schädigen, *pituita* hervorbringen und somit die *oo. lienalis et stomachi* beeinträchtigen (Liu 1987:255, Shi 1988:48).

Zubereitungsarten

Als Dekokt, in Alkohol eingelegt, als Pulver oder Pille.

Zusammensetzung
(nach westlicher Analytik)

Enthält Zitronensäure, Apfelsäure, Bernsteinsäure, Weinsteinsäure, Kohlenhydrate, Sterin etc. (Liu 1987:255).

Rezepturen

1. Dekokt aus Japanaprikosen („Schwarze *mei*") und Schlangenbartwurzel (Radix Ophiopogonis) (*Wumei maidong tang*)

30 g „Schwarze *meï*" (besondere Zubereitung der Japanaprikosen, vgl. oben) und 15 g Schlangenbartwurzel (Radix Ophiopogonis) in Wasser abkochen und nach und nach einnehmen.

In dieser Rezeptur dient die „schwarze *meï*" zur Sammlung und Aufrauhung der Energien der *oo. intestinorum* und somit zur Beseitigung von Durchfall und Dysenterie. In Kombination mit Schlangenbartwurzel wirkt sie vor allem Säfte hervorbringend und durststillend. Entsprechend ist die Rezeptur angezeigt bei Diarrhö, Dysenterie, Trockenheit des Mundes und Durst (Liu 1987:255, ZYaoDC 1986:465).

2. Pulver aus Japanaprikosen („schwarze *mei*") und Schlafmohnfruchtschale (Pericarpium Papaveris) (*Wumei yingsu san*)

Zu gleichen Teilen „schwarze *meï*" und Schlafmohnfruchtschale (Pericarpium Papaveris) zu feinem Pulver zermahlen, jeweils 3–6 g davon in heißem Wasser aufgelöst (eventuell mit Honig abgeschmeckt) einnehmen.

Die Rezeptur stammt aus dem GM. Bei Schlafmohnfruchtschale handelt es sich um ein wichtiges Arzneimittel zur Sammlung der Energien des *o. pulmonalis* und somit zur Stillung von Husten. Hier dient es dazu, die Wirkung der „schwarzen *meï*" zu verstärken. Die Rezeptur ist angezeigt bei hartnäckigem Husten (ZYaoDC 1986:465, Liu 1987:255, Peng 1985:356).

3. Heilwein aus grünen Japanaprikosen („grüne *mei*") (*Qingmei jiu*)

250 g „grüne *meï*" (vgl. oben) in klarem Branntwein etwa über einen Monat lang einlegen. Täglich einen Eßlöffel davon einnehmen.

In dieser Rezeptur wirkt die grüne, unverarbeitete Japanaprikose zusammen mit klarem Branntwein vor allem den *o. stomachi* harmonisierend sowie Übelkeit und Durchfall beseitigend. Sie ist insbesondere einzusetzen bei Dysharmonie der *oo. intestinorum et stomachi*, bei Übelkeit und Erbrechen sowie Durchfall (Liu 1987:256, Ye 1978:174).

4.13 Loquate (*pipa* 枇杷)

Verwendet werden die reifen Früchte der Loquate, auch japanische Mispel genannt, *Eriobotrya japonica* (Thunb.) Lindl., die zur Familie der *Rosaceae* gehört und in Sichuan, ganz Mittelchina und im Süden angebaut wird. Die ovalen oder birnenförmigen, gelblich orangen Früchte werden im Frühling oder Sommer geerntet, geschält und entkernt verwendet. Loquaten zählen seit der Han-Zeit zu den wichtigsten Früchten in China (Huang 1990:140). Heute werden die Loquaten meistens roh und frisch verzehrt, sie werden aber auch in Dosen konserviert. Darüber hinaus werden sie Süßspeisen beigegeben oder als Zutat zu salzigen Speisen, z. B. Hühnchengerichten, verwendet (Simoons 1991:212, ZGPRCD 1992:138).

Chinesische Bezeichnungen: *pipa* 枇杷.
Die Bezeichnung *pipa* ist angeblich auf die Ähnlichkeit der Fruchtform mit der chinesischen Laute *pipa* zurückzuführen.

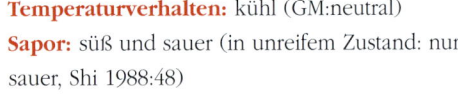

Als diätetisches Mittel werden Loquatenblätter (Folia Eriobotryae, vgl. Porkert 1994:401) erstmals in der Mittleren Abteilung des *Mingyi bielu* erwähnt („Ergänzende Aufzeichnungen berühmter Ärzte", ca. 2. Jh., um 536 von Tao Hongjing kompiliert), das Fruchtfleisch wird erstmals im *Shiliao bencao* erwähnt („Diätetische Drogenkunde", 704 von Meng Shen verfaßt); im GM Kap. 30 („Bergfrüchte"), 1990:1796.

Temperaturverhalten: kühl (GM:neutral)
Sapor: süß und sauer (in unreifem Zustand: nur sauer, Shi 1988:48)
Orbisbezug: *o. pulmonalis, o. lienalis* (in unreifem Zustand: *o. hepaticus,* Shi 1988:48)
Wirkung: den *o. pulmonalis* befeuchtend, Qi absenkend, hustenstillend, Säfte hervorbringend, den *o. stomachi* harmonisierend und Kontravektionen absenkend.

Indikationen

1. *ariditas* im *o. pulmonalis*: Husten, Husten mit blutigem Auswurf (vgl. Rezeptur)
2. *calor* im *o. hepaticus*: insbesondere bei Krampfneigung im Kindesalter (*ventus pavoris*) (Shi 1988:48)
3. *calor* im *o. stomachi*: Durst, trockene Kehle, Kontravektionen im Bereich des *o. stomachi,* Brechreiz, verminderter Appetit (ein Dekokt aus Pipafrüchten mit Pipablättern (vgl. Folia Eriobotrya, Porkert 1994:401) herstellen und einnehmen, Liu 1988:48).

> **CAVE:** Kontraindiziert bei Patienten mit *depletio* der *oo. lienalis et stomachi* und Durchfallneigung. Reichlicher Genuß unterstützt *humor* und fördert die Bildung von *pituita* (ZYaoDC:1248).

Zubereitungsarten

Roh, als Saft, als Dekokt, als Sirup.
Vgl. auch Pipablätter, Folia Eriobotryae, Porkert 1994:401.

Zusammensetzung
(nach westlicher Analytik)

Die frischen Loquatenfrüchte sind reich an Vitamin A und Kalium, jedoch arm an Natrium (Simoons 1991:212). Ferner enthalten sie Saccharide, wenig Fett und Eiweiß, Pektin, Vitamin B_1, C, Apfelsäure, Zitronensäure etc.

Rezepturen

Hustenstillendes Dekokt aus Loquaten
(*Pipa zbike tang*)

60 g Loquatenfrüchte halbieren und mit Wasser
ein Dekokt herstellen und einnehmen.

Bei den hier verwendeten Loquatenfrüchten
werden die Samen bewußt nicht entfernt. Das
Fruchtfleisch wirkt vor allem den *o. pulmonalis*
befeuchtend und hustenstillend, während die
Samen *pituita* umwandeln und ebenfalls den
Husten stillen. Diese kombinierte Anwendung ist
insbesondere bei *calor* bzw. *ariditas* im
o. pulmonalis und Husten mit schleimigem
Auswurf angezeigt (Liu 1987:215).

4.14 Apfel
(*pingguo* 苹果)

Verwendet werden die reifen Früchte des Apfels, *Malus pumila* Mill., der zur Familie der *Rosaceae* gehört und vor allem im Norden Chinas kultiviert wird. Im Sommer oder Herbst werden die reifen Früchte gepflückt, gewaschen und frisch gebraucht oder in Stücke geschnitten und in der Sonne getrocknet.

Äpfel sind heute in China die am meisten angebauten Früchte, man unterscheidet über zwanzig verschiedene Arten. Sie werden meistens frisch und roh verzehrt oder zur Zubereitung verschiedener Süßspeisen verwendet. Äpfel werden aber auch zur Herstellung von Fruchtsuppen, Trockenfrüchten und zur Schnapsherstellung gebraucht (Simoons, 1991:243, ZGPRCD 1992:138).

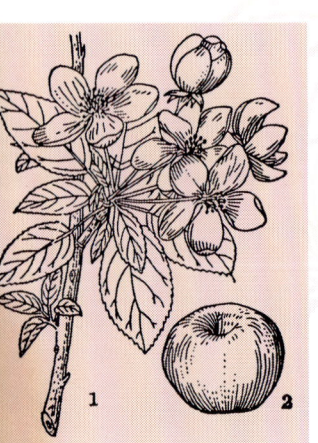

Chinesische Bezeichnungen:
pingguo 苹果, *pinpo* 頻婆 oder *pingbo* 平波, *nai* 柰, *naizi* 柰子, *tianran zi* 天然子.

Als diätetisches Mittel erstmals erwähnt in der Unteren Abteilung des *Mingyi bielu* („Ergänzende Aufzeichnungen berühmter Ärzte", 2. Jh., um 536 von Tao Hongjing kompiliert); im GM Kap. 30 („Bergfrüchte"), 1990:1776 unter der Bezeichnung *nai* 柰.

Temperaturverhalten: kühl

Sapor: süß und etwas sauer

Orbisbezug: *o. lienalis, o. stomachi* (Shi 1988:46: *o. stomachi, o. pulmonalis*)

Wirkung: Säfte hervorbringend, den *o. pulmonalis* befeuchtend, *calor* kühlend und Unruhe beseitigend, Durchfall behebend.

Indikationen

1. *calor*- oder *aestus*-Befunde: Unruhe, Durst oder nach übermäßigem Alkoholgenuß (roh oder vgl. 1. Rezeptur)
2. *depletio* des *yin lienale*: Verdauungsstörungen, verminderter Appetit, Diarrhö (vgl. 2. Rezeptur oder als Kompott; bei Diarrhö: getrocknete Äpfel pulverisieren, dreimal täglich auf nüchternen Magen etwa 15 g mit heißem Wasser einnehmen, Peng 1987:216).

CAVE: Der übermäßige Genuß von Äpfeln kann zu Blähungen führen. Bei *algor depletionis* der *oo. lienalis et stomachi* sollten Äpfel gemieden werden (Shi 1988:46).

Zubereitungsarten

Roh, gekocht (als Kompott), gedämpft, als Saft, Dekokt oder Sirup oder in getrocknetem Zustand pulverisiert.

In großen Mengen roh genossen können Äpfel auch einer Obstipation entgegenwirken. Bei Diarrhö sollte man gegarte Äpfel bevorzugen (Shi 1988:46).

Zusammensetzung
(nach westlicher Analytik)

Enthält Natrium, Kalium, Kalzium, Magnesium, Phosphor, Schwefel, Chlor, Kieselsäure und Aluminium; Vitamine A, B_1, B_2, C, Nikotinsäure, B_6 und E sowie Fruchtsäuren wie Apfelsäure, Zitronensäure, Weinsäure und Pektin (Liu 1987:215, Schneider 1985:106).

Rezepturen

1. Elixier für ein jadeglänzendes Antlitz
(*Yürong dan*)

1 kg frische Äpfel zerkleinern und auspressen, den Saft so lange kochen, bis ein zäher Sirup entsteht, mit Honig abschmecken und jeweils einen Suppenlöffel davon mit heißem Wasser zusammen einnehmen.

Diese Rezeptur stammt aus dem Werk „Drogenkunde aus Yünnan" (*Diannan bencao*, Lan Mao, Mitte des 15. Jh., zugeschrieben, verschollen und erst 1973 aus Fragmenten neu kompiliert). Sie dient vor allem der Stützung des *o. stomachi* und der Hervorbringung von Säften und wird bei *depletio* des *yin stomachi*, Trockenheit der Kehle und Durst eingesetzt (Liu 1987:216).

2. Apfel- und Yamswurzel-Pulver
(*Pingguo shanyao san*)

30 g Äpfel und 30 g Yamswurzeln (Rhizoma Dioscoreae) zusammen zu feinem Pulver zerreiben. Jeweils 15–20 g davon mit etwas weißem Zucker abgeschmeckt, mit heißem Wasser einnehmen.

Die Kombination von Apfel und Yamswurzel wirkt verdauungsfördernd, die „Mitte" stützend sowie Diarrhö beseitigend. Die Rezeptur ist vor allem angezeigt bei Verdauungsstörungen, vermindertem Appetit, persistierender Diarrhö und *depletio* des *yin lienale* (Liu 1987:216).

4.15 Banane
(*xiangjiao* 香蕉)

Verwendet werden die reifen Früchte der Banane, *Musa paradisiaca* L.var. sapientum (L.) O. Kuntze, die zur Familie der *Musaceae* gehört und vor allem in Südchina angebaut wird. Im Herbst werden die reifen Früchte gepflückt, durch besondere Prozeduren von ihrem adstringierenden Geschmack befreit, gewaschen und frisch verwendet. Die meisten Bananenarten müssen vor dem Genuß geschält werden. Es ist davon auszugehen, daß Bananen in China bereits seit der Han-Zeit bekannt waren, allerdings galten sie damals als Raritäten aus dem Süden. Erst in der Tang-Zeit waren sie weit verbreitet und wurden von einigen Dichtern hoch gerühmt. Heute werden Bananen in China meistens roh und frisch verzehrt; sie können aber auch getrocknet oder mit Honig oder Zucker konserviert werden oder als Ausgangsmaterial zahlreicher Süßspeisen dienen (Simoons 1991:233, ZGPRCD 1992:143).

Chinesische Bezeichnungen: *xiangjiao* 香蕉, *jiaoguo* 蕉果, *jiaozi* 蕉子, *ganjiao* 甘蕉.

Als diätetisches Mittel erstmals eindeutig identifiziert und beschrieben im *Xinxiu bencao* („Neu überarbeitete Drogenkunde", von Su Jing, auf das Jahr 659 datiert); im GM Kap. 15 („Feuchtigkeitspflanzen"), 1990:1003.

Temperaturverhalten: kalt
Sapor: süß
Orbisbezug: *o. stomachi, o. intestini crassi*
Wirkung: *calor* kühlend, die *oo. intestinorum* befeuchtend, entgiftend, den *o. stomachi* stützend, Säfte hervorbringend.

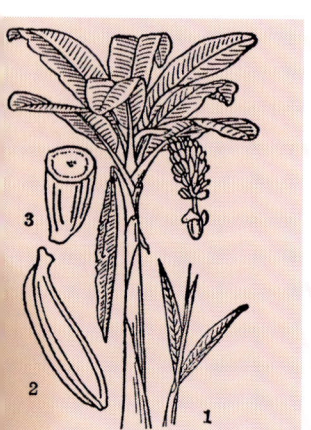

Indikationen

1. *depletio* des *yin stomachi* und Schmälerung
   der Säfte nach *calor*-Erkrankungen:
   Trockenheit des Rachens, Durst, Unruhe,
   chronischer Husten (roh verzehren)
2. *ariditas* in den *oo. intestinorum*: Obstipation,
   blutige Hämorrhoiden (roh, oder mit Schale
   gekocht, vgl. Rezeptur)
3. *ardor* im *o. stomachi*: Diarrhö (Shi 1988:50).

CAVE: Kontraindiziert bei *algor depletionis*
der „Mitte" sowie bei Durchfallneigung.

Zubereitungsarten

Roh, gedünstet oder mit Schale gekocht.

Zusammensetzung
(nach westlicher Analytik)

Bananen sind reich an Wasser und
Kohlenhydraten und gelten als gute Quellen für
Vitamin B_6 und C sowie für Kalium (Simoons
1991:234). Sie enthalten ferner Fructose, Glukose,
Carotin, Vitamin A, B_1, B_2, E, Niacin, Pektin,
Kalzium, Phosphor, Eisen, Magnesium,
Noradrenalin, Serotonin, Dopamin etc.

Rezepturen

Gekochte Bananen (*Zhu xiangjiao*)

Zwei noch nicht geschälte Bananen in eine
beliebige Menge Wasser geben, gar kochen und
mit Schale verzehren.

Das Fruchtfleisch der Banane wirkt *ariditas*
befeuchtend sowie die *oo. intestinorum*
befeuchtend und glättend. Durch die Schale wird
die laxierende Wirkung erhöht. Sie ist vor allem
einzusetzen bei Patienten mit Hämorrhoiden, die
unter Obstipation leiden und häufig blutigen
Stuhl haben (Liu 1987:219, ZYaoDC 1986:1679).

4.16 Ananas
(*boluo* 菠蘿)

Verwendet werden die reifen Früchte der
Ananas, *Ananas comosus* (L.) Merr., zur Familie
der *Bromeliaceae* gehörend, die Anfang des
17. Jhs. wohl von den Portugiesen von Malakka
nach Macao eingeführt wurden und sich von
dort nach Guangdong, Hainan, Fujian und
Taiwan verbreitet haben (Simoons 1991:254).
Auch heute sind diese südlichen Provinzen die
Hauptanbaugebiete. Ananas werden gewöhnlich
im Sommer geerntet, von der äußeren Schale
befreit und verzehrt.

Ananas wird in China jedoch nicht nur roh
verzehrt, sondern spielt auch eine wichtige Rolle,
vor allem in der kantonesischen Küche, als Zutat
bestimmter süßsaurer Gerichte, vor allem mit
Hühnchen oder Ente. Darüber hinaus werden
Ananas auch zu zahlreichen anderen süßen oder
salzigen Speisen verwendet oder zu Saft gepreßt
(Simoons 1991:254, ZGPRCD 1992:143).

Chinesische Bezeichnungen: *boluo* 菠蘿,
fanli 番梨 („Ausländische Birne"), *fengli* 鳳梨,
(„Phönix-Birne"), *huangli* 黃梨 („Gelbe Birne").

Temperaturverhalten: neutral, Tendenz zur
Kühle

Sapor: süß und etwas sauer

Orbisbezug: *o. lienalis et stomachi, o. vesicalis*

Wirkung: *calor* oder *aestus* kühlend, Säfte
hervorbringend, durststillend, Verdauungsblockaden beseitigend, diuretisch, abschwellend.

Indikationen

1. *calor*-Prozesse sowie *depletio* des *yin
   stomachi*: Unruhe, Durst, Trockenheit des
   Mundes, Übelkeit und Erbrechen, verminderter Appetit (roh oder als Saft, vgl.
   Rezeptur)

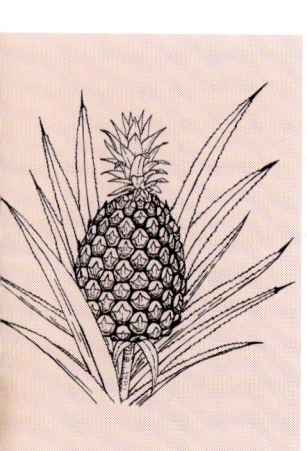

2. Miktionsstörungen, Ödeme und Gedunsenheit sowie Fieber (aus Ananas und frischer Rhizoma Imperata [Alang-Alang-Graswurzelstock] ein Dekokt bereiten und einnehmen) (Liu 1988:50)

CAVE: Kontraindiziert bei Ekzemen sowie Hautgeschwüren wie Furunkel (Lu, Henry 1986:76).

Zubereitungsarten

Roh, als Saft oder Dekokt.

Zusammensetzung
(nach westlicher Analytik)

Der Nährstoffgehalt der Ananas sowie die Mengen der enthaltenen Mineralien und Vitamine sind nicht nennenswert (Simoons 1991:254, Schneider 1985:102). Sie enthält geringe Mengen an Sacchariden, Kalzium, Kalium, Phosphor, Eisen, Vitamin C, Niacin, Organophosphaten etc.

Rezepturen

Ananas-Saft (*Boluo zhi*)

Eine Ananas zerkleinern und den Saft auspressen. Jeweils eine halbe Tasse davon mit kaltem abgekochtem Wasser einnehmen.
In dieser Form verabreicht wirkt Ananassaft *calor* kühlend, Unruhe beseitigend, Säfte erzeugend und durststillend. Er ist vor allem einzusetzen bei *aestus*-Schädigungen oder bei Unruhe und Durst infolge von *calor*-Erkrankungen (Liu 1987:218).

4.17 Mango
(*mangguo* 芒果)

Verwendet werden die reifen Früchte des Mangobaumes, *Mangifera indica* L., zur Familie der *Anacardiaceae* gehörend und vor allem in Südchina angebaut. Die reifen Früchte werden im Sommer geerntet, gewaschen, entkernt und frisch gebraucht.

Wie auch aus den chinesischen Bezeichnungen ersichtlich (*mangguo* stammt wohl von dem malayischen *manga, anluo guo* wiederum vom Sanskrit *amra*), handelt es sich bei Mangos um eine von Südostasien nach China eingeführte Frucht, die bereits in Tang-zeitlichen Quellen erwähnt wurde, in der Song-Zeit vor allem wegen ihrer medizinischen Bedeutung geschätzt wurde und erst nach der Song-Zeit als Lebensmittel allgemeine Verbreitung fand (Simoons 1991:238). Die Mango wird in China meistens frisch und roh verzehrt, kann aber auch getrocknet, zu Saft gepreßt oder auf verschiedene Weisen eingelegt werden (ZGPRCD 1992:140).

Chinesische Bezeichnungen: *mangguo* 芒果, *anluo guo* 庵羅果, *miwang zi* 蜜望子, *wangguo* 望果, *shaguo li* 沙果梨.

Als diätetisches Mittel erstmals erwähnt in der „Drogenkunde über die Wesensnatur von Lebensmitteln" (*Shixing bencao*, von Chen Shiliang um 890-900 verfaßt, heute nur noch fragmentarisch erhalten); im GM Kap. 30 („Bergfrüchte"), 1990:1775.

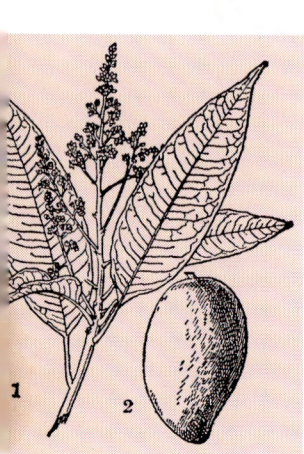

Temperaturverhalten: kühl (GM:warm)

Sapor: süß und sauer

Orbisbezug: *o. stomachi* (Peng 1985:362:
o. hepaticus, o. lienalis)

Wirkung: den *o. stomachi* stützend, Säfte
hervorbringend, Übelkeit beseitigend, durststillend, diuretisch.

Indikationen

1. *depletio* des *yin stomachi* oder *calor*-Prozesse:
   Durst, Trockenheit des Mundes
2. *depletio* des *qi stomachi*: Drehschwindel,
   Übelkeit und Erbrechen, Reisekrankheit (Liu
   1987:221)
3. Husten mit Schleimauswurf (da Mangos auch
   pituita beseitigend und hustenstillend wirken
   sollen, Peng 1985:362, Lu, Henry 1986:69).

CAVE: Kontraindiziert nach epidemischen
Erkrankungen sowie nach einer reichlichen
Mahlzeit, da Mangos leicht Heteropathien in
Bewegung setzen. Ferner sollten Mangos
nicht zusammen mit scharfen Lebensmitteln
wie Knoblauch, Frühlingszwiebeln etc.
genossen werden (aus *Kaibao bencao*,
„Drogenkunde zur Kaibao-Regierungsdevise",
um 974 von Liu Han u.a. verfaßt, nach
ZYaoDC:1040).

Zubereitungsarten

Roh oder als Dekokt.

Zusammensetzung
(nach westlicher Analytik)

Mangos sind reich an Vitamin A und C (Simoons
1991:239); ferner enthalten sie Glukose, Fructose,
Saccharose, Eiweiß, Carotin, Vitamin B_1, B_2,
Mangiferin, Zitronensäure, Apfelsäure, Oxalsäure,
Weinsäure, Kalzium, Kalium, Phosphor, Eisen
etc.

4.18 Kokosnuß
(*yezi* 椰子)

Verwendet wird das Fruchtfleisch und die Milch der reifen Nuß der Kokospalme, *Cocos nucifera* L., zur Familie der *Palmae* gehörend und vor allem in den Südprovinzen Chinas verbreitet. Im Sommer werden die reifen Früchte geerntet, die harte äußere Schale wird gespalten, Saft und Fruchtfleisch frisch verwendet.

Frühe Erwähnungen der Kokosnuß finden sich bereits in chinesischen Quellen aus dem 2. Jh. v. Chr. Es ist anzunehmen, daß sie aus Südostasien nach China gelangt ist. Kokosmilch wird heute entweder frisch oder fermentiert genossen. Das Fruchtfleisch wird frisch oder getrocknet verzehrt, oder es wird zu Öl oder Kopra weiterverarbeitet. Das Kokosnußfleisch sowie die daraus gepreßte „Milch" wird aber auch zahlreichen süßen und salzigen Speisen zugegeben (Simoons 1991:278, ZGPRCD 1992:145).

Chinesische Bezeichnungen: Fruchtfleisch der Kokosnuß: *yerou* 椰肉, *yezi rang* 椰子瓤. Kokosmilch: *yezi jiang* 椰子漿, *yejiu* 椰酒, *yezhi* 椰汁.

Die Kokosmilch wird als diätetisches Mittel erstmals im *Haiyao bencao* erwähnt („Drogenkunde über Arzneimittel des Meeres", um 925 von Li Xun verfaßt, heute nur noch fragmentarisch erhalten); das Fruchtfleisch der Kokosnuß wird als diätetisches Mittel erstmals im *Bencao yanyi* erwähnt („Auslegung der Drogenkunde", von Kou Zongshi, Vorwort datiert auf das Jahr 1119); im GM Kap. 31 („Exotische Früchte"), 1990:1835.

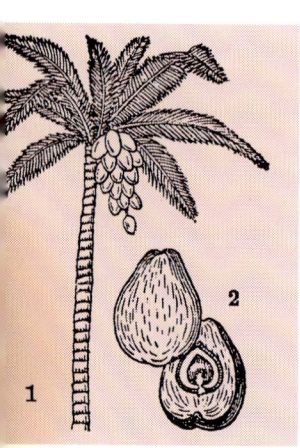

Temperaturverhalten: neutral

Sapor: süß

Orbisbezug: (wird nicht explizit angegeben)

Wirkung: Fruchtfleisch der Kokosnuß: die „Mitte" suppletierend, *ventus* vertreibend, antiparasitisch; Kokosmilch: *aestus* kühlend, Säfte erzeugend, durststillend, diuretisch, abschwellend.

Indikationen

Fruchtfleisch der Kokosnuß:

Mangelernährung von Kindern aufgrund von Darmparasiten (vor allem bei Fasciolopsis- oder Zestodenbefall) oder chronische Verdauungsblockaden bei Kindern unter fünf Jahren (jeweils morgens ein Stück Kokosnußfleisch auf nüchternen Magen verzehren, oder auch zuvor etwas Kokosmilch trinken und dann das Fruchtfleisch verzehren, Liu 1987:222)

Kokosmilch:

1. *depletio* des *yin stomachi* sowie *calor* oder *aestus*-Symptomatik: Durst, Trockenheit des Mundes, Unruhe, Diabetes (*sitis diffundens*)
2. Ödeme und Gedunsenheit, Miktionsstörungen.

Zubereitungsarten

Kokosmilch frisch trinken; das Fruchtfleisch frisch oder getrocknet verzehren.

Zusammensetzung
(nach westlicher Analytik)

Kokosmilch weist keine besonders hervorzu- hebenden Nährstoffe auf. Das Fruchtfleisch der Kokosnuß enthält relativ viel Fett (ca. 40%), Kohlenhydrate (15%), relativ wenig Eiweiß (4%), und außer Eisen wenige Mineralien und Vitamine (Simoons 1991:278).

4.19 Granatapfel (*shiliu* 石榴)

Verwendet werden die reifen Früchte des Granatapfelbaumes, *Punica granatum* L., aus der Familie der *Punicaceae* (Granatfruchtgewächse), die in ganz China verbreitet sind. In China ist eine Vielzahl verschiedener Granatapfelarten bekannt; man unterscheidet grob die „süßen" von den „sauren Granatäpfeln", wobei die süßen als Lebensmittel und die Schale und Wurzel der sauren vor allem als Arzneimittel gebraucht werden (vgl. Pericarpium Granati und Cortex Granati radicis, Porkert 1994:482, 496). Granatäpfel werden im allgemeinen im Herbst geerntet; entweder ißt man die Kerne aus der Schale heraus oder man verwendet den gesamten Granatapfel mit Schale. Granatäpfel sind bereits seit dem 3. Jh. v. Chr. in China als Arzneimittel belegt (Harper 1982:11). Meistens werden Granatäpfel in China entweder frisch und roh verzehrt oder als Saft getrunken (ZGPRDC 1992:140).

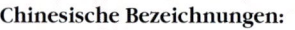

Chinesische Bezeichnungen:
shiliu 石榴, *anshiliu* 安石榴, *tianjiang* 天漿 oder *jinying* 金罌.

Als diätetisches Mittel erstmals erwähnt in der Unteren Abteilung des *Mingyi bielu* („Ergänzende Aufzeichnungen berühmter Ärzte", ca. 2. Jh., um 536 von Tao Hongjing neu kompiliert); im GM Kap. 30 („Bergfrüchte"), 1990:1782.

Temperaturverhalten: warm

Sapor: süß, sauer (mit Schale auch adstringierend)

Orbisbezug: *o. stomachi, o. intestini crassi* (Shi 1988:50: *oo. lienalis et stomachi*)

Wirkung: Säfte hervorbringend, durststillend (beides gilt vor allem für das Fruchtfleisch mit Kernen), die *oo. intestinorum* adstringierend, Durchfall behebend (beides gilt für den ganzen Granatapfel mit Schale).

Indikationen

1. *depletio* des *yin stomachi* und Säftemangel: Durst, Trockenheit des Mundes oder nach übermäßigem Genuß von Alkohol (roh oder als Saft)
2. hartnäckige, massive Diarrhö, Dysenterie, blutiger Stuhl (vgl. Rezeptur oder mit Schale zu einem Dekokt bereiten und einnehmen) (Liu 1988:50).

> **CAVE:** Bei Diarrhö im Anfangsstadium sollte man keine frischen Granatäpfel verzehren (Liu 1987:223). Der reichliche Genuß von Granatäpfeln kann *pituita* hervorbringen und das *qi pulmonale* beeinträchtigen sowie die Zähne schädigen (Shi 1988:51, Liu 1991:204).

Zubereitungsarten

Die Kerne roh verzehren, mit oder ohne Schale, als Saft oder als Dekokt.

Die Granatapfelkerne sind süß, sauer und schmackhaft; sie dienen bevorzugt der Hervorbringung von Säften im Bereich des *o. stomachi* und der Durststillung. Verwendet man den Granatapfel mit der Schale (vgl. Pericarpium Granati, Porkert 1994:482), so steht das Saure und Adstringierende im Vordergrund; entsprechend wirkt er adstringierend auf die *oo. intestinorum* und Durchfall behebend (Liu 1987:223).

Zusammensetzung
(nach westlicher Analytik)

Enthält Saccharide, Eiweiß, Fett, Vitamin B_1, B_2,
Kalzium, Phosphor, Organophosphate etc. und
weist leicht erhöhte Werte an Mangan, Vitamin C
und Kalium auf (Liu 1987:223, Schneider
1985:127).

Rezepturen

Granatapfelsaft (*Shiliu zhi*)

Einen ganzen, frischen (möglichst sauren)
Granatapfel in Stücke schneiden, zerkleinern,
auspressen und den Saft auf einmal einnehmen.
Die Rezeptur stammt aus der „Diätetischen
Drogenkunde" (*Shiliao bencao*, 704 von Meng
Shen verfaßt). Die Kombination von Schale und
Kernen des Granatapfels wirkt vor allem
adstringierend und Durchfall behebend. Den
Kernen kommt in diesem Zusammenhang eine
geschmacksverbessernde und die „Mitte"
harmonisierende Wirkung zu. Die Rezeptur ist
angezeigt bei Dysenterie mit Eiter und Blut im
Stuhl sowie bei Diarrhö, die nicht auf *calor
humidus* zurückzuführen sind (Liu 1987:223).

4.20 Feige (*wuhua guo* 無花果)

Verwendung finden die Fruchtstände der Feige, *Ficus carica* L., zur Familie der *Moraceae* (Maulbeergewächse) gehörend und vor allem in Südchina verbreitet. Sie werden im Herbst in reifem Zustand gepflückt, gewaschen und frisch oder in der Sonne getrocknet verwendet. Feigen sind in China erst seit der Tang-Zeit belegt (Simoons 1991:248). Sie werden heute zwar hauptsächlich frisch und roh oder getrocknet verzehrt, spielen jedoch in der kantonesischen Küche auch als Zutat von verschiedenen Fleisch- und Geflügelgerichten eine wichtige Rolle (ZGPRCD 1992:141).

Chinesische Bezeichnungen: *wuhua guo* 無花果 („Frucht ohne Blüte"), *yingri guo* 映日果 („Die Sonne reflektierende Frucht"), *tiansheng zi* 天生子 („Aus dem Himmel [Natur] hervorge-

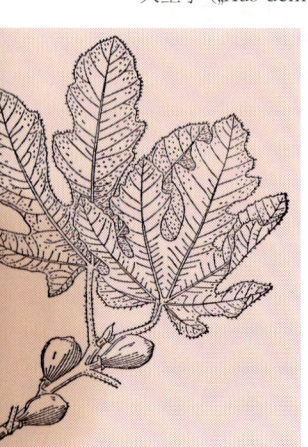

gangene Frucht"), *wenxian guo* 文仙果 („Frucht der gelehrten Unsterblichen"), *miguo* 蜜果 („Honigfrucht").

Als diätetisches Mittel erstmals erwähnt im *Diannan bencao* („Drogenkunde aus Yünnan", Mitte des 15. Jhs. von Lan Mao verfaßt, verschollen, 1973 aus Fragmenten neu kompiliert); im GM Kap. 31 („Exotische Früchte"), 1990:1840.

Temperaturverhalten: neutral

Sapor: süß

Orbisbezug: *o. lienalis, o. pulmonalis, o. intestini crassi*

Wirkung: die „Mitte" suppletierend, die *oo. intestinorum* kühlend und befeuchtend, den *o. pulmonalis* befeuchtend, entgiftend und abschwellend.

Indikationen

1. *depletio* der *oo. lienalis et stomachi*: Verdauungsprobleme, verminderter Appetit, auch *depletio*-Symptomatik nach der Geburt mit vermindertem Milchfluß (bei ersterem: vgl. 1. Rezeptur, im zweiten Fall: vgl. 2. Rezeptur)

2. *ariditas*- oder *calor*-Symptomatik im *o. pulmonalis*: Schmerzen in Hals und Rachen, Heiserkeit oder Husten, auch mit Schleimauswurf

3. *ariditas* in den *oo. intestinorum*: Obstipation, blutende Hämorrhoiden, Aftervorfall (roh oder vgl. 3. Rezeptur)

Zubereitungsarten

Roh, getrocknet, gedünstet oder als Dekokt.

Zusammensetzung (nach westlicher Analytik)

Feigen sind relativ reich an Vitamin B_1, Kalzium und Phosphor (Schneider 1985:125); ferner enthalten sie Fructose, Glukose, Saccharose, Zitronensäure, Apfelsäure, Vitamin A, B_2, C u.a.

Rezepturen

1. Feigentee (*Wuhua guo cha*)

30 g Feigen zerkleinern und kräftig anrösten. Jeweils 10 g davon mit einer beliebigen Menge weißem Zucker mit kochendem Wasser aufbrühen und als Tee zu sich nehmen.

Diese Rezeptur wirkt vor allem die *oo. lienalis et stomachi* kräftigend und die Verdauung fördernd. Sie ist angezeigt bei *depletio* der „Mitte", Verdauungsstörungen, vermindertem Appetit sowie bei Diarrhö (Liu 1987:226, Ye 1978:191).

2. Schweinefüßesuppe mit Feigen
(*Miguo zhuti tang*)

60–120 g Feigen und 500 g Schweinefüße in eine beliebige Menge von Wasser geben, auf kleinem Feuer garen lassen, mit etwas Salz und anderen Gewürzen abschmecken und einnehmen.
Die Kombination von Feigen mit Schweinefüßen wirkt vor allem Qi und Xue suppletierend sowie den Milchfluß durchlässig machend. Die Rezeptur ist daher vor allem bei Defizienz von Qi und Xue nach der Geburt einzusetzen sowie bei vermindertem Milchfluß (Liu 1987:226).

3. Geschmorter Schweinedarm mit Feigen
(*Wuhuaguo dun zhuchang*)

Zehn Stück frische oder getrocknete Feigen mit einem Stück Schweinedarm in Wasser kochen und einnehmen. Zur Behandlung von Hämorrhoiden, Aftervorfall sowie Obstipation (Peng 1985:59, ZYaoDC 1986:341).

4. Fenchelfrüchte mit Feigen
(*Huixiang wuhuaguo*)

Zwei Feigen mit 9 g Fenchelfrüchten (vgl. Fructus Foeniculi, Porkert 1994:283) in einer beliebigen Menge Wasser abkochen und einnehmen. Zur Behandlung von *chordapsus* (eine *algor*-bedingte Störung, die mit anhaltenden Schmerzen in den Genitalien, im kleinen Becken oder im Unterbauch einhergeht) (Peng 1985:359).

4.21 Longane (*longyan rou* 龍眼肉)

Verwendet wird das reife Fruchtfleisch (bzw. der Samenmantel) der Longane, auch Drachenauge genannt, *Euphoria longan* (Lour.) Steud. (*Euphoria longana* Lamarck) aus der Familie der *Sapindaceae*, die vor allem in Südchina angebaut wird. In China sind über dreißig verschiedene Arten von Longanen bekannt (Liu 1987:228). Die reifen (runden, mit den Litschis verwandten, aber glatthäutigen) Früchte werden im Sommer und im Herbst geerntet und entweder geschält und frisch verzehrt, oder man trocknet sie, entfernt anschließend Schale und Samen, trocknet den verbleibenden Samenmantel so lange in der Sonne, bis er nicht mehr klebrig ist.

Longanen sind in China seit der Han-Zeit bekannt. Außer als Arzneimittel (Fructus

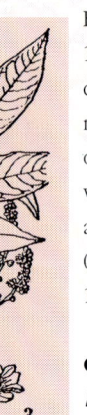

Euphoriae, vgl. Porkert 1994:454) werden sie heute in der chinesischen Küche meistens frisch, getrocknet oder als Beigaben für verschiedene Gerichte, vor allem Süßspeisen, verwendet (Simoons 1991:210, ZGPRCD 1992:140).

Chinesische Bezeichnungen:

longyan rou 龍眼肉
(„Drachenauge-(Frucht-) fleisch"), *longmu* 龍目, *guiyuan* 桂圓
(„Zimtkugel"), *yizhi* 益智.

Als diätetisches Mittel erstmals erwähnt in der Mittleren Abteilung von „Shennongs Klassiker der Drogenkunde" (*Shennong bencao jing*, in der Späteren Han-Zeit, verschollen, um 500 von Tao Hongjing neu kompiliert); im GM Kap. 31 („Exotische Früchte"), 1990:1820.

Temperaturverhalten: neutral (mit Tendenz zur Wärme)
Sapor: süß
Orbisbezug: *o. cardialis, o. lienalis*
Wirkung: die *oo. cardialis et lienalis* suppletierend, das Xue stützend, sedierend. (In ihrer Wirkung steht die Longane der Litschi sehr nahe, nur daß sie diese noch übertrifft [Shi 1988:57].)

Indikationen

1. *depletio xue* der *oo. cardialis et lienalis*: Schlaflosigkeit, Vergeßlichkeit, Palpitationen, Unruhe, Angst- und Schreckzustände, spontane Schweiße (vgl. 2. Rezeptur)
2. Defizienz von Qi und Xue: Erschöpfungssymptomatik, schwache, anfällige Konstitution, auch vor und nach Geburten oder *depletio* der „Mitte" mit vermindertem Appetit, Diarrhö oder auf *depletio* zurückzuführende Schwellungen (vgl. 1. Rezeptur) (Liu 1987:228, Shi 1988:57).

CAVE: Kontraindiziert bei *humor-* oder *pituita*-Befunden. Auch bei *calor-* oder *ardor-* Prozessen ist Vorsicht geboten (Shi 1988:57).

Zubereitungsarten

Roh, getrocknet, als Dekokt oder Sirup, oder in Alkohol eingelegt.

**Zusammensetzung
(nach westlicher Analytik)**

Die frische Longane ist reich an Vitamin C, die
getrocknete ist reich an Eisen (Simoons
1991:212). Ferner enthält sie Glukose,
Saccharose, Eiweiß, Fett, Vitamin B , Phosphor,
Kalzium etc.

Rezepturen

1. Sirup, der Ginseng zu ersetzen vermag (*Daishen gao*)

30 g Longanen-Fruchtfleisch in einen Topf geben
und etwas weißen Zucker zugeben. Beides zu
einem zähen Sirup verkochen und auf drei- bis
viermal verteilt mit kochendem Wasser
aufgegossen einnehmen.

Die Rezeptur stammt aus dem Werk *Suixi yinshi
pu* („Kochbuch des Hauses des Beliebens", von
Wang Shixiong, Vorwort auf 1861 datiert) und
wird darin bezeichnet als „Qi und Xue reichlich
suppletierend und darin sogar Radix Ginseng
und Radix Astragali übertreffend". Entsprechend
ist sie bei „Hinfälligkeit und Schwäche im Alter
oder bei schwacher Konstitution" angezeigt
sowie nach Geburten (Liu 1987:229).

2. Dekokt zur *suppletio* der *oo. cardialis et lienalis* (*Xinpi shuangbu tang*)

15 g Longanenfruchtfleisch, 15 g Lotossamen
(Semen Loti, vgl. Porkert 1994:476) und 15 g
Jujubenfrüchte (Semen Jujubae, Porkert
1994:424) in einer beliebigen Menge Wasser
abkochen und einnehmen.

In dieser Rezeptur wirken das Longanenfruchtfleisch und die Lotossamen vor allem den
o. lienalis suppletierend, die Energien des
o. cardialis stützend sowie sedierend. Jujubenfrüchte zeigen in diesem Zusammenhang eine
ähnliche Wirkung. Die Rezeptur ist indiziert bei
depletio der *oo. cardialis et lienalis*, vermindert-
tem Appetit, Palpitationen sowie bei spontanen
Schweißen (Liu 1987:229, Ye 1978:198).

4.22 Litschi (*lizhi* 荔枝)

Verwendet werden die reifen Früchte (bzw. Samenmäntel) der Litschi, auch Litschipflaume genannt, *Litchi chinensis* Sonn. aus der Familie der *Sapindaceae*, die vor allem im Süden Chinas und auf Taiwan kultiviert wird. In China sind über vierzig verschiedene Arten von Litschis bekannt (Liu 1987:229).

Im Sommer werden die reifen Früchte geerntet, von der äußeren Schale befreit, entkernt und das Fruchtfleisch frisch verzehrt, oder man trocknet die ganze Frucht zunächst, schält sie, entfernt den Samen und trocknet den verbleibenden Samenmantel nochmals so lange in der Sonne, bis er nicht mehr klebrig ist.

Ähnlich wie für die Longanen gilt auch für die Litschis, daß sie in Südchina wohl seit dem Altertum bekannt waren; seit der Han-Zeit sind sie auch im Norden schriftlich belegt und erfreuen sich seitdem großer Beliebtheit. Litschis

werden bervorzugt frisch oder getrocknet verzehrt, häufig aber auch eingelegt oder zu Saft oder alkoholischen Getränken verarbeitet. Darüber hinaus dienen sie als wichtige Zutat zu diversen Süßspeisen und anderen, vor allem süß-sauren Fleischgerichten (Simoons 1991:206, ZGPRCD 1992:139).

Chinesische Bezeichnungen: *lizhi* 荔枝, *danli* 丹荔, *lizhi* 麗枝, *lizhi* 離枝.

Als diätetisches Mittel erstmals erwähnt in der Mittleren Abteilung der „Diätetischen Drogenkunde" (*Shiliao bencao*, 704 von Meng Shen verfaßt); im GM als erster Eintrag im Kap. 31 („Exotische Früchte"), 1990:1817.

Temperaturverhalten: warm (GM: neutral)
Sapor: süß, sauer
Orbisbezug: o. lienalis, o. hepaticus
Wirkung: Säfte hervorbringend, Xue stützend, Qi regulierend, Schmerzen stillend.

Indikationen

1. *depletio* des *yin stomachi*: Durst, Trockenheit des Mundes, Unruhe, Schluckauf (frische Litschis roh verzehren oder als Fruchtsuppe)
2. *depletio* der *oo. lienalis et stomachi*: Übelkeit und Erbrechen, verminderter Appetit, Durchfall, Schmerzen im Magenbereich (vgl. Rezeptur, getrocknetes Litschi-Fruchtfleisch mit [Rundkorn-] Reis zu einem Brei verarbeiten; zur Verbesserung der Wirkung können auch noch Lotossamen [Semen Loti] und Yamswurzel [Rhizoma Dioscoreae] zugegeben werden, Liu 1988:51)
3. *depletio xue*: Palpitationen, Schwindel, Benommenheit (vgl. 1. Rezeptur)
4. Schmerzen und Schwellungen: Schmerzen im Magenbereich, Skrofulose, eitrige Schwellungen, Zahnschmerzen.
5. *ariditas* des *o. pulmonalis*: Husten (Shi 1988:57, Ye 1978:198).

CAVE: Der Genuß von frischen Litschis ist kontraindiziert bei *depletio yin* mit nach oben schlagendem *ardor* oder bei *humor-* oder *pituita*-Blockaden. Außerdem können bei übermäßigem Genuß von rohen Litschis Übelkeit, Kraftlosigkeit und Schwindel auftreten (die sogenannte „Litschi-Erkrankung") sowie Fieber, Zahnschmerzen, Ulzerationen im Mund und Nasenbluten (ZyaoDC: 1614, Liu 1987:230, Shi 1988:57).

Zubereitungsarten

Roh, getrocknet, als Dekokt, als Brei oder in Alkohol eingelegt.

In der Diätetik werden meistens getrocknete Litschis verwendet, da in getrockneter Form Sapor und Temperaturverhalten nicht so ausgeprägt sind und *ardor-* und *calor*-Prozesse auf diese Weise nicht unterstützt werden (Shi 1988:57).

Zusammensetzung (nach westlicher Analytik)

Litschis sind reich an Vitamin C (Simoons 1991:209); sie enthalten ferner Glukose, Saccharose, Eiweiß, Fett, Kalzium, Phosphor, Eisen, Carotin, Vitamin B, Zitronensäure, Apfelsäure etc.

Rezepturen

Litschi- und Jujuben-Dekokt
(*Lizhi hongzao tang*)

15 g getrocknete Litschis und 30 g Jujubenfrüchte (Semen Jujubae) mit Wasser abkochen und einnehmen.

Diese Rezeptur dient der *suppletio* des *o. lienalis* sowie der Stützung von Xue und ist einzusetzen bei *depletio* von Qi und Xue, Appetitlosigkeit, Kraftlosigkeit, persistierender Diarrhö etc. (Liu 1987:230, Ye 1978:198).

4.23 Maulbeerfrüchte (*sangshen* 桑椹)

Verwendet werden die reifen Fruchtstände des Maulbeerbaumes, *Morus alba* L., der zur Familie der *Moraceae* gehört und in ganz China gedeiht, jedoch in großen Mengen vor allem in Jiangsu und Zhejiang angebaut wird. Im Frühsommer werden die reifen Früchte geerntet und entweder gewaschen und frisch gebraucht oder in der Sonne getrocknet oder vor dem Trocknen noch gedämpft und anschließend in der Sonne getrocknet. In den meisten diätetischen Werken werden zwar explizit die weißen Maulbeerfrüchte behandelt, es wird jedoch darauf hingewiesen, daß die schwarzen Maulbeerfrüchte, *Morus nigra* L. schmackhafter sind und in ihrer Wirkung den Weißen in nichts nachstehen (Shi 1988:49). Maulbeerbäume waren in China seit dem frühesten Altertum (Shang- und Zhou-Zeit) bekannt. Im Vordergrund stand dabei häufig die

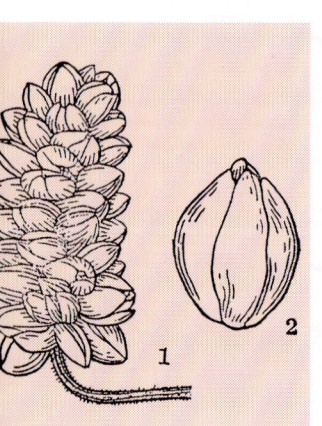

Nutzung der Maulbeerblätter für die Aufzucht der Seidenraupen, allerdings wurden auch die Früchte immer schon als Arzneimittel (Fructus Mori, vgl. Porkert 1994:453) und als Lebensmittel verwendet. Maulbeerfrüchte werden meistens frisch verzehrt, können aber auch mit Honig konserviert, zu Saft gepreßt oder zu Sirup verarbeitet werden (Anderson 1988:29, Simoons 1991:231, ZGPRCD 1992:140).

Chinesische Bezeichnungen: *sangshen* 桑椹, auch *sangshen* 桑葚 geschrieben, *sangshi* 桑實, *wushen* 烏椹, *sangguo* 桑果.

Die Maulbeerfrüchte werden als diätetisches Mittel erstmals im *Xinxiu bencao* („Neu überarbeitete Drogenkunde", um 659 von Su Jing verfaßt) erwähnt; andere Teile des Maulbeerbaumes werden bereits in „Shennongs Klassiker der Drogenkunde" aufgeführt (*Shennong bencao jing*, in der Späteren Han-Zeit verfaßt, verschollen, später um 536 von Tao Hongjing neu kompiliert); im GM erster Eintrag im Kap. 36 („Sträucher"), 1990:2063.

Temperaturverhalten: kalt
Sapor: süß
Orbisbezug: *o. cardialis, o. hepaticus, o. renalis*
Wirkung: das Xue stützend, das Yin befeuchtend, die *oo. hepatici et renalis* suppletierend, Säfte hervorbringend, die *oo. intestinorum* befeuchtend.

Indikationen

1. *depletio* des Yin der *oo. hepatici et renalis*: früh ergrautes Haar, Schwäche und Schmerzen im Lumbalbereich und in den Knien, Schwerhörigkeit, Sehschwäche (vgl. Rezeptur)
2. *depletio* von Yin und Xue: Schwindel, Flimmern vor den Augen, verschwommene Sicht, Ohrgeräusche, Palpitationen, Nervosität, Schlaflosigkeit, Diabetes (*sitis diffundens*), Säftedefizienz, Amenorrhö (vgl. Rezeptur oder in Alkohol einlegen)
3. *ariditas*- oder *calor* in den *oo. intestinorum*: Obstipation (oft in Kombination mit schwarzem Sesam; Liu 1991:199, Liu 1987:230, Porkert 1978:453)
4. Gelenkschmerzen aufgrund von *humor venti*, Parästhesien (frische schwarze Maulbeeren zu einem Dekokt oder Sirup verarbeiten, vgl. Rezeptur, Ye 1978:196).

> **CAVE:** Kontraindiziert bei *algor depletionis* der *oo. lienalis et stomachi* mit Durchfall-neigung sowie bei *depletio* des *o. renalis* ohne *calor*-Befund (Liu 1987:231).

Zubereitungsarten

Roh, als Dekokt oder Sirup oder in Alkohol eingelegt.

Zusammensetzung
(nach westlicher Analytik)

Reich an Eisen (Simoons 1991:232) und enthält Glukose, Saccharose, Carotin, Vitamin B_1, B_2, C, Niacin, Apfelsäure, Bernsteinsäure, Weinsteinsäure etc.

Rezepturen

Maulbeersirup (*Sangshen gao*)

Aus einem Kilogramm frischen (oder 600 g getrockneten) Maulbeerfrüchten den Saft auspressen und zu einem dünnflüssigen Sirup einkochen. Dann 300 g Honig zugeben und das Ganze zu einem dickflüssigen Sirup einkochen und erkalten lassen. Jeweils ein bis zwei Suppenlöffel abnehmen und mit heißem Wasser aufgegossen einnehmen.

Diese Rezeptur stammt aus den Werk *Bencao yanyi* („Auslegung der Drogenkunde", von Kou Zongshi, Vorwort datiert auf 1119). Durch diese Zubereitung wird die befeuchtende und suppletierende Wirkung der Maulbeerfrüchte noch verstärkt; sie ist daher vor allem angezeigt bei *depletio* von Yin und Xue sowie bei *depletio* des Yin der *oo. renalis et hepatici* (Indikationen vgl. oben). Sie wird aber auch bei Gelenk-schmerzen aufgrund von *humor venti* empfohlen (Liu 1987:231, Ye 1978:196).

4.24 Weintrauben (*putao* 葡萄)

Verwendet werden die reifen Beeren der Weinrebe, *Vitis vinifera* L., die zur Familie der *Vitaceae* gehören und vor allem entlang des Changjiang und in den nördlichen Provinzen angebaut werden. In China sind um fünfhundert verschiedene Arten von Weintrauben bekannt, die man auch grob in weiße und rote Trauben unterteilt.

Ende des Sommers oder Beginn des Herbstes werden die reifen Früchte geerntet, entweder gewaschen und frisch verwendet oder getrocknet.

Weintrauben sind in China seit der Han-Zeit bekannt und waren in der Tang-Zeit besonders beliebt und verbreitet (Huang 1990:141). Heute werden sie frisch oder als Rosinen getrocknet verzehrt; sie werden Süßspeisen beigegeben und dienen auch zur Herstellung von Saft, Essig und Wein (Simoons 1991:252, ZGPRCD 1992:140).

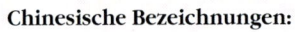

Chinesische Bezeichnungen:

putao 葡萄, *putao* 蒲桃 oder *putao* 蒲萄, *cao longzhu* 草龍珠 („Gras-Drachenperle").

Als diätetisches Mittel erstmals erwähnt in der Oberen Abteilung von „Shennongs Klassiker der Drogenkunde" (*Shennong bencao jing*, in der Späten Han-Zeit verfaßt, verschollen, um 500 von Tao Hongjing neu kompiliert); im GM Kap. 33 (unter „Kürbisfrüchte"), 1990:1885.

Temperaturverhalten: neutral

Sapor: süß und sauer

Orbisbezug: *o. pulmonalis*, *o. lienalis*, *o. renalis* (*o. hepaticus*)

Wirkung: die *oo. renalis et hepatici* suppletierend, Qi und Xue stützend, Säfte hervorbringend, diuretisch, die Funktionen der Muskeln, Sehnen und Knochen stärkend.

Indikationen

1. Defizienz der *oo. renalis et hepatici*: Schwäche und Schmerzen in Hüften und Knien oder *humor venti*-Gelenkschmerzen (*occlusiones*) (vgl. 1. Rezeptur)

2. Defizienz von Qi und Xue: Palpitationen, Schwindel, geistige Abgeschlagenheit, nächtliche Schweiße oder Husten aufgrund von *depletio* des *o. pulmonalis* (getrocknete Weintrauben [Rosinen] mit Longanenfruchtfleisch als Dekokt oder als Sirup verarbeiten)

3. *depletio* des *Yin* (des *o. stomachi* oder des *o. renalis*): Trockenheit des Mundes, Unruhe und Durst, verminderter Appetit oder auch bei Säftedefizienz nach *calor*-Erkrankungen (als Saft oder vgl. 2. Rezeptur).

4. *depletio* des *o. lienalis*: Miktionsstörungen, spärlicher, rötlicher Urin sowie Schwellungen und Gedunsenheit (als Saft und vgl. 3. Rezeptur).

CAVE: Kontraindiziert bei *extima*-Symptomatiken (Peng 1985:355). Bei reichlichem Genuß können sich Unruhe und Beklemmungsgefühle sowie Durchfälle einstellen (Liu 1987:234).

Zubereitungsarten

Roh, in Alkohol eingelegt, als Saft oder Dekokt. Bei frischen Weintrauben steht vor allem die Säfte erzeugende und diuretische Wirkung im Vordergrund, während Rosinen stärker die *oo. hepatici et renalis* suppletieren sowie Qi und Xue mehren (Liu 1987:233).

Zusammensetzung
(nach westlicher Analytik)

Weintrauben weisen keine besonders
hervorzuhebenden Nährstoffe auf; sie enthalten
Glukose, Fructose, etwas Sukrose, Xylose,
Oxalsäure, Zitronensäure, Apfelsäure, Eiweiß,
verschiedene Aminosäuren, Carotin, Vitamin B$_1$,
B$_2$, C, P, Niacin, Kalium, Kalzium, Phosphor,
Eisen etc.
Rosinen besitzen einen hohen Kohlenhydratanteil
(meist Zucker) und sind relativ reich an Eisen
und Kalzium (Simoons 1991:254, Schneider
1985:213).

Rezepturen
1. Heilwein aus Weintrauben und Ginseng
(*Renshen putao jiu*)

9 g Weintrauben und 9 g Ginsengwurzel (Radix
Ginseng) in 100 ml klarem Branntwein zwei bis
vier Tage lang einlegen. Jeweils 20 ml davon
einnehmen.
Die Rezeptur stammt aus dem Werk „Erfassung
des Ursprungs der Drogenkunde" (*Benjing
fengyuan*, Anfang des 18. Jhs. von Zhang Lu
verfaßt). Die Kombination von stark suppletierender Ginsengwurzel und Weintrauben erhöht
die die *oo. renalis et hepaticus* suppletierende,
Hüften und Rücken stärkende und das Qi
stützende Wirkung. Sie ist einzusetzen bei
depletio der *oo. renalis et hepaticus* mit
Symptomen wie Schwäche und Schmerzen in
Hüften und Rückgrat, Kraftlosigkeit (Liu 1987:234,
ZYaoDC 1986:2315).

2. Honigsirup aus Weintrauben
(*Putao migao*)

Den Saft von 500 g frischen Weintrauben auf
schwacher Flamme so lange einkochen, bis der
Saft dickflüssig wird. Nun eine entsprechende
Menge Honig zugeben und nochmals kochen
lassen. Jeweils einen Eßlöffel davon in heißem
Wasser aufgelöst einnehmen.

Dieser Sirup wirkt insbesondere den *o. stomachi*
sowie das Yin stützend, Säfte hervorbringend
und durststillend. Entsprechend ist die Rezeptur
angezeigt bei *depletio* des *yin stomachi* mit
trockener Kehle, Durst oder bei *calor*-
Erkrankungen, die mit Unruhe und Durst
einhergehen (Liu 1987:234, ZYaoDC 1986:2315).

3. Sirup aus Weintrauben, Rehmannia- und
Lotoswurzel (*Putao shengdi ou gao*)

100 g frische Rehmanniawurzel (Rhizoma
Rehmanniae viride) in einer beliebigen Menge
Wasser abkochen, dann den Saft auspressen und
nochmals solange kochen, bis ein Konzentrat
entsteht. Nun 150 g frische Weintrauben und
150 g frische Lotoswurzeln (vgl. Kap. A.3.24)
auspressen, den Saft mit dem Konzentrat aus
Rehmanniawurzeln gut vermischen und auf
kleiner Flamme zu einem zähen Sirup
einkochen. Schließlich eine entsprechende
Menge Honig zugeben und nochmals aufkochen
lassen. Zur Einnahme jeweils einen Eßlöffel
davon in heißem Wasser auflösen.
In dieser Rezeptur aus dem Werk „Mustergültige
und wohltätige Rezepte der Regierungsperiode
Taiping" (*Taiping shenghui fang*, 992 von Wang
Huaiyin u.a. verfaßt) dienen die frischen
Weintrauben zur Diurese, während die
Rehmannia- und Lotoswurzeln zum Kühlen und
Halten des Xue eingesetzt werden. Die Rezeptur
ist angezeigt bei *calor* des *o. vesicalis* mit
gleichzeitiger Affektion der Netzleitbahnen, mit
Symptomen wie verhaltener, brennender,
schmerzender Miktion, auch bei Blut im Urin
(Liu 1987:234, Peng 1985:354).

4.25 Kirsche
(*yingtao* 櫻桃)

Verwendet werden die reifen Früchte der Kirsche, *Prunus pseudocerasus* Lindl. aus der Familie der *Rosaceae*, die vor allem in Provinzen wie Hebei, Henan, Shanxi, Shandong, Hubei, Anhui, Jiangsu, Zhejiang und Sichuan angebaut werden. Bei der *Prunus pseudocerasus*-Spezies handelt es sich eigentlich um eine ursprünglich in China beheimatete, kleine und saure Kirschsorte. Im Frühsommer werden die reifen Früchte geerntet, gewaschen und meistens frisch verzehrt. Kirschen werden in der chinesischen Küche auch zu Saft, Kompott oder Essig weiterverarbeitet, getrocknet oder mit Honig konserviert oder auch verschiedenen süßen und salzigen Gerichten zugegeben (ZGPRCD 1992:139, Simoons 1991:222).

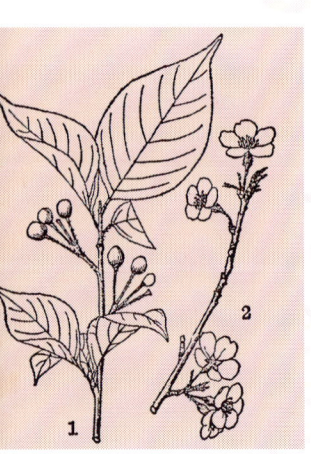

Chinesische Bezeichnungen:
yingtao 櫻桃, *hantao* 含桃, *zhuguo* 朱果, *zhuying* 朱櫻, *yingzhu* 櫻珠, *jiayingtao* 家櫻桃.

Als diätetisches Mittel erstmals erwähnt in der Oberen Abteilung des *Mingyi bielu* („Ergänzende Aufzeichnungen berühmter Ärzte", ca. 2. Jh. n. Chr., um 536 von Tao Hongjing kompiliert); im GM Kap. 30 („Bergfrüchte"), 1990:1799.

Temperaturverhalten: warm (GM: heiß)

Sapor: süß

Orbisbezug: *oo. lienalis et stomachi*
(*o. hepaticus, o. renalis*)

Wirkung: die „Mitte" stützend und regulierend, die *oo. hepatici et renalis* nährend befeuchtend, *humor venti* vertreibend.

Indikationen

1. *depletio* der *oo. lienalis et stomachi*: verminderter Appetit, Abgeschlagenheit, Diarrhö, Verdauungsblockaden oder *depletio* des *yin lienale et stomachi*: Trockenheit von Mund und Zunge sowie Trockenheit der Haut (als Dekokt oder mit Longanenfruchtfleisch zu einem Sirup verkochen)

2. Defizienz der *oo. hepaticus et renalis*: Schwäche und Schmerzen in Hüften und Knien, Kraftlosigkeit und Taubheit der Gliedmaßen, Samenverlust, Schwindel, Palpitationen oder Schmerzen in Hüften und Beinen aufgrund von *humor venti* (in Alkohol eingelegt, vgl. 1. und 2. Rezeptur, oder in Kombination mit der japanischen Kornelkirsche (Fructus Corni) und Schizandra-Früchten (Fructus Schizandrae, Liu 1988:52)

CAVE: Kontraindiziert bei *calor*-Symptomatik (Liu 1987:237).

Zubereitungsarten

Roh, als Dekokt, als Sirup, in Alkohol eingelegt oder kandiert.

Zusammensetzung
(nach westlicher Analytik)

Leicht erhöhte Werte an Fruchtzucker, Eisen und Phosphor sowie an Vitamin A; enthält Eiweiß, Fett, Kalzium, Kalium, Magnesium, Carotin, Vitamin B_1, B_2, C, Niacin etc. (Schneider 1985:136).

Rezepturen

1. Kirschen-Heilwein (*Yingtao jiu*)

250 g frische Kirschen in einem Liter klarem Branntwein ein bis zwei Tage lang einweichen lassen. Jeweils eine halbe Tasse davon einnehmen.

In dieser Rezeptur aus dem Werk *Diannan bencao* („Drogenkunde aus Yünnan", um 1476 von Lan Mao verfaßt, verschollen, 1973 aus Fragmenten neu kompiliert) dient die Kirsche hauptsächlich zur *suppletio* der *oo. hepaticus et renalis* sowie zur Stärkung der Funktionen von Muskeln, Sehnen und Knochen. Der klare Branntwein wirkt in diesem Zusammenhang die Bahnen des Xue dynamisierend und die Netzleitbahnen durchlässig machend. Die Rezeptur ist einzusetzen bei *occlusiones*, bei *depletio* der *oo. hepatici et renalis*, bei geschwächten Funktionen der Muskeln, Sehnen und Knochen, Schmerzen in Hüften und Knien, Kraftlosigkeit der Gliedmaßen und Bewegungseinschränkungen der Gelenke (Liu 1987:237).

2. Fruchtsuppe aus Kirschen und Longanen (*Yingtao longyan geng*)

10 g getrocknetes Longanenfruchtfleisch (bei frischem Fruchtfleisch 15 g verwenden), 10 g Bocksdornfrüchte (Fructus Lycii) in einer beliebigen Menge Wasser kochen, bis sie sich ganz ausgedehnt haben, dann 30 g frische Kirschen zugeben, nochmals kochen, mit weißem Zucker abschmecken und einnehmen. Die Kirschen wirken in diesem Zusammenhang den *o. hepaticus* suppletierend und das Xue stützend. Longanenfruchtfleisch und Bocksdornfrüchte sind ebenfalls Mittel zur *suppletio* der *oo. cardialis et hepatici* sowie zur Befeuchtung und Erhaltung von Xue und Säften. Entsprechend ist diese Rezeptur bei *depletio xue* mit Schwindel, Palpitationen etc. einzusetzen (Liu 1987:237).

4.26 Karambola oder Sternfrucht (*yangtao* 陽桃)

Verwendet werden die reifen Früchte des Karambolabaumes, *Averrhoa carambola* L. aus der Familie der *Oxalidaceae*, die aufgrund ihrer Form auch Sternfrüchte genannt werden. Sie sind in China vor allem in den südöstlichen Provinzen sowie in Yünnan verbreitet und werden meistens angebaut. Im Herbst werden die reifen Früchte geerntet und entweder frisch gebraucht oder in der Sonne getrocknet.

Bis heute ist ungeklärt, ob die Karambolafrucht ursprünglich in Malaysia oder in Südchina beheimatet war. Heute wird die reife Frucht frisch oder in Salaten verzehrt, oder aber zu Kompott oder Säften und alkoholischen Getränken verarbeitet. Sie wird auch getrocknet oder in unreifem Zustand als Gemüse verwendet oder eingelegt (Simoons 1991:236).

Chinesische Bezeichnungen: *yangtao* 陽桃, *wulian zi* 五斂子, *wusuo zi* 五梭子, *yangtao* 羊桃 oder *yangtao* 洋桃.

Als diätetisches Mittel erstmals erwähnt im GM Kap. 31 („Exotische Früchte"), 1990:1826.

Temperaturverhalten: kalt (GM:neutral)
Sapor: süß und sauer
Orbisbezug: *o. pulmonalis, o. stomachi, o. vesicalis*
Wirkung: *calor* kühlend, Säfte hervorbringend, das Qi absenkend, diuretisch, entgiftend.

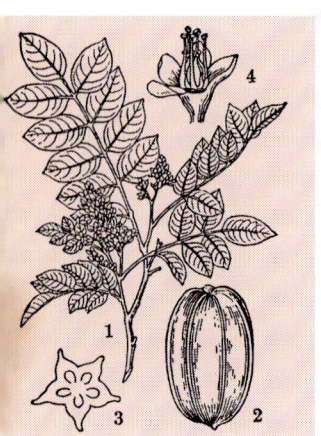

Indikationen

1. *calor venti*-Prozesse: Husten, Halsschmerzen (roh verzehren, täglich zwei- bis dreimal jeweils ein bis zwei Früchte)
2. Schädigung der Säfte aufgrund von *calor* im *o. stomachi*: Geschwüre im Mund, Schwellungen des Zahnfleisches, Unruhe und Durst oder nach übermäßigem Genuß von Alkohol
3. *calor*-Verknotungen im *o. vesicalis*: Miktionsstörungen (mit Honig zu einem Dekokt verarbeiten).

CAVE: Kontraindiziert bei *algor depletionis* der *oo. lienalis et stomachi* sowie bei Durchfallneigung (Liu 1987:235).

Zubereitungsarten

Roh, als Dekokt, als Saft oder mit Honig konserviert.

Zusammensetzung
(nach westlicher Analytik)

Relativ reich an Vitamin C (Simoons 1991:236) und enthält Saccharose, Fructose, Glukose, Apfelsäure, Zitronensäure, Oxalsäure, Nikotinamid, Kalium, Vitamin B_1 etc.

4.27 Wassermelone (*xigua* 西瓜)

Verwendet werden die reifen Früchte der Wassermelone, *Citrullus vulgaris* Schrad. (auch *Citrullus lanatus* [Thunb.] Matsum. et Nakai), die zur Familie der *Curcubitaceae* (Kürbisgewächse) gehören und in ganz China angebaut werden. Wassermelonen werden im Sommer geerntet, gewaschen und frisch verwendet.

Wassermelonen wurden um das 12. Jh. aus Zentralasien in Nord-China eingeführt, deshalb werden sie auch „Westliche Melonen" genannt. Wassermelonen werden heute in der Regel frisch gegessen, auch mit Salz bestreut oder zu Saft gepreßt. Bei Banketten werden ausgehöhlte Wassermelonen als Behälter benutzt, in denen meistens Geflügelgerichte gedämpft und serviert werden (Simoons 1991:244, Anderson 1988:64, 137).

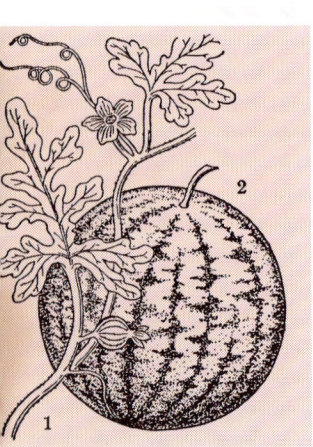

Chinesische Bezeichnungen:

xigua 西瓜 („Westliche Melone"), *hangua* 寒瓜, *xiagua* 夏瓜 („Sommer-Melone"), *shuigua* 水瓜 („Wassermelone").

Als diätetisches Mittel erstmals erwähnt im *Riyong bencao* („Drogenkunde für den täglichen Gebrauch", um 1330 von Wu Rui verfaßt); im GM Kap. 33 („Kürbisfrüchte"), 1990:1883.

Temperaturverhalten: kalt
Sapor: süß
Orbisbezug: *o. stomachi*, *o. cardialis*, *o. vesicalis*
Wirkung: *calor* kühlend, *aestus* herauslösend, Unruhe und Durst beseitigend, diuretisch.

Indikationen

1. *calor*- bzw. *aestus*-Befunde oder Schädigungen der Säfte aufgrund von *calor*: große Unruhe, Durst, Fieber bei Sommerhitze oder nach übermäßigem Genuß von Alkohol (vgl. 1. und 2. Rezeptur oder als Dekokt in Kombination mit frischen Geißblattblüten [Flos Lonicerae], frischen Bambusblättern [Folia Bambusae] und frischer Rehmanniawurzel [Rhizoma Rehmanniae viride])

2. emporlodernder *ardor* des *o. cardialis*: rote Zunge, Geschwüre in Mund und Zunge oder *calor* des *o. pulmonalis*: Schmerzen und Schwellungen des Halses (*occlusiones* im Halsbereich) (roh verzehren, vgl. 1. Rezeptur oder als Dekokt in Kombination mit frischer Rehmanniawurzel [Rhizoma Rehmanniae viride] und frischen Bambusblättern)

3. Einlagerung und Verknotungen von *calor humidus* im unteren Calorium: spärlicher, rötlicher Urin (als Einzelmittel oder als Dekokt im Verein mit Alang-Alang-Graswurzel [Rhizoma Imperatae], Liu 1988:53).

CAVE: Kontraindiziert bei *algor depletionis* der *oo. lienalis et stomachi* und starker *humor*-Belastung sowie bei Neigung zu Durchfällen.

Zubereitungsarten

Roh, als Saft, Dekokt oder Sirup.
Vgl. auch Wassermelonenschale, Pericarpium Citrulli, Porkert 1994:153.

Zusammensetzung
(nach westlicher Analytik)

Keine besonders hervorzuhebenden Nährstoffe; enthält Fructose, Glukose, Saccharose, Apfelsäure, Phosphorsäure, Eiweiß, Citrullin, Alanin, Glutaminsäure, Arginin, Carotin, Niacin, Vitamin A, B, C, Kalium, Kalzium, Phosphor, Eisen etc.

Rezepturen

1. Wassermelonensaft (*Xigua zhi*)

500 g Wassermelone (am besten mit rotem Fruchtfleisch) auspressen und den Saft nach und nach einnehmen.

Diese Rezeptur stammt aus dem Werk „Gesammelte Aussagen zur Drogenkunde" (*Bencao huiyan*, 1619 von Ni Zhumo verfaßt). Sie ist angezeigt bei *calor*-Prozessen, Schädigung der Säfte, Trockenheit der Zunge, Geschwüren im Mund, Unruhe und Durst, geistiger Benommenheit, Schlafstörungen etc. (Liu 1987:240, ZYaoDC 1986:849).

2. Saft aus Wassermelonen und Tomaten (*Xigua fanqie zhi*)

Wassermelonensaft mit Tomatensaft vermischen und als tägliches Getränk (wie Wasser) einnehmen. Bei Sommererkältungen mit Fieber, Durst, Unruhe, vermindertem Appetit, Verdauungsstörungen (Peng 1985:363).

4.28 Zuckermelone (*tiangua* 甜瓜)

Verwendet werden die reifen Früchte der Zucker- oder Gartenmelone, *Cucumis melo* L. aus der Familie der *Curcubitaceae* („Kürbisgewächse"), die in ganz China angebaut wird. Sie wird im Sommer reif geerntet und frisch verzehrt. Vermutlich sind Zuckermelonen bereits seit dem Altertum in China bekannt und gehörten im 5. oder 6. Jh. n. Chr. zu den wichtigsten Anbauprodukten Nordchinas (Simoons 1991:244). Sie werden vor allem frisch verzehrt, können aber auch für Süßspeisen und gelegentlich auch für salzige Gerichte verwendet werden (ZGPRCD 1992:147).

Chinesische Bezeichnungen: *tiangua* 甜瓜 („Süße Melone"), *gangua* 甘瓜 („Süße Melone"), oft auch *xianggua* 香瓜 („Duftende Melone"), *guogua* 果瓜.

Als diätetisches Mittel erstmals erwähnt im *Qianjin fang* („Rezepte, die tausend Goldstücke wert sind", Kap. 26, um 650 von Sun Simo verfaßt); im GM als erste Eintragung im Kap. 33 („Kürbisfrüchte"), 1990:1879.

Temperaturverhalten: kalt
Sapor: süß
Orbisbezug: *o. cardialis, o. stomachi* (*o. pulmonalis*)
Wirkung: *calor* und *aestus* kühlend, Unruhe und Durst beseitigend, diuretisch, entgiftend.

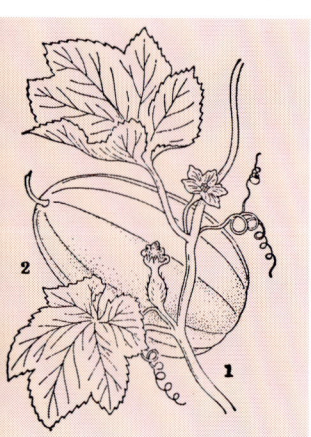

Indikationen

1. *calor* bzw. *aestus*-Prozesse: Unruhe, Durst (Shi 1988:51)
2. Ulzerationen im Bereich der *oo. intestinorum* sowie des *o. pulmonalis* (Peng 1988:88) sowie Geschwüre im Mund und in der Nase (GM 1990:1880).

> **CAVE:** Kontraindiziert bei *algor depletionis* der *oo. lienalis et stomachi* sowie bei Neigung zu Blähungen und Durchfall (ZYaoDC:2172).

Zubereitungsarten

Roh verzehren.

Zusammensetzung
(nach westlicher Analytik)

Keine besonders hervorzuhebenden Nährstoffe; enthält Eiweiß, Fett, Kohlenhydrate, Kalium, Kalzium, Phosphor, Eisen, Carotin, Zitronensäure, Apfelsäure, Vitamin E, B, C, Nikotinamid etc.

4.29 Zuckerrohr (*ganzhe* 甘蔗)

Verwendung finden die Halme von Zuckerrohr, *Saccharum sinense* Roxb. aus der Familie der *Gramineae*, die vor allem in den östlichen und mittleren Provinzen Chinas sowie im Süden in Gebieten wie Guangdong, Guangxi, Sichuan, Yunnan, Fujian und Taiwan angebaut werden. Zuckerrohr wird im Herbst geerntet und frisch verwendet.

Zuckerrohr ist in China seit dem Altertum (etwa 5. Jh. v. Chr.) bekannt. Damals wurde vor allem der Saft ausgekaut; erst um die Tang-Zeit gewann die Zuckerherstellung an Bedeutung (vgl. Kap. A.6.7). Heute wird der Zuckerrohrsaft auch zum Süßen von Speisen verwendet (Sabban 1988:196, Simoons 1991:378, ZGPRCD 1992:143).

Chinesische Bezeichnungen: *ganzhe* 甘蔗, *ganzhe* 干蔗 oder *ganzhe* 竿蔗, *shuzhe* 薯蔗, *tanggeng* 糖梗.

Als diätetisches Mittel erstmals erwähnt in der Mittleren Abteilung des *Mingyi bielu* („Ergänzende Aufzeichnungen berühmter Ärzte", ca. 2. Jh., um 536 von Tao Hongjing kompiliert); im GM, Kap. 33 (unter „Kürbisfrüchte"), 1990:1888.

Temperaturverhalten: kalt (zu Zucker verarbeitet: warm!, vgl. Kap. A.6.7)
Sapor: süß
Orbisbezug: *o. stomachi, o. pulmonalis*
Wirkung: *calor* kühlend, Säfte hervorbringend und *ariditas* befeuchtend, die „Mitte" harmonisierend und Qi absenkend.

Indikationen

1. Schädigung der Säfte durch *calor*: Unruhe, Durst, Obstipation oder nach übermäßigem Alkoholgenuß (aus Zuckerrohr entweder den Saft herauskauen oder den ausgepreßten Saft trinken, vgl. 1. und 4. Rezeptur)
2. *ariditas* des *o. pulmonalis*: trockener Husten, zäher Schleim, Trockenheit der Kehle (Zuckerrohrsaft mit Birnensaft zusammen einnehmen oder vgl. 1. und 3. Rezeptur) oder bei *ariditas* der *oo. intestinorum*: Obstipation
3. *depletio* des *yin stomachi*: Regurgitation, Übelkeit und Erbrechen (auch in der Schwangerschaft) (vgl. 2. Rezeptur).

CAVE: Kontraindiziert bei *algor depletionis* der *oo. lienalis et stomachi*, sowie bei Völlegefühl und Durchfallneigung sowie bei *humor pituitae*-bedingtem Husten (Shi 1988:45; Liu 1987:242).

Zubereitungsarten

Roh (den Saft auskauen), als Saft, Dekokt oder Brei.

In erhitztem Zustand eingenommen besitzt Zuckerrohrsaft ein neutrales Temperaturverhalten (Liu 1987:241).

Zusammensetzung (nach westlicher Analytik)

Reich an Kohlenhydraten und enthält in geringen Mengen Wasser, Eiweiß, Fett, Kalzium. Phosphor, Eisen, Asparagin, Glutaminsäure, Alanin, Apfelsäure, Oxalsäure, Zitronensäure, Vitamin B_1, B_2, B_6, C etc. (Liu 1987:241).

Rezepturen

1. Zuckerrohr- und Rettich-Dekokt (*Ganzhe laifu tang*)

120 g Zuckerrohr und 120 g Rettich in Stücke schneiden und so lange in Wasser kochen, bis der Rettich weich ist. Dann die Rückstände abseihen und den Saft nach Belieben einnehmen. Die Kombination von Rettich und Zuckerrohr wirkt hier vor allem *calor* kühlend, Unruhe beseitigend, Alkoholintoxikationen sowie Verdauungsblockaden beseitigend und das Qi absenkend. Entsprechend ist die Rezeptur anzuwenden nach übermäßigem Genuß von Alkohol, bei *calor*-Unruhe mit gerötetem Gesicht, Erbrechen und vermindertem Appetit (Liu 1987:242). In leicht abgewandelter Form (mit Bulbus Lilii) wird sie auch bei Husten aufgrund von *calor depletionis* empfohlen (Ye 1978:106).

2. Zuckerrohr- und Ingwersaft (*Ganzhe shengjiang zhi*)

250–500 g Zuckerrohr und 15–30 g frischen Ingwer zerkleinern, getrennt auspressen, dann den Saft vermischen und auf 3–4 Portionen verteilt einnehmen. Man kann den gemischten Saft auch vor dem Einnehmen erhitzen. In dieser Rezeptur dient Zuckerrohrsaft zur Stützung des *o. stomachi* und zur Harmonisierung der „Mitte", während der frische Ingwer das Qi absenkt und Übelkeit entgegenwirkt. Sie ist einzusetzen bei Defizienz der Yin-Säfte, kontravektivem Emporsteigen des *qi stomachi*, Regurgitation und Erbrechen (auch in der Schwangerschaft) sowie bei Dysphagie (Liu 1987:242, Ye 1978:106, ZYaoDC 1986:576).

3. Brei aus Zuckerrohrsaft und Hirse (*Zhejiang liangmi zhou*)

500 g Zuckerrohr zerkleinern und den Saft auspressen, dann 60 g Hirse (Kolbenhirse, vgl. Kap. A.2.9) zugeben und mit einer beliebigen Menge Wasser zu einem dünnflüssigen Brei verkochen.

In dieser Rezeptur dient Zuckerrohrsaft der Stützung des *o. stomachi* und der Hervorbringung von Säften sowie der Befeuchtung von *ariditas* des *o. pulmonalis*, während Hirse auf die „Mitte" stützend wirkt. Sie ist einzusetzen bei Defizienz der *oo. lienalis et pulmonalis*, bei *ariditas* des *o. pulmonalis*, bei *calor*-bedingtem Husten mit Unruhe sowie bei Erkrankungen im Bereich des Rachens und des Halses (Liu 1987:242).

4. Trank aus Zuckerrohr und Chrysanthemenblüten (*Zheju yin*)

500 g in Stücke geschnittenes Zuckerrohr mit 50 g Chrysanthemenblüten (Flos Chrysanthemi) in Wasser abkochen und wie Tee zu sich nehmen. Zur Behandlung von Fieber, wenn im Sommer *calor aestuosus* das Yin schädigt, weitere Symptome sind Trockenheit des Mundes, Durst etc. (Peng 1985:368).

4.30 Kiwi-Frucht (*mihou tao* 獼猴桃)

Verwendet werden die reifen Früchte der Kiwi-Pflanze (auch als chinesische Stachelbeere bezeichnet), *Actinidia chinensis* Planch., zur Familie der *Actinidiaceae* gehörend, die im Gebiet des Changjiang sowie in den südlichen Provinzen Chinas verbreitet sind. Kiwi-Früchte werden im Herbst geerntet, gewaschen und frisch verzehrt.

Es ist davon auszugehen, daß die Kiwi-Frucht in der Tang-Zeit nach China gelangte. Heute wird sie meistens frisch oder als Saft genossen, kann aber auch mit Honig konserviert oder zu Wein verarbeitet werden. In bestimmten Regionen Chinas (wie Sichuan) werden Kiwi-Früchte auch Fleischgerichten beigegeben (ZGPRCD 1992:140).

Chinesische Bezeichnungen: *mihou tao* 獼猴桃, („Rhesusaffen-Pfirsich"), *tengli* 藤梨 („Rotang-Birne"), *mihou li* 獼猴梨,

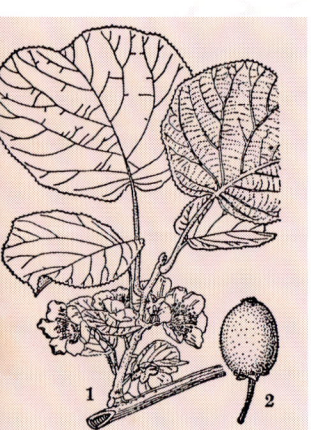

(„Rhesusaffen-Birne"), *huli tao* 狐狸桃(„Fuchs-Pfirsich"), *yangtao* 羊桃 („Schaf- bzw. Ziegen-Pfirsich"), *maoli* 毛梨 („behaarte Birne"). Nach dem *Bencao yanyi* („Auslegung der Drogen-kunde", von Kou Zongshi, Vorwort datiert auf 1119) hat die Bezeichnung „Rhesus-affen-Pfirsich" ihre Ursache im reichen Vorkommen der Kiwi-Früchte in abgelegenen Gebirgswäldern, wo sie von den dort lebenden Affen als Futter hoch geschätzt werden (Liu 1987:245).

Als diätetisches Mittel erstmals eindeutig im *Kaibao bencao* erwähnt („Drogenkunde zur Kaibao-Regierungsdevise", 974 von Liu Han u.a. verfaßt); unter der Bezeichnung *tengli* wird sie bereits im *Shiliao bencao* aufgeführt („Diätetische Drogenkunde", um das Jahr 704 von Meng Shen verfaßt), kann dort jedoch nicht eindeutig identifiziert werden; im GM Kap. 33 (unter „Kürbisfrüchten"), 1990:1887.

Temperaturverhalten: kalt
Sapor: süß und sauer
Orbisbezug: *o. stomachi, o. vesicalis* (ZYaoDC:2210: *o. stomachi, o. renalis*)
Wirkung: *calor* kühlend, Säfte hervorbringend, den *o. stomachi* harmonisierend und Kontravektionen absenkend, diuretisch.

Indikationen

1. *calor*-Symptomatiken: Diabetes (*sitis diffundens*), Ikterus, Unruhe, Durst, Trockenheit des Mundes (roh oder vgl. 1. Rezeptur)
2. *calor*-Blockaden im mittleren Calorium: Regurgitation, Erbrechen, verminderter Appetit (als Saft oder vgl. 2. Rezeptur)
3. Miktionsstörungen aufgrund von *calor humidus*: verhaltene, schmerzhafte Miktion, auch mit Ausscheidung von kleinen Konkrementen, blutende Hämorrhoiden (roh oder als Saft).

CAVE: Kontraindiziert bei *algor depletionis* der *oo. lienalis et stomachi*.

Zubereitungsarten

Roh, als Saft, als Dekokt oder in Alkohol eingelegt.

Zusammensetzung (nach westlicher Analytik)

Besonders reich an Vitamin C (etwa doppelt soviel wie Zitrusfrüchte und zehnmal soviel wie Äpfel, Simoons 1991:229), enthält ferner Kohlenhydrate, Eiweiß, Fett, Organophosphate, Vitamin B_1, B_2, Phosphor, Kalium, Kalzium, Magnesium, Eisen, Carotin und Actinidin etc.

Rezepturen

1. Kiwi-Honig-Dekokt (*Tengli fengmi jian*)

60–120 g Kiwi-Früchte schälen, zerquetschen und eine beliebige Menge Honig zufügen. Beides zusammen kochen (je nach Bedarf auch Wasser hinzugeben) und einnehmen.

Die Rezeptur stammt aus dem *Shiliao bencao* („Diätetische Drogenkunde", von Meng Shen, auf das Jahr 704 datiert). Sie wirkt *calor* kühlend, Säfte hervorbringend, *ariditas* befeuchtend sowie durststillend. Entsprechend ist sie angezeigt bei Schädigungen des *yin stomachi* durch *calor*, Unruhe, Durst (Liu 1987:245).

2. Trank aus Kiwi- und Ingwersaft (*Tengli jiangzhi yin*)

180 g Kiwi-Früchte und 30 g frischen Ingwer separat zerkleinern, getrennt auspressen, den Saft vermischen und auf drei Portionen verteilt einnehmen.

In dieser Rezeptur aus dem *Kaibao bencao* („Drogenkunde der Kaibao-Regierungsdevise", 974 von Liu Han u.a. verfaßt) dient die Kiwi-Frucht zur Kühlung von *calor*, zur Harmonisierung des *o. stomachi* sowie zur Absenkung von Kontravektionen. Im Verein mit frischem Ingwer kommt auf diese Weise eine den *o. stomachi* harmonisierende sowie Übelkeit und Erbrechen behebende Wirkung zustande. Die Rezeptur ist daher angezeigt bei *calor*-Blockaden im mittleren Calorium, bei Dysharmonie des *qi stomachi*, Regurgitation, Übelkeit und Erbrechen (Liu 1987:245).

鳥
獸
魚

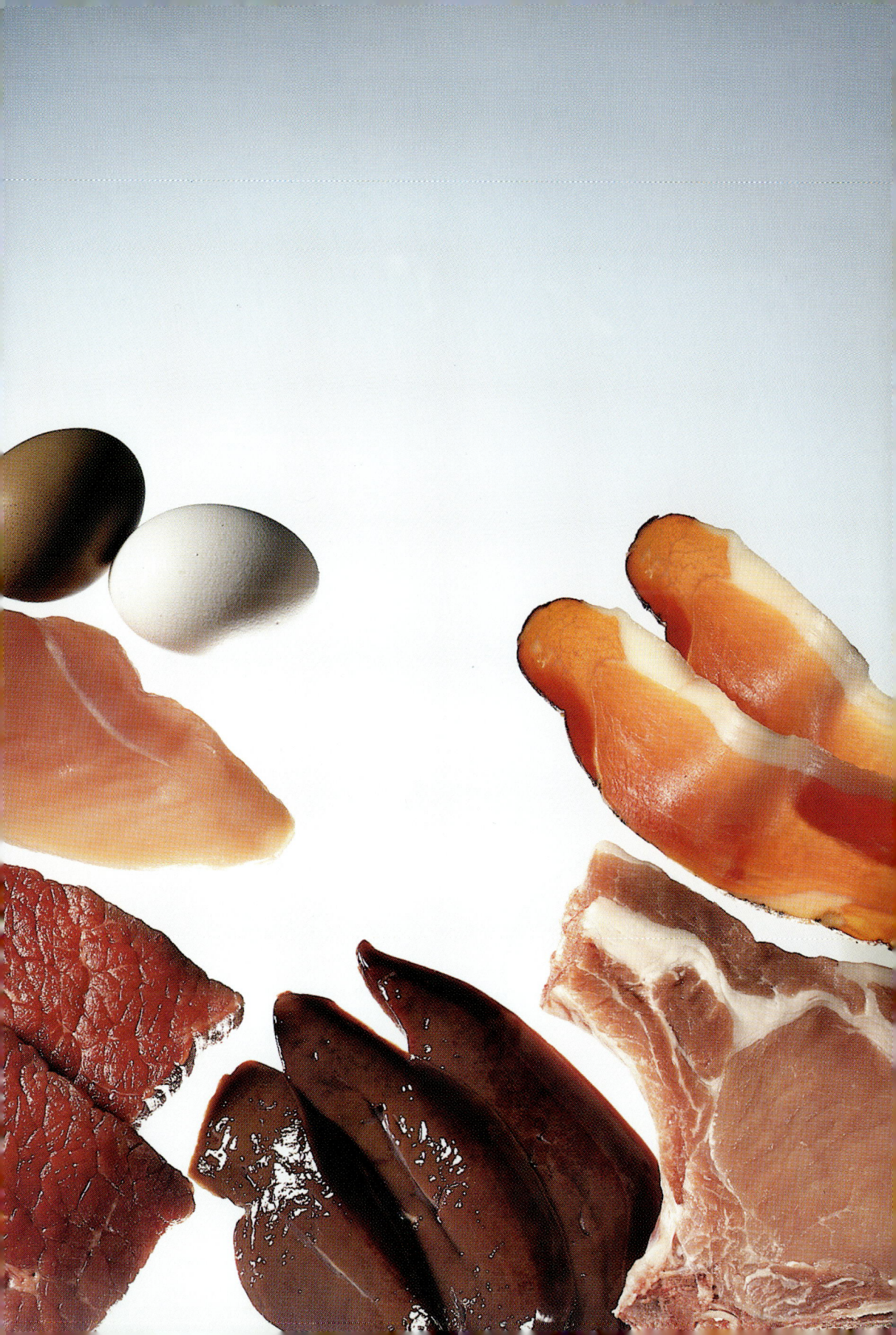

5 Fleisch, Fisch und Meeresfrüchte

5.1 Einführung

Säugetiere, Vögel, Fische und Meeresfrüchte, Reptilien und Insekten werden seit dem ersten rein diätetischen Text, dem 26. Kapitel der „Rezepte, die tausend Goldstücke wert sind" (*Qianjin fang*, um 650/59 von Sun Simo verfaßt), in einer gesonderten Abteilung aufgeführt, die dort mit *niaoshou* 鳥獸 („Vögel und wilde Tiere") überschrieben und mit einem Anhang „Insekten und Fische" (*chongyu* 蟲魚) versehen ist.

Später wurde eine genauere Unterteilung vorgenommen. So finden wir in den „Richtlinien zu Getränken und Speisen" (*Yinshan zhengyao*, 1331 von Hu Sihui fertiggestellt) folgende drei Kategorien: „Wilde Tiere" (*shoupin* 獸品), „Vögel" (*qinpin* 禽品) und „Fische" (*yupin* 魚品).

Noch genauer unterteilt Li Shizhen die zu Heilzwecken verwendbaren Tiere in seiner „Systematischen Drogenkunde" (*Bencao gangmu*, GM, von 1593):

– Unter dem Oberbegriff „Schuppentiere" (*linbu* 鱗部), Kap. 43–44, finden sich Schlangen, Fische etc.
– Unter „Schalentiere" (*jiebu* 介部), Kap. 45–46, werden Schildkröten, Muscheln, Schnecken etc. aufgeführt.
– Unter „Vögel" (*qinbu* 禽部), Kap. 47–49, finden sich die verschiedenen Vogelarten.
– Unter „Wilde Tiere" (*shoubu* 獸部), Kap. 50–51, sind die Säugetiere zusammengefaßt.

In den modernen chinesischen Werken zur Diätetik werden „Geflügel", „Haustiere" und „Fische und Meeresfrüchte" zwar meistens gesondert aufgeführt, aber auf Grund der vergleichsweise beschränkten Zahl der im Westen konsumierten Tierarten, haben wir diese drei Gruppen hier in einem Kapitel zusammengefaßt.

Das **Muskelfleisch** der meisten Geflügel- und Säugetierarten zeigt ein warmes, ausgewogenes Temperaturverhalten und einen süßen Sapor. Es wirkt somit auf die *oo. lienalis et stomachi* generell suppletiv, kräftigend und befeuchtend und ist daher besonders für geschwächte (depletive) Patienten geeignet. Fleisch kann unter Umständen auch zur Beseitigung von *humor*-Heteropathien und zur Behebung von Gedunsenheit und Ödemen verwendet werden. Allerdings sollte man dabei berücksichtigen, daß die unsachgemäße Anwendung von Fleisch in der Diätetik auch zu Schädigungen der „Mitte" führen kann. Dabei gilt es vor allem drei Dinge zu beachten:

– Ausschlaggebend ist vor allem die Zubereitungsart: in Wasser gekochtes Fleisch stützt die „Mitte" besser als in Öl angebratenes Fleisch.
– In kleine Stücke geschnittenes Fleisch ist besser verträglich als große Stücke.
– Fettes Fleisch, vor allem fettes Schweinefleisch, sollte generell gemieden werden, da Fett Heteropathien zum Stagnieren bringt und die Hervorbringung von *humor* und *pituita* fördert.

Schaf- und Ziegenfleisch haben einen süßen Sapor und ein warmes Temperaturverhalten und beeinflussen insbesondere den *o. renalis*. Sie wirken suppletiv auf das Struktivpotential sowie auf Qi und Xue und sind somit vor allem geeignet bei *depletio* des *o. renalis* mit Anzeichen, wie zum Beispiel Muskelziehen in

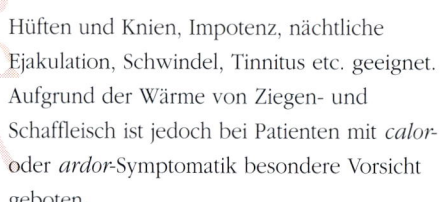

Hüften und Knien, Impotenz, nächtliche
Ejakulation, Schwindel, Tinnitus etc. geeignet.
Aufgrund der Wärme von Ziegen- und
Schaffleisch ist jedoch bei Patienten mit *calor*-
oder *ardor*-Symptomatik besondere Vorsicht
geboten.

Die eßbaren Eingeweide der Haustiere wirken in
der Regel suppletiv auf den entsprechenden
Funktionskreis des Menschen. So wirkt z.B.
Geflügelleber suppletiv auf den *o. hepaticus* und
das Xue.

Geflügeleier gelten ebenfalls als bewährte Mittel
zur *suppletio* von Qi und Xue oder zur *suppletio*
des *o. renalis* (Liu 1987:287, 1988:70, Shi
1988:17).

In China werden sehr viele verschiedene Arten
von Fischen und Meeresfrüchten als Nahrungsmittel verwendet. Unter den **Fischen** sind die
Karpfenarten am gebräuchlichsten (vgl. Kap.
A.5.24, S. 304). Bei Fischen bevorzugen die
Chinesen generell weißes, zartes und eher
weiches Fleisch. Im Westen und auch in Japan
geschätzte Fischarten mit festem, öligem Fleisch
wie Thunfisch, Makrele, Schwertfisch oder die
verschiedenen Lachs- und Forellenarten sind in
China nicht beliebt (Anderson 1988:141, Simoons
1991:339). Aufgrund der starken Unterschiede zu
den bei uns gebräuchlichen Fischarten mußten
wir uns darauf beschränken, einige chinesische
Fischarten nicht einer ganz bestimmten Spezies,
sondern nur einer zoologischen Familie
zuzuordnen.

Fische weisen generell einen süßen Sapor und
ein neutrales Temperaturverhalten auf und
wirken suppletiv auf die *oo. lienalis et stomachi*
sowie auf Qi und Xue. Zugleich wirken die
meisten Fischarten diuretisch und *humor*
ausleitend (vor allem die Karpfenarten). Aale
wirken darüber hinaus auch *ventus* vertreibend.

Meeresfrüchte sind meistens salzig, kühl oder
kalt. Sie wirken vor allem auf die *oo. hepaticus et
renalis*, befeuchten das Yin und kühlen *calor*.
Deshalb werden sie bevorzugt bei *depletio yin*-
Anzeichen wie nächtlichen Schweißen, Schwindel, Diabetes eingesetzt. Aufgrund ihrer diuretischen und *calor humidus* lösenden Wirkung,
werden sie auch bei Miktionsstörungen, Ikterus,
Ödemen, geröteten und geschwollenen Augen
angewendet.

Bei der Zubereitung ist darauf zu achten, daß
Braten oder Schmoren in Sojasoße vor allem bei
Fischen das Temperaturverhalten in Richtung
Wärme und Trockenheit verändert. Wenn
Meeresfrüchte nach dem Kochen noch zusätzlich
gebraten werden, tendieren sie sogar zu Hitze.
Werden Meeresfrüchte getrocknet, gepökelt oder
anderweitig verarbeitet, tritt keine nennenswerte
Veränderung des Temperaturverhaltens und der
Wirkung ein (Liu 1987:335, Shi 1988:23).

Bei der Bewertung von Fleisch, Fisch und
Meeresfrüchten im Rahmen der chinesischen
Diätetik sollte man berücksichtigen, daß der
Fisch- und Fleischkonsum in China durchschnitt-
lich sehr niedrig war und ist. Aus den dreißiger
Jahren liegen Statistiken vor, die den Verzehr von
Fleisch in China pro Kopf und Tag auf 35 g und
von Fisch auf 7,7 g schätzen. Im Vergleich dazu
konsumierte die Bevölkerung der USA zu jener
Zeit bereits durchschnittlich etwa das Fünffache
(Simoons 1991:293).

Heute ist der durchschnittliche Anteil an Fisch auf
119 g pro Kopf/Tag gestiegen. Fleisch wird in
den meisten chinesischen Provinzen immer noch
weniger als einmal pro Woche gegessen (Chen,
Campbell 1990:62). Der niedrige Fleischkonsum
entspricht auch dem traditionellen Konzept der
chinesischen Ernährung, die im wesentlichen auf
Getreide basierte und Fleisch nur als schmackhafte Ergänzung oder angenehmen Überfluß be-
trachtete. Allerdings ist in den chinesischen

Sonderhandelszonen seit den 80er Jahren der Fleischverzehr drastisch gestiegen, womit sich auch China dem weltweit zu beobachtenden Trend anschließt, demzufolge mit dem ökonomischen Wachstum auch der Verzehr von Fleisch steigt (Sabban 1993:80). Beim Fleischverbrauch steht in China an erster Stelle das Schwein, gefolgt von Huhn und Kaninchen (Simoons 1991:305).

Ferner sind in China je nach sozialer Klasse, Region und historischer Periode erhebliche Unterschiede beim Fleisch- oder Fischkonsum festzustellen (Sabban 1993).

Fleisch

5.2 Hühnerfleisch (*jirou* 雞肉)

Verwendet wird das Fleisch des Haushuhns, *Gallus gallus domesticus* Brisson, aus der Familie der *Phasianidae* („Hühnervögel"), das in ganz China in den verschiedensten Unterarten gezüchtet wird. Nach dem Schlachten des Huhns, wird es gerupft, ausgenommen, gewaschen und frisch zubereitet.

Als Arzneimittel und zur Erzielung einer stärkeren diätetischen Wirkung wird in China das sogenannte „Schwarzknochenhuhn" (*wugu ji* 烏骨雞) besonders geschätzt, dessen Fleisch und Knochen schwärzlich sind.

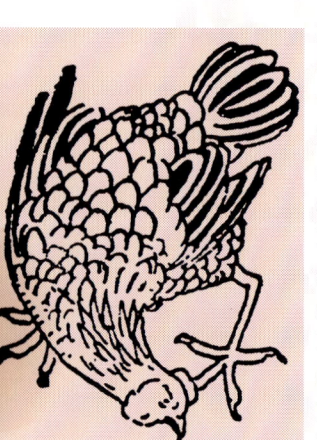

Die Hühnerhaltung läßt sich in China bis ins Neolithikum verfolgen (Anderson 1988:11, Simoons 1991:299), wobei sie in Mittel- und Südchina immer stärker verbreitet war als im Norden. Es ist davon auszugehen, daß die frühe Geflügelzucht primär nicht der Ernährung diente, sondern daß die Hühner für die Divination und für Hahnenkämpfe benötigt wurden (Simoons 1991:298). In China werden Hühner noch kaum in Legebatterien gehalten, und aus kulinarischen Gründen wird großer Wert auf Bodenhaltung und gutes Futter gelegt. Neben Schweinefleisch ist Hühnerfleisch in der chinesischen Küche das am häufigsten verwendete Fleisch; es wird Suppen, kalten salatartigen Zubereitungen und zahlreichen Gerichten beigegeben und auf verschiedene Weise eingelegt (ZGPRCD 1992:27).

Chinesische Bezeichnungen: *jirou* 雞肉, *jiaji rou* 家雞肉, auch *zhuye* 燭夜.

Hühnerfleisch wird als diätetisches Mittel erstmals in der Oberen Abteilung des *Shennong bencao jing* erwähnt („Shennongs Klassiker der Drogenkunde", in der Späteren Han-Zeit verfaßt, verschollen und später um 500 von Tao Hongjing neu kompiliert); im GM, Kap. 47 (erste Eintragung unter „Vögel, die in Ebenen leben", *yüanniao*), 1990:2583.

Temperaturverhalten: warm (im GM wird das Fleisch der Hähne verschiedener Hühnerarten als etwas warm eingestuft, während das Fleisch der Hennen als neutral gilt)

Sapor: süß

Orbisbezug: *oo. lienalis et stomachi*

Wirkung: die „Mitte" erwärmend, Qi und Xue stützend, den *o. renalis* und das Struktivpotential suppletierend, das Knochenmark ergänzend.

Indikationen

1a. *depletio* der *oo. lienalis et stomachi*: allgemeine Schwäche und Auszehrung, nach langer oder chronischer Krankheit, verminderter Appetit, Regurgitation, Diarrhö, Ödeme und Gedunsenheit (für eine umfassende *suppletio* von Qi und Xue entweder nur Hühnerfleisch als Einzelmittel in wenig Wasser gardünsten, oder in Kombination mit Astragaluswurzel [Radix Astragali] und chinesischer Angelikawurzel [Radix Angelicae sinensis], vgl. auch 1. und 3. Rezeptur; zur Beseitigung von Schwellungen, vgl. 6. Rezeptur)

1b. Defizienz von Qi und Xue: Palpitationen, Schwindel oder verminderter Milchfluß, allgemeine Schwäche nach der Geburt, plötzliche, massive Gebärmutterblutung (zusammen mit Angelikawurzel [Radix Angelicae sinensis], Jujubenfrüchten [Semen Jujubae] oder Poria gekocht einnehmen, vgl. auch 1. und 2. Rezeptur)

2. *algor depletionis* der *oo. lienalis et stomachi*: Kältegefühl in der Leibesmitte, verminderter Appetit (vgl. 4. Rezeptur)

3. *depletio* des *o. renalis*: spärliche, gehäufte Miktion, Samenverlust (unwillkürliche Ejakulation), Ohrrauschen, Knochenschmerzen, Schmerzen in Knien und Hüften, Regelstörungen (vgl. 5. Rezeptur oder Hühnerfleisch zusammen mit Lauchsamen [Semen Allii] und in ein Tuch gebundenen chinesischen Teufelszwirnsamen [Semen Cuscutae] kochen, die Suppe trinken und das Fleisch essen, Liu 1988:70).

CAVE: Kontraindiziert bei *repletio*- oder *calor*-Symptomatiken sowie bei noch nicht bereinigten äußeren Heteropathien oder Intoxikationen (ZYaoDC: 1198, Shi 1988:22).

Zubereitungsarten

Gekocht, gedämpft, gedünstet, in kleinen Stücken kurz angebraten, als Zugabe zu Brei. Gegrillte oder fritierte Hühnerfleischstücke sind schwer verdaulich und sollten im allgemeinen von älteren, schwachen und kranken Personen gemieden werden (Shi 1988:22).

Zur Beachtung: Das Fleisch des weiblichen Huhns gilt in seinem Temperaturverhalten als etwas warm und relativ ausgewogen und eignet sich daher besonders zur *suppletio* von Yin und Xue. Bei Hähnchenfleisch hingegen ist das warme Temperaturverhalten besonders

ausgeprägt, entsprechend wirkt es vor allem erwärmend und suppletiv auf das Yang-Qi (Liu 1987:289).

Zusammensetzung (nach westlicher Analytik)

In jeweils 100 g Hühnerfleisch sind enthalten: 74 g Wasser, 23,3 g Eiweiß, 1,2 g Fett, 1,1 g Mineralstoffe, 11 mg Kalzium, 190 mg Phosphor, 1,5 mg Eisen, 0,03 mg Thiamin, 0,09 mg Riboflavin und 8 mg Nikotinamid (aus ZYaoDC: 1197 entspricht etwa den Angaben für „Brathuhn" aus Souci/Kraut 1990:161). Der Fettanteil ist relativ gering; es handelt sich dabei vor allem um hochwertige ungesättigte Fettsäuren. Darüber hinaus enthält es Cholesterin und Histidin (Liu 1987:289).

Rezepturen

1. Süßes Hühnchen (*Tianwei niaoji*)

Ein ganzes Huhn (Suppenhuhn oder Poularde) mit 100 g frischer Rehmannia-Wurzel (Rhizoma Rehmanniae viride) und 100 g Getreidezucker (Malzzucker, vgl. Kap. A.6.9) füllen, mit einem Faden zunähen und in einer Kasserolle mit etwas Wasser dünsten. Dann das Fleisch essen und die Soße trinken, ohne jedoch Salz zuzugeben.

In dieser Rezeptur wird Hühnerfleisch vor allem zur *suppletio* von Qi und Xue eingesetzt. Wird die frische Rehmannia-Wurzel gedämpft, so ist sie süß und neutral und wirkt das Xue stützend. Zusammen mit der die „Mitte" erwärmenden und den *o. lienalis* suppletierenden Maltose wird neben dem *o. lienalis* vor allem die „Wurzel der erworbenen Konstitution" gestärkt. Die Rezeptur ist angezeigt bei Überanstrengung und *depletio*-Symptomatiken sowie nach schweren Krankheiten, nächtlichen Schweißen, Kraftlosigkeit, Palpitationen, Schwindel, Abmagerung, vermindertem Appetit (Liu 1987:289, ZYaoDC 1986:1198).

2. Huhn mit (Rundkorn-) Reis und Lilienzwiebeln (*Baihe gengmi ji*)

Ein ganzes Huhn (Suppenhuhn oder Poularde) mit 60 g Lilienzwiebeln (Bulbus Lilii) und 60 g (Rundkorn-) Reis füllen, zunähen und unter Zugabe von Ingwer, Pfeffer (roter Pfeffer oder Chillies), Salz und etwas Sojasauce in Wasser kochen. Dann das Huhn öffnen, die Lilienzwiebeln herausnehmen und den Reis als Beilage verzehren, die Suppe dazu trinken und das Fleisch essen.

Die Rezeptur stammt aus dem Werk *Taiping shenghui fang* („Mustergültige und wohltätige Rezepturen der Regierungsperiode Taiping", 992 von Wang Huaiyin verfaßt). Darin dient das Hühnerfleisch vor allem zur Stützung von Yin und Xue, zur *suppletio* von Qi und zur Stützung des *o. lienalis*. Wenn man Lilienzwiebeln (Bulbus Lilii) lange kocht, wirken sie ebenfalls den *o. lienalis* kräftigend und den *o. cardialis* suppletierend. (Rundkorn-) Reis stützt in diesem Zusammenhang besonders das *qi stomachi*. Die Rezeptur ist einzusetzen bei Frauen, die nach der Geburt *depletio*- und Erschöpfungsanzeichen aufweisen mit Palpitationen, Schwindel, vermindertem Appetit etc. (Liu 1987:290).

3. Mit Hühnerfleisch gefüllte Teigtaschen (*Jirou huntun*)

Eine beliebige Menge Hühnerfleisch kleinhacken oder durch den Wolf drehen, fein geschnittenen frischen Ingwer, Salz, Sojasauce und etwas chinesischen Blütenpfeffer zugeben und alles gut miteinander vermischen. Das gewürzte Fleisch in Teigtaschen füllen und in Wasser kochen. Anschließend die Teigtaschen und die Suppe verzehren.

Die Rezeptur stammt aus dem Werk *Shouqin yanglao xinshu* („Neues Werk über die Pflege der Alten und Verwandten", von Zou Xuan, Vorwort datiert auf das Jahr 1307). Das Hühnerfleisch wird hier zur suppletio der „Mitte" verwendet, wobei die Gewürze zur Kräftigung des *o. stomachi* dienen. In Form von Teigtaschen ist es besonders leicht verdaulich. Daher ist die Rezeptur vor allem geeignet bei *depletio* der „Mitte", Abmagerung, trockenem, gelblichem Teint insbesondere auch bei älteren Menschen oder bei Durchfall oder vermindertem Appetit (Liu 1987:290).

4. Mit Ingwergewächsen und Pfeffer geschmorte Hähnchenfleischstücke (*Jiangjiao wei jikuai*)

Ein Hähnchen in kleine Stücke schneiden, 3 g Mandarinenschale (Pericarpium Aurantii), 3 g schwarzen Pfeffer (Fructus Piperis), 6 g Galgant-Wurzel (Rhizoma Galangae) und 6 g Fructus Amomi costati (bei den zwei letztgenannten Mitteln handelt es sich um Pflanzen, die zur Familie der *Zingiberaceae* [Ingwergewächse] gehören) zugeben, mit Sojasauce und Essig abschmecken und auf kleiner Flamme solange dünsten, bis das Fleisch ganz weich wird. Dann auf leeren Magen einnehmen.

Die Rezeptur stammt aus dem Werk *Yinshan zhengyao* („Richtlinien zu Getränken und Speisen", um 1330 von Hu Sihui verfaßt). Darin dient Hähnchenfleisch zur Erwärmung der „Mitte" und zur *suppletio* des *o. lienalis*. Galgant-Wurzel, Fructus Amomi costati und schwarzer Pfeffer erwärmen die „Mitte", zerstreuen *algor* und stillen Schmerzen. Die Rezeptur ist daher vor allem angezeigt bei *algor depletionis* der „Mitte", Kältegefühl und Schmerzen in der Leibesmitte, vermindertem Appetit etc. (Liu 1987:290, ZYaoDC 1986:1198).

5. In Reiswein gekochtes Hähnchen
(*Jiu zhu xiongji*)

Ein ganzes Hähnchen in gleichen Teilen
Reiswein und Wasser kochen. In noch heißem
Zustand essen. Zur geschmacklichen Abrundung
kann man auch etwas Ingwer, Pfeffer und Salz
zugeben.

Die Rezeptur stammt aus dem GM. Das
Hähnchenfleisch wirkt darin vor allem suppletiv
auf den *o. renalis* und auf das Struktivpotential.
Durch den Reiswein wird die *intima* erwärmt
und das Yang gestützt. Die Rezeptur ist angezeigt
bei *depletio* des *o. renalis* und Erschöpfung des
Struktivpotentials mit Anzeichen wie
Ohrrauschen, Taubheit; sie kann aber auch bei
Impotenz, unwillkürlichem Wasserlassen etc.
eingesetzt werden (Liu 1987:290, ZYaoDC
1986:1198).

6. Hühnersuppe mit Azukibohnen
(*Xiongji xiaodou tang*)

500–1000 g Hähnchenfleisch mit 250 g
Azukibohnen in Wasser kochen. Das Fleisch
essen und die Suppe trinken.

In dieser Rezeptur aus dem *Shiliao bencao*
(„Diätetische Drogenkunde", 704 von Meng Shen
verfaßt) dient das Hähnchenfleisch zur
Suppletion von *depletio*-Symptomatiken und zur
Stützung des *o. lienalis*. Die Azukibohnen wirken
ebenfalls den *o. lienalis* suppletierend und
diuretisch. Entsprechend wird diese Rezeptur
bevorzugt eingesetzt bei Ödemen und
Gedunsenheit aufgrund von *depletio* des
o. lienalis sowie schlechtem Ernährungszustand
(Liu 1987:291).

5.3 Hühnerleber
(*jigan* 雞肝)

Verwendet wird die Leber des Haushuhns, *Gallus gallus domesticus* Brisson aus der Familie der *Phasianidae* („Hühnervögel") (s.o.).

Chinesische Bezeichnungen: *jigan* 雞肝.

Die diätetische Wirkung der Hühnerleber ist erstmals im *Mingyi bielu* erwähnt („Ergänzende Aufzeichnungen berühmter Ärzte", ca. 2. Jh., um 536 von Tao Hongjing kompiliert); im GM Kap. 48, 1990:3594.

Temperaturverhalten: etwas warm (GM: warm)
Sapor: süß (GM: süß und bitter)
Orbisbezug: *o. hepaticus, o. renalis*
Wirkung: die *oo. hepaticus et renalis* suppletierend, die Sicht klärend

Indikationen

1. *depletio* des *o. hepaticus*: verschwommene Sicht, Nachtblindheit oder Schleier vor den Augen infolge von chronischen Verdauungs-störungen (bei Kindern unter fünf Jahren) (gedünstet oder vgl. 1. und 2. Rezeptur)
2. Gebärmutterblutungen (GM, ZYaoDC 1986:1199)
3. *depletio* des *yang renale*: Impotenz, nächtliches Wasserlassen (Liu 1987:292, 1988:71).

Zubereitungsarten

Als Dekokt, in Brei, gedünstet, zu Pillen verarbeitet.

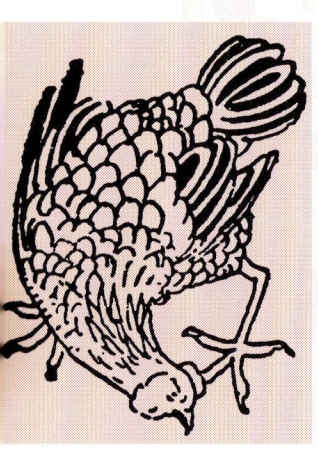

Zusammensetzung

(nach westlicher Analytik)

100 g Hühnerleber enthalten durchschnittlich
75 g Wasser, 18,2 g Eiweiß, 3,4 g Fett, 2 g
Kohlenhydrate, 1,4 g Mineralstoffe, 21 mg
Kalzium, 260 mg Phosphor, 8,2 mg Eisen und
13 mg Vitamin A (ZYaoDC:1199, etwa wie
Souci/Kraut 1990:166).

Rezepturen

1. Brei mit Hühnerleber (*Jigan zhou*)

Eine Hühnerleber kleinschneiden und mit Reis
und etwas Sojabohnenpaste (*douchi*) einen
dicken Brei daraus kochen. Bei *depletio* des
o. hepaticus mit verschwommener Sicht (vor
allem bei älteren Patienten) (Peng 1985:307,
ZYaoDC 1986:1199).

2. Suppe mit Hühnerleber, Semen Cassiae torae und Hühnerei (*Jigan caojueming dan tang*)

9 g Semen Cassiae torae (Sicklepodsamen) in
Wasser kochen, dann die so gewonnene
Flüssigkeit mit 15–50 g kleingeschnittener
Hühnerleber in einen Topf geben, ein Hühnerei
hineinschlagen und alles zusammen kochen und
essen. Zur Behandlung von Nachtblindheit (Peng
1985:307).

5.4 Hühnerei
(*jidan* 雞蛋)

Verwendet wird das Ei des Haushuhns, *Gallus gallus domesticus* Brisson aus der Familie der *Phasianidae* („Hühnervögel") (s.o.). Vor dem Gebrauch wird das frische Ei gewaschen.
Der Konsum von Eiern ist in China seit dem Altertum bekannt, spielte jedoch im Vergleich zu Nahrungsmitteln pflanzlichen Ursprungs eine eher untergeordnete Rolle. Obgleich die Eierproduktion in der VR China einen enormen Aufschwung erlebt hat, beträgt der Eierverbrauch in China heute pro Kopf weniger als ein Drittel von dem in den USA (Simoons 1991:362). Hühnereier werden in der chinesischen Küche auf vielfältige Weise zubereitet; sie werden gekocht, gedämpft, gebraten oder zu Omeletten, Eiernudeln und Suppen mit Eieinlage verarbeitet. Besonders bekannt sind die chinesischen „Tee-Eier" oder „Sojaeier", die längere Zeit in Tee oder Sojasoße gekocht werden. Darüber hinaus gibt es verschiedene, zum Teil sehr komplizierte Methoden zur Konservierung von Eiern wie die zur Herstellung der berühmten „Hundertjährigen Eier" (Simoons 1991:363).

Chinesische Bezeichnungen:
jidan 雞蛋, *jizi* 雞子, *jiluan* 雞卵.

Dem GM zufolge wird das Hühnerei als diätetisches Mittel erstmals in der Oberen Abteilung des *Shennong bencao jing* erwähnt („Shennongs Klassiker der Drogenkunde", in der Späteren Han-Zeit verfaßt, verschollen und später um 500 von Tao Hongjing neu kompiliert), allerdings ist es dort nicht eindeutig identifizier-bar, vgl. 1988:265; in Sun Simos 26. Kap. des *Qianjin fang* („Rezepte, die tausend Goldstücke wert sind", um 650 entstanden) wird die Wirkung des Eigelbes ausdrücklich von der des Eiweißes unterschieden; im GM Kap. 48, 1990:2604.

Temperaturverhalten: neutral (Eiweiß: kühl, Eigelb: neutral)
Sapor: süß
Orbisbezug: Eigelb: *o. cardialis*, *o. renalis*, Eiweiß: *o. pulmonalis*
Wirkung: das Yin rigierend und *ariditas* befeuchtend, Qi und Xue stützend, den *o. cardialis* suppletierend, den *o. pulmonalis* befeuchtend, die „Mitte" harmonisierend, den Fetus beruhigend
Eiweiß: den *o. pulmonalis* befeuchtend, das Schlucken erleichternd, *calor* kühlend, entgiftend (ZYaoDC:1200)
Eigelb: das Yin rigierend und *ariditas* befeuchtend, das Xue nährend (ZyaoDC:1202).

Indikationen

1. Defizienz von Yin und Xue: verminderter Milchfluß, Drehschwindel, Nachtblindheit, Schlafstörungen, Nervosität, Palpitationen (in ein Dekokt aus 12 g Rhizoma Rehmanniae viride, 12 g Radix Ophiopogonis und 12 g Bulbus Lilii Hühnereier hineinrühren und einnehmen, Liu 1987:291)
2. körperliche Schwäche nach schweren Krankheiten, schlechter Ernährungszustand (vgl. 1. Rezeptur)
3. Schädigungen des Yin der *oo. pulmonalis et stomachi*: Stimmverlust, Halsschmerzen, Heiserkeit, *ariditas*-Husten oder Erbrechen (vgl. 1. Rezeptur)
4. *calor*-Symptomatiken: Nervosität, gerötete Augen, unruhiger Fetus, ausgeprägter Durst nach der Geburt

Eiweiß: Halsschmerzen, gerötete Augen, Husten mit kontravektiv emporsteigendem Qi, Diarrhö oder Dysenterie, sowie zur äußeren Anwendung bei Verbrennungen und entzündlichen Schwellungen (ZYaoDC 1986:1200)

Eigelb: Nervosität und Schlafstörungen, mit Krämpfen einhergehende *calor*-Erkrankungen, blutiger Auswurf aufgrund einer Erschöpfungssymptomatik, Erbrechen, Diarrhö und Dysenterie, Gebärmutterblutungen sowie Verdauungsstörungen bei kleinen Kindern; zur äußeren Anwendung bei Verbrennungen, *calor*-Geschwüren (ZYaoDC 1986:1202).

CAVE: Kontraindiziert bei noch nicht bereinigten äußeren Heteropathien, da der reichliche Genuß von Hühnereiern *ventus* in Bewegung bringen und zu Qi-Blockaden führen kann (ZYaoDC:1196).

Zubereitungsarten

Roh, gekocht, gedämpft, gebraten, als Rührei, in Suppen eingerührt, mit anderen Arzneimitteln als Dekokt, als Pille etc. Auch zur äußeren Anwendung auf die betroffenen Stellen auftragen.

Das rohe Ei tendiert zur Kühle, das gekochte Ei tendiert zur Wärme (Shi 1988:23).

Neben Eigelb und Eiweiß wird in der Diätetik auch die Eierschale in pulverisierter Form verwendet (ZYaoDC:1201).

Zusammensetzung
(nach westlicher Analytik)

Hühnerei ist reich an Eiweiß sowie an Vitamin A und Riboflavin; darüber hinaus weist es einen relativ hohen Gehalt an Kalzium auf (Simoons 1991:365); im Fettgehalt ist es reich an Lecithin, Triglycerid, und Cholesterin; ferner enthält es Eisen, Phosphor, sowie Vitamin B_6, D, E und Niacin (Liu 1987:291).

Rezepturen
1. Sojamilch mit Hühnerei (*Jidan doujiang*)

Ein rohes Hühnerei in eine große Schale schlagen, verrühren und mit kochender, dickflüssiger Sojamilch (vgl. Kap. A.2.17) auffüllen, etwas Zucker zugeben und essen. Zur Behandlung von chronischem Husten und körperlicher Schwäche (Peng 1985:307).

2. Hühnerei mit Ginkgo-Samen (*Yinxing jidan*)

Drei Hühnereier zusammen mit drei Ginkgo-Samen (Semen Ginkgo) kochen, anschließend die Eier verzehren und die Suppe trinken. Zur Behandlung von Fluor albus (Peng 1985:308).

5.5 Fasan (*zhi* 雉 oder *yeji* 野雞)

Verwendet wird das Fleisch des Fasans, *Phasianus colchicus torquatus* Gmelin, aus der Familie der *Phasianidae* („Hühnervögel"), der in waldigen Gebieten ganz Chinas verbreitet ist. Der Fasan wird gerupft, ausgenommen, gewaschen und frisch verwendet.

Fasanenfleisch gehörte bereits in der Han-Zeit zu den gebräuchlichen Fleischarten (Huang 1990:140). Heute wird es in der Regel wie Hühnerfleisch zubereitet (vgl. Kap. A.5.2), allerdings gibt es in den Regionalküchen Chinas auch zahlreiche raffinierte und aufwendige Fasan-Gerichte (ZGPRCD 1992:34).

Chinesische Bezeichnungen: *zhi* 雉, *yeji* 野雞, („Wildhuhn"), *shanji* 山雞 („Berghuhn"), *huanjing zhi* 環頸雉 („Fasan mit Ring um den Hals").

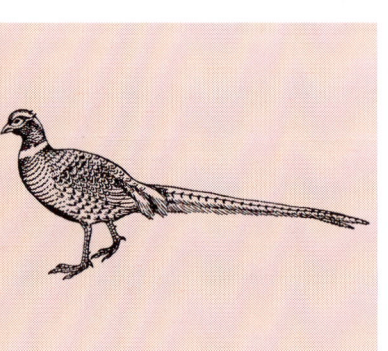

Als diätetisches Mittel erstmals erwähnt in der Mittleren Abteilung des *Mingyi bielu* („Ergänzende Aufzeichnungen berühmter Ärzte", ca. 2. Jh., um 536 von Tao Hongjing kompiliert); im GM, Kap. 48, 1990:2614.

Temperaturverhalten: warm (GM: etwas kalt)
Sapor: süß und sauer (GM: nur sauer)
Orbisbezug: *o. cardialis, oo. lienalis et stomachi*
Wirkung: den *o. lienalis* suppletierend, das Qi stützend, *ariditas* befeuchtend und durststillend.

Indikationen

1. *depletio* der *oo. lienalis et stomachi*: verminderter Appetit, Diarrhö (vgl. 1. Rezeptur)
2. Diabetes (*sitis diffundens*), trockener Mund, spärliche und häufige Miktion (vgl. 2. Rezeptur).

CAVE: Kontraindiziert bei chronischen Krankheiten (Peng 1985:314).

Zubereitungsarten

Gekocht oder gedünstet, als Dekokt.

Zusammensetzung (nach westlicher Analytik)

100 g Fasanenfleisch enthalten durchschnittlich: 70 g Wasser, 24,4 g Eiweiß, 4,8 g Fett, 1,1 g Mineralstoffe; 14 mg Kalzium, 263 mg Phosphor, 0,4 mg Eisen; ferner Vitamin A, B_1, B_2, und C (nach ZyaoDC:2493, entspricht etwa Souci/Kraut 1990:159).

Rezepturen

1. Mit Fasanenfleisch gefüllte Teigtaschen (*Zhirou huntun*)

Das Fleisch eines gekochten Fasans auslösen, durch den Fleischwolf drehen und mit Mandarinenschalen (Pericarpium Aurantii), chin. Blütenpfeffer, Frühlingszwiebeln, Salz und Sojasauce vermischen, in Teigtaschen füllen und in Wasser kochen. Auf leeren Magen einnehmen. In dieser Rezeptur dient das Fasanenfleisch vorrangig zur *suppletio* des *o. lienalis* und zur Mehrung des Qi. Die Rezeptur ist vor allem angezeigt bei *depletio qi* der *oo. lienalis et stomachi*, Diarrhö, vermindertem Appetit, auch nach der Geburt (Liu 1987:294, Peng 1985:314, ZYaoDC 1986:2493).

2. Fasanenbrühe (*Zhiji geng*)

Einen Fasan so lange kochen, bis das Fleisch
ganz weich und mürbe geworden ist, dann etwas
Salz, frischen Ingwer und Sojasauce zugeben und
die Suppe trinken; das Fleisch kann auch
verzehrt werden.

Hier dient das Fasanenfleisch zur Befeuchtung
von *ariditas* und zur Durststillung. Die Rezeptur
ist angezeigt bei Diabetes (*sitis diffundens*) mit
Anzeichen wie Brennen auf der Zunge, Trockenheit des Mundes und gehäufter Miktion (Liu
1987:294).

3. Mit Cordiceps sinensis gedünsteter Fasan
(*Zhi dun chongcao*)

250 g Fasanenfleisch mit 9 g Cordiceps sinensis
(pilzbefallene Mottenlarven) in etwas Wasser
dünsten und einnehmen. Zur Behandlung von
depletio des *o. renalis*, häufiger spärlicher
Miktion, Kurzatmigkeit und Kraftlosigkeit (Peng
1985:314).

4. Gebratener Fasan mit Karotten
(*Zhirou chao luobo*)

Fasanenfleisch und Karotten waschen und in
kleine Stücke schneiden, mit Öl und Salz
anbraten. Zur Behandlung von verschwommener
Sicht aufgrund von *depletio* des *o. hepaticus*
sowie Nachtblindheit (Peng 1985:314).

5.6 Wachtel
(*anchun* 鵪鶉)

Verwendung findet das Fleisch der Wachtel, *Coturnix coturnix japonica* Temmick et Schlegel und *Coturnix coturnix* L. aus der Familie der *Phasianidae* („Hühnervögel"), die vor allem im Norden, Nordosten und Osten Chinas verbreitet ist, neuerdings jedoch auch gezüchtet wird. Vor dem Gebrauch wird die Wachtel gerupft, ausgenommen und gewaschen.

Das Fleisch der Wachtel gehörte bereits in der Han-Zeit zu den gebräuchlichen Fleischarten der chinesischen Küche (Huang 1990:140). Es wird bis heute als eine der schmackhaftesten Geflügelsorten geschätzt und auf unterschiedliche Weise zubereitet (ZGPRCD 1992:28).

Chinesische Bezeichnungen: *anchun* 鵪鶉, *chunji* 鶉雞, *chihou chun* 赤喉鶉 („Wachtel mit zinnoberrotem Hals") oder *hongmian anchun* 紅面鵪鶉 („Rotgesichtige Wachtel").

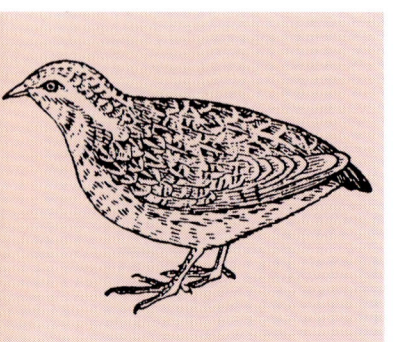

Als diätetisches Mittel erstmals erwähnt in der „Diätetischen Drogenkunde" (*Shiliao bencao*, 704 von Meng Shen verfaßt); im GM, Kap. 48, 1990:2622.

Temperaturverhalten: neutral
Sapor: süß
Orbisbezug: *oo. lienalis et stomachi* (*o. hepaticus*)
Wirkung: den *o. lienalis* suppletierend, das Qi stützend, Muskeln, Sehnen und Knochen stärkend, *humor* ausleitend, diuretisch.

Indikationen

1. *depletio* der *oo. lienalis et stomachi*: verminderter Appetit, Abgeschlagenheit und Müdigkeit, Diarrhö oder bei chronischen Verdauungsstörungen bei Kindern unter fünf Jahren (vgl. 3. Rezeptur)
2. *depletio* des *o. lienalis*: Ödeme und Gedunsenheit (vgl. 1. Rezeptur)
3. *depletio* der *oo. hepaticus et renalis*: Schmerzen und Schwäche in Hüften und Knien, Schwäche von Muskeln, Sehnen und Knochen (vgl. 2. Rezeptur)
4. *occlusiones* aufgrund von *humor*.

Zubereitungsarten

Gekocht, als Suppe bzw. Dekokt oder angebraten.

Zusammensetzung
(nach westlicher Analytik)

Im Vergleich zu Hühnerfleisch besonders reich an Eiweiß und relativ arm an Fett (Liu 1987:295). 100g Wachtelfleisch enthalten durchschnittlich: 75,9 g Wasser, 22,4 g Eiweiß, 2,3 g Fett, 1,1 g Mineralstoffe, 130 µg Vitamin B$_1$, 170 µg Vitamin B$_2$, 45 mg Cholesterin (Souci/Kraut 1990:171).

Rezepturen
1. Brühe aus Wachtelfleisch und Azukibohnen (*Anchun xiaodou geng*)

Zwei Wachteln, 30 g Azukibohnen und 3 g frischen Ingwer in Wasser gar kochen und essen. Die Rezeptur stammt aus dem *Jiayu bencao* („Zur Jiayu-Periode ergänzte und kommentierte Drogenkunde des Shennong", um 1601 von Zhang Yuxi u.a. verfaßt). Dem Wachtelfleisch kommt darin eine den *o. lienalis* suppletierende, das Qi stützende und *humor* ausleitende Funktion zu; die Azukibohnen dienen zur Kräftigung des *o. lienalis* und ebenfalls zur Ausleitung von *humor*; der frische Ingwer kräftigt

den *o. stomachi* und harmonisiert die „Mitte". Die
Rezeptur ist angezeigt bei *depletio* und
mangelnder Umsetzungsfähigkeit des *o. lienalis*,
bei vermindertem Appetit, Kraftlosigkeit, Diarrhö,
auch Dysenterie. Auch bei Ödemen und
Gedunsenheit aufgrund von *depletio* des
o. lienalis ist diese Rezeptur zu empfehlen (Liu
1987:295, Peng 1985:312).

2. Suppe mit Wachtelfleisch, Eucommia-Rinde und Bocksdornfrüchten (*Duzhong qichun tang*)

Eine Wachtel, 30 g Bocksdornfrüchte (Fructus
Lycii) und 15 g Eucommia-Rinde (Cortex
Eucommiae) in Wasser kochen, die Suppe
trinken und das Wachtelfleisch essen.
In dieser Rezeptur dienen Wachteln,
Bocksdornfrüchte und Eucommia-Rinde zur
suppletio der *oo. hepatici et renalis*, zur
Kräftigung von Muskeln, Sehnen und Knochen
und zur Stärkung von Hüften und Knien. Sie ist
angezeigt bei *depletio* der *oo. hepaticus et renalis*,
Schmerzen und Ziehen in Hüften und Knien,
Kurzatmigkeit, Kraftlosigkeit (Liu 1987:295, Peng
1985:312).

3. Wachtelsuppe zur *suppletio* des *o. lienalis* (*Anchun bupi tang*)

Eine Wachtel mit 15 g (Glockenwindenwurzel,
Radix Codonopsitis) und 50 g Yamswurzel
(Rhizoma Dioscoreae) kochen und verzehren.
Bei vermindertem Appetit oder
Verdauungsstörungen aufgrund von *depletio* der
„Mitte" (Peng 1985:312).

4. Wachtel-Suppe zur Hustenstillung (*Anchun ningsou tang*)

Eine Wachtel mit braunem Zucker in Reiswein
kochen und verzehren. Bei chronischem Husten,
Kurzatmigkeit, Kraftlosigkeit (Peng 1985:312).

5.7 Entenfleisch (*yarou* 鴨肉)

Verwendet wird das Fleisch der Hausente, *Anas domestica* L., zur Familie der *Anatinae* („Gänse-vögel") gehörend, die in ganz China gezüchtet wird. Nach dem Schlachten wird die Ente gerupft, ausgenommen und gewaschen.
Wie die Hühnerzucht reicht in China auch die Entenzucht (vor allem die Haltung der Frühform *Anas platyrhynchos*) in die prähistorische Zeit zurück. Die Chinesen verwandten stets große Sorgfalt auf die artgemäße Aufzucht und Haltung der Enten (Simoons 1991:299).
Einer Schätzung aus dem Jahre 1984 zufolge machten in China 90% des Geflügels Hühner und der Rest hauptsächlich Enten und Gänse aus (Simoons 1991:297). Die vielen Entenarten Chinas werden grob in zwei Haupttypen unterteilt: die weiße Peking-Ente, die haupt-sächlich gebraten wird, und die eher bunt-gefiederte Nanking-Ente, die vor allem eingesalzen gegessen wird (Simoons 1991:300).

Chinesische Bezeichnungen:
yarou 鴨肉, *jiaya* 家鴨, *wu* 鶩 (vor allem als Bezeichnung für die Stockente, vgl. Read 1932:No.257), *jiafu* 家鳧, *shufu* 舒鳧 auch *baiyarou* 白鴨肉.

Als diätetisches Mittel erstmals erwähnt in der Obersten Abteilung des *Mingyi bielu* („Ergänzende Aufzeichnungen berühmter Ärzte", ca. 2. Jh., um 536 von Tao Hongjing kompiliert); im GM Kap. 47 („Wasservögel"), 1990:2568.

Temperaturverhalten: Tendenz zur Kühle (GM: kühl)
Sapor: süß und salzig (GM: nur süß)
Orbisbezug: *o. pulmonalis, o. lienalis et stomachi, o. renalis*
Wirkung: das Yin rigierend, den *o. stomachi* stützend, diuretisch, Schwellungen beseitigend, das Xue stützend, *calor* kühlend.

Indikationen

1. *calor*-bedingte *depletio yin*: tiefgreifendes Erschöpfungssyndrom aufgrund von *calor depletionis* („gedämpfte Knochen") mit Fieber, Nachtschweißen, Unruhe; Diabetes (*sitis diffundens*), Husten mit wenig Schleim, Trockenheit in Rachen und Hals (als Brei; zur Verstärkung der Yin rigierenden und den *o. pulmonalis* befeuchtenden Wirkung zusammen mit Radix Asparagi verwenden, Liu 1988:72)

2. *depletio xue* oder emporschlagendes Yang aufgrund von *depletio yin*, auch nach Blutverlusten bei der Geburt oder nach schweren Krankheiten: Drehschwindel, verschwommene Sicht, Kopfschmerzen, Palpitationen, Kurzatmigkeit, Schlafstörungen (vgl. 1. und 2. Rezeptur)

3. *depletio* der *oo. lienalis et stomachi*: Ödeme und Gedunsenheit, Miktionsstörungen (vgl. 3. und 4. Rezeptur oder zusammen mit Semen Loti, Semen Benincasae und Semen Coicis abkochen und verzehren, Liu 1988:72).

CAVE: Kontraindiziert bei Diarrhö aufgrund von *depletio* des *o. lienalis*, bei Qi-Blockaden oder bei beginnenden oder noch nicht berei-nigten, von außen induzierten Affektionen (Liu 198:296, 1991:56).

Zubereitungsarten

Gekocht, als Suppe (Dekokt), gedämpft oder mit Gemüse zusammen angebraten. Für diätetische Zwecke sind als Zubereitungsformen das Dünsten oder die Abkochung (Dekokt) besonders zu empfehlen. Die Wirkung von Wildentenfleisch entspricht weitgehend der von Hausentenfleisch (Shi 1988:22).

Zusammensetzung
(nach westlicher Analytik)

Enthält Eiweiß, Fett, Kalzium, Phosphor, Eisen, Niacin sowie Vitamin B_1 und B_2.
100 g Entenfleisch enthalten durchschnittlich: 75 g Wasser, 16,5 g Eiweiß, 7,5 g Fett, 0,1 g Kohlenhydrate, 0,9 g Mineralstoffe; 11 mg Kalzium, 1,45 mg Phosphor, 4,1 mg Eisen (aus ZYaoDC:733, stimmt mit Souci/Kraut 1990:158 in etwa überein, nur der Fettgehalt ist bei Souci/Kraut mit 17,2 g wesentlich höher).

Rezepturen
1. Enten- und Hühnersuppe
(*Laoya jirou tang*)

Das Fleisch einer älteren Ente und eines Suppenhuhns auslösen und in Stücke schneiden, Wasser zugeben und auf kleiner Flamme weichdünsten. Nun etwas Salz und nach Bedarf andere Gewürze zugeben und einnehmen. Die Rezeptur stammt aus dem *Diannan bencao* („Drogenkunde aus Yünnan", Lan Mao Mitte des 15. Jhs. zugeschrieben, verschollen und erst 1973 aus Fragmenten neu kompiliert). Ältere Enten und Suppenhühner sind gleichermaßen dazu geeignet, das Xue zu stützen und *depletio* zu suppletieren. Die Rezeptur ist daher einzusetzen bei starken Blutverlusten nach der Geburt, Drehschwindel, Palpitationen oder Benommenheit und Kopfschmerzen aufgrund von *depletio xue* (Liu 1987:297).

2. Mit Brauntang gedünstetes Entenfleisch
(*Haidai dun yarou*)

Eine Ente auslösen und das Fleisch in Stücke schneiden. 60 g Brauntang (vgl. Kap. A.3.37) waschen und weichkochen, dann beides zusammen gar dünsten, mit etwas Salz abschmecken und einnehmen.
Brauntang ist salzig und kühl und besitzt eine sowohl den Blutdruck als auch die Blutfette senkende Wirkung. Entenfleisch suppletiert das Yin und senkt emporschlagendes Yang ab. Deshalb wird diese Rezeptur gerne zur Vorbeugung und Behandlung von Bluthochdruck und Arteriosklerose verwendet (Liu 1987:297).

3. Geschmorte Ente mit Knoblauch
(*Dasuan shao ya*)

Eine ganze Ente mit 50 g Knoblauch (vgl. Kap. A.3.5) füllen, zunähen und schmoren. Auf mehrere Portionen verteilt verzehren. Zur Behandlung von *depletio*-bedingten Ödemen und Gedunsenheit (Peng 1985:308, Ye 1978:224).

4. Brei mit Entenfleisch (*Yarou zhou*)

Entenfleisch in dünne Stücke schneiden, mit (Rundkorn-) Reis einen Brei daraus kochen, mit Gewürzen geschmacklich abrunden und verzehren. Dieser Rezeptur kommt eine das Yang nährende, suppletierende und abschwellende Wirkung zu. Sie ist angezeigt bei Ödemen und Gedunsenheit aufgrund von *depletio* (Peng 1985:308). Durch Zugabe von Semen Coicis (Hiobstränensamen) und Azukibohnen läßt sich die den o. *lienalis* stärkende und diuretische Wirkung noch verstärken (Liu 1987:298, gleiche Rezeptur nur mit Wildentenfleisch).

5.8 Gänsefleisch
(*erou* 鵝肉)

Verwendet wird das Fleisch von Gänsen, *Anser domestica* bzw. *Anser cygnoides*, aus der Familie der *Anserinae* („Gänsevögel"), die in ganz China, besonders jedoch im Osten und Süden Chinas, gezüchtet werden. Nach dem Schlachten wird die Gans gerupft, von der äußeren Haut und den Füßen befreit, ausgenommen und gewaschen. Tonfiguren lassen darauf schließen, daß in China bereits im 3. Jahrtausend v. Chr. Gänse gehalten wurden; als gesichert gilt die Domestikation von Gänsen in der Han-Zeit (Huang 1990:140). Heute werden Gänsefleisch, Gänseeier und -krallen vor allem in Südchina als Delikatesse geschätzt (Simoons 1991:305, Anderson 1988:144).

Chinesische Bezeichnungen: *erou* 鵝肉, *jiae* 家鵝, *jiayan* 家雁, *shuyan* 舒雁.

Als diätetisches Mittel erstmals erwähnt in der

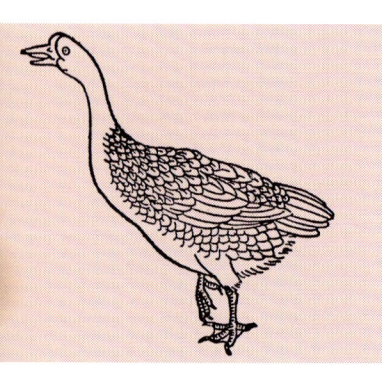

Oberen Abteilung des *Mingyi bielu* („Ergänzende Aufzeichnungen berühmter Ärzte", ca. 2. Jh., um 536 von Tao Hongjing kompiliert); im GM, Kap. 47 („Wasservögel"), 1990:2563.

Temperaturverhalten: neutral mit einer Tendenz zur Kälte
Sapor: süß
Orbisbezug: *o. stomachi*, *o. pulmonalis*
Wirkung: das Qi stützend, *depletio* suppletierend, den *o. stomachi* harmonisierend, durststillend.

Indikationen

1. *depletio* der *oo. lienalis et stomachi*: Abmagerung, Kraftlosigkeit, verminderter Durst und Appetit (vgl. 1. Rezeptur)
2. Defizienz von Qi und Yin, wenn die Säfte sich nicht nach oben entfalten können: trockener Mund, Kraftlosigkeit, Kurzatmigkeit oder Diabetes (*sitis diffundens*) (vgl. 2. Rezeptur).

> **CAVE:** Gänsefleisch ist ein „Mittel, das (Effloreszenzen) zur Entfaltung bringt" (*fawu*) und ist daher kontraindiziert bei *calor humidus*-Symptomatiken sowie bei Hautgeschwüren und Juckreiz (Peng 1985:311, Shi 1988:22, ZYaoDC: 2397).

Zubereitungsarten

Gekocht oder als Suppe (Dekokt). Zur *suppletio* und zur Behandlung von Diabetes (*sitis diffundens*) eignet sich vor allem das Fleisch der weißen Hausgans.

**Zusammensetzung
(nach westlicher Analytik)**

100 g Gänsefleisch enthalten durchschnittlich: 77 g Wasser, 10,8 g Eiweiß, 11,2 g Fett, 0,9 g Mineralstoffe; 13 mg Kalzium, 3,7 mg Phosphor (ZYaoDC:2397, im Vergleich dazu die Werte der deutschen Gans: 52,4 g Wasser, 15,7 g Eiweiß, 31,0 g Fett, 0,9 g Mineralstoffe; Gänsefleisch ist relativ reich an Vitamin B_2 und an Purinen, vgl. Souci/Kraut 1991:160).

Rezepturen
1. Gänsefleisch-Dekokt zur *suppletio* der Mitte (*Erou buzhong tang*)

Eine Gans wird mit 30 g Astragaluswurzel (Radix Astragali), 30 g Glockenwindenwurzel (Radix Codonopsis), 30 g Yams-Wurzel (Rhizoma Dioscoreae) und 30 g Jujubenfrüchten (Semen Jujubae) gefüllt, zugenäht, auf kleiner Flamme weichgekocht und mit Salz und anderen

Gewürzen abgeschmeckt. Wenn das Fleisch gar und weich gekocht ist, wird die Gans aus dem Sud herausgenommen, die Arzneimittel aus dem Bauch entfernt, die Suppe getrunken und das Fleisch verzehrt.

In dieser Rezeptur wirkt das Gänsefleisch die *oo. lienalis et stomachi* suppletierend; durch die Kombination mit den Arzneimitteln wird die die „Mitte" suppletierende und das Qi mehrende Wirkung verstärkt. Sie ist angezeigt bei *depletio* der *oo. lienalis et stomachi*, bei Defizienz des „Qi der Mitte", bei Müdigkeit, Kraftlosigkeit, vermindertem Appetit, Abmagerung etc. (Liu 1987:300, Peng 1985:311).

2. Gänsefleischsuppe mit Radix Glehniae und Rhizoma Polygonati officinalis (*Shashen yüzhu erou tang*) oder Gänsefleischsuppe zur *suppletio* von Yin (*Erou buyin tang*)

250 g Gänsefleisch (und eventuell 250 g mageres Schweinefleisch) mit 15 g Radix Glehniae, 15 g Rhizoma Polygonati und 30 g Rhizoma Dioscoreae mit einer beliebigen Menge Wasser zum Kochen bringen und garen lassen, mit etwas Salz abschmecken und einnehmen.

Gänsefleisch dient hier vor allem der *suppletio* der *oo. lienalis et stomachi* sowie der Durststillung. Radix Glehniae, Rhizoma Polygonati und Rhizoma Dioscoreae haben einen süßen Sapor und wirken befeuchtend; sie kräftigen den *o. stomachi* und erzeugen Säfte. Die Rezeptur ist angezeigt bei Defizienz des *yin lienale*, Trockenheit des Mundes mit einem starken Bedürfnis zu trinken, Kraftlosigkeit, Kurzatmigkeit, vermindertem Appetit ohne Hungergefühl oder bei Diarrhö etc. (Liu 1987:300; Peng 1985:310).

5.9 Taubenfleisch (*gerou* 鴿肉)

Verwendet wird das Fleisch der Haustaube, *Columba livia domestica* Gmelin sowie zweier anderer Tauben-Arten, nämlich der Wildtaube, *Columba livia* Gmelin (*yuange* 原鴿), und der Felsentaube, *Columba rupestris* Pallas (*yange* 岩鴿), aus der Familie der *Columbidae*. Während die Haustaube in fast allen Gebieten Chinas gezüchtet wird, sind die Wild- und Felsentauben vor allem in Nordchina verbreitet. Nach dem Schlachten wird die Taube gerupft, ausgenommen und gewaschen. Für den arzneilichen Gebrauch wird vor allem die weiße Taube geschätzt.

Tauben werden in China mindestens seit dem 6. Jh. n. Chr. gehalten. Sie wurden auch als Brieftauben benutzt, hatten aber im Gegensatz zum Westen wesentlich größere Bedeutung als Fleischlieferant und waren hinter Hühnern und Enten zum Teil das drittwichtigste Geflügel. In

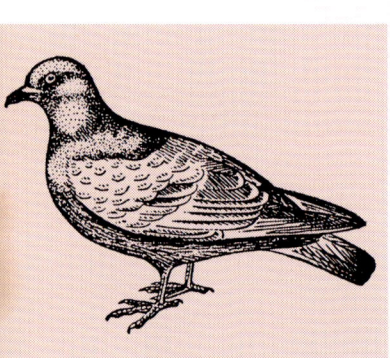

den chinesischen Regionalküchen gibt es bekannte Festtagsgerichte, in denen Tauben die Hauptzutat sind (Simoons 1991:306, ZGPRCD 1992:28).

Chinesische Bezeichnungen: *ge* 鴿 bzw. *gerou* 鴿肉, *boge* 鵓鴿 oder auch *feinu* 飛奴.

Als diätetisches Mittel erstmals erwähnt in der mittleren Abteilung des *Shiliao bencao* („Diätetische Drogenkunde", um 704 von Meng Shen verfaßt); im GM Kap. 48 („Vögel, die in Ebenen leben"), 1990:2624.

Temperaturverhalten: neutral
Sapor: salzig
Orbisbezug: *o. hepaticus, o. renalis*
Wirkung: die *oo. hepaticus et renalis* suppletierend, Qi und Xue stützend, *ventus* vertreibend und entgiftend.

Indikationen

1. *depletio yin*: Diabetes (*sitis diffundens*) mit exzessivem Durst, Kurzatmigkeit, Kraftlosigkeit (vgl. 1. Rezeptur)
2. *depletio yin* der *oo. hepaticus et renalis*: Amenorrhö, spärliche Regelblutung (Hypomenorrhö) (vgl. 2. Rezeptur oder zusammen mit Radix Angelicae sinensis, Radix Achyranthis und Semen Jujubae dünsten und verzehren, Liu 1988:73)
3. Defizienz des „Qi der Mitte" (auch bei alten Menschen oder nach schwerer Krankheit): Kurzatmigkeit, Kraftlosigkeit, verminderter Appetit (vgl. 2. Rezeptur oder als Dekokt mit Radix Astragali, Radix Codonopsitis, Liu 1988:73)
4. verschiedene Hautläsionen (ZYaoDC:2188, GM, S.2624).

Zubereitungsarten

Gekocht, gedünstet, gebraten oder als Dekokt.

Zusammensetzung (nach westlicher Analytik)

100 g Taubenfleisch enthält durchschnittlich: 75,10 g Wasser, 22,14 g Eiweiß, 1,00 g Fett, 1,00 g Mineralstoffe (nach ZYaoDC:2188, im Vergleich dazu Angaben aus Souci/Kraut 1990: 68,4 g Wasser, 20,9 g Eiweiß, 9,5 g Fett, 1,2 g Mineralstoffe; die Taube ist das Geflügel mit dem höchsten Gehalt an Vitamin B_2).

Rezepturen

1. Taubensuppe mit Rhizoma Polygonati officinalis und Rhizoma Dioscoreae
(Shanyao yüzhu baige tang)

Das Fleisch einer weißen Taube in kleine Stücke schneiden, 15 g Rhizoma Dioscoreae (Yamswurzel), 15 g Rhizoma Polygonati officinalis und 15 g Radix Ophiopogonis (Schlangenbartwurzel) zugeben und mit Wasser zu einem Dekokt verarbeiten. Das Dekokt samt dem Fleisch einnehmen.

Taubenfleisch wirkt in dieser Rezeptur vor allem das *yin renale* rigierend und durststillend. Durch die Zugabe der Arzneimittel wird die das Yin stützende und rigierende Wirkung verstärkt. Die Rezeptur ist vor allem angezeigt bei Diabetes (*sitis diffundens*) (Liu 1987:302, Peng 1985:311 mit je 30 g pro Arzneimittel).

2. Taubensuppe mit Radix Codonopsitis und Radix Angelicae sinensis
(Shengui gerou tang)

Das Fleisch einer Taube mit 25 g Radix Codonopsitis (Glockenwindenwurzel) und 12 g Radix Angelicae sinensis (chin. Angelikawurzel) in Wasser auf kleiner Flamme kochen und einnehmen.

In dieser Rezeptur wirkt Taubenfleisch vor allem Qi und Xue suppletierend und wird darin durch die Arzneimittel kräftig unterstützt. Die Rezeptur ist angezeigt bei *depletio qi*-bedingten Symptomatiken wie Abmagerung, Kurzatmigkeit oder bei *depletio xue*-bedingten Menstruationsstörungen wie Amenorrhö (Liu 1987:302).

5.10 Schweinefleisch (*zhurou* 豬肉)

Verwendet wird das Fleisch des Schweines, *Sus scrofa domesticus* Brisson, aus der Familie der *Suidae*, das in fast allen Teilen Chinas gezüchtet wird. Das chinesische Schwein ist schwarz, weiß oder schwarzweiß gefleckt. Das frische Schweinefleisch wird vor dem Gebrauch gewaschen.

Die frühesten Belege über domestizierte Schweine in China sind um 6500-5000 v. Chr. datiert. Im Gegensatz zu früher, als man davon ausging, daß das domestizierte Schwein aus dem Nahen Osten (wo die Schweinezucht seit mindestens 7000 v. Chr. belegt ist) nach China kam, lautet heute die gängige wissenschaftliche Meinung, daß Hausschweine in China eigenständig aus Wildschweinen gezüchtet wurden. Sie waren zweifellos eines der wichtigsten Zuchttiere im frühen neolithischen China und konnten ihre Stellung als Hauptfleischlieferant bis in die Neuzeit halten. Der gesamte Fleischkonsum Chinas wird zu 89% mit Schweinefleisch gedeckt (ZGPRDC 1992:24), und einer Studie aus dem Jahr 1985 zufolge fallen etwa 40% der Weltschweinezucht auf China (Simoons 1992:296). Die große

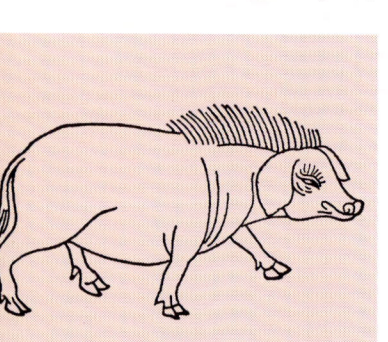

Beliebtheit von Schweinefleisch in China läßt sich unter anderem darauf zurückführen, daß es sich relativ problemlos mit Küchenabfällen ernähren läßt (Simoons 1991:296, Anderson 1988:144).

In der chinesischen Küche wird Schweinefleisch frisch verwendet oder z.B. durch Pökeln oder Räuchern konserviert. Die Vielfalt der Zubereitungsarten und Gerichte mit Schweinefleisch dürfte auf der Welt einzigartig sein (Simoons 1991:297, ZGPRCD 1992:24).

Chinesische Bezeichnungen: *zhu* 豬 bzw. *zhurou* 豬肉, *shi* 豕, *xi* 豨 oder auch *tun* 豚.

Schweinefleisch wird als diätetisches Mittel erstmals im *Mingyi bielu* erwähnt („Ergänzende Aufzeichnungen berühmter Ärzte", ca. 2. Jh., um 536 von Tao Hongjing kompiliert); im GM als erste Eintragung im Kap. 50 („Domestizierte Tiere", *xu*), 1990:2685.

Temperaturverhalten: neutral (GM: auch Tendenz zur Kälte)
Sapor: süß und salzig (GM: sauer, bitter oder scharf)
Orbisbezug: *o. lienalis, o. stomachi, o. renalis*
Wirkung: das Yin rigierend, *ariditas* befeuchtend, Xue suppletierend.

Indikationen

1. *depletio* von Qi und Xue: Abmagerung, Kraftlosigkeit, Schwindel, verschwommene Sicht, häufige Schweiße, Palpitationen oder *depletio yin* der *oo. hepaticus et renalis*: verschwommene Sicht, Schmerzen und Schwäche in Knien und Hüften (vgl. 2. und 3. Rezeptur)
2. Schmälerung der Säfte: starker Durst, Obstipation (vgl. 1. Rezeptur)
3. *ariditas* im *o. pulmonalis*: trockener Husten mit wenig Schleim, Trockenheit des Mundes und Rachens, Halsschmerzen, trockene Haut (vgl. 4. Rezeptur)

CAVE: Kontraindiziert bei von außen induzierten Affektionen, bei *calor humidus*-Einlagerungen, *pituita*-Blockaden und Fettleibigkeit.

Schweinefleisch, insbesondere fettes, sollte nur in geringen Mengen verzehrt werden, ansonsten kann es *calor*-Prozesse unterstützen, *humor* und *pituita* fördern und *ventus* mobilisieren (Liu 1987:309, nach ZYaoDC:2190 ähnliche Kontraindikationen mindestens seit *Bencao beiyao*, von Wang Ang um 1683 verfaßt).

Zubereitungsarten

Für diätetische Zwecke und bei geschwächter „Mitte" vor allem gekocht oder gedünstet, als Dekokt bzw. Suppe oder in Pillen, ansonsten auch gebraten oder in Sojasoße geschmort etc.

Zusammensetzung
(nach westlicher Analytik)

100 g mageres (fettes) Schweinefleisch enthalten durchschnittlich: 53 g (6 g) Wasser, 16,7 g (2,2 g) Eiweiß, 28,8 g (90,8 g) Fett, 0,9 g (0,1 g) Mineralstoffe, 11 mg (1 mg) Kalzium, 177 mg (26 mg) Phosphor, 2,4 mg (0,4 mg) Eisen (nach ZYaoDC:2190, im Vergleich dazu Schweinefleisch aus Souci/Kraut 1991:124: enthält durchschnittlich ca. 70 g Wasser, 20 g Eiweiß, 5,6–8,8 g Fett, 1,0 g Mineralstoffe).

Rezepturen

1. Schweinefleischsuppe zum Stützen der Säfte (*Zhurou zengye tang*)

500 g durchwachsenes Schweinefleisch in kleine Stücke schneiden und auf großer Flamme mit Wasser zu einer Suppe kochen. Das Fett, das sich oben auf der Suppe absetzt, abschöpfen und die Suppe nach Belieben trinken.

In dieser Rezeptur aus „Leitfaden zu Wärme-erkrankungen" (*Wenre jingwei*, 1852 von Wang Shixiong verfaßt) dient Schweinefleisch vorrangig zur Stützung des Yin und der Säfte sowie zur Befeuchtung von *ariditas*. Sie ist angezeigt bei einer Schmälerung der Säfte in Folge von „Wärme"-Erkrankungen (Liu 1987:309, ZYaoDC 1986:2190).

2. Magere Fleischsuppe mit Angelikawurzel (*Danggui shourou tang*)

500 g mageres Schweinefleisch in Stücke schneiden, 30 g chinesische Angelikawurzel (Radix Angelicae sinensis) und eine beliebige Menge Wasser zugeben; das Ganze auf kleiner Flamme gar kochen. Nach Bedarf kann auch etwas Salz zugesetzt werden. Dann seiht man die Reste des Arzneimittels ab, trinkt die Suppe und ißt das Fleisch auf 2–3 Portionen verteilt.

Angelikawurzel (Radix Angelicae sinensis) eignet sich besonders zur *suppletio* des *o. hepaticus* und zur Stützung des Xue. In Verbindung mit magerem Schweinefleisch wird diese das Xue suppletierende und dynamisierende Wirkung verstärkt. Die Rezeptur ist bei *depletio xue* angezeigt, die mit Schwindel, verschwommener Sicht, Müdigkeit und Kraftlosigkeit einhergeht, oder bei vermindertem Milchfluß bei Stillenden (Liu 1987:309).

3. Suppe mit Schweinefleisch und Bocks-dornfrüchten (*Zhurou gouqi tang*)

Aus einer beliebigen Menge magerem
Schweinefleisch und 15 g Bocksdornfrüchten
(Fructus Lycii) eine Suppe kochen. Bei *depletio*
der *oo. hepaticus et renalis* mit Schwindel,
verschwommener Sicht, Schmerzen im
Lumbalbereich etc. (Peng 1985:286).

4. Schweinefleischsuppe zur Befeuchtung des *o. pulmonalis* (*Zhurou runfei tang*)

Eine beliebige Menge mageres Schweinefleisch
mit 15 g Radix Glehniae, 12 g Bulbus Lilii und
9 g Semen Armeniacae amarae in Wasser kochen.
Wenn das Fleisch gar ist, die Arzneimittelreste
entfernen, die Suppe trinken und das Fleisch
verzehren. Bei *depletio yin* und *ariditas* des
o. pulmonalis mit trockenem Husten, wenig
Schleim, Trockenheit von Mund und Rachen
(Peng 1985:286, Liu 1988:74).

5. Schweinefleischsuppe gegen Schweiße (*Zhurou zhihan tang*)

Aus magerem Schweinefleisch, 30 g angekeimten
Sommerweizen (Fructus Tritici germinatus) und
30 g schwarzen Sojabohnen eine Suppe kochen
und einnehmen. Bei *depletio*-Schweißen (Peng
1985:286).

6. Schweinefleischsuppe mit Rosenblättern (*Zhurou guihua tang*)

Aus 100 g magerem Schweinefleisch und 50 g
Rosenblättern (Flos Rosae) eine Suppe kochen
und einnehmen. Bei Hämorrhoiden (Peng
1985:286).

5.11 Schweinelunge
(*zhufei* 豬肺)

Verwendet wird die Lunge des Schweins, die zuvor gewässert, in Stücke geschnitten und gewaschen wird.

Als diätetisches Mittel erstmals erwähnt in den "Rezepten, die tausend Goldstücke wert sind" (*Qianjin fang*, Kap. 26, um 650 von Sun Simo verfaßt).

Temperaturverhalten: neutral (GM 1990:2697: Tendenz zur Kälte)
Sapor: süß
Orbisbezug: *o. pulmonalis*
Wirkung: den *o. pulmonalis* befeuchtend und suppletierend, hustenstillend.

Indikationen

depletio des *o. pulmonalis*: chronischer Husten, wenig Schleim, Kurzatmigkeit oder blutiger Auswurf (vgl. 1. bis 3. Rezeptur oder mit Rettich und Rundkornreis zu einem Brei kochen oder mit Radix Glehniae, Bulbus Lilii und Fructus Schizandrae zu einem Dekokt verarbeiten, Liu 1988:75).

> **CAVE:** Schweinelunge sollte nicht zusammen mit Getreidezucker verzehrt werden (Peng 1985:289).

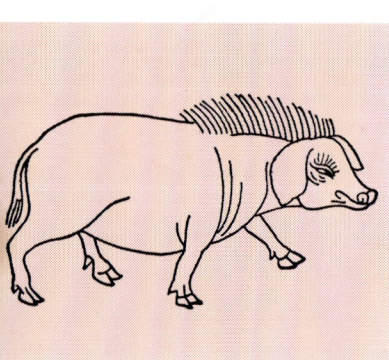

Rezepturen

1. Suppe mit Schweinelunge, Rettich und Semen Armeniacae amarae (*Zhufei luo xing tang*)

Eine Schweinelunge und einen Rettich in kleine Stücke schneiden, 9 g Semen Armeniacae amarae zugeben, langsam gar kochen und verzehren. Bei *depletio* des *o. pulmonalis* mit chronischem Husten (Peng 1985:288).

2. Suppe aus Schweinelunge zur Hustenstillung (*Zhufei zhike tang*)

Schweinelunge mit Ephedrawurzel (Herba Ephedrae) in Wasser langsam garen lassen, dann einnehmen. Bei persistierendem Husten aufgrund von *algor venti* (Peng 1985:288, ZYaoDC 1986:2194).

3. In Sesamöl gebratene Schweinelungenscheiben (*Mayou chao feipian*)

Eine Schweinelunge in Scheiben schneiden, in Sesamöl anbraten und mit Reisbrei zusammen verzehren. Bei Husten aufgrund von *depletio* des *o. pulmonalis* (Peng 1985:288, ZYaoDC 1986:2194).

5.12 Schweineherz
(*zhuxin* 豬心)

Verwendet wird das Herz des Schweins, das zuvor gewaschen und in Stücke geschnitten wird.

Als diätetisches Mittel erstmals erwähnt im *Mingyi bielu* („Ergänzende Aufzeichnungen berühmter Ärzte", ca. 2. Jh., um 536 von Tao Hongjing kompiliert).

Temperaturverhalten: neutral
Sapor: süß und salzig
Orbisbezug: *o. cardialis*
Wirkung: den *o. cardialis* stützend, sedativ, Schweiße zurückhaltend.

Indikationen
Defizienz des *qi cardiale*: Palpitationen, Schlafstörungen, nächtliche Schweiße (vgl. Rezeptur; oftmals werden Arzneimittel wie Radix Codonopsitis [oder Radix Ginseng], Radix Angelicae sinensis und Fructus Schizandrae in das Schweineherz gefüllt und damit gekocht, Liu 1988:75, ZYaoDC 1986: 2189).

CAVE: Schweineherz sollte keinesfalls mit Fructus Evodiae zusammen verzehrt werden (Peng 1985:287, ZyaoDC:2189).

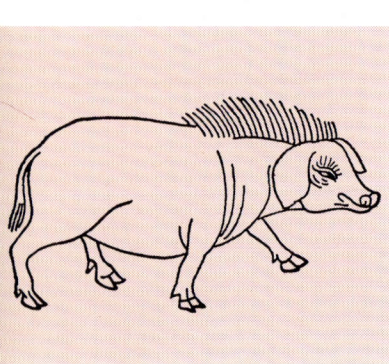

Rezepturen

Suppe mit Schweineherz und Jujubenfrüchten (*Zhuxin dazao tang*)

Ein Schweineherz säubern und in Stücke schneiden; zusammen mit 10 entkernten Jujubenfrüchten in Wasser kochen und vor dem Verzehr mit Gewürzen abschmecken. Bei *depletio xue* des *o. cardialis* mit Anzeichen wie Palpitationen, ungesunder Gesichtsfarbe etc. (Peng 1985:287).

5.13 Schweineleber (*zhugan* 豬肝)

Verwendet wird die Leber des Schweins, die vor dem Gebrauch von Sehnen und Gallenwegen befreit und gründlich gewaschen wird.

Als diätetisches Mittel erstmals erwähnt in den „Rezepten, die tausend Goldstücke wert sind" (*Qianjin fang*, Kap. 26, von Sun Simo, um 650 verfaßt).

Temperaturverhalten: warm
Sapor: süß und bitter (GM 1990:2695, nur bitter)
Orbisbezug: *o. hepaticus*
Wirkung: den *o. hepaticus* stützend, das Xue suppletierend, die Sicht klärend.

Indikationen

Defizienz des Xue im *o. hepaticus*: verschwommene Sicht, Trockenheit der Augen, gerötete oder geschwollene Augen, Nachtblindheit oder auch welker, gelblicher Teint (als Einzelmittel gebraten oder gekocht, vgl. auch 1. bis 3. Rezeptur).

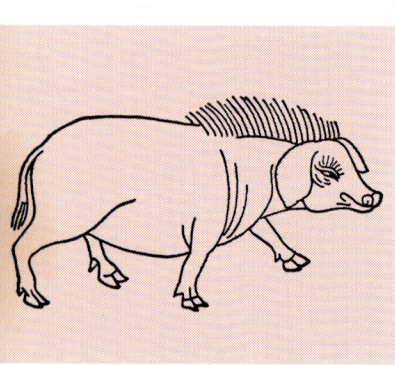

Rezepturen

1. Schweineleber-Brühe (*Zhugan geng*)

Aus einer gesäuberten Schweineleber, dem
weißen Teil einer kleingeschnittenen
Frühlingszwiebel und etwas Sojapaste eine
Suppe kochen und kurz bevor sie gar ist, ein (bis
drei) Ei hineinschlagen. Bei Nachtblindheit und
Myopie aufgrund von *depletio* des *o. hepaticus*
(Peng 1985:287, ZYaoDC 1986:2191).

2. Suppe mit Schweineleber und Spinat (*Bocai zhugan tang*)

100 g Schweineleber und 50 g Spinat in Wasser
kochen und verzehren. Bei Nachtblindheit und
depletio xue (Peng 1985:287, Liu 1987:311).

3. Suppe mit Schweineleber und Fructus Lycii (*Zhugan gouqi tang*)

100 g Schweineleber und 50 g Fructus Lycii
(Bocksdornfrüchte) zusammen kochen und
verzehren. Bei *ventus*-Affektionen am Auge mit
verstärktem Tränenfluß sowie bei Anzeichen für
depletio yin der *oo. hepaticus et renalis* wie
verschwommene Sicht etc. (Peng 1985:287).

5.14 Schweineniere (*zhushen* 豬腎)

Die Schweinenieren werden vor dem Gebrauch geöffnet, gesäubert und gewaschen.

Als diätetisches Mittel erstmals erwähnt in den „Rezepten, die tausend Goldstücke wert sind" (*Qianjin fang*, Kap. 26, um 650 von Sun Simo verfaßt).

Temperaturverhalten: neutral (GM 1990:2697, kühl)
Sapor: salzig
Orbisbezug: *o. renalis*
Wirkung: das *qi renale* suppletierend, diuretisch.

Indikationen
Depletio des *o. renalis*: Schmerzen und Ziehen im Lumbalbereich, Ödeme oder Gedunsenheit, Samenverlust, nächtliche Schweiße, Nachlassen des Gehörs bei alten Menschen (vgl. 1. und 2. Rezeptur; oft auch mit Walnüssen oder Cortex Eucommiae als Dekokt, ZYaoDC:2193, Peng 1985:290) oder persistierende Diarrhö aufgrund von *depletio* des *o renalis* (mit pulverisierter Rhizoma Drynariae vermischt langsam gar kochen, Liu 1987:312, 1988:75).

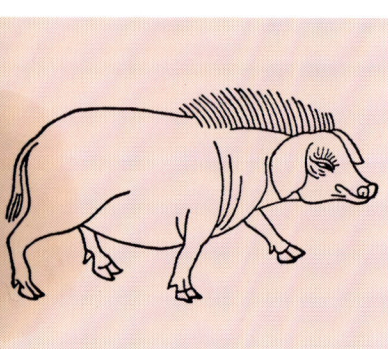

Zur Beachtung: Da das Temperaturverhalten der Schweineniere zur Kälte tendiert, reicht ihre Kraft für eine vollständige *suppletio* des *qi renale* oftmals nicht aus, weshalb sie vor allem bei *depletio yin* mit gleichzeitiger *calor*-Symptomatik geeignet ist. Überdies kann sie das *qi renale* regulieren und den *o. vesicalis* durchlässig machen, weshalb sie auch bei Ödemen und Gedunsenheit am Körper oder im Gesicht eingesetzt werden kann (Shi 1988:21).

Rezepturen

1. Brei mit Schweinenieren, Radix Codonopsitis und Radix Ledebouriellae (*Zhushen shen fang zhou*)

Schweinenieren mit Radix Codonopsitis, Radix Ledebouriellae, den weißen Teilen einer Frühlingszwiebel und (Rundkorn-)Reis zu einem Brei kochen und einnehmen. Bei nachlassendem Gehör bei älteren Menschen (Peng 1985:290, ZYaoDC 1986:2193).

2. Suppe aus Schweinenieren und schwarzen Sojabohnen (*Zhushen heidou tang*)

Zwei Schweinenieren mit 100 g schwarzen Sojabohnen, 3 g Fenchelsamen und 9 g frischem Ingwer in Wasser gar kochen und verzehren. Bei Schmerzen im Lumbalbereich aufgrund von Überanstrengung und Erschöpfung oder aufgrund von *humor venti* (Peng 1985:290).

5.15 Schinken
(*huotui* 火腿)

Verwendet werden gepökelte und geräucherte Schweinekeulen. Schinken wird in der chinesischen Küche auf sehr vielfältige Weise verwendet (ZGPRDC 1992:149).

Als diätetisches Mittel erstmals ausführlich erwähnt im *Bencao gangmu shiyi* („Ergänzungen zur Systematischen Drogenkunde", um 1800 von Zhao Xuemin verfaßt).

Temperaturverhalten: neutral (im *Yaoxing kao*, warm)
Sapor: salzig und süß
Wirkung: den *o. lienalis* kräftigend, den *o. stomachi* öffnend, Säfte hervorbringend, das Xue stützend.

Indikationen
Depletio-Symptomatiken: Palpitationen, Erschöpfung, verminderter Appetit, persistierende Diarrhö (vgl. 1. und 2. Rezeptur).

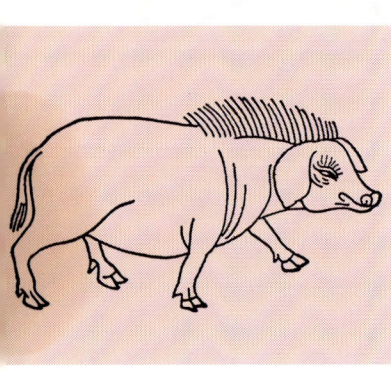

CAVE: Kontraindiziert bei noch nicht bereinigten äußeren Affektionen, Blockaden oder Spannungs- bzw. Beklemmungsgefühlen sowie bei *calor humidus*-Einlagerungen (nach *Suixiju yinshi pu*, von Wang Shixiong im Jahre 1861 verfaßt, ZYaoDC:497, Peng 1985:292).

Rezepturen

1. Schinkensuppe (*Huotui tang*)

Eine beliebige Menge Schinken in Wasser kochen, rote Chillies zugeben, das Fett von der Oberfläche abschöpfen und die Suppe heiß trinken. Diese Rezeptur dient zum Absenken des Qi und ist somit angezeigt bei seit mehreren Tagen bestehender Dysphagie, auch bei Schluckauf oder Schmerzen im Abdomen (Peng 1985:292, ZYaoDC 1986:497).

2. Mit Schinken gedünstetes Huhn (*Huotui dun ji*)

500 g Schinken und ein ganzes, ausgenommenes Huhn mit Ingwer, Frühlingszwiebeln und chin. Blütenpfeffer dünsten und essen. Bei *depletio*- und Erschöpfungs-Symptomatik (Peng 1985:292).

5.16 Schaf- und Ziegenfleisch (*yangrou* 羊肉)

Verwendet wird das Fleisch der Ziege, *Capra hircus* L. (*shanyang* 山羊), und des Schafes, *Ovis aries* L. (*mianyang* 綿羊), zur Familie der *Bovidae* („Hornträger") gehörend, die in ganz China verbreitet sind. Schafe werden besonders zahlreich in den nordwestlichen und nördlichen Regionen Chinas gehalten. Vor dem Gebrauch wird das Fleisch gründlich gewaschen.
Die Schaf- bzw. Ziegenzucht geht in China auf die Zeit zwischen 5000 und 3000 v. Chr. zurück. In den nördlichen und nordwestlichen Gebieten Chinas, den Hauptweidegebieten für Schafe, in denen ein Großteil der chinesischen Moslems beheimatet ist, ist auch der Verbrauch von Hammel- und Lammfleisch am höchsten (Simoons 1991:303). In der chinesischen Küche wird Ziegen- und Schaffleisch für zahlreiche Gerichte vor allem frisch verwendet; es wird aber auch getrocknet oder gepökelt (ZGPRCD 1992:25).

Chinesische Bezeichnungen:

yang 羊 bzw. *yangrou* 羊肉, *gu* 羖, *jie* 羯 oder *di* 羝. Das chinesische Zeichen *yang* 羊 wird im übrigen für Schafe, Ziegen, Antilopen und verwandte Spezies verwendet.

Schaf- und Ziegenfleisch wird als diätetisches Mittel in der Mittleren Abteilung des *Mingyi bielu* erstmals erwähnt („Ergänzende Aufzeichnungen berühmter Ärzte", ca. 2. Jh., um 536 von Tao Hongjing kompiliert); im GM, Kap. 50, 1990:2723.

Temperaturverhalten: warm (GM:heiß)
Sapor: süß (GM: süß und bitter)
Orbisbezug: o. lienalis, o. renalis
Wirkung: das Qi suppletierend, das Xue stützend, die „Mitte" und den *o. renalis* erwärmend.

Indikationen

1. *depletio* des *yang renale*: Impotenz, Schwäche und Ziehen in Knien und Lumbalregion, Kälteabneigung und Schüttelfrost, gehäufte Miktion (vgl. 3. und 4. Rezeptur oder Ziegen- oder Schaffleisch gar kochen und als Gewürze Knoblauch, frischen Ingwer, chin. Lauch oder Walnüsse zusetzen, Liu 1988:76, 1991:183)
2. *depletio xue* nach der Geburt mit *algor*-Anzeichen: verminderter Milchfluß, abdominelle Schmerzen (vgl. 1. und 5. Rezeptur)
3. *algor depletionis* der *oo. lienalis et stomachi*: verminderter Appetit, Abmagerung, Diarrhö, kalte Extremitäten, geistige Abgeschlagenheit, Kraftlosigkeit, Regurgitation (vgl. 1., 2., 4. und 5. Rezeptur).

CAVE: Kontraindiziert bei außen induzierten Heteropathien oder bei *calor/ardor*-Prozessen.

Zubereitungsarten

Gedünstet, gekocht, als Brei oder als Dekokt
(Suppe). Der Verzehr von Schaf-/Ziegenfleisch
wird besonders im Herbst oder Winter
empfohlen (Shi 1988:19). Durch Zugabe von
Walnußkernen oder Ingwer kann der strenge
Geschmack des Schaf-/Ziegenfleisches
abgeschwächt werden; zugleich wird auf diese
Weise die erwärmende und suppletive Wirkung
verstärkt (Shi 1988:19).

Zusammensetzung
(nach westlicher Analytik)

100 g mageres Schaf-/Ziegenfleisch enthält
durchschnittlich: 68 g Wasser, 17,3 g Eiweiß,
13,6 g Fett, 1 g Mineralstoffe, 15 mg Kalzium,
168 mg Phosphor, 3 mg Eisen (ZYaoDC:959,
entspricht ungefähr den Angaben unter
Hammellende Souci/Kraut 1990:103).

Rezepturen

1. Schaf-/Ziegenfleischsuppe mit chinesischer Angelikawurzel und frischem Ingwer (*Danggui shengjiang yangrou tang*)

250 g in Stücke geschnittenes Schaf-/Ziegen-
fleisch mit 30 g chin. Angelikawurzel (Radix
Angelicae sinensis) und 15 g frischem Ingwer
(Rhizoma Zingiberis viride) in Wasser so lange
kochen, bis das Fleisch ganz weich ist. Die
Rückstände beseitigen und die Suppe trinken.
In dieser Rezeptur aus dem Werk „Wichtige
Besonderheiten aus der Goldenen Schatulle"
(*Jinggui yaolue* von Zhang Zhongjing, 2. Jh. n.
Chr.) dient Schaf-/Ziegenfleisch zur Erwärmung
der „Mitte" und zur *suppletio* von depletiven
Zuständen; chinesische Angelikawurzel wirkt
das Xue suppletierend und akute Schmerzzustände lindernd; frischer Ingwer erwärmt
ebenfalls die „Mitte" und kräftigt den
o. *stomachi*. Die Rezeptur ist angezeigt bei
algor depletionis der *oo. lienalis et stomachi*,
bei akuten Schmerzen im Abdomen, Schmerzen

im Flankenbereich oder bei Defizienz von Qi und Xue, insbesondere auch nach der Geburt (Liu 1987:313, Ye 1978:227).

2. Schaf-/Ziegenfleisch-Brei zur *suppletio* der „Mitte" (*Buzhong yangrou zhou*)

250 g Schaf-/Ziegenfleisch in ganz kleine Stücke schneiden und mit 180 g (Rundkorn- oder Kleb-) Reis in Wasser zu einem Brei kochen. Nach Bedarf mit Salz, Ingwer, chin. Blütenpfeffer abschmecken und auf zwei bis drei Portionen verteilt einnehmen.

Die Rezeptur stammt aus dem Werk *Yinshan zhengyao* („Richtlinien zu Getränken und Speisen", um 1330 von Hu Sihui verfaßt). Die Rezeptur ist angezeigt bei *depletio* der *o. lienalis et stomachi*, vermindertem Appetit oder bei *algor depletionis* mit Erbrechen oder Regurgitation (Liu 1987:314).

3. Schaf-/Ziegenfleisch mit Knoblauch (*Dasuan yangrou*)

250 g Schaf-/Ziegenfleisch gar kochen und in Stücke schneiden; 15 g zermörserten Knoblauch und eine beliebige Menge an Öl hinzugeben (oder mit Chiliöl, Sojasauce und Salz abschmecken).

In dieser Rezeptur dient Schaf-/Ziegenfleisch vor allem zur Erwärmung des *o. renalis* und zur Belebung des Yang und wird darin vom Knoblauch unterstützt. Die Rezeptur ist vor allem angezeigt bei *depletio* des *o. renalis*, Impotenz, Schwäche und Ziehen in Knien und Hüften, unwillkürlichem Wasserlassen oder gehäufter Miktion (Liu 1987:314, ZYaoDC 1986:960).

4. Schaf-/Ziegenfleischsuppe (*Yangrou tang*)

500 g fettes Schaf-/Ziegenfleisch in Stücke
schneiden, dämpfen oder kochen, mit Ingwer,
Knoblauch, Sojasauce und Salz abschmecken
und essen. Bei *depletio* des *yang renale*,
Impotenz, Schwäche und Ziehen in Knien und
Hüften, Abscheu vor Kaltem und Verlangen nach
Heißem, vermehrter nächtlicher Miktion,
Abgeschlagenheit, Kraftlosigkeit und auch bei
algor depletionis der *oo. lienalis et stomachi*,
Schmerzen im Abdomen oder Regurgitation etc.
(Peng 1985:296, ZYaoDC 1986:960).

**5. Schaf-/Ziegenfleischbrühe
mit Yams-Wurzel und Kuhmilch
(*Shanyao nairou geng*)**

500 g Schaf-/Ziegenfleisch mit 25 g frischem
Ingwer auf kleiner Flamme etwa einen halben
Tag dünsten. Eine Schale (Tasse) von der Suppe
abnehmen, 100 g geschälte Yams-Wurzeln
(Rhizoma Dioscoreae) zugeben und in einem
Topf weich kochen. Dann eine halbe Schale
(Tasse) Kuhmilch und nach Bedarf etwas Salz
hinzufügen, alles nochmals aufkochen lassen
und einnehmen. Wenn man diese Rezeptur
häufig verzehrt, kann man auch konstitutionell
bedingte *depletio*-Symptomatiken suppletieren.
Sie ist weiterhin angezeigt bei *depletio* nach
schweren Erkrankungen oder nach der Geburt,
kalten Extremitäten, kalten Schweißen,
Abgeschlagenheit, Kurzatmigkeit, Trockenheit
des Mundes, Unruhe, Schlaflosigkeit etc. (Peng
1985:296).

5.17 Rindfleisch (*niurou* 牛肉)

Verwendet wird das Fleisch des Hausrindes, *Bos taurus domesticus* Gmelin (*huangniu* 黃牛) oder des Wasserbüffels, *Bubalus bubalis* L. (*shuiniu* 水牛), die zur Familie der *Bovidae* gehören und in ganz China gezüchtet werden, wobei der Wasserbüffel vor allem im Süden verbreitet ist. Das Fleisch wird vor dem Gebrauch gewaschen und frisch verwendet.
Die Domestizierung von Wasserbüffeln kann in Zentral-China bereits für das 5. und 4. Jahrtausend v. Chr. belegt werden, während sich die Rinderzucht in China zwischen 5000-3000 v. Chr. entwickelt haben muß (Simoons 1991:302). Frisch wird Rindfleisch für die vielfältigsten Gerichte verwendet; es wird auch getrocknet oder gepökelt (ZGPRCD 1992:24).

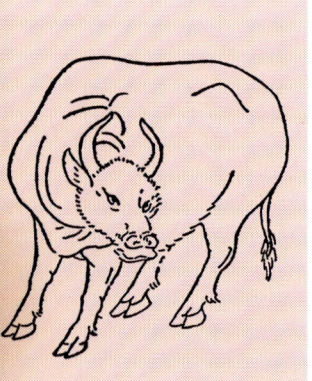

Chinesische Bezeichnungen:
niu 牛 bzw. *niurou* 牛肉.

Rindfleisch wird als diätetisches Mittel erstmals in der Mittleren Abteilung des *Mingyi bielu* erwähnt („Ergänzende Aufzeichnungen berühmter Ärzte", ca. 2. Jh., um 536 von Tao Hongjing kompiliert); im GM Kap. 50, 1990:2747.

Temperaturverhalten: warm; Wasserbüffel: neutral
Sapor: süß
Orbisbezug: *oo. lienalis et stomachi* (Shi 1988:19: zusätzlich *o. renalis*)
Wirkung: die *oo. lienalis et stomachi* suppletierend, Qi und Xue stützend, Muskeln, Sehnen und Knochen stärkend.

Indikationen

1. *depletio* des *qi lienale et stomachi*: verminderter Appetit, Diarrhö, Ödeme und Gedunsenheit, Kraftlosigkeit (vgl. 1., 2. und 3. Rezeptur oder als Einzelmittel zum Dekokt verarbeitet)
2. allgemeine *depletio* von Qi und Xue: spontane Schweiße, allgemeine Kraftlosigkeit, Abmagerung, Beinschwäche (vgl. 1. und 4. Rezeptur oder in Kombination mit Radix Astragali, Radix Codonopsitis und Radix Angelicae sinensis als Dekokt, Liu 1988:77).

CAVE: Aufgrund des warmen Temperaturverhaltens von Rindfleisch ist es bei *calor humidus*-Symptomatiken kontraindiziert (Peng 1985:293). Da Rindfleisch ein „Mittel ist, das (Effloreszenzen) zur Entfaltung bringt", kann es bei Hautgeschwüren, Ekzemen und Juckreiz zu Verschlechterungen führen (Shi 1988:19).

Zubereitungsarten

Für diätetische Zwecke gedünstet oder gekocht (auch in Sojasauce), als Dekokt (Suppe) oder Pille.

Zusammensetzung (nach westlicher Analytik)

100 g Rindfleisch enthalten durchschnittlich 20,1 g Eiweiß, 10,2 g Fett, 0,007 mg Vitamin B_1, 0,15 mg Vitamin B_2, 7 mg Kalzium, 170 mg Phosphor, 0,90 mg Eisen (ZYaoDC:410, entspricht etwa den Angaben zu Rindfleisch, Spannrippe: Souci/Kraut 1990:117).

Rezepturen

1. Rindfleischsuppe zur Rückkehr zu den Wurzeln (*Niurou fanben tang*)

250 g in Stücke geschnittenes Rindfleisch, 30 g Yamswurzeln (Rhizoma Dioscoreae), 30 g Lotossamen (Semen Loti), 30 g Poria, 30 g Fenchelfrüchte (Fructus Foeniculi) (in ein Tuch gewickelt) und 30 g Jujubenfrüchte (Fructus Jujubae) mit einer beliebigen Menge Wasser bei kleiner Flamme weichkochen und nach Bedarf etwas Salz zugeben. Die Suppe mit dem Fleisch verzehren. Außer den Fenchelfrüchten können die Arzneimittel mitgenossen werden.

In dieser Rezeptur aus dem Werk *Qiankun shengyi* („Über die Bedeutung von den Hexagrammen Qian und Kun", um 1400 von Zhu Quan verfaßt) kommt dem Rindfleisch und den beigegebenen Arzneimitteln eine den *o. lienalis* suppletierende und das Qi stützende Wirkung zu. Die Rezeptur ist einzusetzen bei *depletio* der *oo. lienalis et stomachi* sowie bei Defizienz von Qi und Xue, Abmagerung, Abgeschlagenheit und Kraftlosigkeit (Liu 1987:318, ZYaoDC 1986:410).

2. Gedörrtes Rindfleisch zur Erwärmung der „Mitte" und zur Öffnung des *o. stomachi* (*Wenzhong kaiwei niurou fu*)

3 g schwarzen Pfeffer, 3 g Fructus Amomi, 6 g Fructus Piperis longi , 6 g Pericarpium Aurantii, 6 g Fructus Amomi costati, 6 g Rhizoma Galangae und 6 g Rhizoma Zingiberis viride zu feinem Pulver zermahlen und mit 500 g Rindfleisch in Ingwersaft, dem Saft von Frühlingszwiebeln und einer beliebigen Menge Wasser zwei Tage einlegen und dann gar kochen. Anschließend das Fleisch herausnehmen, in Scheiben schneiden und verzehren oder die Scheiben vor dem Verzehr noch am Feuer trocknen.

In dieser Rezeptur aus dem *Yinshan zhengyao* („Richtlinien für Getränke und Speisen", 1330 von Hu Sihui verfaßt) dient das Rindfleisch vor allem zur *suppletio* der *oo. lienalis et stomachi*. Die zugegebenen Gewürze und Arzneimittel wirken die „Mitte" erwärmend und den *o. stomachi* öffnend. Die besondere Zubereitungsart des Rindfleisches zu Dörrfleisch vereinfacht die Einnahme. Die Rezeptur ist angezeigt bei *algor depletionis* der *oo. lienalis et stomachi*, akuten Schmerzen und Kältegefühl im Abdomen, Appetitlosigkeit (Liu 1987:318, ähnlich auch bei Peng 1985:293, ZYaoDC 1986:410).

3. Rinderbrühe (*Niurou nongzhi*)

500 bis 1000 g Rindfleisch in kleine Stücke schneiden und mit einer beliebigen Menge Wasser auf kleiner Flamme zu einer konzentrierten Brühe einkochen, etwas Salz zugeben und nach und nach trinken.

Das Rindfleisch dient normalerweise zur *suppletio* der *oo. lienalis et stomachi*. Zu einer konzentrierten Brühe eingekocht, steht seine befeuchtende und nährende Wirkung im Vordergrund. Daher ist diese Rezeptur zu empfehlen bei *depletio* der *oo. lienalis et stomachi* mit Ödemen und Gedunsenheit im Gesicht oder an den Beinen, bei kurzer, spärlicher Miktion oder bei *depletio yin* der *oo. lienalis et stomachi* und Diabetes (*sitis diffundens*) mit starkem Durst (Liu 1987:328, Ye 1978:228)

4. Rindfleischbrei (*Niurou zhou*)

100 g Rindfleisch in dünne Scheiben schneiden, mit (Rundkorn-) Reis einen Brei daraus kochen, mit Gewürzen und Salz abschmecken und heiß verzehren. Bei *depletio*, Kraftlosigkeit, Beinschwäche und ziehenden Schmerzen im Lumbalbereich (Peng 1985:293).

5.18 Rinderleber
(*niugan* 牛肝)

Verwendet wird die gesäuberte Leber des Rindes.

Temperaturverhalten: neutral
Sapor: süß
Orbisbezug: *o. hepaticus*
Wirkung: das Xue stützend, den *o. hepaticus* suppletierend, die Sicht klärend.

Indikationen

1. *depletio xue* des *o. hepaticus*: Schwindel, verschwommene Sicht, Nachtblindheit, Trübsichtigkeit (Katarakt) (ZyaoDC:411, Peng 1985:294) (mit Fructus Lycii als Dekokt, Liu 1987:319)

2. *depletio xue*: gelblicher, welker Teint, Palpitationen, Kraftlosigkeit, verschwommene Sicht (mit Semen Jujubae als Dekokt. Liu 1987:319).

Zubereitungsarten

Gekocht, als Dekokt, Pille oder Pulver.

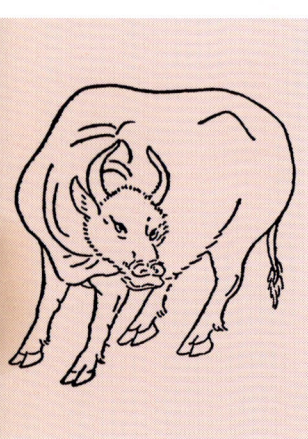

5.19 Rindernieren
(*niushen* 牛腎)

Verwendet wird die gesäuberte Niere des Rindes.

Temperaturverhalten: warm

Sapor: süß

Orbisbezug: *o. renalis*

Wirkung: das Struktivpotential stützend, *das qi renale* suppletierend, *humor*-bedingte *occlusiones* beseitigend.

Indikationen

1. *depletio* des *o. renalis*: Schmerzen und Ziehen im Lumbalbereich, Beinschwäche, Impotenz, Samenverlust, Nachlassen des Gehörs bei alten Menschen, Ohrrauschen, vermehrte, spärliche Miktion (vgl. Rezeptur)
2. *humor* bedingte *occlusiones* (rheumatische Beschwerden) (Peng 1985:294).

Rezepturen

Brei mit Rinderniere (*Niushen zhou*)

Eine Rinderniere säubern und in kleine Stücke schneiden, und 150 g Actinolitum in ein Tuch einwickeln. Zunächst das Actinolitum in etwa fünf großen Tassen Wasser kochen. Von diesem Sud zwei Tassen abnehmen, die Steine entfernen und mit den Nieren und 100 g (Rundkorn-) Reis einen Brei kochen. Man kann den Brei mit Salz, frischem Ingwer und dem Weißen der Frühlingszwiebel abschmecken und auf nüchternen Magen einnehmen.

Bei Erschöpfungszuständen aufgrund von *depletio* des *o. renalis*, Impotenz, Kraftlosigkeit (Peng 1985:294).

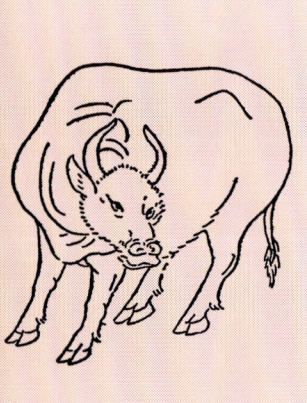

5.20 Hirschfleisch
(*lurou* 鹿肉)

Verwendung findet das Fleisch des Sikahirsches, *Cervus nippon* Temminck (*meihua lu* 梅花鹿) und des Rothirsches, *Cervus elaphus* L. (*malu* 馬鹿), zur Familie der *Cervidae* gehörend, die vor allem im Nordosten Chinas, in der Inneren Mongolei, im Nordwesten und Südwesten Chinas gezüchtet werden. Das Fleisch wird vor dem Gebrauch gründlich gewaschen.

Hirschfleisch wird mindestens seit der Han-Zeit als Fleischspeise geschätzt (Huang 1990:140). In der chinesischen Küche wird Hirschfleisch getrocknet oder gepökelt, vor allem aber auch frisch für Spezialitätengerichte verwendet (ZGPRCD 1992:33).

Chinesische Bezeichnungen: *lu* 鹿 bzw. *lurou* 鹿肉; der Sikahirsch wird außer *meihua lu* 梅花鹿 („Pflaumenblüten-Hirsch“) auch als *hualu* 花鹿 („Geblümter bzw. gefleckter Hirsch“) bezeichnet; der Rothirsch wird außer *malu* 馬鹿 („Pferde-Hirsch“) auch *bacha lu* 八叉鹿 („Achtgabliger Hirsch“) und *huangtun chilu* 黃臀赤鹿 („Roter Hirsch mit gelbem Gesäß“) genannt.

Hirschfleisch wird als diätetisches Mittel erstmals im *Mingyi bielu* erwähnt („Ergänzende Aufzeichnungen berühmter Ärzte“, ca. 2. Jh., um 536 von Tao Hongjing kompiliert); im GM, Kap. 51 („Wilde Tiere“),1990: 2846.

Temperaturverhalten: warm

Sapor: süß

Orbisbezug: *o. renalis*

Wirkung: den *o. renalis* suppletierend, das Yang stützend, Qi und Xue stützend, die Bahnen des Xue regulierend.

(Nach dem GM gilt das Hirschfleisch als „reines Yang“ und ist deshalb besonders geeignet, „die *s. regens* durchlässig zu machen“, GM 1990:2856)

Indikationen

1. *depletio*- und Erschöpfungssymptomatik: Abmagerung, Defizienz von Qi und Xue, Abgeschlagenheit, Kraftlosigkeit, verminderter Milchfluß (vgl. 1. und 3. Rezeptur)

2. *depletio* des *yang renale*: Defizienz des Struktivpotentials, Impotenz, Kälteabneigung und Schüttelfrost, kalte Extremitäten, Schmerzen und Ziehen im Lumbal- und Beinbereich, Beinschwäche (vgl. 2. und 4. Rezeptur; als Einzelmittel oder als Dekokt mit Cortex Eucommiae und Caulis Cistanchis, Liu 1991:182).

CAVE: Kontraindiziert bei empor-schlagendem Yang auf der Basis von *depletio yin* oder bei *calor*-Prozessen. Auch in den heißen Jahreszeiten sollte man auf den Genuß von Hirschfleisch möglichst verzichten (Liu 1987:320, 1991:182).

Zubereitungsarten

Gekocht, als Dekokt.

Zusammensetzung
(nach westlicher Analytik)

100 g Hirschfleisch enthält durchschnittlich: 75,76 g Wasser, 19,77 g Eiweiß, 1,92 g Fett und 1,13 g Mineralstoffe (nach ZYaoDC:2230, entspricht etwa den Angaben von Souci/Kraut 1991:155, nur der Fettanteil beträgt 3,3 g).

Rezepturen

1. Hirschfleischsuppe mit Astragaluswurzel (*Lurou huangqin tang*)

120 g Hirschfleisch in Stücke schneiden und mit 30 g Radix Astragali (Astragaluswurzel) und 30 g Semen Jujubae (Jujubenfrüchten) in Wasser so lange kochen, bis das Fleisch ganz weich und mürbe ist, dann die Suppe mit dem Fleisch verzehren.

Hirschfleisch mit Astragaluswurzel und Jujubenfrüchten gelten als probate Mittel zur erwärmenden *suppletio* von Qi und Xue. Deshalb ist diese Rezeptur angezeigt bei Defizienz von Qi und Xue, *depletio*- und Erschöpfungssymptomatik, vermindertem Appetit, Kraftlosigkeit, Abmagerung, Abneigung gegen Kälte und Schüttelfrost sowie bei vermindertem Milchfluß nach der Geburt (Liu 1987:320, Peng 1985:302).

2. Hirschfleischsuppe mit Eucommia-Rinde (*Lurou duzhong tang*)

120 g Hirschfleisch in Stücke schneiden und mit 12 g Cortex Eucommiae (Eucommia-Rinde) in Wasser mürbe kochen, etwas Salz und Pfeffer zur geschmacklichen Abrundung zufügen, dann die Suppe mit dem Fleisch verzehren.

In dieser Rezeptur wirkt Hirschfleisch vor allem das *yang renale* suppletierend und das Struktivpotential und das Xue stützend. Eucommia-Rinde suppletiert in diesem Zusammenhang die *oo. hepaticus et renalis* und stärkt Muskeln, Sehnen und Knochen. Die Rezeptur ist angezeigt bei *depletio* der *oo. hepaticus et renalis* mit Anzeichen wie Schwäche der Muskulatur und der Knochen, Ziehen und Schmerzen im Rücken- und vor allem im Lumbalbereich, Beinschwäche und auch bei gehäufter Miktion (Liu 1987:320).

3. Hirschfleischbrühe (*Lurou he*)

120 g Hirschfleisch waschen, in Stücke schneiden und in drei Schalen (Tassen) Wasser kochen, mit verschiedenen Gewürzen abschmecken und nach Belieben davon essen. Bei vermindertem Milchfluß nach der Geburt (Peng 1985:301).

4. Hirschfleischsuppe mit Walnußkernen (*Lutao errou tang*)

Hirschfleisch und Walnußkerne mit etwas Salz in Wasser kochen. Bei Impotenz, Frösteln, Schwäche und Schmerzen im Rücken- und vor allem im Lumbalbereich (Peng 1985:302).

5.21 Hasen-/Kaninchen-fleisch (*turou* 兔肉)

Verwendung findet das Fleisch des Haus-kaninchens, *Oryctolagus cuniculus domesticus* (Gmelin) (*jiatu* 家兔), und verschiedener Arten aus der *Lepus*-Gattung (Echte Hasen) wie *Lepus tolai* Pallas (*menggu tu* 蒙古兔 „Mongolen-Hase"), *Lepus mandschuricus* Radde (*dongbei tu* 東北兔) und *Lepus oiostolus* Hodgson (*gaoyuan tu* 高原兔), die alle zur Familie der *Leporidae* gehören. Kaninchen/Hasen werden nach dem Schlachten gehäutet, ausgenommen und gründlich gewaschen.

Es gibt hinreichend Belege dafür, daß bereits in der Shang-Zeit Hasen und Kaninchen gejagt und verzehrt wurden (Anderson 1988:20). Hasen-bzw. Kaninchenfleisch gilt in China als Delikatesse (GM 1990:2886). Seit der Gründung der VR China hat sich die Aufzucht von Kaninchen in China so weit entwickelt, daß

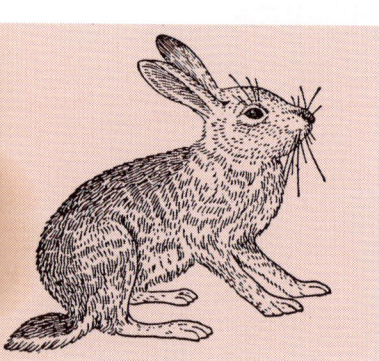

heute die Hälfte der gesamten Welt-produktion an Kaninchenfleisch in China erfolgt. Ent-sprechend sind in China Kaninchen hinter Schweinen und Hühnern die drittwichtigsten Fleischlieferanten. In der chinesischen Küche wird Kaninchen- bzw. Hasenfleisch ähnlich zubereitet wie Hühnchenfleisch; allerdings wird es auch getrocknet oder gepökelt (Simoons 1991:305, ZGPRCD 1992:26).

Chinesische Bezeichnungen: *tu* 兔 bzw. *turou* 兔肉. Der Begriff *tu* 兔 ist ein Oberbegriff, der generell die *Lepus*-Spezies, also Kaninchen und Hasen, umfaßt. Zur genaueren Differenzierung kann man im modernen Chinesisch auch die Begriffe *jiatu* 家兔 („Haus-Hase") für Kaninchen und *yetu* 野兔 („wilder Hase") für Hasen verwenden.

Als diätetisches Mittel wird Hasen- bzw. Kaninchenfleisch erstmals in der Mittleren Abteilung des *Mingyi bielu* erwähnt („Ergänzende Aufzeichnungen berühmter Ärzte", etwa 2. Jh., um 536 von Tao Hongjing kompiliert); im GM, Kap. 51 („Wilde Tiere"), 1990:2886.

Temperaturverhalten: kühl (GM: neutral)
Sapor: süß (GM: scharf)
Orbisbezug: *o. hepaticus, o. intestini crassi* (*oo. lienalis et stomachi*)
Wirkung: die „Mitte" suppletierend, das Qi stützend, das Xue kühlend, entgiftend.

Indikationen

1. *depletio* der *oo. lienalis et stomachi*: verminderter Appetit, Abgeschlagenheit, Kraftlosigkeit, Abmagerung (vgl. 1. Rezeptur)
2. *depletio yin* der *oo. lienalis et stomachi*: Diabetes (*sitis diffundens*), Trockenheit des Mundes (vgl. 2. Rezeptur)
3. *calor* in den *oo. stomachi et intestinorum*: Erbrechen, Obstipation, blutiger Stuhl (Liu 1987:321, ZYaoDC:1432)
4. Masern im Anfangsstadium zur Kühlung von Xue (Shi 1988:20).

CAVE: Kontraindiziert bei *algor depletionis*-Symptomatiken der *oo. lienalis et stomachi*. (Liu 1988:78, Peng 1985:300).

Zubereitungsarten

Gekocht (auch in Sojasoße), gedünstet oder als Dekokt.

Zusammensetzung
(nach westlicher Analytik)

Enthält relativ viel Eiweiß, wenig Fett und Mineralstoffe wie Schwefel, Kalium, Natrium, Vitamine etc.

100 g Kaninchenfleisch enthalten durchschnittlich: 69,6 g Wasser, 20,8 g Eiweiß, 7,6 g Fett, 1,1 g Mineralstoffe; 45 mg Natrium, 380 mg Kalium, 30 mg Magnesium, 14 g Kalzium, 3500 µg Eisen, 400 µg Vitamin E, 8600 µg Nikotinamid etc. (aus Souci/Kraut 1991:133). 100 g Hasenfleisch enthält durchschnittlich: 73,3 g Wasser, 21,6 g Eiweiß, 3,0 g Fett, 1,2 g Mineralstoffe; 50 g Natrium, 400 g Kalium, 9 mg Kalzium, 2400 µg Eisen, 8 mg Nikotinamid etc. (Souci/Kraut 1991:154, keine Angaben dazu in ZYaoDC).

Rezepturen

1. Hasenfleischsuppe zur *suppletio*
(*Turou buxu tang*)

120 g Hasen- bzw. Kaninchenfleisch in Stücke schneiden und mit 30 g Glockenwindenwurzel (Radix Codonopsitis), 30 g Yamswurzel (Rhizoma Dioscoreae), 30 g Jujubenfrüchten (Semen Jujubae) und 15 g Bocksdornfrüchten (Fructus Lycii) in Wasser so lange kochen, bis das Fleisch zart und mürbe ist. Dann Fleisch und Suppe essen.

Diese Rezeptur wirkt insgesamt das Qi suppletierend und das Xue stützend. Sie ist angezeigt bei Defizienz von Qi und Xue oder bei schlechtem Ernährungszustand, abgemagertem Körper, Abgeschlagenheit, Kraftlosigkeit und vermindertem Appetit (Liu 1987:321, ähnlich bei Peng 1985:300).

2. Brühe aus Hasenfleisch und Yamswurzel
(*Turou shanyao geng*)

500 g Hasen- bzw. Kaninchenfleisch in Stücke schneiden und mit 60 g Yamswurzeln (Rhizoma Dioscoreae) und 60 g Radix Trichosanthis in Wasser kochen, bis das Fleisch weich und mürbe ist. Nun die Flüssigkeit abseihen und immer einnehmen, wenn man Durst empfindet.

Die Rezeptur stammt in etwas abgewandelter Form ursprünglich aus dem Werk *Haishang jiyan fang* („Fülle von gesammelten und geprüften Rezepturen", um 806 von Cui Yuanling verfaßt). Yamswurzel (Rhizoma Dioscoreae) und Radix Trichosanthis sind zwei Arzneimittel, die in alten Rezepturen häufig auch bei Diabetes (*sitis diffundens*) Anwendung finden, weshalb die gesamte Rezeptur sehr gut zur unterstützenden Behandlung von Diabetes (*sitis diffundens*) geeignet ist (Liu 1987:322, Peng 1985:301).

5.22 Hasen-/Kaninchenleber (*tugan* 兔肝)

Verwendet wird die Leber der oben genannten Hasen- bzw. Kaninchenarten.

Temperaturverhalten: kalt
Sapor: süß, bitter, salzig
Orbisbezug: *o. hepaticus*
Wirkung: den *o. hepaticus* suppletierend, die Sicht klärend.

Indikationen

1. Defizienz von Xue im *o. hepaticus*: Schwindel, verschwommene Sicht, Schleier vor den Augen, Augenschmerzen, Nachtblindheit (vgl. 1., 2. und 3. Rezeptur)
2. *calor* bzw. *ardor* im *o. hepaticus* sowie *calor venti*-Affektionen (GM:2889).

Zubereitungsarten

Gekocht, als Dekokt oder Brei oder gemahlen in Pillenform.

Rezepturen

1. Abkochung mit Hasenleber, Bocksdornfrüchten und Ligusterfrüchten
(*Tugan qizhen jian*)

9 g Bocksdornfrüchte (Fructus Lycii) und 9 g Ligusterfrüchte (Fructus Ligustri) kochen, dann in ihrem Sud eine Hasen- bzw. Kaninchenleber kochen, mit Gewürzen abschmecken und die Suppe mit der Leber verzehren. Bei *depletio yin* der *oo. hepaticus et renalis*, Schwindel, verschwommener Sicht etc. (Peng 1985:301).

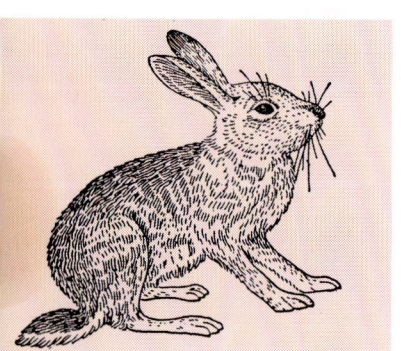

2. Brei mit Hasenleber (*Tugan zhou*)

Zunächst 100 g (Rundkorn-) Reis kochen, dann zwei Hasen- bzw. Kaninchenlebern zugeben und einen Brei kochen, mit etwas Salz abschmecken und einnehmen. Bei Defizienz von Yin und Xue im *o. hepaticus* mit Anzeichen wie Drehschwindel, verschwommener Sicht, Nachtblindheit etc. (Peng 1985:301).

3. Hasenlebersuppe mit Hühnerei
(*Tugan jidan tang*)

Zwei in Stücke geschnittene Hasen- bzw. Kaninchenlebern in Wasser kochen, mit etwas Öl und Salz abschmecken und ein Hühnerei hineinschlagen. Bei Nachtblindheit und anderen Vitamin-A-Mangelerkrankungen (Peng 1985:301).

5.23 Pferdefleisch (*marou* 馬肉)

Verwendet wird das Fleisch des Pferdes, *Equus caballus* (L.), aus der Familie der *Equidae*, das hauptsächlich in den nördlichen und mittleren Regionen Chinas verbreitet ist. Vor dem Verzehr sollte das Pferdefleisch gut gesäubert und gekocht werden.

Der Genuß von Pferdefleisch ist bereits in neolithischen Fundorten (z.B. Banpo, um 4000 v.Chr. datiert) belegt, allerdings gibt es für diese Zeit noch keine eindeutigen Hinweise auf eine Domestizierung von Pferden (Anderson 1988:12). In der Han-Zeit galt Pferdefleisch als Delikatesse. Aber auch im 19. Jh. war der Genuß von Pferdefleisch in allen größeren Städten weit verbreitet. In den südöstlichen Provinzen Chinas dagegen blieben Pferde, auch als Lebensmittel, immer eine Rarität. Pferdefleisch wird frisch, aber auch getrocknet oder gepökelt verwendet (Simoons 1991:305, ZGPRCD 1992:26).

Chinesische Bezeichnungen: *ma* 馬 bzw. *marou* 馬肉.

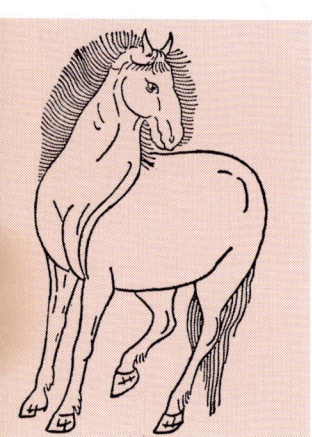

Als diätetisches Mittel erstmals erwähnt in der Mittleren Abteilung des *Shennong bencao jing* („Shennongs Klassiker der Drogenkunde", in der Späteren Han-Zeit verfaßt, verschollen, um 500 von Tao Hongjing kompiliert); im GM, Kap. 50 („Domestizierte Tiere"), 1990: 2767.

Temperaturverhalten: kalt (GM: kühl)
Sapor: süß und sauer (GM: scharf, bitter)
Orbisbezug: *o. lienalis*, *o. renalis*
Wirkung: *calor* kühlend, das Qi absenkend, den *o. lienalis* kräftigend, Hüften und Rückgrat stärkend, Muskeln, Sehnen und Knochen kräftigend.

Indikationen

Atrophische Erscheinungen und *occlusiones*:
Schwere in Hüften und Beinen, Kraftlosigkeit der
Muskeln, Sehnen und Knochen (Shi 1988:19).

CAVE: Kontraindiziert bei Diarrhö und
algor-Symptomatiken (ZYaoDC:282).

Zubereitungsarten

In Sojasauce gekocht oder gedünstet (Shi
1988:19).

**Zusammensetzung
(nach westlicher Analytik)**

100 g enthalten durchschnittlich: 75,2 g Wasser,
20,6 g Eiweiß, 2,7 g Fett, 1,0 g Mineralstoffe;
330 mg Kalium, 25 mg Magnesium, 13 mg
Kalzium, 4700 µg Eisen, 230 µg Vitamin E,
4600 µg Nikotinamid etc. (aus Souci/Kraut
1990:134).

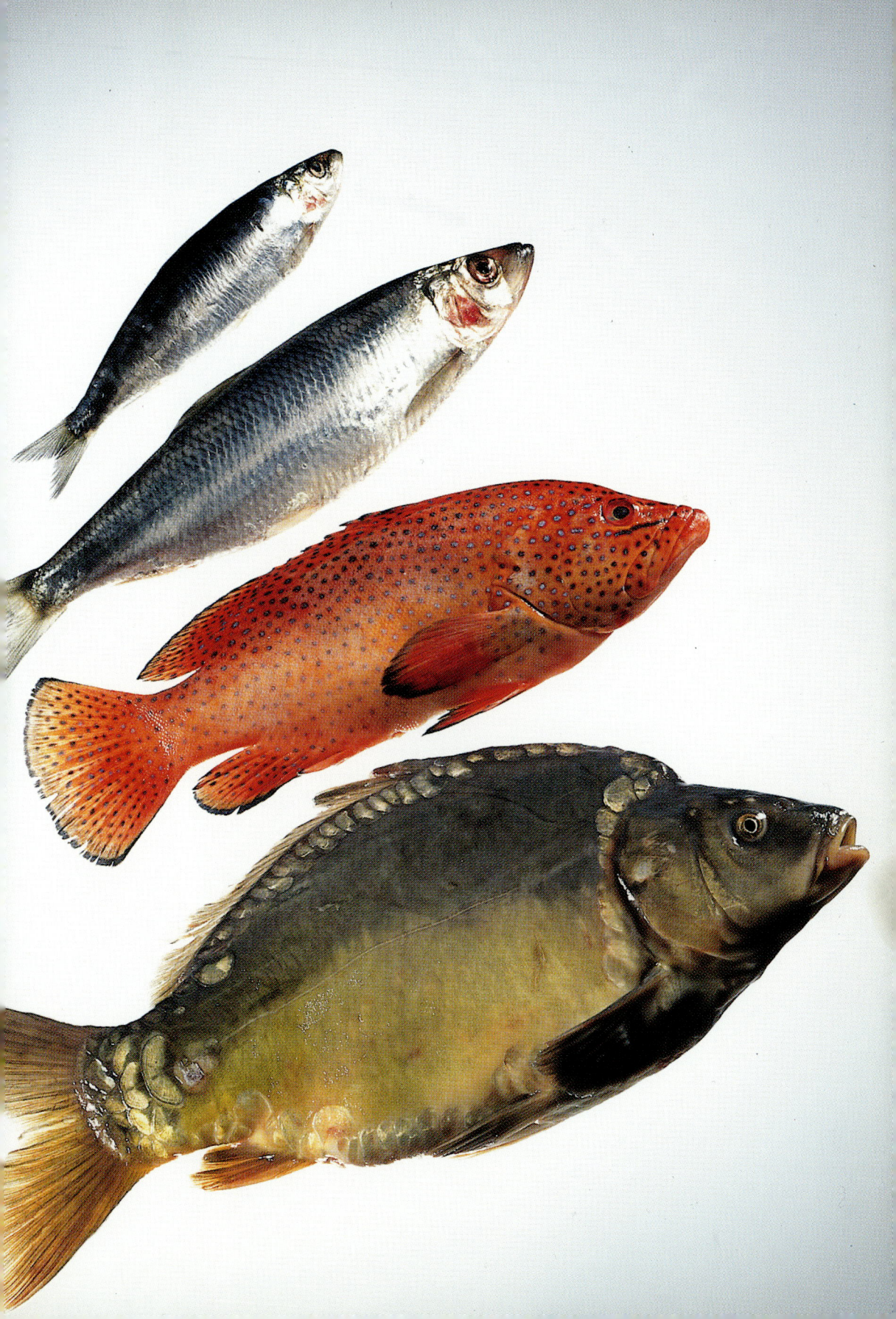

Fisch

5.24 Karpfen
(*liyu* 鯉魚)

Verwendet wird das Muskelfleisch des Karpfens,
Cyprinus carpio L., aus der Familie der
Cyprinidae („Karpfenfische"), der außer in
Randgebieten wie Xinjiang und Yunnan in fast
allen größeren Flüssen und Seen Chinas
verbreitet ist, aber auch gezüchtet wird. Vor dem
Gebrauch entfernt man Kiemen, Schuppen und
Eingeweide und wäscht den Fisch gründlich.
Der Karpfen gilt seit der Zhou-Zeit als besonders
delikater Fisch (Anderson, 1988:25). Fischzucht
in Teichen kannte man in China mindestens seit
dem 5. Jh. (früher als irgendwo sonst in der
Welt). Die Fischzucht wurde in der VR China so
weit ausgebaut, daß heute 60% der gesamten
chinesischen Fischproduktion durch
Fischzuchten in Frischwasserteichen gedeckt
werden. Der Karpfen gilt in China bis heute als
„König der Fische" und wird aufgrund seines
feinen Geschmacks, seiner Fruchtbarkeit und
auch aufgrund seiner einfachen Haltung
besonders geschätzt (Simoons 1991:343-345).
Gerichte mit Karpfenfleisch werden vor allem bei
festlichen Anlässen serviert; Karpfenfleisch wird
aber auch getrocknet, geräuchert oder gepökelt
(ZGPRCD 1992:43).

Chinesische Bezeichnungen: *liyu* 鯉魚, *lizi*
鯉子, *liguai zi* 鯉拐子 oder *chi liyu* 赤鯉魚
(„Roter Karpfen").

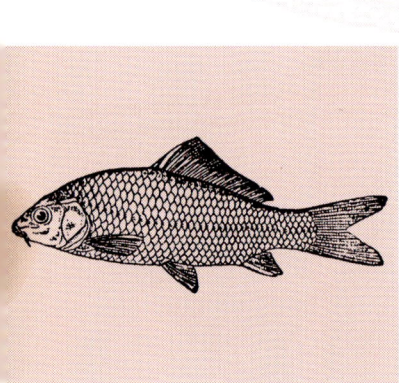

Erstmals als diätetisches Mittel erwähnt im *Mingyi bielu* („Ergänzende Aufzeichnungen berühmter Ärzte", 2. Jh., um 536 von Tao Hongjing kompiliert); im GM Kap. 44 („Fische mit Schuppen"), ist er die erste Eintragung, was auf die hohe Wertschätzung des Karpfens und seiner Wirkung hinweist, 1990: 2423.

Temperaturverhalten: neutral
Sapor: süß
Orbisbezug: *o. lienalis, o. renalis* (*o. pulmonalis*)
Wirkung: *humor* ausleitend, diuretisch, Schwellungen behebend, das Qi absenkend, den *o. lienalis* suppletierend, den *o. stomachi* kräftigend, den Milchfluß bei Stillenden durchlässig machend.

Indikationen

1. *depletio* des *o. lienalis*: Ödeme und Gedunsenheit, Miktionsstörungen, Ikterus, *occlusiones* aufgrund von *humor* (vgl. 2. Rezeptur)
2. *algor depletionis* der *o. lienalis et renalis* (auch nach schweren Krankheiten oder nach der Geburt): verminderter Appetit, Diarrhö (vgl. 1. Rezeptur)
3. *depletio* von Qi und Xue nach der Geburt: mangelnder Milchfluß (vgl. 1. und 3. Rezeptur)
4. *depletio* des *o. pulmonalis*: chronischer *depletio*-Husten, Völlegefühl im Brustbereich, kontravektives Aufsteigen von Qi, Keuchatmung (vgl. 4. Rezeptur).

CAVE: Fische gelten generell als „Mittel, die (Effloreszenzen) zur Entfaltung" bringen; sie sind daher bei Hautaffektionen und Juckreiz nur mit Vorsicht einzusetzen (Shi 1988:25).

Zur Beachtung: Da die Galle des Karpfens als bitter und giftig gilt, sollte man beim Ausnehmen des Fisches darauf achten, daß die Galle unversehrt herausgenommen wird und nicht mit dem Fleisch in Berührung kommt (Liu 1987:337, 1991:81). Da Karpfen suppletierend wirkt ohne jedoch zu blockieren, eignet er sich in vielen Fällen und ist häufig auch anderen Fleisch- oder Geflügelarten vorzuziehen (Shi 1988:24).

Zubereitungsarten

Gekocht (auch in Sojasoße), gedünstet, in Stücken angebraten oder als Dekokt (Suppe).

Zusammensetzung
(nach westlicher Analytik)

Karpfen ist reich an Eiweiß und Vitamin D; darüber hinaus weist er relativ hohe Mengen an Jod, Phosphor und Kalzium auf (Simoons 1991:349).
100 g Karpfen enthalten durchschnittlich: 77 g Wasser, 17,3 g Eiweiß, 5,1 g Fett, 1 g Mineralstoffe; 25 mg Kalzium, 175 mg Phosphor, 1,6 mg Eisen (ZYaoDC:2620, stimmt in etwa überein mit den Angaben von Souci/Kraut 1991:204).

Rezepturen
1. Karpfensuppe (*Liyü tang*)

500 g Karpfen in Wasser gar kochen, mit Pfeffer und Salz abschmecken und den Fisch mit der Suppe zu sich nehmen.
Wird Karpfen als Suppe zubereitet, so tritt seine den *o. lienalis* suppletierende und den *o. stomachi* kräftigende Wirkung besonders hervor. Die Zugabe von schwarzem Pfeffer dient der Erwärmung und Kräftigung des *o. stomachi*, während das Salz vor allem der geschmacklichen Abrundung dient. Die Rezeptur ist angezeigt bei *algor depletionis* der *oo. lienalis et stomachi*, nach schweren Erkrankungen oder post partum, vermindertem Appetit (Liu 1987:337).

2. Karpfensuppe mit Azukibohnen (*Liyu chixiaodou tang*)

Zunächst 50 g Azukibohnen (Semen Phaseoli) in Wasser kochen, dann 500 g Karpfen hinzugeben, zusammen gar kochen und ohne Zugabe von anderen Zutaten jeden Tag morgens eine ganze Portion heiß zu sich nehmen. Bei schweren Erkrankungen kann man auch täglich zwei Portionen essen.

In dieser Rezeptur aus dem Werk *Waitai biyao* („Essentielles von der Äußeren Terrasse", von Wang Tao um 752 verfaßt) wird der Karpfen zur *suppletio* des *o. lienalis*, zur Diurese und zur Beseitigung von Schwellungen eingesetzt. Den Azukibohnen kommt dabei eine ähnliche Wirkung zu. Entsprechend ist die Rezeptur vor allem angezeigt bei Gedunsenheit und Ödemen aufgrund von *depletio* des *o. lienalis*, auch im Laufe der Schwangerschaft. In der Verbindung von westlicher mit traditioneller chinesischer Medizin sind darüber hinaus bei der Behandlung von Ödemen, Gedunsenheit und Ascites aufgrund von Leberzirrhose und Ödemen bei chronischer Nephritis gute Ergebnisse erzielt worden (Liu 1987:337, Peng 1985:317, Ye 1978:235).

3. Karpfensuppe mit chin. Angelika- und Astragaluswurzel (*Guiqi liyu tang*)

Aus einem großen ganzen Karpfen, 15 g chinesischer Angelikawurzel (Radix Angelicae sinesis) und 50 g Astragaluswurzel (Radix Astragali) eine Suppe kochen und davon täglich eine Portion einnehmen.

In dieser Rezeptur wirken die chin. Angelika-wurzel und die Astragaluswurzel Qi und Xue suppletierend, während der Karpfen den *o. lienalis* suppletiert und den *o. stomachi* kräftigt. Entsprechend fördert die Rezeptur die Milchbildung und ist daher angezeigt bei *depletio* von Qi und Xue post partum und vermindertem Milchfluß (Liu 1987:338).

4. Karpfen mit Knoblauch und Essig (*Suancu liyu*)

Einen ganzen Karpfen von Schuppen, Kiemen und Innereien befreien, waschen, in Stücke schneiden und in etwas Öl anbraten, bis der Fisch gelblich wird. Nun Sojasauce, Zucker und gelben Reiswein zugeben und in Wasser gar dünsten. Dann den Fisch herausnehmen, auf einer Platte anrichten und vor dem Verzehr mit fein zerstoßenem Ingwer, Knoblauch, chinesischem Lauch bestreuen und etwas Essig beträufeln. In dieser Rezeptur dient der Karpfen vor allem zur *suppletio* und zur Absenkung des Qi. Daher ist sie angezeigt bei chronischem Husten aufgrund von *depletio*, bei Keuchatmung oder Völlegefühl im Brustbereich (Peng 1985:317, Ye 1978:235).

Andere Karpfenarten

Ähnlich wie der gemeine Karpfen wirken auch andere Karpfenarten aus der Familie der *Cyprinidae* wie der **Silberkarpfen**, *Hypophthalmichthys molitrix* (Cuv. et Val.) (*lianyu* 鏈魚) (Read 1977a No. 129), der **Schwarze Karpfen**, *Mylopharyngodon piceus* (Rich.) (*qingyu* 青魚) (Read 1977a No. 133) und die **Karausche**, *Carassius auratus* (L.) (*jiyu* 鯽魚) (Read 1977a No. 146); sie werden deshalb unter einer gemeinsamen Rubrik zusammen-gefaßt (Shi 1988:24).

Als Besonderheiten sind anzumerken:
– Karauschenrogen wirkt suppletierend auf den *o. hepaticus* und behebt Schleier vor den Augen. Die Karausche gilt als die schmackhafteste Karpfenart.
– Der Silberkarpfen tendiert in seinem Temperaturverhalten zur Wärme, seine diuretische Wirkung ist nicht ausgeprägt, und er wird vor allem zur *suppletio* des *o. lienalis* und zur Stützung von Qi eingesetzt.
– Die Karausche und der Schwarze Karpfen können in noch stärkerem Maße als andere Fische Hautaffektionen und Juckreiz zur Entfaltung bringen und sind in solchen Fällen nur mit äußerster Vorsicht einzusetzen.
– Der gemeine Karpfen (s.o.) hat im Vergleich zu den anderen Karpfenarten eine ausgesprochen diuretische Wirkung und wird in der chinesischen Diätetik bevorzugt zur diuretischen Ausleitung von *humor* eingesetzt (Shi 1988:25).

5.25 Meeräsche
(*ziyu* 鯔魚)

Verwendet wird das Fleisch der Großkopf-Meeräsche, *Mugil cephalus* L., aus der Familie der *Mugilidae* („Meeräschen", einer Familie barsch-ähnlicher Fische mit 281 Arten), die in Chinas Meeren sehr verbreitet ist. Die Großkopf-Meeräsche ist auch ein in Europa sehr geschätzter Speisefisch, der vor allem im Mittelmeer verbreitet ist. Nach dem Fang wird die Meeräsche von Schuppen, Kiemen und Innereien befreit, gewaschen und frisch verwendet.

Unter den neun wichtigsten Speisefischarten, die in China in großem Umfang gezüchtet werden, kommt der Meeräsche als einziger Nicht-Karpfenart eine Sonderrolle zu. Sie wird seit dem Ende des 1. Weltkrieges hauptsächlich in der Region um Hongkong in großem Stil gezüchtet (Simoons 1991:344). In der chinesischen Küche wird die Meeräsche meistens gedünstet oder in Sojasauce gekocht; sie gilt als hochwertiger Speisefisch (ZGPRCD 1992:64).

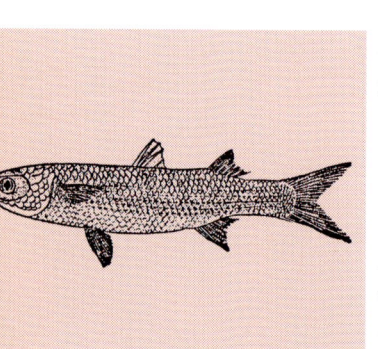

Chinesische Bezeichnungen:

ziyu 鯔魚, *ziyu* 子魚, *wuyu* 烏魚 oder *baiyan* 白眼.

Als diätetisches Mittel erstmals erwähnt im *Kaibao bencao* („Drogenkunde zur Kaibao-Regierungsdevise", um 974 von Liu Han u.a. verfaßt); im GM Kap. 44 („Fische mit Schuppen"), 1990:2432.

Temperaturverhalten: neutral

Sapor: süß

Orbisbezug: *o. stomachi*

Wirkung: den *o. stomachi* öffnend, den *o. lienalis* suppletierend, das Qi stützend, Muskeln, Sehnen und Knochen kräftigend.

Indikationen

1. *depletio* des *o. lienalis*: verminderter Appetit, Verdauungsstörungen, Abmagerung, Kraftlosigkeit des gesamten Körpers oder nur der Gliedmaßen, chronische Verdauungsblockaden bei Kindern unter fünf Jahren (vgl. 1., 2. und 3. Rezeptur)

2. bei Defizienz von Qi und Xue (vgl. 2. Rezeptur).

Zubereitungsarten

Gekocht, gedünstet, als Dekokt (Suppe).

Zusammensetzung
(nach westlicher Analytik)

100 g enthalten durchschnittlich: 74,6 g Wasser, 20,4 g Eiweiß, 4,3 g Fett, 1,2 g Mineralstoffe; 55 mg Kalzium, 215 mg Phosphor, 30 mg Magnesium, 1,5 mg Eisen (in chin. Werken keine Angaben, nur aus Souci/Kraut 1991:186).

Rezepturen

1. Meeräschensuppe mit Atractylodiswurzel (*Ziyu baizhu tang*)

100 g Meeräsche kochen und in der Suppe 15 g
großköpfige Atractylodiswurzel (Rhizoma
Atractylodis macrocephalae), 6 g Mandarinenschale (Pericarpium Aurantii) und 6 g frischen
Ingwer kochen, etwas Salz und andere Gewürze
zugeben und einnehmen.

In dieser Rezeptur wirkt die Meeräsche vor allem
suppletierend. Die gesamte Rezeptur kräftigt den
o. lienalis, öffnet den *o. stomachi* und ist deshalb
angezeigt bei *depletio* der *oo. lienalis et stomachi*,
vermindertem Appetit, Druck- oder Beklemmungsgefühl im Magenbereich, Diarrhö,
Abmagerung und Kraftlosigkeit (Liu 1987:343).

2. Meeräschensuppe mit Astragaluswurzel (*Ziyu huangqi tang*)

100 g Meeräsche mit 30 g Astragaluswurzel
(Radix Astragali) (evtl. auch 15 g Yamswurzel
[Rhizoma Dioscoreae]) kochen oder zuerst aus
den Arzneimitteln ein Dekokt bereiten und darin
den Fisch (dann bis zu 500 g) garkochen und
einnehmen.

Astragaluswurzel ist ein wichtiges Arzneimittel
zur *suppletio* von Qi und Xue. In Kombination
mit Meeräsche wird die den *o. lienalis*
suppletierende und das Qi und das Xue
stützende Wirkung verstärkt. Die Rezeptur ist
angezeigt bei Defizienz von Qi und Xue oder bei
anämischen Patienten; zugleich dient sie zur
Kräftigung von Muskeln und Sehnen (Liu
1987:343, Peng 1985:325).

3. Gedünstete Meeräsche (*Qingdun ziyu*)

500 g Meeräsche mit einer beliebigen Menge
frischem Ingwer, Mandarinenschale, schwarzem
Pfeffer und chin. Blütenpfeffer in etwas Wasser
dünsten. Bei vermindertem Appetit aufgrund von
depletio des *o. lienalis* (Peng 1985:325).

5.26 Hering (*leyu* 鰳魚 oder *shiyü* 鰣魚)

Die Angaben stützen sich auf die beiden in China gebräuchlichen Heringsarten *Ilisha elongata* (Bennett) (*leyu* 鰳魚) und *Macrura reevesii* (Richardson) oder *Hilsa reevesii* (*shiyu* 鰣魚) aus der Familie der *Clupeidae* („Heringe"). Die im Westen verbreitete Heringsart *Clupea harengus* ist mit diesen zwar nicht identisch, weist aber ähnliche Eigenschaften auf.

Heringe werden nach dem Fang ausgenommen und gewaschen und können entweder frisch verwendet werden (vor allem gedämpft oder in Sojasoße eingelegt) oder zur Konservierung gepökelt oder getrocknet werden (ZGPRCD 1992:60).

Chinesische Bezeichnungen: *leyu* 鰳魚 oder *leyu* 勒魚, *bailin yu* 白鱗魚, *kele yu* 克鰳魚 oder *huolin yu* 火鱗魚; *shiyu* 鰣魚 oder *wenyu* 瘟魚.

Macrura reevesii (*shiyu*) wird als diätetisches

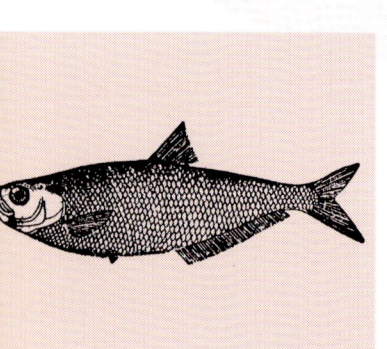

Mittel erstmals im *Shiliao bencao* erwähnt („Diätetische Drogenkunde", um 704 von Meng Shen verfaßt); *Ilisha elongata* (*leyu*) wird erstmals im GM Kap. 44 („Fische mit Schuppen"), 1990:2435 aufgeführt.

Temperaturverhalten: neutral
Sapor: süß
Orbisbezug: *o. lienalis*, *o. pulmonalis*
Wirkung: den *o. stomachi* öffnend, die „Mitte" sanft erwärmend, *depletio* (vor allem des *o lienalis*) suppletierend.

Indikationen

1. *depletio* der *oo. lienalis et stomachi*: verminderter Appetit, Diarrhö, Kraftlosigkeit, chronische Verdauungsstörungen bei Kindern unter fünf Jahren (vgl. 1. Rezeptur)
2. Defizienz von Qi und Xue: Palpitationen, Kurzatmigkeit oder auch verminderter Milchfluß post partum (vgl. 2. Rezeptur).

Zubereitungsarten

Gekocht, gedämpft, als Dekokt (Suppe) oder pulverisiert.

Zusammensetzung
(nach westlicher Analytik)

100 g *Macrura reevesii* (*shiyu*) enthalten durchschnittlich: 65 g Wasser, 16,9 g Eiweiß, 16,9 g Fett, 1,2 g Mineralstoffe; 33 mg Kalzium, 216 mg Phosphor, 2,1 mg Eisen (ZYaoDC:2623, entspricht ungefähr den Angaben für Hering in Souci/Kraut 1990:179).

Rezepturen
1. Heringssuppe (*Leyu tang*)

500 g Hering (*leyu*, *Ilisha elongata*) (oder 500 g Trockenfisch) in Wasser weich kochen (oder dämpfen), frischen Ingwer, Frühlingszwiebeln und Salz zugeben und einnehmen.

In dieser Rezeptur wirkt Hering vor allem den *o. lienalis* suppletierend, den *o. stomachi* öffnend und die Mitte sanft erwärmend. Durch die Zugabe der Gewürze wird die die „Mitte" erwärmende und den *o. stomachi* öffnende Wirkung noch verstärkt. Entsprechend ist sie einzusetzen bei *depletio* der *oo. lienalis et stomachi*, vermindertem Appetit, Diarrhö (Liu 1987:345, Peng 1985:322).

2. Heringssuppe mit Glockenwindenwurzel und Longanen (*Leyu shenyuan tang*)

500 g Hering (*leyu*, *Ilisha elongata*) mit 50 g Glockenwindenwurzel (Radix Codonopsitis) und 15 g Fruchtfleisch der Longane (Fructus Euphoriae) kochen und einnehmen.

In dieser Rezeptur wirkt Hering das Qi stützend und *depletio* suppletierend. Durch die Zugabe von Longanen und Glockenwindenwurzel wird das Qi noch mehr gestärkt und zugleich das Xue genährt und somit insgesamt sediert.

Entsprechend ist die Rezeptur einzusetzen bei Defizienz von Qi und Xue, Palpitationen, Kurzatmigkeit (Liu 1987:345).

3. Heringssuppe zur Kräftigung des o. lienalis (*Leyu* oder *Shiyu jianpi tang*)

Einen Hering (eine der beiden genannten Arten) mit 15 g Glockenwindenwurzel (Radix Codonopsitis), 30 g Yamswurzel (Rhizoma Dioscoreae) (und evtl. 15 g großköpfige Atractylodiswurzel [Rhizoma Atractylodis macrocephalae]) zusammen kochen. Oder zuerst die Arzneien kochen und abseihen, dann den Fisch im Dekokt gar kochen und verzehren. Bei *depletio* der *oo. lienalis et stomachi* mit vermindertem Appetit, Verdauungsstörungen, Spannungsgefühlen und Blähungen nach dem Essen, Kraftlosigkeit der Gliedmaßen (Peng 1985:322).

5.27 Barsch (*luyu* 鱸魚 und *guiyu* 鱖魚)

Die Angaben stützen sich auf zwei in China gebräuchliche barschähnliche Fische, *Lateolabrax japonicus* (Cuvier et Valenciennes) (*luyu* 鱸魚) und den sogenannten Mandarinfisch, *Siniperca chuatsi* (Basilewsky) (*guiyu* 鱖魚) aus den Familien der *Percidae* („Barsche") und *Scorpionidae*. Die im Westen verbreiteten Barscharten wie Flußbarsch, Zander oder Rotbarsch (aus der Familie der *Scorpionidae*) sind mit diesen zwar nicht identisch, weisen aber große Ähnlichkeiten auf.

Lateolabrax japonicus (*luyu* 鱸魚) ist vor allem in den Flüssen und Küstengebieten Chinas verbreitet, während der Mandarinfisch, *Siniperca chuatsi*, (*guiyu* 鱖魚) in Flüssen und Seen vorkommt.

Barsche werden nach dem Fang ausgenommen, gewaschen und frisch oder geräuchert verwendet. Sie gelten als Festtagsspeise und werden häufig in Öl oder Fett sautiert (ZGPRCD 1992:59).

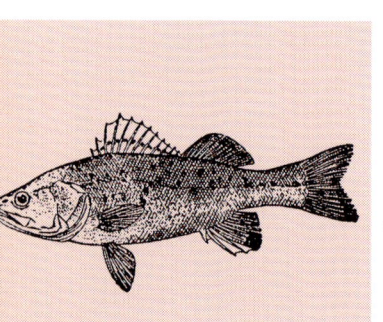

Chinesische Bezeichnungen

luyu 鱸魚, *hualu* 花鱸, *luban* 鱸板 oder *luziyu* 鱸子魚; *guiyu* 鱖魚, *guitun* 鱖豚, *shiguiyu* 石桂魚.

Beide barschähnlichen Fische werden als diätetische Mittel erstmals im *Shiliao bencao* erwähnt („Diätetische Drogenkunde", um 704 von Meng Shen verfaßt); im GM, Kap. 44, 1990:2444.

Temperaturverhalten: neutral
Sapor: süß
Orbisbezug: *oo. lienalis et stomachi*, (*o. hepaticus, o. renalis*)
Wirkung: die *oo. lienalis et stomachi* stützend, die *oo. hepaticus et renalis* sowie Qi und Xue suppletierend.

Indikationen

1. *depletio* der *oo. lienalis et stomachi*: verminderter Appetit, Diarrhö, Ödeme und Gedunsenheit (vgl. 1. Rezeptur)
2. Defizienz der *oo. hepaticus et renalis*: Schwäche von Muskeln, Sehnen und Knochen, unruhiger Fetus (vgl. 3. Rezeptur oder als Dekokt im Verein mit Cortex Eucommiae und Ramus Loranthi, Liu 1988:83)
3. Defizienz von Qi und Xue: Abmagerung, Auszehrung, Abgeschlagenheit (als Einzelmittel gekocht, Liu 1988:84)
4. *occlusiones* aufgrund von *ventus* sowie bei *ventus* in den *oo. intestinorum* mit blutiger Diarrhö (ZYaoDC 1986:2730, 2504).

CAVE: Kontraindiziert bei *humor algidus*-Symptomatiken (Liu 1987:349, ZyaoDC:2730).

Zubereitungsarten

Gekocht, als Suppe bzw. Dekokt.

Zusammensetzung
(nach westlicher Analytik)

100 g des eßbaren Anteils von *luyu, Lateolabrax japonicus* enthalten durchschnittlich: 78 g Wasser, 17,5 g Eiweiß, 3,1 g Fett, 1,0 g Mineralstoffe; 56 mg Kalzium, 131 mg Phosphor, 1,2 mg Eisen (ZYaoDC 1986:2504).

100 g des eßbaren Anteils vom Mandarinfisch enthalten durchschnittlich: 77 g Wasser, 18,5 g Eiweiß, 3,5 g Fett, Mineralstoffe 1,1 g; Kalzium 79 mg, Phosphor 143 mg, Eisen 0,7 mg (ZYaoDC:2730, die Angaben entsprechen bis auf den höheren Fett- und Kalziumgehalt ungefähr den Angaben für Barsch in Souci/Kraut 1991:200).

Rezepturen

1. Barschsuppe zur Kräftigung des *o. lienalis* (*Luyu jianpi tang*)

Aus 50 g Barsch, 10 g großköpfiger Atractylodiswurzel (Rhizoma Atractylodis macrocephalae), 5 g Mandarinenschale (Pericarpium Aurantii) und 0,5 g schwarzem Pfeffer ein Dekokt kochen und einnehmen.

Der Barsch wird hier in seiner die *oo. lienalis et stomachi* stärkenden Wirkung durch die großköpfige Atractylodiswurzel unterstützt. Mandarinenschale reguliert das Qi und kräftigt den *o. stomachi*; Pfeffer erwärmt die „Mitte" und kräftigt den *o. stomachi*. Bei *depletio* der *oo. lienalis et stomachi*, Verdauungsstörungen, vermindertem Appetit, Diarrhö oder Oberbauchschmerzen (Liu 1987:347).

2. Gedünsteter Barsch mit Astragaluswurzel (*Huangqi dun luyu*)

Einen ganzen Barsch (250 bis 500 g) mit 60 g Astragaluswurzel (Radix Astragali) langsam in wenig Wasser kochen und die Flüssigkeit mit dem Fisch verzehren.

Die Kombination von Astragaluswurzel und Barsch wirkt das Qi suppletierend und das Xue mehrend und kann besonders nach Verletzungen oder Operationen zur Wundheilung eingesetzt werden (Liu 1987:348).

3. Gedämpfter Barsch mit Fructus Amomi xanthoides (*Qingzheng sharen luyu*)

Einen etwa 250 g schweren Barsch mit 10 g zerkleinerter Fructus Amomi xanthoides und 10 g zerkleinertem frischem Ingwer füllen und mit Wasser und Salz dämpfen.

In dieser Rezeptur wirkt der Barsch vor allem den Fetus beruhigend und die „Mitte" suppletierend, während Fructus Amomi xanthoides das Qi reguliert und ebenfalls den Fetus beruhigt. Frischer Ingwer harmonisiert den *o. stomachi* und beseitigt Übelkeit und Erbrechen. Daher ist die Rezeptur angezeigt bei *depletio* des *o. lienalis* und Qi-Blockaden, Druckgefühl in der Magengrube, Übelkeit und Erbrechen sowie bei unruhigem Fetus (Liu 1987:348).

5.28 Sardelle
(*jiyu* 鱭魚)

Verwendet wird insbesondere die Sardellenart, *Coilia ectenes* Jordan et Seale, die zur Familie der *Engraulidae* gerechnet wird und vor allem am Unterlauf des Changjiang sowie im Gelben Meer und im ostchinesischen Meer verbreitet ist. Nach dem Fang werden Flossen und Innereien entfernt. Der Fisch wird entweder in frischem Zustand fritiert, gedämpft oder gekocht oder zur Konservierung eingesalzen (ZGPRCD 1992:49).

Chinesische Bezeichnungen: *jiyu* 鱭魚, *daoyu* 刀魚, *fengwei yu* 鳳尾魚 auch *jiangji* 江鱭.

Als diätetisches Mittel erstmals erwähnt im *Shiliao bencao* („Diätetische Drogenkunde", um 704 von Meng Shen verfaßt); im GM Kap. 44, 1990:2436.

Temperaturverhalten: warm
Sapor: süß
Orbisbezug: *oo. lienalis et stomachi*
Wirkung: die *oo. lienalis et stomachi* suppletierend, das Qi stützend.

Indikationen

1. *depletio* der *oo. lienalis et stomachi*: verminderter Appetit, Kraftlosigkeit, Verdauungsstörungen (als Einzelmittel gekocht zu verzehren oder vgl. 2. Rezeptur)
2. Defizienz von Qi und Xue: Müdigkeit und Kraftlosigkeit (vgl. 1. Rezeptur)
3. Hämorrhoiden zur äußeren Anwendung in eingesalzener Form (GM 1990:2436).

CAVE: Kontraindiziert bei *calor humidus*-Symptomatiken sowie bei Hautaffektionen (Liu 1987:352, ZyaoDC:2567, Peng 1985:319).

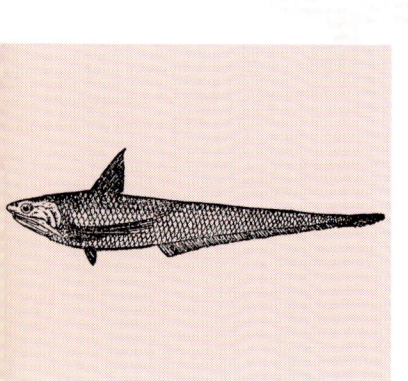

Zubereitungsarten

Gekocht, als Dekokt oder Suppe, fritiert oder
eingesalzen.

Zusammensetzung
(nach westlicher Analytik)

Enthält Eiweiß, Fett, Vitamin B_1, B_2, Kalzium,
Phosphor, Eisen etc. (Liu 1988:84, 1991:178).

Rezepturen

1. Fritierte Sardelle (*Zha fengwei yu*)

Eine etwa 250 g schwere Sardelle in einer
Mischung aus Bohnenmehl, Ei und Salz
panieren, in Öl fritieren und in Essig getunkt
verzehren.

Diese Rezeptur ist äußerst schmackhaft und kann
bei reichlichem Genuß *depletio* suppletieren (Liu
1987:352).

2. Sardellensuppe mit Mandarinenschalen und Fiederweißdornbeeren
(*Jiyu chenpi shanzha tang*)

30 g Sardellen mit 6 g Mandarinenschalen
(Pericarpium Aurantii) und 15 g Fiederweißdornbeeren (Fructus Crataegi) in einer beliebigen
Menge Wasser kochen und den Sud einnehmen.
In dieser Rezeptur wirkt die Sardelle die
oo. lienalis et stomachi suppletierend,
Mandarinenschale dient zur Kräftigung des
o. stomachi und zur Regulierung des Qi,
Fiederweißdornbeeren wiederum unterstützen
die Verdauung. Die Rezeptur ist angezeigt bei
depletio der *oo. lienalis et stomachi*, Verdauungsstörungen, vermindertem Appetit, Völle- und
Druckgefühl (Liu 1987:352).

5.29 Aal (*manli* 鰻鱺, oder *huangshan* 黃鱔)

Die Angaben stützen sich auf zwei in China verbreitete Aalarten, den sogenannten japanischen Aal, *Anguilla japonica* Temminck et Schlegel (*manli* 鰻鱺), der zur Familie der *Anguillidae* („Echte Aale") aus der Ordnung *Apodae* gehört, und den Reisaal, auch Schlammaal genannt, *Monopterus albus* (Zuiew) (*huangshan* 黃鱔), der Ordnung der *Symbranchidae* zugehörig. Da die Wirkrichtung dieser beiden Aalarten nur geringfügig differiert, behandeln wir an dieser Stelle beide Arten gemeinsam.

Der japanische Aal ist vor allem im Bereich des Changjiang, des Min und des Perl-Flusses sowie um die Insel Hainan beheimatet, während der Reisaal in Flüssen, Seen und Reisfeldern ganz Chinas verbreitet ist. Nach dem Fang werden Kopf, Schwanz, Kiemen und Innereien entfernt.

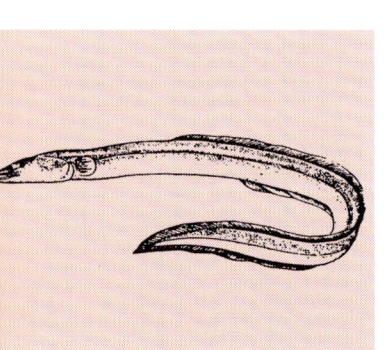

In frischem Zustand wird der Aal in der chinesischen Küche gekocht, gedünstet, gedämpft, fritiert oder Suppen beigegeben; zur Konservierung wird er häufig getrocknet (ZGPRCD 1992:53).

Chinesische Bezeichnungen: *manli* 鰻鱺, oder *manliyu* 鰻鱺魚; *baishan* 白鱔, *sheyu* 蛇魚, *manyu* 鰻魚, *baiman* 白鰻; *huangshan* 黃鱔, *shanyu* 鱔魚 oder *haishe* 海蛇.

Beide Aalarten werden als diätetische Mittel erstmals im *Mingyi bielu* erwähnt („Ergänzende Aufzeichnungen berühmter Ärzte", ca. 2. Jh., um 536 von Tao Hongjing kompiliert), wobei der Reisaal in der Oberen Abteilung und der japanische Aal in der Mittleren Abteilung aufgeführt wird; im GM, Kap. 44, 1990:2453.

Temperaturverhalten: japanischer Aal: neutral; Reisaal: warm
Sapor: süß
Orbisbezug: *o. hepaticus, o. renalis, o. lienalis*
Wirkung: *ventus* und *humor* vertreibend, Qi und Xue suppletierend; zusätzlich bei japanischem Aal: antiparasitisch, bei Reisaal: Muskeln, Sehnen und Knochen stärkend, Blutungen stillend.

Indikationen

1. *humor venti*-Befunde: *occlusio*-Schmerzen, vor allem Schmerzen und Ziehen in den Extremitäten, Kraftlosigkeit der Hüften und Beine, starker Juckreiz bei Windpocken (Shi 1988:26) (vgl. 2. Rezeptur oder als Dekokt mit Cortex Eucommiae, Ramuli Loranthi und Cortex Acanthopanacis radicis, Liu 1988:86)

2. *depletio*-Symptomatiken (japanischer Aal auch bei tiefgreifendem Erschöpfungssyndrom aufgrund von *calor depletionis* [„gedämpfte Knochen"] sowie bei chronischen Verdauungsblockaden bei Kindern unter fünf Jahren) oder Defizienz von Qi und Xue, Abgeschlagenheit, Kraftlosigkeit, Palpitationen, Kurzatmigkeit, Schwindel, verschwommene Sicht (im ersten Fall vgl. 1. Rezeptur; im zweiten Fall vgl. 3. Rezeptur)

3. blutende Hämorrhoiden; bei Reisaal zusätzlich: chronische Diarrhö, blutiger Stuhl, persistierende Lochien post partum (vgl. 3. Rezeptur).

CAVE: Kontraindiziert bei *depletio* der *oo. lienalis et stomachi* mit Durchfallneigung oder starker *pituita*-Belastung (vor allem japanischer Aal), bei *calor depletionis*-Symptomatiken, Diarrhö oder repletiven Befunden wie Spannungs- und Völlegefühlen im Abdomen (Blähungen) (vor allem Reisaal) (Liu 1987:354,356, 1991:90, ZYaoDC:2731, Peng 1985:336).

Zubereitungsarten

Gekocht, gebraten, gedämpft, als Suppe oder Dekokt, pulverisiert oder als Pille.

Zusammensetzung
(nach westlicher Analytik)

In 100 g eßbaren Anteilen des japanischen Aals sind durchschnittlich enthalten: 76 g Wasser, 14,5 g Eiweiß, 8 g Fett, 1,4 g Mineralstoffe; 166 mg Kalzium, 211 mg Phosphor, 1,8 g Eisen; ferner ist der japanische Aal relativ reich an Vitamin A (ZYaoDC 1986:2719).

In 100 g eßbaren Anteilen des Reisaals sind durchschnittlich enthalten: 80 g Wasser, 18,8 g Eiweiß, 0,9 g Fett, 1 g Mineralstoffe; 38 mg Kalzium, 150 mg Phosphor, 1,6 mg Eisen (ZYaoDC 1986:2731, Zhang 1990:121; diese Angaben weichen erheblich von denen für Aal in Souci/Kraut 1990:198 ab, vor allem der Fettgehalt liegt dort wesentlich höher, Vergleich der Fettanteile auch bei Read 1977a No. 163:59, Anm. 6).

Rezepturen

1. In Reiswein gekochter japanischer Aal
(*Jiu zhu manli*)

500 g japanischen Aal in große Stücke schneiden, in gleichen Teilen Wasser und Reiswein kochen und zur geschmacklichen Abrundung Salz, Essig und frischen Ingwer zugeben und einnehmen. Die Rezeptur stammt aus dem *Taiping shenghui fang* („Mustergültige und wohltätige Rezepte der Regierungsperiode Taiping", um 992 von Wang Huaiyin u.a. verfaßt) und stützt sich vor allem auf die *depletio* suppletierende und antiparasitische Wirkung des japanischen Aals. Die anderen Zutaten kräftigen darüber hinaus den *o. stomachi*. Die Rezeptur ist angezeigt bei schwachen und abgemagerten Patienten. In alten Quellen wird diese Rezeptur auch häufig zur Behandlung von Lungentuberkulose empfohlen (Liu 1987:355).

2. Brei mit japanischem Aal (*Manyu zhou*)

Einen japanischen Aal in kleine Stücke schneiden, und mit 250 g (Rundkorn-) Reis und Wasser zu einem dünnflüssigen Brei kochen. Mit Salz, Ingwer und Frühlingszwiebeln abschmecken und einnehmen.
Die Rezeptur stammt ursprünglich aus dem *Shiliao bencao* („Diätetische Drogenkunde", von Meng Shen um 704 verfaßt). Der Aal dient darin zur *suppletio* und zur Stützung der Orthopathie sowie zur Vertreibung von *humor venti* (Liu 1987:355, SLBC 1986:97).

3. Reisaalsuppe mit Astragaluswurzel
(*Huangqi shanyu geng*)

500 g Reisaal in feine Streifen schneiden und mit 30 g in Gaze gewickelter Astragaluswurzel (Rhizoma Astragali) in Wasser kochen. Darauf das Arzneimittel entfernen und Salz sowie frischen Ingwer zugeben und verzehren.
Astragaluswurzel ist ein wichtiges Arzneimittel zur *suppletio* von Qi und Xue. Verwendet man sie mit Reisaal wird die das Qi suppletierende und das Xue mehrende Wirkung erheblich verstärkt. Entsprechend ist die Rezeptur bei Defizienz von Qi und Xue, Abgeschlagenheit und Kraftlosigkeit einzusetzen; außerdem eignet sie sich bei Blutungen, wenn aufgrund von *depletio qi* das Xue nicht mehr gehalten bzw. gesammelt werden kann (Liu 1987:356).

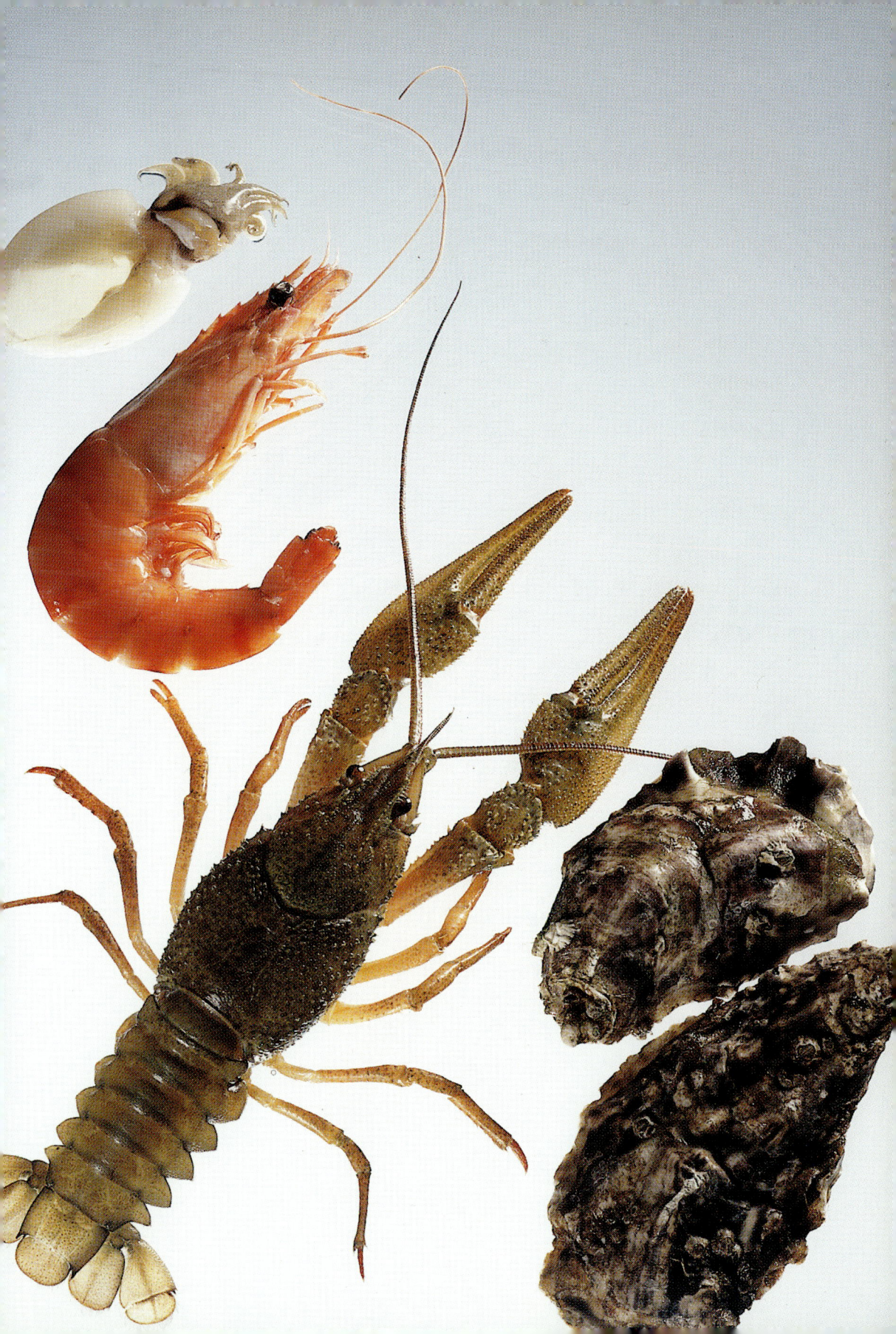

Meeresfrüchte

5.30 Tintenfisch (*moyu* 墨魚)

Verwendet wird das Fleisch verschiedener Tintenfische, vor allem der beiden Arten *Sepia esculenta* Hoyle (*wuzeiyu* 烏賊魚 oder *jinwuzei* 金烏賊) und *Sepiella maindroni* de Rochebrune (*wuzhen wuzei* 無針烏賊), die beide zur Familie der *Sepien* oder *Sepioidae* gehören und in den Küstengebieten Chinas weit verbreitet sind. Nach dem Fang wird der kalkige Schulp, der häufig als Arzneimittel verwendet wird (vgl. Os Sepiae, Porkert 1994:480), entfernt. Der Tintenfisch wird entweder in frischem Zustand angebraten, in Sojasoße gekocht oder gedünstet oder zur Konservierung getrocknet (Shi 1988:31).

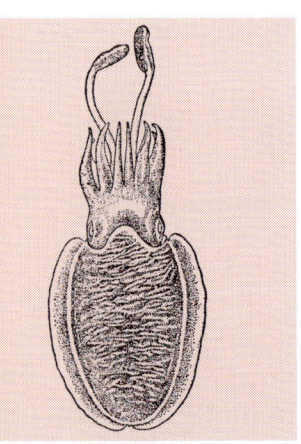

Chinesische Bezeichnungen: *moyu* 墨魚, *wuzeiyu* 烏賊魚 oder auch nur *wuyu* 烏魚.

Das Fleisch der Tintenfische wird als diätetisches Mittel erstmals in der Mittleren Abteilung des *Mingyi bielu* erwähnt („Ergänzende Aufzeichnungen berühmter Ärzte", ca. 2. Jh., 536 von Tao Hongjing kompiliert, 1986:194); im GM, Kap. 44, 1990:2470.

Temperaturverhalten: neutral
Sapor: salzig (GM: sauer)
Orbisbezug: *o. hepaticus, o. renalis*
Wirkung: das Yin rigierend, das Xue stützend, die *oo. hepaticus et renalis* suppletierend.

Indikationen

1. *depletio xue* oder *depletio* der *oo. hepaticus et renalis*: Amenorrhö, Schwindel, Ohrrauschen oder plötzliche massive Gebärmutterblutung, Fluor (vgl. 1 und 3. Rezeptur)
2. Defizienz von Qi und Xue post partum: verminderter Milchfluß (vgl. 2. Rezeptur).

Zubereitungsarten

Gekocht, als Dekokt oder Suppe oder pulverisiert.

Zusammensetzung (nach westlicher Analytik)

Enthält Eiweiß, Fett, Vitamin B_1, B_2, Niacin, Kalzium, Phosphor, Eisen etc. (Liu 1987:366).

Rezepturen

1. Tintenfischdekokt mit chinesischer Angelikawurzel (*Moyu danggui tang*)

100 g frischen Tintenfisch (oder 100 g getrockneten, den man zuvor in heißem Wasser einweicht) in kleine Stücke schneiden, mit 30 g chinesischer Angelikawurzel (Radix Angelicae sinensis) gar kochen, dann das Arzneimittel entfernen und nach Bedarf etwas Schweinefett, Salz und Ingwerscheiben zugeben. Suppe und Fleisch zusammen verzehren.

In dieser Rezeptur wirkt Tintenfisch vor allem das Yin rigierend und Xue suppletierend, während die chinesische Angelikawurzel das Xue dynamisiert und die Menstruation reguliert. Entsprechend wird die Rezeptur eingesetzt bei *depletio* von Yin und Xue, bei Amenorrhö oder spärlicher Regelblutung (Liu 1987:366).

2. Gedünsteter Tintenfisch mit Schweinefleisch (*Zhurou dun moyu*)

500 g mageres Schweinefleisch in kleine Stücke schneiden, 100 g getrockneten Tintenfisch in heißem Wasser einweichen und ebenfalls in kleine Stücke schneiden. Mit einer beliebigen Menge Wasser auf kleiner Flamme dünsten, mit Salz und frischem Ingwer abschmecken und verzehren.

Schweinefleisch und Tintenfisch wirken in diesem Zusammenhang das Xue suppletierend und den Milchfluß anregend. Entsprechend ist diese Rezeptur angezeigt bei *depletio xue* post partum mit vermindertem Milchfluß (Liu 1987:366).

3. Tintenfischdekokt mit Pfirsichsamen (*Moyu taoren tang*)

Einen Tintenfisch mit 10 Pfirsichsamen (Semen Persicae) kochen. Zur Behandlung von Amenorrhö (Peng 1985:332, ZYaoDC 1986:475).

5.31 Garnelen/Langusten (*xia* 蝦)

Unter dem Oberbegriff *xia* 蝦 werden verschiedene Arten der „Zehnfußkrebse" (*Decapoda*) zusammengefaßt, wie z.B. die im Süßwasser lebende, 8-9 cm lange Garnele, *Macrobrachium nipponensis* (de Haan) (*qingxia* 青蝦), aus der Familie der *Macrura* (nach Read 1977a:104 No.188) oder die im Salzwasser lebende orientalische Geißelgarnele *Penaeus orientalis* Kishinouye (*duixia* 對蝦) aus der Familie der *Penaeidae* („Geißelgarnelen") sowie verschiedene ebenfalls im Meer verbreitete Langustenarten, wie z.B. *Palinurus ornatus* Fabricius (*jinxiu longxia* 錦秀龍蝦), die zu den Langusten, *Palinuridae*, gehört.

Nach dem Waschen werden die Garnelen bzw. Langusten entweder frisch verwendet oder getrocknet. In diesem Zusammenhang sei darauf hingewiesen, daß der bei uns häufig verwendete Begriff „Krabben" eigentlich eine unrichtige Handelsbezeichnung für bestimmte Garnelen ist (Vollmer 1990:68).

In der chinesischen Küche werden Garnelen/Langusten angebraten, gekocht, fritiert oder für salatähnliche Zubereitungen verwendet. Sie können auch zu „Krabben"-Bällchen,

Kuchen oder Füllungen für Teigtaschen weiterverarbeitet werden (ZGPRCD 1992:71).

Chinesische Bezeichnungen: *xia* 蝦 oder *xiazi* 蝦子, *xiami* 蝦米 hauptsächlich für die im Süßwasser lebenden Garnelenarten (auch *hexia* 河蝦 genannt) oder *hongxia* 紅蝦 bzw. *dahongxia* 大紅蝦, *duixia* 對蝦, *longxia* 龍蝦 für die im Salzwasser verbreiteten Garnelen- bzw. Langustenarten (auch *haixia* 海蝦 genannt).

Als diätetische Mittel erstmals erwähnt in der Unteren Abteilung des *Mingyi bielu* („Ergänzende Aufzeichnungen berühmter Ärzte", ca. 2. Jh., 536 von Tao Hongjing kompiliert); im GM, Kap. 44, 1990:2478.

Temperaturverhalten: warm (Meeresgarnelen im GM: neutral)
Sapor: süß (Meeresgarnelen/Langusten: auch salzig)
Orbisbezug: *o. hepaticus*, *o. renalis*
Wirkung: das *yang renale* kräftigend, den Milchfluß durchlässig machend, entgiftend.

Indikationen

1. *depletio* des *yang renale*: Impotenz, Schmerzen im Lumbalbereich, Kraftlosigkeit (vgl. 1. und 3. Rezeptur)
2. Defizienz von Qi und Xue: verminderter Milchfluß bei Stillenden (vgl. 2. Rezeptur)
3. eitrige Geschwüre aufgrund von *algor depletionis*, oder schlecht heilende Wunden; Masern oder Pocken, wenn das Exanthem zu langsam oder zu schwach auftritt (in erstem Fall: vgl. 4. Rezeptur; im zweiten Fall als Einzelmittel gekocht oder pulverisiert; zu einer Paste zermörsert oder getrocknet und dann pulverisiert auch zur äußeren Anwendung, Liu 1988:89, 1991:185)

Zubereitungsarten

Gekocht, mit Gemüse gebraten, fritiert, als Dekokt, oder zu Pulver zermahlen. Zur äußeren Anwendung: zu einer Paste zermörsern oder über schwachem Feuer trocknen und zu Pulver zermahlen (ZYaoDC:1652).

Zusammensetzung
(nach westlicher Analytik)

100 g der eßbaren Anteile der Garnele *Macrobrachium nipponensis* enthalten durchschnittlich: 81 g Wasser, 16,4 g Eiweiß, 1,3 g Fett, 1,2 g Mineralstoffe; 99 mg Kalzium, 205 mg Phosphor, 1,3 mg Eisen etc. (ZYaoDC 1990:1651, entspricht ungefähr den Angaben aus Souci/Kraut 1991:213 für Garnelen)

Rezepturen

1. Mit chinesischem Lauch angebratene Garnelen (*Jiucai chao xianxia*)

150 g chinesischen Lauch und 240 g frische Garnelen mit Speiseöl und etwas Salz zusammen braten und verzehren.

In dieser Rezeptur dienen Garnelen und chinesischer Lauch zur *suppletio* des *yang renale*; entsprechend sind sie angezeigt bei Impotenz aufgrund von *depletio* des *o. renalis*, Samenverlust, unwillkürlichem Wasserlassen, Kraftlosigkeit im Lumbalbereich und in den Beinen (Liu 1987:372, Peng 1985:330, Ye 1978:250).

2. Garnelenwein (*Xiami jiu*)

180 g frische Garnelen leicht anbraten. Täglich etwa 3–5mal davon essen und erwärmten Reiswein dazu trinken. Statt des Reisweins kann man auch die Brühe von Schweinefüßen verwenden. (Man kann die frischen Garnelen auch in Reiswein dünsten und mit Brühe aus Schweinefüßen einnehmen.)

In dieser Rezeptur aus dem *Bencao gangmu shiyi* („Ergänzungen zur Systematischen Drogenkunde", von Zhao Xuemin um 1803 verfaßt) dienen die frischen Garnelen zur Mehrung von Qi und Xue und zur Durchlässigmachung des Milchflusses, dabei werden sie vom Reiswein unterstützt. Durch die Schweinefüßebrühe wird die milchbildende Wirkung nochmals verstärkt (Liu 1987:372, Peng 1985:330, Ye 1978:250).

3. Mit Garnelen gedünsteter Tofu (*Xiami dun doufu*)

15 g Garnelen und drei Stücke Tofu (Sojaquark) mit Frühlingszwiebeln, Ingwer und Salz dünsten. In der Rekonvaleszenzzeit bei Patienten mit *depletio yang* der *oo. lienalis et renalis* (Peng 1985:330).

4. Garnelensuppe mit Astragaluswurzel (*Huangqi xianxia tang*)

Aus 10 Garnelen und 9 g frischer Astragaluswurzel (Radix Astragali) eine Suppe bzw. ein Dekokt herstellen. Zur Behandlung von hartnäckigen Geschwüren aufgrund von *algor* (Peng 1985:330, Ye 1978:250).

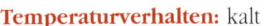

5.32 Krebse (*xie* 蟹)

Verwendet wird das Fleisch verschiedener
Krabben bzw. Kurzschwanzkrebse (*Brachyuren*),
die zu den Zehnfußkrebsen (*Decapodae*)
gerechnet werden. Am verbreitetsten sind in
China die im Süßwasser lebende Wollhandkrabbe, *Eriocheir sinensis* H. Milne-Edwards
(*zhonghua rongpangxie* 中華絨螯蟹 oder nur
pangxie 螃蟹, *hexie* 河蟹 oder *maoxie* 毛蟹)
und die Salzwasserkrabbe *Charybdis japonica*
(*haixie* 海蟹).
Nach dem Fang werden die Krabben
ausgenommen und die Scheren entfernt. In der
chinesischen Küche werden die frischen Krebse
angebraten, gekocht, fritiert oder für salatähnliche
Zubereitungen oder Suppen verwendet. Sie
können auch zu Krebsbällchen, Kuchen oder
Füllungen für Teigtaschen weiterverarbeitet
werden (ZGPRCD 1992:69).

Chinesische Bezeichnungen: *xie* 蟹; für die
Wollhandkrabbe: *pangxie* 螃蟹, *maoxie* 毛蟹,
hexie 河蟹 oder
daoxie 稻蟹;
Salzwasserkrabben:
haixie 海蟹.

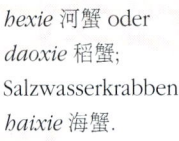

Als diätetisches Mittel
erstmals erwähnt in
der Mittleren
Abteilung von
„Shennongs Klassiker
der Drogenkunde"
(*Shennong bencaojing*, aus der Späten Han-Zeit,
verschollen, um 500 von Tao Hongjing neu
kompiliert); im GM, Kap. 45, 1990:2510.

Temperaturverhalten: kalt
Sapor: salzig
Orbisbezug: *o. hepaticus, o. stomachi*
Wirkung: *calor* kühlend, Xue dynamisierend,
Stasen zerstreuend, Muskeln, Sehnen und
Knochen stärkend.

Indikationen

1. Stasen des Xue: durch Unfallverletzungen,
   Muskel- oder Sehnenrisse, Knochenbrüche,
   Stasen des Xue, die mit Schwellungen und
   Schmerzen einhergehen oder bei Frauen mit
   Stasen des Xue post partum mit abdominellen
   Schmerzen, schwerer Geburt, Nichtausstoßen
   der Plazenta (bei Verletzungen: vgl. 1. und
   2. Rezeptur; im zweiten Fall: vgl. 3. Rezeptur
   oder ein Dekokt aus Krebsen, Reiswein und
   Essig)
2. Ikterus aufgrund von *calor humidus* (vgl.
   4. Rezeptur oder als Einzelmittel gebraten)
3. Hautgeschwüre, die durch die Berührung von
   frischem Lack entstehen, Verbrennungen (zur
   äußeren Anwendung frische Krebse
   zermörsern und auf die betroffenen Stellen
   auftragen, Liu 1991:129).

> **CAVE:** Kontraindiziert bei noch nicht
> beseitigten äußeren Heteropathien, *algor
> depletionis* der *oo. lienalis et stomachi*,
> Durchfallneigung und Husten sowie bei
> chronischen *ventus*-Erkrankungen, da Krebse
> leicht *ventus* mobilisieren können. Ferner
> sollte man Krebse während der Schwanger-
> schaft möglichst meiden und nicht mit
> Kakifrüchten zusammen verzehren (Liu
> 1987:377, ZYaoDC:2721, Shi 1988:29).

Zubereitungsarten

Gekocht, fritiert, gedämpft, in Reiswein
eingeweicht, als Dekokt, pulverisiert oder zu
Pillen geformt sowie zur äußeren Anwendung
zermörsert. In China wird großer Wert darauf
gelegt, Krebse möglichst lebend zu kaufen; vor
dem Verzehr tot gekaufter Flußkrebse wird
eingehend gewarnt (Shi 1988:29).

Zusammensetzung
(nach westlicher Analytik)

100 g des eßbaren Anteils enthalten durchschnittlich: 80 g Wasser, 14 g Eiweiß, 2,6 g Fett, 2,7 g
Mineralstoffe; 141 mg Kalzium, 191 mg Phosphor,
0,8 mg Eisen etc. (ZYaoDC:2721, entspricht
weitgehend den Angaben für Krebse in
Souci/Kraut 1991:215).

Rezepturen

1. In Reiswein eingelegte Krebse
(*Jiujin shengxie*)

250 g frische Flußkrebse zermörsern, in gelbem
Reiswein auf kleiner Flamme langsam erhitzen
und etwa 20 Minuten ziehen lassen. Die
Flüssigkeit auf mehrere Male verteilt trinken und
die festen Bestandteile auf die betroffenen Stellen
auftragen.
Für diese Rezeptur werden die ganzen Krebse
verwendet, die hier der Wiederherstellung von
Sehnen und Muskeln sowie zur Dynamisierung
von Xue dienen, während der gelbe Reiswein als
Hilfsarznei die Bahnen des Xue durchlässig
macht. Da die Rezeptur auch zur äußeren
Anwendung verwendet werden kann, ist sie bei
Knochenbrüchen und Verletzungen von Muskeln
und Sehnen gut geeignet (Liu 1987:378, Ye
1978:249, ZYaoDC 1986:2721).

2. Pulver zur Knochenheilung (*Hegu san*)

30–50 g Flußkrebse auf kleiner Flamme trocknen
und zu Pulver zermahlen. Jeweils 10 g davon mit
etwas klarem Branntwein einnehmen.
In dieser Rezeptur werden Flußkrebse zur
Wiederherstellung von Muskeln, Sehnen und
Knochen sowie zur Dynamisierung von Xue und
zur Beseitigung von Stasen verwendet. Der
Branntwein dient in diesem Zusammenhang als
Hilfsarznei. Die Rezeptur ist angezeigt bei
Verletzungen, Knochenbrüchen oder Muskel-
oder Sehnenrissen sowie bei Schwellungen und
Schmerzen aufgrund von Stasen (Liu 1987:378,
ZYaoDC 1986:2721).

3. Pulver aus Wollhandkrabbe und
Fiederweißdornbeeren (Fructus Crataegi)
(*Pangxie shancha san*)

30 g Wollhandkrabben und 30 g Fiederweißdornbeeren (Fructus Crataegi) auf kleiner
Flamme trocknen und zu feinem Pulver
zermahlen. Jeweils 15-20 g davon mit klarem
Branntwein einnehmen.
Aufgrund der Xue dynamisierenden und Stasen
transformiernden Wirkung beider Bestandteile
eignet sich diese Rezeptur vor allem zur
Behandlung von Schmerzen oder Verhärtungen
im Abdomen post partum aufgrund von Stasen
des Xue (Liu 1987:378).

4. Pillen aus Wollhandkrabben
(*Pangxie wan*)

500 g Wollhandkrabben verkohlen lassen (um
die Wirkcharakteristik zu erhalten, dürfen sie
nicht zu Asche zerfallen), zu Pulver zermahlen,
mit gelbem Reiswein vermischen und zu kleinen
Pillen formen. Täglich zweimal jeweils 30 g mit
warmem, abgekochtem Wasser einnehmen.
Wollhandkrabben dienen in dieser eher
volkstümlichen Rezeptur zur unterstützenden
Behandlung von Ikterus aufgrund von *calor
humidus* (Liu 1987:378, ZYaoDC 1986:2721).

5.33 Austern
(*muli rou* 牡蠣肉)

Verwendet wird das Fleisch verschiedener Austernarten, wie z.B. *Ostrea rivularis* Gould (*jinjiang muli* 近江牡蠣), *Ostrea gigas* Thunb. (*chang muli* 長牡蠣) oder *Ostrea talienwhanensis* Crosse (*dalianwan muli* 大連灣牡蠣) etc., die alle zur Familie der *Ostreae* gehören und in den Küstengebieten Chinas verbreitet sind, aber zum Teil auch gezüchtet werden.

Vor der Verwendung öffnet man die Schale, entnimmt das Fleisch und wäscht es. Als Arzneimittel ist die erhitzte und zerkleinerte Austernschale sehr gebräuchlich (vgl. Concha Ostreae, Porkert 1994:292).

Austern sind mindestens seit der Han-Zeit gebräuchliche Lebensmittel (Huang 1990:140). In Küstengebieten werden Austern auch roh

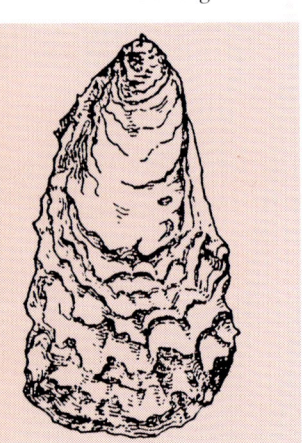

gegessen, aber meistens werden sie angebraten, fritiert und mit Gemüse oder Fleisch zubereitet. Zur Konservierung werden Austern entweder nur getrocknet oder gekocht und dann getrocknet oder zu „Austernsoße" verarbeitet (Simoons 1991:347, ZGPRCD 1992:74).

Chinesische Bezeichnungen: *muli* 牡蠣 bzw. *muli rou* 牡蠣肉, *muge* 牡蛤, *lige* 蠣蛤, *lihuang* 蠣黃, *hailizi* 海蠣子, *hao* 蠔.

Austern werden als diätetisches Mittel erstmals in der Oberen Abteilung von „Shennongs Klassiker der Drogenkunde" erwähnt (*Shennong bencaojing*, aus der Späten Han-Zeit, verschollen, um 500 von Tao Hongjing kompiliert); das Austernfleisch wird jedoch explizit erst im *Bencao shiyi* erwähnt („Ergänzung der Drogenkunde" von Chen Cangqi aus dem 8. Jh.); im GM, Kap. 46, erster Eintrag, 1990:2519.

Temperaturverhalten: neutral, mit Tendenz zur Kälte (GM: warm)
Sapor: süß und salzig (GM: nur süß)
Orbisbezug: *o. hepaticus, o. renalis*
Wirkung: das Yin rigierend, das Xue stützend, *calor* kühlend, sedierend.

Indikationen

1. *depletio yin-* und Erschöpfungssymptomatiken, Schädigungen der Säfte aufgrund von langwierigen *calor*-Erkrankungen: plötzliche massive Gebärmutterblutungen, nächtliche Schweiße, Palpitationen, Schlafstörungen (vgl. 1. und 2. Rezeptur)
2. *calor*-Prozesse: *calor*-Unruhe nach übermäßigem Alkoholgenuß, starker Durst, Vergiftungen durch Zinnober (rohe Austern mit Ingwer und Essig vermischt essen, Liu 1988:90, ZYaoDC 1986:1132, Shi 1988:28).

CAVE: Kontraindiziert bei *algor depletionis* der *oo. lienalis et stomachi* oder bei mangelnder Konsolidierung des *o. renalis* und Samenverlust (Liu 1987:380, ZYaoDC:1133).

Zubereitungsarten

Roh, gekocht, fritiert oder mit Gemüse gebraten, als Dekokt bzw. Suppe. Der vor allem in Südchina gebräuchlichen Austernsauce wird eine ähnliche Wirkung zugesprochen (Shi 1988:28, Lu, Henry 1986:125).

**Zusammensetzung
(nach westlicher Analytik)**

Der eßbare Anteil von Austern enthält
durchschnittlich: 82,7% Wasser, 8,7% Eiweiß,
1,5% Fett, 6,35% Glykogen, 1,3% Taurin, 1,3%
zehn verschiedener essentieller Aminosäuren,
1,76% Mineralstoffe sowie Vitamin A, B_1, B_2,
D und E (Read 1977a No.216, ZYaoDC:1132;
stimmen in etwa mit den Angaben aus
Souci/Kraut 1990:212 zur Auster überein).
Getrocknete Austern sind reich an Eiweiß,
Kalzium, Phosphor, Eisen sowie an Thiamin,
Riboflavin und Niacin; Austernsoße ist reich an
Kalium, Niacin und Eisen (Simoons 1991:348).

Rezepturen:

1. Austernsuppe (*Lihuang tang*)

250 g frische Austern und 100 g in dünne Streifen
geschnittenes mageres Schweinefleisch mit etwas
Speisestärke verrühren, in kochendes Wasser
geben und gar sieden. Etwas Salz hinzugeben
und das Fleisch mit der Suppe verzehren.
In dieser Rezeptur aus dem *Bencao shiyi*
(„Ergänzung der Drogenkunde" von Chen Cangqi
aus dem 8. Jh.) dient das Austernfleisch vor allem
zur nährenden Befeuchtung des Yin und zur
suppletio xue, während das magere Schweinefleisch die suppletive und stützende Wirkung
erhöht. Die Rezeptur ist angezeigt bei langwierigen *depletio yin*- und Xue-Erkrankungen,
bei plötzlichen massiven Gebärmutterblutungen,
geschwächter Konstitution und vermindertem
Appetit, Auszehrung etc. (Liu 1987:380).

2. Austernsuppe mit Brauntang
(*Lirou daisi tang*)

50 g Brauntang (Thallus Laminariae) in Wasser
einlegen, waschen und in feine Streifen
schneiden, dann in Wasser kochen, bis er ganz
weich ist. 250 g Austernfleisch zugeben und
beides zusammen kochen, mit Salz und
Schweinefett abschmecken.
In dieser Rezeptur dienen Austern zur
nährenden Befeuchtung und zur *suppletio* von
depletio, während Brauntang Verfestigungen
erweicht und Verknotungen zerstreut. Sie ist
angezeigt bei Kindern mit *depletio*-Symptomatik,
Hilustuberkulose, Tuberkulose der
Halslymphknoten oder bei emporschlagendem
calor aufgrund von *depletio yin*, nächtlichen
Schweißen, Nervosität, Palpitationen,
Schlafstörungen etc. (Liu 1987:380, Ye 1978:259).

5.34 Abalone (*baoyu* 鮑魚)

Verwendet wird das Fleisch von Abalonen, auch Meerohren oder Seeohren genannt, die zu den Meeresschnecken, und zwar speziell zur Familie der *Haliotidae* gehören. In China werden vor allem Arten verwendet wie *Haliotidis diversicolor* Reeve (*jiukong bao* 九孔鮑), die in den südlichen Küstengebieten verbreitet ist, oder *Haliotidis gigantea discus* Reeve (panda bao 盤大鮑), die vor allem in den nördlichen Küstengebieten Chinas vorkommt.
Abalonen werden von der Schale befreit und frisch (zu diversen Festtagsgerichten) oder getrocknet verwendet. Die Schalen der Abalone, *Concha Haliotidis* (*shijue ming* 石决明), sind ein häufig verwendetes Arzneimittel (vgl. Porkert 1994:302).

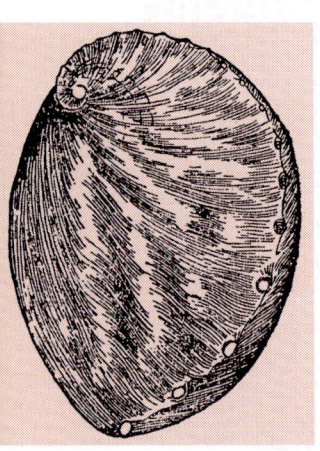

Chinesische Bezeichnungen:
baoyu 鮑魚, *fuyu* 鰒魚, *jingmian yu* 鏡面魚, *mingmu yu* 明目魚, *shijueming rou* 石决明肉.

Die Schale der Abalone wird als Arzneimittel bereits in der Oberen Abteilung des *Mingyi bielu* erwähnt („Ergänzende Aufzeichnungen berühmter Ärzte", ca. 2. Jh., um 536 von Tao Hongjing kompiliert); das Fleisch der Abalone dagegen erst in der „Illustrierten Drogenkunde" (*Tujing bencao*, 1061 von Su Song u.a. verfaßt); im GM Kap. 46, 1990:2529.

Temperaturverhalten: neutral
Sapor: süß und salzig
Orbisbezug: *o. hepaticus, o. renalis*
Wirkung: Yin rigierend, *calor* kühlend, das Struktivpotential stützend und die Sicht klärend.

Indikationen

1. *depletio yin* der *oo. hepaticus et renalis* oder tiefgreifendes Erschöpfungssyndrom aufgrund von *calor depletionis* („gedämpfte Knochen"), chronischer Husten (vgl. 1. Rezeptur oder als Einzelmittel gekocht oder mit Astragaluswurzel gekocht)

2. *depletio yin* des *o. hepaticus* und unzureichende Bereitstellung von Xue: verschwommene Sicht, Trübsichtigkeit (Katarakt), Amenorrhö, plötzliche massive Gebärmutterblutungen, Fluor, verminderter Milchfluß (vgl. 2. Rezeptur oder Abalone mit Frühlingszwiebeln gekocht, Liu 1987:381, ZYaoDC 1986:2683)

3. Ikterus und verschiedene Arten von Miktionsstörungen (Shi 1988:28).

> **CAVE:** Kontraindiziert bei *depletio* des *o. lienalis* (aufgrund der Festigkeit und schweren Verdaulichkeit der Abalonen). In solchen Fällen empfiehlt es sich, nur den Saft von Abalonen zu trinken (ZyaoDC:2683).

Zubereitungsarten

Gekocht (auch in Sojasoße), gedämpft oder als Dekokt bzw. Suppe.

Zusammensetzung (nach westlicher Analytik)

Enthält Eiweiß, Fett, Mineralsalze, 20 verschiedene Aminosäuren etc. (Liu 1991:197, 1987:381).

Rezepturen

1. Abalonesuppe (*Baoyu tang*)

Aus 60 bis 120 g Abalonen mit einer beliebigen Menge Wasser eine Suppe kochen, mit Salz abschmecken und täglich auf zwei Portionen verteilt einnehmen.

In dieser Rezeptur wirkt Abalone das Yin rigierend und *calor* kühlend. Sie ist angezeigt bei chronischen Erschöpfungszuständen, auch bei nächtlichen Schweißen oder chronischem Husten (Liu 1987:381).

2. Dekokt mit Abalonenfleisch und -schale (*Baoyu jueming tang*)

30 g Abalonenfleisch und 30 g (zerkleinerte) Abalonenschale (Concha Haliotidis), 30 g Bocksdornfrüchte (Fructus Lycii) und 10 g Chrysanthemenblüten (Flos Chrysanthemi) mit einer beliebigen Menge Wasser kochen und einnehmen.

Die kombinierte Anwendung von Abalonen-fleisch und -schale eignet sich besonders zur Behandlung von Augenbeschwerden. Durch die Zugabe von Bocksdornfrüchten und Chrysanthemenblüten wird die *suppletio* des *o. hepaticus*, die Stützung des Struktivpotentials sowie die Klärung der Sicht zusätzlich verstärkt. Bei *calor* aufgrund von *depletio* des *o. hepaticus* zeigen Abalonenschale und Chrysanthemen-blüten zusätzlich eine *calor* kühlende Wirkung im *o. hepaticus*. Entsprechend ist die Rezeptur angezeigt bei schlechter oder verschwommener Sicht oder Schleiern vor den Augen sowie bei Trockenheit der Augen (Liu 1987:382).

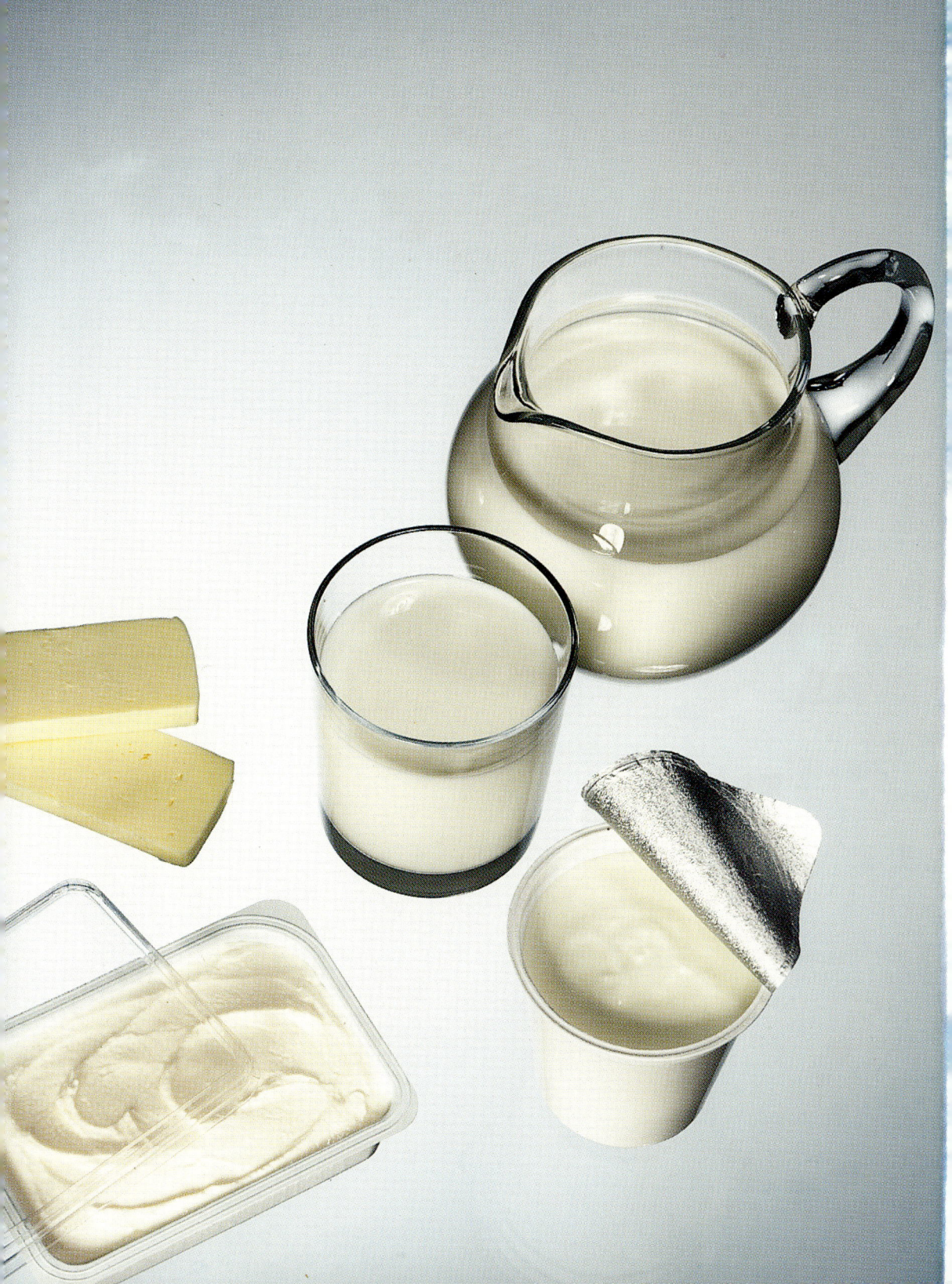

6 Milchprodukte, Gewürze, Genußmittel und Sonstiges

6.1 Einführung

China wird generell zu den „nicht-milch-trinkenden bzw. nicht-milchverarbeitenden" Gesellschaften gezählt, das heißt, daß in der Ernährung dieser Gesellschaften **Milch oder Milchprodukten** eine sehr untergeordnete Rolle zukommt. Gemäß einer neueren Studie (Chen, Campbell 1990:63) werden Milch (*ru* 乳) und Milchprodukte (*ruzhipin* 乳制品) in den meisten Provinzen Chinas selten oder gar nicht konsumiert; nur die Bevölkerung der Inneren Mongolei und Xinjiangs, im äußersten Norden Chinas, verzehrt bis zu 857 g Milchprodukte pro Tag und deckt damit über 50% ihrer Kalorien- und über 70% ihrer Proteinzufuhr. Nach einer Schätzung aus den frühen 80er Jahren machte Milch im gesamten China weniger als 1% aus (Simoons 1991:462).

Das war jedoch nicht immer so. Zwischen der Han- und Tang-Dynastie fanden Milch und Milchprodukte unter dem Einfluß des Buddhismus und durch die vermehrten Kontakte mit den benachbarten Fremdvölkern in China zunehmend größere Bedeutung – eine Entwicklung, die ihren Höhepunkt in der Tang-Zeit (618-907) erreichte. Nach der Eroberung Chinas durch die Mongolen im 13. Jh. stieg der Milchkonsum wieder an, und auch unter den späteren Dynastien verschwanden Milch und Milchprodukte nie vollständig aus der chinesischen Ernährung. Es kam ihnen jedoch als Nahrungs-mittel eine eher untergeordnete Bedeutung zu, oder ihr vermehrter Konsum blieb auf bestimmte Gebiete (wie z.B. Yunnan und Zhejiang) beschränkt (Simoons 1991:459).

Bereits in den ersten Jahrhunderten nach Christus hatten sich in China hochentwickelte Milchverarbeitungstechnologien herausgebildet, wie z.B. die Fermentation von Milch unter kontrollierten Temperaturen mit thermophilen Fermenten (*lao* 酪) oder die Herstellung von Butter (*su* 酥) (Sabban 1986:36, 52). In der chinesischen Küche werden Milch oder Milchprodukte in der Regel nicht als fertige Speisen verwendet, sondern weiterverarbeitet. So werden seit der Nördlichen Wei-Zeit (386-534) bis zum Ende der Yuan-Zeit (1279-1368) Butter und Milch vor allem bei der Herstellung von Gebäck verwendet. Fermentierte Milch wird auch häufig Suppen und Soßen zugesetzt. Gegen Ende der Ming-Zeit (1368-1644) kommen spezielle Milchdesserts auf, in denen Milch sogar der Hauptbestandteil ist (Sabban 1986:48). Das Trinken von Milch blieb allerdings ein Charakteristikum der Fremdvölker und wurde von den Chinesen nie übernommen.

Im Gegensatz zur Ernährung waren Milch und Milchprodukte in der chinesischen Medizin immer von nicht zu unterschätzender Bedeutung. Sie werden seit alters her in fast allen Pharmakopöen und diätetischen Handbüchern aufgeführt, allerdings nicht in einem gesonderten Kapitel, sondern als Anhang zu den Einzeleintragungen über tierische Arzneimittel bzw. Fleisch. Aufgrund der Bedeutung von Milch und Milchprodukten in der westlichen Ernährung haben wir Milch und Milchprodukte nicht im Zusammenhang mit Fleisch sondern gesondert aufgeführt.

Die Bedeutung der menschlichen Milch (*ruzhi* 乳汁) erläutert Li Shizhen wie folgt: „Soweit wir wissen, wird die Milch aus dem Yin und Xue transformiert. Sie entsteht in den *oo. lienalis et stomachi* und sammelt sich in den *ss. respondens et impedimentalis*. Wenn noch kein Kind empfangen wurde, senkt sich (die Flüssigkeit) als Regelblutung ab. Nach der Empfängnis verweilt sie und nährt den Fetus. Nach der Geburt des Kindes wird ihre dunkelrote Farbe zu weiß, und sie steigt als Milch nach oben." (GM, Kap. 52, 1990:2950, Sivin und Cooper 1973:227). Die sich daraus ableitende nährende, kräftigende, *depletio* suppletierende und Yin und Xue stützende Wirkung wird, wie wir noch genauer sehen werden, auch der Milch von Tieren und anderen Milchprodukten zugeschrieben. Der Genuß von Milch wird traditionell vor allem kranken oder alten Menschen empfohlen (Sabban 1986:50).

Süßmittel wie verschiedene Zuckerarten und Honig gelten in der chinesischen Diätetik generell als süß und neutral bis warm und dienen bevorzugt zur *suppletio* der „Mitte" sowie zur Stillung von akuten Schmerzen. Sie sind kontraindiziert bei *humor*- oder *pituita*-Belastungen, und einige Zuckerarten unterstützen *calor*-Prozesse. Um die Zucker und Honig zugesprochene Wirkung richtig zu verstehen, sei darauf hingewiesen, daß traditionell in China sehr wenig Süßmittel gebraucht wurden (der jährliche Pro-Kopf-Verbrauch von Honig wurde in den 20er bis 30er Jahren auf 10 g geschätzt; zum Vergleich USA: 1985 500–600 g, West-deutschland: 1200–1300 g; Zucker machte in den 20er bis 30er Jahren 0,5% der Gesamtkalorien aus; in den USA zur gleichen Zeit 10,1%, Simoons 1991:377). Dies mag zum einen auf die chinesischen Eßgewohnheiten zurückzuführen sein (keine süßen Desserts, nur als Zwischen-gerichte bei großen Banketten), zum anderen auf die wichtige Grundregel der chinesischen Küche der „Ausgewogenheit der Fünf Sapores", die kein zu starkes Übergewicht von Süßem zuläßt. Erst in den letzten Jahrzehnten hat sich mit zunehmen-der Verwestlichung der Lebensgewohnheiten in

bestimmten Gebieten Chinas auch ein enormer Anstieg des Zuckerverbrauchs gezeigt (Simoons 1991:381, Anderson 1975).

Gewürze wie Pfeffer, Gewürznelken, Muskat oder Zimt haben im allgemeinen ein warmes Temperaturverhalten und einen scharfen Sapor; sie dienen hauptsächlich zur Erwärmung der „Mitte" und zur Kräftigung des *o. stomachi* und sind somit dem Appetit und der Verdauung förderlich. Würzmittel wie Salz, Essig und Sojasoße nehmen eine Sonderstellung ein, die in den Monographien genauer erläutert wird.

Für die Zubereitung von Speisen sind **Fette und Öle** von besonderer Bedeutung. Vor der Han-Zeit wurden in der chinesischen Küche tierische Fette verwendet. Die Gewinnung von pflanzlichen Ölen hat sich erst in der Han-Zeit entwickelt (Huang 1990:140), doch seit dieser Zeit stellen die pflanzlichen Öle den Hauptanteil der zur Speisezubereitung verwendeten Fette und Öle dar (Bray 1984:519). Im alten China war Speiseöl jedoch eine Kostbarkeit. Fritiert wurde nur an Festtagen, in Restaurants oder in der Oberschicht. Die alltäglichen Zubereitungsformen waren Kochen und Dämpfen (Simoons 1991:286). Die in China am weitesten verbreiteten pflanzlichen Öle sind Sojaöl (vor allem im Norden), Rapsöl und seit seiner Einführung gegen Ende der Ming-Zeit auch das Erdnußöl. Eine Sonderstellung nimmt Sesam ein, der als „König der Ölsamen" gilt. Sesamöl, das auch als „Duftendes Öl" *xiangyou* (香油) bezeichnet wird, findet nicht nur als Speiseöl Verwendung, sondern auch als Würzmittel zur geschmack-lichen Verfeinerung von Speisen (Bray 1984:525, Simoons 1991:291).

Im modernen China wurden von der Regierung Anstrengungen unternommen, Oliven und Sonnenblumen zur Ölgewinnung in größerem Rahmen anzubauen (Simoons 1991:251, 286).

Über die diätetische Wirkung von Oliven- oder Sonnenblumenöl (vgl. Kap. A.2.30) sind uns jedoch keine ausreichenden Aussagen überliefert.

Als tierisches Fett ist in China Schweinefett am gebräuchlichsten.

Wenn sie nicht erhitzt werden, ist das Temperaturverhalten von Fetten und Ölen meistens neutral. Durch Erhitzen, z.B. beim Fritieren, verändert sich das Temperaturverhalten und wird trocken und heiß.

Generell wirken Fette und Öle das Yin rigierend und *ariditas* befeuchtend. Entsprechend werden sie in unerhitztem Zustand vor allem als Laxativ gegen Obstipation eingesetzt.

Bei tierischem Fett tritt der Feuchtigkeit spendende und klebrige Charakter besonders deutlich hervor. Deshalb ist beim Genuß von tierischem Fett darauf zu achten, daß sich keine außen induzierten Heteropathien festsetzen und zu chronischen krankhaften Erscheinungen führen.

Bei *depletio* der „Mitte" und Diarrhö sowie bei *calor pituitae*-Befunden sollten Fette und Öle nur mit Vorsicht angewendet und fritierte Speisen möglichst gänzlich gemieden werden (Shi 1988:32).

Milchprodukte

6.2 Kuhmilch
(*niuru* 牛乳)

Verwendet wird die Milch des Hausrindes, *Bos taurus domesticus* Gmelin (*huangniu* 黃牛) oder des Wasserbüffels, *Bubalus bubalis* L. (*shuiniu* 水牛), die zur Familie der *Bovidae* gehören und in ganz China gezüchtet werden, wobei Wasserbüffel vor allem im Süden verbreitet sind. Man gebraucht in der Regel die frische Milch, die jedoch zuvor stets abgekocht wird.

Wie bereits in der Einführung zu diesem Kapitel (s. Kap. A.6.1) ausführlich dargestellt wurde, haben die Chinesen das Trinken von Milch nie von den benachbarten Völkern übernommen. Der Gebrauch von Kuhmilch beschränkte sich daher vor allem auf die Zubereitung von Speisen, wie Gemüsegerichte, Süßspeisen und kleine Imbisse (ZGPRCD 1992:84).

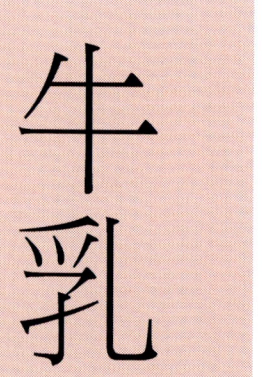

Chinesische Bezeichnungen:
niuru 牛乳, *niunai* 牛奶.

Kuhmilch wird als diätetisches Mittel erstmals in der Oberen Abteilung des *Mingyi bielu* erwähnt („Ergänzende Aufzeichnungen berühmter Ärzte", ca. 2. Jh., um 536 von Tao Hongjing kompiliert); im GM Kap. 50 („Wilde Tiere"), 1990:2751.

Temperaturverhalten: neutral (mit einer Tendenz zur Kühle)
Sapor: süß
Orbisbezug: *o. pulmonalis, o. stomachi* (*o. cardialis*)

Wirkung: *depletio* suppletierend, die *oo. pulmonalis, stomachi et cardialis* stützend, Säfte hervorbringend, die *oo. intestinorum* sowie die Haut befeuchtend, Qi absenkend, *calor* kühlend und entgiftend.

Indikationen

1. *depletio*- oder Schwäche-Symptomatik (auch im Senium): Überanstrengung, Auszehrung; oder Defizienz von Qi und Xue: Schwindel, verschwommene Sicht, geistige Abgeschlagenheit, Kraftlosigkeit (vgl. 1. Rezeptur)
2. *depletio* des *yin stomachi*: Dysphagie und Regurgitation; oder Schädigung der Säfte aufgrund von anhaltenden *calor*-Symptomatiken: Diabetes (*sitis diffundens*), Trockenheit des Mundes, Obstipation (vgl. 3.-6. Rezeptur).

> **CAVE:** Kontraindiziert bei *depletio* der *oo. lienalis et stomachi* mit Durchfallneigung sowie bei *humor*- oder *pituita*-Belastungen.

Zubereitungsarten

Gekocht, als Brei.

In diätetischen Handbüchern wird besonders darauf aufmerksam gemacht, daß Tiermilch nur nach dem Abstillen oder bei Milchmangel menschliche Muttermilch ersetzen sollte. Ferner wird Kuhmilch als Getränk oder als Milchbrei vor allem alten Menschen empfohlen, bei denen eine *ardor*-Symptomatik im Vordergrund steht. (nach *Suixiju yinshipu*, von Wang Shixiong um 1861 verfaßt).

Zusammensetzung
(nach westlicher Analytik).

100 g Milch enthalten durchschnittlich: 87 g Wasser, 3,1 g Eiweiß, 3,5 g Fett, 6 g Kohlenhydrate, 0,7 g Mineralstoffe; 120 mg Kalzium, 90 mg Phosphor, 0,1 mg Eisen sowie die Vitamine A, B_1, B_2, B_6 und C etc. (ZyaoDC

1986:412, Zhang 1990:136, stimmt im wesentlichen mit den Angaben für Vollmilch in Souci/Kraut 1991:16 überein).

Rezepturen

1. Milchbrei mit Jujubenfrüchten (*Niunai dazao zhou*)

500 g Kuhmilch, 25 g Jujubenfrüchte (Semen Jujubae) und 100 g (Rundkorn-) Reis zu einem Brei kochen. Zur Behandlung von auf *depletio* beruhender Überanstrengung sowie bei Defizienz von Qi und Xue (Peng 1985:295, Liu 1988:78).

2. Knoblauch-Milch (*Dusuan niuru geng*)

250 g Kuhmilch und 25 g Knoblauch so lange zusammen kochen, bis eine konzentrierte Flüssigkeit entsteht, diese in warmem Zustand einnehmen. Die Rezeptur dient vor allem zur Behandlung von Spulwurm-Befall (Peng 1985:295).

3. Milch mit Bletilla-striata-Wurzelknollen (*Baiji niunai*)

250 g Kuhmilch abkochen und mit 50 g Bienenhonig versetzen, dann 6 g Bletilla-striata-Wurzelknollenpulver (Tuber Bletillae) zugeben und einnehmen. Die Rezeptur dient vor allem zur Kühlung von *calor* und zur Befeuchtung der *oo. intestinorum* und wird daher zur Behandlung von Zwölffingerdarmgeschwüren verwendet (Peng 1985:295).

4. Mit dem Saft von chin. Lauch und Ingwer versetzte Milch

Eine Tasse Milch mit 60 g chin. Lauchsaft und 15 g frischem Ingwersaft verrühren und warm einnehmen.

Die Rezeptur stammt ursprünglich aus den „Zentralen Methoden des Dan Xi" (*Dan Xi xinfa*, von Zhu Zhenheng 1482 verfaßt) und wird zur Behandlung von Regurgitation eingesetzt (ZyaoDC:412, Jiang 1990:264, Liu 1987:319).

5. Mit Ingwersaft versetzte Milch

Jeweils 250 ml Kuhmilch und frischen Ingwersaft auf 250 ml einkochen und auf zwei Portionen verteilt einnehmen.

Die Rezeptur stammt ursprünglich aus den „Rezepturen, die tausend Goldstücke wert sind" (*Qianjin fang*, von Sun Simo um 650 verfaßt) und dient zur Behandlung von Schluckauf bei Kleinkindern (ZyaoDC 1986:412, Jiang 1990:264).

6. Mit Schafsmilch versetzte Kuhmilch

Jeweils 75–100 ml Schaf- und Kuhmilch vermischen und nach Bedarf trinken. Zur Behandlung von Diabetes (*sitis diffundens*), *calor* in den *oo. cardialis et lienalis*, *depletio* und *algor* im unteren Calorium sowie bei gehäufter Miktion und Abmagerung (ZyaoDC:412, Jiang 1990:265, Liu 1987:319).

6.3 Schaf- und Ziegenmilch (*yangru* 羊乳)

Verwendung findet die Milch der Ziege, *Capra hircus* L. (*shanyang* 山羊), und des Schafes, *Ovis aries* L. (*mianyang* 綿羊), zur Familie der *Bovidae* („Hornträger") gehörend, die in ganz China verbreitet sind. In der Regel gebraucht man die frische Milch, die jedoch zuvor abgekocht wird.

Wie bereits in der Einführung zu diesem Kapitel (S. 333) ausführlich dargestellt wurde, haben die Chinesen auch das Trinken von Schaf- und Ziegenmilch nie von den benachbarten Völkern übernommen. Der Gebrauch von Schaf- und Ziegenmilch beschränkte sich daher vor allem auf die Zubereitung von Speisen (ZGPRCD 1992:84).

Chinesische Bezeichnungen:
yangru 羊乳 oder *yangnai* 羊奶.

羊乳

Als diätetisches Mittel erstmals erwähnt im *Mingyi bielu* („Ergänzende Aufzeichnungen berühmter Ärzte", ca. 2. Jh., um 536 von Tao Hongjing kompiliert); im GM Kap. 50 („Wilde Tiere"), 1990:2731.

Temperaturverhalten: warm
Sapor: süß
Orbisbezug: *o. pulmonalis, o. stomachi* (*oo. cardialis et renalis*)
Wirkung: erwärmend und befeuchtend, *depletio* suppletierend, den *o. stomachi* stützend.

Indikationen:

1. *depletio*-Symptomatiken: allgemeine Schwäche, Überanstrengung, Abmagerung (vgl. 1 und 2. Rezeptur)
2. *depletio* des *yin stomachi*: Trockenheit des Mundes, Diabetes (*sitis diffundens*), Brechreiz und Aufstoßen, Regurgitation und Geschwüre im Mund (entweder nur die gekochte Milch warm trinken oder vgl. 1. Rezeptur)
3. *ariditas* der *oo. intestinorum*, Obstipation (Liu 1987:315).

Zubereitungsarten

Gekocht, auch zur äußeren Anwendung bei Geschwüren im Mund oder bei Lack-Geschwüren empfohlen (ZYaoDC:961). Auch der Verzehr von Schaf- bzw. Ziegenmilch wird besonders Kindern oder alten Menschen empfohlen (ZYaoDC 1986:961, Shi 1988:20).

Zusammensetzung
(nach westlicher Analytik)

100 g Schaf- oder Ziegenmilch enthalten durchschnittlich: 87 g Wasser, 3,8 g Eiweiß, 4,1 g Fett, 5 g Kohlenhydrate, 0,9 g Mineralstoffe; 140 mg Kalzium, 106 mg Phosphor, 0,1 mg Eisen etc. (ZyaoDC:961, entspricht weitgehend den Angaben für Ziegenmilch in Souci/Kraut 1991:20).

Rezepturen
1. Dünnflüssiger Milchbrei mit Yamswurzelknollen (*Shanyao naihu*)

Yamswurzelknollen (Rhizoma Dioscoreae) zu feinem Pulver zerreiben. Schaf- bzw. Ziegenmilch abkochen, dann das Yamsknollenpulver zugeben, umrühren und einnehmen. Zur Behandlung von extremem Durst und Trockenheit des Mundes, Regurgitation, Schwäche in Hüften und Beinen (Peng 1985:299).

2. Schaf- bzw. Ziegenmilchbrühe
(*Yangru geng*)

Aus Schaf- oder Ziegenmilch und Schaf- bzw.
Ziegenfett eine Brühe oder Suppe bereiten und
einnehmen. Zur Behandlung von *depletio* des
o. renalis. Die Rezeptur stammt ursprünglich aus
dem *Shiliao bencao* („Diätetische Drogenkunde“,
um 704 von Meng Shen verfaßt) (Peng 1985:299,
ZYaoDC 1986:962, Jiang 1990:265, Liu 1988:77).

6.4 Joghurt (*lao* 酪)

Verwendet wird die fermentierte Milch (Joghurt
oder Kefir) von Kühen, Schafen, Pferden und
Kamelen; die Fermentation erfolgt unter
kontrollierten Temperaturen mit thermophilen
Fermenten, wobei als Ferment wie bei unserer
Joghurtherstellung meistens ein Rest
fermentierter Milch aus der vorangegangenen
Herstellung verwendet wird (Sabban 1986:36,
ZYaoDC 1986:2442). Joghurt wird heute in China
meistens pur oder mit Zucker gegessen
(ZGPRCD 1992:166).

In China muß sich bereits in den ersten
Jahrhunderten n. Chr. eine verfeinerte
Technologie zur Milchverarbeitung entwickelt
haben. Aus dem 6. Jh. sind uns genaue
Beschreibungen über die Joghurtherstellung
bekannt (speziell aus dem berühmten
agrikulturellen Text *Qimin yaoshu* von Jia Sixie
aus dem Jahre 535). Die Milch wird zuerst
gekocht, dann einer kontrollierten Fermentation
unterzogen und einige Stunden auf einer
konstanten Temperatur gehalten. Die so
gewonnene fermentierte Milch kann
anschließend noch zu zwei Arten von
dehydrierter fermentierter Milch weiterverarbeitet
werden, nämlich zu *ganlao* 幹酪 „trockener *lao*"
(der in der Sonne getrocknet wird) und *lulao*
漉酪 „abgeschöpfter, abgetropfter *lao*."
(GM:2788, Sabban 1986:36) In diesem
Zusammenhang ist bemerkenswert, daß die
ebenfalls auf Gerinnung beruhende Herstellung
von *doufu* 豆腐 „Sojabohnenquark" oder „Tofu"
(vgl. Kapitel, A.2.18) in China erst im 10. Jh.
sicher belegt ist.

Chinesische Bezeichnungen: *lao* 酪; im
modernen Sprachgebrauch als *suanru lao* 酸乳酪
oder *suan niunai* 酸牛奶 bezeichnet.
Der Begriff *lao* 酪 für fermentierte Milch

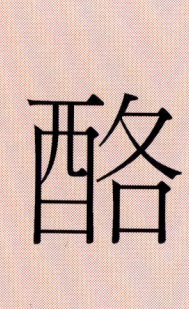

bezeichnete in frühen Texten (z.B. *Liji*) das Produkt einer raschen alkoholischen Fermentation, *lilao* 醴酪, einen „über Nacht hergestellten Wein" (Sabban 1986:53).

Als diätetisches Mittel erstmals erwähnt im diätetischen Kapitel der „Rezepturen, die tausend Goldstücke wert sind" (*Qianjin fang*, von Sun Simo um 650/659 verfaßt); im GM Kap. 50, 1990:2788.

Temperaturverhalten: fermentierte Kuhmilch: neutral (Tendenz zur Kälte)
fermentierte Schafmilch: warm (nach GM:2789)
Sapor: süß und sauer
Orbisbezug: (*o. pulmonalis, oo. intestinorum*)
Wirkung: den *o. pulmonalis* suppletierend, die *oo. intestinorum* befeuchtend, das Yin stützend, durststillend.

Indikationen

1. *calor depletionis*-Symptomatiken: Unruhe und Durst, *ariditas* der *oo. intestinorum*, Obstipation
2. zur äußeren Anwendung bei welker und rauher Haut, latent vorhandenen Exanthemen und Juckreiz.

> **CAVE:** Kontraindiziert bei *depletio* und *algor* der „Mitte", Durchfallneigung oder bei starker *humor*-Belastung (ZYaoDC:2442).

Zubereitungsarten

Mit kochendem Wasser übergießen und auflösen; zur äußeren Anwendung auf die betroffenen Stellen auftragen und einmassieren.

6.5 Butter/Sahne
(*su* 酥)

Gebraucht werden die Fettbestandteile von Kuh-
oder Schafmilch, die aus der fermentierten Milch
durch Schlagen, Waschen und Kneten gewonnen
werden (Herstellungsart gemäß des *Qimin
yaoshu*, berühmter agrikultureller Text von Jia
Sixie aus dem Jahre 535, vgl. Sabban 1986:37).
Darüber hinaus kann diese „Rohbutter" durch
weitere Verfahren (Kochen und Filtern) verfeinert
werden, so daß schließlich *tihu* 醍醐 „geklärte,
raffinierte Butter bzw. Sahne" entsteht.
In diesem Zusammenhang ist bemerkenswert,
daß im Chinesischen nicht klar zwischen Butter
und Sahne unterschieden wird. Beide werden
traditionell als Fettbestandteile der Milch
betrachtet und unter dem Oberbegriff *su* 酥
zusammengefaßt (Sabban 1986:38).

Chinesische Bezeichnungen: *su* 酥 auch *su* 蘇,
laosu 酪蘇, *suyou* 酥油 oder „raffinierte Butter"
tihu 醍醐; im modernen Chinesisch: *naiyou* 奶油
oder *huangyou* 黄油.
Gemäß dem modernen ZYaoDC umfaßt der
Begriff *su* 酥 heute auch die direkt aus Milch
durch Schlagen gewonnene Butter
(ZYaoDC:2300, 2641).

Als diätetisches Mittel erstmals erwähnt in der
Oberen Abteilung des *Mingyi bielu* („Ergänzende
Aufzeichnungen berühmter Ärzte", um 2. Jh., von
Tao Hongjing um 536 kompiliert); im GM
Kap. 50, 1990:2789.

Temperaturverhalten: neutral mit Tendenz zur
Kälte (Butter bzw. Sahne aus Schaf- oder
Ziegenmilch: warm, GM:2789)
Sapor: süß

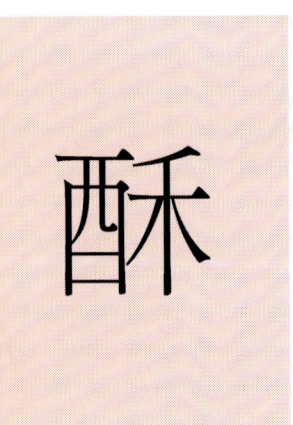

Orbisbezug: *o. hepaticus, o. lienalis,*
o. pulmonalis, o. renalis, oo. intestini crassi et
tenuis (ZYaoDC 1986:2300)
Wirkung: suppletierend, Qi und Xue stützend,
durststillend, *ariditas* befeuchtend (ZYaoDC
1986:2300); für *tihu* „raffinierte Butter" zusätzlich:
das Struktivpotential stützend und den *paraorbis*
medullae suppletierend (GM:2791).

Indikationen

Bei *depletio yin* und Erschöpfungssymptomatiken
aufgrund von anhaltenden *calor*-Prozessen:
Husten aufgrund atrophischer Erscheinungen des
o. pulmonalis, blutiger Auswurf, Diabetes (*sitis*
diffundens), Obstipation, welke, trockene Haut,
Geschwüre im Mund (ZyaoDC:2300 und 2641).

> **CAVE:** Kontraindiziert bei *depletio* der
> „Mitte", Durchfallneigung und *humor*-
> Belastung (ZyaoDC:2300).

Zubereitungsarten

In kochendem Wasser aufgelöst, in Form von
Pasten oder Pillen; äußere Anwendung:
auftragen und einmassieren.

Zusammensetzung
(nach westlicher Analytik)

100 g aus Kuhmilch hergestellte „raffinierte
Butter" *tihu* enthalten durchschnittlich: 73 g
Wasser, 2,9 g Eiweiß, 20 g Fett, 4 g Kohlenhydrate, 0,6 g Mineralstoffe; 97 mg Kalzium,
77 mg Phosphor, 0,1 mg Eisen, 0,1 mg Niacin,
830 Einheiten Vitamin A etc. (ZYaoDC 1986:2641,
durch den relativ hohen Wasseranteil und
niedrigen Fettanteil stimmen obige Angaben
nicht mit denen von Butter nach Souci/Kraut
1991:90 überein, sondern vielmehr mit den
Angaben für Sahne op. cit. S. 26).

6.6 Frischkäse (*rufu* 乳腐 oder *rubing* 乳餅)

Es handelt sich dabei um eine Frischkäseart, die meistens aus Kuhmilch hergestellt wird. Diese wird zunächst abgekocht, durch Zugabe von Essig zur Gerinnung gebracht, in einem Tuch ausgepreßt, mit Steinen beschwert und anschließend oftmals mit Salz konserviert. Dieser Frischkäse, dessen Herstellung in China wohl erst Anfang des 7. Jhs. bekannt wurde, war vor allem in der Tang-Zeit (618-907) sehr verbreitet (Sabban 1986:42, ZYaoDC 1986:1381). Heute wird diese Frischkäseart vor allem von den Steppenvölkern in den Randgebieten Chinas verzehrt (ZGPRCD 1992:167).

Chinesische Bezeichnungen: *rufu* 乳腐 oder *rubing* 乳餅.

Als diätetisches Mittel erstmals erwähnt im *Shiliao bencao* („Diätetische Drogenkunde", von Mengshen um 704 verfaßt); im GM Kap.50, 1990:2792.

Temperaturverhalten: Tendenz zur Kälte
Sapor: süß
Orbisbezug: (alle Fünf Orbes)
Wirkung: die Fünf Orbes befeuchtend, diuretisch und laxierend, die Energien in den 12 Hauptleitbahnen stützend, das Qi (auch das heteropathische) leicht mobilisierend (SLBC, ZyaoDC:1381).

Indikationen
Bei Dysenterie (Frischkäse in kleine Stücke schneiden, in einer aus fermentierter Hirse hergestellten Flüssigkeit gekocht einnehmen) (ZYaoDC:1381).

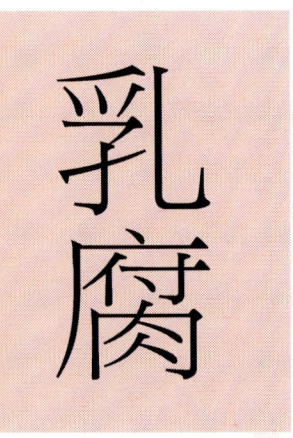

Frischkäse

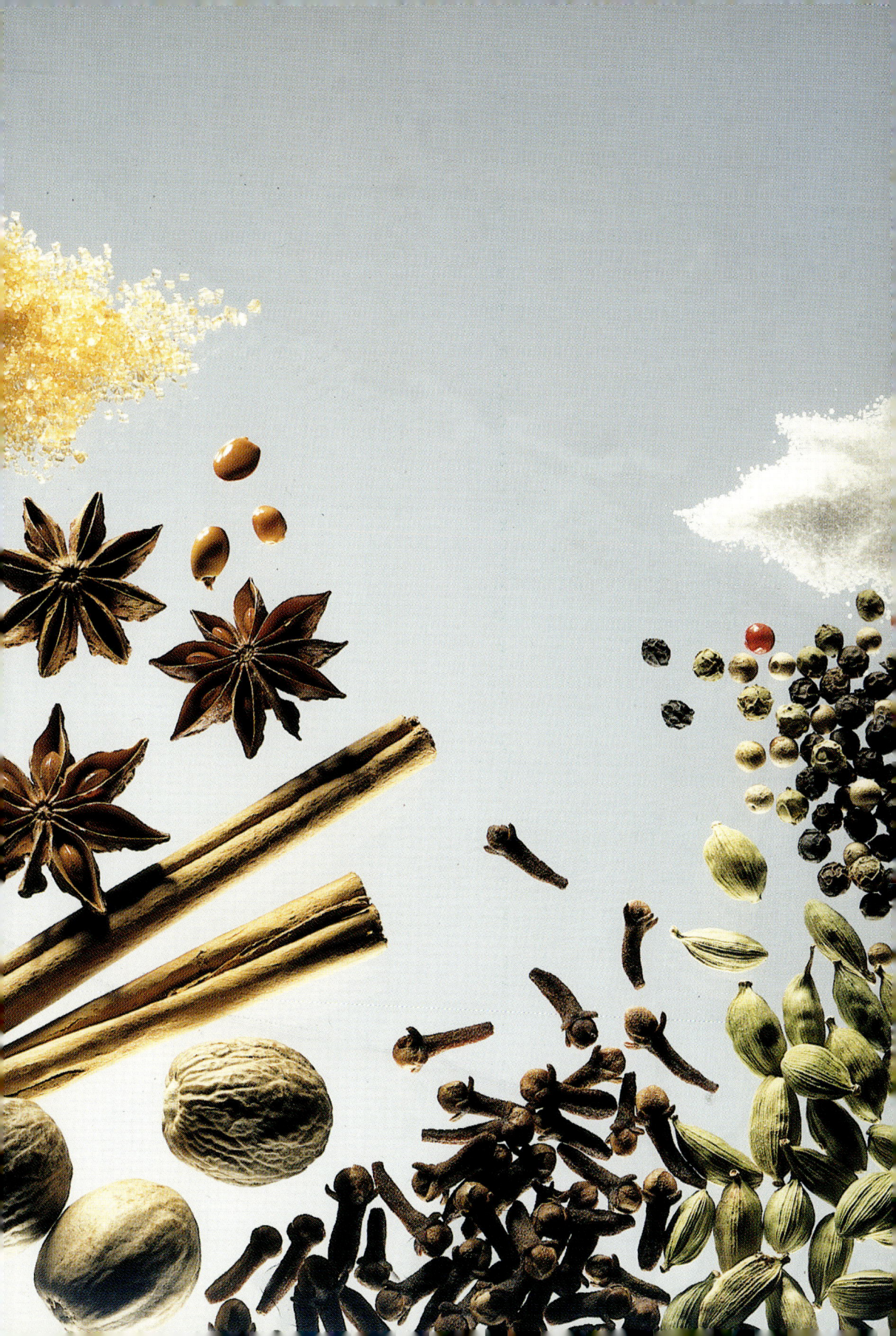

Gewürze

6.7 Brauner Zucker (*hongtang* 紅糖)

Verwendet wird der aus den Stengeln des Zuckerrohrs (*Saccharum sinensis* Roxb. [*ganzhe* 甘蔗] aus der Familie der *Gramineae*, vgl. Kap. A.4.29) gepreßte Saft, der dann weiterverarbeitet wird, bis er die charakteristische bräunliche Farbe und kristalline Form des braunen Zuckers erhält. Dieser braune Rohrzucker wird vor allem in Süd-China und Taiwan hergestellt (Peng 1985:371). Er wird in dieser Form direkt verwendet.

Die Herstellung (der frühesten Formen) von braunem Zucker (*shatang* 沙糖) ist in China möglicherweise bereits seit dem 5./6. Jh. n. Chr. bekannt. In der Tang-Zeit wurde die Zucker-herstellung durch Kontakte nach Indien wesentlich verbessert, bis sie in der Song-Zeit einen Höhepunkt erreichte (Sabban 1988:196). Generell wird der braune Zucker als Würzmittel zur Verstärkung des süßen Geschmacks (z.B. bei Kuchen), zur Erhöhung des frischen Geschmacks oder als Gegengewicht bei starker Salzigkeit (wie bei „in Sojasoße geschmortem Fleisch") eingesetzt (Peng 1985:371, ZGPRCD 1992:184).

Chinesische Bezeichnungen: *hongtang* 紅糖, *shatang* 沙糖, *chi shatang* 赤沙糖, *zi shatang* 紫沙糖 oder *hei shatang* 黑沙糖, *pian huangtang* 片黃糖.

Brauner Zucker wird als diätetisches Mittel erstmals im *Xinxiu bencao* erwähnt („Neu überarbeitete Drogenkunde", 659 von Su Jing u.a. verfaßt); im GM Kap. 33 („Früchte" unter dem Eintrag von „Zuckerrohr"), 1990:1890.

Temperaturverhalten: warm (GM: kalt)
Sapor: süß
Orbisbezug: *oo. lienalis et stomachi, o. hepaticus*
Wirkung: die „Mitte" suppletierend, den *o. hepaticus* besänftigend, das Xue dynamisierend und harmonisierend, Stasen lösend, akute Schmerzzustände lindernd.

Indikationen

1. *depletio* der *oo. lienalis et stomachi*: Schmerzen im Abdomen, Brechreiz und Aufstoßen (vgl. 2. Rezeptur oder im Verein mit frischem Ingwer und Mandarinenschale [Pericarpium Aurantii])
2. auf *algor* beruhende Xue-Stasen: Regelstörungen, schmerzhafte Regelblutung, persistierender Lochienfluß (Lochiorrhö) und stauender Wochenfluß (Lochiometra) post partum
3. langanhaltende Diarrhö mit heftigen Schmerzen im Abdomen und bei Appetit- und Durstlosigkeit (vgl. 1. Rezeptur).

CAVE: Kontraindiziert bei *humor*- oder *pituita*-Belastungen sowie bei *calor humidus*. (Darauf wird bereits im *Benjing fengyuan* von Zang Lu, 1715 veröffentlicht, hingewiesen.) Auf die schädigende Wirkung von braunem Zucker auf die Zähne wird bereits in der „Diätetischen Drogenkunde" (*Shiliao bencao*, von Meng Shen im Jahre 704 verfaßt) hingewiesen. Zugleich wird in diesem wie auch in späteren diätetischen Werken ausdrücklich vor einem übermäßigen Zuckerkonsum gewarnt.

Im *Yinshi xuzhi* „Wissenswertes über Essen und Trinken", von Jia Ming um 1367 verfaßt, wird ausdrücklich darauf hingewiesen, daß viele Leute braunen Zucker zur geschmacklichen Abrundung einsetzen, und „nicht wissen, daß das Yin dadurch geschädigt wird" (Shinoda 1972:309).

In den „Zentralen Methoden des Dan Xi" (*Dan Xi xinfa*, von Zhu Zhenheng im Jahre 1482 verfaßt) wird die schädigende Wirkung des Zuckers genauer beschrieben: „Zucker läßt *ardor* im *o. stomachi* entstehen; dann jedoch bringt die durch *humor* belastete Wandlungsphase Erde *calor* hervor, wodurch die Zähne geschädigt und Parasiten hervorgebracht werden können."

Zubereitungsarten

In heißem Wasser, alkoholischen Getränken oder Arzneimittelsäften aufgelöst oder als Dekokt (ZYaoDC 1986:1096).

Zusammensetzung
(nach westlicher Analytik)

Enthält 93% Saccharose, Kalzium, Eisen, Vitamin B_2 und Niacin (Liu 1988:93, Jiang 1990:196). Nach Vollmer (1990:163) weist der braune Zucker (im Gegensatz zum weißen Zucker) noch geringe Mengen an Mineralstoffen auf, besonders Kalium, Aminosäuren und Vitamine der B-Gruppe, die jedoch ernährungsphysiologisch kaum ins Gewicht fallen.

Rezepturen

1. Japanaprikosendekokt mit braunem Zucker (*Hongtang wumei tang*)

120 g braunen Zucker und 12 g Japanaprikosen („schwarze *mei*", Fructus Mume praep., vgl. Kap. A.4.12) mit Wasser zu einem konzentrierten Dekokt einkochen, das man nach und nach einnimmt.

In dieser Rezeptur dient der braune Zucker zur *suppletio* des *o. lienalis*, zur Linderung von akuten Schmerzen und zur Dynamisierung von Xue. Die besonders zubereitete Japanaprikose, „schwarze *mei*", wirkt adstringierend und Durchfall beseitigend. Entsprechend ist diese Rezeptur angezeigt bei hartnäckiger Diarrhö mit heftigen Schmerzen im Abdomen und Appetit- und Durstlosigkeit (Liu 1987:393, ZYaoDC 1986:1096).

2. Dekokt aus braunem Zucker und frischem Ingwer (*Shengjiang hongtang tang*)

Den Saft von 250 g frischem Ingwer auspressen und mit 150 g braunem Zucker auf kleiner Flamme so lange erwärmen, bis der Zucker völlig geschmolzen ist. Jeweils einen halben Suppenlöffel davon mit heißem Wasser zusammen einnehmen.

In dieser aus dem GM stammenden Rezeptur dient der frische Ingwer der Erwärmung des *o. pulmonalis*, der Hustenstillung, der Erwärmung der „Mitte" sowie der Beseitigung von Übelkeit und Erbrechen. Der braune Zucker hingegen erwärmt den *o. stomachi* und harmonisiert die „Mitte". Die Rezeptur ist angezeigt bei Husten aufgrund von *algor* im *o. pulmonalis*, Erbrechen und vermindertem Appetit sowie bei Dysharmonie der *oo. pulmonalis et stomachi*. (Liu 1987:393, ZYaoDC 1986:1096).

6.8 Weißzucker (*baitang* 白糖) inkl. Kandiszucker (*bingtang* 冰糖)

Verwendung findet der aus den Stengeln des Zuckerrohrs, *Saccharum sinensis* Roxb. (*ganzhe* 甘蔗) aus der Familie der *Gramineae* (vgl. Kap. A.4.29), gepreßte Saft, der dann zu Rohzucker verarbeitet und mehrmals raffiniert wird, bis weißer, feinkörniger Zucker oder grobkristalliner Kandiszucker entsteht. Er wird direkt in seiner jeweiligen Form gebraucht.

Zu den unterschiedlichen Formen des Weißzuckers heißt es im GM (1990:1891 und zuvor bereits z.T. im *Yinshi xuzhi* aus der Yuan-Zeit, 1972:309): „Mit „Steinhonig" (*shimi* 石蜜) ist der „weiße Sandzucker" (*bai shatang* 白沙糖) gemeint. In fester Form, wenn er wie runde (Kiesel-)Steine aussieht, heißt er „Steinhonig"

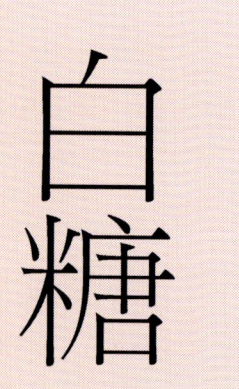

(*shimi*). Ist er leicht und weiß wie Reif, heißt er „Zuckerreif" (*tangshuang* 糖霜). Hat er eine feste Form und ist weiß wie Eis, wird er als „Eiszucker" (*bingtang* 冰糖, „Kandiszucker") bezeichnet. Es handelt sich dabei stets um ein und dasselbe Lebensmittel, das sich nur aufgrund seiner Feinheit oder Grobheit unterscheidet.

Aufgrund dieser Beschreibung und wegen der ähnlichen Herstellungsweise und Wirkung behandeln wir in diesem Abschnitt den feinkörnigen Weißzucker und den Kandiszucker (*bingtang* 冰糖) gemeinsam.

Vor der Tang-Zeit (618-907) gab es in China hauptsächlich grobe Zuckerprodukte, die als *yixing* 飴餳 oder auch *shimi* 石蜜 bezeichnet

wurden. Durch den Einfluß Indiens konnte die technische Verarbeitung des Zuckers zur Mitte des 7. Jhs. so verfeinert werden, daß die Herstellung von feinem granulierten Zucker möglich wurde, der jedoch erst in der Song-Zeit weite Verbreitung erfuhr. Aus der Song-Zeit sind auch erste detaillierte Beschreibungen der Kandiszuckerherstellung bekannt. Das Bleichen des Zuckers kam um das 16. Jh. auf. Die feine, weiße Zuckerraffinade, wie wir sie heutzutage kennen, war in China allerdings nicht vor dem späten 19. Jh. bekannt (Sabban 1988:198, Simoons 1991:379, Buell 1989:123).

Heute werden Weißzucker und Kandiszucker als Würzmittel zur Verstärkung des süßen Geschmacks (bei Süßspeisen), zur Erhöhung des frischen Geschmacks oder als Gegengewicht bei übermäßiger Salzigkeit (z.B. bei in Sojasoße gekochten Fleischgerichten) eingesetzt (Peng 1985:371).

Chinesische Bezeichnungen: *baitang* 白糖, *bai shatang* 白沙糖, *shimi* 石蜜, *tangshuang* 糖霜, *bai shuangtang* 白霜糖.
Kandiszucker: *bingtang* 冰糖.

Zucker wird als diätetisches Mittel unter *shatang* 沙糖 erstmals erwähnt im *Xinxiu bencao* („Neu überarbeitete Drogenkunde" von Su Jing u.a. im Jahre 659 verfaßt); *shimi* 石蜜 (das außer Zuckersorten in der frühen Zeit auch Honig bezeichnete, Sabban 1988:198) bereits in der Oberen Abteilung des *Mingyi bielu*; im GM, Kap. 33 („Früchte" unter dem Eintrag von „Zuckerrohr"), 1990:1891.

Temperaturverhalten: warm (neutral)
Sapor: süß
Orbisbezug: *oo. lienalis et stomachi, o. pulmonalis*
Wirkung: den *o. pulmonalis* befeuchtend, Säfte hervorbringend, die „Mitte" suppletierend und

akute Schmerzzustände lindernd (Kandiszucker wird, in kleinen Mengen verabreicht, zusätzlich noch eine *pituita* transformierende und *calor* kühlende Wirkung zugesprochen, Peng 1985:372, ZYaoDC 1986:953.)

Indikationen

1. Husten aufgrund von *ariditas* des *o. pulmonalis* (vgl. 1. Rezeptur, oder als Dekokt im Verein mit gabeliger Sternmierenwurzel [Radix Stellariae], Birnen und Sichuan-Schachblumenzwiebel [Bulbus Fritellariae], Liu 1988:94, 1991:223)

2. Defizienz des *yin stomachi*: Defizienz der Säfte, Trockenheit des Mundes und des Rachens (vgl. 2. Rezeptur oder im Verein mit Wassermelone, frischer Lotoswurzel und Birnen, Liu 1988:94, 1991:223)

3. *depletio* der *oo. lienalis et stomachi* oder Dysharmonie des *qi lienale*: Oberbauchschmerzen oder nach übermäßigem Alkoholgenuß (vgl. 3. Rezeptur).

CAVE: Kontraindiziert, wie brauner Zucker (vgl. Kap. A.6.7), vor allem bei *pituita*- oder *humor*-Belastungen (ZYaoDC:719). „Bei reichlichem Genuß unterstützt (Weißzucker, *baisha tang*) *calor*-Prozesse, schädigt die Zähne und bringt Parasiten hervor" (aus dem *Yinshi xuzhi*, um 1367 datiert, 1972:309, GM 1990:1892).

Zubereitungsarten

In Wasser eventuell mit Arzneimitteln aufgelöst, als Pille oder Pulver etc.

Zusammensetzung
(nach westlicher Analytik)

Weißzucker und Kandiszucker enthalten jeweils 98% Saccharose (Jiang 1990:196).

Rezepturen

1. Pille zur *suppletio* des Struktivpotentials und zur Befeuchtung von *ariditas* (*Runzao bujing wan*)

Entkernte Jujubenfrüchte (Semen Jujubae), Sesam und Weißzucker zu gleichen Teilen zermörsern und zu Pillen formen. Nach den Mahlzeiten täglich 6-9 g davon einnehmen.

Diese Rezeptur aus der „Diätetischen Drogenkunde" (*Shiliao bencao*, von Meng Shen um 704 verfaßt) gilt als „das *qi pulmonale* befeuchtend und die Säfte der Fünf Orbes stützend". Ihr kommt also eine *ariditas* des *o. pulmonalis* befeuchtende und das Struktiv-potential und Xue suppletierende Wirkung zu. Sie ist daher angezeigt bei *ariditas* des *o. pulmonalis* oder bei Defizienz von Struktiv-potential und Xue der *oo. hepaticus et renalis*, wenn sich Symptome zeigen wie persistierender Husten und Trockenheit der Kehle, Trockenheit der Haut, Drehschwindel oder allgemeine Benommenheit, Ohrrauschen, frühes Ergrauen der Haare (Liu 1987:394, ZYaoDC 1986:719).

2. Zuckerwasser mit präparierten Japanaprikosen (*Wumei shui*)

30 g präp. Japanaprikosen („schwarze *meï*", Fructus Mume praep., vgl. Kap. A.4.12) abkochen und dem dadurch gewonnenen Saft (ohne Früchte) soviel Weißzucker hinzufügen, daß Saures und Süßes ausgewogen sind. Die gezuckerte Flüssigkeit wie einen Tee trinken. Die Rezeptur dient vor allem der Hervorbringung von Säften, der Durststillung und dem Zurückhalten von Schweißen und ist daher besonders bei heißem Klima geeignet, wenn man viel schwitzt sowie bei einer Schädigung der Säfte, Trockenheit des Mundes und Durst (Liu 1987:394, Peng 1985:371).

3. Konzentrierte Zuckersuppe
(*Tangshuang nongtang*)

15-30 g Weißzucker in warmem, zuvor abgekochtem Wasser auflösen und nach und nach
einnehmen.

Diese Rezeptur stammt ursprünglich aus dem
Suixiju yinshipu („Kochbuch des Hauses des
Beliebens" von Wang Shixiong um 1861 verfaßt)
und soll eine die „Mitte" suppletierende und
akute Schmerzzustände lindernde Wirkung
besitzen. Entsprechend ist sie einzusetzen bei
depletio der „Mitte" und bei latenten Schmerzen
im Oberbauch verbunden mit Hunger. Darüber
hinaus ist diese Rezeptur angezeigt bei
Unwohlsein nach dem Verzehr von Fisch oder
Krebsen oder bei Mundgeruch nach dem Verzehr
von Knoblauch oder chinesischem Lauch (Liu
1987:395, Peng 1985:371).

6.9 Getreidezucker (*yitang* 飴糖)

Verwendung findet Getreidezucker (Malzzucker), der durch Fermentation aus verschiedenen (z.T. gekeimten) Reisarten, Gerste, Weizen, Hirse oder Mais (Malz) gewonnen wird. Man unterscheidet weichen von hartem Getreidezucker. Der weiche Getreidezucker ist gelblich-bräunlich und zähflüssig; der harte Getreidezucker wird aus weichem Getreidezucker durch Rühren an der Luft und anschließender Verfestigung gewonnen; er besteht aus gelblich-weißen Zuckerstücken mit vielen Löchern. Als Arzneimittel wird bevorzugt der weiche Getreidezucker eingesetzt (vgl. Saccharum Granorum, Porkert 1994:426). Beide werden direkt verwendet.

Getreidezucker ist eine beliebte Süßigkeit und wird zur Kuchenherstellung verwendet. Auch als Würzmittel und zur Farbgebung (z.B. bei Sojasoße) wird er eingesetzt und verhilft verschiedenen Snacks zur gewünschten Klebrigkeit (ZGPRCD 1992:184).

Chinesische Bezeichnungen:

yitang 飴糖, *xing* 餳, *xingtang* 餳糖, *jiaoyi* 膠飴.

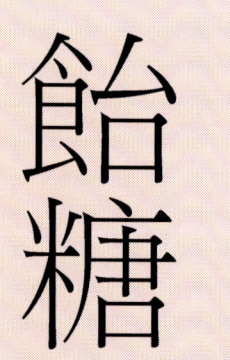

Als diätetisches Mittel erstmals erwähnt in der Oberen Abteilung des *Mingyi bielu* („Ergänzende Aufzeichnungen berühmter Ärzte", ca. 2. Jh., um 536 von Tao Hongjing kompiliert) (zuvor auch im *Wushier bingfang*, Huang 1990:145); im GM Kap. 25 (unter „Fermentate"), 1990:1550.

Temperaturverhalten: warm

Sapor: süß

Orbisbezug: *oo. lienalis et stomachi, o. pulmonalis*

Wirkung: die „Mitte" suppletierend und erwärmend, akute Schmerzzustände lindernd, Säfte hervorbringend, *ariditas* befeuchtend, den *o. pulmonalis* befeuchtend und hustenstillend, entgiftend.

Indikationen

1. *depletio* bzw. *algor* der „Mitte": verminderter Appetit, Kraftlosigkeit, Schmerzen im Abdomen, Diarrhö (vgl. 1. und 2. Rezeptur)
2. *depletio* bzw. *ariditas* des *o. pulmonalis*: Husten, wenig Auswurf, Rachenschmerzen, Kurzatmigkeit und Keuchatmung (vgl. 3. Rezeptur oder als Einzelmittel)
3. leichte Vergiftungserscheinungen aufgrund einer Überdosierung oder falschen Anwendung von Arzneimitteln wie Radix Aconiti, Radix prima Aconiti (als Einzelmittel in hoher Dosierung von 30–60 g pro Einnahme, Liu 1991:224).

CAVE: Kontraindiziert bei *humor* und auch *calor humidus* vor allem in den *oo. lienalis et stomachi*. Auch bei Völlegefühl in der Leibesmitte und bei Erbrechen sollte man Getreidezucker meiden (Liu 1988:94, 1991:224, ZYaoDC 1986:1429, Shi 1988:60).

Zubereitungsarten

In abgekochtem Wasser oder Arzneimittel-dekokten auflösen und einnehmen; auch in Form von Pillen, Pulver etc.

Zusammensetzung (nach westlicher Analytik)

Enthält vor allem Maltose sowie geringe Mengen von Vitamin B, Eisen u.a. (Liu 1988:94, Jiang 1990:197).

Rezepturen

1. Kleines Dekokt zur Kräftigung der „Mitte" (*Xiao jianzhong tang*)

6 g Zimtzweige (Ramuli Cassiae), 12 g weiße Pfingstrosenwurzel (Radix Paeoniae lactiflorae), 9 g frischen Ingwer, 15 g Jujubenfrüchte (Semen Jujubae) und 3 g Süßholzwurzel (Radix Glycyrrhizae) mit Wasser zu einem Dekokt verarbeiten, abseihen und der Flüssigkeit 18 g Getreidezucker zugeben. Nun nochmals so lange kochen lassen, bis der Getreidezucker sich ganz aufgelöst hat, dann warm einnehmen.

Die Rezeptur stammt aus dem Werk „Abhandlung über *algor laedens*" (*Shanghan lun*, von Zhong Zhongjing, 2. Jh. n. Chr.). Darin dient der Getreidezucker im wesentlichen zur *suppletio* der „Mitte" und zur Schmerzstillung. Die Zimtzweige und der frische Ingwer erwärmen die „Mitte" und stützen das Yang. Die Weiße Pfingstrosenwurzel (Radix Paeoniae lactiflorae), die Süßholzwurzel (Radix Glycyrrhizae) und die Jujubenfrüchte wirken akute Schmerzen lindernd sowie die *oo. hepaticus et lienalis* harmonisierend. Die Rezeptur ist angezeigt bei *algor depletionis* im unteren Calorium, Dysharmonie der beiden *oo. hepaticus et lienalis*, bei heftigen Schmerzen im Abdomen, wenn Wärme und Druck als angenehm empfunden werden; oder bei allgemeiner Erschöpfungssymptomatik, Defizienz von Qi und Xue, Palpitationen und Unruhe, glanzlosem Teint etc. (Liu 1987:396, ZYaoDC 1986:1429).

2. Großes Dekokt zur Kräftigung der „Mitte" (*Da jianzhong tang*)

9 g Ginsengwurzel, 5 g getrockneten Ingwer und 3 g chin. Blütenpfeffer mit Wasser kochen, abseihen und der Flüssigkeit 18 g Getreidezucker zusetzen. Nochmals so lange kochen, bis sich der Getreidezucker aufgelöst hat und in warmem Zustand einnehmen.

In dieser Rezeptur aus den „Wichtigen Besonderheiten aus der Goldenen Schatulle" (*Jingui yaolue* von Zhang Zhongjing im 2. Jh. verfaßt, von Wang Shuhe im 3. Jh. kompiliert) dient der Getreidezucker als Hauptarznei vor allem der *suppletio* der „Mitte" und der Schmerzstillung. Die Ginsengwurzel dient zur Mehrung des Qi und zur Suppletion der „Mitte", getrockneter Ingwer erwärmt die „Mitte", zerstreut *algor* und wirkt gegen Erbrechen, und chin. Blütenpfeffer erwärmt die „Mitte" und stillt Schmerzen. Die gesamte Rezeptur zielt im wesentlichen darauf ab, die „Mitte" zu kräftigen, das Yang zu erwärmen und Erbrechen zu beseitigen. Entsprechend ist sie angezeigt bei *depletio yang* der *oo. lienalis et stomachi*, wenn Yin und *algor* im Inneren überhand genommen haben und Anzeichen wie Schmerzen im Abdomen, Übelkeit und Erbrechen sowie Appetitlosigkeit auftreten (Liu 1987:396, ZYaoDC 1986:1429).

3. In Rettich(saft) gedämpfter Getreidezucker (*Luobo zheng yitang*)

500 g Rettich zerdrücken, den Saft auspressen und in eine Schale geben. 15–30 g Getreidezucker zugeben und so lange (über Wasserdampf) dämpfen, bis sich der Zucker aufgelöst hat. Dann heiß nach und nach einnehmen.

In dieser Rezeptur aus dem *Bencao huiyan* („Gesammelte Aussagen zur Drogenkunde", von Ni Zhumo im Jahre 1619 verfaßt) dient Rettich zur Kühlung von *calor* und zur Transformation von *pituita*. Getreidezucker wird zur Befeuchtung des *o. pulmonalis* und zur Hustenstillung eingesetzt, die gesamte Rezeptur ist demnach süß, kalt und befeuchtend. Sie ist angezeigt bei Husten aufgrund von *calor pituitae*, bei Keuchhusten sowie bei übermäßigem Durst (Liu 1987:396, Peng 1985:373).

6.10 Honig
(*fengmi* 蜂蜜)

Verwendung findet Honig, der früher in China ausschließlich von der Bienenart *Apis cerana* Fabricus, auch Chinesische Honigbiene genannt (*zhonghua mifeng* 中華蜜蜂), und etwa seit den ersten Dekaden dieses Jahrhunderts auch zunehmend von der ertragreicheren *Apis mellifera* L., der sogenannten Europäischen Honigbiene (*yidali mifeng* 意大利蜜蜂) produziert wird (Simoons 1991:376). Beide Arten gehören zu der Familie der *Apoidea*. Die Bienenzucht ist in ganz China weit verbreitet. Der Honig wird frisch verwendet oder zuvor leicht erhitzt, bis sich Tropfen herausbilden und in Form von Perlen verfestigen, die dann verwendet werden. Bienenzucht ist in China relativ spät, in der Han-Zeit nachzuweisen (im Mittelmeerraum um 2400 v. Chr.). In der Han-Zeit waren Getreidezucker und Honig die einzigen bekannten Mittel zum Süßen. Honig war ein rares Lebensmittel und mußte in großen Mengen aus Samarkand

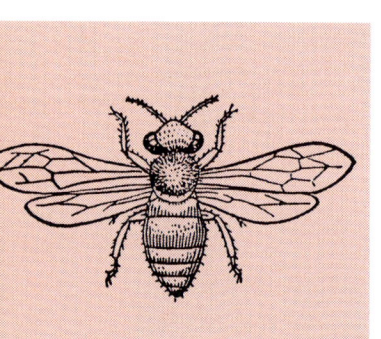

eingeführt werden. Die erste Abhandlung über Bienenzucht stammt aus dem 3. Jh. Aber noch bis ins 17. Jh. wurden $^4/_5$ des Honigs von wilden Bienen gesammelt, und nur $^1/_5$ stammte von kultivierten Bienenvölkern. Entsprechend wurden in China nie große Honigerträge erzielt. Erst als zu Beginn dieses Jahrhunderts westliche Methoden der Bienenzucht eingeführt wurden, konnten die Erträge erheblich gesteigert werden, und in den 80er Jahren galt China sogar als einer der Haupthonigproduzenten. Allerdings hat China

etwa $^1/_3$ seiner Erträge exportiert, so daß der jährliche Pro-Kopf-Verbrauch an Honig nach wie vor relativ gering ist (um 1983: 36 g, 1985/6: um 100 g; als Vergleich USA: 500-600 g, BRD: 1200-1300 g) (Simoons 1991:377).

In der chinesischen Medizin wird Honig seit alters her als Arzneimittel geschätzt und bei der Pillenherstellung bis heute als Bindemittel verwendet. Der suppletiv wirkende Honig war auch ein wichtiger Bestandteil der „Drogen zum Erreichen der Unsterblichkeit" bzw. beim „Abbruch des Getreidegenusses" (Simoons 1991:377, Engelhardt 1987:155). In der chinesischen Küche wird Honig als Würzmittel verwendet und dient zur Konservierung von Früchten und zur Herstellung von Honigwein (ZGPRCD 1992:186).

Chinesische Bezeichnungen: *fengmi* 蜂蜜, *shimi* 食蜜, *mi* 蜜, *baimi* 白蜜, *mitang* 蜜糖, *fengtang* 蜂糖.

Der im Altertum verwendete Honig wilder Bienen wurde auch *shimi* 石蜜 oder *yami* 崖蜜 genannt. Der Begriff *shimi* 石蜜 „Steinhonig" kann jedoch auch für Zuckerarten stehen. (Sabban 1988:198 und Kap. A.6.8)

Als diätetisches Mittel wird Honig erstmals in der Oberen Abteilung von „Shennongs Klassiker der Drogenkunde" erwähnt (*Shennong bencaojing*, in der Späten Han-Zeit verfaßt, verschollen und später um 500 von Tao Hongjing kompiliert); im GM Kap. 39 („Insekten"), erster Eintrag, 1990:2217.

Temperaturverhalten: neutral

Sapor: süß

Orbisbezug: *o. lienalis, o. pulmonalis,*
o. intestini crassi

Wirkung: die „Mitte" suppletierend und akute
Schmerzzustände lindernd, den *o. pulmonalis*
befeuchtend und hustenstillend, *ariditas* in den
oo. intestinorum befeuchtend, entgiftend.

Indikationen

1. *depletio* der *oo. lienalis et stomachi*: Müdigkeit
   und verminderter Appetit, Kraftlosigkeit und
   Kurzatmigkeit, Schmerzen im Abdomen,
   Diarrhö mit abdominellen Schmerzen und
   Dysenterie (vgl. 1. Rezeptur)

2. *ariditas* in den *oo. intestinorum* aufgrund von
   Schädigungen der Säfte nach *calor*-Prozessen
   oder im Senium: Obstipation (als Einzelmittel
   oder im Verein mit schwarzem Sesam, wobei
   der Sesam zunächst geröstet wird, dann zu
   einem Mus zermahlen wird, dem man Honig
   zugibt und in einer beliebigen Menge heißem
   Wasser aufgelöst einnimmt, Liu 1991:74)

3. *ariditas* im *o. pulmonalis*: trockener Husten,
   wenig Auswurf, persistierender Erschöpfungshusten, trockene Kehle (vgl. 2. Rezeptur oder
   mit Honig Birnen dämpfen)

4. Ulzerationen, z.B. in Mund oder Lippen
   (modernen Untersuchungen zufolge vor allem
   auch bei Magen- und Zwölffingerdarmgeschwüren) oder *calor*-Intoxikationen oder
   bei Vergiftungserscheinungen aufgrund
   übermäßiger Dosierung von Arzneimitteln wie
   Radix Aconiti oder Radix prima Aconiti (in
   erstem Fall in Verbindung mit pulverisierter
   Radix Glyccyrrhizae zur äußeren Anwendung,
   im zweiten Fall als Einzelmittel, Liu 1987:397,
   1991:74)

5. zur äußeren Anwendung bei Verbrennungen
   oder Erfrierungen (ZyaoDC 1986:2482, Ye
   1978:265).

Zubereitungsarten

In heißem Wasser aufgelöst oder zu Pasten oder Pillen verarbeitet, beim Kochen als Gewürz zur geschmacklichen Abrundung (Shi 1988:61).

Zusammensetzung
(nach westlicher Analytik)

Enthält etwa zu 70% Glukose und Fructose, sowie geringe Mengen an Saccharose, Eiweiß, Zitronensäure, Pektin, geringe Mengen an Vitamin A, C, D, B_1, B_2, B_6. An Mineralstoffen enthält Honig Magnesium, Kalzium, Kalium, Natrium, Phosphor und in ganz geringen Mengen auch Eisen, Kupfer, Mangan etc. (Liu 1987:397, ZYaoDC:2481, stimmt im wesentlichen mit den Angaben aus Souci/Kraut 1991:396 überein).

Rezepturen

1. Honigdekokt mit weißer Pfingstrosenwurzel (*Fengmi shaoyao tang*)

9 g weiße Pfingstrosenwurzel (Radix Paeoniae lactiflorae) und 9 g Süßholzwurzel (Radix Glycyrrhizae) in Wasser kochen, der abgeseihten Flüssigkeit 30 g Honig hinzufügen und in heißem Wasser aufgelöst einnehmen.

In dieser Rezeptur dienen Honig und Süßholzwurzel zur *suppletio* der *oo. lienalis et stomachi* sowie zur Schmerzstillung. Die weiße Pfingstrosenwurzel sammelt das Yin, erweicht den *o. hepaticus* und wirkt ebenfalls schmerzstillend. Sie ist angezeigt bei Überfülle (vigor) des *o. hepaticus* bei gleichzeitiger *depletio* des *o. lienalis* sowie bei Dissonanz der *oo. hepaticus et lienalis* mit krampfartigen, heftigen Schmerzen im Abdomen, vermindertem Appetit und schnell wieder eintretendem Hungergefühl, wobei die Schmerzen zur Zeit des Hungers auftreten (Liu 1987:398).

2. Honigpaste mit Stemonawurzel
(*Baibu migao*)

30 g Stemonawurzel (Radix Stemonae) in Wasser kochen, die abgeseihte Flüssigkeit weiter einkochen, bis sie konzentriert ist, nun 60 g Honig zufügen und auf kleiner Flamme so lange kochen, bis eine Paste entsteht. Diese erkalten lassen und jeweils einen Suppenlöffel davon in kochendem Wasser aufgelöst einnehmen.
Die Stemonawurzel ist ein wichtiges Arzneimittel zur Befeuchtung des *o. pulmonalis* und zur Hustenstillung. Wird sie mit Honig zu einer Paste verarbeitet, wird oben beschriebene Wirkung noch verstärkt. Entsprechend ist die Rezeptur einzusetzen bei persistierendem Husten aufgrund von *depletio* des *o. pulmonalis*, bei trockenem Husten und trockener Kehle oder Erschöpfungshusten (Liu 1987:398).

6.11 Salz (*yan* 鹽)

Verwendet wird kristallisiertes Speisesalz, das in China vor allem aus Meerwasser, Salzbrunnen, Salzseen oder Salzquellen gewonnen wird. Die wichtigsten chinesischen Salzgewinnungsgebiete sind die chinesischen Küstenregionen, die Innere Mongolei, Sinkiang (Xinjiang), Shenxi, Gansu, Anhui, Yunnan und Sichuan (als Arzneimittel vgl. Porkert 1994:123, Sal tostus).

Die Salzgewinnung ist in China seit dem Altertum (Xia-Dynastie, 21.–16. Jh. v. Chr.) bekannt, wobei Salz stets von großer wirtschaftlicher Bedeutung war (Vogel 1990). In der chinesischen Küche wird zum Salzen von Reis oder Gemüse in der Regel kein Salz verwendet, sondern Sojasaucen und andere salzhaltige Produkte. Salz wird vor allem zur Konservierung von Gemüse, Fisch, Krabben etc. verwendet. Im alten China war Einsalzen eine der wichtigsten Konservierungs-methoden (Simoons 1991:375, ZGPRCD 1992:178).

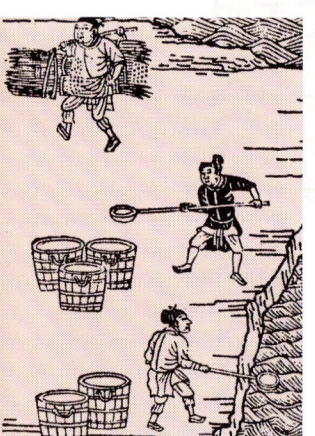

Chinesische Bezeichnungen:

yan 鹽, *shiyan* 食鹽, *xiancuo* 鹹鹺.

Als diätetisches Mittel erstmals erwähnt wird Salz in der Unteren Abteilung von „Shennongs Klassiker der Drogenkunde" (*Shennong bencaojing*, ca. 50 n. Chr. verfaßt, verschollen, später um 500 von Tao Hongjing neu kompiliert; schon um das 3. Jh. v. Chr., wird es im *Wushier bingfang* als Wurmmittel und zur äußeren Anwendung bei Hautaffektionen durch Insekten genannt, vgl. Harper 1982:30); im GM, Kap. 31 („Metalle und Steine"), 1990:629.

Temperaturverhalten: kalt
Sapor: salzig
Orbisbezug: *o. stomachi, o. renalis, oo. intestinorum*
Wirkung: *ardor* und *calor* refrigerierend, Xue kühlend, entgiftend, als Emeticum (Auswurf-mittel) bei *pituita*-Belastungen, die „Mitte" harmonisierend, den *o. renalis* stützend, das Qi absenkend.

Indikationen

1. Verdauungsstillstand, Spannungs- und Völlegefühle in der Leibesmitte, *pituita*-Verhärtungen im Brust-/Oberbauchbereich, bei erschwertem Stuhlgang oder erschwerter Miktion (ZYaoDC:1699)

2. emporschlagender *ardor* aufgrund von *depletio yin*: Obstipation, Hals- oder Zahn-schmerzen, Zahnfleischbluten, Geschwüre (auch zur äußeren Anwendung), gerötete Augen oder Schleier vor den Augen (vgl. 2. Rezeptur).

3. *depletio yin* oder *depletio yang* des *o. renalis* (in Wasser aufgelöst zur Unterstützung der Einnahme von Pillen wie *Pilula pro Qi renale* (*Shenqi wan*) oder *Pilula Rehmanniae sex Saporum* (*Liuwei dihuang wan*, Liu 1987:402).

CAVE: Kontraindiziert bei Husten, Keuchatmung, Ödemen und Gedunsenheit sowie bei Diabetes (*sitis diffundens*).

Zubereitungsarten

In heißem Wasser aufgelöst, auch zur Unterstützung der Einnahme von Pillen zur Stützung des *o. renalis*, als Würzmittel oder Konservierungsmittel.
Zur Anwendung als Emetikum sollte Salz zuvor leicht bräunlich angeröstet werden und dann in heißem Wasser aufgelöst eingenommen werden (Porkert 1994:123, Zhang 1990:93).

**Zusammensetzung
(nach westlicher Analytik)**

Besteht hauptsächlich aus Natriumchlorid mit
einigen Verunreinigungen wie
Magnesiumchlorid, Magnesiumsulfat,
Natriumsulfat, Kalziumsulfat etc. Im Meersalz ist
zusätzlich Jod enthalten (ZYaoDC:1699, Liu
1987:402).

Rezepturen

1. Salzdekokt mit Tee und Tamarinden-
früchten (*Yancha suanjiao tang*)

6 g grünen Tee und 15 g Tamarindenfrüchte mit
einer beliebigen Menge Wasser kochen, die
Flüssigkeit abseihen und 5 g Salz und nach
Bedarf etwas weißen Zucker zugeben, nochmals
kochen, bis sich Salz und Zucker aufgelöst
haben, in erkaltetem Zustand einnehmen.
In dieser Rezeptur wirken Tamarindenfrüchte
und grüner Tee *aestus* und *calor* kühlend,
während das Salz den möglichen Salzmangel
behebt. Zucker wird zur geschmacklichen
Abrundung eingesetzt. Die Rezeptur ist angezeigt
bei besonders heißem Klima, wenn man stark
schwitzt und viel Flüssigkeit verliert, sowie bei
trockenem Mund und starkem Durst (Liu
1987:403).

2. Abgekochtes Salzwasser (*Danyan kaishui*)

3 g Speisesalz in kochendem Wasser auflösen
und morgens auf nüchternen Magen nach und
nach einnehmen.
Die Einnahme von Salzwasser wirkt absenkend,
ariditas befeuchtend und laxativ. Sie ist vor
allem als unterstützende Maßnahme bei
Patienten mit *depletio yin* und vielfältigen *ardor*-
Prozessen sowie bei chronischer Obstipation und
Halsschmerzen anzuwenden (Liu 1987:403, Peng
1985:369).

6.12 Pfeffer (*hujiao* 胡椒)

Verwendung finden die Früchte des (schwarzen und weißen) Pfeffers, *Piper nigrum* L., aus der Familie der *Piperaceae*, die vor allem in den chinesischen Provinzen Guangxi, Guangdong und Yunnan kultiviert werden. Schwarzen Pfeffer erntet man unreif, wenn er sich zu röten beginnt; er wird beim Trocknen runzelig und bräunlich. Für den weißen Pfeffer wird die reife rote Frucht geerntet, mehrere Tage in Wasser eingelegt, von der äußeren Schale befreit und in der Sonne getrocknet, bis sich die charakteristische aschenfarbige, weißliche Farbe zeigt. Pfeffer wird frisch verwendet.

Aus der Han-Zeit wird berichtet, daß schwarzer Pfeffer durch einen Gesandten nach China kam. Um 100 n. Chr. bis etwa 1200 bezog China den schwarzen Pfeffer hauptsächlich aus Java. Wie in

Europa galt der Pfeffer auch im alten China als Kostbarkeit. Als Würz- und auch als Arzneimittel (Fructus Piperis, vgl. Porkert 1994:280) fand Pfeffer seit der Tang-Zeit breite Verwendung. Heute wird schwarzer Pfeffer verschiedensten Speisen zugesetzt, besonders häufig wird er für Innereien und Meeresfrüchte verwendet (Simoons 1991:384, ZGPRCD 1992:189).

Chinesische Bezeichnungen: *hujiao* 胡椒 („Ausländisches oder Barbaren-Gelbholz"), *fujiao* 浮椒, *yüjiao* 玉椒, *meilüzhi* 昧履支.

Als diätetisches Mittel erstmals erwähnt im *Xinxiu bencao* („Neu überarbeitete Drogenkunde" von Su Jing u.a. im Jahre 659 verfaßt); im GM Kap. 32 („Früchte"), 1990:1858.

Temperaturverhalten: heiß
Sapor: scharf
Orbisbezug: *o.stomachi, o.intestini crassi*
Wirkung: die „Mitte" erwärmend, *algor* zerstreuend, Qi absenkend, *pituita* beseitigend, entgiftend, schmerzstillend.

Indikationen

1. *depletio* der *oo. lienalis et stomachi*: verminderter Appetit (als Gewürz oder pulverisiert [in Wasser aufgelöst] einzunehmen, Liu 1988:98, 1991:67).
2. *algor* in den *oo. lienalis et stomachi*: „Kälte"-Schmerzen im Abdomen, *algor pituitae*-bedingte Verhärtungen im Abdomen aufgrund von Verdauungsblockaden, Regurgitation, Übelkeit, Erbrechen von klarer Flüssigkeit, Diarrhö (vgl. 1. und 2. Rezeptur).

CAVE: Kontraindiziert bei *calor-* oder *ardor*-Prozessen aufgrund von *depletio yin*, bei Augenerkrankungen, Halsschmerzen, Hämorrhoiden sowie während der Schwangerschaft (Liu 1991:67, ZYaoDC 1986:1540). Pfeffer kann, im Übermaß genossen, *ardor* mobilisieren, das Qi schädigen sowie die Säfte erschöpfen (GM 1990:1858).

Zubereitungsarten

Als Gewürz, Dekokt, als Pulver oder Pille. Zur äußeren Anwendung, z.B. bei Erfrierungen und anderen Hautaffektionen wie Exanthemen am Skrotum, wird Pfeffer pulverisiert, mit Wasser abgekocht und als Paste aufgetragen (ZyaoDC 1990:1540).

**Zusammensetzung
(nach westlicher Analytik):**

Enthält das Alkaloid Piperin, das den scharfen,
brennenden Geschmack hervorgeruft, ferner
Chavicin, Piperanin, Piperonal etc., außerdem ist
er relativ reich an Kalzium, Eisen und anderen
Mineralien (ZYaoDC 1986:1540, Zhang 1990:99,
Simoons 1991:385).

Rezepturen

1. Pfeffer- und Ingwer-Dekokt
(*Hujiao shengjiang tang*)

30 g frischen Ingwer leicht andünsten und 1 g
schwarzen Pfeffer zu Pulver zermahlen; beides in
Wasser abkochen und einnehmen.

Die Rezeptur stammt ursprünglich aus dem Werk
Shenghui fang („Mustergültige und wohltätige
Rezepte der Regierungsperiode Taiping", von
Wang Huaiyin u.a. im Jahre 992 verfaßt) und
dient zur Erwärmung des *o. stomachi* und zur
Beseitigung von Übelkeit und Erbrechen. Sie ist
einzusetzen bei *algor* im *o. stomachi*, Übelkeit
und Erbrechen, Schluckauf (Liu 1987:411, Peng
1985:374, ZYaoDC 1986:1540).

2. Pfefferpillen mit Jujubenfrüchten
(*Hongzao hujiao wan*)

In 7 entkernte Jujubenfrüchte (Semen Jujubae)
jeweils 7 Pfefferkörner füllen und mit einem
Faden gut verschließen. Dann die gefüllten Früch-
te dämpfen, zermörsern und zu Pillen formen.
Davon nimmt man jeweils 0,5-1 g mit einigen
Schlucken heißen abgekochten Wasser ein.

In dieser Rezeptur wird der Pfeffer zur
Erwärmung der „Mitte" und zur Schmerzstillung
eingesetzt. Die Jujubenfrüchte dienen zum einen
zum Stützen der *oo. lienalis et stomachi*, zum
anderen zur Verminderung des starken Reizes,
den der Pfeffer auf den *o. stomachi* ausübt. Die
Rezeptur ist angezeigt bei abdominellen
Schmerzen aufgrund von *algor* im *o. stomachi* (Liu
1987:411, Peng 1985:374, ZYaoDC 1986:1540).

6.13 Gewürznelken (*dingxiang* 丁香)

Verwendet werden die getrockneten Blüten-knospen des Gewürznelkenbaumes, *Syzygium aromaticum* (L.) Merr.et Perry (= *Eugenia caryophyllus* [Sprengel] Bullock and Harrison) zur Familie der *Myrtaceae* gehörend, die zwar auch in den chinesischen Provinzen Guangdong und Guangxi kultiviert werden, aber haupt-sächlich aus Malaysia, Indonesien oder Afrika importiert werden.

Gewürznelken (als Arzneimittel: Flos Caryophylli, Porkert 1994:281) wurden in China erstmals im 3. Jh. v. Chr. als Mittel gegen Mundgeruch für Höflinge erwähnt. Auch später in der Tang-Zeit wurden Gewürznelken vor allem wegen ihres Duftes gegen Mundgeruch, aber auch als Parfum und Duftstoff geschätzt. In der chinesischen Küche werden Nelken heute als Würzmittel für zahlreiche Gerichte verwendet und in pulveri-sierter Form verschiedenen Gewürzmischungen zugesetzt; vor allem sind sie ein integraler Bestandteil des „Fünf-Düfte-Pulvers" (*wuxiang fen* 五香粉), das eine der wichtigsten Würz-mischungen der chinesischen Küche darstellt; seine Bestandteile sind Gewürznelken, Anis, schwarzer Pfeffer, Zimt und Fenchelsamen (Simoons 1991:402, ZGPRCD 1992:191).

Chinesische Bezeichnungen: *dingxiang* 丁香 („Nagel-Duft"), *gongdingxiang* 公丁香, *zhijiexiang* 支解香.

Als diätetisches Mittel erstmals erwähnt im *Yaoxing lun* („Abhandlung über die Wesensnatur der Arzneimittel", von Zhen Quan? um 620 verfaßt); im GM Kap. 34 („Aromatische Hölzer"), 1990:1940.

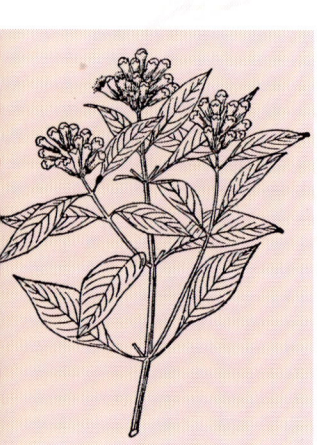

Temperaturverhalten: warm

Sapor: scharf

Orbisbezug: *oo. lienalis et stomachi, o.renalis*

Wirkung: die „Mitte" erwärmend, Kontravektionen absenkend, den *o. renalis* erwärmend, das *yang renale* stützend.

Indikationen

1a. *algor* der „Mitte": abdominelle „Kälte"-Schmerzen, Diarrhö, Übelkeit (15 g Gewürznelken und 9 g Zimt pulverisieren und auf zehn Male verteilt, täglich dreimal, einnehmen, Liu 1991:63)

1b. aufsteigende Kontravektionen: Aufstoßen oder Schluckauf, Regurgitation, Mundgeruch (jeweils 1 g Nelken und 1 g Calyx Kaki pulverisieren und auf einmal mit abgekochtem Wasser einnehmen, Liu 1991:63)

2. Defizienz des *yang merum* bzw. *yang renale*: Impotenz, Ausfluß, Schmerzen in der Lumbalregion und den Knien etc.

CAVE: Kontraindiziert bei *calor*-Prozessen oder innerem *calor* aufgrund von *depletio yin* (Liu 1991:63, ZYaoDC:14).

Zubereitungsarten

Als ganze Nelken zu verwenden oder pulverisiert in Wasser aufgelöst.

Nelkenöl wird bei Zahnschmerzen äußerlich angewendet; in pulverisierter Form können Nelken auch bei Blockaden der Leitbahnen äußerlich verwendet werden.

Zusammensetzung
(nach westlicher Analytik)

Reich an ätherischen Ölen, vor allem enthält es Eugenol, Beta-Caryophyllin etc.

6.14 Sternanis (*bajiao huixiang* 八角茴香)

Verwendet werden die reifen, getrockneten Früchte des Sternanis, *Illicium verum* Hook. f., der zur Familie der *Magnoliceae* (Magnolien-gewächse) gehört und in vielen Gebieten Südchinas wie Guangdong, Guangxi, Yunnan und Hainan angebaut wird.

Chinesische Bezeichnungen: *bajiao huixiang* 八角茴香 („Achthörniger Fenchel"), *da huixiang* 大茴香 („Großer Fenchel"), *bajiao xiang* 八角香 („Achthörniger Duft").

Sternanis ist seit der Song-Zeit in China belegt und kam im späten 16. Jh. aus China bzw. von den Philippinen nach Europa. Entsprechend ist Sternanis im englischen Sprachraum bis heute als „chinese anise" and „staranise" bekannt. Neben seiner arzneilichen Wirkung (Fructus Anisi stellati, Porkert 1994:286) wird Sternanis als eines der Hauptbestandteile der wichtigsten Gewürzmischung in der chinesischen Küche, nämlich dem „Fünf-Düfte-Pulver" (*wuxiang fen*, besteht aus Anis, Zimt, Gewürznelken, schwarzem Pfeffer und Fenchelsamen) geschätzt. Außerdem wird er gegen Mundgeruch gekaut; er wird Tee, Süßigkeiten und Suppen zugesetzt und gilt als wichtiges Gewürz bei der Zubereitung von dem sogenannten „rot-gekochten (in Sojasauce langsam gekochten) Fleisch" oder Geflügel (Simoons 1991:387, ZGPRCD 1992:190).

In den frühen Arzneimittelbüchern waren „Sternanis" *da huixiang* und „Fenchelsamen" *xiao huixiang*, Fructus Foeniculi, meist nicht klar voneinander unterschieden. Erst im GM Kap. 26, 1990:1636 wird eine genaue Unterscheidung zwischen Sternanis und Fenchelsamen getroffen.

Temperaturverhalten: warm
Sapor: scharf und süß
Orbisbezug: *o. lienalis*, *o. renalis*
Wirkung: das Yang erwärmend, *algor* zerstreuend, Qi regulierend.

Indikationen

1a. *chordapsus*-Schmerzen im Abdomen aufgrund von *algor*: Hernien, einseitige Schwellung und Senkung des Skrotums (zu gleichen Teilen Sternanis und Fenchelsamen mit Wasser zu einem Dekokt verarbeiten und einnehmen, Liu 1991:64)

1b. *algor* in der „Mitte": abdominelle Schmerzen, Übelkeit und Erbrechen (9 g Sternanis mit Reiswein abkochen und einnehmen oder pulverisieren und mit Weißzucker vermischt [in Wasser aufgelöst] einnehmen, Liu 1991:64)

2. Schmerzen im Lumbalbereich aufgrund von *depletio* des *o. renalis* (jeweils 6 g von geröstetem und gemahlenem Sternanis vor dem Essen mit Salzwasser einnehmen, Liu 1991:64)

3. Schwellungen und Ödeme in den Beinen und im Unterleib (ZYaoDC:27).

CAVE: Kontraindiziert bei *depletio yin*-bedingtem *ardor*. Übermäßiger Genuß kann zu Schädigungen der Sicht sowie zu Geschwüren führen.

Zubereitungsarten

Geröstet und anschließend pulverisiert oder als Dekokt, als Pille.

Zusammensetzung (nach westlicher Analytik)

Enthält etwa 5% ätherisches Öl (vor allem Sternanisöl), 22% Fett, Eiweiß, Harze sowie zahlreiche andere Aroma- und Duftstoffe (ZYaoDC 1986:27).

6.15 Muskat (*rou doukou* 肉豆蔻)

Verwendet wird der getrocknete Samen des Muskatnußbaumes, *Myristica fragrans* Houtt., zur Familie der *Myristicaceae* gehörend, der heute in ganz Südostasien und in China vor allem in der Provinz Guangdong angebaut wird.
Muskat soll seinen Ursprung in Indonesien haben und gelangte im 16. Jh. über Indien nach Europa. In China ist Muskat mindestens seit der Tang-Zeit bekannt. Er wurde jedoch weniger als Gewürz, sondern vor allem als Arzneimittel (Semen Myristicae, Porkert 1994:483) gegen Verdauungsbeschwerden geschätzt, woran sich bis heute wenig geändert hat (Simoons 1991:404).

Chinesische Bezeichnungen: *rou doukou* 肉豆蔻 („Fleischiger Kardamom"), *rouguo* 肉果 („Fleischfrucht"), *yuguo* 玉果 („Jadefrucht").

Als diätetisches Mittel erstmals erwähnt im *Kaibao bencao* („Drogenkunde zur Kaibao-Regierungsdevise", von Liu Han u.a. im Jahre 974 verfaßt); im GM Kap. 14 („Duftende Pflanzen"), 1990:876.

Temperaturverhalten: warm
Sapor: scharf
Orbisbezug: *oo. lienalis et stomachi, o. intestini crassi*
Wirkung: die „Mitte" erwärmend, Qi absenkend, Verdauungsblockaden beseitigend, die *oo. intestinorum* aufrauhend (adstringierend) und Diarrhö beseitigend.

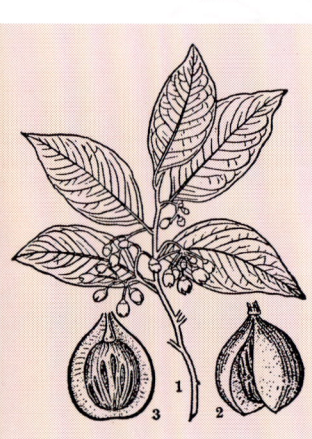

Indikationen

1a. persistierende Diarrhö oder Aftervorfall aufgrund von *algor depletionis* (im Verein mit anderen Mitteln zur Mehrung des Qi, Erwärmung des Yang und Aufrauhung wie Radix Codonopsitis, Rhizoma Atractylodis macrocephalae, Cortex Cinnamomi, Radix Paeoniae lactiflorae, Liu 1991:218)

1b. Qi-Blockaden aufgrund von *algor depletionis* in den *oo. lienalis et stomachi*: Spannungsgefühle und Schmerzen in der Leibesmitte, verminderter Appetit, Übelkeit und Erbrechen, Regurgitation, Verdauungsstörungen auch bei Kindern (z.B. in Verbindung mit Rhizoma Pinelliae, Radix Saussureae als Pille, Liu 1991:218)

1c. *depletio* der *oo. lienalis et stomachi* in einer eher leichten Form: Kältegefühl im Abdomen, verminderter Appetit (3g Muskat mit 150 g Rindfleisch zusammen kochen, mit Ingwer, Frühlingszwiebeln und etwas Sojasauce abschmecken und in mehreren Portionen einnehmen, Liu 1991:219).

CAVE: Kontraindiziert bei *calor*- oder *ardor*-Prozessen in der „Mitte" oder in den *oo. intestinorum* sowie bei *calor humidus* (ZYaoDC 1986:894).

Zubereitungsarten

Als Dekokt, Pille, Pulver oder Gewürz.

Zusammensetzung
(nach westlicher Analytik)

Enthält ca. 10% ätherisches Öl (Muskatnußöl), 50% Kohlenhydrate, etwa 6% Eiweiß, 25–40% Fett sowie Mineralstoffe. Muskatnußöl enthält zwischen 4–8% giftiges Myristicin (ZYaoDC 1986:894).

6.16 Kardamom (*bai doukou* 白豆蔻)

Verwendet werden die getrockneten, reifen Früchte von Kardamom, *Amomum cardamomum* L., aus der Familie der *Zingiberaceae* (Ingwergewächse), die in ganz Südostasien und in China vor allem in den Provinzen Guangdong, Guangxi und Yunnan angebaut werden.

In China sind verschiedene Kardamom-Arten sowohl als Gewürz als auch als Arzneimittel (Fructus Amomi cardamomi, Porkert 1994:225) bekannt. Sie wurden wegen ihres Duftes und ihres Geschmacks geschätzt und früher auch gegen Mundgeruch gekaut. Auch heute noch ist Kardamom ein beliebtes Gewürz in der chinesischen Küche (Simoons 1991:401, ZGPRCD 1992:193).

Chinesische Bezeichnungen: *bai doukou* 白豆蔻 („Weißer Kardamom"), *baikou* 白蔻.

Als diätetisches Mittel erstmals erwähnt im diätetischen Kapitel der „Rezepturen, die tausend Goldstücke wert sind" (*Qianjin fang*, von Sun Simo um 650/659 verfaßt); im GM Kap. 14 („Duftende Gräser"), 1990:866.

Temperaturverhalten: warm (GM: sehr warm)
Sapor: scharf
Orbisbezug: *o. pulmonalis, oo. lienalis et stomachi*
Wirkung: *humor* umwandelnd, die „Mitte" erwärmend, das Qi bewegend und absenkend.

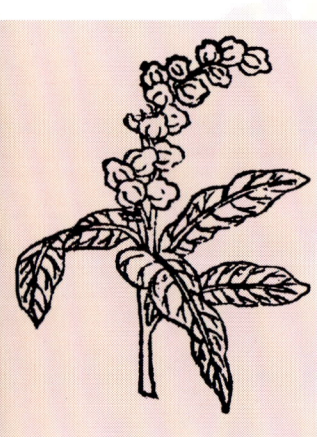

Indikationen

1. *humor*-Blockaden im mittleren Calorium sowie Qi-Blockaden in den *oo. lienalis et stomachi*: Spannungs- oder Beklemmungs-gefühle im Thorax und im Abdomen, verminderter Appetit (z.B. das „Kardamom-Dekokt mit Herba Agastachis und zwei Bohnenarten" [*Xiangkou erdou tang*]: 50 g Semen Lablab und 100 g Azukibohnen mit Wasser zu einem Dekokt verarbeiten. Wenn die Bohnen gar sind, 6 g frische Herba Agastachis und 3 g Kardamom zugeben und zusammen nochmals etwas kochen lassen, dann Herba Agastachis und Kardamom herausnehmen, mit Salz abschmecken und das Dekokt samt der Bohnen einnehmen, Liu 1991:93)

2. bei *algor* im *o. stomachi*: Erbrechen, Übelkeit (als Einzelmittel pulverisiert [mit Wasser] einzunehmen, Liu 1991:93).

CAVE: Kontraindiziert bei *depletio yin*, *ariditas xue* und wenn kein eindeutiger *humor algidus*-Befund vorliegt (ZYaoDC 1986:710).

Zubereitungsarten

Pulverisiert, als Gewürz, Dekokt oder Pille.

Zusammensetzung
(nach westlicher Analytik)

Enthält ätherisches Öl (Borneol, Kampferol) und ist relativ reich an Riboflavin, Kalzium und Eisen (Liu 1991:94, Simoons 1991:406).

6.17 Zimt (*rougui* 肉桂 oder *guipi* 桂皮)

Unter Zimt versteht man generell die getrocknete, vom Kork befreite Rinde junger Schößlinge oder Stämme der Cinnamomum-Baumarten aus der Familie der *Lauraceae*. In Deutschland gilt der Ceylon-Zimt mit seinem süßlichen, feurig-brennenden Geschmack als feinste Sorte. Im Handel ist jedoch hauptsächlich der Padang-Zimt mit seinem etwas süßlicheren und weniger feurigen Geschmack (Vollmer 1990:136). In China unterscheidet man Zimtkassie, auch Kassia oder China-Zimt genannt, *Cinnamomum cassia* Bl. (auch *C. aromaticum*) (*rougui* 肉桂), von den einfach „Zimtrinde" (*guipi* 桂皮) genannten Cinnamomum-Arten wie *Cinnamomum japonicum* Sieb., *Cinnamomum burmannii* (Nees) Bl. etc. (ZYaoDC 1986:890, 1770). In der modernen chinesischen Küche wird beides austauschbar verwendet (Anderson 1988:138).

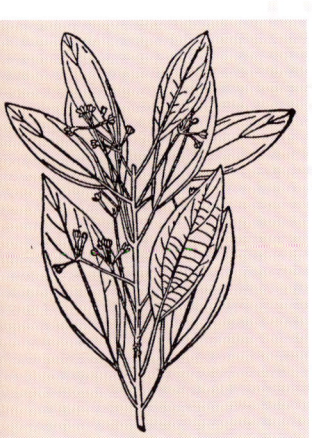

Zimtbäume werden heute vor allem in den südlichen Provinzen Chinas angebaut. Da in den alten Arzneimittelbüchern häufig nicht eindeutig zwischen den genannten Cinnamomum-Arten unterschieden wird und auch kein großer Unterschied in ihrer Wirkung besteht, haben wir sie in einer Kategorie zusammengefaßt.

Zimtkassie wird bereits in dem frühesten uns erhaltenen Rezeptur-Buch (*Wushier bingfang*, „Zweiundfünfzig Rezepturen") erwähnt, das auf das 3. Jh. v. Chr. zurückgeht und im berühmten Mawangdui-Grab Nr. 3 (168 v. Chr. datiert) gefunden wurde (Harper 1982:160). Somit ist davon auszugehen, daß in China die Zimtkassie

viel früher kultiviert wurde als der „echte Zimt" bzw. Ceylon-Zimt, der in Ceylon erst seit dem 18. Jh. angebaut wird. Zimtkassie und auch die anderen in China gebräuchlichen Cinnamomum-Arten werden sowohl als Arzneimittel (Cortex Cinnamomi, Porkert 1994:277) als auch als Gewürz (in Form von Rindenstückchen oder pulverisiert) für Fleisch, Geflügel, Soßen verwendet und stellen einen wesentlichen Bestandteil der gebräuchlichen Gewürzmischung „Fünf-Düfte-Pulvers" (*wuxiang fen*, mit den Bestandteilen: Zimt, Anis, schwarzer Pfeffer, Muskat und Fenchelsamen) dar (Simoons 1991:390). Im Daoismus galt die Zimtkassie als „Verkörperung des reinen Yang" und war ein wichtiges Mittel zur Erlangung des „Langen Lebens" oder der „Unsterblichkeit" (Engelhardt 1987:156, Kern 1994:85).

Chinesische Bezeichnungen: für Zimtkassie: *rougui* 肉桂 („Fleischiger Zimt"), *mugui* 牡桂, *zigui* 紫桂, *lagui* 辣桂, *yugui* 玉桂. Für die anderen oben genannten Zimtarten: *guipi* 桂皮 („Zimtrinde"), *shangui* 山桂, *tugui* 土桂.

Als diätetisches Mittel erstmals erwähnt im *Wushier bingfang* (vgl. oben) und in der Oberen Abteilung von „Shennongs Klassiker der Drogenkunde" (*Shennong bencaojing*, in der Späten Han-Zeit verfaßt, verschollen, um 500 von Tao Hongjing neu kompiliert); im GM, Kap. 34 („Aromatische Hölzer"), 1990:1925.

Temperaturverhalten: warm (Zimtkassie: heiß)
Sapor: scharf (Zimtkassie: süß und scharf)
Orbisbezug: *oo. lienalis et stomachi, o. hepaticus, o. renalis*
Wirkung: die „Mitte" erwärmend, *algor*-Heteropathien zerstreuend, das Xue dynamisierend, schmerzstillend.

Indikationen

1. *depletio* der *oo. lienalis et stomachi*: verminderter Appetit (als Einzelmittel pulverisiert oder in der Gewürzmischung „Fünf-Düfte-Pulver" [*wuxiang fen*; s.o.], Liu 1988:97)

2. *algor*-Befunde: „Kälte"-Schmerzen in Abdomen oder Leibesmitte, Diarrhö, Appetitverlust oder Übelkeit und Erbrechen (vgl. Rezeptur oder als Einzelmittel pulverisiert oder zusammen mit chinesischem Blütenpfeffer, frischem Ingwer, Mandarinenschalen (Pericarpium Aurantii), Rhizoma Atractylodis macrocephalae etc., Liu 1987:97)

3. speziell Zimtkassie: *depletio yang* vor allem des *o. renalis*: Frieren, kalte Extremitäten, Hitzegefühle im oberen Körperbereich und Kälte im unteren, abdominelle Schmerzen und Diarrhö, Harnträufeln, Impotenz, Schmerzen in Rücken und Knien

4. speziell die anderen genannten Zimtarten: *occlusio*-Schmerzen auf der Basis von *humor venti* sowie bei Xue-Stasen aufgrund von Verletzungen oder bei abdominellen Schmerzen aufgrund von Xue-Stasen post partum (vgl. Rezeptur, Liu 1987:414, 1988:97, ZYaoDC 1986:1771).

CAVE: Kontraindiziert bei *calor*- oder *ardor*-Prozessen auf der Basis von *depletio yin*; während der Schwangerschaft nur mit Vorsicht anzuwenden.

Zubereitungsarten

Als Dekokt, Pulver, Pille, Gewürz oder Gewürzmischung.

Zusammensetzung
(nach westlicher Analytik)

Enthält 1–2% ätherisches Öl (Zimtöl), 75–90% Cinnamaldehyd sowie Harz etc. (ZyaoDC 1986:891).

Rezepturen
Zimtdekokt mit braunem Zucker
(*Guipi hongtang tang*)

6-9 g Zimt (als „Zimtrinde" *guipi* bezeichnete Arten) mit einer beliebigen Menge braunem Zucker in Wasser kochen und einnehmen. In dieser Rezeptur dient Zimt vor allem zur Erwärmung der Leitbahnen und zur Dynamisierung des Xue. Der braune Zucker harmonisiert das Xue und bringt Stasen in Bewegung. Beides kombiniert wirkt die *oo. lienalis et stomachi* erwärmend und stützend. Die Rezeptur ist einzusetzen bei abdominellen Schmerzen post partum aufgrund von Xue-Stasen oder bei *algor* im *o. stomachi* mit vermindertem Appetit (Liu 1987:414, Ye 1978:67).

6.18 Essig (*cu* 醋)

Verwendung finden Genußsäuren, die durch Gärung aus Reis, Weizen, Sorghum, Wein oder Treber gewonnen werden. Sie werden überall in China hergestellt, wobei fast jede Region ihre Spezialitäten aufzuweisen hat (ZYaoDC 1986:2600).

Als Arzneimittel wird vor allem Reisessig verwendet (GM:1554).

Bereits in Zhou-zeitlichen Texten wird eine Art Essig erwähnt, wobei die Methode seiner Herstellung völlig unklar bleibt. Seit dem 6. Jh. n. Chr. sind uns genaue Beschreibungen der Essigherstellung überliefert, wobei die Herstellungsmethode bis heute weitgehend gleichgeblieben ist: Reis (im Norden: Sorghum und klebrige Kolbenhirse), Gärungsmittel und Wasser werden in einem Krug etwa einen Monat lang fermentiert, dann wird die fermentierte Maische mit einem Filter abgeseiht, und die

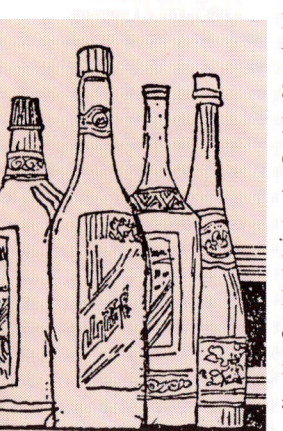

Restflüssigkeit durch Verdampfen (z.B. in der Sonne) konzentriert.

Neben den genannten Getreidearten und Wein wurden auch Pfirsiche und Jujubenfrüchte zur Essigherstellung verwendet. Die verschiedenen chinesischen Essigarten sind in der Regel weniger scharf als die bei uns im Westen gebräuchlichen. In der chinesischen Küche dient Essig hauptsächlich als Würzmittel für Soßen (die berühmte süß-saure Soße) und Suppen aber auch für viele andere Gerichte (Simoons 1991:374).

Chinesische Bezeichnungen: *cu* 醋, *kujiu* 苦酒, *micu* 米醋, *cujiu* 醋酒, *cu* 酢, *chuncu* 淳酢, *xi* 醯.

Als diätetisches Mittel erstmals erwähnt in der Unteren Abteilung des *Mingyi bielu* („Ergänzende Aufzeichnungen berühmter Ärzte", ca. 2. Jh. n. Chr., um 536 von Tao Hongjing neu kompiliert); im GM Kap. 25 („Getreide"), 1990:1554.

Temperaturverhalten: warm
Sapor: sauer und bitter
Orbisbezug: *o. stomachi, o. hepaticus*
Wirkung: Xue-Stasen zerstreuend, Blutungen stillend, Verdauungsblockaden beseitigend, entgiftend, antiparasitisch.

Indikationen

1. Xue-Stasen: tastbare Verhärtungen im Abdomen (*concretiones*), plötzlicher Schwindel oder Ohnmacht nach der Geburt (bei Verhärtungen: die Stiele von *Sparganium stoloniferum* Buch.-Ham. [Tuber Sparganii stoloniferi], Rhizoma Ligustici und Rhizoma Rhei mit Essig aufgießen und einnehmen, Liu 1991:130)

2. Verdauungsprobleme: Verdauungsblockaden durch den übermäßigen Genuß von Öligem und Klebrigem oder auch von Fleisch, Fisch, kaltem und rohem Gemüse oder Früchten etc., bei vermindertem Appetit, einer besonderen Vorliebe für Saures oder bei Diarrhö (als Einzelmittel mit Wasser verdünnt oder mit zermörsertem frischen Ingwer einnehmen, Liu 1988:94)

3. Blutungen verschiedenster Art: Nasenbluten, blutiger Auswurf, blutiger Stuhl (als Einzelmittel in verdünnter Form, Liu 1988:95)

4. zur äußeren Anwendung bei Geschwüren und Schwellungen (Essig mit Rhizoma Rhei-Pulver oder mit Mastix- oder Myrrha-Pulver vermischen und äußerlich auf die betroffenen Stellen auftragen, Liu 1991:131).

CAVE: Kontraindiziert bei *humor*-Blockaden im mittleren Calorium, bei *humor-occlusiones* und Muskelkrämpfen sowie im Anfangsstadium von außen induzierten Affektionen (Liu 1987:399, 1988:95, 1991:131, ZYaoDC 1986:2600).

Zubereitungsarten

Als Würzmittel, unverdünnt oder in verdünnter Form zu trinken, in Suppen bzw. Dekokten.

Zusammensetzung
(nach westlicher Analytik)

Enthält Extrakte, Mineralstoffe, Säuren und Reduktionszucker; außerdem höherwertige Alkohole, 3-Hydroxy-butanon, Dihydroxyaceton, Tyrosol, Acetaldehyd, Acetal, Essigsäure (3-5%), Oxalsäure und Sorbose etc. (ZYaoDC 1986:2600, Zhang 1990:94).

Rezepturen

Essigabsud (*Kujiu jian*)

Ein Hühnerei an einem Ende aufschlagen, das Eigelb ausgießen, so daß das Eiweiß zurückbleibt. Eine beliebige Menge Essig in das Ei füllen und 6 g Tuber et Rhizoma Pinelliae hineingeben. Nun das Ei 3-5 Minuten lang kochen, die Pinellia entfernen und das Eiweiß umrühren und in noch heißem Zustand nach und nach und langsam schlucken.

Die Rezeptur stammt ursprünglich aus der „Abhandlung über *algor laedens*" (*Shanghan lun*, von Zhang Zhongjing , 2. Jh. n. Chr.). Das Eiweiß dient darin zur Entgiftung und zur Erleichterung des Schluckens. Die Schärfe von Tuber et Rhizoma Pinelliae soll in diesem Zusammenhang Verknotungen zerstreuen und Schwellungen beseitigen, während dem Essig eine sammelnde, adstringierende und entgiftende Wirkung zukommt. Entsprechend wird diese Rezeptur vor allem empfohlen bei Schmerzen und Schwellungen im Hals, bei *Yin minor*-Erkrankungen, Geschwüren im Hals- oder Rachenraum, Stimmverlust etc. (Liu 1987:400).

6.19 Sojapaste und -soße (*jiang* 醬 und *jiangyou* 醬油)

Verwendung finden verschiedenste Pasten und Würzsoßen, die durch die natürliche Fermentation einer Mischung aus gekochten Sojabohnen und/oder Mehl (meistens Weizen) unter Hinzugabe von Salz und Wasser und anderen geschmackgebenden Zutaten (wie Chillies, Sesamöl, Pilze, Fleisch, Fisch oder Krabben) gewonnen werden.

Heute unterscheidet man zwar zwischen Bohnenpasten *jiang* 醬 und Sojasoße *jiangyou* 醬油, aber wegen ihrer ähnlichen Herstellungsweise und Wirkung werden sie in den diätetischen Handbüchern generell unter einer Eintragung zusammengefaßt (Liu 1987:401, 1991:222, Peng 1985:370).

Die verschiedenen Pasten und Soßen weisen

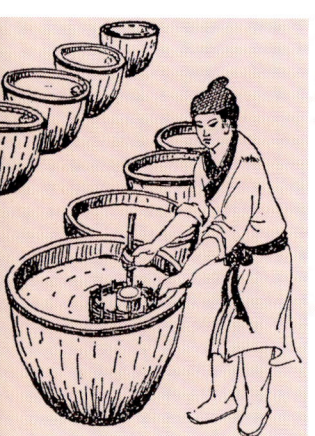

große Unterschiede in Farbe, Geschmack und Konsistenz auf. Heute unterscheidet man im wesentlichen zwei Hauptarten: die hauptsächlich aus Sojabohnen hergestellten Pasten/Soßen (*doubanjiang* 豆瓣醬) und die „süßen, hauptsächlich aus Mehl hergestellten Pasten/Soßen" (*tianmian jiang* 甜面醬). Als Arzneimittel wird die normale, aus Sojabohnen hergestellte Sojapaste/-soße empfohlen (GM 1990:1553).

Diese Produkte werden in ganz China hergestellt, wobei die Eigenheiten der jeweiligen regionalen Küchen vor allem in den geschmackgebenden Zutaten ihren Niederschlag finden (Liu 1987:400, ZYaoDC 1986:2516).

Sojasauce ist in China eventuell bereits seit dem Ende der Zhou-Zeit (400-200 v. Chr.), gesichert jedoch seit der Han-Zeit belegt. Die damalige Herstellungsweise von Sojasoße unterschied sich nur geringfügig von der heutigen. Der heute übliche Begriff für Sojasoße *jiangyou* 醬油 ist jedoch erst seit der Song-Zeit nachweisbar (Chang 1977:31, Huang 1990:145, Hong 1984:99).

Chinesische Bezeichnungen: *jiang* 醬, *doujiang* 豆醬, *tianjiang* 甜醬.

Als diätetisches Mittel erstmals erwähnt in der Unteren Abteilung des *Mingyi bielu* („Ergänzende Aufzeichnungen berühmter Ärzte", ca. 2. Jh. n. Chr., um 536 von Tao Hongjing kompiliert); im GM Kap. 25 („Getreide"), 1990:1552.

Temperaturverhalten: kalt
Sapor: salzig und/oder süß
Orbisbezug: *oo. lienalis et stomachi, o. renalis*
Wirkung: *calor* kühlend, den *o. stomachi* kräftigend und die „Mitte" harmonisierend, entgiftend.

Indikationen

1. Dysharmonie des *qi stomachi*: verminderter Appetit (als Einzelmittel oder zum Würzen von Speisen)
2. Verdauungsstörungen oder leichte Vergiftungserscheinungen aufgrund des Verzehrs von Fisch, Fleisch, Pilzen etc. (als Einzelmittel in kochendem Wasser aufgelöst einnehmen, Liu 1991:222)
3. *calor*-Prozesse: Unruhe, Miktionsstörungen (GM 1990:1553, Peng 1985:370, Zhang 1990:97)
4. zur äußeren Anwendung bei Verbrennungen, Wunden und Schwellungen (ZYaoDC 1986:2516, Ye 1978:216).

CAVE: Man sollte Sojapasten/-soßen nicht im Übermaß verzehren, da ansonsten *pituita* hervorgebracht und Qi mobilisiert werden kann (Liu 1987:401, Zhang 1990:97).

Zubereitungsarten

Als Würzmittel oder auch in Wasser aufgelöst.

Zusammensetzung
(nach westlicher Analytik)

100 g hauptsächlich aus Sojabohnen hergestellte Paste/Soße (*doubanjiang* 豆瓣醬) enthalten durchschnittlich: 39 g Wasser, 20,9 g Eiweiß, 11,2 g Fett, 2 g Kohlenhydrate, 24,9 g Mineralstoffe; 245 mg Kalzium, 174 mg Phosphor, 16,1 mg Eisen, 0,05 mg Thiamin, 0,78 mg Ovoflavin und 2,1 mg Nikotinsäure etc.
100 g der „süßen, hauptsächlich aus Mehl hergestellten Paste/Soße" (*tianmian jiang* 甜面醬) enthalten durchschnittlich: 47 g Wasser, 5,8 g Eiweiß, 1,2 g Fett, 37 g Kohlenhydrate, 6,3 g Mineralstoffe; 32 mg Kalzium, 104 mg Phosphor und 5,7 mg Eisen etc. (ZyaoDC 1986:2516).

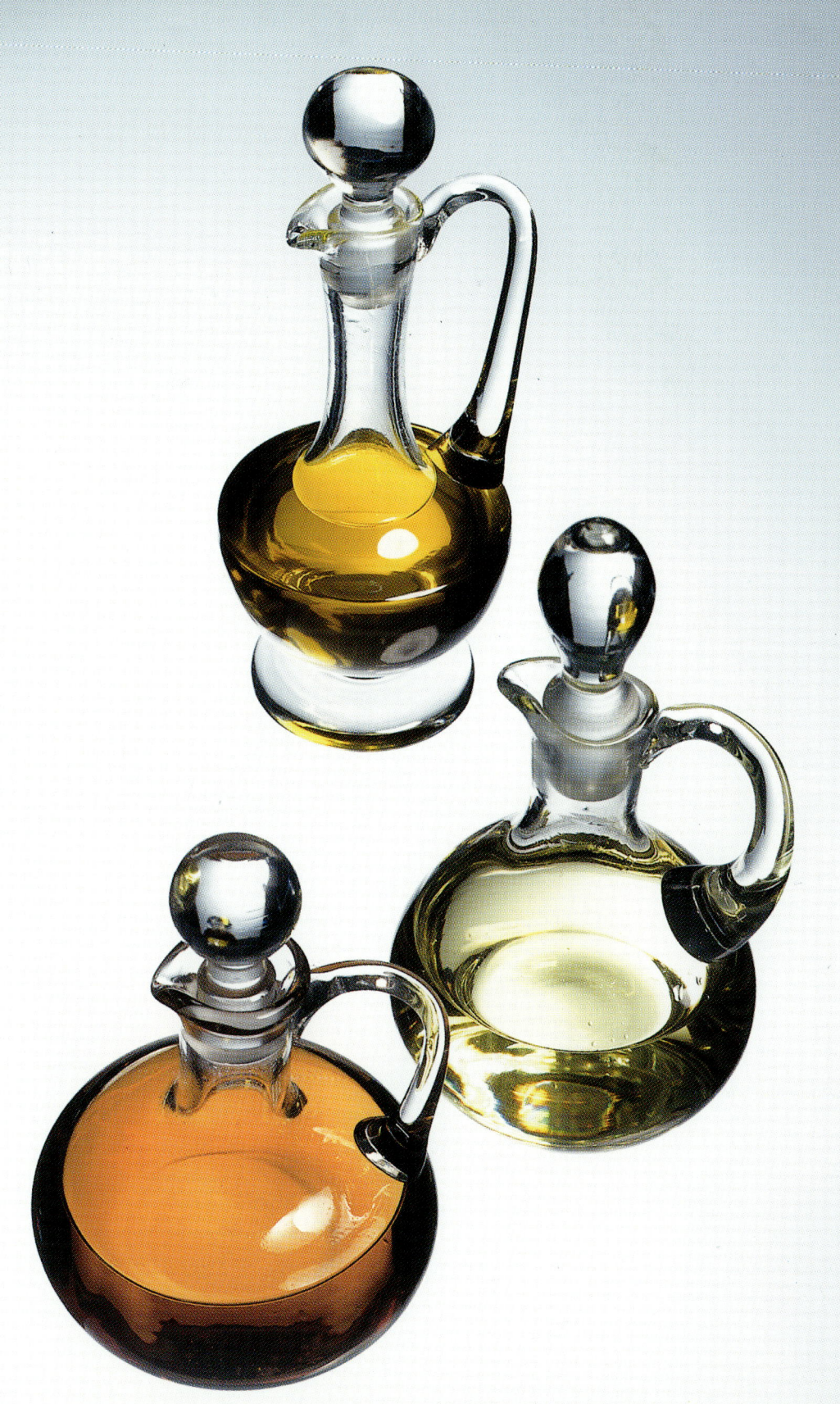

Öle und Fette

6.20 Rapsöl (*caiyou* 菜油)

Verwendung findet das Öl, das durch Pressen von Rapssamen, *Brassica campestris* L. oder *Brassica rapa* L. aus der Familie der *Cruciferae*, gewonnen wird. Rapsöl ist in China eines der wichtigsten Speiseöle, während es bei uns im Westen bei der Herstellung von Margarine eine bedeutende Rolle spielt (Vollmer 1990:113, ZYaoDC 1986:1455).

Chinesische Bezeichnungen: *caiyou* 菜油, *caizi you* 菜子油, *youcaizi you* 油菜子油, *yuntai you* 蕓苔油.

Als diätetisches Mittel erstmals erwähnt im diätetischen Kapitel der „Rezepturen, die tausend Goldstücke wert sind" (*Qianjin fang*, von Sun Simo um 650/659 verfaßt); im GM Kap. 26 („scharfes und penetrant riechendes Gemüse"), 1990:1602.

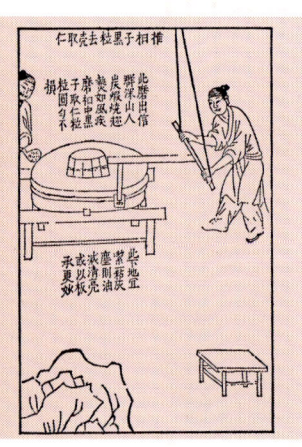

Temperaturverhalten: warm
Sapor: scharf
Orbisbezug: *oo. lienalis et stomachi*
Wirkung: *ariditas* befeuchtend, laxierend, *ventus* vertreibend, Schwellungen beseitigend, antiparasitisch (Peng 1985:381, Shi 1988:33, ZyaoDC 1986:1455).

Indikationen

1. Defizienz von Qi und Xue: Abmagerung, Säftemangel, Obstipation, Ileus (Darmverschluß)
2. zur äußeren Anwendung bei Verbrennungen, Ulzerationen, Schwellungen, Hämorrhoiden.

> **CAVE:** Kontraindiziert bzw. mit Vorsicht anzuwenden bei *calor*-Befunden, von außen induzierten Heteropathien, Augenerkrankungen sowie nach der Geburt (nach *Suixiju yinshipu*, von Wang Shixiong 1861, 1985: 48).

Zubereitungsarten

Zum Braten, Kochen und Fritieren oder als Laxativ (auch bei Ileus) in größeren Mengen (50–250 g) als Einzelmittel einnehmen (Peng 1985:381, ZYaoDC 1986:1455).

Zusammensetzung
(nach westlicher Analytik)

Besitzt einen hohen Gehalt an einfach ungesättigten Fettsäuren; enthält ferner in geringem Maß Quercitin (0,05%) und Vitamin K sowie Amyloid (ZYaoDC 1986:1052).

6.21 Sojaöl
(*douyou* 豆油)

Verwendet wird das aus Sojabohnen, *Glycine max* (L.) Merr., gewonnene Öl, das in China eines der gebräuchlichsten Speiseöle darstellt. Auch bei uns ist Sojaöl eines der am meisten verbreiteten Öle, das allerdings überwiegend als Rohstoff für die Tafel- oder Speiseölherstellung gebraucht wird (Vollmer 1990:113, ZYaoDC 1986:1043, vgl. auch die Eintragung zur Sojabohne, Kap. A.2.15).

Chinesische Bezeichnungen: *douyou* 豆油.

Sojaöl wird als diätetisches Mittel erstmals erwähnt im GM Kap. 24, 1990:1508.

Temperaturverhalten: warm (GM: heiß)
Sapor: scharf und süß
Orbisbezug: *o. intestini crassi*
Wirkung: die *oo. intestinorum* befeuchtend, laxierend, antiparasitisch (Shi 1988:32, ZyaoDC 1986:1043).

Indikationen
1. bei Obstipation, bei Ileus (ZyaoDC 1986:1043)
2. zur äußeren Anwendung bei Geschwüren.

Zubereitungsarten
Zum Anbraten oder zum Fritieren; als Einzelmittel in größeren Mengen (150–200 ml) angewärmt einzunehmen vor allem bei Ileus (Shi 1988:32).

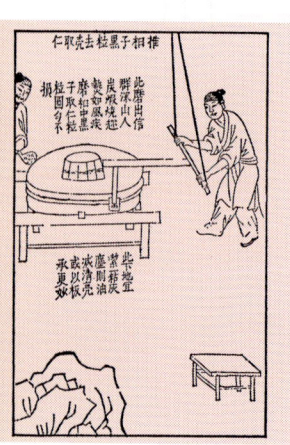

**Zusammensetzung
(nach westlicher Analytik)**

Enthält etwa 10% gesättigte Fettsäuren (vor allem
Stearinsäure und Palmitinsäure) und ein Mehr-
faches an ungesättigten Fettsäuren, vor allem
neben Linolensäure und Ölsäure Linolsäure.
Ferner ist der Gehalt an Carotin mit 3,5 mg höher
als bei anderen Pflanzenölen. Hoch ist auch der
Anteil an Vitamin E (55 mg) und Beta-Sitosterin
(194 mg). Insgesamt gilt Sojaöl neben dem
Weizenkeimöl als eines der wertvollsten
pflanzlichen Öle (ZYaoDC 1986:1043, Schneider
1985:315, Souci/Kraut 1991:96).

6.22 Erdnußöl (*huasheng you* 花生油)

Verwendung findet das aus Erdnüssen, *Arachis hypogaea* L. (vgl. Eintragung zur Erdnuß im Kap. A.2.24), gepreßte Öl, das in Zentral- und Südchina eines der am weitesten verbreiteten Speiseöle darstellt (Anderson 1988:125). Bei uns in Europa kommt dem Erdnußöl eine große Bedeutung bei der Margarineherstellung zu, und auch als kaltgepreßtes Speiseöl wird es immer mehr geschätzt (Vollmer 1990:113, ZYaoDC 1986:2326).

Chinesische Bezeichnungen: *huasheng you* 花生油, *luohuasheng you* 蘿花生油, *guoyou* 果油.

Als diätetisches Mittel erstmals erwähnt im *Bencao gangmu shiyi* („Ergänzungen zur systematischen Drogenkunde", von Zhao Xuemin um 1803 verfaßt).

Temperaturverhalten: neutral
Sapor: süß
Orbisbezug: *o. pulmonalis, o. stomachi, o. intestini crassi*
Wirkung: das Qi der „Mitte" suppletierend, *ariditas* des *o. pulmonalis* befeuchtend, die *oo. intestinorum* durchlässig machend und befeuchtend, antiparasitisch.

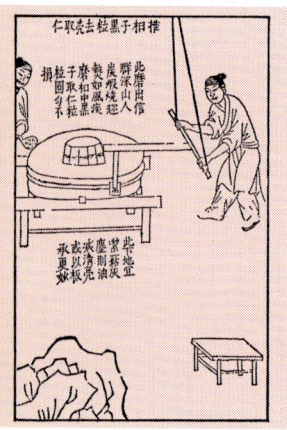

Indikationen

1. *depletio*-Symptomatiken der „Mitte“:
   verminderter Appetit, verminderter Milchfluß

2. *calor* oder *ariditas*-Prozesse, a) im
   o. pulmonalis mit trockenem Husten, b) in
   den *oo. intestinorum* mit Obstipation oder
   Askaria-bedingtem Ileus, auch zur Absenkung
   von tastbaren Verhärtungen (*concretiones*)
   (Shi 1988:33).

> **CAVE:** Aufgrund der Klebrigkeit kann auch
> das Erdnußöl zu Verklebungen im Bereich
> des Zwerchfells und zur Hervorbringung von
> *pituita* führen (nach *Bencao gangmu shiyi*).

Zubereitungsarten

Zum Anbraten und Fritieren; als Einzelmittel in
relativ großen Mengen genossen bei Askaria-
bedingtem Ileus.

Zusammensetzung
(nach westlicher Analytik)

Reich an Fettsäuren; davon entfallen 39,2–65,7%
auf die Ölsäure, 16,8–38,2% auf die Linolsäure,
7,3–12,9% auf Palmitinsäure, 2,6–5,6% auf
Stearinsäure und Arachidinsäure (ZYaoDC
1986:2326).

6.23 Sesamöl
(*mayou* 麻油)

Verwendet wird das aus den Samen des Sesam, *Sesamum indicum* L. (vgl. auch Sesam im Kap. A.2.25), gepreßte Öl. Sesamöl, auch „Duftendes Öl" *xiangyou* 香油 genannt, wird in China nicht nur als Speiseöl, sondern auch als Würzmittel zur geschmacklichen Verfeinerung von Speisen reichlich verwendet (Bray 1984:525, Simoons 1991:291, ZYaoDC 1986:2220).

Chinesische Bezeichnungen: *mayou* 麻油, *xiangyou* 香油, *huma you* 胡麻油, *zhima you* 脂麻油, *shengyou* 生油.

Sesamöl wird als diätetisches Mittel erstmals erwähnt in der Oberen Abteilung des *Mingyi bielu* („Ergänzende Aufzeichnungen berühmter Ärzte", ca. 2. Jh., um 536 von Tao Hongjing kompiliert); im GM Kap. 22 („Getreide"), 1990:1439.

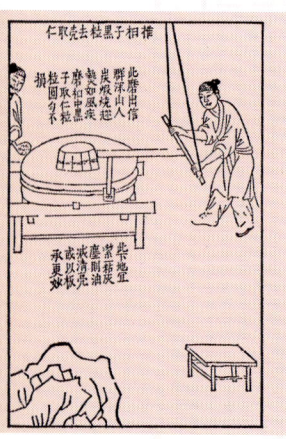

Temperaturverhalten: kühl

Sapor: süß

Orbisbezug: *o. hepaticus, o. renalis* (*o. intestini crassi*)

Wirkung: *ariditas* befeuchtend, laxierend, entgiftend.

Indikationen

1. Defizienz von Qi und Xue sowie *depletio* der *oo. hepaticus et renalis*: frühes Ergrauen der Haare, Kraftlosigkeit in Muskeln, Sehnen und Knochen (Shi 1988:33)

2. *ariditas* der *oo. intestinorum*: Obstipation, Askaria, Verdauungsblockaden, Schmerzen im Abdomen

3. zur äußeren Anwendung bei Geschwüren, rissiger Haut und anderen Hautaffektionen (Peng 1985:381, ZYaoDC 1986:2220).

CAVE: Kontraindiziert bei *depletio* der „Mitte" mit Durchfallneigung (ZYaoDC 1986:2221).

Zubereitungsarten

Zum Anbraten oder gar Fritieren wird Sesamöl selten verwendet; meistens dient es als Würzmittel und wird auf fertige Gerichte (z.B. Nudeln) oder auf salatähnliche kalte Speisen gegeben. Zur äußeren Anwendung wird Sesamöl direkt auf die betroffenen Stellen aufgetragen.

Zusammensetzung
(nach westlicher Analytik)

Reich an ungesättigten Fettsäuren wie Ölsäure, Linolsäure, Linolensäure etc. Ferner enthält es Sesamin, Sesamol und Vitamin E (Peng 1985:381, Souci/Kraut 1991:96/97).

6.24 Schweineschmalz (*zhu zhigao* 豬脂膏)

Verwendet wird das Fett des Schweines, *Sus scrofa domestica* Brisson (vgl. Schweinefleisch im Kap. A.5.10). In der chinesischen Küche wird Schweineschmalz in der Regel nicht zum Anbraten von Speisen verwendet (außer in der Provinz Fujian, Anderson 1988:162), sondern vor allem Suppen, gekochten Nudeln und manchmal auch anderen fertigen Gerichten zugesetzt (ZYaoDC 1986:2201).

Chinesische Bezeichnungen: *zhu zhigao* 豬脂膏, *zhugao* 豬膏, *zhufang gao* 豬肪膏, *zhuzhi* 豬脂, *zhuzhifang* 豬脂肪, *zhuyou* 豬油.

Als diätetisches Mittel erstmals erwähnt in der Unteren Abteilung des *Mingyi bielu* („Ergänzende Aufzeichnungen berühmter Ärzte", ca. 2. Jh., um 536 von Tao Hongjing kompiliert); zuvor bereits im 3. Jh. v. Chr. im *Wushier bingfang*, „52 Rezepturen" aus dem Mawangdui-Grab No. 3 zur oralen Einnahme bei Wundheilung (Harper 1982:159) ; im GM Kap. 50 („Domestizierte Tiere"), 1990:2689.

Temperaturverhalten: kühl
Sapor: süß
Orbisbezug: *o. stomachi, o. intestini crassi (o. pulmonalis)*
Wirkung: *depletio* suppletierend, *ariditas* befeuchtend, entgiftend.

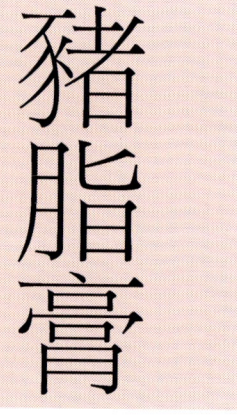

Indikationen

1. *ariditas* verschiedener Orbes: Obstipationsneigung, *ariditas*-Husten
2. zur äußeren Anwendung bei trockener und rissiger Haut und anderen *ventus*-bedingten Hautaffektionen (ZYaoDC 1986:2201).

CAVE: Kontraindiziert bei von außen induzierten Affektionen und bei Durchfallneigung (nach *Suixiju yinshipu*).

Zubereitungsarten

In der Arzneimitteltherapie ist Schweineschmalz seit alters her ein Standardbindemittel zur Herstellung von Pasten, Salben oder Pillen. In der Küche dient es zur Verbesserung des Geschmacks und wird nach dem Kochen bestimmten Gerichten wie Nudeln, Suppen etc. zugegeben.

Zusammensetzung (nach westlicher Analytik)

Reich an Fettsäuren, wobei die gesättigten gegenüber den ungesättigten deutlich überwiegen. Mineralstoffe enthält es kaum (vgl. Souci/Kraut 1991:91, 96/97).

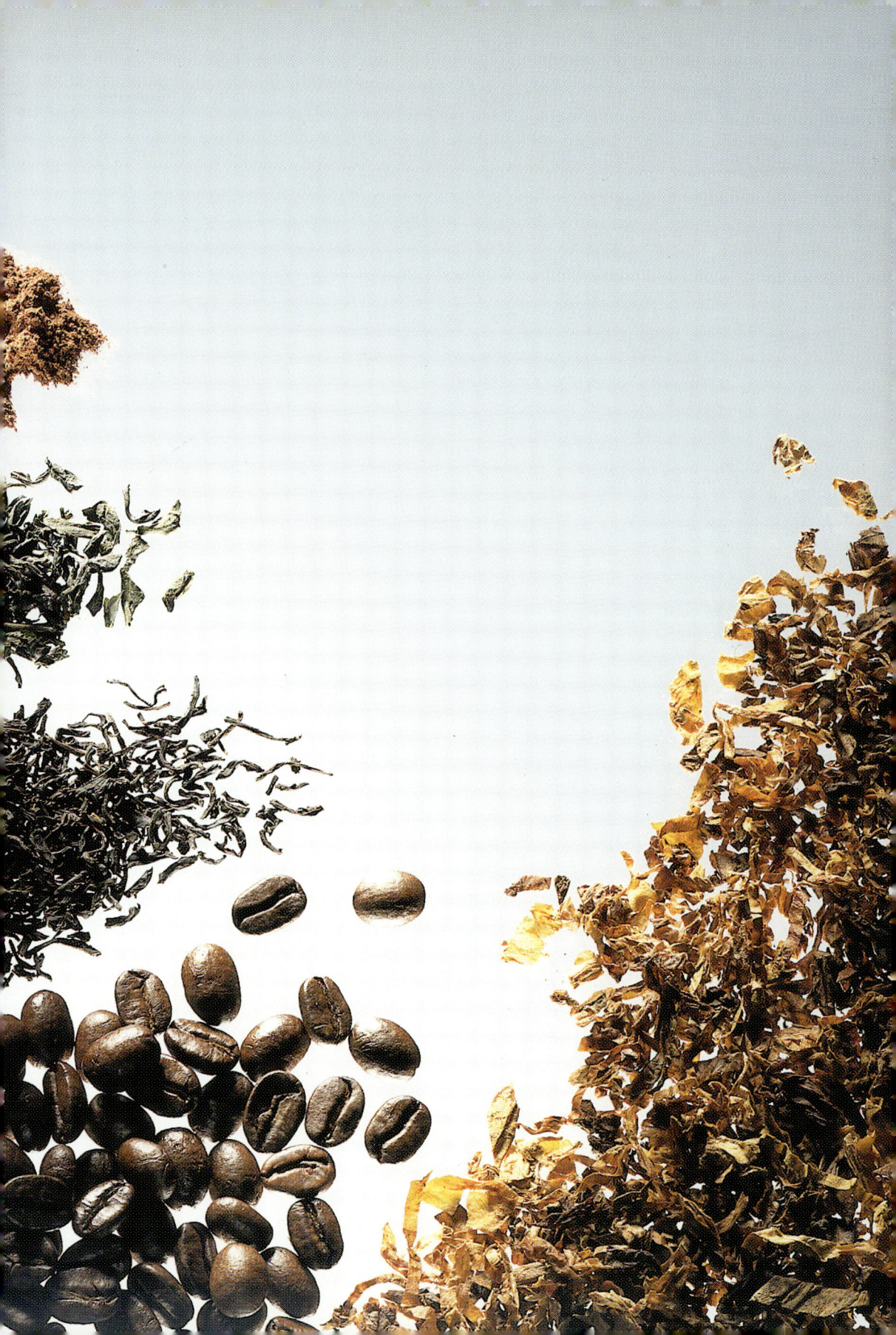

Genußmittel

6.25 Tee (*chaye* 茶葉)

Verwendet werden die Triebspitzen mit
Blattknospen und die jungen Blätter des
Teestrauchs, *Camellia sinensis* O. Kuntze aus der
Familie der *Theaceae*, der in China am Flußlauf
des Changjiang, in den mittelchinesischen
Küstenprovinzen und im Süden des Landes
angebaut wird. Nach dem Pflücken können die
Teeblätter frisch verwendet werden. Sie werden
jedoch in der Regel getrocknet und weiterver-
arbeitet. Im Gegensatz zum schwarzen Tee bleibt
grüner Tee unfermentiert.
In China ist hauptsächlich grüner Tee verbreitet
und beliebt, auch als Arzneimittel (Folia Theae,
Porkert 1994:155) wird grüner Tee bevorzugt.
Der früheste schriftliche Beleg für das Trinken
von Tee in China findet sich in einem Text der

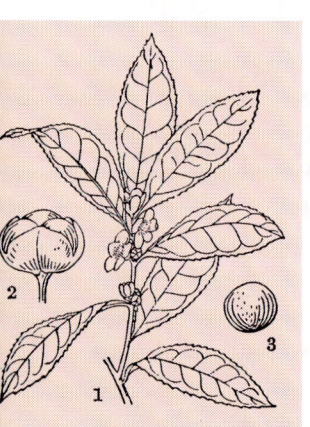

frühen Han-Zeit („Vertrag für
einen Sklaven", von Wang
Bao, 58 v. Chr. datiert).
Allerdings geht man davon
aus, daß in Sichuan
Teetrinken bereits vor der
Gründung der Han-Dynastie
üblich war (Huang 1990:147).
Gegen Ende der Tang-Zeit
fand Tee in allen Schichten
weite Verbreitung und wurde
allmählich zum wichtigsten
Alltagsgetränk (Simoons
1991:441). Gleichzeitig begannen Beamten-
gelehrte eine verfeinerte Form des Teetrinkens zu
kultivieren.

Den frühesten Beschreibungen der Teezu-
bereitung zufolge kochte man die gepreßten
Teeblätter mit Reis in Salzwasser. Im 8. Jh. zerrieb
man die angerösteten Teekuchen und kochte sie
nur noch mit Salz. Erst in der Song-Zeit
verzichtete man auch auf die Zugabe von Salz
und brühte nur noch das Teepulver auf. Das
Aufbrühen von Teeblättern, wie es heute üblich
ist, begann erst in der Ming-Zeit (Kuhn 1987:159).

Chinesische Bezeichnungen: *chaye* 茶葉, *kucha*
苦茶, *ming* 茗, *yacha* 芽茶, *chaya* 茶芽. Grüner
Tee: *lücha* 綠茶; schwarzer Tee: *hongcha* 紅茶
(„Roter Tee").

Als diätetisches Mittel erstmals erwähnt im
Kap. 26 des *Qianjinfang* („Rezepte, die tausend
Goldstücke wert sind", von Sun Simo um 650/659
verfaßt) und auch im *Xinxiu bencao* („Neu überarbeitete Drogenkunde", von Su Jing um 659
verfaßt); im GM Kap. 32, 1990:1870.

Temperaturverhalten: kühl (Schwarzer Tee:
warm)
Sapor: bitter und süß
Orbisbezug: *o. cardialis, o. pulmonalis,
o. stomachi* (*o. hepaticus, o. lienalis, o. renalis*)
Wirkung: *calor* oder *ardor*-Prozesse kühlend
(insbesondere im Kopfbereich), das Qi
absenkend, *humor* und *pituita* transformierend,
Verdauungsblockaden beseitigend, diuretisch,
entgiftend.
Schwarzer Tee: den *o. stomachi* kräftigend,
diuretisch.

Indikationen

1. Nach oben schlagender *calor venti*: Schmerzen in Kopf und Augen, verschwommene Sicht, Hitzegefühl im Kopf (als Einzelmittel aufgebrüht oder in Kombination mit pulverisierten Arzneimitteln wie Radix Scutellariae, Herba Menthae, Rhizoma Ligustici, Radix Angelicae etc., Liu 1991:35)

2. *calor humidus*: Schlafsucht, Müdigkeit und Abgeschlagenheit oder auch bei Diarrhö oder Dysenterie aufgrund von *calor humidus* (als Einzelmittel, Liu 1988:100)

3. *aestus*- oder *calor*-Prozesse: Unruhe, heftiger Durst oder nach übermäßigem Alkoholgenuß (als Einzelmittel oder in Kombination mit präparierten Japanaprikosen [Fructus Mume], Liu 1988:100)

4. *calor*-bedingte Miktionsstörungen: Urinverhaltung, rötlicher Urin (als Einzelmittel oder als Dekokt aus pulverisierten grünen Teeblättern mit Spora Lygodii, frischem Ingwer und Süßholzwurzel, Liu 1991:35)

5. Verdauungsblockaden aufgrund *pituita*-Blockaden: Druckgefühle im Oberbauch etc. (als Einzelmittel oder als Dekokt in Kombination mit Fructus Crataegi, Liu 1988:100)

6. Geschwüre im Mund oder Mundgeruch; Schwarztee auch gegen überempfindliche Zähne (konzentrierter Tee als Mundspülung oder Teeblätter in geringen Mengen zerkaut, Liu 1991:35)

(Die Wirksamkeit von Tee-Abkochungen wurde in China experimentell belegt bei der Behandlung von Bakterien- und Amöbenruhr, akuter Gastroenteritis und Enteritis. Grüner Tee in Pillenform wurde mit Erfolg gegen akute infektiöse Hepatitis eingesetzt, ZYaoDC 1986:1602).

CAVE: Kontraindiziert bei *algor* bzw. *depletio* der *oo. lienalis et stomachi* sowie bei Schlafstörungen (Porkert 1994:156, ZYaoDC 1986:1602).
Übermäßiger Genuß (eine normale Tagesdosis wird mit 3–9 g angegeben) kann zu Schlafstörungen, Palpitationen, Kopfschmerzen, Ohrrauschen, verschwommener Sicht und Obstipation führen. Auf nüchternen Magen sollte der Tee nicht zu stark getrunken werden (Shi 1988:63).

Zubereitungsarten

Aufgebrüht, pulverisiert oder als Dekokt. Im Sommer sollte grüner Tee und im Winter schwarzer Tee bevorzugt werden (Shi 1988:42).

Zusammensetzung (nach westlicher Analytik)

Die durch das Aufbrühen gelösten Extraktstoffe bestehen im wesentlichen aus Mineralstoffen, Koffein, Gerbstoffen, ätherischen Ölen, Thearubigenen und Theaflavinen. In Spuren vorhanden sind auch Theophyllin und Theobromin, Vitamin C und Carotin. Schwarzer Tee enthält geringe Mengen an Vitaminen der B-Gruppe, überwiegend B_1 (Thiamin) und B_2 (Riboflavin) (Vollmer 1990:173, ZYaoDC 1986:1601).

6.26 Kaffee (*kafei* 咖啡)

Verwendet werden die bohnenähnlichen Samen des Kaffeestrauches, *Coffea arabica* L., auch als Bergkaffee oder Arabica-Kaffee bezeichnet, sowie *Coffea liberica* Bull ex Hiern, auch Liberiakaffee genannt, die zur Familie der *Rubiaceae* („Rötegewächse") gehören. Nach der Auslösung aus der Frucht werden die Kaffeebohnen getrocknet, wodurch zunächst der helle, grünliche Rohkaffee entsteht. Vor dem Verbrauch wird Rohkaffee geröstet, wodurch die Kaffeebohnen ihre braune Farbe, gute Mahlfähigkeit und ihr typisches Aroma erhalten. Kaffee erreichte China vermutlich gegen Ende des 17. Jhs. und wird seit einigen Jahren in Yünnan, zum Teil von Minoritäten, angebaut. Als Getränk kommt Kaffee in China so gut wie keine Bedeutung zu, erst durch westlichen Einfluß gewinnt er bei Überseechinesen und in bestimmten, stark westlich beeinflußten Gebieten zunehmend an Popularität (Simoons 1991:440).

Chinesische Bezeichnungen: *kafei* 咖啡 leitet sich vom arabischen Namen für Kaffee, *kahwa*, her, der wiederum von Kaffa stammt, einem Ort in Südäthiopien, wo 1440 Mönche durch Abkochen der Früchte die anregende Wirkung des Kaffees kennengelernt haben sollen (Brockhaus 1990:322).

Seiner untergeordneten Bedeutung in China entsprechend wird Kaffee in den klassischen diätetischen Werken nicht aufgeführt; allerdings gibt es in modernen diätetischen Handbüchern einige, eher oberflächliche und stark westlich beeinflußte Eintragungen zu Kaffee (Shi 1988:63, Jiang 1990:178, Ye 1978:129).

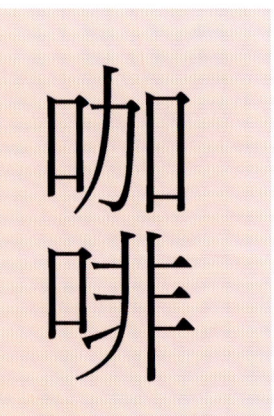

Temperaturverhalten: warm

Sapor: geröstet: bitter und etwas süß, frisch: süß

Orbisbezug: *o. cardialis*

Wirkung: den *o. cardialis* stärkend, diuretisch, die geistigen Kräfte stärkend, anregend, die Giftigkeit von Alkohol lösend (Ye 1978:129).

Indikationen

1. Alkoholabusus
2. chronische Bronchitis, Lungenemphysem, von der Lunge ausgehende koronare Erkrankungen (Ye 178:129)
3. Schlafsucht.

Zubereitungsarten

Mit kochendem Wasser aufgießen und mit Zucker oder/und Milch trinken (Shi 1988:63).

Zusammensetzung
(nach westlicher Analytik)

Rohkaffee enthält 8,0–17,5% Fett, 0,25–0,75% Wachs, 6–7% Saccharose, bis zu 30% Polysaccharide, 8,7–12,2% Eiweiß, 4,5–11,1% Chlorogensäure, 0,9%–2,6% Koffein, 0,3–1,2% Trigonellin, 3,0–5,4% Aschebestandteile (mit etwa 40% Kalium und < 0,02% Natrium) sowie 7–12% Wasser (Brockhaus 1990:332).

6.27 Kakao (*keke* 可可)

Verwendung finden die Samen (Bohnen) des
Kakaobaumes, *Theobroma cacao* L., aus der
Familie der *Sterculiaceae* („Sterkuliengewächse"),
die durch Gären („Rotten") und Trocknen zu
Rohkakao verarbeitet werden. In den
Konsumländern wird Rohkakao geröstet,
gebrochen, von Schale und Keimling befreit,
vermahlen und zu Kakaomasse (z.B. für
Schokolade) oder Kakaopulver (für Trinkkakao)
weiterverarbeitet (Brockhaus 1990:336).
Kakao stammt ursprünglich aus Mittel- und
Südamerika (zuerst in Mexiko, seit Anfang des
12. Jhs.). Er gelangte wohl etwas früher als
Kaffee, also vor dem Ende des 17. Jhs., nach
China und wird heute vor allem in Hainan,
Guangdong und Fujian angebaut (Jiang
1990:178).

Chinesische Bezeichnungen: *keke* 可可.

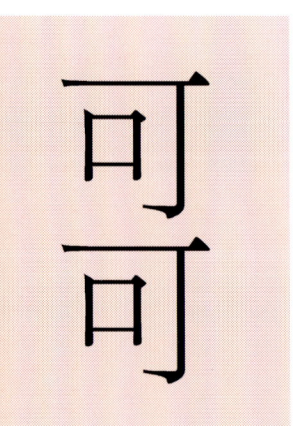

Seiner untergeordneten Bedeutung in China
entsprechend wird Kakao in den klassischen
diätetischen Werken nicht aufgeführt, allerdings
gibt es in modernen diätetischen Handbüchern
einige, eher oberflächliche und stark westlich
beeinflußte Eintragungen über Kakao (Ye
1978:125, Shi 1988:63, Jiang 1990:178).

Temperaturverhalten: neutral
Sapor: süß
Orbisbezug: *o. cardialis*
Wirkung: stärkend, anregend, durststillend,
diuretisch (Ye 1978:125, Jiang 1990:178, Shi
1988:63).

Indikationen

1. verminderter Appetit (den *o. stomachi* öffnend)
2. *calor*-Anzeichen: Durst, Geschwüre im Mund (bei letzterem: eine beliebige Menge an Kakaopulver mit Honig vermischen, nach und nach im Mund zergehen lassen und dann schlucken, Ye 1978:125)
3. Schlafsucht.

Zubereitungsarten

Kakaopulver mit Milch zu einem Getränk verarbeiten (Shi 1988:63).

Zusammensetzung
(nach westlicher Analytik)

Kakaopulver enthält durchschnittlich 47% Kohlenhydrate, 18% Eiweiß, 22% Fett, unter den Mineralstoffen sind hervorzuheben: Vitamine B_1, B_2, Kalzium, Nickel und Eisen sowie das dem Koffein ähnliche Theobromin (etwa 1,5%) (Vollmer 1990:178).

6.28 Alkoholische Getränke (*jiu* 酒)

Jiu 酒, häufig als „Wein" übersetzt, ist der Oberbegriff für „alkoholische Getränke". Man versteht darunter verschiedenste Getränke, die durch Gärung aus Reis, Weizen, Mais, Sorghum und gelegentlich auch aus Weintrauben gewonnen werden. Man unterscheidet destillierte und nicht destillierte alkoholische Getränke. Zu den destillierten Alkoholika gehört der ca. 50prozentige „weiße bzw. klare Branntwein" (*baijiu* 白酒), der aus Getreide destilliert wird (bekannteste Sorten: *Maotai jiu* und *Fenjiu*) (Hong 1984:148). Zu den nicht destillierten Alkoholika gehören der deutlich schwächere „Reiswein" (*mijiu* 米酒), eigentlich Reisbier mit 11–13 Vol.-%, „Gelber (Reis-) Wein" (*huangjiu* 黃酒) (mit *Shaoxing jiu* als dem bekanntesten Vertreter) und der „Traubenwein" (*putaojiu* 葡萄酒). Als Arzneimittel verwendet man in der Regel „weißen bzw. klaren Branntwein" (*baijiu* 白酒) sowie „Gelben Reiswein" (*huangjiu* 黃酒) und „Reiswein" (*mijiu* 米酒).

Die in den diätetischen Handbüchern aufgeführten Angaben beziehen sich vor allem auf den „weißen bzw. klaren Branntwein" oder den „Gelben Reiswein". Die Wirkungen von destillierten und nicht destillierten alkoholischen Getränken werden jedoch in der Regel gleichgesetzt, allerdings ist die Wirkung der hochprozentigen destillierten Alkoholika entsprechend stärker (Liu 1988:96, ZYaoDC 1986:1916, Peng 1985:378).

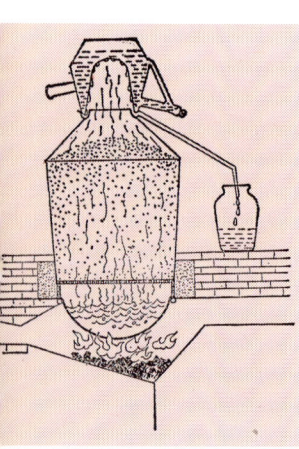

Aus archäologischen Funden geht hervor, daß man in China bereits in der Neusteinzeit fermentierte alkoholische Getränke kannte (Lungshan-Periode, 3000–2000 v. Chr.). Sie wurden entweder aus Früchten wie Pflaumen, Pfirsichen und Jujuben oder, vor allem im Norden Chinas, aus Hirse und anderen Getreidearten hergestellt und wurden nicht nur für profane und höfische Zwecke, sondern auch für religiöse Opfer und Rituale verwendet.

Die Herstellung von „Reiswein", bzw. Reisbier, war bereits in der Yin-Dynastie (1411–1122 v. Chr.) hoch entwickelt. Diese Methode, bei der zumeist aus Klebreis unter Verwendung von Weinhefe „Reiswein" hergestellt wird, wurde unter der Song-Dynastie unter anderem durch den Zusatz neuartiger Geschmacksingredienzien weiter verfeinert. Darauf basiert auch das heutige Herstellungsverfahren von „Gelbem Reiswein" (*huangjiu* 黃酒), das hauptsächlich in den Provinzen Zhejiang, Jiangsu, Shandong und Shenxi verbreitet ist.

Der unter Verwendung spezieller Weinhefen aus Traubensaft hergestellte „Traubenwein" (*putao jiu* 葡萄酒) wird heute in den Nordost- und Südprovinzen Chinas in drei Arten mit einem Alkoholgehalt von 12–18% erzeugt (weißer, roter und Berg-Traubenwein). Die Produktion von Traubenwein begann in China vermutlich erst gegen Ende der Han Zeit (mit Hilfe von zentral-asiatischen Experten). Traubenwein blieb bis zum Beginn der Tang-Zeit eine Rarität. Erst ab der Mitte des 7. Jhs. gewann Traubenwein durch wesentliche technologische Verbesserungen (vermutlich nach Übernahme von türkischen Verfahren) und durch die Einführung neuer Traubensorten stärker an Bedeutung. Die Herstellung größerer Mengen war dank der Anzucht von speziellen Reinzuchthefen erst im 19. Jh. gesichert (Hong 1984:152).

Die Destillation von Branntwein (*baijiu* 白酒) geht möglicherweise bis in die Tang-Zeit zurück, ist jedoch gesichert für die Yuan-Zeit belegt. Als Ausgangsmaterial dient vorwiegend Sorghum, seltener Zuckerrohr und neuerdings auch Kartoffeln (Hong 1984: 144,149).

Die Herstellung von Bier (*pijiu* 啤酒) aus Gerstenmalz und Hopfen begann gegen Ende des 19. Jhs. mit russischer Unterstützung in den Nordost-Provinzen. Auch beim Aufbau der bedeutendsten Bierbrauereien in Qingdao, Peking und Kanton wirkten Europäer maßgeblich mit (Simoons 1991:448). Die im folgenden angegebene Wirkung von Bier stützt sich auf relativ junge Überlieferungen, da in den klassischen diätetischen Werken Bier nicht erwähnt wird.

Bei der Arzneimittelzubereitung kommt „Heilweinen" (*jiu* 酒) oder „alkoholischen Darreichungsformen" (*jiuji* 酒劑) besondere Bedeutung zu. So kann die Wirkung von Arzneimitteln, die gegen *ventus*-Heteropathien und bestimmte *extima-repletiones* eingesetzt werden, beschleunigt und verstärkt werden, wenn sie mit hochprozentigem Branntwein aus Reis oder Hirse angesetzt werden. Ein weiterer Vorteil ist die bessere Haltbarkeit der Zubereitungen. Als einer der bekanntesten „Heilweine" dieser Art gilt der *Wujia pijiu* (五加皮酒) (Porkert 1994:80).

Chinesische Bezeichnungen: *jiu* 酒, *baijiu* 白酒 („weißer bzw. klarer Branntwein"), *mijiu* 米酒 („Reiswein"), *huangjiu* 黃酒 („Gelber Reiswein"), *putaojiu* 葡萄酒 („Traubenwein"), *pijiu* 啤酒 („Bier").

Als diätetisches Mittel werden fermentierte alkoholische Getränke erstmals in der Mittleren Abteilung des *Mingyi bielu* erwähnt („Ergänzende Aufzeichnungen berühmter Ärzte", ca. 2. Jh., um 536 von Tao Hongjing neu kompiliert); im GM Kap. 25 („Getreide"), 1990:1557.

Temperaturverhalten: warm/heiß (GM: sehr heiß) (Bier: kühl)
Sapor: scharf, süß und zum Teil auch bitter; giftig
Orbisbezug: *o. cardialis, o. hepaticus, o. pulmonalis, o. stomachi*
Wirkung: das Xue dynamisierend, die Leitbahnen durchlässig machend, *algor* zerstreuend, die Wirkkraft von Arzneimitteln entfaltend und leitend.

Indikationen

1a. *occlusiones* im Brustbereich: latente Schmerzen oder Schmerzen im Brustbereich, die zum Rücken ausstrahlen (zusammen mit Fructus et Semen Trichosanthis und Bulbus Allii bakeri als Dekokt, Liu 1988:96)

1b. *algor venti-occlusiones*: Spasmen und Schmerzen in den Extremitäten (in Branntwein eingelegte Radix Clematidis, Fructus Chaenomelis, Liu 1988:96, ZYaoDC 1986:1916).

2. Stasen des Xue oder *algor*-Befunde: „Kälte"-Schmerzen im Abdomen (angewärmt in kleinen Mengen zu sich nehmen, Liu 1988:96, 1991:130)

3. Defizienz von Qi und Xue oder mangelnde Durchlässigkeit der Bahnen des Xue: Schmerzen in den Extremitäten, Müdigkeit und Abgeschlagenheit (als Dekokt mit Arzneimitteln wie Radix Ginseng, Rhizoma Rehmanniae praep., Ramuli Cassiae, Radix Glyccyrrhizae etc., Liu 1988:96).

Traubenwein (insbesondere **Rotwein**): Qi und Xue suppletierend, Schmerzen und Ziehen im Lumbalbereich und in den Knien behebend sowie den *o. renalis* stärkend, Müdigkeit behebend (Liang 1988:214, Peng 1985:154).

Darüber hinaus werden alkoholische Getränke (vor allem Branntwein) in der chinesischen Arzneimitteltherapie zur Verstärkung von Wirkrichtungen eingesetzt wie Dynamisierung des Xue und Beseitigung von Stasen, Erwärmung der *intima* und Beseitigung von *algor*, Vertreibung von *ventus* und Beseitigung von *humor* sowie generell zur *suppletio* (Liu 1987:405).

CAVE: Kontraindiziert bei *calor*-Symptomatiken, *depletio yin*, Mangel an Xue und *calor humidus* (ZYaoDC 1986:1917, Shi 1988:59). Der regelmäßige Alkoholgenuß unterstützt *calor/ardor* und schmälert das Yin, schädigt die konstellierende Kraft *shen* und erschöpft das Qi (*Tiaoji yinshi bian*, 1987:116).
Alkoholische Getränke werden in der Diätetik generell als „giftig" eingeschätzt, deshalb sind sie nur in geringen Mengen und bei genauer Indikation anzuwenden.

Zubereitungsarten

In China werden alkoholische Getränke in der Regel in kleinen Mengen und erwärmt getrunken. Im Rahmen der Diätetik werden sie auch als Würzmittel verwendet, z.B. zum Einlegen von Fleisch und Fisch. Man kann sie auch zum Abkochen und Einlegen von Arzneimitteln oder zum Einnehmen von Pillen oder Pulvern einsetzen. Auch für äußerliche Waschungen, Massagen oder zum Mundspülen können alkoholische Getränke verwendet werden.

Zusammensetzung

(nach westlicher Analytik)

Auch hier muß grob zwischen destillierten und nicht destillierten alkoholischen Getränken unterschieden werden. Destillierte Alkoholika enthalten generell mehr Alkohol (Ethanol) (z.B. Sorghum-Branntwein: 68,22%), Fettsäuren, Ester, Aldehyde, flüchtige und nicht flüchtige Säuren oder etwas Zucker. Nicht destillierte Alkoholika enthalten weniger Alkohol (Ethanol) („Gelber Reiswein" 12–15%, Rotwein z.B. 8%, Weißwein um 7%), Wasser, Maltobiose, Glukose, Dextrin, Glycerin, Säuren wie Essigsäure, Milchsäure, Aminosäure etc. (ZYaoDC 1986:1916, Zhang 1990:91).

6.29 Tabak
(*yancao* 煙草)

Verwendet werden die Blätter des Tabaks,
Nicotiana tabacum L. aus der Familie der
Solanaceae („Nachtschattengewächse"), die wohl
im 15./16. Jh. von den Spaniern aus der Neuen
Welt nach China eingeführt wurden und heute in
den südlichen Gebieten Chinas in großen
Mengen angebaut werden. Zur Zigaretten-
herstellung werden die Tabakblätter getrocknet,
fermentiert und weiterverarbeitet (ZYaoDC
1986:1912).

Im modernen China greift das Rauchen von
Zigaretten immer mehr um sich. Nach
Untersuchungen aus dem Jahre 1983 waren 77%
der männlichen und 12% der weiblichen
Chinesen Gewohnheitsraucher. Die Tendenz ist
eher steigend. Das Rauchen ist daher einer der
Hauptfaktoren für die Sterblichkeit der Chinesen
im mittleren Alter (Chen, Cambell 1990:73).

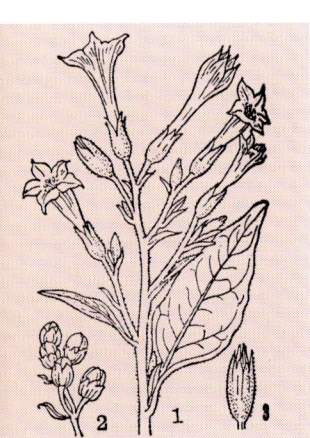

Chinesische Bezeichnungen: *yancao* 煙草,
yeyan 野煙.

Als diätetisches Mittel erstmals erwähnt im
Diannan bencao („Drogenkunde aus Yunnan",
Lan Mao, Mitte des 15. Jhs., zugeschrieben,
verschollen und erst 1973 aus Fragmenten neu
kompiliert).

Temperaturverhalten: warm
Sapor: scharf; giftig
Orbisbezug: nicht explizit angegeben
Wirkung: das Qi bewegend, Schmerzen stillend,
entgiftend, antiparasitisch (ZYaoDC 1986:1913).

Indikationen

1. Verdauungsblockaden: Spannungsgefühle und Schmerzen im Abdomen, Qi-Verknotungen
2. Hautaffektionen, Geschwüre und eitrige Schwellungen, Furunkel, Schlangen- oder Hundebisse (vor allem äußere Anwendung) (ZYaoDC 1986:1913).

> **CAVE:** Kontraindiziert bei *depletio yin*, *ariditas*- oder *calor/ardor*- Symptomatiken vor allem im *o. pulmonalis* (bereits im *Bencao huiyan*, von Ni Zhumo im Jahre 1619 verfaßt), bei Neigung zum starken Schwitzen sowie in der Schwangerschaft.

Zubereitungsarten

Zur inneren Einnahme: als Dekokt, Saft oder als Zigarette geraucht; zur äußeren Anwendung: als Dekokt für Waschungen oder als Pulver, das auf die betroffenen Stellen aufgetragen wird.

Zusammensetzung
(nach westlicher Analytik)

Die Tabakblätter enthalten etwa 64% Nikotin, ferner auch einige andere Alkaloide sowie Rutin, Pektin, Zitronensäure, Fett, Harze etc. (ZYaoDC 1986:1912).

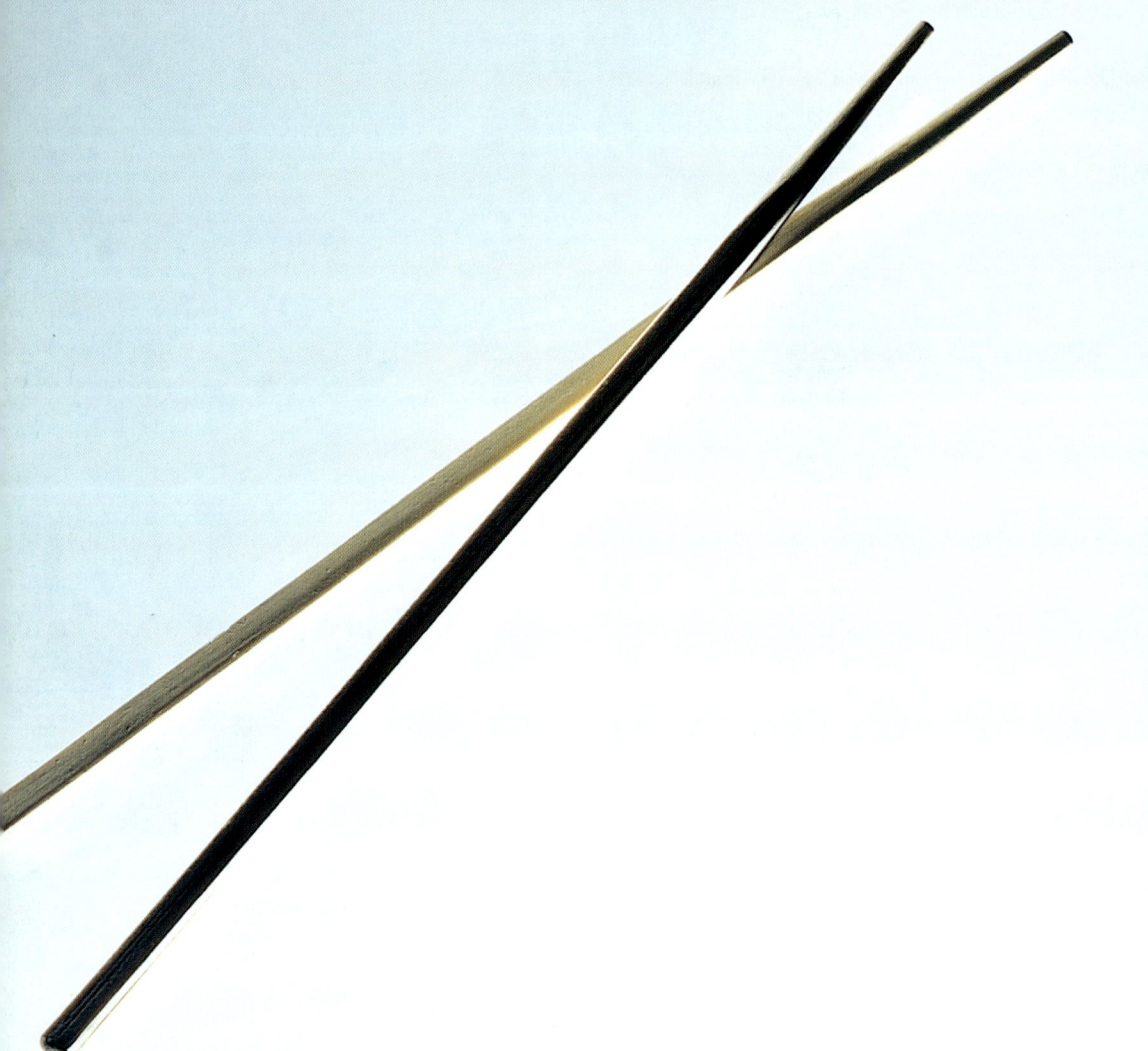

Teil B:
Die Praxis
der Diätetik

1 Einleitung

1.1 Das Paradigma der Nahrungsmittel

Im Westen zieht man zur Beurteilung von Nahrungsmitteln vorwiegend quantitative Aussagen heran, wie Angaben über die Kalorienmenge, den Anteil von Kohlenhydraten, Fetten und Eiweißen und das Vorkommen von Spurenelementen, Mineralien und Vitaminen. Dementsprechend werden dann Empfehlungen zur Ernährung ausgesprochen.

In neuester Zeit setzen sich zunehmend klinische Studien durch, welche unabhängig von den quantitativen Bestandteilen beobachtete Wirkzusammenhänge berücksichtigen, um Empfehlungen in Hinblick auf die westlichen Krankheitsbilder abzugeben (Beispiele: Äpfel zur Cholesterinsenkung, Kohl zur Herabsetzung des Krebsrisikos, Fisch zur Vorbeugung kardiovaskulärer Erkrankungen).

In der chinesischen Medizin finden wir eine klare Systematik. Wesentliche Hinweise auf die **Wirkung** eines jeden Nahrungsmittels geben die paradigmatischen Angaben:

1. Temperaturverhalten (auch die Natur eines Nahrungsmittels)
2. Geschmacksrichtung (Sapor)
3. Wirktendenz
4. der Bezug zu einem oder mehreren Funktionskreisen oder zu den Leitbahnen (Orbisbezug - Sinarteriotropie)

Temperaturverhalten

Das Temperaturverhalten gibt Auskunft über die **energetische Dynamik** des jeweiligen Nahrungsmittels. Durch die vektoriellen Angaben

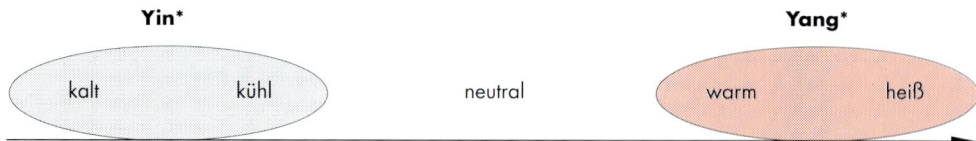

Abb. 7 Die Abstufung im Temperaturverhalten (*genauere Ausführungen zu den Normkonventionen Yin und Yang in Porkert: Die theoretischen Grundlagen der chinesischen Medizin, Neues Lehrbuch der chinesischen Diagnostik, s. Bibliographie).

von kalt bis heiß wird die Beschleunigung oder Verlangsamung physiologischer Prozesse angegeben, die durch die dynamischen Qi-Kräfte des Nahrungsmittels bewirkt werden (s. Abb. 7).
Da das Temperaturverhalten eines Nahrungsmittels eine aktive energetische Äußerung widerspiegelt, entspricht es einem **Yang**-Aspekt (in Ergänzung zur „Geschmacksrichtung" = **Yin**).
Kühl und kalt entspricht einer Verlangsamung und damit einer Verdichtung und Ansammlung.
Warm und heiß entspricht aktiver Entfaltung, Beschleunigung, Dynamisierung und damit Lösung, also einer der Materialisierung entgegengerichteten Kraft. Da jedes Nahrungsmittel über ein eindeutiges Temperaturverhalten verfügt, ist es gemäß dem klinischen Leitsatz anzuwenden: „Kühles wärme man, Warmes kühle man."
Man sollte also bei einer *algor* („Kälte")-Symptomatik warme oder heiße Nahrungsmittel zu sich nehmen, bei einer *calor* („Wärme")-Symptomatik kühle oder kalte.
Die **Neutralität** steht für die Erhaltung und symbolisiert die „Mitte", wo sich befeuchtende, sammelnde Kräfte mit bewegenden, konsumierenden im Gleichgewicht befinden.

Bei den Nahrungsmitteln bedeutet:
- **Kühles, Kaltes**:
  Stoffliches wird ergänzt, Säfte werden bereitgestellt und es findet eine Verdichtung, Festigung, Verlangsamung statt. Es kommt zu einer Sammlung von Materiellem und die

Prozesse werden nach unten geführt und abgelagert (all dieses entspricht einem **Yin**-Aspekt).
- **Warmes, Heißes**:
  Diese Nahrungsmittel sind reich an aktiver Energie, Aktivkräfte spendend, dynamisierend, lösend, zerstreuend, beschleunigend, emporhebend (all dieses entspricht einem **Yang**-Aspekt).
- **Neutral**:
  Diese Nahrungsmittel vereinen beide Aspekte in sich: Sie sind säftespendend und -erhaltend, aktive Energie bereitstellend.

Siehe dazu Abbildung 8.

Veränderung des Temperaturverhaltens

Durch industrielle Aufbereitung und besonders durch die Art der Zubereitung in der Küche kann das ursprüngliche Temperaturverhalten verändert werden.

Zubereitung in der Küche

Veränderungen in Richtung **Kälte**:
- Kühlen im Eisfach
- Darreichung in gefrorenem Zustand als Eis oder Sorbet
- Getränke mit Eiswürfeln

Veränderungen in Richtung **Kühle**:
- in Wasser einlegen
- quellen lassen
- keimen lassen

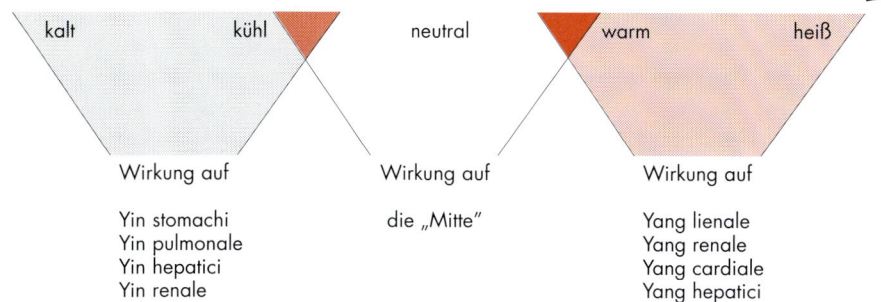

Temperaturverhalten der Nahrungsmittel

| kalt | kühl | neutral | warm | heiß |

Wirkung auf

Yin stomachi
Yin pulmonale
Yin hepatici
Yin renale

Wirkung auf

die „Mitte"

Wirkung auf

Yang lienale
Yang renale
Yang cardiale
Yang hepatici

Abb. 8   Der Wirkbereich der Nahrungsmittel bei unterschiedlichem Temperaturverhalten.

Veränderungen in Richtung **leichte Wärme**:

- Saftherstellung, eventuell mit Zucker
- Sirup, eventuell mit Zucker
- Kompott, eventuell mit Zucker
- Brei
- Püree
- Mus
- kleinschneiden von Fleisch, Gemüse
- reiben, z. B. Apfel, Karotte
- zerkleinern, durch den Wolf drehen

Veränderungen in Richtung **deutliche Wärme**:

- kochen
- in Wasser dünsten
- dampfgaren
- schmoren
- blanchieren

Veränderung in Richtung **Wärme bis Hitze**:

- backen (erhitzen und trocknen)

Veränderungen in Richtung **Hitze**:

- grillen oder rösten
- braten
- fritieren
- in Fett schmoren
- in Wein schmoren
- alkoholische Zubereitung

Veränderung durch Konservierung

In Richtung **Kälte**:

- kühl und kalt servieren
- in Salz einlegen, pökeln

In Richtung **Kühle**:

- kühlen
- in Sojasoße einlegen
- in Öl einlegen

Neutrale Konservierungsformen:

- Fermentation
- Gärung (Joghurt, Tofu)

In Richtung **leichte Wärme** (auch Trocknung):

- Trocknung (Trockenfrüchte, getrockneter Fisch etc.)
- Brotherstellung
- Hefeteig
- Sauerteig
- Mürbteig

In Richtung **Wärme**:

- in Essig einlegen
- in Wein einlegen

In Richtung **Hitze**:

- alkoholische Aufbereitung

Veränderungen durch industrielle Bearbeitung

In Richtung **Wärme**:

- mahlen (Getreidemehl)
- schälen, polieren (Reis, Getreide)

In Richtung deutliche **Wärme bis Hitze**:

- Raffinierung (Auszugsmehl)
- Zuckerraffinierung bei gleichzeitiger Trocknung

Geschmacksrichtung (Sapor)

Die für jedes Nahrungsmittel angegebene Geschmacksrichtung sagt in erster Linie etwas über die Wirktendenz aus, d.h. in welcher **Tiefe (Schicht, Ebene)** ein Nahrungsmittel wirksam ist. Da diese Aussage lokalisierenden Charakter hat und die Geschmacksrichtung vergleichsweise stabil und nur schwer zu beeinflussen ist, spricht man hier vom **Yin-Aspekt** der Natur eines Nahrungsmittels, während das Temperaturverhalten, das, wie oben dargestellt, leicht durch die verschiedenen Zubereitungsarten wie Kochen, Gefrieren etc. verändert werden kann, dem Yang-Aspekt entspricht.

Die sinnliche Geschmackswahrnehmung wird zwar in den allermeisten Fällen den angegebenen Angaben der Geschmacksrichtung entsprechen, dieses ist aber nicht zwingend. Unsere Geschmackswahrnehmung reicht von salzig bis scharf (s. Abb. 9).

Entsprechend dem jeweiligen Sapor wirkt jedes Nahrungsmittel auf einer bestimmten Ebene.

Scharfe und süße Sapores sorgen für eine Bereitstellung aktiver energetischer Valenzen und für Entfaltung; sie liegen rechts vom „Nullpunkt" (**neutral**). Dagegen führen die links liegenden Qualifikationen **sauer, bitter und salzig** zu einer säftemäßigen Ansammlung und zu einer Verdichtung der Stofflichkeit.

Im einzelnen wirkt:

scharf: entfaltend, lösend, öffnend, die aktive Energie mobilisierend, an der „Oberfläche" wirkend

süß: Säfte spendend, stützend, hygroskopisch, aktive Energie spendend, regulierend, harmonisierend, puffernd

neutral: den Flüssigkeitshaushalt regulierend, die Ausscheidungen anregend

sauer: adstringierend, zusammenziehend, Säfte erhaltend, aufrauhend, stopfend

bitter: trocknend, aufrauhend, niederschlagend, die Säfte bindend, klärend, drainierend

salzig: Säfte erzeugend, hygroskopisch, Säfte haltend und sammelnd, befeuchtend, absenkend, laxierend, erweichend, lösend

Veränderungen des Sapor

Zubereitung in der Küche

Erwärmende Maßnahmen wie Kochen, Garen, Backen führen generell zu einer Zunahme und Konzentration der Süße (Gemüse- und Obstsorten, die in rohem Zustand sauer sind, werden süßer, wenn sie gekocht oder gegart oder zu Saft oder Kompott verarbeitet werden).

Kühlen und **Keimen** führt häufig zur Ausbildung eines salzigen Sapor.

Konservieren (pökeln, in Alkohol einlegen etc.) führt je nach Art der verwendeten Konservierungsstoffe zu einer entsprechenden Veränderung des Sapor.

Veränderung durch industrielle Bearbeitung

Industrielle Raffinierung führt in der Regel zu einer Zunahme der Süße.

Nicht berücksichtigt werden können hier natürlich modernere Konservierungsverfahren (s. S. 609), wobei sich die in geringen Dosen verwendeten Zusätze häufig einer qualitativen Wertung entziehen.

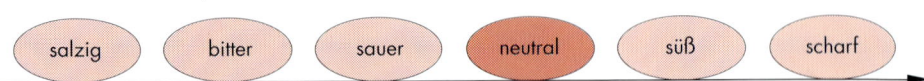

Abb. 9   Die sechs Geschmacksrichtungen in ihrer Tiefenwirkung.

CAVE: Konserven und Tiefkühlkost enthalten in der Regel deutlich mehr Salz, da bei all diesen Prozessen, auch wenn es hinterher nicht mehr wahrnehmbar ist, Salz zugesetzt wird.

Beispiele für Veränderungen in Temperaturverhalten und Sapor

Weizen

Weizen zeigt **roh** eine Tendenz zu Kälte und süßen Sapor. Er wirkt in erster Linie suppletiv, die „Mitte" stützend und durch seine Süße saftreich nährend, aber durch seine Tendenz zu Kälte bei *calor* („Hitze")-Prozessen im Bereich des *o. cardialis* auch besänftigend.

Gekeimter Weizen wirkt deutlich kühler und bekommt einen leicht scharfen Sapor. Durch die zunehmende Kälte ist er bei massiven *calor*-Prozessen (z.B. Ikterus, oder nach Alkoholgenuß) indiziert und wirkt neutralisierend.

Weizenbrei bekommt einen neutralen und süßen Charakter und wirkt damit zwar noch weiterhin *calor* kühlend, aber gleichzeitig deutlicher die „Mitte" stützend und sowohl Säfte als auch aktive Energie bereitstellend.

Weizenmehl bekommt ein warmes Temperaturverhalten und eher zunehmende Süße. Die *calor* kühlende Wirkung ist verlorengegangen, übrig bleibt lediglich noch eine suppletive Wirkung, die sich stärker auf den aktiven energetischen Aspekt als auf die Säfte bezieht.

Sojabohne

Die **Sojabohne** zeigt ein neutrales Temperaturverhalten und süßen Sapor. Sie dient zur Stützung der „Mitte" und leitet *humor* aus. Wenn man aus den Bohnen gekeimte **Sojasprossen** herstellt, so wandelt sich das Temperaturverhalten zu einer Tendenz zu Kälte und die stützende Eigenschaft für die „Mitte" nimmt ab; dafür wirken sie *calor* kühlend, die Säfte ergänzend und bewegend. Wenn man die **Sojabohne auspreßt** und zu **Sojamilch** oder zu **Sojaquark** (Tofu) verarbeitet, bleiben sowohl Kühle als auch Süße erhalten, so daß die befeuchtende und die Säfte bewegende Funktion im Vordergrund steht. Röstet man dagegen die Sojabohnen, z.B. in Öl, bekommen sie ein warmes oder gar heißes Temperaturverhalten, die Kräftigung der „Mitte" nimmt zu und die aktive Energie kommt deutlicher zur Entfaltung, während von einer Säftespendung nicht mehr die Rede sein kann.

Lauch

Der **rohe Lauch** zeigt ein warmes Temperaturverhalten sowie einen scharfen, süßen Sapor. Durch seine Schärfe wirkt er das Qi bewegend, selbst Xue-Stasen zerstreuend. Die Süße sorgt für eine deutliche Stützungsfähigkeit. Der **gegarte Lauch** bleibt weiterhin warm, gewinnt aber an Süße und somit an suppletiver Fähigkeit für die „Mitte". Wenn er gar **gebraten** wird, wird er heiß und wieder schärfer, so daß seine suppletive Kraft bis in das *yang renale* hineinreicht. Der **frische Lauchsaft** dagegen wirkt mit seiner warmen Schärfe deutlich bewegend und damit schmerzstillend und Stasen zerteilend.

Wirktendenz

Als weitere Orientierungshilfe kann die Wirktendenz eines jeden Nahrungsmittels herangezogen werden. Da diese jedoch nicht unmittelbar in der monographischen Beschreibung wiedergegeben ist, wird sie von uns teilweise interpoliert, teilweise ist sie aus den angegebenen Daten zu ermitteln. So unterscheidet man:

- **Emporhebende** Nahrungsmittel (*elevantia*) (s. S. 567: Bewegung des Qi): Sie sind von **schwachem Qi**, d.h. von einem **schwachen Temperaturverhalten**, verhindern aber auch das Eindringen von heteropathischen Prozessen in die Tiefe und heben das körpereigene Qi nach außen. Sie sind in der Regel warm und auch scharf. Typisches Beispiel hierfür ist die Frühlingszwiebel, die das Qi nach außen entwickelt und erwärmend Schutz bietet gegen *algor* ("Kälte").
- An der **„Oberfläche" wirkende** Nahrungsmittel (*superficialia*): Sie sind von **kräftigem Qi**, d.h. von einem **kräftigen Temperaturverhalten**, und wirken sehr weit außen. Aus diesem Grund sind sie zusätzlich scharf. Typische Beispiele hierfür sind Pfeffer, Zimt, Gewürznelken, eben viele Gewürze, welche scharf und heiß sind und dadurch bis an die „Oberfläche" wirken.
- **Absenkend** nach unten führende Nahrungsmittel (*demittentia*) (s. S. 566: Bewegung des Qi): Sie sind von einem **schwachen Sapor,** d.h. von einer schwach ausgebildeten Geschmacksrichtung. Sie sind eher kühl oder neutral und die Geschmacksrichtung kann in nicht sehr ausgeprägter Form zwischen süß und salzig schwanken. Typische Beispiele hierfür sind Fettes und Öliges wie Erdnußöl, das neutral und süß ist, Schweineschmalz, das kühl und süß ist, oder auch fettes Schweinefleisch. All diese Nahrungsmittel haben eine Schwere, führen hinab und binden.
- **In der Tiefe** wirkende Nahrungsmittel (*mersa*) (s. S. 567: Bewegung des Qi): Diese haben einen **kräftigen Sapor,** d.h. eine stark

ausgebildete Geschmacksrichtung und sind in der Regel kalt bis kühl. Hier kommen bittere und salzige Sapores in Frage. Typische Beispiele: Krebse und Krabben, die kalt und salzig sind, heteropathische Prozesse wie *calor humidus* aus der Tiefe austreiben und somit eine reinigende Funktion haben. Auch das Speisesalz selbst (kalt und salzig) gehört hierher.

Orbisbezug (Funktionskreisbezug)

Jedes Nahrungsmittel ist gekennzeichnet durch seinen Bezug zu einem oder mehreren *orbes*. Dieser Bezug wird einerseits mittelbar durch das Temperaturverhalten angegeben, wobei die warmen und heißen Nahrungsmittel eher auf die Yang-Aspekte, also *yang cardiale, yang renale, yang hepaticum, yang lienale* wirken, die kühlen bis warmen sehr stark auf die „Mitte„ und die kühlen und kalten bis neutralen sehr stark auf die Yin-Bereiche wie *yin pulmonale, yin hepaticum, yin renale, yin stomachi* (s. Abb. 8). Weiterhin besteht entsprechend den Sapores folgender Orbisbezug:

Sapor		Orbisbezug
scharf	zum	*o. pulmonalis*
süß	zum	*o. lienalis*
neutral	zum	*o. lienalis*
sauer	zum	*o. hepaticus*
bitter	zum	*o. cardialis*
salzig	zum	*o. renalis*

Explizit erfährt jedes Nahrungsmittel einen Orbisbezug durch die paradigmatische Angabe.

1.2 Geschmacksrichtung (Sapor) und Temperaturverhalten der Nahrungsmittel (Übersichtstabellen)

Geschmacksrichtung Sapor

Tabelle 1 Geschmacksrichtung **salzig**

Getreide	Gemüse	Fleisch	Fisch	Sonstige
Hirse	Braunalge	Ente	Tintenfisch	Salz
	Rotalge	Taube	Krebs	Sojabohne
		Schwein	Austern	Sojasoße
		Schweineherz	Abalone	
		Schweineniere		
		Schinken		
		Hasenleber		

Tabelle 2 Geschmacksrichtung **bitter**

Getreide	Gemüse	Früchte	Fleisch	Sonstige
	Löwenzahn		Schweineleber	Essig
	Salat		Hasenleber	Tee
	Sellerie			Kaffee
				Alkohol

Tabelle 3 Geschmacksrichtung **sauer**

Getreide	Gemüse	Früchte	Fleisch	Sonstige
Azukibohnen	Tomate	Pampelmuse	Fasan	Joghurt
		Zitrone	Pferd	Essig
		Kumquat		
		Birne		
		Mandarine		
		Orange		
		Pfirsich		
		Pflaume		
		Aprikose		
		Japanaprikose		
		Loquate		
		Apfel		
		Ananas		
		Mango		
		Granatapfel		
		Litschi		
		Weintraube		
		Sternfrucht		
		Kiwi		

Tabelle 4 Geschmacksrichtung: **neutral**

Getreide	Gemüse	Früchte	Fleisch	Sonstige
	Flaschenkürbis			
	Wachskürbis			
	Silbermorchel			

Tabelle 5 Geschmacksrichtung: **süß**

Getreide	Gemüse	Früchte	Fleisch	Fisch	Sonstige
Weizen	Lauch	Birne	Fasan	Karpfen	Kuhmilch
Gerste	Zwiebel	Mandarine	Wachtel	Abalone	Schaf-/Ziegenmilch
Buchweizen	Fenchel	Orange	Ente	Meeräsche	Joghurt
Hafer	Rettich	Pampelmuse	Gans	Austern	Butter/Sahne
Klebreis	Karotte	Kumquat	Schwein	Aal	Frischkäse
Rundkornreis	Chinakohl	Kaki	Schweinelunge	Sardelle	brauner Zucker
Langkornreis	Weißkohl	Pfirsich	Schweineherz	Barsch	weißer Zucker
Hirse	Sellerie	Pflaume	Schweineleber	Hering	Getreidezucker
Klebrige	Spinat	Aprikose	Schinken	Garnelen	Honig
Kolbenhirse	Amaranth	Loquate	Rind		Sternanis
Sorghum	Löwenzahn	Apfel	Rinderniere		Zimt
Mais	Bambussprossen	Banane	Rinderleber		Sojapaste
Hiobstränen	Salat	Ananas	Pferd		Sojasoße
Walnuß	Taro	Mango	Hirsch		Sojaöl
Haselnuß	Kartoffel	Kokosnuß	Schaf		Erdnußöl
schwarze Soja	Süßkartoffel	Granatapfel	Ziege		Sesamöl
gelbe Soja	Yamsknolle	Feige	Hase		Schweineschmalz
Sojasprossen	Lotoswurzel	Longane	Hasenleber		Tee
Sojamilch	Aubergine	Litschi	Kaninchen		Kaffee
Tofu	Tomate	Maulbeerfrüchte	Huhn		Kakao
Azukibohnen	Flaschenkürbis	Weintraube	Hühnerleber		Alkohol
Mungbohnen	Wachskürbis	Kirsche	Hühnerei		
Erbse	Moschuskürbis	Kastanie			
Saubohne	Gurke	Kiwi			
Erdnuß	Judasohr	Honigmelone			
Sesam	Silbermorchel	Wassermelone			
Pinie	Champignons	Sternfrucht			
Mandel	Shiitake				
Sonnenblume	Austernpilze				
Mungbohnen-sprossen	Wasserkastanie Rotalge				

Tabelle 6 Geschmacksrichtung: **scharf**

Getreide	Gemüse	Früchte	Fleisch	Sonstige
	Lauch	Kumquat		Pfeffer
	Frühlingszwiebel			Gewürznelken
	Zwiebel			Sternanis
	Knoblauch			Muskat
	Chillies			Kardamom
	Paprika			Zimt
	Ingwer			Rapsöl
	Koriander			Sojaöl
	Fenchel			Alkohol
	Rettich			Tabak
	Sellerie			
	Taro			

Temperaturverhalten

Tabelle 7 Temperaturverhalten: **kalt**

Getreide	Gemüse	Früchte	Fleisch/Fisch	Sonstige
	Löwenzahn	Kaki	Hasen-, Kaninchenleber	Salz
	Bambussprossen	Banane	Pferd	Sojasoße
	Brauntang	Maulbeerfrucht	Krebse	
	Rotalge	Sternfrucht (Karambola)		
	Wasserkastanie	Wassermelone		
		Honigmelone		
		Kiwi		

Tabelle 8 Temperaturverhalten: **Tendenz Kälte**

Getreide	Gemüse	Früchte	Fleisch	Sonstige
Weizen	Chinakohl	Orange	Ente	Butter
Gerste	Amaranth	Zitrone		Frischkäse
Buchweizen	Aubergine	Ananas		
Hirse	Wachskürbis			
Kolbenhirse				
Hiobstränen				
Sojasprossen				
Sojamilch				
Tofu				

Tabelle 9 Temperaturverhalten: **kühl**

Getreide	Gemüse	Früchte	Fleisch	Sonstige
Mungbohnensprossen	Rettich	Birne	Hühnereiweiß	Schweineschmalz
Mungbohne	Sellerie	Pampelmuse	Kaninchen	Sesamöl
	Spinat	Loquate	Hase	grüner Tee
	Salat	Apfel		
	Lotoswurzel	Mango		
	Tomate	Mandarine		
	Gurke			
	Champignon			

Tabelle 10 Temperaturverhalten: **neutral**

Getreide	Gemüse	Früchte	Fleisch/Fisch	Sonstige
Hafer	Karotte	Pflaume	Hühnerei	Kuhmilch
Rundkornreis	Weißkohl	Japanaprikose	Wachtel	Kuhmilchquark
Mais	Taro	Kokosnuß	Gans	Kuhmilchjoghurt
schwarze Sojabohne	Kartoffel	Feige	Taube	Honig
gelbe Sojabohne	Süßkartoffel	Weintraube	Schwein	Erdnußöl
Azukibohnen	Yamsknolle	Longane	Schweinelunge	Kakao
Erbse	Judasohr		Schweineherz	
Saubohne	Silbermorchel		Schweineniere	
Erdnuß	Shiitake-Pilz		Rinderleber	
Sesam	Flaschenkürbis		Schinken	
Mandel			Meeräsche	
Haselnuß			Hering	
Sonnenblume			Barsch	
			Karpfen	
			japan. Aal	
			Tintenfisch	
			Austern	
			Abalone	

Tabelle 11 Temperaturverhalten: **Tendenz Wärme**

Getreide	Gemüse	Früchte	Fleisch	Sonstige
Langkornreis	Zwiebel	Aprikose	Hühnerleber	
Pinie	Ingwer	Japanaprikose		
	Austernpilz			

Tabelle 12 Temperaturverhalten: **warm**

Getreide	Gemüse	Früchte	Fleisch/Fisch	Sonstige
Klebreis	Lauch	Kumquat	Huhn	Tabak
Sorghum	Frühlingszwiebel	Pfirsich	Hühnereigelb	Alkohol
Walnuß	Knoblauch	Granatapfel	Fasan	Wein
	Koriander	Litschi	Schweineleber	Kaffee
	Fenchel	Kirsche	Schaf	schwarzer Tee
	Moschuskürbis	Kastanie	Ziege	Sojaöl
			Rind	Rapsöl
			Rinderniere	Essig
			Hirsch	Zimt
			Sardelle	Schaf-/Ziegenmilch
			Reisaal	Schafmilchquark
			Garnelen	Getreidezucker
			Langusten	brauner Zucker
				weißer Zucker
				Sternanis
				Muskat
				Kardamom
				Gewürznelken

Tabelle 13 Temperaturverhalten: **heiß**

Getreide	Gemüse	Früchte	Fleisch	Sonstige
	Chillies			Pfeffer
	Paprika			Zimt
				Alkohol

2 Orbes (Die Funktionskreise)

2.1 Die Diätetik der „Mitte" (*o. lienalis et stomachi*)

Funktionskreis „Milz"/„Magen"

Physiologie

Die „Mitte" setzt sich zusammen aus dem
Funktionskreis „Milz" *(o. lienalis)* und dem
Funktionskreis „Magen" *(o. stomachi)*. Sie wird
als Wandlungsphase Erde qualifiziert und bildet
den Dreh- und Angelpunkt des Systems der
Funktionskreise (s. a. Abb. 10).

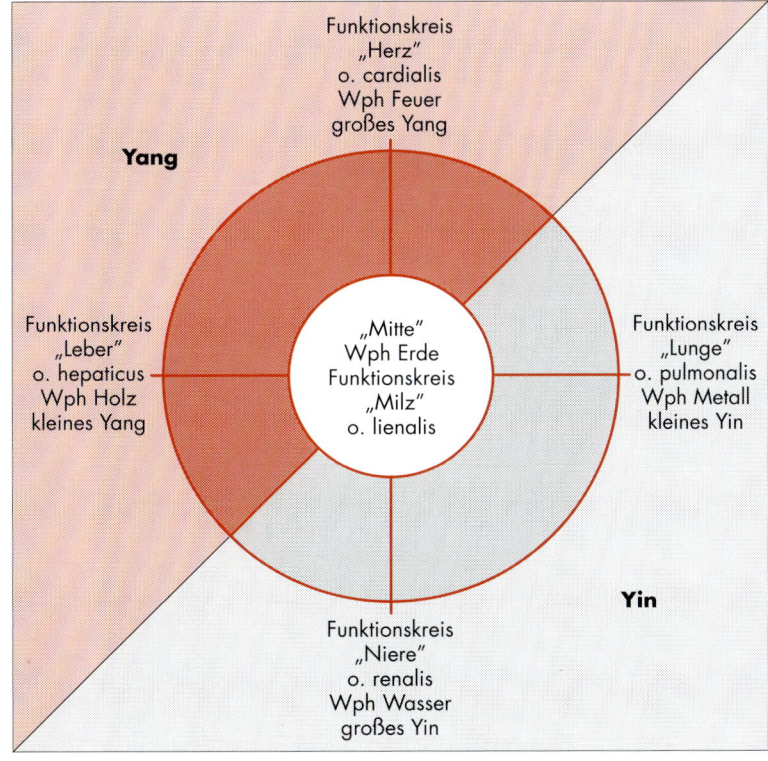

Abb. 10 Die fünf Yin-Funktionskreise.

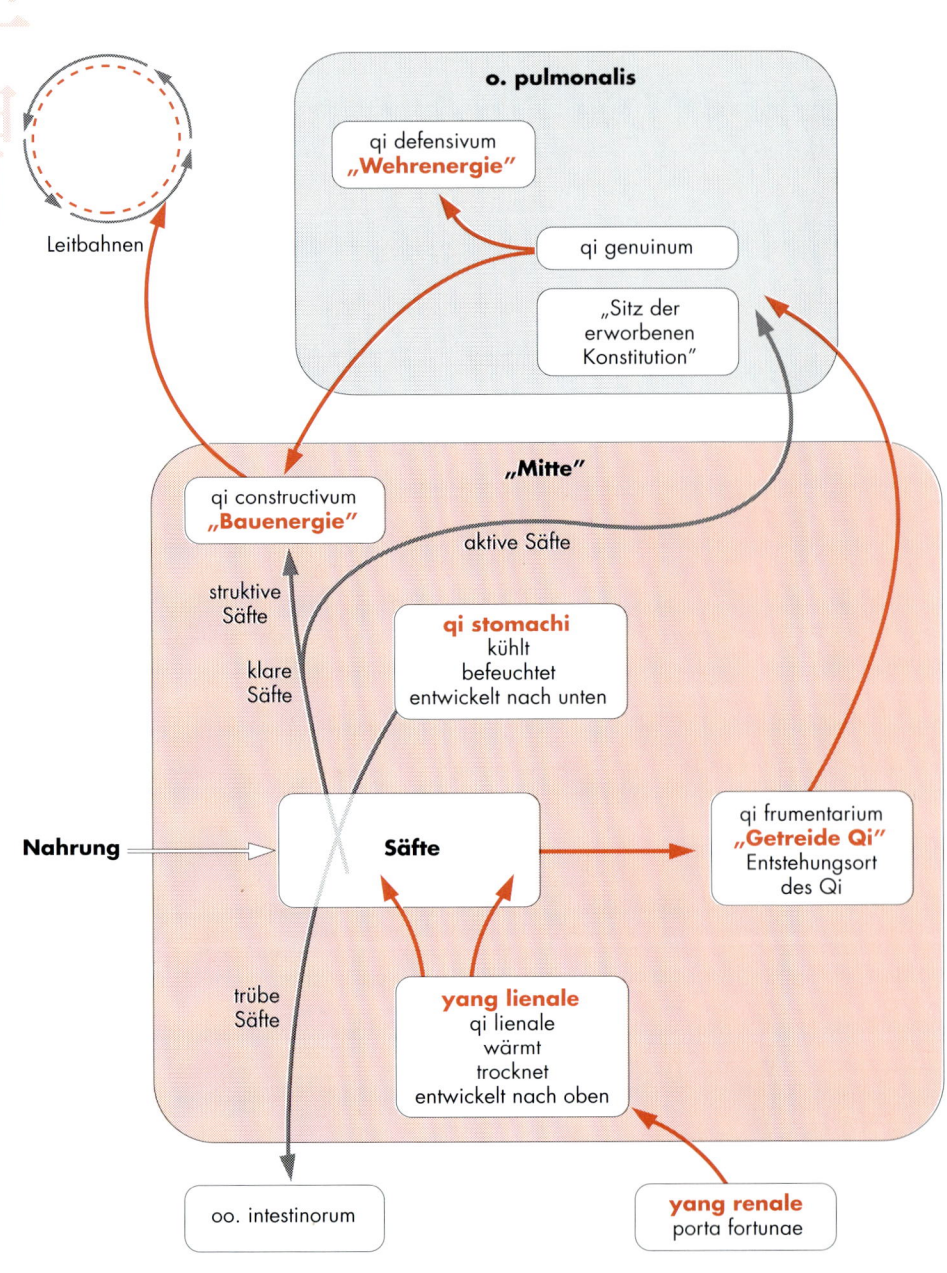

脾胃

Abb. 11 Die Energetik der „Mitte".

Ebenfalls zentrale Bedeutung hat die „Mitte" für die **Aufnahme und Erschließung der Nahrung**. So nimmt der Außenorbis, *o. stomachi*, als **Säftereservoir** und **als Zwischenspeicher den gesamten Speisebrei** auf.

Der *o. lienalis* ist mit seinem aktiven Qi dafür zuständig, daß die wesentliche Funktion durchgeführt wird, nämlich die „**Scheidung des Klaren vom Trüben**". Die dynamischen Kräfte des Funktionskreises „Mitte" (*yang lienale*) haben dafür zu sorgen, daß dem Menschen aus dem Nahrungsbrei wohltuende Potentiale, das *qi frumentarium* (wörtl. Getreide-Qi), gewonnen werden. Dadurch wird der *o. lienalis* zur zentralen Instanz aller energetischen Prozesse, nämlich:

- der Assimilation
- der Integration

Außerdem erklärt dies die Stellung des Funktionskreises „Mitte" als:

- Wurzel der erworbenen Konstitution
- Sitz der Bauenergie
- Entstehungsort von Qi und Xue.

Ergänzend zur Gewinnung der aktiven Kräfte werden auch die „**klaren Säfte**" extrahiert. Diese Klärungsfunktion ist von nicht zu unterschätzender Bedeutung, weil sie verhindert, daß Residuen, „ungeklärte Potentiale", zurückbleiben, die als „**Feuchtigkeit**" (*humor*) bezeichnet werden (s. S. 540).

Eine größere Ansammlung von *humor* kann bei gleichzeitiger Verdichtung sogar zu äußerst belastender „**Schleim**"-Bildung (*pituita*) führen (s. S. 540).

Zur Energetik der Mitte siehe Abbildung 11. Die oben genannten Funktionen können nur erfüllt werden, wenn:

das *yang lienale* (als wärmende Kraft durch das *yang renale* bereitgestellt) und das *qi lienale* (die aktive Energie) **aufsteigen** können, um **wärmend** und **trocknend** auf den Speisebrei einzuwirken.

Wenn Speisen bereits von sich aus über eine dynamische, also wärmende Natur verfügen, werden sie dieses Ansinnen unterstützen (s. Abb. 12).

Speisen, die ein warmes oder mindestens neutrales Temperaturverhalten haben, dienen der aktiven Entfaltung des *yang et qi lienale*. Wenn die elevative Kraft geeigneter Nahrungsmittel dafür sorgt, daß sich das *yang lienale* gut entwickeln kann und daß das Aufsteigen des *qi lienale* gewährleistet ist, kann der *o. lienalis* seine weiteren Pflichten wahrnehmen, nämlich

- die Verteilung der aktiven Säfte
- die Festigung des Gewebes (die Form des Fleisches durch die sich verteilenden Qi-Kräfte)
- die Stabilisierung des Gefäßsystems und damit das Halten des Xue in den Leitbahnen.

Schon allein wegen seiner Scheidungs- und Assimilationsfunktion muß der *o. lienalis* als erste Instanz die Geschmacksrichtung eines jeden Nahrungsmittels erkennen. Deshalb werden dem *o. lienalis* als **Sinnesorgan** der **Mund** (Geschmackswahrnehmung) und als **äußere Entfaltung** (*flos*) die **Lippen** zugeschrieben. Außerdem heißt es, der *o. lienalis* kommandiert wegen dieser Fähigkeiten die fünf Geschmacksrichtungen. Analog zum Temperaturverhalten sind es auch bei den Sapores (Geschmacksrichtungen) die dynamischen, aktiven, dem Yang zugeordneten Bereiche der „*Mitte*" und rechts von der „*Mitte*", nämlich das **Neutrale** und **Süße,** die den *o. lienalis* stützen (s. Abb. 13).

Da durch die **neutrale** und **süße** Geschmacksrichtung aktive, aber auch säftebildende energetische Valenzen bereitgestellt (s. S. 410) werden, bezieht der *o. lienalis* als die zentrale Instanz des Menschen sein energetisches

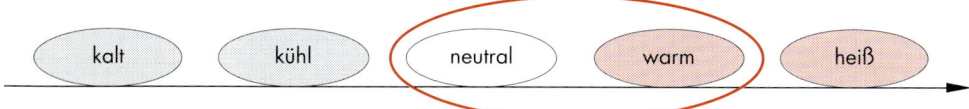

Abb. 12 Ideales Temperaturverhalten von Nahrungsmitteln zur Stützung des *yang lienale*.

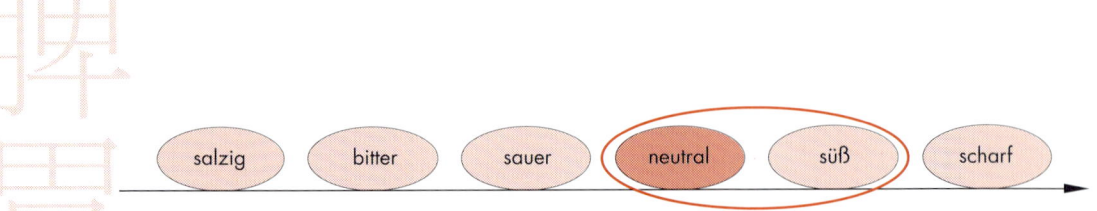

Abb. 13 Ideale Geschmacksrichtung von Nahrungsmitteln zur Stützung des *yang lienale*.

Potential in erster Linie aus Nahrungsmitteln dieser Geschmacksqualität.

Zur **Stützung des o. lienalis** sollten die Nahrungsmittel also vom **Temperaturverhalten warm**, von der **Geschmacksrichtung süß** und von der **Wirktendenz emporhebend** (elevativ) sein. Diese Voraussetzungen erfüllen vor allem gekochte, leichte Nahrungsmittel (nicht fette und schwere, da diese nach unten wirken). Es soll vermieden werden, daß im Nahrungsbrei schwere, kühle Säfte bereitgestellt werden, welche nicht umgesetzt werden können. Sonst kommt es zur Ausbildung von **humor**, belastenden Feuchtigkeitsresiduen. Auch **übermäßige Süße**, die zu einem Übermaß an Säften führt (hygroskopische Wirkung), bringt leicht *humor* hervor.

Der **o. stomachi** (Funktionskreis „Magen") nimmt als komplementärer Yang-Orbis in seiner Funktion als **Zwischenspeicher** und **Ausgleichsreservoir** alle Speisen auf. Er bildet das „Meer der Säfte" und ist somit für die Bereitstellung aller Säfte verantwortlich. Der *o. stomachi* übernimmt also im System die **befeuchtenden** und **kühlenden** Aufgaben.

Allerdings hat er mit seinen aktiven Kräften, dem *qi stomachi*, den *o. lienalis* auch noch auf andere Weise zu ergänzen. Im gleichen Maß, wie die aktiven Kräfte des *yang lienale* wärmend, trocknend und emporhebend wirken und damit einen Teil der Extraktionsarbeit bei der Nahrungsaufnahme übernehmen, muß, um die „Scheidung" vollständig durchzuführen, eine Gegenkraft **kühlend** und **absenkend** wirken, um die Trennfunktion nach unten durchzuführen (s. Abb. 14). Diese Aufgabe erfüllt das *qi stomachi* , das die „trüben Säfte" absenkt und die Anteile der Nahrung, die zur Ausscheidung bestimmt sind, in die *oo. intestinorum* („Darmfunktionskreise") weiterleitet.

Zur Unterstützung dieser Funktionen eignen sich vor allem vom **Temperaturverhalten neutrale bis kühle** Nahrungsmittel, die Säfte spendend und haltend wirken und eine absenkende Kühlung ermöglichen, also saftreiche, kühle Nahrungsmittel wie Obst, Rohkost, frisches Gemüse, Salate und frische Milchprodukte (s. Abb. 15).

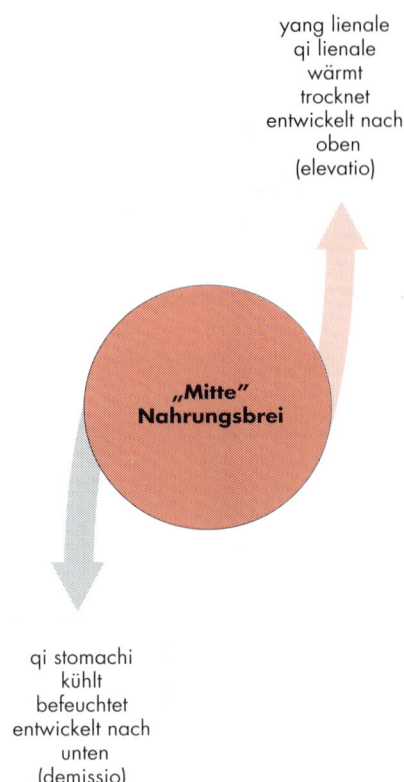

yang lienale
qi lienale
wärmt
trocknet
entwickelt nach
oben
(elevatio)

„Mitte"
Nahrungsbrei

qi stomachi
kühlt
befeuchtet
entwickelt nach
unten
(demissio)

Abb. 14 Die „Mitte" als Scheidungsinstanz.

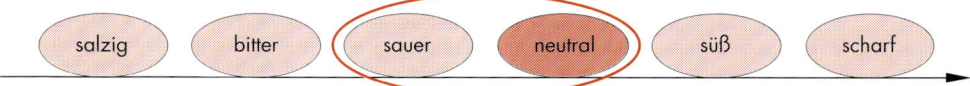

Abb. 15 Ideales Temperaturverhalten zur Stützung der Säfte des Funktionskreises „Magen" (*yin stomachi*).

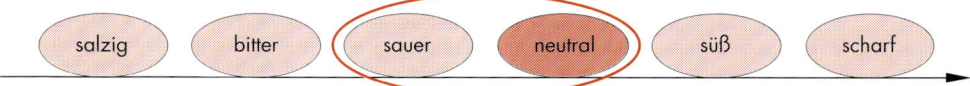

Abb. 16 Ideale Geschmacksrichtung von Nahrungsmitteln zur Stützung der Säfte des Funktionskreises „Magen" (*yin stomachi*).

Von den Sapores her tendiert der *o. stomachi* natürlich ebenfalls „eher nach links", also in den Bereich, wo die Säfte, das Yin, erhalten und gestützt werden.

Denn es sind die **sauren Sapores**, die die Säfte halten, die Feuchtigkeit sammeln und somit die Funktionen des *o. stomachi* stützen (s. Abb. 16). Entsprechend eignen sich hierfür vor allem Nahrungsmittel, die vom **Temperaturverhalten kühl bis neutral** sind, in der **Geschmacksrichtung** zwischen **sauer** und **neutral** liegen und von der **Wirktendenz** eher **absenkenden**, nach unten gerichteten Charakter haben (*mersa, demittentia*).

Dringend abzuraten ist deshalb in diesem Fall von zu warmen, zu stark trocknenden und zu stark emporhebenden Nahrungsmitteln. Vom Temperaturverhalten heiße Nahrungsmittel wie

scharfe Gewürze, Alkohol, scharfe und bittere Sapores sind für das Säftepotential, den *o. stomachi* ungünstig und trocknen ihn aus.

Die Gesamtfunktion der „Mitte"

Um der Bipolarität der „Mitte" gerecht zu werden, um das „Aufsteigen und Absenken" in gleicher Weise zu gewährleisten und um die Entfaltung des aktiven Qi und die Verteilung des säftespendenden Yin sicherzustellen, muß die Ernährung beide Bereiche abdecken.

Sie sollte deshalb vom Temperaturverhalten einerseits neutral bis warm, andererseits neutral bis kühl sein (s. Abb. 17).

Was die Sapores angeht, sollte die Nahrung einerseits neutral bis süß, andererseits neutral bis sauer sein (s. Abb. 18).

Die neutralen bis süßen Nahrungsmittel spenden

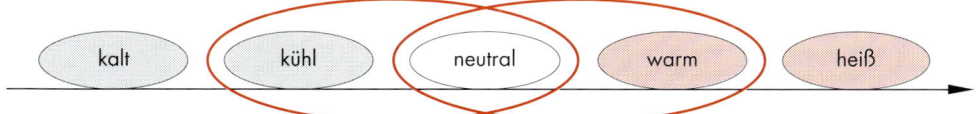

Abb. 17 Ideales Temperaturverhalten von Nahrungsmitteln zur Stützung der „Mitte".

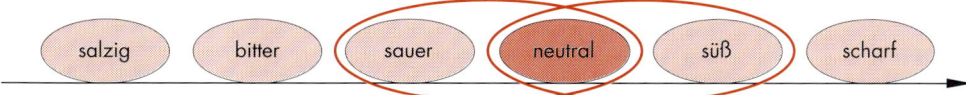

Abb. 18 Ideale Geschmacksrichtungen von Nahrungsmitteln zur Stützung der „Mitte".

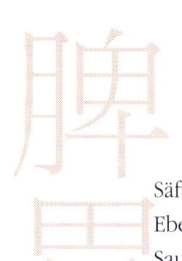

Säfte und aktive Valenzen, stellen auf allen Ebenen energetisches Potential bereit, halten das Saure, schützen diese Potentiale und sorgen dafür, daß sie entsprechend verteilt werden können. Schon hier sieht man also, daß eine Ernährung, die sich aus Extremen zusammensetzt (z.B. kalte Salate und heißes gegrilltes Fleisch wie die „moderne" Fast-food-Ernährung sie propagiert), die „Mitte" sträflich vernachlässigt und zu Schäden führen muß.

Pathologie

Krankhafte Entgleisungen des *o. lienalis*

Die größte Gefahr liegt in einer **unzureichenden Entfaltung** des *qi lienale* (*depletio qi*).
Wichtige Symptome:

- Müdigkeit
- verringerter Appetit
- Neigung zu Diarrhö
- Gedunsenheit
- rasche Erschöpfbarkeit
- blasser, weicher Zungenkörper

Das *yang lienale* kann sich mit seiner wärmenden Funktion nicht richtig entfalten.
Symptome zusätzlich:

- Kältegefühl
- Verlangen nach warmen Getränken
- kalte Extremitäten

Die emporhebende, trocknende und klärende Funktion ist mangelhaft, die Säfte (Nahrungssäfte) werden nicht ausreichend aufgeschlossen und es bleiben Ballaststoffe, Ungeklärtes, Trübes zurück. Diese bei mangelnder Klärung zurückbleibenden Residuen, nennen wir *humor* („Feuchtigkeit") (s. S. 540).
Wichtige Symptome:

- Völlegefühl
- Übelkeit
- Benommenheit
- Abgeschlagenheit

- Müdigkeit
- Schwäche
- Durstlosigkeit
- dicker, klebriger Zungenbelag

Bei zunehmender Schwäche des *qi lienale* kommt es zu einem „**Absinken des Qi**".
Wichtige Symptome:

- Prolaps
- Ptosen
- Hämorrhoiden

Das **Xue** kann bei zunehmender **Schwäche des qi lienale** nicht in den Bahnen gehalten werden.
Wichtige Symptome:

- blutige Flecken unter der Haut
- Menorrhagien
- Metrorrhagien

Bei mangelnder Entfaltung des *yang lienale* und des *qi lienale* bestehen also **algor**- („Kälte-") und **depletio-Zeichen** mit zusätzlichen **humor-Symptomen**.

Krankhafte Entgleisungen des *o. stomachi*

Es kommt zu einer zu starken **Trocknung** und **Erwärmung**; klinisch ist eine *calor repletionis*-Symptomatik gegeben:

- vermehrter Durst
- Verlangen nach kühlen Getränken
- gesteigerter Appetit
- Oberbauchschmerzen
- geschwollenes Zahnfleisch
- roter Zungenkörper

Bei zunehmender Trocknung kommt es zu einer Verminderung der Säfte und zu einer **Defizienz des yin stomachi**.
Wichtige Symptome:

- Obstipation
- trockener Mund
- fiebriges Gefühl

Eine weitere Einstauung der aktiven Energie und eine Verminderung des Yin führen zu **ardor**- („Glut-") Zeichen.

Wichtige Symptome:

- brennende Schmerzen im Epigastrium
- Fieber
- starker Durst
- Zahnfleischbluten
- Nasenbluten
- Agitiertheit
- extrem trockener Mund
- roter, rissiger, trockener Zungenkörper
- *pp. celeri*

Die diätetische Behandlung der „Mitte" bei pathologischen Entgleisungen

Depletio qi/yang o. lienalis

Das häufigste Krankheitsbild der „Mitte" ist durch die energetische Schwäche des *qi lienale* bedingt. Die „Mitte" ist der Entstehungsort des Qi, das in erster Linie aus dem *qi frumentarium* gewonnen wird. Wenn diese Qi-Kraft nicht in ausreichendem Maße gewonnen werden kann, oder wenn sie sich nur ungenügend entfaltet, können folgende Symptome auftreten:

- Müdigkeit (mangelnde Entfaltung der aktiven Qi-Kraft)
- Kurzatmigkeit (es wird nicht genügend aktive Qi-Kraft bereitgestellt)
- Inappetenz
- Aufstoßen
- Verdauungsschwäche (diese drei Symptome zeigen, daß das *qi lienale* seine Assimilationsaufgaben nicht richtig bewältigt)
- Neigung zu Diarrhö (ein sicheres Zeichen, daß das *qi lienale* sich nicht nach oben entwickeln kann)
- kalte Extremitäten (die Peripherie wird bei der Entfaltung der Aktivkräfte, des *yang qi*, nur unzureichend erreicht)
- Ödembildung (die Qi-Kraft reicht nicht aus, die Flüssigkeitsversorgung zu kontrollieren und das Gewebe zu halten)

Therapie

Da das *qi lienale* in erster Linie aus der Nahrung (*qi frumentarium*) gewonnen wird, kommt dieser eine vorrangige Bedeutung zu. Benötigt werden also Nahrungsmittel, welche über ein kräftiges Qi verfügen und eine wärmende, Aktivkräfte stützende und emporhebende Wirkung haben.

Getreide (natürlich immer das volle Korn, keine Auszugsprodukte)

Schon in den „Unbefangenen Fragen" (*Suwen*) heißt es: „Die Fünf Getreidearten (einschließlich Hülsenfrüchte und Nüsse), nähren, also stützen das *qi frumentarium* in besonderer Weise". Auf Grund ihrer **süßen Geschmacksrichtung** und ihrer daraus resultierenden energiespendenden Fähigkeit gelten sie als die Grundnahrungsmittel schlechthin.

Süßen Sapor haben:

- Weizen
- Gerste
- Hafer
- Klebreis
- Rundkornreis
- Langkornreis
- Kolbenhirse
- klebrige Kolbenhirse
- Mohrenhirse
- Hiobstränensamen (S. Coicis)
- Mais
- Kastanie

Nur die Kolbenhirse hat dank eines zusätzlich salzigen Sapor gleichzeitig eine stützende Wirkung auf den *o. renalis*.

Das **Temperaturverhalten** der geeigneten Getreidesorten schwankt zwischen warm und Tendenz zu Kühle.

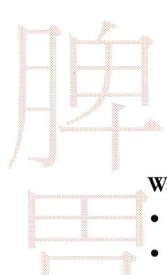

Warm:

- Klebreis
- Mohrenhirse
- Kastanie

Tendenz warm:

- Weizenmehl
- Langkornreis

Neutral:

- Hafer
- Rundkornreis
- Mais

Tendenz kühl:

- Weizen
- Gerste
- Kolbenhirse
- klebrige Kolbenhirse
- Hiobstränensamen

Natürlich benötigt der *o. lienalis* zur Stützung seiner Qi-Kräfte und des Yang **wärmende** Valenzen. Aus diesem Grund wird man die Getreidesorten mit leicht kühlem oder neutralem Temperaturverhalten **nicht roh** (als Müsli, Salat) genießen, sondern in **erwärmter Form** (möglichst vollwertige Getreide):

Weizen:	Mehl (Backwaren), gekochter Brei
Gerste:	Mehl, gekochter Brei
Kolbenhirse:	als Brei, z.B. zusammen mit Yamswurzeln und Datteln
Klebrige Kolbenhirse:	gekochter Brei (eventuell mit R. Astragali)
Hiobstränensamen:	geröstet als Brei

Auch die neutralen Getreide entfalten ihre Wirkung in erwärmter Form am besten:

Hafer:	Haferflocken, warmer Brei
Rundkornreis:	Reisbrei, Reissuppe
Mais:	gekocht

Rezepturen zur Wirkungsverstärkung

- Pulver aus Klebreis, Yamswurzel (Rhiz. Batatatis), weißem Zucker und schwarzem Pfeffer (s. S. 32); bei starker Schwäche und anhaltendem Durchfall
- Klebreis mit gleichen Mengen Weizenkleie geröstet (s. S. 33; bei spontanen Schweißen
- Kolbenhirse, Yamswurzel (Rhiz. Batatatis) und Datteln (Fr. Jujubae) (s. S. 39); bei vermindertem Appetit und Durchfallneigung
- Kolbenhirse mit R. Astragali (s. S. 41)
- Mohrenhirse und Datteln (Fr. Jujubae) (s. S. 43)
- Dekokt aus Mohrenhirse, Hiobstränensamen (S. Coicis) und Wegerichsamen (S. Plantaginis) (s. S. 43); besonders bei *depletio-* und *humor-* Zeichen, Ödemen etc.

Bemerkungen

Weizen soll unbedingt in erwärmter Form, gekocht oder gemahlen genossen werden, in roher Form, als Vollkornbrot, Müsli oder gekeimt, ist der Weizen deutlich kühl und wirkt belastend.

> **CAVE:** Weizenauszugsmehl erzeugt *calor*, wirkt trocknend, auf Dauer nur mit Vorsicht zu genießen.

Gerste wirkt deutlich *humor* ausscheidend, auch bei Verdauungsblockaden, leicht abführende Wirkung.
Sie gilt als kraft- und stärkespendend (römische Gladiatoren hießen Hovearii = Gerstenesser). Aus westlicher Sicht wirkt Gerste als ganzes Korn oder als Vollkorngerstenmehl stützend auf den Stoffwechsel und deutlich cholesterinsenkend. (Qureski, A. A. et al. 1985)

Hafer (Haferflocken oder Hafermehl) zeigt eine deutliche Stoffwechselwirkung, angeblich ebenfalls stark cholesterinsenkend.
Hervorzuheben ist hier die kräftigende Wirkung von Haferkleie (Degroot, A. P. et al. 1983).

CAVE: Hafer glättet die *oo. intestinorum*, wirkt abführend.

Reis: Zur Stützung der „Mitte" eignet sich Rundkornreis am besten. Klebreis zeigt eine Neigung zu „Schleim"-Bildung und zur Entstehung von *calor*, auch Langkornreis neigt zur Ausbildung von *calor*-Prozessen.

Hirse: Die Mohrenhirse ist besonders gut bei Diarrhö, weil sie die *oo. intestinorum* aufraucht.

Mais: Eine noch deutlichere „Feuchtigkeit" ausleitende Wirkung erreicht man unter zusätzlicher Verwendung des Maisbartes. Dem Mais wird eine schwache cholesterinsenkende Wirkung zugeschrieben (Maisöl).

Die **Eßkastanie** hat eine deutliche Schwere und kann bei übermäßiger Einnahme zu Blockaden des Qi und zu Völle- und Spannungsgefühl im Abdomen führen.

Hülsenfrüchte

Neben einer die „Mitte" stützenden Wirkung kommt den Hülsenfrüchten besonders eine *humor* umwandelnde und ausscheidende Wirkung zu.

Einen **süßen Sapor** haben:

- gelbe Sojabohne
- Sojaquark (Tofu)
- Azukibohne (S. Phaseoli)
- Erbse
- Saubohne

Ein **neutrales Temperaturverhalten** haben:

- gelbe Sojabohne
- Azukibohne (S. Phaseoli)
- Saubohne
- Erbse

Tendenz zu Kälte hat:

- Sojaquark (Tofu)

Um die Stützungsfunktion zu verbessern, sollte man die Hülsenfrüchte **durch Kochen erwärmen**. Insbesondere den kühlen Sojaquark sollte man nur erwärmt genießen (angebraten in

Gerichten, gekocht, etc.). Alle rohen Darreichungsformen der verschiedenen Bohnenarten, wie Salate, sind zur Stützung der „Mitte" nur bedingt geeignet.

Rezepturen zur Wirkungsverstärkung

- Pulver zur Kräftigung des *o. lienalis* und zur Beseitigung von Ödemen und Gedunsenheit; verwendet werden Sojabohnen (s. S. 55), geröstete Erdnüsse, gekeimte Gerste, Reiskleie und Zucker
- Gelbe Sojabohnen mit Erdnüssen oder Hiobstränensamen (S. Coicis) (s. S. 54); zur verbesserten Ausscheidung von *humor*
- Lammfleischsuppe mit Tofu (s. S. 61)
- Brei aus Azukibohnen und Rundkornreis (s. S. 63)
- Erbsen mit Koriander (s. S. 69); zur deutlichen Erwärmung der „Mitte" und zur Ausscheidung von *humor*, bei Brechdurchfall geeignet
- Dekokt aus Saubohnen und braunem Zucker (s. S. 71); hat eine kräftigende und diuretische Wirkung

Bemerkungen

Die leicht blähende Wirkung nahezu aller **Bohnen** darf nicht darüber hinwegtäuschen, daß diese auch bei durchfälligen Stühlen und Verdauungsstörungen sehr wohl zur Stützung der „Mitte" geeignet sind. Im übrigen gibt sich in der Regel die Blähungsneigung bei wiederholtem Genuß von Bohnen. Aus westlicher Sicht scheinen die Bohnenarten sehr stoffwechselaktiv zu sein; so wird berichtet, daß durch mehrere Bohnensorten das Cholesterin erheblich gesenkt werden kann und auch der Blutzuckerspiegel günstig beeinflußt wird (Andersen et al. 1984, 1986; Sitori et al. 1983). Von der Sojabohne heißt es sogar, daß sie Gallensteine auflösen kann (Klurfeld, D., Kritchevsky, D., Wistor Institute Philadelphia).

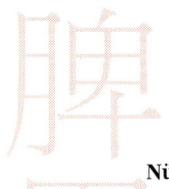

Nüsse

Auf Grund des **warmen Temperaturverhaltens** und des **süßen Sapor** sind zur Stützung der „Mitte" gut geeignet:

- Erdnuß
- Mandel
- Haselnuß

Zur Wirkverbesserung sollte eventuell die geröstete Form gewählt werden.

Rezepturen zur Wirkungsverstärkung

- Dekokt aus Erdnüssen und Azukibohnen (S. Phaseoli) (s. S. 77); sehr gut bei Appetitlosigkeit und Durchfallneigung mit gleichzeitiger Gedunsenheit
- Rezept aus Schweinefüßen und Erdnüssen (s. S. 77); zur deutlichen Ergänzung der „Mitte" und Mehrung des Xue
- Dekokt aus Erdnüssen und Dattelfrüchten (Fr. Jujubae) (s. S. 77)
- Milch aus Mandeln, Erdnüssen und Sojabohnen (s. S. 76)

Bemerkungen

Nüsse wirken nicht nur die aktive Energie stützend, sondern auch befeuchtend und durch ihren Reichtum an Ölen laxierend. Deshalb ist bei Durchfallneigung Vorsicht geboten.

> **CAVE:** Wegen ihrer Schwere sollte man Nüsse bei *humor* und *pituita* meiden.

Geröstete **Erdnüsse** können, im Übermaß genossen, eine trocknende und wärmende Wirkung haben, die zu *ariditas* und *ardor* führt.

Gemüse

Die verschiedenen Gemüsearten dienen der Vervollständigung der Ernährung; sie sollen die Grundnahrungsmittel, die Cerealien, stützen und ergänzen.

Besonders geeignet zur Entfaltung des **qi lienale**

und des **yang lienale** sind diejenigen mit **süßen Sapores.**

- Karotte
- Weißkohl
- Kartoffel
- Süßkartoffel
- Yamsknolle
- Lotoswurzel
- Moschuskürbis
- Champignon
- Shiitakepilz
- Austernpilz

Scharfer Sapor:

- Koriander (die ganze Pflanze)

Das **Temperaturverhalten** ist bei den einzelnen Gemüsearten unterschiedlich.

Kühl:

- Champignon

Neutral:

- Karotte
- Shiitakepilz
- Weißkohl
- Kartoffel
- Süßkartoffel

Tendenz zu Wärme:

- Lotoswurzel
- Austernpilz

Warm:

- Koriander
- Moschuskürbis

In der Regel sollten die Gemüse gekocht, gedünstet oder blanchiert werden, um die Stützung der „Mitte" zu verbessern.

Rezepturen zur Wirkungsverstärkung

- Moschuskürbis mit Rundkornreis und braunem Zucker (s. S. 163)
- Champignon mit frischem, magerem Schweinefleisch (s. S. 171)
- Austernpilze mit Hühner- oder magerem Schweinefleisch (s. S 175)

Bemerkungen

Vom **Koriander** sollte die ganze Pflanze benutzt werden. Bei uns werden häufig zum Würzen lediglich die Korianderfrüchte benutzt. Der scharfe, warme Koriander öffnet auch die „Oberfläche" und beseitigt durch seine Dynamik Übelkeit und Schmerzen.

Die **Karotte** ist besonders bei Durchfallneigung, Schwäche der „Mitte" und zur Beseitigung von Verdauungsblockaden und Blähungsneigung geeignet; insbesondere bei Kindern nimmt man gerne Karottensaft oder Karottenbrei. Die gekochte Form ist in jedem Falle zu bevorzugen. Auch aus westlicher Sicht wird der Karotte eine starke Wirkung auf den Stoffwechsel zugeschrieben. Eine schwedische Studie (Norell, S.E. 1986) zeigt, daß die Inzidenz für Pankreaskarzinome nach regelmäßigem Karottengenuß eindrucksvoll sinkt. Auch der Einfluß auf den Cholesterinspiegel ist nachweisbar.

Die **Kohlarten**, hier vertreten durch den **Weißkohl**, sind besonders zur Ergänzung der Getreide und zur stützenden Ernährung geeignet. Kohl hat eine deutlich regulative Wirkung, bewegt das Qi und löst Schmerzzustände im Bauchbereich. Besonders erfolgreich ist der Einsatz von Kohl auch bei Ulcus duodeni/ventriculi, hier häufig in Form von Saft. Kohl (einschließlich Brokkoli, Rosenkohl, Blumenkohl) gilt auch als großer Entgifter und hat durch seine die „Mitte" stützende Funktion eine allgemein stabilisierende und roborierende Wirkung, so daß er auch als Nahrungsmittel zur Lebensverlängerung gilt.

Auch den **Kartoffeln** kommt eine schmerzlindernde Wirkung zu, da auch sie das Qi deutlich stützen und bewegen.

Da die **Kürbisgewächse** sehr wasserreich sind, sollte bei *humor*-Neigung auf den Verzehr verzichtet werden. Sie können außerdem zu einer Blockierung des Qi führen.

Dem **Shiitakepilz** wird auch aus westlicher Sicht eine stoffwechselanregende, cholesterinsenkende Wirkung zugeschrieben (Chibuta, I. et al. 1969).

Früchte

Früchte werden in erster Linie zur Unterstützung und Regulation der Säfte benutzt. Dennoch eignen sich etliche Früchte auch gut zur Stützung des *qi lienale*.

Süßen Sapor zeigen:

- Apfel
- Kokosnuß
- Longane
- Litschi
- Kirsche
- Feige

Gleichzeitig leicht sauer:

- Apfel
- Litschi

Indem man diese Früchte kocht (Kompott), mit Zucker versetzt, reibt oder auch trocknet, erhalten sie eine größere Süße und stützen daher verstärkt die „Mitte".

Temperaturverhalten mit Tendenz zu Kühle:

- Apfel

Neutral:

- Kokosnuß
- Feigen
- Longane

Warm:

- Litschi
- Kirsche

Um auch hier die „Mitten"-Verträglichkeit zu verbessern, sollte der Apfel gerieben oder als Kompott eingenommen werden.

Rezepturen zur Wirkungsverstärkung

- Geriebener Apfel und geriebene Yamswurzel (Rhiz. Batatatis) (s. S. 213)
- Feigentee mit weißem Zucker (s. S. 224)
- Sirup, der Ginseng zu ersetzen vermag

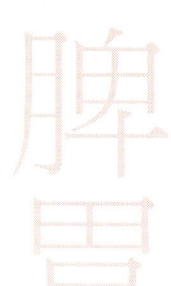
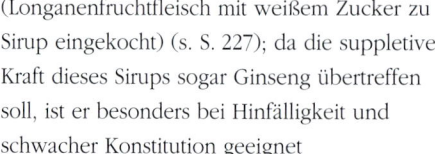

(Longanenfruchtfleisch mit weißem Zucker zu Sirup eingekocht) (s. S. 227); da die suppletive Kraft dieses Sirups sogar Ginseng übertreffen soll, ist er besonders bei Hinfälligkeit und schwacher Konstitution geeignet

- Longanenfruchtfleisch, Lotossamen und Dattelfrüchte (Fr. Jujubae) (s. S. 227)
- Litschi mit Rundkornreis, Lotossamen und Yamswurzel (Rhiz. Batatatis) (s. S. 228); bei Übelkeit, Erbrechen, Durchfallneigung
- Brei mit Kastanien und Poria (s. S. 93)

Bemerkungen

Geriebener **Apfel** hat sich besonders bei Diarrhö von Kindern bewährt.

CAVE: Apfelsaft erzeugt leicht Diarrhö.

Die stoffwechselanregende Wirkung des Apfels ist auch im Westen bekannt und zeigt sich in einer Senkung des Cholesterinspiegels und Blutdrucks sowie in einer günstigen Beeinflussung des Blutzuckerspiegels (Sablé-Amphis, R. et al. 1983).

Die **Kokosnuß** wirkt besonders diuretisch und ist damit bei Ödemen und Gedunsenheit geeignet. Die **Feige** gilt auch im Westen seit alters her als Mittel zur Genesung und als ideale Nahrung für Menschen, die von langer Krankheit geschwächt sind. „Ringer und andere Sportler bekamen in vergangenen Zeiten Feigen zu essen" (Plinius der Ältere).

Die **Longane** sollte bei *humor-* und *pituita*-Neigung nur mit größter Vorsicht genossen werden. Da die **Kirsche** bei deutlich süßem Sapor warm ist (besonders als Kompott), ist sie bei *calor-* Symptomatik nur mit Vorsicht zu genießen. Ihre die „Mitte" stabilisierende Funktion zeigt die Kirsche unter anderem dadurch, daß sie laut Aussagen westlicher Ärzte beispielsweise bei Gicht hoch wirksam ist (Blau, L. Texas Rewards on Biology and Medicine 1950).

Fleisch/Geflügel

Das Fleisch von Säugetieren und Geflügel zeigt in der Regel ein warmes, ausgewogenes Temperaturverhalten und einen süßen Sapor. Es wirkt generell stützend und kräftigend, und wenn im Klassiker davon die Rede ist, daß es der Mehrung dient, ist damit eine ausgesprochene *suppletio* des Qi gemeint. Durch kein anderes Nahrungsmittel wird das aktive Qi (Yang-Qi) so nachhaltig ergänzt. Dieses führt gleichzeitig dazu, daß *humor*-Heteropathien beseitigt, Gedunsenheit und Ödeme ausgetrieben werden können.

Von **süßem Sapor** sind:

- Huhn
- Hühnerei
- Fasan
- Wachtel
- Ente
- Gans
- Schinken
- Ziege/Schaf
- Rind
- Hirsch
- Hase/Kaninchen

Zusätzlich **leicht sauer:**

- Fasan
- Entenfleisch

Zusätzlich **leicht salzig:**

- Schinken

Salzig:

- Taubenfleisch

Temperaturverhalten mit Tendenz zu Kühle:

- Ente
- Hase/Kaninchen

Neutral:

- Hühnerei
- Wachtel
- Gans
- Taube
- Schinken

Warm:
- Huhn
- Fasan
- Schaf/Ziege
- Rind
- Hirsch

Rezepturen zur Wirkungsverstärkung
- Hühnerfleisch mit R. Astragali oder R. Angelicae sinensis (s. S. 252); zur verstärkten Stützung des *o. lienalis*
- Hühnerfleisch und Azukibohnen (S. Phaseoli) (s. S. 255); zur Beseitigung von Schwellungen
- süßes Hühnchen (mit Rehmannia-Wurzel und Malzzucker) (s. S. 253); bei konstitutioneller Erschöpfung
- Huhn mit Reis und Lilienzwiebeln (s. S. 254), bei Erschöpfungssymptomatik oder nach der Geburt
- mit Hühnerfleisch gefüllte Teigtaschen (s. S. 254)
- mit Ingwer und Pfeffer geschmortes Hähnchenfleisch (s. S. 254)
- gedünstetes Hühnerfleisch mit Cordiceps sinensis
- mit Fasanenfleisch gefüllte Teigtaschen (s. S. 260)
- Entenfleisch mit Lotossamen, Kürbiskernen und Hiobstränensamen (s. S. 264)
- Entenfleisch mit Knoblauch (s. S. 265)
- Gänsefleisch-Dekokt zur *suppletio* der „Mitte" (s. S. 266); durch Zugabe von R. Astragali und R. Codonopsitis starke Stützung der „Mitte"
- Taubensuppe mit R. Codonopsitis und R. Angelicae sinensis (s. S. 269)
- mit Schinken gedünstetes Huhn (s. S. 283)
- Schaf- und Ziegenfleischsuppe mit chinesischer Angelikawurzel und frischem Ingwer (s. S. 285)
- Rindfleischsuppe zur Rückkehr zu den Wurzeln (s. S. 289); Zugabe von Yamswurzel, Lotossamen, Dattelfrüchten
- Rindfleisch mit R. Codonopsitis und R. Angelicae sinensis (s. S. 288)
- gedörrtes Rindfleisch zur Erwärmung der Mitte und Öffnung des *o. stomachi* (s. S. 289)
- Hirschfleischsuppe mit R. Astragali (s. S. 295)
- Hasenfleischsuppe zur *suppletio* von *depletio* (s. S. 297)

Bemerkungen

Wenn eine deutliche Verbesserung des **qi lienale** und **yang lienale** erreicht werden soll, ist die Anwendung von Tierfleisch **unverzichtbar**. Stützend und nicht belastend sind all jene Fleischsorten, die **wenig Fett** haben, wie Huhn, Fasan, Taube. Wenn man diese Sorten auch noch **gekocht** und **klein geschnitten** darreicht, ist die Verträglichkeit am besten. Die anderen Fleischsorten sind häufig fetter, wie z.B. Gans, Schaf, Ziege oder Rind. Diese sollten gut gekocht oder nicht zu fett ausgebraten werden. Andererseits sind die sehr warmen Fleischsorten, wie Rind und Hirsch, von kräftigem Qi und kraftvoller in ihrer Stützungsfunktion.

CAVE: **Fettes Fleisch** ist in jedem Fall nur sehr eingeschränkt zu genießen oder besser ganz zu **meiden**, da hierdurch *humor-* und *pituita*-Befunde erzeugt, heteropathische Prozesse festgehalten und Stagnationen verursacht werden. So ist auch eine fette Zubereitungsform eher zu meiden (z.B. Fritieren).

Wenn man dennoch nicht darauf verzichten will, sollte man darauf achten, daß nur leichte Pflanzenöle Verwendung finden.

Auch wenn Fleisch ein wichtiger Energiespender ist, sollte bei uns der Verzehr generell gedrosselt werden.

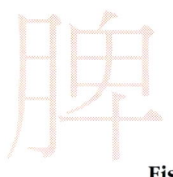

Fisch

Viele Fische wirken wie Fleisch deutlich suppletiv auf die *oo. lienalis et stomachi* sowie auf Qi und Xue, haben aber im Vergleich zu Fleisch eine stärker *humor* ausleitende und diuretische Wirkung.

Süßer Sapor:

- Karpfen
- Meeräsche
- Hering
- Barsch
- Sardelle
- Langusten

Salzig:

- Langusten

Temperaturverhalten neutral:

- Karpfen
- Meeräsche
- Hering
- Barsch

Warm:

- Sardelle
- Languste

Rezepturen zur Wirkungsverstärkung:

- Karpfensuppe (gargekocht mit Pfeffer und Salz) (s. S. 305); zur Verbesserung der Diurese und Beseitigung von Schwellungen
- Karpfensuppe mit Azukibohnen (s. S. 306); ebenfalls zur verbesserten Diurese, Stützung von Qi und Xue, Entstehung der Muttermilch
- Karpfen mit chinesischer Angelika- und Astragaluswurzel (s. S. 306)
- Meeräsche mit Atractylodiswurzel (s. S. 309)
- Meeräschensud mit Astragaluswurzel (s.S. 309)
- gedünstete Meeräsche mit frischem Ingwer, Mandarinenschalen und Pfeffer (s. S. 309)
- Heringssuppe (s. S. 310)
- Heringssuppe mit Glockenwindenwurzel und Longanen (s. S. 311)
- Heringssuppe zur Kräftigung des *o. lienalis* (s. S. 311)
- Barschsuppe zur Kräftigung des *o. lienalis* (s. S. 313)
- Barsch mit Astragaluswurzel (s. S. 313)
- Sardellensuppe mit Mandarinenschalen und Weißdornbeeren (s. S. 315)

Bemerkungen

Grundsätzlich sind **Fische** Fleisch vorzuziehen. Tierische Fette, also sowohl die im Fleisch, als auch die im Fisch, stellen für die „Mitte" in jedem Fall eine Belastung dar. Die neuere westliche Forschung hat gezeigt, daß das Fischöl, besonders von Seefischen wie Hering und Makrele, reich an Omega-3-Fettsäuren ist, die **stoffwechselmäßig** wesentlich **leichter zu verarbeiten** sind. Westliche Beobachtungen haben in Entsprechung zu einer verbesserten Leistungsfähigkeit der „Mitte" gezeigt, daß die Triglyceride, das Cholesterin und der Blutdruck gesenkt und das geistige energetische Potential verbessert wird. Auch die Verbesserung der Durchblutungsfunktion sowie die protektive Wirkung gegen Arteriosklerose und kardiale Erkrankungen (siehe die Beobachtungen an Eskimos, Kromhout, D. et al. 1985) stützen die chinesischen Aussagen einer verstärkten Ausleitung von *humor*, und damit des verbesserten Flusses von Qi und Xue.

Fische sollten auch **gekocht oder leicht angebraten** genossen werden. Den Crustaceen wie Langusten kommt, wie durch den salzigen Sapor angedeutet wird, eine stützende Funktion auf die *oo. renalis et hepaticus* zu.

Gewürze und sonstige Nahrungsmittel

Die in der Regel warmen und süß-scharfen Gewürze zeigen eine deutliche Dynamisierungskraft und wirken somit das *yang lienale* entfaltend.

Von **süßem Sapor** sind:

- brauner Zucker
- weißer Zucker
- Getreidezucker
- Honig

Scharf:

- Pfeffer
- Gewürznelken
- Sternanis
- Muskatnuß
- Zimt

Temperaturverhalten neutral:

- Honig

Warm:

- brauner Zucker
- weißer Zucker
- Getreidezucker
- Nelken
- Sternanis
- Muskat
- Zimt

Heiß:

- Pfeffer

Rezepturen zur Wirkungsverstärkung

- Japanaprikosen-Dekokt mit braunem Zucker (s. S. 349); besonders geeignet bei Diarrhö
- kleines Dekokt zur Kräftigung der „Mitte", bestehend aus Zimtzweigen, Pfingstrosenwurzel, frischem Ingwer, Dattelfrüchten, Süßholzwurzel und Getreidezucker (s. S. 355); zur *algor* zerstreuenden, schmerzstillenden, stützenden Wirkung
- großes Dekokt zur Kräftigung der „Mitte", bestehend aus Getreidezucker, R. Ginseng, Rhiz. Zingiberis und Pfeffer (s. S. 355)
- Honig-Dekokt mit Pfingstrosenwurzel (s. S. 358); besonders zur Stützung und Schmerzstillung geeignet
- Pfefferpillen mit Dattelfrüchten (s. S. 363); besonders auch zur verbesserten Umsetzung von *pituita*-Prozessen

Bemerkungen

Zucker wirkt natürlich auf Grund des ausgeprägten süßen Sapor deutlich die „Mitte" stützend und das Qi mehrend.

CAVE: Es besteht jedoch die Gefahr, daß die konzentrierte Süße auf Grund ihrer ausgeprägten hygroskopischen Wirkung zu einer massiven Ansammlung von *humor* und *pituita* führt und sich somit in der „Mitte" *calor* in gestauter Form ansammeln kann. Diese eingestaute *calor*-Symptomatik im o. *stomachi* führt beispielsweise zu Schäden wie Karies in den Zähnen. Aber auch andere parasitäre Erkrankungen, die auf der Ausbreitung des *calor* auf weitere Bereiche beruhen, wie *calor xue* mit Ausbildung von Ekzemen, Pusteln und Akne können die Folge sein.

Dennoch wirkt brauner, weißer und Getreidezucker durch seine Säfteerzeugung dämpfend, beruhigend und auch schmerzstillend. Klassisch deshalb auch die oben genannten Rezepte zur Schmerzstillung unter Anwendung von Zucker oder Honig.

Siehe auch Übersichtstabellen 14 und 15.

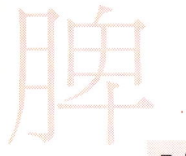

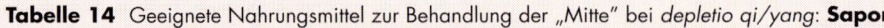

Tabelle 14 Geeignete Nahrungsmittel zur Behandlung der „Mitte" bei *depletio qi/yang:* **Sapor**

	salzig	bitter	sauer	neutral	süß	scharf
Getreide			Hiobstränen-samen		Weizen	
					Gerste	
					Hafer	
					Klebreis	
					Rundkornreis	
					Langkornreis	
					Kolbenhirse	
					klebrige Kolbenhirse	
					Mohrenhirse	
					Mais	
					Hiobstränensamen	
Hülsenfrüchte					Soja	
					Tofu	
					S. Phaseoli	
					Erbsen	
					Saubohne	
Nüsse					Erdnuß	
					Mandel	
					Haselnuß	
Gemüse					Karotte	Koriander
					Weißkohl	
					Kartoffel	
					Süßkartoffel	
					Yamsknolle	
					Lotoswurzel	
					Moschuskürbis	
					Champignon	
					Shiitakepilz	
					Austernpilz	

Humor depletionis

Wenn sich zusätzlich zu einer Schwäche der „Mitte", *depletio qi lienale*, eine *humor*-(„Feuchtigkeit-") Symptomatik ausgebildet hat, zeigt sich dies durch:

- zunehmendes Völlegefühl
- Brechreiz
- Übelkeit
- fader, süßer Mundgeschmack
- Durstlosigkeit

(Obige Zeichen deuten darauf hin, daß sich *humor* in der „Mitte" festgesetzt hat)

- schwerer Kopf
- Benommenheit
- Reifengefühl

(*humor* hat sich nach oben ausgebreitet)

- Abgeschlagenheit
- Mattigkeit

(*humor* blockiert eine freie Entfaltung des Qi)

Therapie

Bei einer derartigen Symptomatik sind therapeutisch alle Nahrungsmittel indiziert, die oben genannt wurden, vorzugsweise solche, die einen eindeutig **wärmenden** Charakter und eine nicht zu stark entwickelte **Süße** haben. Denn es sind besonders die süßen Sapores, die

Tabelle 15 Geeignete Nahrungsmittel zur Behandlung der „Mitte" bei *depletio qi/yang*:
Temperaturverhalten:

	kühl	Tendenz kühl	neutral	Tendenz warm	warm	heiß
Getreide		Weizen Gerste Kolbenhirse klebrige Kolbenhirse Hiobstränensamen	Hafer Rundkornreis Mais	Weizenmehl Langkornreis	Klebreis Mohrenhirse	
Hülsenfrüchte		Sojaquark	gelbe Sojabohne Azukibohnen Erbsen Saubohne			
Nüsse			Erdnuß Mandel Haselnuß			
Gemüse	Champignon		Karotte Weißkohl Kartoffel Süßkartoffel Shiitakepilz	Lotoswurzel Austernpilz	Koriander Moschuskürbis	
Früchte		Apfel	Kokosnuß Feige Longane		Litschi Kirsche Kastanie	
Fleisch/ Fische		Ente Hase Kaninchen	Hühnerei Wachtel Gans Taube Schinken Karpfen Meeräsche Hering Barsch		Huhn Fasan Schaf Ziege Rind Hirsch Sardelle Languste	
Gewürze			Honig		brauner Zucker weißer Zucker Getreidezucker Nelken Sternanis Muskat Zimt	Pfeffer

durch ihre wasseranziehende, hygroskopische und dadurch Yin-Säfte erzeugende Wirkung den Boden für das Entstehen von *humor* bereiten. **Schwere, fette** Nahrungsmittel wie sämtliche Nüsse begünstigen die Entstehung von *humor*.

Sobald *humor* entstanden ist, sind **elevative** Kräfte notwendig, um *humor* zu beseitigen,

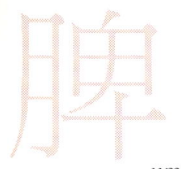

umzuwandeln, zu klären und zu eliminieren. Dazu sind aktive Kräfte nötig, also ein kräftiges Qi und somit warme oder deutlich erwärmte bis heiße Nahrungsmittel, die die Entfaltung des *yang lienale* gewährleisten. Der hierfür am besten geeignete Sapor ist natürlich wegen seiner verteilenden, elevativen und zerstreuenden Wirkung das Scharfe.

Getreide und Hülsenfrüchte

Die in Frage kommenden Getreide und Hülsenfrüchte sind:

Süßer Sapor:

- Gerste
- Buchweizen
- Hiobstränensamen
- schwarze Sojabohne
- gelbe Sojabohne
- Azukibohne
- Erbse
- Saubohne

Neutral:

- Hiobstränensamen

Zusätzlich **Tendenz zum Sauren**:

- Azukibohnen

Die Süße der Getreide und Bohnen ist in jedem Falle mild und führt in gekochter Form nicht zu weiteren *humor*-Belastungen.

Neutrales Temperaturverhalten:

- Buchweizen
- schwarze Sojabohne
- gelbe Sojabohne
- Azukibohne
- Erbse
- Saubohne

Tendenz kühl:

- Gerste
- Hiobstränensamen

Diese Getreide- und Bohnensorten sollte man unbedingt erwärmt zu sich nehmen, z. B. in Form von Brei, dünnen Suppen oder ähnlichen warmen Gerichten. Beispielsweise sollte

Buchweizen angeröstet und anschließend pulverisiert werden.

Rezepturen zur Wirkungsverstärkung:

- Brei aus Hiobstränensamen (s. S. 47); mit gleicher Menge Rundkornreis sehr gut bei Ödemen, Wasseransammlungen und rheumatoiden Beschwerden
- Hiobstränensamen mit Samen der japanischen Mandelkirsche (S. Pruni japonici) (s. S. 47)
- Pulver aus schwarzen Sojabohnen zur Beseitigung von Schwellungen (s. S. 53)
- Pulver zur Kräftigung des *o. lienalis* und zur Beseitigung von Ödemen und Gedunsenheit (s. S. 53); man zerreibt Sojabohnen und Erdnüsse und gibt getrocknete Gerste, Reiskleie und Zucker hinzu; zur Beseitigung von Ödemen sehr gut geeignet
- Dekokt aus Erbsen und Koriander (s. S. 69); der warme Koriander unterstützt mit seiner Schärfe die *humor* ausscheidende Wirkung der Erbse
- Dekokt aus Saubohnen und braunem Zucker (s. S. 71)

Bemerkungen

Auch wenn Gerste und Buchweizen sowie Hiobstränensamen *humor* ausleitend wirken, eignen sich hierfür besonders die verschiedenen **Bohnenarten**, die bekannt dafür sind, daß sie Feuchtigkeit eliminieren und somit sehr gut für die Behandlung von Ödemen, Gedunsenheit und selbst Erkrankungen des renalen Systems (im westlichen Sinne) geeignet sind. Anfängliche Probleme mit ihrer blähenden Wirkung geben sich bei regelmäßigem Genuß.

Gemüse

Von den Gemüsen, die in der Regel feuchtigkeitsspendend sind (Blattgemüse etc.), sind hier natürlich nur solche indiziert, die durch ihr kräftiges Qi (warmes bis heißes

Temperaturverhalten) und ihren scharfen Sapor erwärmend, das Qi regulierend und *humor* ausleitend wirken.

Scharfer Sapor:

- Knoblauch
- Chillies
- Paprika
- Ingwer
- Koriander
- Fenchel

Zusätzlich süß:

- Fenchel

Warmes Temperaturverhalten:

- Knoblauch
- Ingwer
- Koriander
- Fenchel

Heiß:

- Paprika
- Chillies

Trotz ihres in roher Form warmen oder heißen Temperaturverhaltens sollten auch diese Gemüse **gekocht** werden, um sie für die „Mitte" harmonischer und für die Stützung angenehmer zu machen. An dieser Stelle sei noch einmal betont, daß *humor* temperaturmäßig dem *algor* sehr nahe steht; er bedarf einer großen Wärmezufuhr und gleichzeitig einer Harmonisierung des Qi-Flusses, da durch *algor* und *humor* bedingte Qi-Blockaden zu entsprechenden Schmerzen und wäßrigem Durchfall etc. führen können.

Zerstreuend und *algor humidus*-Prozesse austreibend wirken die genannten Gemüse vor allem wegen ihres **scharfen Sapor**. Lediglich der **Fenchel** ist zusätzlich leicht **süß**. Damit die Schärfe nicht zu stark wird und die Wirkung sich nicht zu sehr auf den *o. pulmonalis* ausweitet (wegen der Schärfe), ist zur Konzentration auf die „Mitte" ebenfalls die gekochte Darreichungsform zu bevorzugen. Hierdurch wird der Sapor zum Süßen oder Neutralen hin verschoben.

Rezepturen zur Wirkungsverstärkung

- gebratene grüne Paprika mit fermentierter Sojasoße (s. S. 111)
- Ingwer mit Mandarinenschalen (Per. Aurantii) und braunem Zucker (s. S. 115)

Bemerkungen

Teilweise sind die Wirkungen der genannten Gemüsesorten auch im Westen bekannt.

Ingwer hat sich beispielsweise bei **Übelkeit** und **Reisekrankheit** bewährt. Bei Neigung zu Erbrechen und Würgereiz wird Ingwer zusammen mit braunem Zucker, Pfeffer oder Milch angewendet. Auch schwere *humor*-Prozesse (Unauflösliches durch Vergiftungen) reagieren vorzüglich auf die Einnahme von Ingwer.

Fenchel hat sich bei Blähungen (Stasen des Qi-Flusses im Abdomen) bewährt (Fencheltee).

Fische

Fische haben auf Grund ihres **neutralen Temperaturverhaltens** und ihres **süßen Sapor** nicht nur eine die „Mitte" stützende, sondern auch (im Gegensatz zum Fleisch der Tiere) eine stark *humor* ausleitende, diuretische Wirkung. Hier sei vor allem auf den Karpfen hingewiesen, der sich sehr gut für die Behandlung von Ödemen, Gedunsenheit und Miktionsstörungen eignet.

Rezepturen zur Wirkungsverstärkung

- Karpfen mit Wachskürbis
- Karpfensuppe mit Azukibohnen (s. S. 306)

Gewürze

Scharfe Gewürze von warmem bis heißem Temperaturverhalten haben eine *humor* umwandelnde, „Feuchtigkeit" zerstreuende Wirkung.

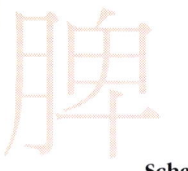

Scharfer Sapor:

- Pfeffer
- Kardamom

Temperaturverhalten heiß:

- Pfeffer

Warm:

- Kardamom (Fr. Amomi cardamomi)

Vor allem Fr. Amomi cardamomi wird als Arzneimittel eingesetzt, um *humor* umzuwandeln und Qi-Blockaden zu beseitigen.

Siehe auch Übersichtstabellen 16 und 17.

Tabelle 16 Geeignete Nahrungsmittel zur Behandlung von *humor depletionis*: **Sapor**

	salzig	bitter	sauer	neutral	süß	scharf
Getreide			Azukibohnen	Hiobstränensamen	Gerste Buchweizen Hiobstränensamen schwarze Sojabohne gelbe Sojabohne Azukibohnen Erbsen Saubohnen	
Gemüse						Knoblauch Chillies Paprika Ingwer Koriander Fenchel
Fische					Karpfen	
Gewürze						Pfeffer Kardamom

Tabelle 17 Geeignete Nahrungsmittel zur Behandlung von *humor depletionis*: **Temperaturverhalten**:

	kühl	Tendenz kühl	neutral	Tendenz warm	warm	heiß
Getreide		Gerste Hiobstränensamen	Buchweizen schwarze Sojabohne gelbe Sojabohne Azukibohnen Erbsen Saubohne			
Gemüse					Knoblauch Ingwer Koriander Fenchel	Chillies Paprika
Fische			Karpfen			
Gewürze					Kardamom	Pfeffer

Calor humidus

Durch äußere heteropathische Einflüsse, aber auch durch übermäßigen Alkoholgenuß, kann sich in der „Mitte" sowohl *calor*, als auch *humor* einstauen und eine *calor humidus*-Symptomatik („warme Feuchtigkeit") auftreten. (Dahinter können sich westliche Krankheitsbilder verbergen wie Hepatitis, Cholezystitis, Pankreatitis etc.)

Diese Belastungen beeinträchtigen den Fluß der aktiven und struktiven Energien und belasten häufig nicht nur die „Mitte", sondern greifen auch auf die *oo. hepaticus et felleus* über.

Häufige Symptome sind:

- Schwellungen und Druckgefühl im Oberbauchbereich
- große Abgeschlagenheit
- Müdigkeit
  (als ausgeprägte *humor*-Zeichen zu verstehen)
- Fieber
  (heteropathisches Qi im Widerstreit mit orthopathischem Qi)
- Gelbfärbung der Skleren
- Ikterus
- juckende Haut
- bitterer Mundgeschmack
  (die Heteropathie hat auf die *oo. hepaticus et felleus* übergegriffen)
- Durchfallneigung
  (deutliche *humor*-Symptomatik mit Schwächung der „Mitte")
- eventuell Obstipationsneigung
  (die *calor*-Komponente überwiegt)
- eventuell heller bis weißer Stuhl
  (passend zu Ikterus)
- Urin vermindert, dunkel gefärbt
- Zungenbelag klebrig, gelblich
  (*calor humidus*-Zeichen)

Therapie

Zur Therapie muß einerseits der angesammelte *calor* (auch Entzündlichkeiten) gekühlt und abgeleitet, andererseits *humor* umgewandelt, herausgelöst und drainiert werden.

Besonders geeignet sind Nahrungsmittel, die notwendige Kühlung erzeugen und gleichzeitig „Humoröses" klären und drainieren.

Getreide

Hier ist lediglich der **Buchweizen** zu nennen, der mit seinem **neutralen** Temperaturverhalten und **süßem** Sapor die Fähigkeit besitzt, *humor* auszutreiben und gleichzeitig *calor*-Prozesse zu **kühlen** und zu **entgiften**. Er ist besonders geeignet bei *calor humidus*-Prozessen mit Durchfallneigung und weißlichem, trübem Urin.

Besonders hervorzuheben ist das

- Notfallelixier aus Buchweizen (s. S. 29); Buchweizen wird leicht angeröstet, pulverisiert und mit Wasser zu Pillen geformt

Hülsenfrüchte

Die **Mungbohne** (Fr. et Testa Mungo) und die **Sojasprosse** wirken mit ihrem **süßen** Sapor und ihrem **kühlen** Temperaturverhalten stärker *humor* umwandelnd und ausleitend als die übrigen Bohnenarten.

Gemüse

Von **süßem Sapor** sind:

- Löwenzahn
- Süßkartoffel
- Flaschenkürbis
- Gurke
- Sellerie

Zusätzlich leicht **bitter**:

- Löwenzahn
- Sellerie

Bitter:

- Artischocke

Kaltes Temperaturverhalten:

- Löwenzahn

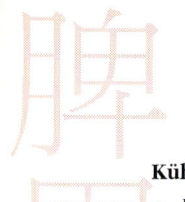

Kühl:
- Flaschenkürbis
- Gurke
- Sellerie

Neutral:
- Süßkartoffel

Rezepturen zur Wirkungsverstärkung
- Dekokt aus Löwenzahn und Maisgriffeln (s. S. 137); besonders geeignet bei Ikterus und Miktionsstörungen; Maisgriffel leiten stark Flüssigkeit aus
- Süßkartoffel mit braunem Zucker (s. S. 147); zu empfehlen bei ikterischen Erkrankungen bis hin zu infektiöser Hepatitis

Bemerkungen
Lediglich der **Löwenzahn** ist kalt und damit deutlich *calor* kühlend; mit seinem bitteren Sapor wirkt er energisch *humor* auflösend und zerstreuend.
Bitterstoffe, wie bei der **Artischocke**, sind auch im Westen bekannt.

Fisch
Auch hier sind die in der Tiefe wirkenden, also kalten und salzigen Arten am wirksamsten.
Einen **salzigen** Sapor zeigen besonders:
- Krebse
- Muscheln wie Abalone (süß-salzig)

Temperaturverhalten kalt:
- Krebse

Neutral:
- Abalone

Bemerkungen
Krebse eignen sich sehr, um *calor humidus*-Prozesse auszuleiten und Noxen zu lösen. Sie werden entweder wie üblich zubereitet, zu Pulver zermahlen oder mit Reiswein zu einem Brei verarbeitet.
Auch die **Abalone** wirkt sehr tief und stützt nicht

nur das *yin hepaticum et renalis*, sondern leitet auch *calor humidus* aus. Bei starker *humor*-Belastung der „Mitte", die mit Übelkeit, Brechreiz einhergeht, sind diese schweren Nahrungsmittel nur zurückhaltend zu genießen.

Sonstige Nahrungsmittel
Der **grüne Tee** wirkt wegen seines **bitteren, süßlichen Sapor** vor allem bei *humor*- und *calor humidus*-Prozessen. Durch sein **kühles** Temperaturverhalten wird diese Wirkung verstärkt. Da der grüne Tee in der Regel warm oder heiß genossen wird, ist seine Verträglichkeit in jedem Falle gewährleistet.

> **CAVE: Kontraindiziert** sind bei *calor humidus*-Prozessen alle Nahrungsmittel, die sehr stark Feuchtigkeit spenden, ohne sie gleichzeitig wieder in Bewegung zu setzen und auszuleiten. Somit sind in diesem Stadium alle übermäßig süßen, aber auch kühlen und kalten, wasserreichen Nahrungsmittel (die meisten Obstsorten) nur bedingt verträglich. Auch alle warmen und heißen Nahrungsmittel sind nur bedingt geeignet, vor allem, wenn sie zusätzlich *humor* erzeugen. Daher auch die Gefährlichkeit des Alkohols, der einerseits alle *calor*- und *ardor*-Prozesse verstärkt, gleichzeitig aber der Entstehung von *humor* Vorschub leistet.

Siehe auch Übersichtstabellen 18 und 19.

Calor im *o. stomachi*

Wenn die kühlenden, absenkenden und befeuchtenden Kräfte des *o. stomachi* nachlassen, kommt es zu einer Einstauung von *calor* oder sogar *ardor* (*calor/ ardor repletionis*) mit typischen Symptomen wie:

Tabelle 18 Geeignete Nahrungsmittel zur Behandlung von *calor humidus*: **Sapor**

	salzig	bitter	sauer	neutral	süß	scharf
Getreide					Buchweizen	
Hülsenfrüchte					Mungbohnen Sojasprossen	
Gemüse		Artischocke Löwenzahn Sellerie			Löwenzahn Süßkartoffel Flaschenkürbis Gurke Sellerie	
Fische	Krebse Abalone				Abalone	
Genußmittel		grüner Tee				

Tabelle 19 Geeignete Nahrungsmittel zur Behandlung von *calor humidus*: **Temperaturverhalten**

	kalt	kühl	Tendenz kühl	neutral	Tendenz warm	warm
Getreide				Buchweizen		
Hülsenfrüchte		Mungbohnen Sojasprossen				
Gemüse	Löwenzahn	Flaschenkürbis Gurke Sellerie		Süßkartoffel		
Fleisch/ Fische				Abalone		Süßwasser- krabben
Genußmittel		grüner Tee				

- vermehrter Durst
- Verlangen nach kühlen Getränken
- roter Zungenkörper
- Obstipationsneigung
- Oberbauchschmerz
- Nüchternschmerz
- Zahnfleischbluten

In diesen Fällen bedarf der *o. stomachi* der **Kühlung, Absenkung** und **Befeuchtung**.

Ideal sind hier also feuchtigkeitsspendende Nahrungsmittel mit **kühlem** Temperaturverhalten und absenkenden Eigenschaften, wie rohe, vollwertige Frischkornzubereitungen oder kühle, salatähnliche Zubereitungen.

Bevorzugte Geschmacksrichtung ist das **Süße**, weil es Säfte spendet, Feuchtigkeit erzeugt; ein leicht saurer Charakter sorgt für Adstringenz, das Zusammenhalten der Säfte.

Therapie

Getreide

Als Grundnahrungsmittel spenden Getreide nicht nur das *qi frumentarium*, sondern auch die klaren Säfte.

Besonders zu empfehlen sind die **süßen Sapores:**

- Weizen
- Gerste

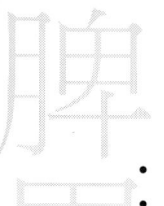

- Buchweizen
- Rundkornreis
- Kolbenhirse
- Hirse
- klebrige Kolbenhirse
- Sojaquark
- Mungbohne
- Erbse

Einen gleichzeitig **leicht salzigen** Sapor
zeigen:

- Gerste
- Kolbenhirse

Vor allem in roher oder gekeimter Form bleiben
die Sapores (besonders das leicht salzige)
erhalten und wirken somit das *yin stomachi* stark
stützend sowie absenkend.

Kühles Temperaturverhalten zeigen:

- Weizen
- Mungbohne

Tendenz zu Kälte:

- Gerste
- Buchweizen
- Kolbenhirse
- klebrige Kolbenhirse
- Sojaquark

Neutral:

- Rundkornreis
- Erbse

Um die feuchtigkeitsspendende Wirkung zu
erhalten, sollte man in den meisten Fällen auf
Erwärmen (Kochen etc.) verzichten. Der
Buchweizen eignet sich z. B. in gekochter Form,
pulverisiert (Mehl) oder als Brei zur Öffnung des
o. stomachi bei repletivem Spannungsgefühl.
Auch gekochte Kolbenhirse zeigt einen deutlich
kühlenden Effekt.

Rezepturen zur Wirkungsverstärkung

- Weizen und Gerste in gekeimter Form
- Trank aus Mais und Bambussaft
- Kolbenhirsepille (s. S. 39); pulverisierte
  Kolbenhirse wird mit Wasser zu Pillen

geformt; sehr gut zur Beseitigung von *calor
stomachi*

Bemerkungen

Die genannten Getreide wirken nicht nur
feuchtigkeitsspendend und die Trockenheit des
o. stomachi kompensierend, sondern häufig auch
das Qi bewegend und mehrend. Dies gilt vor
allem für **Sojaquark** oder **Hirse**, während
Mungbohne (wie auch andere Bohnen) und
Erbse noch mehr absenkend, *humor*
eliminierend und diuretisch wirken. Alle
genannten Nahrungsmittel haben nicht nur einen
feuchtigkeitsspendenden, kühlenden Effekt,
sondern auch eine die Säfte bewegende
Wirkung. So werden *humor* ausgeleitet sowie
Wasseransammlungen und Ödeme günstig
beeinflußt. Aus westlicher Sicht zeigt sich dies
darin, daß Bohnen, Erbsen und Reis eine
blutdrucksenkende Wirkung zugeschrieben wird.
Was den Stoffwechsel angeht, bewirken sie
großenteils eine Senkung des Cholesterinspiegels
und beeinflussen das Blutzuckerprofil günstig
(Andersen, J. W. et al. 1986).

Gemüse

Insbesondere die weichen, schlüpfrigen
Gemüsearten, die großenteils unseren
Blattgemüsen entsprechen, haben häufig eine
calor kühlende sowie eine deutlich befeuchtende
Wirkung.

Von **süßem Sapor** sind:

- Chinakohl
- Spinat
- Bambussprossen
- Salat
- Kartoffel
- Süßkartoffel
- Lotoswurzel
- Aubergine
- Tomate
- Gurke

- Judasohr (schwarze Morchel)
- Silbermorchel

Der scharfe Rettich, der scharf-süße Stangensellerie und Taro, von süßem, leicht scharfen Sapor, werden durch Kochen süßer.

Zusätzlich **scharf:**
- Rettich
- Stangensellerie
- Taro

Zusätzlich **sauer:**
- Tomate

Zusätzlich **bitter:**
- Salat

Der saure Sapor der Tomate wirkt sich günstig auf die Erhaltung der Säfte aus, der leicht bittere Sapor des Salates auf die Niederschlagung von belastendem *humor*.

Vom **Temperaturverhalten** sind **neutral:**
- Taro
- Kartoffeln
- Süßkartoffeln
- Judasohr (schwarze Morchel)
- Silbermorchel

Tendenz zu Kühle:
- Chinakohl
- Aubergine

Kühl:
- Rettich
- Stangensellerie
- Spinat
- Salat
- Lotoswurzel
- Tomate
- Gurke

Kalt:
- Bambussprossen

Besonders die kühlen und kalten Nahrungsmittel sind bei starkem Durst, Unruhezuständen und *calor*-Beschwerden nach Alkoholgenuß sehr wirksam.

Rezepturen zur Wirkungsverstärkung
- Spinatsuppe mit Sesamöl, Sojasoße und Salz (s. S. 133), verstärkte Kühlung und Befeuchtung
- Saft aus frischen Lotoswurzeln und Honig (s. S. 151)
- Trank aus Ingwer und Lotoswurzeln (s. S. 152), bei gleichzeitiger Übelkeit
- Tomate mit weißem Zucker
- Saft aus Tomaten und Wassermelonen (s. S. 157), zur kühlenden Befeuchtung

Bemerkungen

Rettich und **Stangensellerie** können roh oder als Saft genossen werden. Der scharfe Sapor, den sie in diesen Formen entfalten können, führt zu einer *pituita*-Umwandlung und wirkt positiv auf den *o. pulmonalis*. Dennoch eignen sich Rettich und Stangensellerie auch gut zur Kühlung von *calor*, bei Unruhezuständen, Durst und nach Alkoholgenuß. Sehr wirksam sind sie auch als Gemüsegericht in gekochter Form.

Bambussprossen wirken ebenfalls zusätzlich *pituita* umwandelnd und Qi absenkend und eignen sich deshalb roh oder gekocht auch bei Husten oder *calor pituitae*.

Kartoffeln lindern zusätzliche Schmerzzustände.

Die *calor* kühlende Wirkung der **Aubergine** reicht bis zur Behandlung blutiger Stühle und blutiger Hämorrhoiden.

Auch der **Silbermorchel** wird eine solche Wirkung zugesprochen.

Aus westlicher Sicht ist bei vielen dieser Gemüse ihre positive Wirkung auf Verdauung und Stoffwechsel bekannt. Besondere Bedeutung kommt hier dem **Spinat** zu, weil er durch seine positive Stoffwechselwirkung bei Dyspepsie, Hämorrhoiden, Anämie, Nierenstörungen und erhöhtem Cholesterin wirksam ist. Außerdem soll er das Krebsrisiko mindern (Iritnai, N. et al. 1972; Barale, R. 1983).

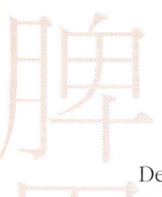

Der **Tomate** wird eine günstige Wirkung bei Dyspepsie und allen Formen von Verstopfungsneigung zugeschrieben. Auch bei Magenkarzinomen soll sie sich günstig auswirken.

Die **Aubergine** ist gut zur Senkung des Cholesterinspiegels und günstig bei Magenkarzinom (Mitschek, G. H. 1975).

Kartoffeln wirken positiv bei allen Formen von Verdauungsstörungen.

Früchte

Die befeuchtenden, Säfte regulierenden Früchte sind bei *calor stomachi* außerordentlich wirksam.

Süßer Sapor:

- Birne
- Mandarine
- Pampelmuse
- Kaki
- Pfirsich
- Pflaume
- Aprikose
- Loquate
- Banane
- Ananas
- Mango
- Kokosnuß
- Granatapfel
- Litschi
- Weintraube
- Kiwi
- Kirsche
- Sternfrucht
- Wassermelone
- Honigmelone
- Zuckerrohr

Mit gleichzeitig **saurem** Sapor:

- Mandarine
- Birne
- Pampelmuse
- Zitrone
- Pfirsich
- Pflaume

- Aprikose
- Loquate
- Sternfrucht
- Kiwi
- Ananas
- Mango
- Litschi
- Granatapfel
- Weintraube

Die feuchtigkeitsspendende Wirkung wird häufig durch **kühleres Temperaturverhalten** unterstützt.

Kalt:

- Kaki
- Banane
- Sternfrucht
- Wassermelone
- Honigmelone
- Zuckerrohr
- Kiwi

Kühl:

- Birne
- Pampelmuse
- Loquate
- Apfel
- Mango
- Mandarine

Tendenz zu Kühle:

- Zitrone
- Ananas

Neutral:

- Pflaume
- Kokosnuß
- Weintraube

Tendenz zu Wärme:

- Aprikose

Warm:

- Pfirsich
- Kokosmilch
- Granatapfel
- Litschi
- Kirsche

Rezepturen zur Wirkungsverstärkung
- Saft aus Zitronen und Zuckerrohr (s. S. 197)
- Elixier für ein jadeglänzendes Antlitz (Apfelsirup mit Honig) (s. S. 213)
- Kiwi-Honig-Dekokt (s. S. 245)
- Trank aus Kiwi und Ingwersaft (s. S. 245), besonders gut bei gleichzeitig bestehender Übelkeit

Bemerkungen
In der Regel werden die Früchte roh oder als Saft genossen. Möchte man bei gleichbleibender säftespendender Wirkung eine mildere, d.h. weniger kühlende Wirkung erzielen, empfiehlt sich die Einnahme als Kompott. Bei allen rohen Fruchtsäften ist zu bedenken, daß das hohe Feuchtigkeitsangebot auch die Gefahr einer *humor*-Entwicklung in sich birgt.
Beispielsweise ist es im Westen üblich, schon auf nüchternen Magen (wenn das *yang lienale* noch nicht richtig entfaltet ist) frischen, kühlen **Orangen**- oder **Mandarinensaft** zu trinken. Dieses kann leicht zu *humor* oder sogar *pituita* führen und durch die übermäßige Befeuchtung und Kühlung eine Stagnation des Qi herbeiführen. Der saure Sapor ist bei der **Zitrone** am deutlichsten ausgeprägt, deshalb eignet sie sich sehr gut, um kontravektives Qi abzusenken und „Schleim" umzuwandeln, also bei Übelkeit und Brechreiz sowie auch bei unruhigem Fetus.

CAVE: Warme Früchte, wie vor allem **Pfirsich** und **Kirsche**, sollten bei einer *calor*-Symptomatik mit Geschwüren, Furunkel etc. gemieden werden.
Auch die **Ananas** ist bei *calor humidus*- und *calor xue*- Prozessen wie Hautgeschwüren und Furunkeln kontraindiziert.

Beim Auftreten deutlicher *calor*-Zeichen, insbesondere im Hautniveau oder Schleimhautbereich, sollte man auf die kühlen und kalten Früchtesorten ausweichen.

Aus westlicher Sicht wird der **Banane** eine auffallend protektive Wirkung auf den Magen und die Magenmukosa zugesprochen, und besonders die unreife Kochbanane gilt als Therapeutikum für Ulcus ventriculi/duodeni (Best, R. et al. 1984).
Den **Zitrusfrüchten** wie Zitronen, Orangen und Mandarinen wird eine stoffwechselsteigernde und damit cholesterinsenkende Wirkung zugeschrieben; außerdem sollen sie sich sehr günstig bei Neoplasmen im Oberbauch (Magenkarzinom, Pankreaskarzinom) auswirken (Kroyer, G. et al. 1986, Risch, H. A. et al. 1985).
Pflaumen, insbesondere Trockenpflaumen, sind altbewährtes Mittel bei Obstipation (s. S. 525, *oo. intestinorum*). Studien haben gezeigt, daß schon $1/8$ Liter frischer Pflaumensaft täglich bei Obstipation, insbesondere im Senium, hoch wirksam ist. Auch wenn frische Pflaumen am Anfang Blähungen und Bauchschmerzen verursachen können, gilt die Pflaume gerade hier als ausgesprochenes Therapeutikum (Hull, C. et al. 1980).
Dyspeptische Beschwerden und selbst Hämorrhoiden sind mit der umfangreichen Wirkung der **Weintrauben** gut zu therapieren. Frischer Traubensaft soll bei Karies, als Symptom eines *calor/ardor o. stomachi,* von auffallender Wirkung sein. Ähnlich wird aus westlicher Sicht Kirschsaft eine hohe Wirksamkeit bei Karies zugeschrieben (Casper, J. 1988, Forsyth Dental Center).

Fleisch
Das Muskelfleisch der meisten Geflügel- und Säugetierarten zeigt ein warmes Temperaturverhalten und einen süßen Sapor. Daher kommt es für eine Stützung des *yin stomachi*, insbesondere für eine Absenkung des *qi stomachi* nicht in Frage. Als Ausnahmen sind hier jedoch zu nennen:

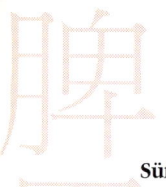

Süßer Sapor:

- Ente
- Gans
- Schwein
- Schinken
- Hase
- Kaninchen
- Pferd

Zusätzlich **leicht salzig:**

- Ente
- Schwein
- Schinken

Temperaturverhalten kalt:

- Pferd

Kühl:

- Hase
- Kaninchen

Tendenz zu Kühle:

- Ente
- Gans
- Schwein

Neutral:

- Gans
- Schwein
- Schinken

Rezepturen zur Wirkungsverstärkung

- Schweinesuppe zur Mehrung der Säfte (s. S. 272); dient überwiegend zur Stützung des Yin und zur Befeuchtung von „Trockenheit" (*ariditas*)
- Ente mit Brauntang gedünstet (s. S. 265); durch den kühlen, salzigen Brauntang geeignet zum Absenken des hochschlagenden Yang, gut zur Absenkung der Fette und zur Senkung des Blutdrucks
- Gänsefleischsuppe mit R. Glehniae und Rhiz. Polygonati (s. S. 267); Säfte erzeugend und *ariditas,* befeuchtend, durststillend, auch geeignet bei *sitis diffundens* (Diabetes mellitus)

- Brühe aus Hasenfleisch und Yamswurzel (s. S. 297)

Bemerkungen

Auch wenn Fett, z.B. bei Schweinefleisch, befeuchtend wirkt, sollte dennoch unbedingt **mageres Fleisch** genossen werden, weil sonst *calor humidus*-Prozesse, Stagnationen des Qi, Einschließungen von Heteropathien und *pituita*-Blockaden erzeugt werden können. Ebenfalls können *ventus*-Schädigungen mobilisiert werden.

Entenfleisch ist bei *depletio qi lienale* mit Diarrhö nur mit Vorsicht zu genießen.

Gänsefleisch eignet sich auf Grund seiner kühlenden, befeuchtenden Funktion auch bei *sitis diffundens* (Diabetes).

> **CAVE:** Auf Grund der Feuchtigkeitsbildung ist es jedoch kontraindiziert bei *calor humidus*, Hautgeschwüren und Juckreiz.

Schwein: Sehr gut bei „Trockenheit" (*ariditas*), trockenem Mund und Rachen.

> **CAVE:** *Calor humidus, pituita*; Adipositas.

Schinken: Säftespendend, *o. stomachi* öffnend, Qi absenkend, gut bei Schluckbeschwerden.

Hase, Kaninchen: Als auffallend kühles Fleisch sehr gut bei *sitis diffundens*, Mundtrockenheit und sogar bei blutigen Stühlen (*calor*) induziert.

Pferdefleisch: Als kältestes Fleisch deutlich das Qi absenkend, vor allem gekocht oder geschmort in Sojasoße.

> **CAVE:** Diarrhö auf der Basis von *algor*.

Sonstige Nahrungsmittel

Hierzu gehören Milchprodukte, Raffinierungs-produkte (vornehmlich Zucker) und Gewürze.

Süßer Sapor:

- Kuhmilch
- Schaf-, Ziegenmilch

- Butter
- Sahne
- Frischkäse
- brauner Zucker
- weißer Zucker
- Getreidezucker
- Sojasoße
- Schweineschmalz
- grüner Tee

Zusätzlich **salzig:**

- Sojasoße

Ausschließlich **salzig:**

- Salz

Zusätzlich **bitter:**

- grüner Tee

Fast·alle diese Nahrungsmittel zeigen einen süßen Charakter und wirken damit feuchtigkeitsspendend und das Yin stützend. Insbesondere Salz ist wegen seiner starken hygroskopischen Wirkung ausgesprochen feuchtigkeitsspendend.

Temperaturverhalten kalt:

- Salz
- Sojasoße

Kühl:

- Schweineschmalz
- grüner Tee

Tendenz zu Kühle:

- Kuhmilch
- Butter
- Sahne
- Frischkäse

Warm:

- Schaf-, Ziegenmilch
- brauner Zucker
- weißer Zucker
- Getreidezucker

Nahrungsmittel mit warmem Temperaturverhalten sind mit Vorsicht zu genießen, da sie einer latenten repletiven *calor*-Situation im Bereich des *o. stomachi* Vorschub leisten.

Rezepturen zur Wirkungsverstärkung

- Kuhmilch mit chinesischem Lauch und Ingwersaft (s. S. 337); sehr gut bei Aufstoßen und Regurgitation
- Kuhmilch mit Ingwersaft (s. S. 337); bei Schluckauf
- Zuckerwasser mit präparierten Japanaprikosen (Fr. Mume praeparatus) (s. S. 352); besonders zum Hervorbringen und Halten der Säfte geeignet

Bemerkungen

Sämtliche **Milchprodukte** wirken sehr stark Qi absenkend, *ariditas* befeuchtend, *calor* kühlend und entgiftend. So verwendet man die Kuhmilch auch mit Erfolg bei *sitis diffundens* (Diabetes), Schluckbeschwerden etc.

CAVE: *Depletio* der „Mitte" mit Diarrhö sowie *humor-,* und *pituita*-Zeichen.

Sämtliche **Zuckerformen** sind zwar die wirksamsten Spender von Qi und aktiven Säften, aber durch ihre extreme Süße und die starke Säfteerzeugung werden sehr leicht *humor* und auch *pituita* gebildet.

CAVE: Zucker führt zu Einstauungen, zur Bildung von *calor*-Prozessen im Bereich des *o. stomachi* oder sogar zu *ardor*-Zeichen mit Symptomen wie Geschwüren, Zahnfleischbluten, parasitären Erkrankungen und Karies. Nach klinischen Beobachtungen spielt die Art des Zuckers nur eine untergeordnete Rolle.

Salz eignet sich auf Grund seines kalten Temperaturverhaltens und seines ausgeprägten Sapor zur Absenkung (Demittentium) sowie zur Kühlung von *calor-* und *ardor*-Prozessen. Deshalb kann es bei hochschlagendem *ardor stomachi* mit Symptomen wie Zahnfleischbluten, Geschwüren im Mund und Obstipation etc. angewendet werden.

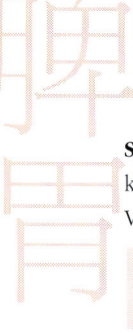

Sojasoße kräftigt und öffnet den *o. stomachi*, kühlt *calor* und eignet sich auch bei leichten Vergiftungserscheinungen, Unruhezuständen.

CAVE: Durch eine starke Bindung der Säfte kann *pituita* entstehen.

Tierische Fette wirken eher kühlend und süß, so daß Schweineschmalz als Mittel zur Befeuchtung von *ariditas*-Zuständen angewandt werden kann.

CAVE: Da tierische Fette sehr schwer sind, sind sie natürlich bei *depletio* der „Mitte" kontraindiziert.

Grüner Tee wirkt *calor* und *ardor* kühlend, Verdauungsblockaden beseitigend und kann Geschwüre im Mundbereich und Kariesprozesse günstig beeinflussen (siehe auch bei *calor humidus*).

Siehe auch Übersichtstabellen 20 und 21.

Tabelle 20 Geeignete Nahrungsmittel zur Behandlung von *calor im o. stomachi*: **Sapor**

	salzig	bitter	sauer	neutral	süß	scharf
Getreide	Gerste Kolbenhirse				Weizen Gerste Buchweizen Rundkornreis Kolbenhirse Hirse klebrige Kolbenhirse	
Hülsenfrüchte					Sojaquark Mungbohne Erbse	
Gemüse		Salat	Tomate		Rettich Stangensellerie Taro Chinakohl Spinat Bambussprossen Salat Kartoffel Süßkartoffel Lotoswurzel Aubergine Tomate Gurke Judasohr Silbermorchel	Rettich Stangensellerie Taro

Tabelle 20 Fortsetzung

	salzig	bitter	sauer	neutral	süß	scharf
Früchte			Mandarine		Birne	
			Birne		Mandarine	
			Pampelmuse		Pampelmuse	
			Zitrone		Kaki	
			Pfirsich		Pfirsich	
			Pflaume		Pflaume	
			Aprikose		Aprikose	
			Loquate		Loquate	
			Sternfrucht		Banane	
			Kiwi		Ananas	
			Ananasas		Mango	
			Mango		Kokosnuß	
			Litschi		Granatapfel	
			Granatapfel		Litschi	
			Weintraube		Weintraube	
					Kiwi	
					Kirsche	
					Sternfrucht	
					Wassermelone	
					Honigmelone	
					Zuckerrohr	
Fleisch	Ente				Ente	
	Schwein				Gans	
	Schinken				Schwein	
					Schinken	
					Hase	
					Kaninchen	
					Pferd	
Sonstige	Sojasoße	grüner Tee			Kuhmilch	
	Salz				Schafmilch	
					Ziegenmilch	
					Butter	
					Sahne	
					Frischkäse	
					brauner Zucker	
					weißer Zucker	
					Getreidezucker	
					Sojasoße	
					Schweineschmalz	
					grüner Tee	

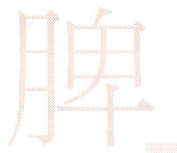

Tabelle 21 Geeignete Nahrungsmittel zur Behandlung von *calor im o. stomachi*: **Temperaturverhalten**

	kalt	kühl	Tendenz kühl	neutral	Tendenz warm	warm
Getreide		Weizen Mungbohne	Buchweizen Gerste Kolbenhirse klebrige Kolbenhirse	Rundkornreis		
Hülsen-früchte			Sojaquark	Erbse		
Gemüse	Bambussprossen	Rettich Stangensellerie Spinat Salat Lotoswurzel Tomate Gurke	Chinakohl Aubergine	Taro Kartoffel Süßkartoffel Judasohr Silbermorchel		
Früchte	Kaki Banane Sternfrucht Wassermelone Honigmelone Zuckerrohr Kiwi	Birne Pampelmuse Loquate Apfel Mango Mandarine	Zitrone Ananas	Pflaume Kokosnuß Weintraube	Aprikose	Pfirsich Kokosmilch Granatapfel Litschi Kirsche
Fleisch/ Fische	Pferd	Hase Kaninchen	Ente Gans Schwein	Gans Schwein Schinken		
Sonstige	Salz Sojasoße	Schweineschmalz grüner Tee	Kuhmilch Butter Sahne Frischkäse			Schafmilch Ziegenmilch brauner Zucker weißer Zucker Getreidezucker

Die Förderung der Verdauung (Digestiva oder *concoquentia*)

Angestrebte Wirkung:

- Stützung und Anregung der Verdauung
- Abbau von Blockaden, Entlastung der Assimilationsfunktion
- Harmonische Stützung der „Mitte"
- Konsolidierung der „Mitte"
- Entlastung der „Mitte" durch Ausleitung von *humor* und *pituita*

- Aufrauhung, auch der *oo. intestinorum* (der Darmfunktionskreise)
- Die *oo. intestinorum* sollen durchgängig und geschmeidig gemacht und gefestigt werden

Bei folgender **Symptomatik** sollten Digestiva (die verdauungsfördernde Nahrungsmittel) verwendet werden:

- Appetitverlust
- Aufstoßen
- Schluckauf

- Übelkeit
- Brechreiz
- Störung der Defäkation
- Klumpengefühl im Ober- und Unterbauch
- Verdauungsstillstand

Es geht also in erster Linie um eine milde Stützung der „Mitte", zusätzlich um eine günstige Beeinflussung der *oo. intestinorum*.

Therapie

Getreide

Das Getreide steht mit seiner die „Mitte" stützenden Wirkung im Vordergrund. Hierfür sind besonders die **süßen Sapores** geeignet:

- Gerste
- Hirse
- Rundkornreis
- Sorghum
- Mohrenhirse

Neutrales Temperaturverhalten:

- getrocknete Gerste
- Rundkornreis

Warm:

- Sorghum
- Mohrenhirse

Kühl:

- Gerste
- Hirse

Rezepturen zur Wirkungsverstärkung

- Brei aus Kolbenhirse und Yamswurzel (s. S. 39)
- getrocknete Gerste mit Fr. Crataegi und Massa medicata fermentata

Bemerkungen

Getrocknete **Gerste** (Fr. Hordei germinatus) ist wärmer als die kühle rohe Gerste und damit besser geeignet. Als Brei oder angeröstetes Pulver ist sie besonders bei Kindern ein wirksames Mittel zur Lösung von Verdauungsblockaden, also bei Durchfall, Appetitlosigkeit und Verhärtungen.

CAVE: Kontraindiziert bei stillenden Müttern, da sie den Milchfluß stoppt.

Insbesondere die zu Brei gekochte Kolbenhirse (dadurch warm), ergänzt durch die die „Mitte" stützende Yamswurzel (Rhiz. Batatatis), eignet sich sehr gut bei Verdauungsstörungen von Kleinkindern.

Die geröstete, gemahlene **Mohrenhirse** (eventuell zusammen mit Datteln, Fr. Jujubae) ist bei Verdauungsstörungen, Durchfallneigung, Inappetenz sehr wirksam und hat eine deutlich aufrauhende Wirkung auf die *oo. intestinorum*. Noch besser als **Rundkornreis** ist der gekeimte und dann getrocknete Reis (Fr. Oryzae germinatus), der die „Mitte" harmonisiert, kräftigt und schließlich entfaltet und dadurch die Verdauung anregt (auch als Arzneimittel verwendbar).

Gemüse

Gerade die stark riechenden und scharfen Gemüsesorten (chinesischer Lauch, Rettich) wirken stark öffnend, die „Mitte" erwärmend, das Qi absenkend und so Verdauungsblockaden beseitigend.

Von **süßem Sapor** sind:

- Rettich gekocht
- chinesischer Lauch gekocht
- Karotte
- Weißkohl
- Fenchel
- Taro
- Yamswurzel (Rhiz. Batatatis)

Scharf:

- Rettich
- chinesischer Lauch
- Taro
- Ingwer
- Fenchel
- Koriander

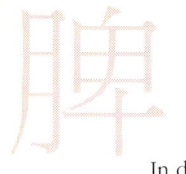

In der Regel werden die Gemüse gekocht genossen und damit verträglicher, milder, süßer und wärmer.

Temperaturverhalten kühl:

- Rettich

Neutral:

- Karotte
- Weißkohl
- Taro
- Yamswurzel

Warm:

- chinesischer Lauch
- Ingwer
- Fenchel
- Koriander

Rezepturen zur Wirkungsverstärkung

- Rettich mit Schweinefleisch (s. S. 121)
- Rettichsaft mit Kandiszucker (s. S. 123)
- Weißkohlsaft mit Malzzucker (s. S. 129); besonders bei Schmerzen im Bauchbereich
- Tarobrei mit Rundkornreis (s. S. 143); bei Verknotungen im Bauchbereich, Lymphadenitis etc.
- Brei aus Yamsknollen und Dattelfrüchten (Fr. Jujubae) mit Rundkornreis (s. S. 149)

Bemerkungen

Mit seiner scharfen Wärme ist der **Ingwer** in frischer wie gekochter Form bei allen Formen von Inappetenz, Übelkeit sowie gleichzeitiger „Schleim"- und „Feuchtigkeits"-Belastung mit Diarrhö indiziert.

Gegarter **Rettich**, der seine Kühle verliert und eher süß wird, eignet sich sehr gut bei Verdauungsblockaden, Abdominalschmerzen, Übelkeit und Erbrechen. Wenn man den Rettichsaft mit Kandiszucker einnimmt, verstärkt man die „Schleim" umwandelnde Wirkung (siehe auch S. Raphani als *m. digestivum*).

Der warme, scharfe **Koriander** und auch **Fenchel** eignen sich sowohl in roher als auch

gekochter Form bei Verdauungsblockaden, Schmerzen im Abdominalbereich und Qi-Blockaden. Fenchel speziell bei Blähungen, Beklemmungsgefühl (vergleiche dazu die westliche Praxis, Kleinkindern bei Blähungen Fencheltee zu geben).

Die **Karotte** ist besonders mild und wirkt die „Mitte" regulierend, das Qi absenkend, Verdauungsblockaden beseitigend, Blähungen lösend (in Form von Karottensaft oder Karottenbrei). Bei hartem Stuhl infolge von *calor*-Prozessen kann sie zusammen mit braunem Zucker oder Rettich eingenommen werden. Ein hervorragendes Schmerzmittel bei Dysenterien und krampfartigem Abdominalschmerz ist der **Weißkohl**, besonders gekocht oder als Saft mit Malzzucker oder Honig.

Früchte

Im allgemeinen sind die Früchte süß, sauer und von kühlem bis kaltem Charakter. Obwohl sie die Säfte eher unterstützen und in Umlauf bringen, eignen sich einige Früchte dennoch als Digestiva.

Saurer Sapor:

- Apfel

Süß:

- Kumquat
- Apfel
- Feige

Kühles Temperaturverhalten:

- Apfel

Neutral:

- Feige

Warm:

- Kumquat

Rezepturen zur Wirkungsverstärkung

- Dekokt aus Kumquat, Weißdornbeeren (Fr. Crataegi) und gekeimter Gerste (Fr. Hordei germinatus) (s. S. 199)

- mit Yamswurzel (Rhiz. Batatatis) verriebener Apfel (s. S. 213)
- Feigentee mit weißem Zucker (s. S. 224)

Bemerkungen:

Kumquat reguliert das Qi und löst Verdauungsblockaden. Bei Beklemmungsgefühlen im Abdomen auch zusammen mit Honig einzunehmen.

Der **Apfel** wird durch Reiben wärmer und eignet sich dann besonders zur Therapie von Durchfallerkrankungen und Verdauungsstörungen.

Die **Feige** gilt auch im Westen als probates Mittel zur Stärkung der Gesundheit; sie ist verdauungsfördernd und wirkt sogar bei Darminfektionen, Wurmbefall und Hämorrhoiden. Zur Behandlung der Diarrhö zerkleinert man die Feigen, röstet sie an und brüht sie mit Zucker zu Tee auf.

Fisch

Allgemein wirken Fische die Mitte stützend, das Qi und das Xue mehrend sowie *humor* umwandelnd und diuretisch.

Süßer Sapor:
- Meeräsche
- Hering
- Sardelle

Neutrales Temperaturverhalten:
- Meeräsche
- Hering

Warm:
- Sardelle

Rezepturen zur Wirkungsverstärkung
- Meeräschensuppe mit Atractylodiswurzel (Rhiz. Atractylodis macrocephalae) (s. S. 309)
- Sardellensuppe mit Mandarinenschalen und Weißdornbeeren (Per. Aurantii und Fr. Crataegi) (s. S. 315)

- Heringssuppe mit Ingwer, Frühlingszwiebeln und Salz (s. S. 310)

Bemerkungen

Die **Meeräsche** eignet sich besonders bei Kindern bei Verdauungsstörungen, Abmagerung und persistierender Inappetenz.

Gewürze

Salziger Sapor:
- Sojasoße

Bitter:
- grüner Tee

Sauer:
- Essig

Scharf:
- Kardamom

Temperaturverhalten kalt:
- Sojasoße

Kühl:
- grüner Tee

Warm:
- Essig
- Kardamom

Bemerkungen

Essig eignet sich, um Xue-Stasen zu lösen und Verknotungen zu zerschlagen (besonders nach übermäßigem Genuß von Öligem, Fleisch, Fisch, rohem Gemüse). Bei Diarrhö kann er eventuell gemeinsam mit Ingwer verwendet werden.

Sojasoße wirkt entgiftend, *calor* kühlend, auch nach Vergiftungserscheinungen durch Fisch, Fleisch oder Pilze.

Grüner Tee ist das mildeste der genannten Mittel; er transformiert *pituita*, beseitigt Verdauungsblockaden, entgiftet, kühlt *calor*- und *ardor*-Prozesse. Bei Druck im Oberbauch können Weißdornbeeren (Fr. Crataegi) zugefügt werden.

Siehe auch Übersichtstabellen 22 und 23.

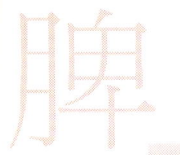

Tabelle 22 Geeignete Nahrungsmittel zur Förderung der Verdauung: **Sapor**

	salzig	bitter	sauer	neutral	süß	scharf
Getreide					Gerste Hirse Rundkornreis Sorghum Mohrenhirse	
Hülsenfrüchte						
Gemüse					Rettich gekocht chin. Lauch gekocht Karotte Weißkohl Fenchel Taro Yamswurzel	Rettich chin. Lauch Taro Ingwer Fenchel Koriander
Früchte			Apfel		Kumquat Apfel Feige	
Fleisch/Fische					Meeräsche Hering Sardelle	
Gewürze	Sojasoße	grüner Tee	Essig			Kardamom

Tabelle 23 Geeignete Nahrungsmittel zur Förderung der Verdauung: **Temperaturverhalten**

	kalt	kühl	Tendenz kühl	neutral	Tendenz warm	warm
Getreide		Gerste Hirse		getrocknete Gerste Rundkornreis		Sorghum Mohrenhirse
Gemüse		Rettich		Karotte Weißkohl Taro Yamswurzel		chin. Lauch Ingwer Fenchel Koriander
Früchte		Apfel		Feige		Kumquat
Fleisch/Fische				Meeräsche Hering		Sardelle
Gewürze	Sojasoße	grüner Tee				Essig Kardamom

2.2 Die Diätetik des
o. pulmonalis
(Funktionskreis „Lunge")

Physiologie

Der *o. pulmonalis* ist qualifiziert als
Wandlungsphase „Metall" und entspricht dem
„kleinen Yin" (Yin minor) (s. Abb. 19).
Der *o. pulmonalis* ist **maßgebend für das Qi**
und bildet die stoffliche und energetische
Voraussetzung für das Qi. Das Qi bildet die
Grundlage der aktiven Energie. Diese Qi-Kräfte
gewinnt der *o. pulmonalis* einerseits direkt in
Form von Luft, Sauerstoff, Licht etc. als *qi
magnum*, andererseits aus dem „Mittenbereich"
heraus als *qi frumentarium* (wörtlich: Getreide-

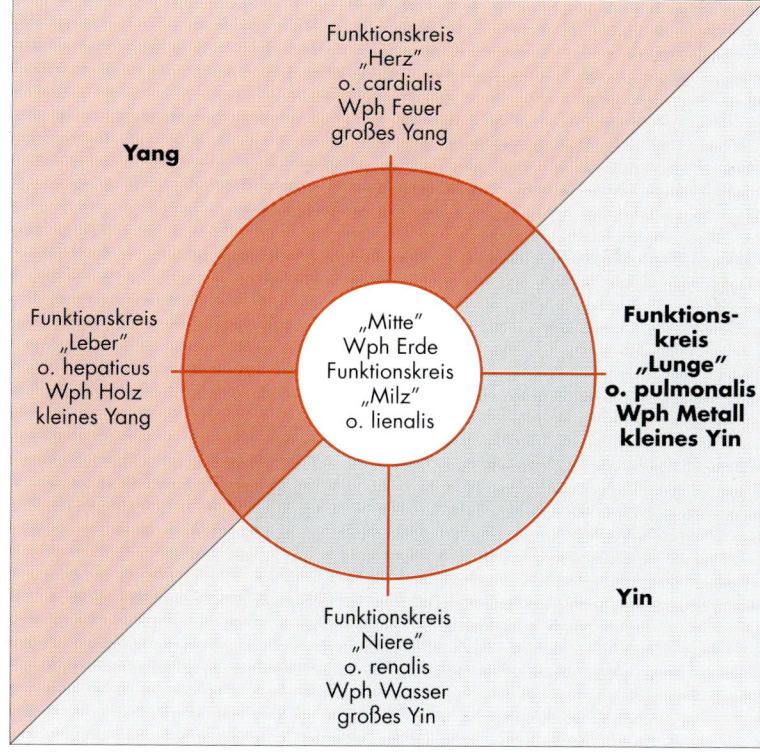

Abb. 19   Die fünf Yin-Funktionskreise – *o. pulmonalis*.

455

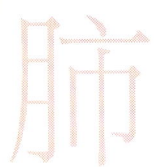

Qi), welches im oberen Calorium, also im Bereich des *o. pulmonalis*, mit dem *qi magnum* zusammengeführt wird und das *qi genuinum* sowie das *qi ascitum* (**erworbene Konstitution**) bildet. Gemeinsam mit dem *qi originale* (vom renalen Bereich aufsteigend) bildet das *qi genuinum* die fundamentale energetische Komponente für die Entstehung des

- *qi constructivum* (Bauenergie) und des
- *qi defensivum* (Wehrenergie)

wobei das erstere im Leitbahnsystem verteilt wird, das zweite an der Oberfläche frei diffundiert. Die Entstehung dieser Qi-Kräfte steht also in einem unmittelbaren Zusammenhang mit der Bereitstellung von frischem, geklärtem Qi aus dem Bereich der „Mitte" und somit hat die nahrungsmäßige Bereitstellung des sich nach oben entwickelnden *qi frumentarium* einen direkten Einfluß auf den Zustand des *qi genuinum*, der Wehrenergie, der Bauenergie und des gesamten *qi pulmonale*.

Der *o. pulmonalis* hat mit seinen aktiven Qi-Kräften im oberen Calorium eine wesentliche Bedeutung für die **Verteilung der Körpersäfte**. Der aktive Anteil der geklärten Körpersäfte, nämlich die Jin-Säfte, werden von der „Mitte" dem oberen Calorium mitgeteilt und zur Befeuchtung der „Oberfläche" und des Gewebes bereitgestellt. Diese Bereitstellung steht in unmittelbarem Zusammenhang mit dem Zustand des *yin stomachi*, dem Säftebereich der „Mitte", aber auch seiner Klärungsfunktion. Es ist ein „Nebel", ein feiner „Dunst" der von diesem Funktionskreis verbreitet werden soll und zur harmonischen Befeuchtung und Flüssigkeitsverteilung dient.

Die **Wehrenergie, das *qi defensivum***, ist für die Protektion, die Schutzfunktion des Individuums zuständig. Durch die „ihm eigene" Wehrenergie dominiert der *o. pulmonalis* die Oberfläche und nimmt im Gesamtkonzert der Funktionskreise die Rolle des „außen ordnenden Ministers" ein.

Heteropathische Einflüsse können dieses *qi defensivum* binden und schädigen. „**Kälte**"-**Prozesse** (***algor***) sind es, die die Dynamik dieser Qi-Kräfte am offensichtlichsten hemmen und zu Stagnationen führen. Im Gefolge hiervon tritt häufig eine weitere Heteropathie in das Individuum ein, nämlich „**Wind**-"(***ventus***-)**Schädigungen**. Diese ***algor venti***-Heteropathien bilden die Hauptbelastungen von seiten der exogenen Agenzien für den *o. pulmonalis* (s. Abb. 20)

„**Trockenheit**" (***ariditas***) schmälert das Säftepotential des *o. pulmonalis* besonders spürbar und führt somit zu einer Defizienz des Yin. ***Calor***- („**Hitze**-") und ***ardor***- („Glut-") Prozesse wiederum rufen eine „Trockenheit" hervor.

Von seiten der Diätetik ist darauf zu achten, daß

1. das *qi pulmonale* ausreichend gestützt wird, d.h. daß durch Kräftigung des *qi/yang lienale* eine gute Versorgung des *qi frumentarium* und der nachfolgenden Stufen (*qi genuinum*, Wehrenergie, Bauenergie) stattfindet;
2. von seiten der „Mitte" geklärte Säfte bereitgestellt werden, also neutrale bis kühle Nahrungsmittel, saftreiche, von süßem bis saurem Sapor,
3. mit elevativen, also nach oben wirkenden Qi-Kräften die Wehrenergie gestützt wird und durch scharfe, öffnende Nahrungsmittel heteropathische Belastungen eliminiert werden;
4. durch kühle bis kalte Nahrungsmittel bei gleichzeitig süßen, säftespendenden oder sauren, säfteerhaltenden Sapores der Ausbildung einer „Trockenheit" entgegengewirkt wird.

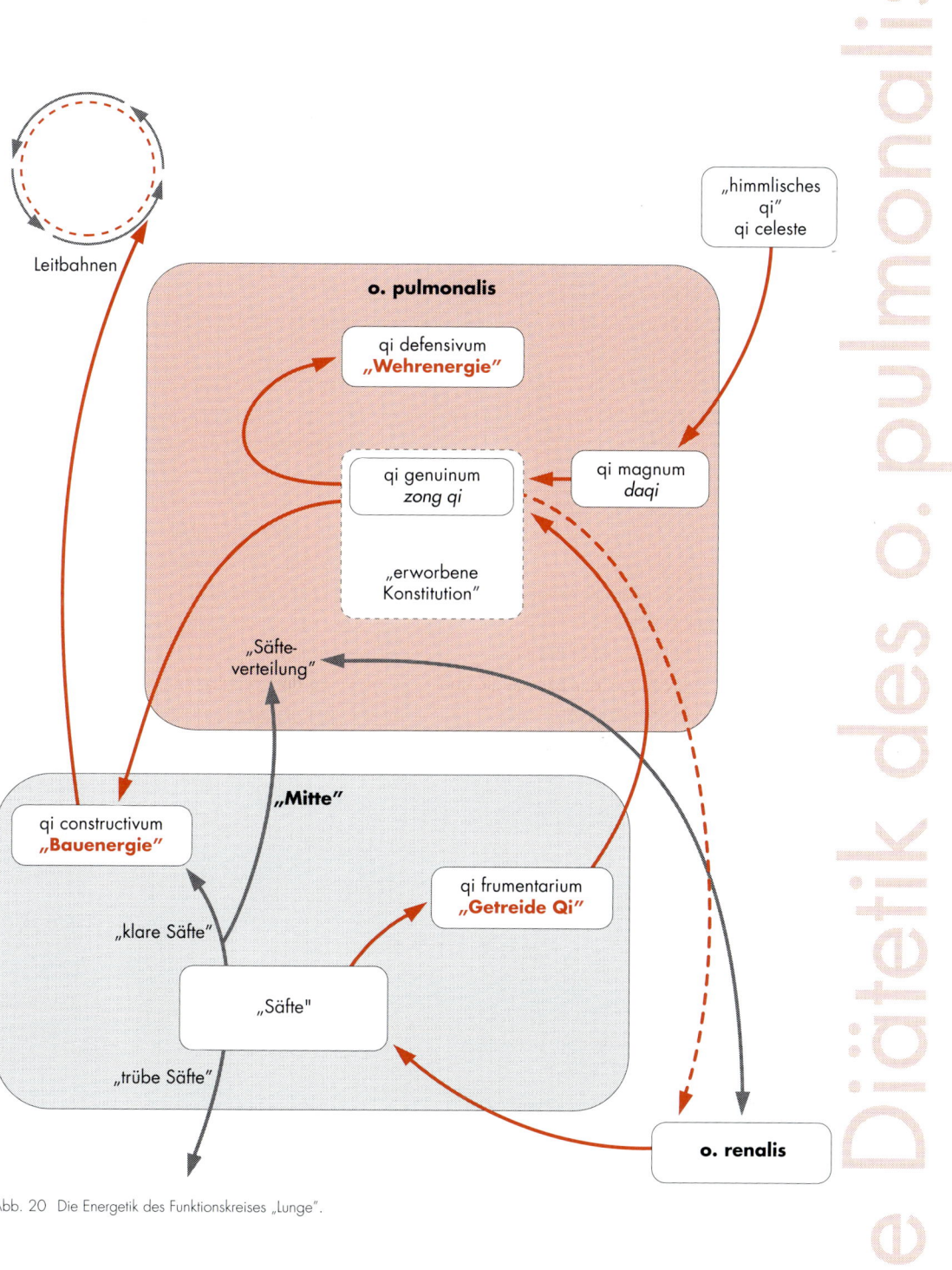

Abb. 20 Die Energetik des Funktionskreises „Lunge".

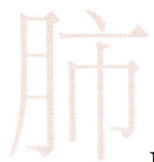

Pathologie

Depletio-Bilder
Depletio qi pulmonale
(das *qi pulmonale* ist geschmälert)

Da die *depletio qi pulmonale* häufig in Kombination mit einer *depletio qi lienale* auftritt, sei hier auf die entsprechenden Ausführungen verwiesen (s. S. 425).

Ganz spezifische Symptome sind folgende:

- Kurzatmigkeit (es wird nicht genügend aktive Qi-Kraft bereitgestellt)
- Husten (das Qi kann sich nicht nach unten entwickeln)
- schwache Stimme (mangelnde Entfaltung der Qi-Kraft)
- Schweißneigung bei leichter Anstrengung (die Qi-Kräfte können die Poren nicht schließen)
- große Erkältlichkeit (das *qi defensivum* ist deutlich dezimiert)
- Müdigkeit (mangelnde Entfaltung der Qi-Kraft)
- Blässe (mangelnde Entfaltung des Yang-Qi)
- Frostigkeit (mangelnde Entfaltung des wärmenden Yang-Qi)

Therapie

Prinzipiell kommen alle Nahrungsmittel hier in Frage, welche zur Stützung des **qi/yang lienale** verwendbar sind (s. S. 425). Einige Nahrungsmittel, welche von **warmem bis neutralem** Temperaturverhalten, einen **süßen, neutralen oder leicht scharfen** Sapor sowie eine elevative Kraft haben, sollen hier hervorgehoben werden.

Getreide

Hier noch einmal besonders hervorzuheben sind mit

süßem Sapor:
- Klebreis
- Erdnuß

- Sesam
- Walnuß

Temperaturverhalten warm:
- Klebreis

Neutral:
- Erdnuß
- Sesam
- Walnuß

Rezepturen zur Wirkungsverstärkung

- Pulver aus Klebreis mit Weizenkleie (s. S. 33); hat eine deutliche Qi mehrende und schweißhemmende Wirkung
- Walnüsse und Ingwer (s. S. 85); dient nicht nur Stützung des *o. pulmonalis*, sondern zur Erwärmung, somit besonders geeignet bei *algor*-Heteropathien

Bemerkungen

Gerade der **Klebreis** hat einen besonderen Bezug zum *qi pulmonale* über seine Wirkung auf die „Mitte" hinaus. So ist er besonders bei spontanen Schweißen, Müdigkeit, Abgeschlagenheit wirksam.

Die **Erdnuß** nährt nicht nur das *qi pulmonale*, sondern führt gleichzeitig zu einer Befeuchtung und einer *pituita*-Umwandlung. Deshalb besonders günstig bei anhaltendem Husten auf Grund einer *depletio qi pulmonale* und zusätzlicher *ariditas* („Trockenheit").

Sesam wirkt über seine Wirkung auf die *oo. hepaticus et intestini crassi* hinaus deutlich auf den *o. pulmonalis*.

CAVE: Bei Durchfallerkrankungen; gerösteter Sesam verstärkt *calor-Prozesse*, z. B. Zahnschmerzen, Geschwüre, Blutungen.

Walnuß: Die fette Walnuß stützt nicht nur das Struktivpotential und den *o. renalis*, sondern auch den *o. pulmonalis*. Hier wird nicht nur das qi pulmonale kompensiert, sondern auch eine Befeuchtung bewirkt.

> **CAVE:** *Calor-, ardor pituitae* mit Fieber und Blutungen.

Früchte

Hier sei lediglich auf die **Weintraube** explizit zur Stützung des *qi pulmonale* hingewiesen.

Sapor **süß** und **sauer**

Temperaturverhalten **neutral**

Über ihre Stützungsfunktion auf die *oo. renalis, hepaticus et stomachi* hinaus, stützt die Weintraube besonders den *o. pulmonalis* und hier nicht nur das *qi pulmonale*, sondern führt auch zu einer Befeuchtung des *yin pulmonale*, insbesondere zusammen mit Longanenfruchtfleisch.

Fische

Hier soll besonders auf den **Karpfen** hingewiesen werden.

Sapor **süß**

Temperaturverhalten **neutral**

Der Karpfen ist besonders günstig bei Ödemen, Gedunsenheit, Miktionsstörungen, da die Flüssigkeitsverteilung eine unmittelbare Aufgabe des *qi pulmonale* ist, besteht hier ein enger Zusammenhang. Zur Stützung des *qi pulmonale* geeignet.

Genußmittel

Alkohol

Sapor **scharf, süß** oder auch **bitter**

Temperaturverhalten warm bis **heiß**

Der Alkohol hat eine besonders dynamisierende Wirkung auf das Xue, aber auch das Qi. Durch diese energetische Entfaltung kommt es zu einer Zerstreuung von *algor*, aber auch einer Dynamisierung des *qi pulmonale*, in geringen Mengen auch günstig bei Müdigkeit, Abgeschlagenheit, Frostigkeit, Blässe etc.

> **CAVE:** Bei *calor* und *calor humidus*.

Siehe auch Übersichtstabellen 24 und 25.

Tabelle 24 Geeignete Nahrungsmittel zur Stützung des *qi pulmonale* bei *depletio* des Qi: **Sapor**

	salzig	bitter	sauer	neutral	süß	scharf
Getreide					Klebreis Erdnuß Sesam Walnuß	
Früchte			Weintraube		Weintraube	
Fische					Karpfen	
Genußmittel	Alkohol				Alkohol	Alkohol

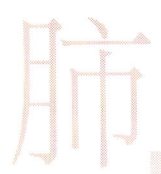

Tabelle 25 Geeignete Nahrungsmittel zur Stützung des *qi pulmonale* bei *depletio* des Qi:
Temperaturverhalten:

	kühl	Tendenz kühl	neutral	Tendenz warm	warm	heiß
Getreide			Erdnuß Sesam Walnuß		Klebreis	
Früchte			Weintraube			
Fische			Karpfen			
Genußmittel					Alkohol	Alkohol

Depletio yin pulmonale (Schmälerung der Säfte)

Durch eine Schmälerung der Säfte kommt es zu Zeichen von „Trockenheit" (*ariditas*), welche insbesondere durch *calor-* oder durch *ardor-*Prozesse begünstigt werden können. Vergleiche hierzu auch die Symptomatik bei *calor* im *o. stomachi* (s. S. 440).

Wichtige Symptome sind:

- trockener Husten
- Hitzegefühl am Nachmittag
- roter Zungenkörper ohne Belag, rissig
- eventuell Schweiße im Schlaf
- Hitze oder sogar Brennen von Handtellern und Fußsohlen
- Hitzegefühl in der Brust
- Schlafstörungen
- trockener Mund
- Heiserkeit und Stimmverlust
- trockene Haut

Therapie

Zur Behandlung derartiger Symptome sind natürlich befeuchtende Maßnahmen nötig, also Nahrungsmittel, die das *yin stomachi* stützen (s. S. 441), aber auch solche, die unmittelbar auf das *yin pulmonale* erhaltend einwirken. Hier ist daran zu erinnern, daß der Säftebereich im *o. pulmonalis* (*yin pulmonale*) seine Basis in den geklärten Säften aus der „Mitte" hat. Somit ist eine

reichliche Bereitstellung von Säften aus der „Mitte" bei gleichzeitiger Klärung (kräftiges *qi lienale*) zur Umwandlung und Elimination von *humor* und *pituita* notwendig. Eine kräftigende Ernährung des Mittenfunktionsbereiches ist unabdingbare Voraussetzung.

Die zusätzlichen, direkt auf das *yin pulmonale* einwirkenden Nahrungsmittel sollten von **süßem, neutralem** oder **leicht saurem Sapor** sein (Säfte spendend, Säfte haltend und adstringierend) und gleichzeitig von einem **neutralen bis kühlen** Temperaturverhalten (um möglichen *calor-*Prozessen entgegenzuwirken).

Getreide

In Ergänzung zu den bei *calor o. stomachi* (s. S. 441) genannten, sind hier besonders hervorzuheben:

Süßer Sapor:

- Hiobstränensamen (S. Coicis)
- Sojamilch
- Sojaquark
- Erdnuß
- Erdnußmilch
- Sesam
- Pinienkerne
- Mandeln
- Sonnenblumenkerne

Tendenz zu Kälte:

- Hiobstränensamen (S. Coicis)

- Sojamilch
- Sojaquark

Neutral:

- Erdnuß
- Sesam
- Mandeln
- Sonnenblumenkerne

Tendenz zu Wärme:

- Pinienkerne

Alle genannten Nahrungsmittel werden häufig in roher Form genossen, um den kühlen, feuchtigkeitsspendenden Effekt zu verstärken.

Rezepturen zur Wirkungsverstärkung

- Brei aus Hiobstränensamen und Yamswurzel (Rhiz. Batatatis) (s. S. 47); dient insbesondere zur Befeuchtung der *oo . pulmonalis et lienalis*
- Erdnußmilch aus Erdnüssen, süßen Mandeln und gelben Sojabohnen (s. S. 76); wirkt nicht nur befeuchtend auf den *o. pulmonalis*, sondern auch schleimumwandelnd, stützend in der Rekonvaleszenz
- Erdnuß- und Mandelmus (s. S. 76); zusätzlich mit Honig verstärkt die befeuchtende, hustenstillende Wirkung
- Mus aus Walnüssen und Pinienkernen (s. S. 83); mit Honig zur verstärkten Befeuchtung und Hustenstillung
- Brei aus Pinienkernen und Rundkornreis (s. S. 83); zur Befeuchtung von „Trockenheit" im *o. pulmonalis*
- Paste aus drei Kernarten (Pinienkerne, süße Mandeln, Walnüsse) (s. S. 83); mit Honig bei chronischem Husten und Keuchatmung

Bemerkungen

Alle genannten Getreide und Nüsse haben einen mehr oder weniger ausgeprägten feuchtigkeitsspendenden Charakter. Wenn die Tendenz zu Kälte stärker ausgeprägt ist wie bei **Sojamilch** und **Sojaquark** ist auch die Wirkung

bei *ardor pituitae* („heißer Schleim") mit Keuchatmung, Husten, Entzündungszeichen deutlicher. **Tofu** (Sojaquark) kann man in solchen Fällen mit dem öffnenden Rettichsaft und Maltose ergänzen. Die **Nüsse** haben häufig eine zusätzliche „Schleim" umwandelnde Wirkung, so die **Erdnuß, Erdnußmilch, Pinienkerne, Mandeln.**

CAVE: Dennoch sind sie auf Grund ihrer Schwere bei Durchfallneigung und starker *humor-* und *pituita*-Belastung kontraindiziert.

Pinienkerne: Geeignet nicht nur zur Befeuchtung der *o. pulmonalis*, sondern bei zusätzlicher *ventus*-Belastung, bei trockenem Husten mit und ohne klebrigem Schleim, Trockenheit von Haaren und Haut ist die Benutzung der genannten Rezepte empfehlenswert.

Sonnenblumenkerne: Wirkung auf die Haut, indem Exantheme zum Durchbruch gebracht werden.

Gemüse

Die **Gemüse** zeigen häufig ein **kühles** Temperaturverhalten und eine große Bereitschaft, Säfte zu spenden. Die **Kürbisgemüse** sind besonders hervorzuheben, welche **kühl**, **säfteerzeugend** und so *ariditas*, Durst und *calor* beseitigend wirken. Neben den unter *calor o. stomachi* genannten (s. S. 442) sind hier besonders hervorzuheben:

Süßer Sapor:

- Flaschenkürbis
- Wachskürbis
- Karotte
- Chinakohl
- Bambussprossen
- Yamsknolle (Rhiz. Batatatis)
- Aubergine
- Judasohr

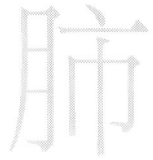

- Morcheln
- Champignon
- Wasserkastanie

Temperaturverhalten kalt:
- Bambussprossen
- Wasserkastanie

Tendenz zu Kälte:
- Wachskürbis
- Chinakohl
- Aubergine

Kühl:
- Champignon

Neutral:
- Flaschenkürbis
- Karotte
- Yamsknolle
- Judasohr
- Morcheln

Besonders die kalten und kühlen Nahrungsmittel wirken sehr stark feuchtigkeitsspendend,
deshalb günstig bei trockenem Husten,
ariditas o. pulmonalis.

Rezepturen zur Wirkungsverstärkung
- Dekokt aus Karotten und Dattelfrüchten
  (s. S. 125); unter Hinzufügung von Malzzucker
  zur Hustenstillung, Befeuchtung, bei
  trockenem Husten, chronischer Bronchitis
- Rezept von Bambussprossen, frischem Ingwer,
  Sesamöl (s. S. 139); zur Kühlung von *calor*
  und Umwandlung von „Schleim"-Prozessen,
  Hustenstillung
- Brei aus Yamsknolle und Zuckerrohrsaft
  (s. S. 149), zur Befeuchtung des *o. pulmonalis*,
  Umwandlung von „Schleim"
- Dekokt aus weißen Auberginen (s. S. 155);
  zusammen mit Honig den *o. pulmonalis*
  befeuchtend, hustenstillend, bei *calor*
  o. pulmonalis
- Dekokt aus Wasserkastanien,
  Schlangenbartwurzeln (R. Ophiopogonis) und
  Rettich (s. S. 177); zur Stützung des *yin*

pulmonale, Kühlung von *calor*, Umwandlung
von „Schleim", hustenstillend
- Dekokt aus Karotten und Dattelfrüchten
  (Fr. Jujubae) (s. S. 125); bei Keuchhusten,
  chronischer Bronchitis, chronischem
  trockenem Husten

Bemerkungen
Flaschenkürbis sollte man als Saft genießen, mit
Honig abgeschmeckt. Eine stark befeuchtende
Wirkung wird ergänzt durch eine *humor*
umwandelnde, Gedunsenheit und Ödeme
werden auf diese Weise beseitigt. Gut zu
verwenden zur Kühlung auch bei *calor humidus*-
Prozessen.

Auch **Wachskürbis** empfiehlt sich als Saft,
gegebenenfalls mit frischem Ingwer und etwas
Kandiszucker einzunehmen. Zur Umwandlung
von „Schleim"-Prozessen, zur Kühlung von *calor*,
Beseitigung von Durst und zur Abschwellung.

Chinakohl dient sowohl zur Entgiftung (Kühlung
von *calor*), bei Obstipation und fiebrigen
Erkältungsprozessen (*calor venti* zusammen mit
Rettich und Honig).

Bambussprossen haben durch ihre *calor*
kühlende, Unruhe beseitigende, „Schleim"
umwandelnde Wirkung die stärkste Qi
absenkende Wirkung auf den *o. pulmonalis*,
dadurch eine starke Wirkung zur Hustenstillung.
Die **Aubergine** ist sehr geeignet bei *calor*-
Prozessen, zur Hustenstillung und Befeuchtung
des *o. pulmonalis*.

Auch die verschiedenen Pilzsorten **Judasohr,
Morcheln oder Champignon** wirken Säfte
erzeugend und eignen sich bei blutigem Sputum
(Morcheln).

Früchte
Da die Früchte in der Regel ein **kühles
Temperaturverhalten** haben und **sehr saftreich**
sind, eignen sie sich besonders dazu,
Feuchtigkeit zu spenden und so das

Säftereservoir des *o. pulmonalis* zu unterstützen, Durst zu stillen, *calor* zu kühlen, Unruhe zu beseitigen und häufig auch „Schleim" umzuwandeln.

Süßer Sapor:

- Birne
- Mandarine
- Kakifrucht
- Aprikose
- Loquate
- Feige
- Sternfrucht
- Zuckermelone
- Litschi

Gleichzeitig **sauer**:

- Mandarine
- Aprikose
- Loquate
- Sternfrucht
- Litschi

Deutlich **sauer**:

- Japanaprikose (vergleiche Fr. Mume praeparatus)

Die feuchtigkeitsspendende Wirkung wird durch das **kühle Temperaturverhalten** in der Regel verstärkt.

Kalt:

- Kakifrucht
- Sternfrucht
- Zuckermelone (Honigmelone)

Kühl:

- Birne
- Loquate
- Mandarine

Neutral:

- Japanaprikose
- Feige

Etwas **warm**:

- Aprikose
- Litschi

Rezepturen zur Wirkungsverstärkung

- Der Fünf-Säfte-Trank (Birnen, Wasser-kastanien, Schilfrohrwurzelstöcke, Schlangen-bartwurzel, Lotoswurzel oder Zuckerrohr) (s. S. 187); bei *calor*-Schädigungen wie Trockenheit, Unruhezuständen
- Birnensirup (eingekochte Birnenstücke) (s. S. 188); bei Diabetes, Erschöpfungs-zuständen, Halsschmerzen, Stimmverlust, *ariditas*
- Gedämpfte Birne mit Sichuanschachblumen-zwiebel (Bulbus Fritillariae) (s. S. 188); zur Befeuchtung des *o. pulmonalis*, Umwandlung von „Schleim", Kühlung von *calor*, Trockenheit der Kehle, Bronchitis

Bemerkungen

Besonders von der **Birne** ist es auch im Westen bekannt, daß sie sich sehr gut zur Kühlung von *calor*-Prozessen und Befeuchtung von *ariditas* („Trockenheit") eignet, „Schleim" wird umgewandelt. Bei Husten mit Schleim, eventuell zusammen mit Ingwer oder Honig. Günstig ist sowohl die rohe Birne, aber auch als Saft, gedünstet oder Kompott. Die jeweils erwähnten Rezepte sind zur Wirkverstärkung empfehlenswert.

Mandarine eignet sich zur Befeuchtung des *o. pulmonalis*. Zur Umwandlung von „Schleim" sind Fruchtfleisch und Schale nötig.

> **CAVE:** Bei Husten mit deutlicher „Schleim"-Belastung zu vermeiden, da hierdurch *humor* und *pituita* erzeugt werden können.

Kakifrucht: Besonders wirksam bei *calor* auf Grund des kalten Temperaturverhaltens, zur Befeuchtung und „Schleim"-Umwandlung. Die rohe Kakifrucht also bei entzündlichen, „trockenen" Prozessen.

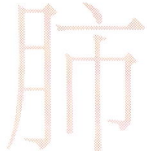

Aprikose:

Japanaprikose: Die Säfte werden im Bereich des *o. pulmonalis* gesammelt, (vergleiche auch Fr. Mume praeparatus bei Diarrhö), Säfte werden hervorgebracht, Durst gestillt. Bei trockenem Husten mit Honig oder Maltose.
Loquate (Fr. Eriobotryae): Befeuchtung des *o. pulmonalis*, Absenkung des Qi, dadurch Hustenstillung, gut auch bei blutigem Sputum. Als Saft mit Honig.
Die **Feige** gilt auch im Westen als Mittel zur Genesung, als gesundheitserhaltend. Über die Stützung der „Mitte" und die Befeuchtung des *o. pulmonalis* wirkt die Feige *calor* kühlend, Schmerzen in Hals und Rachen lindernd, Husten vermeidend.
Die kalte **Zuckermelone** wirkt bis hin zu Ulzerationen im Pulmonalbereich oder auch Geschwüren im Mund- und Nasenbereich, Zeichen für die kühlende, *calor* eliminierende Wirkung.

Fleisch
Besonders **kühles** oder **neutrales** und **gleichzeitig süßes** Fleisch ist geeignet, eine Feuchtigkeitsspendung des *o. pulmonalis* zu bewirken.
Süßer Sapor:
• Hühnerei
• Entenfleisch
• Schweinefleisch
• Schweinelunge
Gleichzeitig **salzig**:
• Entenfleisch
• Schweinefleisch
Temperaturverhalten **Tendenz zu Kühle**:
• Entenfleisch

Neutral:
• Hühnerei
• Schweinefleisch
• Schweinelunge

Rezepturen zur Wirkungsverstärkung
• Suppe aus Schweinelunge und Aprikosensamen (S. Armeniacae amarae) (s. S. 275); bei chronischem Husten
• in Sesamöl gebratene Schweinelungenscheiben (s. S. 275)

Bemerkungen
Beim **Hühnerei** liegt besonders beim Eiweiß der Orbisbezug deutlich auf dem *o. pulmonalis*, wo eine befeuchtende Wirkung stattfindet, *calor* gekühlt und entgiftet wird. Deshalb bei Stimmverlust, Halsschmerzen, trockenem Husten, Schädigung des *yin pulmonale* indiziert.

Entenfleisch: Das Yin wird befeuchtet, *calor* gekühlt (sowohl *o. stomachi* als auch *o. pulmonalis*), indiziert bei Husten, trockenem Rachen, fieberhaften Zuständen.
Schweinefleisch: Bei trockener Haut ist der Genuß von Schweinefleisch günstig, eventuell gemeinsam mit befeuchtenden Arzneimitteln wie R. Glehniae, Bulbus Lilii, S. Armeniacae und ähnlichem.

Schweinelunge soll besonders effektiv bei chronischem Husten und sogar bei blutigem Sputum sein, eventuell zusammen mit Rettich

und Rundkornreis und zusammen mit
befeuchtenden Arzneimitteln.

Sonstige Nahrungsmittel

Hier sind genannt Milch-, Raffinierungsprodukte
(vornehmlich Zucker) und Gewürze.

Süßer Sapor:

- Kuhmilch
- Schaf- und Ziegenmilch
- Joghurt
- Quark
- Kefir
- Frischkäse
- weißer Zucker
- Getreidezucker
- Honig
- Erdnußöl
- Schweineschmalz

Zusätzlich **sauer**:

- Joghurt
- Quark
- Kefir

Der süße, teilweise leicht saure Sapor verleiht
diesen Nahrungsmitteln einen
feuchtigkeitsspendenden Charakter, dieser
wird durch das Temperaturverhalten in der
Regel gestützt.

Tendenz zu Kälte:

- Joghurt
- Quark
- Kefir
- Butter
- Sahne
- Frischkäse
- Schweineschmalz

Neutral:

- Kuhmilch
- Honig
- Erdnußöl

Warm:

- Schaf-, Ziegenmilch

- Getreidezucker
- weißer Zucker

Rezepturen zur Wirkungsverstärkung

- in Rettichsaft gedämpfter Getreidezucker
  (s. S. 355); zur Befeuchtung des *o. pulmonalis*,
  Hustenstillung, gleichzeitig Kühlung von *calor*
  und Umwandlung von „Schleim", auch bei
  Keuchhusten von Kleinkindern
- Honigpaste mit Stemonawurzel (s. S. 359);
  R. Stemonae als wichtiges Arzneimittel zur
  Hustenstillung, unterstützt die befeuchtende
  Wirkung von Honig
- Pille zur Ergänzung des Struktivpotentials und
  zur Befeuchtung von *ariditas* (s. S. 352); aus
  Dattelfrüchten (Fr. Jujubae), Sesam und
  Weißzucker zur Ergänzung der Säfte, bei
  hartnäckigem Husten, Trockenheit von Kehle
  und Haut

Bemerkungen

Kuhmilch eignet sich nicht nur, um Säfte
hervorzubringen, sondern auch bei einem
Mangel an Qi und Xue, bei Schwindel und
verschwommener Sicht, ebenfalls bei *calor*-
Symptomatiken bis hin zu *sitis diffundens*
(Diabetes mellitus) indiziert.

> **CAVE:** Bei *humor* und *pituita* mit
> Ansammlungen von wäßrigem, dünnem
> Schleim in der „Mitte" oder auch im
> *o. pulmonalis*.

Schaf-, Ziegenmilch: Wirkt verglichen mit der
Kuhmilch wärmer, ebenfalls befeuchtend und ist
häufig besser verträglich als Kuhmilch, deshalb
bei Kindern mit Schwäche des *yin stomachi et
pulmonale* der Kuhmilch vorzuziehen (siehe auch
Behandlung Neurodermitis).

Joghurt, Quark, Kefir wirken zur Befeuchtung
des Yin nicht nur pulmonal sondern auch der
oo. intestinorum, auch bei trockener, welker Haut.

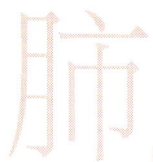

Butter, Sahne: Alle Orbes werden suppletiert, Qi
und Xue gestützt, „Trockenheit" befeuchtet, bei
Husten, blutigem Auswurf, trockener Haut,
Geschwüren im Mundbereich, Diabetes.

Weißer Zucker: Auch wenn dem Kandiszucker
eine, durch Erzeugung von Säften, *calor*
kühlende und „Schleim" umwandelnde Wirkung
zugeschrieben wird, so ist er zwar einerseits bei
Husten auf der Basis von *ariditas pulmonale*
indiziert, andererseits gefährdend für die „Mitte"
und den *o. pulmonalis*.

Gleiches gilt für den **Getreidezucker**, der zwar
akut Säfte hervorbringt und die „Trockenheit"
befeuchtet, bei längerer und übermäßiger
Einnahme jedoch *calor*- und *calor humidus*-
Belastungen verstärkt.

Auch der **Honig** kann in Maßen zur
Hustenstillung und Beseitigung von
„Trockenheit" verwendet werden, insbesondere
gemeinsam mit Birnen oder anderen
Arzneimitteln, übermäßiger Genuß führt jedoch
wieder zu „Schleim"- und „Feuchtigkeits"-
Belastungen bis hin zur Diarrhö.

Erdnußöl und Schweineschmalz:

Sonst hat Schweineschmalz jedoch eine befeuchtende, auch entgiftende Wirkung, ebenfalls zur
äußeren Anwendung bei trockener, rissiger Haut
geeignet.

Tabak:

Siehe auch Übersichtstabellen 26 und 27.

Repletio-Bilder, *Algor venti* („kalte Wind-Schädigung")

Die häufigsten Erkrankungen sind repletive
Krankheitsbilder im Bereich des *o. pulmonalis*.
Klinisch handelt es sich um so häufig
vorkommende Erkrankungen wie
Erkältungskrankheiten, Schnupfen, Bronchitiden,
Laryngitiden etc. Wie bereits erwähnt, ist *algor*
(„Kälte") das Agens, welches das *qi defensivum*
(die Wehrenergie) am stärksten bindet, oder wie
man auch sagt „am stärksten fesselt". Im Gefolge
von *algor* wird häufig eine *ventus*-Schädigung
mittransportiert, so daß klinisch die häufigste
Affektion einer *algor venti* („kalte
Windschädigung")-Erkrankung entsteht.

Die typischsten Symptome sind:

- Kälteabneigung (das Qi kann sich in der
  Oberfläche nicht ausreichend entfalten)
- Schüttelfrost (zwischen der heteropathischen
  Energie, hier *algor venti* und dem *qi
  defensivum* kommt es zu einem Widerstreit)

Tabelle 26 Geeignete Nahrungsmittel zur Stützung des *yin pulmonale* bei *depletio:* **Sapor**

	salzig	bitter	sauer	neutral	süß	scharf
Getreide					Hiobstränensamen	
					Sojamilch	
					Sojaquark	
					Erdnuß	
					Erdnußmilch	
					Sesam	
					Pinienkerne	
					Mandeln	
					Sonnenblumenkerne	
Gemüse					Flaschenkürbis	
					Wachskürbis	
					Karotte	
					Chinakohl	
					Bambussprossen	
					Yamsknolle	
					Aubergine	
					Judasohr	
					Morcheln	
					Champignon	
					Wasserkastanie	
Früchte			Mandarine		Birne	
			Aprikose		Mandarine	
			Loquate		Kaki	
			Sternfrucht		Aprikose	
			Japanaprikose		Loquate	
			Litschi		Sternfrucht	
					Litschi	
Fleisch	Entenfleisch				Hühnerei	
	Schweine-fleisch				Entenfleisch	
					Schweinefleisch	
					Schweinelunge	
Milchprodukte/ Gewürze			Joghurt		Kuhmilch	Koriander
			Quark		Schafmilch	
			Kefir		Ziegenmilch	
					Joghurt	
					Quark	
					Kefir	
					Frischkäse	
					weißer Zucker	
					Getreidezucker	
					Honig	
					Erdnußöl	
					Schweineschmalz	

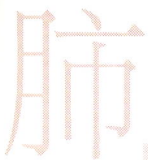

Tabelle 27 Geeignete Nahrungsmittel zur Stützung des *yin pulmonale* bei *depletio*: **Temperaturverhalten**:

	kalt	Tendenz Kälte	kühl	neutral	Tendenz warm	warm
Getreide		Hiobstränen-samen Sojamilch Sojaquark		Erdnuß Sesam Mandeln Sonnenblumen-kerne	Pinienkerne	
Gemüse	Bambussprossen Wasserkastanie	Flaschenkürbis Wachskürbis Chinakohl Aubergine	Champignon	Karotte Yamsknolle Judasohr Morcheln		
Früchte	Kaki Sternfrucht Honigmelone		Birne Loquate Mandarine	Japanaprikose Feige	Aprikose Litschi	
Fleisch		Entenfleisch		Hühnerei Schweinefleisch Schweinelunge		
Sonstige		Joghurt Quark Kefir Butter Sahne Frischkäse Schweineschmalz		Kuhmilch Honig Erdnußöl		Schafmilch Ziegenmilch Getreidezucker weißer Zucker

- Niesen (ebenfalls erstes Zeichen eines Widerstreites zwischen heteropathischem und orthopathischem Qi)
- Husten (das *qi pulmonale* kann sich nicht richtig absenken)
- Fieber (heftige Auseinandersetzung zwischen dem heteropathischen und orthopathischen Qi)
- Schweißlosigkeit (Hinweis auf eine repletive Situation in der Oberfläche)
- Kopfschmerz/Nackenschmerz (heteropathisches Qi hat sich in den Leitbahnen festgesetzt)
- Gliederschmerzen (Zunahme des heteropathischen Qi im Leitbahnsystem)
- kratziger Hals, belegte Stimme (heteropathisches Qi in den Leitbahnen)

- verstopfte oder laufende Nase (das pulmonale Qi wird gebunden, heteropathisches oder hepatisches Qi staut sich im Schleimhautbereich oder unklare Säfte steigen nach oben)

Therapie

Zwei Hauptgesichtspunkte sind bei der Auswahl passender Nahrungsmittel im Auge zu behalten:

a) Die „**Oberfläche**" muß **geöffnet** werden, um die Heteropathie auszuleiten. Dieses geschieht in erster Linie mit stark riechenden oder scharfen Nahrungsmitteln

b) Die Nahrungsmittel sollten einen **wärmenden** Charakter haben, um der „Kälte"-Affektion entgegenzuwirken, also von warmem Temperaturverhalten sein. Hierzu kommen einzig und allein Nahrungsmittel aus der Gruppe der Gemüse in Frage.

Gemüse

Scharfer Sapor:

- Frühlingszwiebel
- Knoblauch
- Chillies, Paprika
- Ingwer
- Koriander

Warmes Temperaturverhalten:

- Frühlingszwiebel
- Knoblauch
- Koriander

Heiß:

- Chillies
- Paprika

Tendenz zu Wärme:

- Ingwer

Rezepturen zur Wirkungsverstärkung

- Brei mit Frühlingszwiebeln (s. S. 104); bestehend aus Frühlingszwiebeln und Rundkornreis, sehr gut im Anfangsstadium von Erkältungskrankheiten
- Dekokt aus Frühlingszwiebeln und Ingwer (s. S. 105); bei *algor venti*
- Knoblauch und Ingwerwasser (s. S. 109); bei leichten Erkältungskrankheiten

- Dekokt aus Knoblauch, Ingwer und Zucker (s. S. 109); auch gut geeignet zur Behandlung von Keuchhusten bei Kindern
- Dekokt aus frischem Ingwer und Schwarznesselblättern (Caulis et F. Perillae) (s. S. 114)
- Dekokt aus frischem Ingwer, Frühlingszwiebeln und braunem Zucker (s. S. 114)
- Abkochung aus frischem Ingwer mit Honig (s. S. 114)
- Dekokt aus Koriander, Schwarznesselblättern und Frühlingszwiebeln (s. S. 117); auch geeignet, um Masern, Exantheme zum Durchbruch zu bringen

Bemerkungen

Frischer **Ingwer** hat die Fähigkeit, *algor venti*-Prozesse auszutreiben und eignet sich zusätzlich, um die „Mitte" zu erwärmen, damit „Schleim"-Prozesse umzuwandeln. Im übrigen sehr gut geeignet bei frischen und leichten *algor venti*-Erkrankungen mit wenig Fieber ohne Schweiß und den oben genannten Symptomen.

Siehe auch Übersichtstabellen 28 und 29.

Tabelle 28 Geeignete Nahrungsmittel zur Behandlung von *algor venti* im *o. pulmonalis*: **Sapor**

	salzig	bitter	sauer	neutral	süß	scharf
Gemüse						Frühlingszwiebel Paprika
Gewürze						Knoblauch Chillies Ingwer Koriander

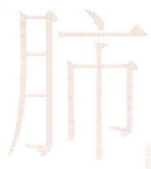
肺

Tabelle 29 Geeignete Nahrungsmittel zur Behandlung von *algor venti im o.pulmonalis*:
Temperaturverhalten

	kühl	Tendenz kühl	neutral	Tendenz warm	warm	heiß
Getreide					Frühlingszwiebel	Paprika
Gewürze				Ingwer	Knoblauch Koriander	Chillies

Calor venti

Wenn sich zu einer *algor venti*-Symptomatik
deutliche „Hitze-"(*calor*-) Symptome gesellen,
sprechen wir von einer *calor venti*-Heteropathie.
Typische Symptomatik:

- auffallender Schweiß
- Durst
- trockener Mund
- roter Pharynx
- Tonsillitis
- eventuell Sekrete dick und gelblich
- Hitzestau im Kopf

Diätetisch sind natürlich weiterhin **öffnende**, d.h.
scharfe, die „Oberfläche" frei machende
Nahrungsmittel indiziert, gleichzeitig sollen sie
jedoch **kühlend** sein.
So finden sich bei den Wurzelgemüsen in der
Rubrik „**stark riechende** und **scharfe**
Nahrungsmittel", welche in der Regel eine **süße**
Geschmacksrichtung haben und von neutralem
oder **kühlem** Temperaturverhalten sind,
Nahrungsmittel, die nicht nur einen
oberflächenöffnenden, sondern auch einen *calor*
kühlenden Einfluß haben.

Therapie

Gemüse

Scharfer Sapor:
- Rettich

Süß:
- Rettich
- Karotte
- Chinakohl

- Löwenzahn
- Tomate

Zusätzlich **bitter**:
- Löwenzahn

Zusätzlich **sauer**:
- Tomate

Von **kühlem Temperaturverhalten**:
- Rettich
- Löwenzahn
- Tomate

Tendenz zu Kälte:
- Chinakohl

Neutral:
- Karotte

Rezepturen zur Wirkungsverstärkung
- frischer Rettichsaft (s. S. 122); besonders zur
  Kühlung von *calor* bis hin zum
  sitis diffundens (Diabetes)
- Saft aus Rettich und Ingwer (s. S. 122); auch
  bei Husten oder Stimmverlust
- Dekokt aus Karotten und Koriander (s. S. 125);
  bei Masern oder ähnlichen Exanthemen
- Dekokt aus Karotten und Dattelfrüchten
  (Fr. Jujubae) (s. S. 125); besonders zur
  Hustenstillung, bei Keuchhusten
- Dekokt aus Chinakohl, Ingwer und
  Frühlingszwiebeln (s. S. 127); zur Vorbeugung
  von Erkältungskrankheiten, bei Fieber und
  Husten
- Dekokt aus Löwenzahnblättern und
  Geißblattblüten (Fl. Lonicerae) (s. S. 137);
  entgiftend, bei Entzündungen im Brustbereich

- Tomaten und Wassermelonensaft (s. S. 157); bei fiebrigen Erkältungskrankheiten, Durst, Nervosität

Bemerkungen

Rettich zeigt in rohem Zustand einen scharfen Sapor bei eher kühlem Temperaturverhalten und wirkt damit in hervorgehobener Weise *calor venti*-Prozesse kühlend und ausleitend und zusätzlich „Schleim" umwandelnd. Wenn Rettich jedoch gekocht wird, wandelt sich seine Qualität in ein neutrales Temperaturverhalten bei dann süßem Sapor. Die Wirkung zielt dann in erster Linie auf die „Mitte" sowie auf die Ergänzung der Säfte und Stützung des Yin. Die entsprechenden oben genannten Rezepte sind besonders geeignet bei *calor*-Erkrankungen, die mit Durst einhergehen oder auch mit Schleim.

Die **Karotte** zeigt in rohem Zustand eine Tendenz zur Kühle, bei überwiegender Süße und mäßiger Schärfe. Damit wird zwar *calor* gekühlt, das Qi abgesenkt, aber das *yin pulmonale* nur mäßig ergänzt. Bewährt haben sich jedoch die oben genannten Rezepturen.

Chinakohl mit seiner leichten Tendenz zu Kälte und seinem süßen Sapor wirkt überwiegend Säfte erzeugend, das Yin stützend, damit auch *calor* kühlend und ist besonders bei trockenem Husten, aber auch bei fiebrigen Erkältungskrankheiten geeignet.

Löwenzahn ist ausgesprochen kalt, vom Sapor bitter und süß, damit bei allen Arten von *calor*-Prozessen indiziert, so auch bei „Entzündungsprozessen" wie Ulzerationen im Bereich des *o. pulmonalis*.

Die kühle **Tomate** kann auf Grund des süßen und sauren Sapor reichlich Säfte erzeugen, das Yin stützen und *calor* kühlen. Bei Unruhe, Durst, Trockenheit der Kehle ist sie indiziert. Das Rezept mit Wassermelonensaft ist bei fiebrigen Erkältungskrankheiten im Sommer bewährt.

Früchte

Süßer Sapor:

- Wassermelone

Süßsauer:

- Sternfrucht (Karambola)

Temperaturverhalten kalt:

- Sternfrucht
- Wassermelone

Beide Früchte sind besonders indiziert bei *calor venti*-Prozessen, roh, als Dekokt oder als Saft. Wassermelone eventuell ergänzt mit Fl. Lonicerae (Geißblattblüten), frischen Bambusblättern oder auch mit Tomatensaft (s. S. 157).

Genußmittel

Bitterer, süßer Sapor:

- grüner Tee

Kühles Temperaturverhalten:

- grüner Tee

Dieser ist besonders geeignet, *calor* zu kühlen und auch *ardor*-Prozesse abzusenken, gleichzeitig wird auch „Schleim" umgewandelt. *Calor venti*-Prozesse wie Kopfschmerzen, Hitzegefühl im Kopf werden besonders günstig beeinflußt.

Siehe auch Übersichtstabellen 30 und 31

Humor/pituita („Feuchtigkeit/Schleim")

„Feuchtigkeits"- und „Schleim"-Prozesse haben sich im Bereich des *o. pulmonalis* festgesetzt. Der *o. pulmonalis* wirkt als „Gefäß des Schleims", die „Mitte" ist der Entstehungsort des „Schleims". So kommt es bei einer Ansammlung von „Feuchtigkeit" und „Schleim" häufig zu Symptomen wie:

- chronischer Husten
- viel Sputum, weißlich oder zäh
- dicker, klebriger Zungenbelag
- weißlicher Teint

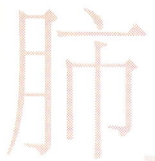

Tabelle 30 Geeignete Nahrungsmittel zur Behandlung von *calor venti* im *o. pulmonalis:* **Sapor**

	salzig	bitter	sauer	neutral	süß	scharf
Gemüse		Löwenzahn	Tomate		Rettich Chinakohl Karotte Löwenzahn Tomate	Rettich
Früchte			Sternfrucht		Wassermelone Sternfrucht	
Genußmittel	grüner Tee				grüner Tee	

Tabelle 31 Geeignete Nahrungsmittel zur Behandlung von *calor venti* im *o. pulmonalis:*
Temperaturverhalten

	kalt	Tendenz kalt	kühl	neutral	Tendenz warm	warm
Gemüse		Chinakohl	Rettich Löwenzahn Tomate	Karotte		
Früchte	Sternfrucht Wassermelone					
Genußmittel			grüner Tee			

- Völlegefühl in der Brust
- eventuell Unfähigkeit zur horizontalen Lage

Therapie

Zur Therapie sind alle Nahrungsmittel geeignet, welche „Schleim" umwandeln und „Feuchtigkeit" beseitigen. Da dieser Prozeß im „Mittenbereich" beginnt, finden sich hier viele Nahrungsmittel, welche unmittelbar auf den *o. lienalis* wirken. Zu bedenken ist jedoch, daß die klassischen stützenden Nahrungsmittel wie Reis und Hirse zwar eine Kräftigung der „Mitte" bewirken, auch zur Mehrung des *qi pulmonale* geeignet sind, jedoch häufig kontraindiziert sind, wenn bereits „Feuchtigkeit" oder „Schleim" vorhanden ist.

CAVE: So wird besonders bei dem Klebreis davor gewarnt, ihn zu verzehren, wenn eine Neigung zu *calor pituitae* („heißer Schleim") besteht. Auch Kolbenhirse, insbesondere die klebrige Kolbenhirse sollte in einem solchen Falle nur mit Vorsicht genossen werden.

Zur Umwandlung von *humor* und Ausleitung von „Schleim" eignen sich besonders die
süßen Sapores:
- Hiobstränensamen (S. Coicis)
- Champignon
- Mandarine
- Pampelmuse
- Kumquat

Gleichzeitig **sauer**:

- Mandarine
- Pampelmuse
- Kumquat

Scharf:

- Ingwer
- Kardamom

Tendenz zu Kälte:

- Hiobstränensamen
- Pampelmuse

Kühl:

- Champignon

Neutrales Temperaturverhalten:

- Mandarine

Tendenz zu Wärme:

- Ingwer

Warm:

- Kumquat
- Kardamom

Rezepturen zur Wirkungsverstärkung

- Erdnußmilch zur *suppletio* (s. S. 76); bei langwierigem Husten, bei „Trockenheit" und gleichzeitig zur Umwandlung von „Schleim"
- Dekokt aus frischem Ingwer mit Malzzucker (s. S. 114); zur Umwandlung von „Schleim", Stillung von Husten
- Abkochung aus frischem Ingwer mit Honig (s. S. 114)

Bemerkungen

Hiobstränensamen stützen die „Mitte", wandeln *humor* um, wirken diuretisch, kühlen *calor*-Prozesse.

Ingwer: Das klassische Mittel zur Erwärmung der „Mitte" und des *o. pulmonalis* und darüber hinaus zur Umwandlung von „Schleim" im Mitten- und Pulmonalbereich.

Die **Mandarine** zeigt eine bivalente Wirkung, einerseits hat sie die Fähigkeit zur Schleimumwandlung, andererseits eine deutlich befeuchtende Wirkung.

CAVE: Deshalb ist sie kontraindiziert bei zu starker *humor*- und *pituita*-Belastung.

Verbesserte Wirkung durch Hinzugabe der Mandarinenschale.

Ähnliches gilt für die **Pampelmuse.**

Kumquat gilt gerade auf Grund des scharfen Sapor als sehr potent, „Schleim"-Prozesse umzuwandeln, hier gerne ergänzt mit frischem Ingwer. Falls eine *calor*- Komponente hinzukommt, sollte Rettichsaft hinzugenommen werden.

Kardamom wandelt *humor* um und senkt das Qi ab.

Siehe auch Übersichtstabellen 32 und 33.

Humor calidus/pituita calida („heiße Feuchtigkeits- und Schleimbelastung")

Wenn zur „Schleim"-Belastung zusätzlich eine *calor*-Symptomatik hinzukommt, zeigen sich folgende Symptome:

- gelb-grünes Sputum
- zähes Sekret
- lautes Keuchen
- Völlegefühl in der Brust
- trockene Nase
- blutiges bis eitriges Sekret aus der Nase
- rötlicher Urin

In diesem Fall sollte über die „Schleim"-umwandelnde Wirkung auch eine *calor* kühlende der Nahrungsmittel zur Anwendung kommen.

Therapie

Getreide

Aus der Gruppe der Getreide ist lediglich die **Sojamilch** zu nennen, welche eine **Tendenz zu Kälte**, einen **süßen** Sapor hat. Sie ist in der Lage, neben der „Trockenheit" (*ariditas*) befeuchtenden gleichzeitig eine *humor*- und „Schleim"-umwandelnde Wirkung zu entfalten. Zusätzlich

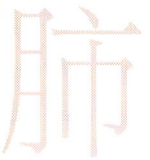

Tabelle 32 Geeignete Nahrungsmittel zur Behandlung von *humor/pituita* im *o. pulmonalis:* **Sapor**

	salzig	bitter	sauer	neutral	süß	scharf
Getreide					Hiobstränensamen	
Gemüse					Champignon	
Früchte			Mandarine Pampelmuse Kumquat		Mandarine Pampelmuse Kumquat	
Gewürze						Ingwer Kardamom

Tabelle 33 Geeignete Nahrungsmittel zur Behandlung von *humor/pituita* im *o. pulmonalis:* **Temperaturverhalten**

	kühl	Tendenz kühl	neutral	Tendenz warm	warm	heiß
Getreide		Hiobstränensamen				
Früchte		Pampelmuse	Mandarine		Kumquat	
Gemüse	Champignon					
Gewürze				Ingwer	Kardamom	

wird *calor* und auch *ardor pituitae* umgewandelt. Eventuell zu ergänzen mit Malzzucker.

Gemüse

Grundsätzlich eignen sich **Wasserpflanzen**, welche **zur Kühle tendieren** und im allgemeinen **salzig** sind, zur Umwandlung von „Schleim"-Prozessen und ebenfalls zur Kompensation von *calor*-Befunden. Hierzu gehören die verschiedenen Tangarten, aber auch die Wasserkastanie.

Süßer Sapor:

- Rettich
- Bambussprossen
- Lotoswurzeln
- Wachskürbis
- Moschuskürbis

- Wasserkastanie
- Rotalge

Gleichzeitig **scharf**:

- Rettich

Gleichzeitig **salzig**:

- Rotalge

Kaltes Temperaturverhalten:

- Bambussprossen
- Rotalge
- Wasserkastanie

Tendenz zu Kühle:

- Rettich
- Lotoswurzeln
- Wachskürbis

Warm:

- Moschuskürbis

Rezepturen zur Wirkungsverstärkung

- in Zucker eingeweichter Rettich (s. S. 122); bei Keuchhusten, Husten mit zähem, klebrigem Schleim
- salatähnliche Zubereitung aus frischen Bambussprossen (s. S. 139); *calor*-Kühlung, *pituita*-Umwandlung, Absenkung des Qi
- Zwei-Säfte-Trank (Lotoswurzelsaft mit Birnensaft) (s. S. 153)
- Dekokt aus weißen Auberginen (s. S. 155)
- Saft aus gedämpftem Wachskürbis (Wachskürbis mit Kandiszucker) (s. S. 161)
- Gekochter Moschuskürbis mit Rindfleisch (s. S. 163); bei Ulzerationen und Entzündungsprozessen
- Dekokt aus Wasserkastanien und Schlangen-bartwurzel (R. Ophiopogonis) und Rettich (s. S. 177); bei viel Schleim und Husten und deutlichem *calor*-Befund
- Rotalgenpulver (s. S. 181)

Bemerkungen

Am häufigsten wird der **Rettich** bei *calor*-Befunden verwendet, zur „Schleim"-Umwandlung, Hustenstillung, Verstärkung der Diurese und Entgiftung. Er wird häufig mit anderen Nahrungsmitteln wie etwa Zucker oder Ingwersaft kombiniert.

Früchte
Süßer Sapor:
- Birne
- Pampelmuse
- Kumquat
- Mango

Gleichzeitig **sauer**:
- Birne
- Pampelmuse
- Kumquat
- Mango

Sauer:
- Zitrone

Temperaturverhalten kühl:
- Birne
- Pampelmuse
- Mango

Tendenz zu Kälte:
- Zitrone

Warm:
- Kumquat

Rezepturen zur Wirkungsverstärkung
- Gedämpfte Birne mit Sichuanschachblumenzwiebel (Bulbus Fritillariae) (s. S. 188); sehr gut bei gleichzeitig gelbem, zähem Schleim, pulmonalen Entzündungsprozessen

Bemerkungen

Die **Birne** wirkt sehr stark *calor* kühlend und Säfte erzeugend und ist auch in der Lage, *calor pituitae*-Prozesse umzuwandeln. Hier die verstärkte Wirkung als Rezept. Die Birne sollte als Saft oder Sirup eingenommen werden.

Pampelmuse: Eignet sich bei gleichzeitiger Verwendung der Schale zur Umwandlung von „Schleim", Absenkung des Qi.

Zitrone: deutliche „Schleim"-umwandelnde Wirkung, Kühlung von *calor*.

Genußmittel
Süßer Sapor:
- Getreidezucker

Süß und bitter:
- grüner Tee

Temperaturverhalten warm:
- Getreidezucker

Kühl:
- grüner Tee

Rezepturen zur Wirkungsverstärkung
- in Rettichsaft gedämpfter Getreidezucker (s. S. 355); der Rettich zur Umwandlung von

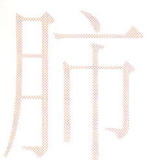

„Schleim", Getreidezucker zur Befeuchtung und Hustenstillung. Das gesamte Rezept ist süß, kalt und befeuchtend

Bemerkungen

Eine wirklich „Schleim"-umwandelnde Wirkung und damit günstige auf den *o. pulmonalis* hat der

Getreidezucker nur im Zusammenspiel mit Rettichsaft.

Der **grüne Tee** ist in der Lage, *calor-* und *ardor-*Prozesse zu kühlen, aber auch *pituita* umzuwandeln.

Siehe auch Übersichtstabellen 34 und 35.

Tabelle 34 Geeignete Nahrungsmittel zur Behandlung von *humor calidus/pituita calida* im *o. pulmonalis:* **Sapor**

	salzig	bitter	sauer	neutral	süß	scharf
Getreide					Sojamilch	Rettich
Gemüse	Rotalge				Rettich Bambussprossen Lotoswurzeln Wachskürbis Moschuskürbis Wasserkastanie Rotalge	
Früchte			Birne Pampelmuse Kumquat Mango Zitrone		Birne Pampelmuse Kumquat Mango	
Genußmittel		grüner Tee			Getreidezucker grüner Tee	

Tabelle 35 Geeignete Nahrungsmittel zur Behandlung von *humor calidus/pituita calida* im *o. pulmonalis:* **Temperaturverhalten**

	kalt	Tendenz kalt	kühl	neutral	Tendenz warm	warm
Getreide		Sojamilch				
Gemüse	Bambussprossen Rotalge Wasserkastanie	Rettich Lotoswurzeln Wachskürbis				Moschuskürbis
Früchte		Zitrone	Birne Pampelmuse Mango			Kumquat
Genußmittel			grüner Tee			Getreidezucker

2.3 Die Diätetik des *o. hepaticus*
(Funktionskreis „Leber")

Physiologie

Der als Wandlungsphase „Holz" und als „kleines Yang" (Yang minor) (s. Abb. 21) qualifizierte *o. hepaticus* nimmt unter den Funktionskreisen die Rolle des „Heerführers" ein, d.h. seine Hauptfunktion besteht darin, den weichen Fluß des Qi in allen Richtungen zu kontrollieren, den **Qi-Fluß** nach oben zu **entfalten**, alle Bewegungen nach außen und das **Emporsteigen** zu regulieren. Der *o. hepaticus* bildet die Instanz für den Antrieb, für die Dynamik, aber auch für Pläne, Überlegungen und Entscheidungen. Da er für

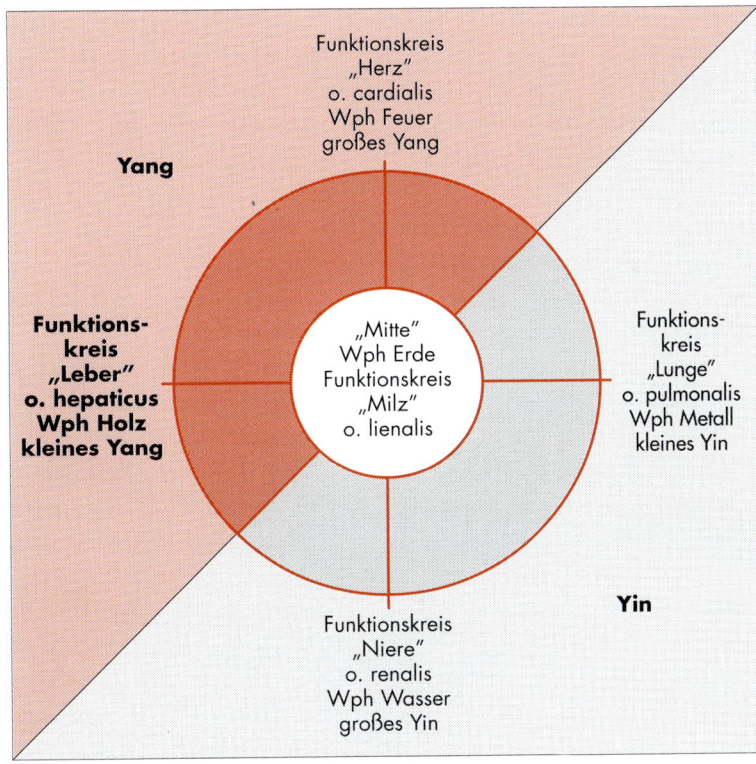

Abb. 21   Die fünf Yin-Funktionskreise – *o. hepaticus*.

477

den freien Fluß des Qi zuständig ist, können wir ihn auch als **Modulator** des gesamten energetischen Systems bezeichnen. Eine gesunde Entfaltung der hepatischen Energien verbindet sich mit Bildern wie Relaxierung, Lösung, Weitung, Erweichung, Zirkulation, Ausgeglichenheit und Harmonie. Andererseits führt eine Irritation des freien Qi-Flusses zu Stagnationen mit Symptomen wie:

- Schmerzen im Flanken- und epigastrischen Bereich
- abdominelle Spannung
- Blähungsneigung
- Brechreiz
- Übelkeit
- Obstipation
- Frustrationsgefühl
- Depressionsneigung
- Ängste
- Druckgefühl auf der Brust
- prämenstruelles Syndrom
- erhöhte Reizbarkeit
- Brustspannungen

Der *o. hepaticus* **speichert das Xue** (*mare xue:* „Meer des Xue"), der *o. cardialis* bewegt das Xue.

Das Xue wird in erster Linie durch Funktionen der „Mitte" aus der Nahrung destilliert und über das *qi constructivum* dem Leitbahnsystem zugeführt. Zirkulierend muß es den ganzen Körper energetisch versorgen und unterhält damit sämtliche physiologischen Funktionen. Als individualspezifische, struktive Energie bildet das Xue das Yin-Komplement zum aktiven Qi. Zwischen Qi und Xue gibt es eine unmittelbare Beziehung, denn das Qi bewegt das Xue, während das Xue das Qi hervorbringt. Stagnationen im Qi-Fluß haben immer eine Stagnation des Xue-Flusses zur Folge. Das Xue wird benötigt, um den **Bewegungsapparat**, Muskeln und Sehnen energetisch zu versorgen und es hat einen unmittelbaren Einfluß auf die **Sehkraft**.

Gleichzeitig stellt der *o. hepaticus* über die *ss. impedimentalis et respondens* dem *paraorbis uteri* das Xue zur Verfügung, um die Menstruation in Gang zu halten (s. Abb. 22). Der *o. hepaticus* und der *o. renalis* haben die gleichen Wurzeln. Das *yin renale* erzeugt das *yin hepaticum* (s. S. 496, *o. renalis*). So begünstigt eine *depletio yin renale* eine Defizienz des *yin hepaticum* und damit eine Dysregulation im hepatischen Bereich mit Ausbrüchen der hepatischen Yang-Kräfte. Diese Dissoziation zeigt eine **hochschlagende Yang-Symptomatik** bis hin zu einer *ventus internus-* („innerer Wind-") Symptomatik:

- Kopfschmerzen
- Schwindel
- hoher Blutdruck
- Paresen
- Sensibilitätsverlust

Der *o. hepaticus* **verabscheut *ventus*** („Wind"; nähere Eintragungen zu *ventus* s. S. 547). Bei einer *ventus*-Affektion kommt es zu typischen Symptomen wie:

- gerötete Augen
- tränende Augen
- Verspannungen
- neuralgische Schmerzen
- Spastizitäten
- Krampfneigung

Die dem *o. hepaticus* entsprechende **Emotion** ist die **Reizbarkeit**, der **Zorn**. Der *o. hepaticus* hat für den freien, harmonischen Fluß des Qi zu sorgen. Die „inneren Bewegungen" des Menschen, die Emotionen, unterliegen seinem modulierendem Einfluß. Ungezügeltes hepatisches Qi führt leicht zu einer Disharmonie der „inneren Bewegung". Die Folge sind energetische Stagnationen und Stauungen. Klinisch zeigt sich dieses in einer auffallenden emotionalen Unruhe, großen Stimmungsschwankungen, einer erhöhten Iraszibilität, Zornesanwandlungen und plötzlichen Wutausbrüchen.

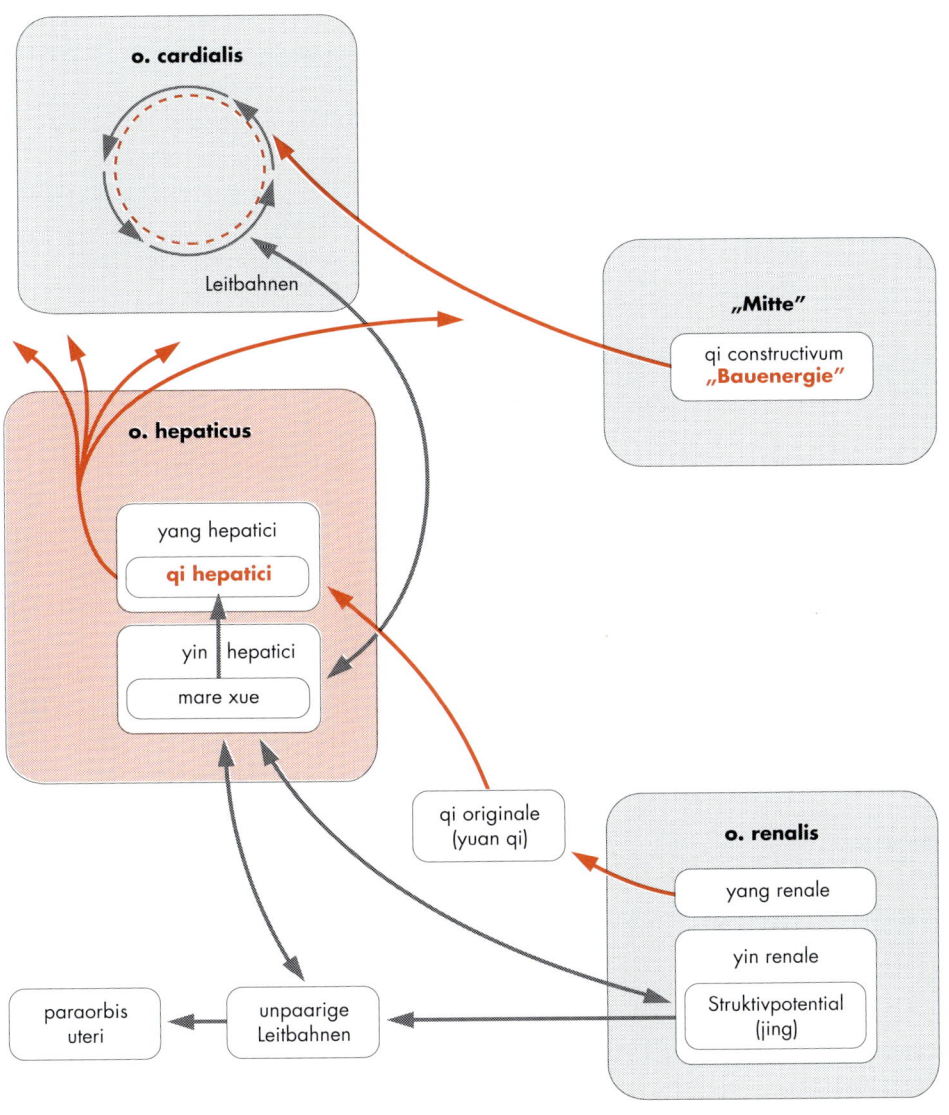

Abb. 22 Die Energetik des Funktionskreises „Leber".

Die dem *o. hepaticus* entsprechende **Geschmacksrichtung** ist das **Saure**. Das Saure wirkt zusammenziehend, adstringierend, aufrauhend, aber auch stopfend; dadurch werden Säfte gesammelt und das Xue geschützt und verdichtet.

Pathologie

Repletive Störungen

Durch emotionale Einflüsse kommt es zu einer **Stagnation** des Qi und einer **Einstauung des aktiven Energieflusses**. Hieraus können **Stasen**

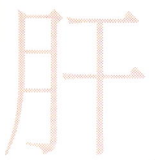

des Xue resultieren und schließlich kommt es durch diese Einstauung zu einer Ausbildung von **calor-** („Hitze-") oder sogar **ardor-** („Glut-") Bildern. Der *ardor* wiederum konsumiert Säfte und mobilisiert das Yang, so daß die Dissoziation zunimmt. Unkontrollierte Bewegungen führen zur Ausbildung eines **ventus internus** („innere Wind-Schädigung").

Therapie

– Verbesserung und Regulation des Qi-Flusses im Bereich des *o. hepaticus*
– Beseitigung von Blockaden (*algor*) in der hepatischen Leitbahn
– Stützung von *yin et xue hepaticum*, dadurch Absenkung von hochschlagendem Yang, Beruhigung, Sedierung (durch eine *suppletio, pacantio*)

Zur Verbesserung und Regulation des Qi-Flusses sind öffnende, lösende und erweichende Nahrungsmittel notwendig, in der Regel von scharfem Sapor und warmem Temperaturverhalten.

Gemüse
Scharfer Sapor:
• chinesischer Lauch
• Stangensellerie
Süß:
• chinesischer Lauch
• Stangensellerie
• Wasserkastanie
Salzig:
• Brauntang (Thallus Laminariae)
Kaltes Temperaturverhalten:
• Brauntang
• Wasserkastanie
Kühl:
• Stangensellerie
Warm:
• chinesischer Lauch

Rezepturen zur Wirkungsverstärkung

• Trank der drei Bohnenarten des Bian Que (Mungbohnen, Azukibohnen, schwarze Sojabohnen, Süßholzwurzel, Geißblattblüten, Ramuli et Unci Uncariae) (s. S. 65)
• Heiße Kuhmilch mit Lauchsaft (chinesischer Lauch, Ingwer und Kuhmilch) (s. S. 100)
• Dekokt aus Stangensellerie und Jujubenfrüchten (s. S. 131)
• Dekokt aus Brauntang, Sargassumtang und Fenchelfrüchten (s. S. 179)

Bemerkungen:

Der **chinesische Lauch** wirkt sehr stark das Qi bewegend und somit auch Xue-Stasen zerstreuend. Deshalb günstig bei schmerzhaften Qi-Stasen im Bereich des Thorax (Angina pectoris-Symptomatik) sowie bei Stasen des Xue (Schmerzsymptomatik). Gerade die schmerzlösende Wirkung im Oberbauchbereich wird noch verstärkt durch die Rezeptur „Heiße Kuhmilch mit Lauchsaft", aber auch der frische Lauchsaft, von dem dreimal täglich 50-100 ml eingenommen werden sollten (mit braunem Zucker) wirkt sehr stark Stasen zerstreuend und schmerzstillend (besonders Leib- und Rückenschmerzen).

Der **Stangensellerie** sorgt auf Grund seiner Kühle eher für eine Besänftigung des Qi-Flusses, gleichzeitig jedoch für eine Ausleitung von *ventus*-Schädigungen. Bei hochschlagendem *yang hepaticum* mit Kopfschmerz, Schwindel, gerötetem Gesicht zeigt er eine sehr stark absenkende Wirkung. Besonders das „Dekokt aus Stangensellerie und Jujubenfrüchten" eignet sich zur Blutdrucksenkung (dadurch günstig bei koronarer Herzerkrankung und auch bei erhöhtem Cholesterin). Hervorzuheben ist hier die Wirkung des **frischen Stangenselleriesaftes.** Die **Wasserkastanie** wirkt ebenfalls in erster Linie das Xue kühlend, dadurch die Sicht klärend, *calor hepatici* eliminierend, die

Verteilung des Qi beruhigend. Sie wird zusammen mit dem „Trank der drei Bohnenarten des Bian Que", der gleichzeitig diuretisch und abschwellend wirkt, als klassisches Rezept für die Erweichung des *o. hepaticus*, eine Krampflösung und damit Verbesserung des energetischen Flusses verwendet.

Der **Brauntang** (Thallus Laminariae) reguliert deutlich das Qi und wirkt auf Grund seines salzigen Sapor sehr tief, d.h. bis hinein ins kleine Becken (Chordapsus-Symptomatik). Er hat bei Hernien, Schwellungen und Schmerzen im Hodenbereich sowie Ausflußbeschwerden eine sehr positive Wirkung. Der Xue-Fluß wird dynamisiert, und Verhärtungen werden aufgelöst. Durch die Kühle kommt es zu einer Absenkung des *yang hepaticum*, damit günstig bei Hypertonus, koronaren Herzerkrankungen. Durch das angegebene Rezept wird die Wirkung verstärkt.

Früchte

Kumquat ist von scharfem, süßem und saurem Sapor und warmem Temperaturverhalten. Geeignet zur Lösung von Stasen und Qi-Blockaden im Bereich des *o. hepaticus*, bei Spannungs- und Beklemmungsgefühl im Brust- und Flankenbereich. Eventuell zusammen mit Honig oder ergänzt mit *mm. regulatoria qi* wie Fr. Citri sarcodactyli oder Fr. Citri immaturus exsiccatus.

Fisch/Fleisch

Zur Lösung und Öffnung von Blockaden sind **salzige Sapores** geeignet:
- Garnelen/Langusten
- Krebse

Gleichzeitig **süß**:
- Garnelen/Langusten

Temperaturverhalten kalt:
- Krebse

Warm:
- Garnelen/Langusten

Rezepturen zur Wirkungsverstärkung
- in Reiswein eingeweichte frische Krebse (s. S. 325)
- Pulver aus Wollhandkrabben und Fiederweißdornbeeren (Fr. Crataegi) (s. S. 325)

Bemerkungen

Durch die Krustazeen wird das *yang renale* gestützt, gleichzeitig das Xue bewegt, der *o. hepaticus* beruhigt, aber auch Stasen des Xue beseitigt. Besonders durch **Krebse** wird *calor* gekühlt. Günstig bei Xue-Stasen nach Unfällen, Verletzungen, auch bei Stasen post partum. Zur Verstärkung der Xue-dynamisierenden Wirkung dient das Rezept „In Reiswein eingeweichte frische Krebse" oder auch das angegebene Pulver, das zur Erhöhung der Xue-Dynamisierung mit klarem Branntwein eingenommen wird.

> **CAVE:** Krebse haben einen stark mobilisierenden Charakter, deshalb kontraindiziert bei chronischen *ventus*-Erkrankungen.

Genußmittel

Alkohol hat ein warmes bis heißes Temperaturverhalten und einen scharfen, süßen oder auch bitteren Sapor. Sämtliche Alkoholika haben eine Xue dynamisierende, die Leitbahnen durchlässigmachende Wirkung. Damit werden Xue-Stasen beseitigt, Okklusionen, Schmerzen und Stagnationen eliminiert und auch *algor*-Prozesse kompensiert.

> **CAVE:** Die Hitzewirkung des Alkohols führt immer zu einer Schwächung der Yin-Reserven bei gleichzeitiger Bildung von *calor humidus*-Prozessen. Der Alkohol schädigt die konstellierende Kraft (*shen*) und erschöpft die Qi-Kräfte.

Siehe auch Übersichtstabellen 36 und 37.

Tabelle 36 Geeignete Nahrungsmittel zur Behandlung von *repletio o. hepaticus*: **Sapor**

	salzig	bitter	sauer	neutral	süß	scharf
Gemüse	Brauntang				chin. Lauch Stangensellerie Wasserkastanie	chin. Lauch Stangensellerie
Früchte			Kumquat		Kumquat	Kumquat
Fisch	Garnelen Langusten Krebse				Garnelen Langusten	
Genußmittel		Alkohol			Alkohol	Alkohol

Tabelle 37 Geeignete Nahrungsmittel zur Behandlung von *repletio o. hepaticus*: **Temperaturverhalten**

	kalt	kühl	Tendenz neutral kühl	warm	heiß
Gemüse	Brauntang Wasserkastanie	Stangensellerie		chin. Lauch	
Früchte				Kumquat	
Fisch	Krebse			Garnelen Langusten	
Genußmittel				Alkohol	Alkohol

Algor blockiert die hepatische Leitbahn

Symptomatik:

- Spannungs- und Völlegefühl im Unterbauch
- Hernien
- Hodenschwellung
- ziehende Schmerzen in der Leistengegend (Chordapsus-Symptomatik)

Therapie

Scharfer, süßer Sapor:

- Fenchel

Süß:

- Feige

Salzig:

- Brauntang

Temperaturverhalten kalt:

- Brauntang

Neutral:

- Feige

Warm:

- Fenchel

Rezeptur zur Wirkungsverstärkung

- Fenchelfrüchte mit Feigen (s. S. 225)

Bemerkungen:

Bei durch *algor* bedingten Schmerzen im Genitalbereich und im kleinen Becken hat sich **Fenchelsaft**, zusammen mit heißem Wein, sehr bewährt. Er bewirkt eine Lösung der *algor*-Blockade, eine Dynamisierung des Qi-Flusses und Schmerzstillung. Es werden sowohl Fenchelkraut als auch Fenchelknolle verwendet. Zur Beseitigung von zusätzlich auftretenden Stasen des Xue eignet sich **Brauntang** (Thallus Laminariae), meistens gemeinsam mit Fenchel oder Fenchelfrüchten (Fr. Foeniculi). Auch die **Feige** kann ergänzend mit Fenchelfrüchten verwendet werden.

Siehe auch Übersichtstabellen 38 und 39.

Depletio des *xue et yin hepaticum*

Die Symptomatik wird im wesentlichen bestimmt durch das reaktiv nach oben schlagende *yang hepaticum.* So ist es für die Therapie nicht nur notwendig, den Yang-Anteil zu sedieren, zu beruhigen und abzusenken, sondern auch den Yin-Aspekt zu stützen, zu ernähren und zu halten.

Wesentliche Symptome:

- Schwindel
- Ohrgeräusche
- Taubheitsgefühl in den Extremitäten
- Schlaflosigkeit
- verschwommene Sicht
- Nachtblindheit
- trockene Augen
- spärliche Menstruation
- Amenorrhö
- blasser Teint
- Muskelschwäche
- Krampfneigung
- trockene, spröde Nägel
- blasser Zungenkörper
- *pp. minuti, chordales*

Das Xue versorgt die Augen, den Bewegungsapparat und die Nägel. Um eine geregelte Menstruation in Gang zu halten, muß es die *ss. impedimentalis et respondens* füllen. Das Xue versorgt auch das *yin cardiale;* bei unzureichender Versorgung ist Schlaflosigkeit die Folge.

Zur Stützung des Xue wird man auf neutrale oder leicht kühle, eventuell leicht warme Nahrungsmittel von süßem (stützendem, säftespendendem), aber auch saurem (haltendem) Sapor zurückgreifen. (Siehe auch „Stützung der Mitte" S. 425)

Tabelle 38 Geeignete Nahrungsmittel zur Behandlung von *algor* in der hepatischen Leitbahn: **Sapor**

	salzig	bitter	sauer	neutral	süß	scharf
Gemüse	Brauntang				Fenchel	Fenchel
Früchte					Feige	

Tabelle 39 Geeignete Nahrungsmittel zur Behandlung von *algor* in der hepatischen Leitbahn: **Temperaturverhalten**

	kalt	Tendenz kühl	neutral	Tendenz warm	warm	heiß
Gemüse	Brauntang					
Früchte			Feige		Fenchel	

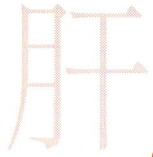

Therapie

Getreide

Süßer Sapor:

- schwarze Sojabohnen
- Sesam
- Pinienkerne
- Walnuß
- Haselnuß
- Sonnenblumenkerne

Temperaturverhalten neutral:

- schwarze Sojabohne
- Sesam
- Haselnuß
- Sonnenblumenkerne

Tendenz zu Wärme:

- Pinienkerne

Warm:

- Walnuß

Rezepturen zur Wirkungsverstärkung

- Pille aus Sesam und Maulbeerblättern (s. S. 80)
- Schwarze Sojabohnen in Reiswein (s. S. 52)
- Brei aus Sesam und Rundkornreis (s. S. 80)
- Paste aus drei Samen und Schlangenbartwurzel (s. S. 83)
- Dekokt aus Pinienkernen, Sesam, Bocksdornfrüchten, Chrysanthemenblüten (s. S. 83)
- Dekokt mit Walnußkernen zur *suppletio renale* (Walnußkerne, Eucommiarinde, Asphaltkleefrüchte [Fr. Psoraleae]) (s. S. 85)
- Dekokt aus Haselnüssen und Bocksdornfrüchten (s. S. 89)
- Pille aus Maulbeerblättern und Sonnenblumenkernen (s. S. 91)

Bemerkungen

Die **schwarze Sojabohne** dient in erster Linie der Stützung des *o. renalis* und der Mehrung des Yin. Durch den unmittelbaren Zusammenhang zwischen *o. hepaticus* und *o. renalis* dient sie auch der Stützung des *yin hepaticum*. Sie ist auch günstig bei Ödemneigung, rheumatoiden Schmerzen, *humor*-Symptomatik.

> **CAVE:** Schwere Verdaulichkeit.

Sesam ergänzt nachhaltig das Struktivpotential, vermehrt das Xue, besonders nach der Geburt.

> **CAVE:** *Calor*-Symptome wie Geschwüre im Mund, Blutungen, Zahnschmerzen.

Bei der „Pille aus Sesam und Maulbeerblättern" dienen die Maulbeerblätter zur Kühlung des *o. hepaticus* und zur Klärung der Augen. Der „Brei aus Sesam und Rundkornreis" eignet sich besonders zur Kräftigung des Bewegungsapparates und der Knochen. „Gerösteter Sesam" ergänzt unter Hinzugabe von Salz das Xue und fördert die Milchbildung.

Pinienkerne ergänzen ebenfalls das Xue und befeuchten das Yin. Deshalb sind sie bei hochschlagendem *ventus internus* günstig.

> **CAVE:** *Humor pituitae*-Belastungen.

Die **Walnußkerne** wirken primär suppletierend auf den *o. renalis*, aber auch auf den *o. pulmonalis* und indirekt stützend auf den *o. hepaticus*. Bei Schwächezeichen mit Schmerzen im Lumbalbereich, in den Knien, Drehschwindel, Ohrensausen, tröpfelnder Miktion. Zur milden Stützung des Xue bei allgemeiner Defizienz des *o. hepaticus* ist das „Dekokt aus Haselnüssen und Bocksdornfrüchten" sehr gut geeignet.

Die **Haselnuß**, die vor allem auf die „Mitte" wirkt, eignet sich auch zur Stützung des *o. hepaticus*.

Sonnenblumenkerne wirken zwar nicht unmittelbar auf das *yin hepaticum*, sind jedoch günstig bei einer *ventus*-Symptomatik im Kopfbereich oder bei Hypertonie und

Hyperlipämie. Deshalb sind sie bei reaktiv hochschlagendem Yang indiziert. Das angegebene Rezept ist günstig bei Drehschwindel, Ohrensausen, Hypertonie und Arteriosklerose.

Gemüse
Süßer Sapor:
- Karotte
- Stangensellerie
- Spinat
- Löwenzahn
- Tomate

Gleichzeitig **scharf**:
- Stangensellerie

Gleichzeitig **bitter**:
- Löwenzahn

Gleichzeitig **sauer**:
- Tomate

Salzig:
- Brauntang (Thallus Laminariae)

Temperaturverhalten kalt:
- Löwenzahn
- Brauntang

Kühl:
- Stangensellerie
- Spinat
- Tomate

Neutral:
- Karotte

Rezepturen zur Wirkungsverstärkung:
- Suppe aus Karotten und Schweineleber (s. S. 125)
- Dekokt aus Stangensellerie und Jujubenfrüchten (s. S. 131)
- salatähnliche Zubereitung von Spinat (s. S. 133)
- Suppe aus Spinat und Schweineleber (s. S. 133)
- Dekokt aus Löwenzahn (s. S. 137)

Bemerkungen

Karotte: Kräftigt nicht nur den *o. lienalis*, sondern auch den *o. hepaticus*, klärt die Sicht, senkt das Qi ab und kühlt *calor*. Zusammen mit Schweineleber bei Nachtblindheit, Augenaffektionen, Verdauungsblockaden oder Wurmbefall.

Stangensellerie besänftigt in erster Linie die Aktivität des *o. hepaticus* (siehe oben), senkt das Qi ab und vertreibt *ventus*. Bei Kopfschmerzen, geröteten Augen bis hin zu Hypertonie. Besonders frischer Stangenselleriesaft besänftigt hochschlagendes *yang hepaticum*. Dem „Dekokt mit Stangensellerie und Jujubenfrüchten" wird eine den Blutdruck und das Cholesterin senkende Wirkung zugeschrieben.

Spinat ist auf Grund seiner Kühle auch bei *calor hepaticum* mit Schwindel, Kopfschmerz und Unruhezuständen indiziert. Selbst Blutungen können gestillt werden. Zusammen mit Schweineleber zur Stützung des Xue. Auch bei Nachtblindheit und Anämie mit Erfolg einzusetzen.

Löwenzahn ist auf Grund seiner Kälte bei *ardor hepatici* mit geröteten und geschwollenen Augen wirksam. Beim „Dekokt aus Löwenzahn" ist auch lokale Anwendung möglich, z.B. am Auge sehr wirksam.

Tomate: Kühlt *calor* und das stützt *yin hepaticum*. Bei Trockenheit der Augen, Nachtblindheit oder auch bei Hypertonus günstig.

Brauntang (Thallus Laminariae): Der salzige Sapor führt in erster Linie dazu, daß „Schleim"-Prozesse aufgelöst und Verhärtungen erweicht werden; gleichzeitig wird aber auch der *o. hepaticus* gestützt und gekräftigt, deshalb gut bei Hypertonus und koronarer Herzerkrankung (siehe auch die absenkende Wirkung auf Grund des kalten Temperaturverhaltens).

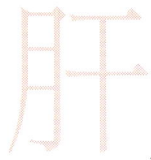

Früchte

Früchte wirken auf Grund ihres süßen, aber auch sauren Sapor stützend auf die *oo. hepaticus et renalis*, denn gerade der saure Sapor kann das Xue gut halten und stabilisieren.

Süßer Sapor:

- Pflaume
- Mango
- Litschi
- Maulbeerfrucht
- Weintraube
- Kirsche
- Longane

Gleichzeitig **sauer**:

- Pflaume
- Mango
- Litschi
- Weintraube

Sauer:

- Zitrone

Temperaturverhalten kalt:

- Maulbeerfrüchte (Fr. Mori)

Kühl:

- Mango

Tendenz zu Kälte:

- Zitrone

Neutral:

- Pflaume
- Weintraube
- Longane

Warm:

- Litschi
- Kirsche

Rezepturen zur Wirkungsverstärkung

- Maulbeersirup (Maulbeerfrüchte mit Honig) (s. S. 231)
- Heilwein aus Weintrauben und Ginseng (s. S. 233)
- Kirschheilwein (s. S. 235)
- Eingedickte Fruchtsuppe aus Kirschen und Longanen (Longanenfruchtfleisch, Bocksdornfrüchte [Fr. Lycii], frische Kirschen) (s. S. 235)

Bemerkungen

Besonders die **Zitrone**, aber auch andere saure Zitrusfrüchte sind geeignet, das Xue zu halten und Säfte zu erzeugen. Das erklärt u.a. das häufige Bedürfnis Schwangerer nach derartigen Früchten, die deshalb schon im Klassiker als „die für die Frauen geeignete Frucht" genannt werden.

Mango: Deutlich positive Wirkung bei Augenerkrankungen (eventuell auf Grund der Wirkung von Vitamin A).

> **CAVE:** Mango setzt *ventus*-Heteropathien in Gang.

Litschi: Vermehrt das Xue, bringt Säfte hervor, reguliert außerdem das Qi und stillt dadurch Schmerzen.

> **CAVE:** Warmes Temperaturverhalten, deshalb bei *calor*- oder *ardor*-Prozessen mit Ulzerationen, Fieber, Zahnschmerzen kontraindiziert.

Maulbeerfrüchte (Fr. Mori): Zur Stützung des *yin hepaticum et renale* besonders im Senium.

> **CAVE:** *Algor depletionis* der „Mitte", Durchfallneigung.

Weintrauben: Die getrockneten Formen (Rosinen) sind geeignet, die *oo. hepaticus et renalis* sowie Qi und Xue zu stützen. Der „Heilwein mit Ginseng" bei Schwäche und Rückenschmerzen, Kraftlosigkeit.

Kirsche: Nicht nur die „Mitte" stützend, sondern auch das Struktivpotential haltend. Im Kirschheilwein dienen die Kirschen zur *suppletio*, der Alkohol zur Dynamisierung des Xue; deshalb bei Adynamie, Kraftlosigkeit, Schwäche.

Zur *suppletio* des Xue auch sehr wirksam in der „Eingedickten Fruchtsuppe aus Kirschen und Longanen".

Fleisch/Fisch

Süßer Sapor:
- Hühnerleber
- Hühnerei
- Fasan
- Entenfleisch
- Schweinefleisch
- Schweineleber
- Rinderleber
- Hasen-, Kaninchenleber
- Barsch
- Aal
- Austern
- Abalone

Gleichzeitig **sauer**:
- Fasan

Gleichzeitig **salzig**:
- Ente
- Schwein
- Hasen-, Kaninchenleber
- Austern
- Abalone

Gleichzeitig **bitter**:
- Schweineleber
- Hasen-, Kaninchenleber

Salzig:
- Taubenfleisch
- Tintenfisch

Temperaturverhalten kalt:
- Hasen-, Kaninchenleber

Tendenz kühl:
- Entenfleisch

Neutral:
- Hühnerei
- Taubenfleisch
- Schweinefleisch
- Rinderleber
- Barsch

- Aal
- Tintenfisch
- Austern
- Abalone

Warm:
- Hühnerleber
- Fasan
- Schweineleber

Rezepturen zur Wirkungsverstärkung
- Suppe mit Hühnerleber und S. Cassiae torae und Hühnerei (s. S. 257)
- Gebratener Fasan mit Karotten (s. S. 261)
- Enten- und Hühnersuppe (s. S. 265)
- Mit Brauntang gedünstetes Entenfleisch (s. S. 265)
- Taubenfleisch mit R. Codonopsitis und R. Angelicae sinensis (s. S. 269)
- Magere Fleischsuppe mit Angelikawurzel (s. S. 272)
- Suppe mit Schweinefleisch und Bocksdornfrüchten (s. S. 273)
- Suppe mit Schweineleber und Spinat (s. S. 279)
- Suppe mit Schweineleber und Fr. Lycii (s. S. 279)
- Abkochung mit Hasenleber, Bocksdornfrüchten und Ligusterfrüchten (s. S. 298)
- Brei mit Hasenleber (s. S. 299)
- Hasenlebersuppe mit Hühnerei (s. S. 299)
- Gedämpfter Barsch mit Fr. Amomi xanthioidis (s. S. 319)
- Aalsuppe mit Astragaluswurzel (s. S. 317)
- Tintenfisch-Dekokt mit chinesischer Angelikawurzel (s. S. 320)
- Tintenfisch mit Schweinefleisch gekocht (s. S. 321)
- Austernsuppe (s. S. 327)
- Austernsuppe mit Brauntang (s. S. 327)
- Dekokt mit Abalonenfleisch und -schale (Concha Haliotidis) (s. S. 329)

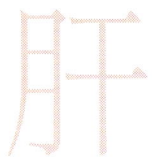

Bemerkungen

Der Leber verschiedener Tiere schreibt man eine stützende Wirkung auf die *oo. hepaticus et renalis* zu. Vor allem wird hier die **Hühnerleber** empfohlen. In der Rezeptur mit S. Cassiae torae besonders wirksam gegen Nachtblindheit.

Hühnerei: Während das Eiweiß des Hühnereis besonders den *o. pulmonalis* stützt, stützt das Eigelb insbesondere das Yin und das Xue.

> **CAVE:** Reichlicher Genuß von Hühnereiern kann *ventus* mobilisieren und zu Qi-Blockaden führen.

Entenfleisch ist kühl und damit besonders wirksam bei *depletio xue*, hochschlagendem Yang; zusammen mit Brauntang hat es bei Hypertonie und Arteriosklerose eine starke absenkende Wirkung.

Taubenfleisch: Treibt *ventus* aus und wirkt entgiftend. Im angegebenen Rezept besonders bei Menstruationsstörungen geeignet.

Schweinefleisch:

> **CAVE:** Schweinefleisch kann auf Grund seines Fettgehalts nicht nur *humor*- und *pituita*-Blockaden fördern, *calor*-Prozesse unterstützen, sondern auch *ventus* mobilisieren.

Gleichzeitig jedoch Stützung des Yin, Ergänzung des Xue.

Schweineleber: Besonders geeignet zur Stützung des Xue, vor allem mit Spinat oder Fr. Lycii.

Rinderleber: Geeignet bei Nachtblindheit bis hin zum Glaukom. Stützung von Xue und *yin hepaticum*.

Hasen- und **Kaninchenleber** eignet sich sehr gut zur Stützung des *o. hepaticus* und Absenkung des Yang; bei Nachtblindheit, Drehschwindel, *calor venti*-Affektionen.

Karauschenrogen (unserem Kaviar verwandt) wirkt stützend auf den *o. hepaticus*.

Barsch hat durch Stützung von *yin hepaticum et renale* eine den Fetus beruhigende Wirkung. Im Rezept mit Fr. Amomi xanthioidis besänftigt er hochschlagendes Yang; bei Übelkeit und Brechreiz in der Schwangerschaft.

Aal: Treibt besonders *ventus* aus. Blutstillende Wirkung.

Tintenfisch: Befeuchtet das Yin und ergänzt das Xue. Bei Erschöpfung des Struktivpotentials, Amenorrhö, Schwindel oder massiver Regelblutung, auch post partum. „Tintenfisch und Schweinefleisch" zur Anregung des Milchflusses sowie zur Stützung post partum.

Austern: Erschöpfungssymptomatik, Nachtschweiße, Schlafstörungen, massive Blutungen, Stützung von Yin und Xue, *calor* kühlend. Verstärkt in den Austernsuppen.

Abalone: Kühlung von *calor*, Stützung des Struktivpotentials, Klärung der Sicht. Augenerkrankungen von Glaukom bis Katarakt. Das „Dekokt mit Abalonenfleisch und -schale" (Abalonenfleisch, zerkleinerte Abalonenschale [Concha Haliotidis], Bocksdornfrüchte [Fr. Lycii], Chrysanthemenblüten [Fl. Chrysanthemi]) ist besonders zur Stützung des *o. hepaticus*, Klärung der Sicht und bei *calor*-Symptomatik geeignet.

Milchprodukte, Gewürze

Milchprodukte sind äußerst hilfreich, wenn eine Stützung des Yin und des Xue erforderlich ist.

Süßer Sapor:
- Kuhmilch
- Butter
- Sahne
- Frischkäse
- brauner Zucker
- Sesamöl

Salzig:
- Salz

Sauer und bitter:

- Essig

Temperaturverhalten kalt:

- Salz

Kühl:

- Sesamöl

Tendenz zu Kälte:

- Butter
- Sahne
- Frischkäse

Neutral:

- Kuhmilch

Warm:

- brauner Zucker
- Essig

Rezepturen zur Wirkungsverstärkung

- Pille zur *suppletio* des Struktivpotentials und zur Befeuchtung von *ariditas* (Jujubenfrüchte [Fr. Jujubae], Sesam und Weißzucker) (s. S. 352)

Bemerkungen

Kuhmilch: Stützt die „Mitte", ergänzt das Yin und die Säfte. Beseitigt „Trockenheit", kühlt *calor,* stützt Qi und Xue (ähnlich wirkt auch Schaf- und Ziegenmilch).

> **CAVE:** *Humor/pituita.*

Butter, Sahne, Frischkäse ergänzen und stützen alle Funktionsbereiche sowie Qi, Xue und das Struktivpotential; der *paraorbis medullae* wird ergänzt.

> **CAVE:** *Humor/pituita.*

Brauner Zucker: Suppletiert in erster Linie das *yin stomachi,* stellt süße Säfte bereit und entspannt hierdurch den *o. hepaticus,* lindert Schmerzzustände, harmonisiert den Xue-Fluß und auch das Qi. Somit sorgt Zucker in erster Linie für eine Besänftigung des *o. hepaticus* (siehe auch das Rezept zur *suppletio* des Struktivpotentials, S. 352).

> **CAVE:** *Humor* und *calor.*

Salz: Schon im Klassiker heißt es: „Salziges bewegt sich direkt in das Xue". Das heißt, Salz sorgt für einen ungehinderten Fluß des Xue und verhindert *concretiones et congelationes.* Damit hat es eine stützende und regulative Wirkung, die bis in den *o. hepaticus* reicht.

Essig: Der saure Charakter des Essigs zeigt die deutliche Beziehung zum Xue. Er zerstreut Xue-Stasen, stillt Blutungen, hält aber gleichzeitig durch seine adstringierende Wirkung das Xue. Bei tastbaren Verhärtungen im Abdomen, aber auch bei Blutungen verschiedenster Art wie Nasenbluten, blutigem Auswurf, blutigem Stuhl etc.

> **CAVE:** *Humor*-Blockaden im mittleren Calorium.

Sesamöl: Stützt Qi und Xue und die *oo. hepaticus et renalis.*

> **CAVE:** *Depletio* der „Mitte" und Durchfallneigung.

Siehe auch Übersichtstabellen 40 und 41.

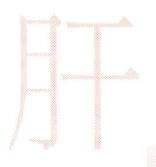

Tabelle 40 Geeignete Nahrungsmittel zur Behandlung von *depletio* des *xue et yin hepaticum*: **Sapor**

	salzig	bitter	sauer	neutral	süß	scharf
Getreide					schwarze Sojabohnen Sesam	
Gemüse	Brauntang	Löwenzahn	Tomate		Karotte Stangensellerie Spinat Löwenzahn Tomate	Stangensellerie
Früchte			Pflaume Mango Litschi Weintraube Zitrone		Pflaume Mango Litschi Maulbeerfrucht Weintraube Kirsche Longane	
Nüsse					Pinienkerne Walnuß Haselnuß Sonnenblumenkerne	
Fleisch	Entenfleisch Schweinefleisch Hasenleber Kaninchenleber Taubenfleisch	Schweineleber Hasenleber Kaninchenleber	Fasan		Hühnerleber Hühnerei Fasan Entenfleisch Schweinefleisch Schweineleber Rinderleber Hasenleber Kaninchenleber	
Fisch	Austern Abalone Tintenfisch				Barsch Aal Austern Abalone	
Milchprodukte					Kuhmilch Butter Sahne Frischkäse	
Gewürze/ Öle	Salz	Essig	Essig		brauner Zucker Sesamöl	

Tabelle 41 Geeignete Nahrungsmittel zur Behandlung von *depletio* des *xue et yin hepaticum*:
Temperaturverhalten

	kalt	kühl	Tendenz kühl	neutral	Tendenz warm	heiß
Getreide				schwarze Soja-bohne Sesam		
Gemüse	Löwenzahn Brauntang	Stangensellerie Spinat Tomate		Karotte		Litschi
Früchte	Maulbeerfrüchte	Mango	Zitrone	Pflaume Weintraube Longane		Kirsche
Nüsse				Haselnuß Sonnenblumen-kerne	Pinienkerne	Walnuß
Fleisch	Hasenleber Kaninchenleber		Entenfleisch	Hühnerei Taubenfleisch Schweinefleisch Rinderleber		Hühnerleber Fasan Schweineleber
Fische				Barsch Aal Tintenfisch Austern Abalone		
Milch-produkte			Butter Sahne Frischkäse	Kuhmilch		
Gewürze/ Öle	Salz	Sesamöl				brauner Zucker Essig

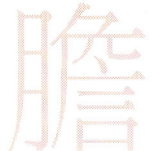

2.4 Die Diätetik des *o. felleus*
(Funktionskreis „Galle")

Physiologie

Der *o. felleus* bildet den komplementären Yang-Orbis zum *o. hepaticus.*

Er gehört zwar zu den Yang-Orbes, ist aber unter diesen der einzige, der einen „raffinierten" Inhalt hat, und wird deshalb auch unter die *paraorbes* gezählt (mit raffiniertem Inhalt sind hier die Gallensäfte gemeint).

Der *o. felleus* erhält die **Gallensäfte** vom *o. hepaticus.* Eine unzureichende Bereitstellung von Gallensäften führt dazu, daß sich das *qi stomachi* nicht ausreichend absenken kann. Es entstehen Symptome wie Übelkeit und Erbrechen. Im emotionalen und mentalen Bereich fungiert der *o. felleus* als Yang-Komplement des *o. hepaticus.* Während im hepatischen Yin-Bereich die Pläne gemacht werden, gilt der Yang-Orbis als **Durchführungsinstanz**. Von diesem Funktionskreis gehen **Entschlußfähigkeit** und **Entscheidungsfreude** aus, auch **Mut** und **Initiative**. Der *o. felleus* steuert die Impulse aller übrigen *orbes.* „Alle elf *orbes* leiten ihre Entscheidungen vom *o. felleus* her". Hierdurch steht der *o. felleus* in engster Nachbarschaft zum *o. cardialis,* der die getroffenen Entscheidungen sozusagen ausführen muß.

Der *o. felleus* **kontrolliert den Bewegungsapparat** und versorgt die **Muskeln** und **Sehnen** mit **aktiven Qi-Kräften**, wohingegen der *o. hepaticus* das Xue bereitstellt.

Pathologie

Die Nähe zu den *oo. lienalis et stomachi* macht den *o. felleus* sehr leicht anfällig für *humor*-Heteropathien. Eingestaute energetische Prozesse, die auf Grund einer ähnlichen Ätiologie wie im Bereich des gekoppelten *o. hepaticus* entstehen (durch emotionale Spannungen, Ärger, Frustration, Streß), können auch in diesem Bereich zu *calor*- oder *ardor*-Prozessen führen. Gerade eine Kombination von *calor* und *humor* im Sinne einer *calor humidus*-Heteropathie kann sich sehr leicht im *o. felleus* festsetzen.

Typische Symptome:
- Schmerzen unterhalb des Rippenbogens
- Übelkeit
- Brechreiz
- Fettunverträglichkeit
- gelblicher Teint, Ikterus
- gelbe Skleren
- dunkler, gelber Urin
- heller Stuhl
- Fieberneigung
- Durst
- Obstipation oder Diarrhö
- bitterer Mundgeschmack
- Zungenbelag dick klebrig, gelblich
- *pp. lubrici, chordales*

Therapie

Die diätetische Therapie einer *calor humidus*-Belastung der „Mitte" wurde bereits dort (s. S. 439) ausführlich besprochen. An dieser Stelle soll noch einmal ergänzend auf den *o. felleus* eingegangen werden.

Getreide
Süßer Sapor:
- Buchweizen
- Sprossen von gelben Sojabohnen
- Mungbohne

Temperaturverhalten Tendenz zu Kälte:
- Buchweizen
- Sojasprossen

Kühl:
- Mungbohne

Rezepturen zur Wirkungsverstärkung
- Notfallelixier aus Buchweizen (s. S. 29)
- Trank aus drei Bohnenarten des Bian Que (Mungbohnen, Azukibohnen, schwarze Sojabohnen und Süßholzwurzel) (s. S. 65)

Bemerkungen
Das „Notfallelixier aus **Buchweizen**" gilt als das klassische Rezept bei *calor humidus*-Prozessen. Auch wenn kein expliziter Bezug zum *o. felleus* angegeben ist, ist es hier außerordentlich wirksam.

Die **Sprossen der gelben Sojabohnen** werden leicht geröstet verzehrt (bis zu 250 g täglich).

Der „Trank der drei Bohnenarten des Bian Que" wurde bereits beim *o. hepaticus* als krampflösende, den *o. hepaticus* erweichende Medikation beschrieben. Da sich derartige Prozesse auch auf den *o. felleus* erstrecken, ist das Rezept bei *calor*- und *humor*-Zeichen sowie bei Belastungen des *o. felleus* ebenfalls indiziert.

Gemüse
Bitterer und süßer Sapor:
- Löwenzahn
- Sellerie

Süß:
- Süßkartoffel
- Flaschenkürbis
- Gurke

Temperaturverhalten kalt:
- Löwenzahn

Kühl:
- Gurke
- Sellerie

Tendenz zu Kälte:
- Flaschenkürbis

Neutral:
- Süßkartoffel

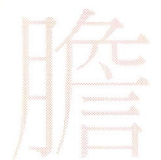

Rezepturen zur Wirkungsverstärkung

- Löwenzahn und Maisgriffel (s. S. 137)
- mit braunem Zucker gekochte Süßkartoffeln (s. S. 147)
- in Honig getauchte Gurken (s. S. 165)

Bemerkungen

Löwenzahn (Taraxacum) wirkt auf Grund seiner Kälte und seines bitteren Sapor sehr stark *humor* ausleitend und *calor* kühlend sowie entgiftend und diuretisch. Zusammen mit Maisgriffeln wird die *calor* kühlende und diuretische Wirkung verstärkt und eine deutlich ausleitende Wirkung auf den *o. felleus* konzentriert. Sehr gut bei Ikterus auf der Basis von *calor humidus*. Als Zusatzbehandlung bei Ikteruserkrankungen und nach übermäßigem Alkoholgenuß (ebenfalls *humor*- und *calor*-Läsionen) empfiehlt sich das Rezept von Süßkartoffeln mit braunem Zucker.

Flaschenkürbissaft zeigt ebenfalls eine deutliche *calor humidus* ausleitende Wirkung, deshalb auch bei Ikterus.

Im Rezept „In Honig getauchte Gurken" kommt den Gurken eine *calor* kühlende, entgiftende, *humor* ausleitende Wirkung zu. Da der Honig ebenfalls entgiftend wirkt, eignet sich dieses Rezept besonders für *calor humidus*-Prozesse bei Kindern.

Fische

Krustazeen sind in der Regel kühl und salzig und eignen sich zur Lösung von *calor humidus*-Prozessen.

Salziger Sapor:

- Krebse
- Abalonen

Zusätzlich **süß**:

- Abalonen

Temperaturverhalten kalt:

- Krebse

Neutral:

- Abalonen (Haliotidae)

Bemerkungen

Um *calor*- und *calor humidus*-Prozesse auszuleiten und zu kühlen kann man die Krustazeen entweder einzeln verwenden oder gebraten, zu Pulver zermahlen, als Pillen oder zusammen mit Reiswein einnehmen.

Genußmittel

Grüner Tee, von **kühlem Temperaturverhalten** und **süßem, bitteren Sapor,** eignet sich sehr gut, um *calor*-, *ardor*-Prozesse zu kühlen, nach oben schlagende *calor venti*-Prozesse abzusenken und *calor humidus* auszuleiten. Deshalb ist er bei ikterischen Erkrankungen adjuvatorisch unbedingt wichtig.

> **CAVE:** Bei *calor humidus*-Prozessen sollte Zucker, sowohl brauner als auch weißer, unbedingt gemieden werden. Besonders in großen Mengen verstärkt Zucker die Entstehung sowohl von *calor* als auch von belastendem *humor* (s. S. 540).

Als ausgesprochene Noxe und erhebliche Belastung bei allen *calor humidus*-Prozessen sind sämtliche Alkoholika zu verstehen. Denn Alkohol verstärkt jede *calor*-Symptomatik und begünstigt die Entstehung von *humor*. Es kommt zu einer weiteren Schmälerung des Yin und einer Erschöpfung der konstellierenden Kraft, *shen*, und des Qi.

Siehe auch Übersichtstabellen 42 und 43.

Tabelle 42 Geeignete Nahrungsmittel zur Behandlung von *calor humidus* im *o. felleus*: **Sapor**

	salzig	bitter	sauer	neutral	süß	scharf
Getreide					Buchweizen Sojasprossen Mungbohne	
Gemüse		Löwenzahn Sellerie			Löwenzahn Süßkartoffel Flaschenkürbis Gurke Sellerie	
Fische	Krebse Abalone				Abalone	
Genußmittel		grüner Tee			grüner Tee	

Tabelle 43 Geeignete Nahrungsmittel zur Behandlung von *calor humidus* im *o. felleus*: **Temperaturverhalten**

	kalt	kühl	Tendenz kalt	neutral	Tendenz warm	warm
Getreide		Mungbohne	Buchweizen Sojasprossen			
Gemüse	Löwenzahn	Gurke Sellerie	Flaschenkürbis	Süßkartoffel		
Fische		Krebse		Abalone		
Genußmittel		grüner Tee				

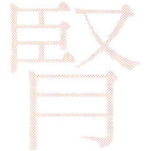

2.5 Die Diätetik des *o. renalis*

(Funktionskreis „Niere")

Physiologie

Der als Wandlungsphase „Wasser" qualifizierte *o. renalis* entspricht dem „großen Yin" (Yin maior) (s. Abb. 23). Damit wird zum Ausdruck gebracht, daß der *o. renalis* die Funktion eines **Widerlagers** oder **Fundamentes** übernimmt und für die aktive individuelle Projektion von lebendigen Kräften steht. Er bildet die tiefste Schicht, das Materielle, das **Alte** und **Vergangene,** sozusagen das Rückgrat des Menschen.

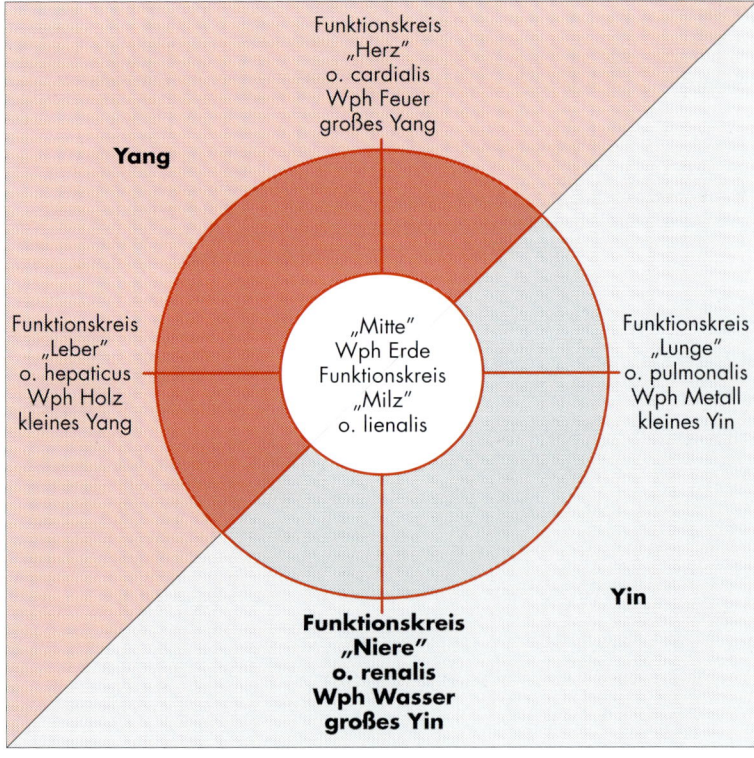

Abb. 23   Die fünf Yin-Funktionskreise – *o. renalis*.

Der *o. renalis* ist der **Sitz des Struktivpotentials** (*jing*), der stofflichen Basis des lebenden Menschen schlechthin. Hiermit bildet er das struktive Widerlager für alles Aktive, für die zentralen Prozesse wie Geburt, Wachstum, Reproduktion und Entwicklung.

Der *o. renalis* ist der **Sitz des *qi nativum***, der angeborenen Konstitution und somit der hereditären Faktoren, des genetisch Fixierten, des Erbguts.

Der *o. renalis* ist der **Bereich der „Potenzierung von Kraft"**. Nur hier können die Voraussetzungen für die Befähigung zu harter, ausdauernder Arbeit, die eine gute Konstitution erfordert, geschaffen werden. Gleichzeitig werden hier die Sinneseindrücke für einen späteren Aufruf gespeichert. Der *o. renalis* ist also der Bereich des mobilisierbaren Wissens. Somit hat hier die **Erkenntnisfähigkeit** ihren Sitz, außerdem Willenskraft, Durchhaltevermögen, Ausdauer und Beharrungsvermögen. Allerdings bedarf es hierzu der Regulation und der Sammlung von Kraftreserven oder Potentialen.

Des weiteren bildet der *o. renalis* die Grundlage der Hibernation. Hier finden Einkapselung, Speicherung, Kühlung, Sammlung und Bevorratung statt.

Das **Struktivpotential** ist die Ansammlung von Potenzen, die alle Wirkmöglichkeiten eines Individuums begründet. Hierzu gehören **Erbanlagen** und **hereditäre Faktoren**, aber auch raffinierte und destillierte Essenzen, wie z.B. Samen und Sperma. Ein kräftiges Struktivpotential sorgt für eine stabile Konstitution, einen kräftigen Körper und eine hohe Vitalität. Weiterhin ist das Struktivpotential für die **körperliche und geistige Entwicklung**, die **Sexualfunktionen** und die **Fortpflanzungsfähigkeit**, für die Empfängnisfähigkeit und die Schwangerschaft zuständig.

Durch die Kraft des *yang renale* (*porta fortunae*) entsteht aus dem Struktivpotential das *qi renale*. Das Struktivpotential nährt das Mark (*paraorbis medullae*) und schafft die Voraussetzung für die Stabilität von Knochen und Zähnen sowie des nervalen Gewebes (*perfectio* des *o. renalis*) (s. Abb. 24)

Die **porta fortunae** (*ming men*, „Pforte des Lebensloses") ist der Ort, an dem alle mit dem Struktivpotential kombinierten und konstellierten Kräfte beheimatet sind. Das *yang renale* beherbergt die *porta fortunae*.

Die *porta fortunae* gilt als Ursprung des „ministeriellen Feuers" (*ignis ministri*). Diese „Hitze" oder Kraft sorgt für die **Entstehung des *qi originale*,** das den aktiven Aspekt des *qi nativum* (angeborene Konstitution) ausmacht. Die *porta fortunae* **wärmt die „Mitte"** (*oo. lienalis et stomachi*) und dynamisiert und aktiviert die Sexualfunktionen. Die Kraft der *porta fortunae* wird für die Aufnahme des Qi im *o. renalis* benötigt. Das *qi ascitum*, die erworbene Konstitution, muß sich vom oberen Calorium absenken, um den *o. renalis* mit frischen Qi-Kräften zu versorgen. Hierzu muß das Yang der *porta fortunae* einerseits den **o. pulmonalis erwärmen** und damit eine Qi-Absenkung herbeiführen, andererseits muß es dafür sorgen, daß der *o. renalis* befähigt wird, das **abgesenkte Qi zu halten**.

Die *porta fortunae* **versorgt den *o. cardialis***, damit dieser die konstellierende Kraft, *shen*, entwickeln kann. Darüber hinaus wird diese aktive Kraft für die Klärung im unteren Calorium und für die Entstehung des *qi vesicale* benötigt. Der *o. renalis* sorgt mit seiner Qi-Kraft dafür, daß die **Wasserverteilung** zentral gesteuert und insbesondere die Körperflüssigkeit im unteren Calorium reguliert wird (s. Abb. 25). Die Drainage und Ausleitung von Feuchtigkeit aus dem unteren Calorium wird ganz wesentlich vom *o. vesicalis*, dem Yang-Anteil des *o. renalis*,

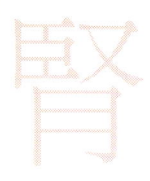

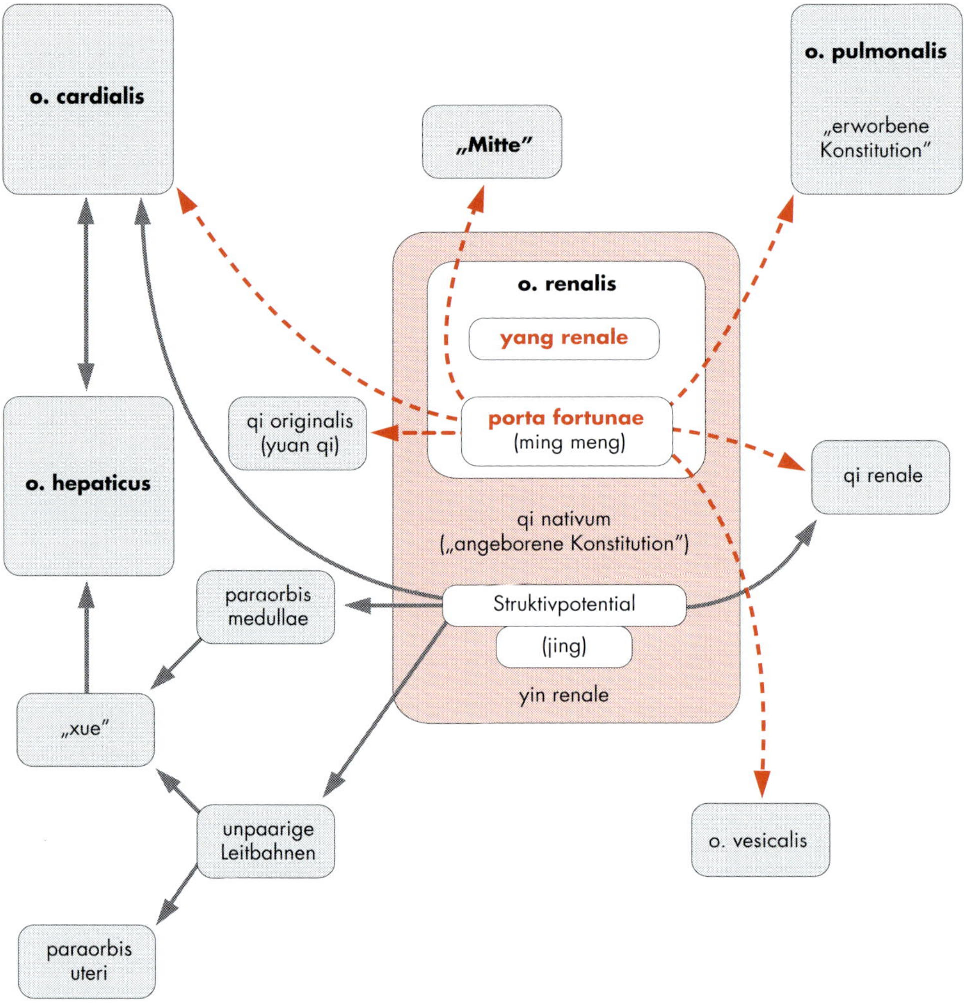

o. cardialis

"Mitte"

o. pulmonalis

"erworbene Konstitution"

o. renalis

yang renale

qi originalis (yuan qi)

porta fortunae (ming meng)

o. hepaticus

qi renale

qi nativum ("angeborene Konstitution")

paraorbis medullae

Struktivpotential

(jing)

"xue"

yin renale

unpaarige Leitbahnen

o. vesicalis

paraorbis uteri

Abb. 24 Die Energetik des Funktionskreises „Niere".

übernommen. Das *qi renale* wiederum sorgt für die **Stützung des *o. vesicalis***, für die **Kräftigung der *oo. intestinorum*** (Trennung der Körper-flüssigkeiten), für die **Stabilisierung der „Mitte"** sowie für die **Stützung des *o. pulmonalis***. Das *qi renale* „öffnet die Ohren" und dominiert damit das **Gehör**, gleichzeitig kontrolliert es die **Ausscheidungsöffnungen**.

Klimatisch ergibt sich aus all dem, daß der *o. renalis* übergroße **„Trockenheit" (*ariditas*)**

verabscheut, da diese das Säftepotential schmälert. Mithin führen auch *calor* und *ardor* zu einer Einschmelzung von Körpersubstanz. Hierdurch kann das *yin renale* geschädigt werden.

Andererseits können ***algor-*** („Kälte-") Prozesse die Aktivität des *yang renale* blockieren. Wenn die Dynamik zum Erliegen kommt, kann es zu einer Blockierung sämtlicher energetischer Prozesse kommen. Wegen des lebensnot-

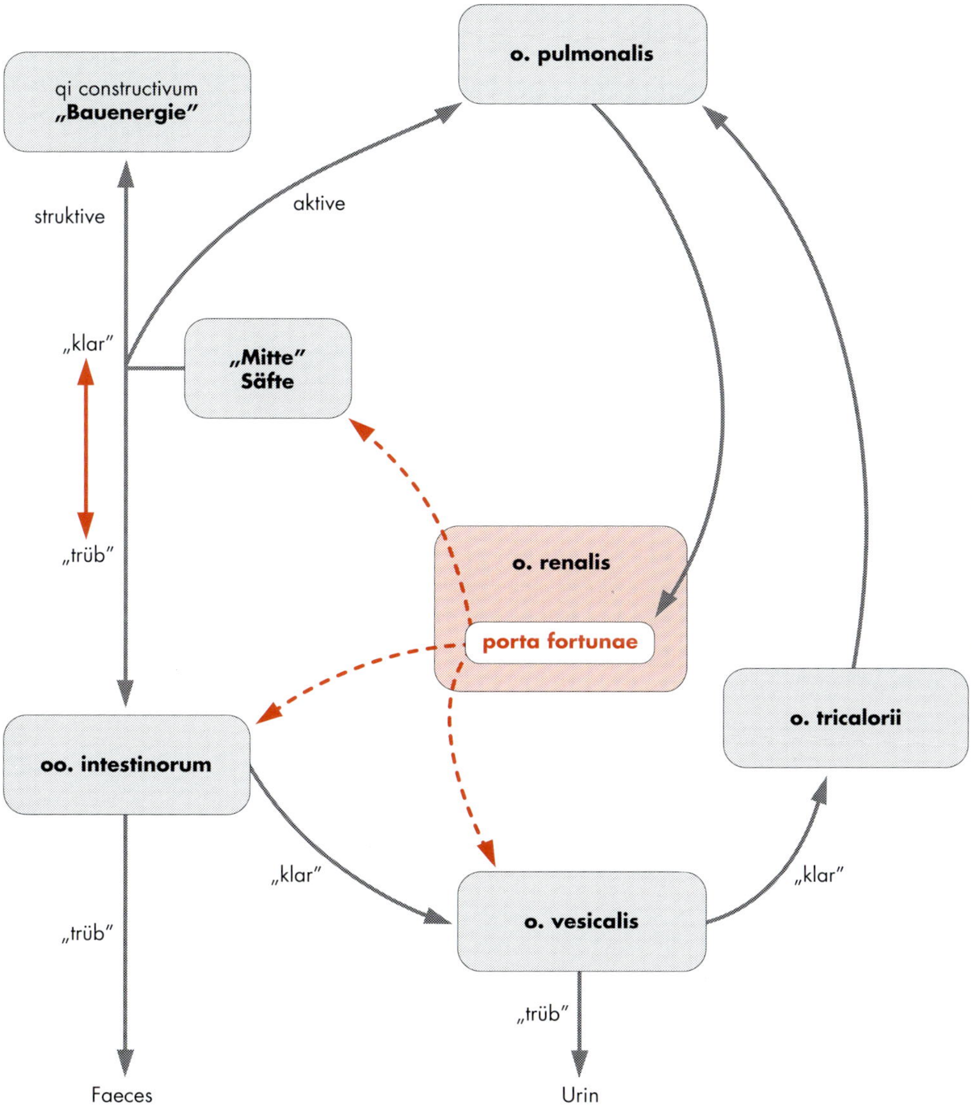

Abb. 25 Die Verteilung der Säfte.

wendigen Einflusses der aktivierenden Yang-Kräfte auf alle Bereiche kann eine allgemeine Verlangsamung, eine Einstauung des Qi-Flusses, eine totale Blockade oder sogar ein Stillstand jeglicher Aktivität die Folge sein.

Hieraus geht nahezu unmittelbar hervor, daß unter den Sapores (Geschmacksrichtungen) der **salzige Sapor** eine unmittelbare Bedeutung für den *o. renalis* besitzt. Denn das Salzige wirkt am tiefsten; es löst auf und erweicht und stellt gleichzeitig durch seine hygroskopischen Kräfte zusätzliche Säfte bereit.

Demnach dient **Salziges und Kühles** der Stützung des **Struktivpotentials** und der Erhaltung **des *yin renale*** am besten. Wohingegen die Aktivkräfte des *yang renale* nach **warmen**

499

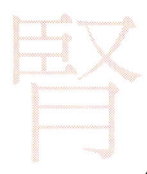

oder heißen, vom *sapor* eher **scharfen,** entfaltenden, elevativen Kräften verlangen.

An **pathologischen Entgleisungen** ist nur eine Defizienz möglich.

So können sowohl der Yang-Anteil des *o. renalis*, als auch der Yin-Anteil deutliche Zeichen einer **energetischen Schwäche (*depletio*)** aufweisen. Grundsätzlich sind jedoch immer beide Aspekte mit einer unterschiedlichen Akzentuierung betroffen.

Das *yang renale* bildet die Grundlage für das *yang lienale* und das *yang pulmonale*. Klinisch bedeutet dies, daß bei einer anhaltenden *depletio* des *yang renale* deutliche Defizienz-zeichen des *yang lienale* und des *yang pulmonale* entstehen (siehe dort). Da das *yang renale* dem aktiven Aspekt der angeborenen Konstitution entspricht, bedarf dieser Teil eines besonderen Schutzes und ist deshalb für die **präventive diätetische Therapie** von größter Bedeutung.

Pathologie

Depletio des *yang renale* und *qi renale*

Wichtige Symptome:
- Kurzatmigkeit bei Anstrengung
- vermehrte Schweiße
- kalte Extremitäten
- klarer, reichlicher Urin
- Enuresis
- Inkontinenz
- Uterusprolaps
- Gynäkologische Blutungen
- Ausfluß
- Lumbalschwäche
- Gehörminderung
- Tinnitus
- Knieschwäche
- Kopfschmerz
- Haarverlust

Aus diätetischer Sicht eignen sich zur Stützung besonders Nahrungsmittel, die vom Sapor her einen **salzigen**, absenkenden oder aber einen **scharfen**, entfaltenden Charakter haben, vom Temperaturverhalten her einen **wärmend**, dynamisierend oder sogar **heiß** sind.

Therapie
Getreide
Süßer Sapor:
- Kolbenhirse
- Walnußkerne
- Eßkastanie

Zusätzlich **salzig**:
- Kolbenhirse

Temperaturverhalten Tendenz zur Kälte:
- Kolbenhirse

Warm:
- Walnuß
- Eßkastanie

Rezeptur zur Wirkungsverstärkung
- Dekokt mit Walnußkernen (Walnüsse, C. Eucommiae, Fr. Psoraleae) (s. S. 85)

Bemerkungen
Die kalte, süß-salzige **Kolbenhirse** kräftigt nicht nur die „Mitte", sondern stützt auch den *o. renalis*; sie kühlt gleichzeitig *calor* und ist gut bei Defizienz des *qi renale*.
Walnuß: Stützt das Struktivpotential und den aktiven Teil des *o. renalis*.
Eßkastanie ist zur Stützung des *o. renalis* geeignet.

> **CAVE:** Übermäßiger Genuß von **Eßkastanien** führt zu Völlegefühl oder gar Blockaden des Qi.

Gemüse

Süßer Sapor:

- chinesischer Lauch
- Fenchelknolle
- Weißkohl

Zusätzlich **scharf**:

- chinesischer Lauch
- Fenchelknolle

Temperaturverhalten neutral:

- Weißkohl

Warm:

- chinesischer Lauch
- Fenchelknolle

Rezeptur zur Wirkverstärkung

- gebratene Walnüsse mit chinesischem Lauch (s. S. 99)

Bemerkungen

Der scharfe, warme **chinesische Lauch** gilt als besonders geeignet, den *o. renalis* im Yang-Bereich zu stützen und zu wärmen.

Fenchelknolle und Weißkohl wirken außer auf die „Mitte" auch auf den renalen Bereich.

Früchte

Süßer Sapor:

- Weintraube

Zusätzlich **sauer**:

- Weintraube

Temperaturverhalten neutral:

- Weintraube

Bemerkungen

Obwohl sich Früchte an sich nicht sehr gut zur Stützung des *o. renalis* eignen, kann die **Weintraube** hier dennoch eingesetzt werden, denn es wird sowohl der Yin- als auch der Yang-Anteil gestützt.

Fleisch

Süßer Sapor:

- Hühnerfleisch
- Hühnerleber
- Wachtel
- Schaf- und Ziegenfleisch
- Rindernieren
- Hirschfleisch

Salzig:

- Schweineniere

Temperaturverhalten neutral:

- Wachtel
- Schweineniere

Warm:

- Hühnerfleisch
- Hühnerleber
- Schaf- und Ziegenfleisch
- Rinderniere
- Hirschfleisch

Rezepturen zur Wirkungsverstärkung

- Schweinenieren, R. Codonopsitis und R. Ledebouriellae (s. S. 281)
- Schaf- und Ziegenfleisch mit Knoblauch (s. S. 286)
- Schaf-, Ziegenfleischsuppe (s. S. 284)
- Brei mit Rinderniere (s. S. 292)
- Hirschfleischsuppe mit Eucommiarinde (s. S. 295)
- Hirschfleischsuppe mit Walnußkernen (s. S. 295)
- Fasanenfleisch mit Cordiceps sinensis (s. S. 261)

Bemerkungen

Als besonders potent ist hier das **Hirschfleisch** hervorzuheben, da dieses die deutlichste Wärme und damit die höchste Dynamik aufweist und zur Stützung des *yang renale* besonders geeignet ist.

Auch **Schaf-** und **Ziegenfleisch** nehmen hier eine hervorgehobene Rolle ein. Siehe dazu auch die jeweiligen Rezepturen.

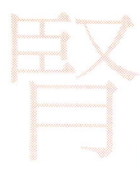

Fisch, Meeresfrüchte
Süßer Sapor, warmes Temperaturverhalten:
- Garnelen

Lediglich die Garnelen wirken auf das yang
renale.

Rezepturen zur Wirkungsverstärkung
- mit chinesischem Lauch gebratene Garnelen
  (s. S. 323)
- mit Garnelen gedünsteter Tofu (s. S. 323)

Gewürze/Genußmittel
Scharfer Sapor:
- Gewürznelken
- Sternanis
- Zimt
- Alkohol

Zusätzlich **süß**:
- Sternanis
- Alkohol

Temperaturverhalten warm:
- Gewürznelken
- Sternanis
- Zimt
- Alkohol

Bemerkungen
Die unterschiedlichen **Gewürze** sind alle von
warmem, scharfem Charakter und wirken somit
das Yang dynamisierend, *algor* zerstreuend und
die *intima* erwärmend. Zur Stützung des *yang
renale* gut geeignet. Auch Alkohol wirkt
dynamisierend auf das *yang renale*.

Siehe auch Übersichtstabellen 44 und 45.

Depletio yin renale

Eine Defizienz des *yin renale* führt zu einem
allgemeinen Säftemangel und insbesondere zu
einer Verminderung des *yin hepaticum et
cardiale*.
Als Folge einer Yin-Defizienz entsteht durch
calor depletionis insbesondere im *o. cardialis*, da
das Yin-Widerlager im *o. cardialis* die Yang-
Aktivität in der Ruhephase nicht mehr binden
kann, ein unmittelbar verständliches klinisches
Leitsymptom:
- Schweiße im Schlaf

Weiterhin:
- trockener Mund, besonders auch nachts

Durch die Yin-Defizienz wird das Yang
unzureichend gehalten, deshalb können folgende
Symptome durch hochschlagendes Yang
entstehen:
- Schwindelanfälle
- Benommenheit
- Schlafstörungen

Symptome des Säftemangels:
- Obstipationsneigung
- dunkler, verminderter Urin
- vermehrter Durst
- Zungenkörper tiefrot, trocken, rissig

Bei einer Defizienz des Yin kann das *qi renale*
nur unzureichend gebildet werden. Es entstehen
Symptome wie:
- Tinnitus
- Schwerhörigkeit
- Rückenschmerzen
- Rückenschwäche
- nächtlicher Samenverlust

Tabelle 44 Geeignete Nahrungsmittel zur Stützung des *yang et qi renale*: **Sapor**

	salzig	bitter	sauer	neutral	süß	scharf
Getreide	Kolbenhirse			Kolbenhirse	Eßkastanie	
Nüsse				Walnuß		
Gemüse					chin. Lauch Fenchelknolle Weißkohl	chin. Lauch
Früchte			Weintraube		Weintraube	
Fleisch	Schweineniere				Hühnerfleisch Hühnerleber Wachtel Schaffleisch Ziegenfleisch Rindernieren Hirschfleisch	
Fisch					Garnelen	
Gewürze					Sternanis	Gewürznelken Sternanis Zimt
Genußmittel					Alkohol	Alkohol

Tabelle 45 Geeignete Nahrungsmittel zur Stützung des *yang et qi renale*: **Temperaturverhalten**

	kühl	Tendenz kühl	neutral	Tendenz warm	warm	heiß
Getreide	Kolbenhirse					
Nüsse					Walnuß	
Gemüse			Weißkohl		chin. Lauch Fenchelknolle	
Früchte			Weintraube		Eßkastanie	
Fleisch			Wachtel Schweineniere		Hühnerfleisch Hühnerleber Schaffleisch Ziegenfleisch Rinderniere Hirschfleisch	
Fisch					Garnelen	
Gewürze					Gewürznelken Sternanis Zimt	
Genußmittel					Alkohol	Alkohol

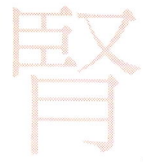

Unechte *calor*-Zeichen sind:

- subfebrile Temperaturen
- Hitze der Handteller und der Fußsohlen

Therapie

Zur Stützung des *yin renale* und des Struktivpotentials eignen sich in erster Linie **Säfte spendende**, häufig kühle, gleichzeitig **salzige** oder **leicht bittere** Nahrungsmittel.

Getreide
Süßer Sapor:

- Weizen
- Kolbenhirse
- schwarze Sojabohne
- Sesam
- Walnußkerne

Zusätzlich **salzig**:

- Kolbenhirse

Temperaturverhalten Tendenz zu Kälte:

- Weizen
- Kolbenhirse

Neutral:

- schwarze Sojabohne
- Sesam

Warm:

- Walnuß

Rezepturen zur Wirkungsverstärkung

- Pille zur Behandlung von *sitis diffundens* (schwarze Sojabohnen, R. Trichosanthis) (s. S. 51)
- Schwarze Sojabohnen in Reiswein (s. S. 52)
- Pille aus Sesam und Maulbeerblättern (Fol. Mori) (s. S. 80)
- Brei aus Sesam und Rundkornreis (s. S. 80)
- Dekokt aus Pinienkernen, Sesam, Bocksdornfrüchten und Chrysanthemenblüten (s. S. 83)

Bemerkungen

Der **Weizen** wirkt kühlend und säftespendend unmittelbar auf das *yin cardiale*, mittelbar auch auf das *yin renale*.

Die **Kolbenhirse** hat auf Grund ihres salzigen *sapor* eine deutlichere Wirkung auf den *o. renalis*. Sie stützt das Yin und kühlt *calor*. Auch alle **Hülsenfrüchte** wirken allgemein stützend auf den *o. renalis*, da sie zur Kühle tendieren und Säfte bereitstellen.

Die **schwarze Sojabohne** hat einen ausgesprochenen Bezug zum *o. renalis* und wirkt *calor* beseitigend, entgiftend und das *yin renale* stützend. Wirksam bis hin zu *sitis diffundens* (Diabetes). Siehe auch die Rezepturen.

Sesam: Stützt das Struktivpotential und das Xue (siehe Kapitel B. 2.3 *o. hepaticus*).

Walnußkerne dienen nicht nur der Stützung des *yang renale*, sondern auch des Yin-Anteils.

Gemüse
Süßer Sapor:

- Karotte
- Yamsknolle (Rhiz. Batatatis, Rhiz. Dioscureae)

Temperaturverhalten neutral:

- Karotte
- Yamsknolle

Bemerkungen

Beide Gemüsesorten stützen nicht nur die „Mitte", sondern wirken auch befeuchtend und erhaltend auf das *yin renale*.

Früchte
Süßer Sapor:

- Maulbeerfrucht (Fr. Mori)
- Weintraube
- Kirsche

Zusätzlich **sauer**:

- Weintraube

Temperaturverhalten kalt:

- Maulbeerfrucht

Neutral:

- Weintraube

Warm:

- Kirsche

Bemerkungen

Früchte eignen sich nur bedingt zur Stützung des *o. renalis*, dennoch seien folgende drei hervorgehoben:

Gerade die **Maulbeerfrucht** ist auch in der Volksmedizin sehr bekannt als Stützungsmittel im Senium. Sehr beliebt ist auch **Maulbeer-sirup** (s. S. 231), bei dem die Früchte mit Honig eingekocht werden.

Die **Weintraube**, besonders als Rosine, eignet sich zur Stützung des *o. renalis*, die **Kirsche** eher zur Befeuchtung des *yin renale* und des Struktivpotentials.

Fleisch

Süßer Sapor:

- Hühnerfleisch
- Hühnerei
- Entenfleisch
- Schweinefleisch
- Rindernieren

Zusätzlich **salzig**:

- Entenfleisch
- Schweinefleisch

Salzig:

- Taubenfleisch
- Schweineniere

Temperaturverhalten Tendenz zu Kühle:

- Entenfleisch

Neutral:

- Hühnerei
- Taubenfleisch
- Schweinefleisch
- Schweineniere

Warm:

- Hühnerfleisch
- Rinderniere

Rezepturen zur Wirkungsverstärkung

- Taubensuppe mit Rhiz. Polygonati officinalis und Rhiz. Batatatis (s. S. 269)
- Suppe mit Schweinefleisch und Bocksdornfrüchten (Fr. Lycii) (s. S. 273)

Bemerkungen

Hühnerfleisch und **Hühnerei** eignen sich nur bedingt zur Stützung des *o. renalis;* beim Hühnerei wird insbesondere dem **Eigelb** eine das Yin stützende Wirkung zugeschrieben.

Von den Fleischsorten wird immer dem jeweiligen Organ, in diesem Fall der **Niere** von Schwein und Rind, eine besonders stützende Wirkung auf das Struktivpotential und den *o. renalis* zugeschrieben.

Fisch/Meeresfrüchte

Da Meeresfrüchte in der Regel salzig und kühl oder kalt sind, haben sie einen besonderen Bezug zum *yin hepaticum et renale*. Sie ergänzen das Yin, kühlen *calor* und stützen das Struktiv-potential.

Süßer Sapor:

- Karpfen
- Barsch
- Austern
- Abalone

Zusätzlich **salzig**:

- Austern
- Abalone

Salzig:

- Tintenfisch

Temperaturverhalten neutral:

- Karpfen
- Barsch
- Tintenfisch

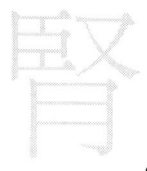

- Austern
- Abalone

Rezepturen zur Wirkungsverstärkung
- Austernsuppe (mit Schweinefleisch) (s. S. 327)
- Gedämpfter Barsch mit Fr. Amomi xanthioidis (s. S. 313)

Bemerkungen

Die Süßwasserfische **Karpfen** und **Barsch** haben über die „Mitte" hinaus eine stützende Wirkung auf den *o. renalis* und das Xue. Besonders das Rezept „Gedämpfter Barsch mit Fr. Amomi xanthioidis" stützt den *o. renalis* und beruhigt dadurch den Fetus. Die salzigen Sapores der Meerestiere, hier **Tintenfisch, Austern, Abalone,** sorgen für eine deutliche Ergänzung des *yin renale* sowie für eine Kühlung von *calor* und eine Vermehrung des Xue.

Milchprodukte, Sonstiges
Süßer Sapor:
- Schaf- und Ziegenmilch
- Butter
- Sahne
- Frischkäse
- weißer Zucker
- Sesamöl

Salzig:
- Salz

Temperaturverhalten kalt:
- Salz

Kühl:
- Sesamöl

Tendenz zu Kälte:
- Butter
- Sahne
- Frischkäse

Warm:
- Schaf-, Ziegenmilch
- weißer Zucker

Rezeptur zur Wirkungsverstärkung
- Pille zur *suppletio* des Struktivpotentials und Befeuchtung von *ariditas* (S. Jujubae, Sesam, Weißzucker) (s. S. 352)

Bemerkungen

Auch durch die Milchprodukte **Schaf- und Ziegenmilch, Butter, Sahne** und **Frischkäse** findet eine Stützung des *o. renalis* und des Struktivpotentials statt.

Weißzucker wirkt nicht direkt auf den *o. renalis,* sondern stellt in süßer Form befeuchtende Säfte für die „Mitte" und den Pulmonalbereich zur Verfügung, die jedoch z.B. mit dem angegebenen Rezept bis in den renalen Bereich geleitet werden können.

Das lebensnotwendige **Salz** spendet im tiefsten, untersten Bereich Feuchtigkeit und trägt zur Erhaltung und Stützung, Erweichung und Bereitstellung des Struktivpotentials und des *yin renale* bei.

Sesamöl (vergleiche auch Sesam) wirkt auf die *oo. hepaticus et renalis* gleichzeitig befeuchtend und entgiftend.

Siehe auch Übersichtstabellen 46 und 47.

Tabelle 46 Geeignete Nahrungsmittel zur Behandlung von *depletio yin renale*: **Sapor**

	salzig	bitter	sauer	neutral	süß	scharf
Getreide	Kolbenhirse				Weizen Kolbenhirse schwarze Sojabohne Sesam	
Nüsse					Walnuß	
Gemüse					Karotte Yamsknolle	
Früchte			Weintraube		Maulbeerfrucht Weintraube Kirsche	
Fleisch	Entenfleisch Schweinefleisch Taubenfleisch Schweineniere				Hühnerfleisch Hühnerei Entenfleisch Schweinefleisch Rinderniere	
Fische	Tintenfisch Austern Abalone				Karpfen Barsch Austern Abalone	
Milchprodukte					Schafmilch Ziegenmilch Butter Sahne Frischkäse	
Gewürze	Salz				weißer Zucker Sesamöl	

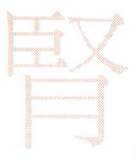

Tabelle 47 Geeignete Nahrungsmittel zur Behandlung von *depletio yin renale*: **Temperaturverhalten**

	kalt	kühl	Tendenz kühl	neutral	Tendenz warm	warm
Getreide			Weizen	schwarze Sojabohne		
			Kolbenhirse	Sesam		
Nüsse						Walnuß
Gemüse				Karotte Yamsknolle		
Früchte	Maulbeerfrucht			Weintraube		Kirsche
Fleisch			Entenfleisch	Hühnerei Taubenfleisch Schweinefleisch Schweineniere		Hühnerfleisch Rinderniere
Fische				Karpfen Barsch Tintenfisch Austern Abalone		
Milchprodukte			Butter Sahne Frischkäse			Schafmilch Ziegenmilch
Gewürze	Salz	Sesamöl				weißer Zucker

2.6 Die Diätetik des *o. vesicalis*

(Funktionskreis „Blase")

Physiologie

Der *o. vesicalis* spielt bei der Säfteverteilung eine wichtige Rolle. Seine Hauptaufgabe besteht darin, die **Säfte umzuwandeln** und **auszuscheiden**. Sein Qi erhält der *o. vesicalis* vom *o. renalis*.

Algor („Kälte") und *humor* („Feuchtigkeit") sind die Heteropathien, die den *o. vesicalis* am stärksten belasten. *Algor* blockiert die Entfaltung des *yang renale*, so daß die Feuchtigkeitsumsetzung sowie Transformierung und Ausscheidung der Säfte nicht mehr angemessen ausgeführt werden können. Im unteren Calorium kommt es daraufhin zu einer Ansammlung von *humor*, „ungeklärter Feuchtigkeit". Wenn diese *humor-Stauung* bestehen bleibt, wandelt sie sich in der Regel in eine *calor humidus*-Symptomatik, da durch die Einstauung „Hitze-" (*calor-*) Prozesse entstehen. Häufige Symptome:

- Brennen beim Wasserlassen
- trüber, rötlicher Urin
- erschwerte Miktion
- eitriger, blutiger Urin

Nahrungsmittel, die die Diurese fördern, entlasten den *o. vesicalis*. Dies trifft vorwiegend auf solche zu, die vom Sapor her **neutral**, leicht **salzig** oder auch **bitter** (*humor* niederschlagend), vom Temperaturverhalten **neutral** oder **kühl** (*calor* ausleitend) sind.

Therapie

Getreide

Süßer Sapor:

- Gerste
- Mais

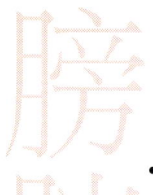

- Hiobstränensamen (S. Coicis)
- Sojamilch
- Tofu
- Azukibohnen (S. Phaseoli)
- Mungbohnen
- Mungbohnensprossen
- Walnuß

Zusätzlich **salzig**:

- Gerste

Zusätzlich sauer:

- Azukibohnen

Temperaturverhalten Tendenz zu Kälte:

- Gerste
- Hiobstränensamen
- Sojamilch
- Tofu (Sojaquark)

Kühl:

- Mungbohnen
- Mungbohnensprossen

Neutral:

- Mais
- Azukibohnen

Warm:

- Walnuß

Rezepturen zur Wirkungsverstärkung

- Dekokt mit Gerste und Ingwersaft (s. S. 27)
- Maistee (Maiskörner, Maisgriffel) (s. S. 45)
- Hiobstränensamen mit Samen der japanischen Mandelkirsche (S. Pruni japonici) (s. S. 47)
- Mit Rhiz. Imperatae aufgekochte Azukibohnen (s. S. 63)
- Dekokt aus Mungbohnen und Wegerichsamen (S. Plantaginis) (s. S. 65)
- Brei mit Walnußkernen (Walnußkerne, Rundkornreis) (s. S. 85)

Bemerkungen

Bei Miktionsbeschwerden ist das „Dekokt mit **Gerste** und Ingwersaft" besonders wirksam. Der **Mais** zeigt ein ausgesprochen starkes diuretisches Verhalten, das durch die Verwendung des **Maisbartes** und auch der Maisblätter noch einmal deutlich verstärkt werden kann.

Sämtliche **Bohnenarten** wirken diuretisch, antiödematös und entzündungshemmend, wobei letztere Wirkung durch obiges Rezept noch verstärkt wird.

Beim **Walnußrezept** macht man sich die den *o. renalis* stützende, gleichzeitig laxierende Wirkung der Walnuß zunutze, um die Ausscheidung kleinerer Konkremente zu bewirken.

Gemüse

Gerade die weichen und schlüpfrigen Gemüsearten, die in der Regel **neutral** oder **kühl** sind, zeigen eine *calor* kühlende, häufig laxierende und diuretische Wirkung.

Süßer Sapor:

- Rettich
- Stangensellerie
- Amaranth
- Löwenzahn
- Salat
- Tomate
- Flaschenkürbis
- Wachskürbis
- Gurke
- Wasserkastanie

Zusätzlich **scharf**:

- Rettich
- Stangensellerie

Zusätzlich **bitter**:

- Löwenzahn
- Salat

Zusätzlich **sauer**:

- Tomate

Temperaturverhalten kalt:

- Löwenzahn

Kühl:

- Rettich
- Stangensellerie

- Salat
- Tomate
- Gurke

Tendenz zu Kälte:
- Amaranth
- Wachskürbis
- Wasserkastanie

Neutral:
- Flaschenkürbis

Rezepturen zur Wirkungsverstärkung
- In Honig getauchter Rettich (s. S. 123)
- Dekokt aus Löwenzahn und Maisgriffeln (s. S. 137)
- Tomaten- und Wassermelonensaft (s. S. 157)
- In Essig gekochte Gurke (s. S. 165)
- Fünf-Säfte-Trank (frische Birnen, Schilfwurzeln [Rhiz. Phragmitis], Schlangenbartwurzeln [R. Ophiopogonis], Lotoswurzeln [Rhiz. Loti], Saft der Wasserkastanie) (s. S. 187)

Bemerkungen

Rettich wirkt zwar einerseits mit seiner Schärfe bis an die Oberfläche, andererseits auf Grund der Kühle *calor* ausleitend, *calor humidus*-Prozesse austreibend und diuretisch. Deshalb eignet er sich ebenso wie **Stangensellerie** (Saft) bei Steinbildung.
Löwenzahn wirkt nicht nur *calor* kühlend, sondern auch bei *calor humidus*-Prozessen (Furunkel, Ikterus etc.); zusammen mit **Maisbart** bei Miktionsstörungen oder ikterischen Erkrankungen.

Früchte

Früchte weisen häufig ein **kaltes** oder **kühles** Temperaturverhalten und einen **süßen** oder **säuerlichen** Sapor auf. Dadurch wirken sie in der Regel *calor* kühlend, aber auch befeuchtend und hierdurch diuretisch.

Süßer Sapor:
- Ananas
- Kokosmilch
- Weintraube
- Sternfrucht
- Wassermelone
- Kiwi

Zusätzlich **sauer:**
- Ananas
- Weintraube
- Sternfrucht
- Kiwi

Temperaturverhalten kalt:
- Sternfrucht
- Wassermelone
- Kiwi

Tendenz zu Kälte:
- Ananas

Neutral:
- Weintraube

Warm:
- Kokosmilch

Rezepturen zur Wirkungsverstärkung
- Kombination aus Ananas und frischer Rhiz. Imperatae (Alang-Alang-Gras-Wurzelstock) (s. S. 217)
- Sirup aus Weintrauben, Rehmannia und Lotoswurzeln (s. S. 233)

Bemerkungen

Ananas hat eine ausgesprochen diuretische und abschwellende, entzündungshemmende Wirkung. Auch die **Weintraube** wirkt sehr stark *calor* kühlend und diuretisch; bei schmerzhafter Miktion mit blutigem Urin sollte das genannte Rezept verwendet werden.

Fleisch /Fisch
Süßer Sapor:
- Entenfleisch
- Abalone

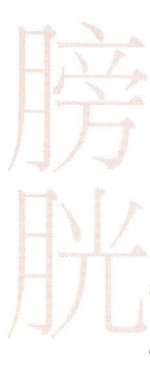

Zusätzlich **salzig**:

- Entenfleisch
- Abalone

Salzig:

- Schweineniere

Temperaturverhalten Tendenz zu Kühle:

- Entenfleisch

Neutral:

- Schweineniere
- Abalone

Rezeptur zur Wirkungsverstärkung

- Brei mit Entenfleisch (Entenfleisch, Rundkornreis, Hiobstränensamen, Azukibohnen) (s. S. 265)

Bemerkungen

Auf Grund seiner Kühle hat **Entenfleisch** über seine antiödematöse Wirkung hinaus eine positive Wirkung bei Miktionsstörungen. Verbessern kann man diese Wirkung durch Zusatz von S. Loti, S. Benincasae, S. Coicis oder auch durch das angegebene Rezept.
Abalone ist sehr wirksam bei Miktionsstörungen und bei einer Tendenz zur Steinbildung.

Gewürze/Genußmittel
Salziger Sapor:

- Salz
- Sojasoße

Zusätzlich **süß**:

- Sojasoße

Süß und bitter:

- grüner Tee

Temperaturverhalten kalt:

- Salz
- Sojasoße

Kühl:

- grüner Tee

Bemerkungen

Diese kalten und kühlen Mittel leiten alle *calor*-Prozesse aus, wirken durch den salzigen Sapor sehr tief und fördern die Diurese.

CAVE: Salz ist bei Auftreten von Ödemen und Gedunsenheit zu meiden, da hierdurch eine verstärkte Wasserretention auftreten kann. In geringen Mengen zeigt das Salz jedoch eine positive diuretische Wirkung.

Grüner Tee ist zur Ausscheidung von *calor*- und *calor humidus*-Prozessen, vor allem im unteren Calorium, besonders angezeigt.

Siehe auch Übersichtstabellen 48 und 49.

Tabelle 48 Geeignete Nahrungsmittel zur Behandlung des *o. vesicalis*: **Sapor**

	salzig	bitter	sauer	neutral	süß	scharf
Getreide	Gerste		Azukibohnen		Gerste	
					Mais	
					Hiobstränensamen	
					Sojamilch	
					Tofu	
					Azukibohnen	
					Mungbohnen	
					Mungbohnensprossen	
					Walnuß	
Gemüse		Löwenzahn	Tomate		Rettich	Rettich
		Salat			Stangensellerie	Stangensellerie
					Amaranth	
					Löwenzahn	
					Salat	
					Tomate	
					Flaschenkürbis	
					Wachskürbis	
					Gurke	
					Wasserkastanie	
Früchte			Ananas		Ananas	
			Weintraube		Kokosmilch	
			Sternfrucht		Weintraube	
			Kiwi		Sternfrucht	
					Wassermelone	
					Kiwi	
Fleisch	Entenfleisch				Entenfleisch	
	Schweineniere					
Fisch	Abalone				Abalone	
Gewürze, Genußmittel	Salz	grüner Tee			Sojasoße	
	Sojasoße				grüner Tee	

513

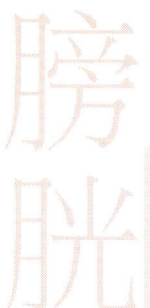

Tabelle 49 Geeignete Nahrungsmittel zur Behandlung des *o. vesicalis*:
Temperaturverhalten

	kalt	kühl	Tendenz kalt	neutral	Tendenz warm	warm
Getreide		Mungbohnen Mungbohnen-sprossen	Gerste Hiobstränen-samen Sojamilch Tofu	Mais Azukibohnen		Walnuß
Gemüse	Löwenzahn	Rettich Stangensellerie Salat Tomate Gurke	Amaranth Wachskürbis Wasserkastanie	Flaschenkürbis		
Früchte	Sternfrucht Wassermelone Kiwi		Ananas	Weintraube		Kokosmilch
Fleisch			Entenfleisch	Schweineniere		
Fisch				Abalone		
Gewürze, Genußmittel	Salz Sojasoße	grüner Tee				

2.7 Die Diätetik des *o. cardialis*

(Funktionskreis „Herz")

Physiologie

Der *o. cardialis* ist durch die Wandlungsphase „Feuer" qualifiziert und entspricht dem „großen Yang" (Yang maior) (s. Abb. 26). Somit ist der *o. cardialis* Sinnbild für **höchste Aktivität**, Extroversion und Dynamik.

Der *o. cardialis* ist Sitz und Speicher des ***shen***. Das *shen,* das wir mit **„konstellierender Kraft"** übersetzen, bestimmt die äußere Erscheinung, das Bewußtsein, das Gemüt und die mentale

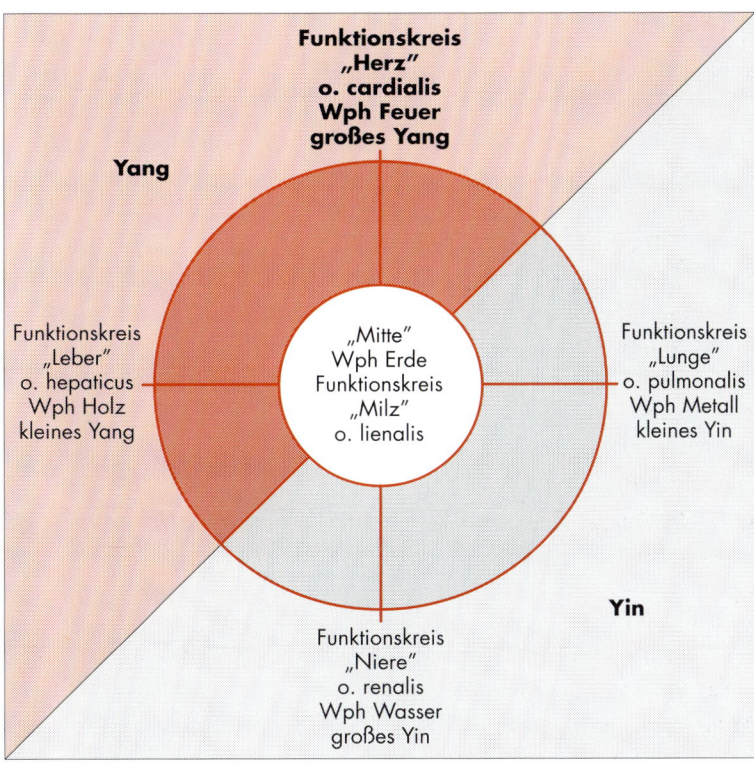

Abb. 26   Die fünf Yin-Funktionskreise – *o. cardialis*.

Aktivität eines Individuums. Es ist die Kraft, die der Persönlichkeit ihr Gepräge gibt. *Shen* steht aber auch stellvertretend für die „Klarheit des Denkens" sowie für wesentliche mentale Eigenschaften: geistige Aktivität, einschließlich des emotionalen Verhaltens, Bewußtsein, Gedächtnis, Denkfähigkeit und auch Schlaf.

Weil jede nach außen gerichtete Aktion durch das *shen* in eine bestimmte Richtung gelenkt wird und dafür eine klare Einsicht nötig ist, bezeichnet man diesen Funktionskreis auch als den „Fürsten".

Im Bereich des *o. cardialis* findet die Umwandlung des *qi constructivum* in das Xue statt. Die aus der „Mitte" und dem *o. pulmonalis* kommenden Qi-Kräfte werden über das *qi constructivum* dem Leitbahnsystem zuge-führt, wo im zirkulatorischen Verlauf das Xue entsteht. Deshalb ist der *o. cardialis* auch zuständig für die **Zirkulation des Xue** (der *o. hepaticus* für die Speicherung des Xue) (s. Abb. 27).

Ein wesentlicher Aspekt des *shen* ist der **Schlaf**. Wenn sich das *shen*, die aktive, persönlichkeitsprägende Kraft, in das *yin cardiale* zurückziehen kann, bedeutet dies Schlaf. Läßt jedoch ein unzureichendes *yin cardiale* dieses Zurückziehen nicht zu, kommt es zu Ruhelosigkeit, Schlaflosigkeit und ungezügelter Aktivität. Auch viele Träume sind Zeichen einer übermäßigen Aktivität des *yang cardiale*.

Die dem *o. cardialis* entsprechende **Körperflüssigkeit** ist der **Schweiß**. Der Schweiß ist ein aktiver Saft (*ye*) und fließt in die Leitbahnen ein, wo er in Xue verwandelt wird. Auch Schweiße sind wertvolle Körpersäfte, die erhalten werden müssen und nur im äußersten Notfall austreten dürfen. Deshalb ist die Regulation der Poren, aber auch der Erhalt der Säfte für die Gesamtregulation des Yin von größter Bedeutung. Bei einer *depletio o. cardialis*

kommt es zu spontanen Schweißen, bei einer *depletio yin cardiale* zu Säfteverlusten während des Schlafes.

Von den Sapores hat das **Scharfe** einen besonderen Bezug zum *o. cardialis*, da es nach außen wirkt und öffnet, außerdem das **Bittere**, weil es aufrauht, hält und das Yin wieder sammelt. Durch das Bittere wird überdies *pituita* („Schleim") aufgelöst und abgeleitet, der für das Leitbahnsystem, das vom *o. cardialis* dominiert wird, besonders belastend sein kann (Leitbahnverstopfungen, *occlusiones*, „Schleim"-Blockaden).

Wenn **äußere Heteropathien** in das Individuum eindringen und auf den kardialen/perikardialen Bereich treffen, affizieren sie in erster Linie den *o. pericardialis*. **Innere** krankheitsauslösende Agenzien, die *emotiones*, sowie konstitutionelle Schwächen führen zu einer Affektion des *o. cardialis*. So verursachen beispielsweise emotionale Stauungen *ardor*, der die Entstehung von zähem Schleim (*pituita*) fördert, der wiederum Stauungen und Blockaden des energetischen Flusses im Leitbahnbereich induziert.

Durch eine unzureichende Bereitstellung von Aktivkräften sowohl des *qi medii* (in der „Mitte" bereitgestellt) als auch des *qi originale* (vom *o. renalis* stammend) kann es zu *depletio*-Bildern im Yang-Bereich kommen.

Pathologie

Depletio yang et qi cardiale

Symptomatik:

- Palpitationen
- Müdigkeit
- Kurzatmigkeit
- Schweiße
- Blässe
- Teilnahmslosigkeit
- Kältegefühl

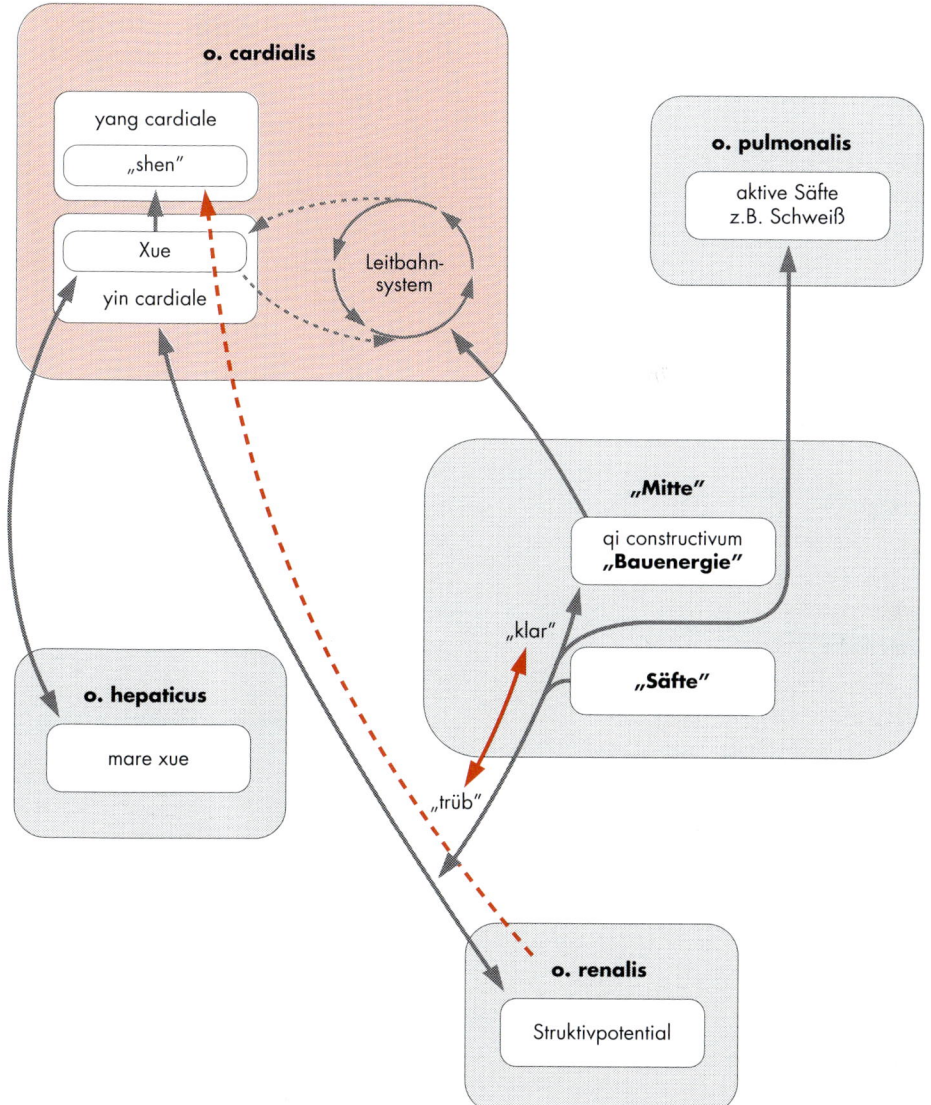

Abb. 27 Die Energetik des Funktionskreises „Herz".

- Präkordialangst
- Lippenzyanose

Therapie

Zur unmittelbaren **Stützung des *qi et yang cardiale*** eignen sich nur wenige Nahrungs-

mittel. Sie sollte über eine **Kräftigung der „Mitte"** sowie über das ***yang renale*** erfolgen.

Süßer Sapor:

- Schweineherz
- Kaffee
- Kakao

Salzig:

- Schweineherz

Bitter:

- Kaffee

Temperaturverhalten neutral:

- Schweineherz

- Kakao

Warm:

- Kaffee

Rezeptur zur Wirkungsverstärkung

- Suppe mit Schweineherz und Jujubenfrüchten (s. S. 277)

Bemerkungen

Diesen sehr unterschiedlichen Nahrungsmitteln wird explizit eine Stützung des *qi et yang cardiale* zugeschrieben. Es heißt, daß **Schweineherz** Schweißabsonderung zurücknimmt, Palpitationen beruhigt und Schlafstörungen besänftigt (eventuell zu ergänzen durch obiges Rezept oder durch andere Supplentia wie R. Codonopsitis, R. Angelicae sinensis oder Fr. Schizandrae).

Kaffee gilt auch bei uns als typisches Genußmittel, das bei geistiger Erschöpfung, Schlafsucht, Müdigkeit und Abgeschlagenheit verwendet wird. Kaffee wirkt diuretisch und entgiftend; außerdem stärkt und mobilisiert er das *qi cardiale*.

Auch **Kakao** wirkt explizit anregend und stärkend auf den *o. cardialis*, außerdem dynamisierend, mobilisierend und bei Schlafsucht anregend. Seine Wirkung ist jedoch wesentlich schwächer als die von Kaffee.

Siehe auch Übersichtstabellen 50 und 51.

Depletio xue et yin cardiale

Bei mangelnder Bereitstellung von Xue, bei einer *depletio* der „Mitte", nach Blutverlust oder bei allgemeinem Säfteverlust und einer Dezimierung des *yin cardiale* infolge einer *depletio yin renale* entstehen Symptome wie:

- Schlafstörungen

- Ein- und Durchschlafstörungen

- Palpitationen

- Vergeßlichkeit

- Schwindel

- Benommenheit

Tabelle 50 Geeignete Nahrungsmittel zur Behandlung von *depletio yang et qi cardiale*: **Sapor**

	salzig	bitter	sauer	neutral	süß	scharf
Fleisch	Schweineherz				Schweineherz	
Genußmittel		Kaffee			Kakao Kaffee	

Tabelle 51 Geeignete Nahrungsmittel zur Behandlung von *depletio yang et qi cardiale*: **Temperaturverhalten**

	kühl	Tendenz kühl	neutral	Tendenz warm	warm	heiß
Fleisch			Schweineherz			
Genußmittel			Kakao		Kaffee	

- vermehrte Träume
- Ängstlichkeit
- Schreckhaftigkeit
- blasse Lippen
- Unruhezustände
- Nervosität
- Hitzesensationen
- Schweiße im Schlaf
- trockener Mund
- heiße Fußsohlen
- rote Wangen bei sonstiger Blässe

Hilfreich sind hier Nahrungsmittel, die **Säfte spenden**, das Xue stützen und ein **kühles** Temperaturverhalten haben, und deren Sapores entweder Säfte erzeugen (**süß**) oder das Yin und Xue halten (**sauer**). Auch **Absenkendes**, Kühles, **Salziges** ist hier dienlich. Siehe auch Stützung des *yin renale* (s. S. 504), *yin et xue hepaticum* (s. S. 483).

Therapie
Getreide
Süßer Sapor:
- Weizen
- Hafer
- Mungbohne

Temperaturverhalten Tendenz zu Kälte:
- Weizen

Kühl:
- Mungbohne

Neutral:
- Hafer

Rezepturen zur Wirkungsverstärkung
- Leicht angekeimter, getrockneter Weizen (Fr. Tritici germinatus) (s. S. 23)
- Dekokt mit Süßholz, Weizen und Datteln (s. S. 24)
- Dekokt mit Weizen, Datteln und Longanen (s. S. 25)

Bemerkungen

Weizen, das wichtigste Nahrungsmittel in unseren Breiten, stützt explizit den *o. cardialis* und ergänzt das Yin, deshalb seine deutliche Wirkung bei Erregungs- und Angstzuständen, endogener Gemütslabilität mit Betrübtheit und Traurigkeit, Entschlußlosigkeit, innerer Unruhe und Schlaflosigkeit. Weiterhin günstig bei *calor*-Symptomen von trockenem Mund bis hin zur diabetischen Symptomatik. Weizen wirkt sehr gut in leicht **angekeimter Form** (germiniert), da hierdurch das kühle Temperaturverhalten verstärkt wird und Schweiße noch deutlicher gehalten werden. Auch **Weizenbrei** eignet sich gut. Die angegebenen Rezepte wirken unterstützend in dieser Richtung. Auch **Vollkornprodukte** aus Weizen (Vollkornbrot) sind sehr empfehlenswert.

> **CAVE:** **Weizenmehl** bekommt durch die Auszugsverfahren ein warmes Temperaturverhalten und wirkt zwar immer noch stützend auf die *oo. lienalis et hepaticus*, zeigt aber nicht mehr die *calor* kühlende, sedierende, beruhigende und speziell das *yin cardiale* stützende Wirkung.

Auch **Hafer**, in der Regel in Form von Haferflocken eingenommen, wirkt auf die „Mitte" und stützt das *yin cardiale*; deshalb die Zurückhaltung von Schweiß und die Verbesserung des Schlafs.

Mungbohne (Fr. et Testa Mungo): Auf Grund des kühlen Temperaturverhaltens *calor* kühlend, das Qi absenkend, Unruhe beseitigend. Geeignet bei Unruhezuständen, trockenem Mund, Fieber und bei diabetischer Stoffwechsellage (*sitis diffundens*).

Gemüse
Süßer Sapor, kühles Temperaturverhalten:
- Lotoswurzel

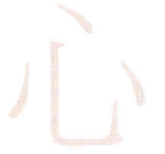

Bemerkungen

Auf Grund des kühlen Temperaturverhaltens *calor* kühlend, Säfte erzeugend, Blutungen stillend. Eventuell zu ergänzen mit Birnen oder Zuckerrohrsaft.

Früchte

Durch die kühlen, süßen Früchte können dem *o. cardialis* Säfte zugeführt und damit sein Yin gestützt werden.

Süßer Sapor:
- Longane (Fr. Euphoriae)
- Maulbeerfrucht (Fr. Mori)
- Kirsche

Temperaturverhalten kalt:
- Maulbeerfrucht

Neutral:
- Longane

Warm:
- Kirsche

Rezepturen zur Wirkungsverstärkung
- Dekokt zur suppletio der oo. cardialis et lienalis (Longanenfruchtfleisch, Lotossamen (S. Loti), Dattelfrüchte (Fr. Jujubae) (s. S. 227)
- Eingedickte Fruchtsuppe aus Kirschen und Longanen (Longanenfruchtfleisch, Bocksdornfrüchte (Fr. Lycii), Kirschen) (s. S. 235)

Bemerkungen

Die **Longane** (Fr. Euphoriae) eignet sich vor allem zur *suppletio* des Xue und des Yin bei Schlaflosigkeit, Vergeßlichkeit, Angstzuständen und Schweißen. **Maulbeerfrüchte** (Fr. Mori), bereits zur Stützung des *yin renale* empfohlen, eignen sich auch hervorragend zur Stützung des Xue und *yin cardiale*.

Die **Kirsche**, bereits beim *o. renalis* erwähnt, ist auch zur Stützung des Xue und des *o. cardialis* anwendbar. Zur Wirkverbesserung, siehe die Rezepturen.

Fleisch/ Milch

Süßer Sapor:
- Fasan
- Schweineherz
- Kuhmilch
- Schaf-, Ziegenmilch
- Frischkäse

Zusätzlich **sauer**:
- Fasan

Zusätzlich **salzig**:
- Schweineherz

Temperaturverhalten Tendenz zu Kälte:
- Frischkäse

Neutral:
- Schweineherz
- Kuhmilch

Warm:
- Fasan
- Schaf-, Ziegenmilch

Rezeptur zur Wirkungsverstärkung
- Suppe mit Schweineherz und Jujubenfrüchten (s. S. 277)

Bemerkungen

Schweineherz wird eine deutliche Wirkung auf den *o. cardialis* zugeschrieben (sowohl auf den Yang- als auch auf den Yin-Aspekt). Deshalb sowohl bei Zeichen von Defizienz des *qi cardiale* (Palpitationen etc.) als auch bei Schlafstörungen und nächtlichen Schweißen (Zeichen für *depletio yin cardiale*) angezeigt.

Milch, insbesondere **Kuhmilch**, wirkt befeuchtend, *calor* kühlend und entgiftend. Sie kompensiert Defizienzen von Qi und Xue und hat somit eine deutliche Wirkung auf den *o. cardialis*. Ähnlich verhält es sich mit der befeuchtenden Wirkung von **Schaf- und Ziegenmilch, Frischkäse** und auch **Fasanenfleisch**. Mittelbar wird hierdurch das *yin cardiale* erreicht.

Siehe auch Übersichtstabellen 52 und 53.

Tabelle 52 Geeignete Nahrungsmittel zur Behandlung von *depletio xue et yin cardiale*: **Sapor**

	salzig	bitter	sauer	neutral	süß	scharf
Getreide					Weizen Hafer Mungbohne	
Gemüse					Lotoswurzel	
Früchte					Longane Maulbeerfrucht Kirsche	
Fleisch	Schweineherz		Fasan		Fasan Schweineherz	
Milchprodukte					Kuhmilch Schafmilch Ziegenmilch Frischkäse	Koriander

Tabelle 53 Geeignete Nahrungsmittel zur Behandlung von *depletio xue et yin cardiale*: **Temperaturverhalten**

	kalt	kühl	Tendenz kalt	neutral	Tendenz warm	warm
Getreide		Mungbohne	Weizen	Hafer		
Gemüse		Lotoswurzel				
Früchte	Maulbeerfrucht			Longane		Kirsche
Fleisch				Schweineherz		Fasan
Milchprodukte			Frischkäse	Kuhmilch		Schafmilch Ziegenmilch

Ardor („Glut") *o. cardialis* durch Stasen

Wenn sich durch Stasen, z.B. *pituita* („Schleim"), eine *ardor*-Symptomatik im Bereich des *o. cardialis* ausbildet, kommt es zu Symptomen wie:

- extremer Durst
- Mundulzerationen
- Ruhelosigkeit
- Agitiertheit
- Hitzegefühl
- extrem gestörter Schlaf
- dunkler Urin
- Blut im Urin
- bitterer Mundgeschmack

Therapie

Bezüglich der diätetischen Therapie sei hingewiesen auf die Kapitel über „Schleim"-Behandlung im *o. pulmonalis* (s. S. 455), im *o. lienalis* (s. S. 419), bei *humor* und *pituita* (s. S. 540) und *calor, ardor* (s. S. 550). Besonders hervorgehoben seien hier:

Süßer Sapor:

- Azukibohnen (S. Phaseoli)
- Birne
- Wassermelone
- grüner Tee

Zusätzlich **sauer**:

- Azukibohnen
- Birne

Zusätzlich **bitter**:

- grüner Tee

Temperaturverhalten kalt:

- Wassermelone

Kühl:

- Birne
- grüner Tee

Neutral:

- Azukibohnen

Rezeptur zur Wirkungsverstärkung

- Birnenbrei (Birnen mit Rundkornreis) (s. S. 189)

Bemerkungen

Mit Leguminosen allgemein und speziell mit **Azukibohnen** ist es möglich, *calor* deutlich zu kühlen, Schwellungen zu beseitigen, *humor* auszuleiten und dadurch auch Xue-Stasen zu zerstreuen. Deshalb geeignet bei Hautgeschwüren, Ulzerationen und auch blutigem Urin.

Die **Birne** ist auf Grund ihres kühlen Temperaturverhaltens und ihrer „Schleim"-umwandelnden Wirkung besonders geeignet bei *calor pituitae*-Prozessen (über den pulmonalen Bereich hinaus auch im kardialen Funktionskreis). Deshalb günstig bei Nervosität, Durst, trockenem Mund, Unruhezuständen bis hin zu einer diabetischen Stoffwechsellage (*sitis diffundens*); außerdem nach übermäßigem

Genuß von Alkohol in Verbindung mit Verwirrtheit, geistiger Unruhe etc. Verbesserung der Symptomatik durch **Birnensirup oder Birnensaft,** insbesondere zur Stützung des Yin, oder auch durch den genannten **Birnenbrei.** Letzterer ist besonders bei Kindern angezeigt, bei denen eine *calor venti*-Erkrankung den *o. cardialis* erreicht hat (mit Verwirrtheitszuständen, Ohnmachtsgefahr etc.).

CAVE: *Algor depletionis* der „Mitte".

Die **rohe** Birne wirkt stärker *calor* kühlend, die **gegarte** (als Kompott) stärker das Yin stützend und befeuchtend.

Wassermelone: Auf Grund des kalten Temperaturverhaltens geeignet zur Ableitung von *ardor*, auch bei *ardor cardialis* mit roter Zunge und Geschwüren im Mund und Zungenbereich (eventuell zusammen mit Rhiz. Rehmanniae viride und frischen Bambusblättern).

Wassermelonensaft eignet sich besonders gut bei *calor stomachi* sowie bei Unruhezuständen, Schlafstörungen und Geschwürbildungen.

Grüner Tee: Auf Grund des kühlen Temperaturverhaltens und des bitteren Sapor geeignet bei *calor-* und *ardor*-Prozessen im Kopfbereich sowie zur Beseitigung von Unruhe und Durst, zur Umwandlung von *pituita* und nach übermäßigem Alkoholgenuß.

Siehe auch Übersichtstabellen 54 und 55.

Tabelle 54 Geeignete Nahrungsmittel zur Behandlung von *ardor o. cardialis* durch Stasen: **Sapor**

	salzig	bitter	sauer	neutral	süß	scharf
Gemüse			Azukibohnen			Azukibohnen
Früchte			Birne		Birne Wassermelone	
Genußmittel		grüner Tee			grüner Tee	

Tabelle 55 Geeignete Nahrungsmittel zur Behandlung von *ardor o. cardialis* durch Stasen: **Temperaturverhalten**

	kalt	kühl	neutral	Tendenz warm	warm	heiß
Gemüse			Azukibohnen			
Früchte	Wassermelone	Birne				
Genußmittel		grüner Tee				

Das Xue stagniert in den Leitbahnen

Es kommt zu Symptomen wie:

- Palpitationen
- innere Unruhe
- pektanginöse Beschwerden
- Benommenheit
- Lippenzyanose
- Nagelzyanose
- kalte Hände

Zur diätetischen Therapie eignen sich folgende Nahrungsmittel:

Süßer Sapor:

- chinesischer Lauch
- Azukibohnen

Zusätzlich **sauer:**

- Azukibohnen

Zusätzlich **scharf**:

- chinesischer Lauch

Temperaturverhalten neutral:

- Azukibohnen

Warm:

- chinesischer Lauch

Rezeptur zur Wirkungsverstärkung

- Heiße Kuhmilch mit Lauchsaft (s. S. 100)

Bemerkungen

Durch die öffnende, das Qi bewegende und das Yang kräftigende Wirkung des **Lauchs** werden gleichzeitig Xue-Stasen beseitigt. So ist Lauchsaft explizit bei pektanginösen Beschwerden mit Xue-Stasen indiziert. Hierzu sollte insbesondere der rohe chinesische Lauch verwendet werden. In Kombination mit Kuhmilch (und frischem Ingwer) wird zusätzlich „Schleim" umgewandelt und eingestautes Xue bewegt, gleichzeitig jedoch sehr stark auf den *o. stomachi* eingewirkt. Ist eine kardiale Wirkung erwünscht, ist bevorzugt reiner Lauchsaft zu verwenden.

Azukibohnen (S. Phaseoli) wirken nicht nur kühlend und befeuchtend auf den *o. cardialis*, sondern können auch Xue-Stasen zerschlagen.

Tabelle 56 Geeignete Nahrungsmittel zur Behandlung von Xue-Stagnationen im *o. cardialis*: **Sapor**

	salzig	bitter	sauer	neutral	süß	scharf
Gemüse			Azukibohnen		Azukibohnen chin. Lauch	chin. Lauch

Tabelle 57 Geeignete Nahrungsmittel zur Behandlung von Xue-Stagnationen im *o. cardialis*:
Temperaturverhalten

	kühl	Tendenz kühl	neutral	Tendenz warm	warm	heiß
Gemüse			Azukibohnen		chin. Lauch	

2.8 Die Diätetik der *oo. intestinorum*

(Funktionskreise „Dünn- und Dickdarm")

Physiologie

Die *oo. intestinorum* (*oo. intestini tenuis et intestini crassi*, „Dünndarm"- und „Dickdarm"-Funktionskreis) sind für die Weiterleitung und Ausscheidung der nicht geklärten Säfteanteile zuständig. Die wesentlichen Störungen sind:

- mangelnde Weiterleitung, **Obstipation** (Die klassische Aussage hierzu lautet: „Ein sicheres Zeichen, daß sich das *qi stomachi* nicht ausreichend absenken kann").
- eine forcierte Weiterleitung, **Diarrhö** (Die klassische Aussage hierzu lautet: „Ein sicheres Zeichen, daß sich das *yang lienale* nur unzureichend entwickelt").
- Dysenterien, heteropathische Belastungen, Intoxikationen.

Pathologie

Calor repletionis-Symptomatik im Bereich der *oo. intestinorum*

Zur Therapie einer **Obstipation** kommen alle Mittel in Frage, die der Stützung, Befeuchtung und Kühlung des *o. stomachi* dienen und die Absenkung des *qi stomachi* fördern (s. S. 440ff). Hier seien besonders hervorgehoben:

Getreide/Nüsse
Süßer Sapor:
- Erdnuß
- Sesam
- Pinienkerne

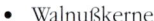

- Walnußkerne
- Mandeln

Temperaturverhalten neutral:
- Erdnuß
- Sesam
- Mandeln

Tendenz zu Wärme:
- Pinienkerne

Warm:
- Walnußkerne

Rezeptur zur Wirkungsverstärkung:
- Mit Wasser einzunehmende Arznei aus zweierlei Kernarten (Mandeln, Walnußkerne) (s. S. 87)

Bemerkungen

Alle genannten Nahrungsmittel haben auf Grund ihres hohen Fettgehaltes eine die *oo. intestinorum* durchlässig (gleitend) machende Wirkung.

Gemüse

Gemüsearten, die kühl, schlüpfrig und Säfte erzeugend sind oder roh, bzw. in Salatform genossen, beschleunigen die Verdauung.

Süßer Sapor:
- Chinakohl
- Spinat
- Amaranth
- Bambussprossen
- Salat
- Süßkartoffeln
- Aubergine
- Wasserkastanie
- Judasohr (schwarze Morchel)

Temperaturverhalten kalt:
- Bambussprossen
- Wasserkastanie

Kühl:
- Spinat
- Salat

Tendenz zu Kälte:
- Chinakohl
- Amaranth
- Aubergine

Neutral:
- Süßkartoffel
- Judasohr

Bemerkungen

Die kühlende Wirkung von **Spinat** sorgt nicht nur für eine Befeuchtung und Glättung der *oo. intestinorum*, sondern wirkt selbst bei entzündlichen Prozessen, Blutungen, Hämorrhoiden und Fisteln.

Auch die **Aubergine** sei hier wegen ihrer Wirkung bei blutigem Stuhl und blutigen Hämorrhoiden hervorgehoben. Sie kühlt *calor*, bewegt und kühlt das Xue und beseitigt Stasen.

Judasohr (schwarze Morchel) kühlt ebenfalls das Xue, wirkt blutstillend und sollte bei Blut im Stuhl und blutenden Hämorrhoiden genossen werden (eventuell zusammen mit Spinat und Karotten).

Früchte

Früchte haben überwiegend ein kühles Temperaturverhalten und einen süßen oder säuerlichen Sapor, wirken Säfte spendend und eignen sich gut zur Behandlung von Obstipation.

Süßer Sapor:
- Pfirsich
- Pflaume
- Banane
- Feige
- Maulbeerfrucht (Fr. Mori)
- Apfel (roh)

Zusätzlich **sauer:**
- Pfirsich
- Pflaume
- Apfel

Temperaturverhalten kalt:

- Banane
- Maulbeerfrucht

Kühl:

- Apfel

Neutral:

- Pflaume
- Feige

Warm:

- Pfirsich

Bemerkungen

Frische Früchte haben auf Grund ihrer
kühlenden, befeuchtenden Wirkung abführenden
Charakter, während **getrocknete** auf Grund ihrer
erhöhten Süße und ihrer dadurch vermehrten
Säftebereitstellung befeuchtend und laxierend-
glättend wirken.

Pfirsich:

CAVE: Bei konstitutionell bedingtem *calor*
mit Geschwüren, Furunkel, etc.

Banane: Auf Grund ihres kalten Temperaturverhaltens auch zur Stillung von Blutungen
(blutende Hämorrhoiden) geeignet. Eine
verbesserte laxierende und blutstillende Wirkung
hat die **gekochte Banane** mit der Schale gekocht
und verzehrt. Hierdurch Erhöhung der
befeuchtenden, aber auch der blutstillenden
Wirkung.

Auch **Feigen** wirken blutungsstillend.

Maulbeerfrüchte (Fr. Mori) haben sich seit alters
her bei der Verbesserung der Säftebereitstellung
und damit bei der Durchgängigmachung der
oo. intestinorum im Senium bewährt (auch
kombiniert mit schwarzem Sesam).

Apfel ist hier in roher Form geeignet.

CAVE: Alle Früchte spenden sehr viel
Feuchtigkeit, deshalb ist bei *humor depletionis*
der „Mitte" Vorsicht geboten.

Milchprodukte

Süßer Sapor:

- Kuhmilch
- Joghurt
- Kefir
- Butter
- Sahne

Zusätzlich **sauer**:

- Joghurt
- Kefir

Temperaturverhalten neutral:

- Kuhmilch
- Joghurt
- Kefir
- Butter
- Sahne

Bemerkungen

Alle genannten Milchprodukte haben eine Säfte
spendende, befeuchtende Wirkung und sind
deshalb bei Obstipation gut geeignet.

Gewürze/Genußmittel

Salziger Sapor:

- Salz

Süß:

- Sojaöl
- Erdnußöl
- Schweineschmalz

Zusätzlich **scharf**:

- Sojaöl

Scharf:

- Rapsöl

Temperaturverhalten kalt:

- Salz

Kühl:

- Sesamöl
- Schweineschmalz

Neutral:

- Erdnußöl

Warm:

- Rapsöl
- Sojaöl

Bemerkungen

Salz hat eine laxierende Wirkung, insbesondere als **abgekochtes Salzwasser** wirkt es sich bei

depletio yin und *ardor*-Prozessen günstig aus. Die verschiedenen **Öle und Fette** wirken alle laxierend und befeuchtend.

> **CAVE:** *Depletio* der „Mitte" und Durchfallneigung.

Siehe auch Übersichtstabellen 58 und 59.

Tabelle 58 Geeignete Nahrungsmittel zur Behandlung von *calor repletionis* in den *oo. intestinorum*: **Sapor**

	salzig	bitter	sauer	neutral	süß	scharf
Nüsse					Erdnuß Sesam Pinienkerne Walnuß Mandeln	
Gemüse					Chinakohl Spinat Amaranth Bambussprossen Salat Süßkartoffel Aubergine Judasohr Wasserkastanie	
Früchte			Pfirsich Pflaume Apfel		Pfirsich Pflaume Banane Feige Maulbeerfrucht Apfel	
Milchprodukte			Joghurt Kefir		Kuhmilch Joghurt Kefir Butter Sahne	
Gewürze/ Öle	Salz				Sojaöl Erdnußöl Schweineschmalz	Sojaöl Rapsöl

Tabelle 59 Geeignete Nahrungsmittel zur Behandlung von *calor repletionis* in den *oo. intestinorum*: **Temperaturverhalten**

	kalt	kühl	Tendenz kühl	neutral	Tendenz warm	warm
Nüsse				Erdnuß Sesam Mandeln	Pinienkerne	Walnuß
Gemüse	Bambussprossen Wasserkastanie	Spinat Salat	Chinakohl Amaranth Aubergine	Süßkartoffel Judasohr		
Früchte	Banane Maulbeerfrucht	Apfel		Pflaume Feige		Pfirsich
Milchprodukte				Kuhmilch Joghurt Kefir Butter Sahne		
Gewürze/ Öle	Salz	Sesamöl Schweine- schmalz		Erdnußöl		Rapsöl Sojaöl

Depletio-Symptomatik im Bereich der *oo. intestinorum*

Führendes Symptom:

- Diarrhö

Grundsätzlich sind hier alle Nahrungsmittel zu nennen, die bei einer *depletio yang lienale* erwähnt wurden (s. S. 425). Hier sollen noch einmal hervorgehoben werden:

Getreide

Süßer Sapor:

- Buchweizen
- Hirse
- klebrige Kolbenhirse
- Mohrenhirse (Sorghum)
- Sojabohne
- Azukibohnen (S. Phaseoli)

Zusätzlich **salzig**:

- Hirse

Zusätzlich **sauer**:

- Azukibohnen

Temperaturverhalten Tendenz zu Kälte:

- Buchweizen
- Hirse
- klebrige Kolbenhirse

Neutral:

- Sojabohnen
- Azukibohnen

Warm:

- Mohrenhirse

Rezepturen zur Wirkungsverstärkung

- Dekokt aus Buchweizen mit Rettich (s. S. 29)
- Notfallelixier aus Buchweizen (s. S. 29)
- Brei mit Kolbenhirse, Yamswurzel und Jujubenfrüchten (s. S. 39)
- Pulver mit Sorghum (Mohrenhirse) und Jujubenfrüchten (s. S. 43)
- Dekokt mit Sorghum (Mohrenhirse), Hiobstränensamen (S. Coicis), Wegerichsamen (S. Plantanginis) (s. S. 43)

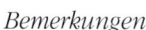

Bemerkungen

Buchweizen eignet sich sehr gut zur Stützung des *o. lienalis* sowie zur Beseitigung von *humor* und zur Entgiftung von *calor*, zusammen mit Rettich verstärkt er die Öffnung des *o. stomachi*. Das Notfallelixier (Buchweizen leicht angeröstet, pulverisiert und zu Pillen geformt) eignet sich besonders bei *calor humidus*-Prozessen und Durchfallneigung.

Durch das angegebene Rezept wird die stützende Wirkung der **Hirse** noch verstärkt. Bei Diarrhö sehr gut geeignet.

Bei persistierendem Durchfall ist der Brei aus **klebriger Kolbenhirse** zu empfehlen.

Wegen des warmen Temperaturverhaltens ist hier auch die **Mohrenhirse** zu nennen (siehe auch die angegebenen Rezepte).

Die neutrale **Sojabohne** und die **Azukibohne** sind in gekochtem oder geröstetem Zustand zur Stützung der „Mitte" geeignet.

Gemüse

Scharfer Sapor:

- Chillies
- Paprika
- Ingwer

Temperaturverhalten heiß:

- Chillies
- Paprika

Warm:

- Ingwer

Bemerkungen

Chillies, Ingwer und Paprika eignen sich zur Wärmung der „Mitte", Stützung des *yang lienale* sowie Ausleitung von *algor* und *humor*. Bei wäßrigem Durchfall: **grüne Paprika** mit fermentierter Sojabohnenpaste anbraten und einnehmen.

CAVE: *Depletio* des Yin, hochschlagender *ardor*, blutiger Stuhl, Hämorrhoiden, Ulzera.

Früchte

Süßer Sapor:

- Apfel (etwas sauer)

Sauer:

- Japanaprikosen (Fr. Mume praeparatus)

Temperaturverhalten kühl:

- Apfel

Temperaturverhalten neutral, Tendenz zu Wärme:

- Japanaprikosen

Rezeptur zur Wirkungsverstärkung

- Apfel- und Yamswurzelpulver (s. S. 213)

Bemerkungen

Japanaprikosen sind auf Grund ihrer Wärme und ihres sauren Sapor, der die Säfte hält und die *oo. intestinorum* aufrauht, bei hartnäckigem Durchfall (vergleiche Fr. Mume praeparatus, Eintragungen in der Pharmakologie) gut geeignet.

Apfel eignet sich in geriebener Form bei Durchfall; zusammen mit Yamswurzel (Rhiz. Batatatis) verbessert sich die Wirkung (gut bei persistierender Diarrhö).

Gewürze

Scharfer Sapor:

- Pfeffer
- Gewürznelken
- Muskat

Temperaturverhalten warm:

- Gewürznelken
- Muskat

Heiß:

- Pfeffer

Bemerkungen

Diese Gewürze wärmen die „Mitte", zerstreuen *algor* und haben bei Diarrhö eine günstige

Wirkung (eventuell zusammen mit anderen Mitteln zur Stützung des Qi und Erwärmung des Yang (R. Codonopsitis, Rhiz. Atractylodis macrocephalae, Cortex Cinnamomi etc.).

CAVE: *Depletio yin.*

Siehe auch Übersichtstabellen 60 und 61.

Tabelle 60 Geeignete Nahrungsmittel zur Behandlung von *depletio* in den *oo. intestinorum:* **Sapor**

	salzig	bitter	sauer	neutral	süß	scharf
Getreide	Hirse		Azukibohnen		Buchweizen Hirse klebrige Kolbenhirse Mohrenhirse Sojabohnen Azukibohnen	
Gemüse						Chillies Paprika Ingwer
Früchte			Japanaprikose		Apfel	
Gewürze						Pfeffer Gewürznelken Muskat

Tabelle 61 Geeignete Nahrungsmittel zur Behandlung von *depletio* in den *oo. intestinorum:* **Temperaturverhalten**

	kühl	Tendenz kalt	neutral	Tendenz warm	warm	heiß
Getreide		Buchweizen Hirse klebrige Kolbenhirse	Sojabohnen Azukibohnen		Mohrenhirse	
Gemüse					Ingwer	Chillies Paprika
Früchte	Apfel		Japanaprikose	Japanaprikose		
Gewürze					Gewürznelken Muskat	Pfeffer

Calor humidus-Belastung der oo. intestinorum

Typische Symptomatik:

- dysenterische Zeichen
- Diarrhö mit Schleim und eventuell Blut im Stuhl
- Geschwürbildung
- stark riechender Stuhl
- Brennen im Analbereich
- Entzündungszeichen
- allgemeine Infektionszeichen
- Schweiße

Zusätzlich sollen hier parasitäre Erkrankungen besprochen werden.

Therapie

Es sollten Nahrungsmittel verwendet werden, die

- die „Mitte" stützen (s. S. 419)
- calor-Prozesse kühlen und ausleiten (s. S. 550)
- humor und pituita umwandeln und eliminieren (s. S. 540)

Getreide

Süßer Sapor:

- Buchweizen
- Azukibohnen
- Sonnenblumenkerne

Zusätzlich **sauer**:

- Azukibohnen

Temperaturverhalten neutral:

- Buchweizen
- Azukibohnen
- Sonnenblumenkerne

Rezepturen zur Wirkungsverstärkung:

- Notfallelixier aus Buchweizen (gerösteter, pulverisierter Buchweizen) (s. S. 29)
- Dekokt aus Azukibohnen (S. Phaseoli) und Maulbeerrinde (C. Mori radicis) (s. S. 63)
- Sonnenblumenkerne gegen Wurmbefall (s. S. 91)

Bemerkungen

Buchweizen ist zur Kühlung von *calor*, zur Austreibung von *humor*, zur Entgiftung und zur Lösung von Blockaden und Verhärtungen besonders geeignet. Verstärkte Wirkung als Notfallelixier (pulverisiert und mit Wasser zu Pillen geformt).

Auch **Azukibohnen** sind sehr wirksam bei der Ausleitung von *humor* und bei der Kühlung von *calor* sowie bei Ulzerationen, Hämorrhoiden, blutigem Stuhl und Dysenterien. Verstärkt wird die kühlende, ausleitende Wirkung durch Maulbeerrinde (C. Mori radicis).

Sonnenblumenkerne eignen sich besonders bei blutigen Stühlen, aber auch zur Behandlung von Oxyuriasis (Wurmbefall), wo sie entgiftend wirken. Siehe das Rezept, bei dem Sonnenblumenkerne von der Schale befreit werden.

Gemüse

Scharfer Sapor:

- Frühlingszwiebeln (Bulbus Porri)
- Knoblauch

Süß:

- Amaranth
- Salat
- Kartoffel
- Lotoswurzel
- Aubergine
- Gurke
- Judasohr (schwarze Morchel)

Zusätzlich **bitter**:

- Salat

Temperaturverhalten kühl:

- Lotoswurzel
- Gurke

Tendenz zu Kälte:

- Amaranth
- Aubergine

Neutral:

- Kartoffel
- Judasohr

Warm:
- Frühlingszwiebeln
- Knoblauch

Rezepturen zur Wirkungsverstärkung
- Frühlingszwiebelsaft mit Sesamöl (s. S. 104); bei Wurmbefall
- In Essig eingelegter Knoblauch (s. S. 109)
- Geschmorter Knoblauch (s. S. 109)
- Brei mit violettem Amaranth (Amaranth und Rundkornreis) (s. S. 135)
- Lotoswurzelpulver (s. S. 152)
- Auberginenwein (s. S. 155)
- In Honig getauchte Gurken (s. S. 165)
- Trank aus Gurkenblättern (s. S. 165)
- Eingedickte Suppe aus Judasohr (s. S. 167)

Bemerkungen

Bei *algor* bedingter Diarrhö ist die warme **Frühlingszwiebel** zusammen mit Ingwer sehr wirksam, bei Wurmbefall (Askariden) mit Sesamöl.

Knoblauch ist sehr wirksam bei *algor*-Noxen, bei Diätfehlern, bei Amöbenruhr sowie Endoparasitenbefall (Hakenwürmer und Oxyuren). In Essig eingelegter Knoblauch reguliert das Qi und beseitigt auf Grund der dynamisierenden Wirkung des Essigs *algor*-Blockaden. Geschmorter Knoblauch wiederum hat eine stark antiparasitäre, entgiftende Wirkung.

Amaranth kühlt nicht nur *calor*, sondern leitet auch *humor* aus und ist sehr effektiv bei eitriger, blutiger Dysenterie (besonders als Brei mit Rundkornreis).

Die **Lotoswurzel**, roh oder als Saft, ist sehr wirksam bei *calor* des Xue mit Blutungen aller Art. Bei Darmblutungen eignet sich auch Lotoswurzelpulver.

Ähnlich ist auch die **Aubergine** bei *calor* des Xue, blutenden Hämorrhoiden und blutigem Stuhl auf der Basis von *ventus* im Bereich *oo. intestinorum* wirksam. Bei langwährenden

ventus-Schädigungen (hier Colitis) ist Auberginenwein sehr bewährt.

Die in Honig getauchte **Gurke** ist bei leichteren Fällen von Diarrhö auf der Basis von *calor humidus*, besonders bei Kindern, sehr geeignet.

Die eingedickte Suppe aus **Judasohr** (schwarze Morchel) bietet sich bei Blut im Stuhl und blutigen Hämorrhoiden an.

Früchte

Süßer Sapor::
- Kaki
- Banane
- Kokosnuß
- Granatapfel
- Feige
- Honigmelone

Gleichzeitig **adstringierend**:
- Kaki
- Granatapfel

Sauer:
- Japanaprikosen (Fr. Mume praeparatus)
- Granatapfel

Temperaturverhalten kalt:
- Kaki
- Banane
- Honigmelone

Neutral:
- Japanaprikose
- Kokosnuß
- Feige

Warm:
- Granatapfel

Rezepturen zur Wirkungsverstärkung:
- Dekokt aus Japanaprikose und Schlangenbartwurzel (R. Ophiopogonis) (s. S. 209)
- Heilwein aus grünen Japanaprikosen (s. S. 209)
- Granatapfelsaft (s. S. 223)

- Geschmorter Schweinedarm mit Feige
  (s. S. 225)

Bemerkungen

Die kalte **Kaki** kühlt *calor*, rauht die
oo. intestinorum auf und kräftigt die „Mitte".
Wichtig auch zur Blutungsstillung bei
Hämorrhoidenblutungen und blutiger Dysenterie
oder bei Diarrhö auf Grund einer *depletio qi*.

> **CAVE:** Bei *algor depletionis* der „Mitte"
> und gleichzeitigem *humor pituitae*-Befund.

Japanaprikose (Fr. Mume praeparatus) gilt im
obigen Rezept als sichere Medikation zur
Aufrauhung der *oo. intestinorum* (bei
hartnäckigem Durchfall oder auch
Spulwurmbefall). Antiparasitische Wirkung:
bei Bauchschmerzen, Erbrechen (gemeinsam
mit Blütenpfeffer, Süßholzwurzel). Günstig
wirkt auch der Heilwein aus grünen Japanaprikosen.
Banane: Günstig bei Obstipation auf Grund von
Kälte und Befeuchtung der *oo. intestinorum*;
wirkt auch entgiftend. Bei blutigen
Hämorrhoiden sind besonders gekochte Bananen
(mit der Schale kochen und verzehren)
empfehlenswert.
Das Fleisch der **Kokosnuß** wirkt antiparasitisch
(z.B. Zestodenbefall), besonders bei Kindern
indiziert. Es ergänzt die „Mitte" und vertreibt
ventus.
Granatapfel: Entweder als Saft oder Dekokt (mit
Schale). Bei hartnäckigem Durchfall und
Dysenterie, auch bei Eiter und Blut im Stuhl.
Feige: Wirkt laxierend, daher bei Obstipation,
aber auch bei blutenden Hämorrhoiden.
Besonders günstig: gekocht mit geschmortem
Schweinedarm.
Honigmelone: Bei Ulzerationen im Bereich der
oo. intestinorum.

> **CAVE:** (Wegen der Kälte): *Algor depletionis*
> der „Mitte" sowie Neigung zu Blähungen und
> Durchfall.

Fleisch/Fisch/Milchprodukte
Süßer Sapor:
- Hasen-, Kaninchenfleisch
- Barsch, Zander
- Kuhmilch
- Frischkäse

Temperaturverhalten kühl:
- Hasen-, Kaninchenfleisch
- Frischkäse

Neutral:
- Barsch
- Zander
- Kuhmilch

Rezepturen zur Wirkungsverstärkung:
- Knoblauchmilch (s. S. 337); Milch zusammen
  mit Knoblauch gekocht bei Spulwurmbefall
- Milch mit Bletilla striata-Wurzelknolle (Milch,
  Honig, Tuber Bletillae) (s. S. 337); zur
  Kühlung von *calor* der *oo. intestinorum*,
  Ulcus, Blutungen

Bemerkungen

Hasen- und Kaninchenfleisch eignet sich auf
Grund der kühlen Temperatur zur Beseitigung
von *calor* im Darmbereich und bei Erbrechen mit
blutigem Stuhl.
Fische wie **Barsch** oder **Zander** wirken gut bei
ventus im Bereich der *oo. intestinorum* mit
blutiger Diarrhö.

> **CAVE:** *Algor humidus*-Symptomatik.

Kuhmilch befeuchtet die *oo. intestinorum*, senkt
das Qi ab, kühlt *calor* und entgiftet.

> **CAVE:** *Algor humidus*-Symptomatik, *depletio qi.*

Frischkäse: Befeuchtung der Yin-orbes.

Genußmittel/Öle
Süßer Sapor:
- Honig
- Erdnußöl
- Sesamöl
- grüner Tee

Zusätzlich **bitter**:
- grüner Tee

Scharf:
- Rapsöl

Temperaturverhalten kühl:
- Sesamöl
- grüner Tee

Neutral:
- Honig
- Erdnußöl

Warm:
- Rapsöl

Bemerkungen

Honig dient der Befeuchtung und der Beseitigung von Schmerzen (auf Grund der Süße)

und wirkt bei Dysenterie und Diarrhö entgiftend; bei entzündlichen Prozessen im Darmbereich eventuell zusammen mit geröstetem Sesam.

> **CAVE:** *Pituita-* und *humor*-Belastung, *depletio* des Qi.

Erdnußöl wirkt nicht nur antiparasitisch (Askaridenbefall), sondern macht bei Ileus, Blockaden und Obstipation durchlässig.

> **CAVE:** *Depletio* der „Mitte", Diarrhö.

Sesamöl wirkt bei Verdauungsblockaden, Schmerzen im Abdomen und Wurmbefall (Askariden) laxierend.

Grüner Tee: Bei *calor humidus*-Prozessen mit Diarrhö und Dysenterie, bei Verdauungsblockaden und Geschwürbildungen.

Rapsöl wirkt Trockenheit befeuchtend, laxierend, *ventus* austreibend und antiparasitisch (bei Ileus, Obstipation, Ulzerationen, Hämorrhoiden).

Siehe auch Übersichtstabellen 62 und 63.

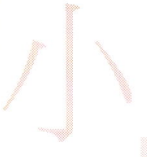

Tabelle 62 Geeignete Nahrungsmittel zur Behandlung von *calor humidus* in den *oo. intestinorum*:
Sapor

	adstringierend	bitter	sauer	neutral	süß	scharf
Getreide			Azuki-bohnen		Buchweizen Azukibohnen Sonnenblumen-kerne	
Gemüse		Salat			Amaranth Salat Kartoffel Lotoswurzel Aubergine Gurke Judasohr	Frühlingszwiebel
Früchte	Kaki Granat—apfel	Japan-aprikose Granatapfel			Kaki Banane Kokosnuß Granatapfel Feige Honigmelone	
Fleisch					Hasenfleisch Kaninchenfleisch	
Fisch					Barsch Zander	
Milchprodukte					Kuhmilch Frischkäse	
Genußmittel/ Öle		grüner Tee			Honig Erdnußöl Sesamöl grüner Tee	Rapsöl

Tabelle 63 Geeignete Nahrungsmittel zur Behandlung von *calor humidus* in den *oo. intestinorum*: **Temperaturverhalten**

	kalt	kühl	Tendenz kühl	neutral	warm	heiß
Getreide				Buchweizen Azukibohnen Sonnenblumenkerne		
Gemüse		Lotoswurzel Gurke	Amaranth Aubergine	Kartoffel Judasohr	Frühlingszwiebel Knoblauch	
Früchte	Kaki Banane Honigmelone			Japanaprikose Kokosnuß Feige	Granatapfel	
Gemüse						
Früchte						
Fleisch		Hasenfleisch Kaninchenfleisch				
Fisch				Barsch Zander		
Milchprodukte		Frischkäse		Kuhmilch		
Genußmittel/ Öle		Sesamöl grüner Tee		Honig Erdnußöl	Rapsöl	

3 Agenzien, Bewegung des Qi und des Xue

In diesem Abschnitt werden die häufigsten klinisch relevanten energetischen Veränderungen, die nicht *orbis*-gebunden sind, aufgeführt.

Dies sind vor allem die **äußeren krankheitsbedingenden Faktoren** (äußere **Agenzien**):

- *humor* („Feuchtigkeit"), *pituita* („Schleim")
- *algor* („Kälte")
- *ventus* („Wind")
- *calor* („Hitze"), *ardor* („Glut") (die häufigste energetische Entgleisung im Sinne einer gesteigerten Dynamik und klinisches **Leitkriterium**)
- *aestus* („Sommerhitze")
- *ariditas* („Trockenheit")

Bewegung des Qi und Xue

- **Absenkung** des „Mitten"- und des pulmonalen Qi
- **Absenkung** des hepatischen Qi
- **Anhebung** des Qi
- Nahrungsmittel, deren Qi-Kraft an der **Oberfläche** wirkt
- Nahrungsmittel, deren Qi-Kraft in der **Tiefe** wirkt
- **Bewegung des Qi**
- **Bewegung des Xue**
- Nahrungsmittel, die das **Xue halten** und kühlen und blutstillende Wirkung haben

3.1 *Humor/pituita*
(„Feuchtigkeit"/„Schleim")

Humor ist ein Yin-Faktor, der in erster Linie die „Mitte", den *o. lienalis*, belastet. Wenn die Orthopathie des *o. lienalis* kräftig genug ist, entsteht kein *humor*. Wenn dagegen eine deutliche *depletio yang lienale* (s. S. 425) vorliegt, entstehen neben dem *humor* häufig auch noch *algor* („Kälte")-Symptome (s. S. 545).

Typische *humor*-bedingte **„Mitten"-Symptome** sind:

- abdominelles Völlegefühl
- Diarrhö
- rheumatoide Beschwerden
- Schwellungszustände
- blasser Zungenkörper
- feuchter, klebriger Zungenbelag

Humor führt wie *algor* zu einer Blockierung des Yang-Qi. Wegen der Yin-Charakteristik ist die untere Körperhälfte stärker betroffen als die obere und es zeigen sich Symptome im unteren Calorium (Uterus, Ausfluß), in den *oo. intestinorum*, (lockere Stühle) oder im *o. vesicalis* (Miktionsstörungen).

Dennoch gibt es auch wichtige Symptome für einen „außen induzierten" *humor* (*humor externus)* im **oberen Calorium**:

- Schweregefühl im Kopf
- Benommenheit
- Müdigkeit
- häufiges Gähnen
- verstopfte Nase
- Globusgefühl
- Völlegefühl in Brust und Epigastrium
- Durstlosigkeit
- Schweiße ohne Rücksicht auf die Umgebungstemperatur
- Gelenkbeschwerden
- Schwellungen
- Zungenbelag klebrig
- *pp. lubrici*

Im **mittleren Calorium**:

- Völlegefühl
- Verdauungsstillstand
- Neigung zu Diarrhö
- Müdigkeit
- schwere Glieder
- Zungenbelag dick, schleimig
- *pp. lubrici*

Im **unteren Calorium**:

- schmerzhafte, häufige Miktion
- weißlicher Ausfluß
- Nasenschwellung (Schleimhäute)
- Zungenbelag weißlich, klebrig
- *pp. lubrici et chordales*

Wenn der *humor* in die **Leitbahnen** eindringt:

- Gelenkbeschwerden
- heftige Schmerzen
- Immobilisierung
- Taubheitsgefühl
- Bewegungseinschränkung
- Schwellungen

Blockierungen in der **Haut**:

- Abszesse
- Entzündungen
- Schwellungen
- Ekzeme
- exsudative Hauterkrankungen

Humor dringt in die *intima* und belastet den

o. lienalis:

- Appetitlosigkeit
- Brechreiz
- Durchfälle

Wenn sich eine zusätzliche ***calor*-Symptomatik** entwickelt:

- Hitzesensationen
- vermehrter Durst
- Schweiße ohne äußere Anlässe
- Ikterus
- dunkler Urin
- Völlegefühl in der Brust
- Zungenbelag klebrig, gelblich
- *pp. lubrici et celeri*

Allgemeine Charakteristik bei einer humor-Heteropathie:

- Schweregefühl: schwerer Kopf, schwere Extremitäten
- Stagnation: Ödeme, Gedunsenheit
- Allgemeine Yin-Charakteristik: Kältesymptome, Erstarrung
- Verunreinigungen: Ausfluß, Leukorrhö, feuchte Ekzeme
- Persistenz: schwer zu behandeln, Stagnation bei Gelenkbeschwerden
- Allgemeine Stagnationszeichen: das Emporsteigen des frischen Yang wird behindert, Müdigkeit, Abgeschlagenheit
- Zungenbelag: salbenartig dick, weißlich, klebrig, *pp. lubrici*.

Zusätzliche *pituita* („Schleim") führt vor allem zu einer Affektion der *oo. lienalis, pulmonalis et cardialis*. Schleimbildung erfolgt in erster Linie im mittleren und oberen Calorium, z.B. bronchial.

Schleim führt häufig zu **Schwindel** und mentaler Beeinträchtigung.

Pituita in den Leitbahnen verursacht Schwellungen und Knoten und häufig bildet sich durch die „Schleim"-Stauung ein *calor-* oder *ardor*-Befund.

Therapie

In jedem Falle zielt die **Therapie** auf eine **Umwandlung** (*transformatio*) von belastenden „Feuchtigkeits"- und „Schleim"-Befunden (***humor pituitae***) ab. In der Regel sind hierzu **warme** Nahrungsmittel geeignet, die entweder einen auflösenden **scharfen** Sapor haben oder einen niederschlagenden, *humor* eliminierenden **bitteren**. Es sei verwiesen auf die Nahrungsmittelempfehlungen in den Kapiteln über die *oo. lienalis et pulmonalis* (s. S. 419, 455) (der *o. lienalis* ist der Entstehungsort von „Schleim", der *o. pulmonalis* das Gefäß des „Schleims") sowie über den *o. cardialis* (s. S. 477).

Getreide

Süßer Sapor:

- Hiobstränensamen (S. Coicis)
- schwarze Sojabohne
- gelbe Sojabohne
- Sprossen von gelben Sojabohnen
- Sojamilch
- Mungbohnen

Temperaturverhalten Tendenz zu Kälte:

- Sprossen von gelben Sojabohnen
- Sojamilch

Kühl:

- Mungbohnen

Neutral:

- gelbe Sojabohnen

Tendenz zu Kühle:

- Hiobstränensamen (S. Coicis)

Warm:

- schwarze Sojabohne

Rezepturen zur Wirkungsverstärkung

- Hiobstränensamen mit Samen der japanischen Mandelkirsche (S. Pruni japonici) (s. S. 47)
- Pulver zur Kräftigung des *o. lienalis* und zur Beseitigung von Ödemen und Gedunsenheit (gelbe Sojabohnen, Erdnüsse, gekeimte getrocknete Gerste, Reiskleie, weißer Zucker) (s. S. 55)
- Dekokt aus Mungbohnen und Wegerichsamen (s. S. 65)

Bemerkungen

Unter den Getreiden eignen sich am besten die **Bohnenarten**, um *humor* und *pituita* umzuwandeln und auszuleiten. **Hiobstränensamen** wirken auffallend stark *humor* ausscheidend und diuretisch und stützen dabei die „Mitte". Noch verbessert wird diese Wirkung im „Brei aus Hiobstränensamen" (s. S. 47) aus der gleichen Menge Rundkornreis und pulverisierten Hiobstränensamen (auch bei rheumatoiden *occlusio*-Schmerzen in den Extremitäten). In Verbindung mit der japanischen Mandelkirsche wird eine stärker diuretische und Ödeme beseitigende Wirkung erzielt.

Schwarze Sojabohne: Wirksam bei Ödemen und rheumatoiden *occlusio*-Schmerzen; bei oberflächlichen *occlusio*-Schmerzen wird mit der gekeimten schwarzen Sojabohne eine kühlere Wirkung erzielt. Auch das „Pulver aus schwarzen Sojabohnen zur Beseitigung von Schwellungen" (s. S. 53), bei dem aus gekochten schwarzen Sojabohnen ein feines Pulver gemahlen wird, dient der Wirkverstärkung.

Gelbe Sojabohnen sind auch einzeln als Dekokt zur Behandlung von *occlusio*-Schmerzen geeignet. Die **Sprossen** sind wesentlich kühler und deshalb besonders bei *calor humidus* geeignet. Auch die **Sojamilch** eignet sich wegen ihrer Kühle ebenfalls bei *calor humidus* oder *ardor pituitae* wie pulmonalem gelbem Schleim oder gelbem Ausfluß bis hin zur Hypertonie.

Mungbohne: Bei *calor humidus,* insbesondere im obigem Rezept (Miktionsstörungen).

Gemüse

Scharfer Sapor:
- chinesischer Lauch
- Knoblauch
- Ingwer
- Rettich

Zusätzlich **sauer**:
- chinesischer Lauch

Zusätzlich **süß**:
- Rettich

Süßer Sapor:
- Amaranth
- Löwenzahn
- Rotalge
- Austernpilz

Bitter:
- Löwenzahn

Salzig:
- Brauntang (Thallus Laminariae)
- Rotalge

Temperaturverhalten kalt:
- Rotalge
- Brauntang
- Löwenzahn

Tendenz zu Kälte:
- Amaranth

Kühl:
- Rettich

Tendenz zu Wärme:
- Austernpilz
- Ingwer

Warm:
- Knoblauch
- chinesischer Lauch

Rezepturen zur Wirkungsverstärkung
- Dekokt aus Ingwer und Malzzucker (s. S. 114)
- Heiße Kuhmilch mit Lauchsaft (s. S. 100)
- Dekokt aus Löwenzahn und Maisgriffeln (Maisbart) (s. S. 137)

Bemerkungen
Die scharfen, warmen Nahrungsmittel wie **chinesischer Lauch**, **Knoblauch** und **Ingwer** sind besonders geeignet, „Feuchtigkeits- und Schleim"-Prozesse im oberen Calorium und im „Mitten"-Bereich zu eliminieren. Demgegenüber wirken die kalten und bitteren bis salzigen Nahrungsmittel wie **Löwenzahn, Brauntang** und **Rotalge** in die Tiefe; sie kühlen bei *calor humidus*-Prozessen oder erweichen „Schleim", Verhärtungen, Zusammenballungen, Strumen oder zähen, gelben Schleim. Zur Verbesserung der „Schleim"-umwandelnden Wirkung im oberen Bereich dienen die Rezepte „Heiße Kuhmilch mit Lauchsaft" (unter Zugabe von Ingwer), „Ingwer mit Malzzucker" und „Ingwer mit Mandarinen-schalen (Per. Aurantii)" (s. S. 115).

Die *calor humidus* ausleitende Wirkung des **Löwenzahn** ist durch ein Dekokt mit der gleichen Menge Maisgriffeln (Maisbart) deutlich zu verbessern (bei ikterischen Erkrankungen, Miktionsstörungen etc.).

Amaranth: Bei Dysenterie, Miktionsstörungen, Diarrhöen, *calor humidus*-Prozessen.

> **CAVE:** *Depletio o. lienalis.*

Austernpilz: Besonders bei *humor-occlusiones* in den Leitbahnen, Muskelkrämpfen und Taubheitsgefühl (eventuell zusammen mit Hiobstränensamen).

Die kalten **Algen** und **Tangarten** erweichen Verhärtungen und eignen sich bei Ödemen, Gedunsenheit bis hin zu Adipositas und Hypertonus; bei pulmonalem Schleim zusammen mit Rettich (s. S. 120); bei Ödemen, Gedunsenheit und Miktionsstörungen zusammen mit Chinakohl (s. S. 126).

Früchte

Grundsätzlich sind Früchte eher **kühl**, wasserreich, **süß** und **sauer**, so daß sie insbesondere roh genossen häufig einer *humor*-Bildung Vorschub leisten können.

Hier seien zur *humor*-Elimination hervorgehoben:

Süßer Sapor:
- Weintraube
- Kirsche
- Birne

Gleichzeitig **sauer**:
- Weintraube
- Birne

Kühles Temperaturverhalten:
- Birne

Neutral:
- Weintraube

Warm:
- Kirsche

Bemerkungen

Die **Birne** ist ein gebräuchliches Nahrungsmittel zur Umwandlung von „heißem Schleim" im pulmonalen Bereich, eventuell zusammen mit Bulbus Fritillariae (Sichuanschachblumenzwiebel) (s. S. 188) oder mit Ingwer und Honig. Die **Weintraube** zeigt bei gleichzeitiger Kühlung eine mäßig diuretische Wirkung und ist gut bei Miktionsstörungen. Die **Kirsche** treibt *humor venti*-Befunde aus und ist deshalb günstig bei Schwäche und Schmerzen sowie Taubheitsgefühl in den Gliedmaßen. Eine verbesserte Wirkung zeigt der „Kirschheilwein", für den 250 g Kirschen einige Tage in einem halben Liter Branntwein eingeweicht werden (s. S. 235).

Fleisch/Fisch

Mit dem Fleisch bestimmter Geflügel- und Säugetierarten kann man die „Mitte" stützen und damit *humor* ausleiten sowie Gedunsenheit und Ödeme beseitigen. Hierzu sollte auf jeden Fall **gekochtes** Fleisch (kein gebratenes) genossen werden. Außerdem sollte das **Fleisch in kleinen Stücken** gegessen werden und **fettfrei** sein.

> **CAVE:** **Fettes Fleisch** führt zu Stagnationen, bindet Heteropathien, bringt *humor* und *pituita* hervor.

Fische wirken die „Mitte" stützend sowie in der Regel *humor* ausleitend und diuretisch (besonders die Karpfenarten).

Süßer Sapor:
- Wachtel
- Rindernieren
- Karpfen

Neutrales Temperaturverhalten:
- Wachtel
- Karpfen

Warm:
- Rindernieren

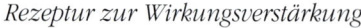

Rezeptur zur Wirkungsverstärkung
- Karpfensuppe mit Azukibohnen (s. S. 306)

Bemerkungen

Wachteln haben einen *humor*-ausleitenden Effekt; zusammen mit Azukibohnen und frischem Ingwer (s. S. 262) sind sie sehr günstig bei *depletio o. lienalis* sowie bei *humor*-bedingten *occlusiones* mit rheumatoiden Beschwerden. Bei *humor venti*- und *occlusio*-Beschwerden der Leitbahnen eignet sich auch die „Suppe mit Schweinenieren und schwarzen Sojabohnen" (schwarze Sojabohnen, Anis, frischer Ingwer sowie Schweinenieren in Wasser kochen) (s. S. 281).

Rindernieren sind ebenfalls bei rheumatoiden Beschwerden günstig.

Die **Karpfenarten** eignen sich sehr gut zur Ausleitung von *humor*, zur Diurese und zur Behebung von Schwellungen.

> **CAVE:** Hautaffektionen im Zusammenhang mit *humor*.

Gewürze

Scharfer Sapor:
- Kardamom (Fr. Amomi cardamomi)

Salzig:
- Salz

Kaltes Temperaturverhalten:
- Salz

Warm:
- Kardamom

Bemerkungen

Salz kann *pituita* und Verhärtungen beseitigen, führt jedoch gleichzeitig bei reichlichem Genuß zu Ödemen und Gedunsenheit. Da Wasserretention zu Schwellungen führt, ist es bei entsprechender Symptomatik äußerst zurückhaltend zu verwenden.

Kardamom hilft die „Mitte" zu erwärmen, *humor* umzuwandeln und das Qi zu bewegen (deshalb auch bei *occlusio*-Prozessen).

> **CAVE:** Da alle *humor*-Prozesse mit einer mehr oder weniger stark ausgeprägten „Mittenschwäche" einhergehen, ist eine Überbelastung durch die Nahrung zu vermeiden; d.h. Nahrungsmittel mit **kaltem** und **kühlem** Temperaturverhalten dürfen nur mit äußerster **Zurückhaltung** genossen werden. **Schweres, Absenkendes** (Fettes) ist zu **meiden**; übermäßig **süße** Sapores **belasten** auf Grund der Säftebildung das Yang-Qi des *o. lienalis* und führen zur Bildung von *humor* und *pituita* (s. S. 540). Grundsätzlich **verzichtet** werden sollte auf den Genuß von **fettem Fleisch** wie beispielsweise Schweine- oder Gänsefleisch, da hierdurch eine *calor humidus*-Symptomatik und die Ausbildung von *humor*- und *pituita*-Prozessen verstärkt wird und Hautgeschwüre und Juckreiz entstehen können.
>
> Alle **Auszugsprodukte** (Auszugsmehle), raffinierter Zucker und alle Süßwaren sind bei bestehendem *humor* dringend zu **meiden**, da hierdurch die „Mitte" sehr stark belastet wird, ohne daß eine energetische Bereicherung des „Mitten"-Qi stattfindet. Da „Süßes" zur Entstehung von Säften führt, ist die Bildung von *humor* und *pituita* die Folge. Weiterhin können daraus „Hitze"-Einstauungen (*calor*-Prozesse) sowie parasitäre Erkrankungen oder Schädigungen wie z.B. Karies entstehen.

3.2 *Algor*
("Kälte")

Hier haben wir zu unterscheiden zwischen dem **Yin-Agens** *algor* (äußere „Kälte"-Einwirkung) und dem Leitkriterium *algor*. Bei *algor*-Befunden handelt es sich jedoch immer um eine verminderte Dynamik und eine Hemmung des Qi-Flusses. Der von außen kommende *algor* (*algor externus*, äußeres Agens) tritt in der Regel in Kombination mit *ventus,* also als **algor venti**, in Erscheinung. (Siehe die Ausführungen unter *o. pulmonalis, algor venti* [s. S. 466])
Wenn die Heteropathie in die Leitbahnen vorgedrungen ist, kommt es zu **folgenden Symptomen**:

- Krämpfe
- schmerzhafte Beugungen der Extremitäten
- zyanotische Verfärbungen an den Extremitäten

Wenn *algor* in die *intima* vorgedrungen ist, kommt es zu der Symptomatik, die wir auch vorfinden, wenn wir **algor als Leitkriterium** benutzen. Das liegt daran, daß in beiden Fällen der *o. renalis* (hier das *yang renale*) affiziert ist und daß sich dieses **yang renale** (*ignis ministri*) nicht entfalten kann. *Algor* hemmt die Ausbreitung und Verteilung dieser tiefen, aktiven energetischen Kraft und blockiert damit die Entstehung jeglicher physiologischer Dynamik (siehe Ausführungen unter *o. renalis*, [s. S. 496]). Dadurch kann auch das *yang lienale* (die aktive, emporhebende Kraft der „Mitte") nicht bereitgestellt werden (s. S. 419).

Symptome:

- Durstlosigkeit
- Wärmebedürfnis
- weiche, durchfällige Stühle
- Nagel- und Lippenzyanose
- klarer, reichlicher Urin
- blasser Zungenkörper, feuchter Belag
- *pp. tardi, mersi, intenti*

Therapie

Zur Behandlung von *algor*-Prozessen sind grundsätzlich warme Nahrungsmittel geeignet. Hier seien besonders hervorgehoben:

Getreide
Süßer Sapor:
- Sorghum

Temperaturverhalten warm:
- Sorghum

Bemerkungen
Sorghum eignet sich zur Erwärmung der „Mitte" bei *algor depletionis* sowie zur Festigung des Stuhls und Aufrauhung der *oo. intestinorum*.

Gemüse
Scharfer Sapor:
- Fenchel
- Frühlingszwiebel
- Knoblauch
- Ingwer
- Chillies
- Koriander

Temperaturverhalten heiß:
- Chillies/Paprika

Warm:
- Frühlingszwiebel
- Knoblauch
- Koriander
- Fenchel

Tendenz warm:
- Ingwer

Rezepturen zur Wirkungsverstärkung
- Frühlingszwiebel mit Ingwer (s. S. 105)
- Frühlingszwiebeln mit Ingwer und Aconit
- In Essig eingelegter Knoblauch (s. S. 109)

Bemerkungen
Auf Grund des scharfen (nach außen wirksamen) Sapor und der gleichzeitigen Wärme sind nahezu

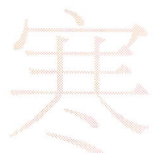

alle genannten Nahrungsmittel besonders bei äußeren Affektionen (*algor venti*, siehe dort) wirksam. Vergleiche dazu Wirkrichtung des Qi (s. S. 566).

Frühlingszwiebeln entfalten besonders in Verbindung mit Ingwer und Aconit ihre Wirkung; außerdem können sie bei *algor intimae* mit abdominellen Schmerzen und Diarrhö verwendet werden.

Knoblauch, insbesondere in Essig eingelegt, eignet sich bei „Kälte"-Noxen im Abdominalbereich.

Chillies und **Paprika** sind bei abdominellen „Kälte"-Noxen mit wäßrigem Durchfall und bei *algor depletionis* der „Mitte" angezeigt. Des weiteren bei *algor* in den Leitbahnen, bei *humor algidus* und *algor venti* mit Gelenkbeschwerden etc.

Fenchel wirkt außerordentlich schmerzstillend, gleichzeitig auch *ventus* austreibend; besonders bewährt bei *algor* bedingten Chordapsus-Schmerzen (ziehende Schmerzen vom Unterbauch in die Genitalien) (s. S. 482); auch bei Gelenkschmerzen oder *algor* bedingten abdominellen Qi-Blockaden.

Koriander bei Kälte-Noxen im Abdomen und Verdauungsblockaden, aber auch bei *algor venti* und Erkältungssymptomatik.

Fleisch
Süßer Sapor:
- Hühnerfleisch

Temperaturverhalten warm:
- Hühnerfleisch

Rezeptur zur Wirkungsverstärkung
- Mit Ingwer und Pfeffer geschmortes Huhn

Bemerkungen
Hühnerfleisch wirkt nicht nur die „Mitte" stützend, sondern durch sein warmes Temperaturverhalten auch die „Mitte" erwärmend

und den *o. renalis* suppletierend. Zusammen mit dem vom Temperaturverhalten her warmen Ingwer und Pfeffer bei *algor*-Blockaden in der „Mitte" und bei Schmerzen indiziert.

Gewürze, Genußmittel
Süßer Sapor:
- brauner Zucker
- Getreidezucker
- Alkohol

Scharf:
- Pfeffer
- Gewürznelken
- Sternanis
- Kardamom
- Zimt
- Alkohol

Temperaturverhalten warm:
- brauner Zucker
- Getreidezucker
- Gewürznelken
- Sternanis
- Kardamom

Heiß:
- Pfeffer
- Zimt
- Alkohol

Rezepturen zur Wirkungsverstärkung
- Kleines Dekokt zur Kräftigung der „Mitte" (mit Getreidezucker) (s. S. 355)
- Großes Dekokt zur Kräftigung der „Mitte" (mit Getreidezucker) (s. S. 355)

Bemerkungen
Die warmen bis heißen Gewürze und Genußmittel sind allesamt geeignet, *algor*-Prozesse zu kompensieren.

Brauner Zucker ist geeignet, *algor* bedingte Xue-Stasen zu lösen und das Xue in Bewegung zu bringen.

Getreidezucker: Das „Kleine Dekokt zur

Kräftigung der Mitte" ist durch den Zusatz von Zimt und Ingwer zur Schmerzstillung im Bauchbereich, insbesondere auf der Basis von *algor depletionis* im unteren Calorium angezeigt. Im „Großen Dekokt zur Kräftigung der Mitte" wird die *algor*-zerstreuende Wirkung durch Zugabe von Pfeffer verstärkt.

Der heiße **Pfeffer** wirkt wegen seiner *algor*-zerstreuenden Wirkung Qi absenkend, entgiftend und schmerzstillend.

Gewürznelken zur Stützung des *yang renale algor* kompensierend, Qi absenkend.

Sternanis: Bei *algor*-bedingten Chordapsus-Schmerzen (vom Unterbauch in die Genitalien ziehende Schmerzen) (s. S. 482). Bei Hernien und Schwellungen des Skrotums zusammen mit Fenchel.

Kardamom ist bei *algor stomachi* geeignet; wandelt *humor algidus* um und senkt das Qi ab.

Zimt eignet sich zur Dynamisierung des Xue, zur Schmerzstillung, zur Zerstreuung von *algor*-Heteropathien sowie bei *algor* im Abdominalbereich mit Diarrhö, Erbrechen etc. Des weiteren zur Stützung des *yang renale* sowie bei *occlusio*-Schmerzen (rheumatoid).

Alkohol hat je nach Konzentration einen warmen bis heißen Charakter; entsprechend ist auch seine Xue dynamisierende und *algor*-zerstreuende Wirkung unterschiedlich. Alkohol kann bei *algor*-Schmerzen im Abdominalbereich und bei *algor*-Blockaden in den Leitbahnen mit Schmerzen in den Extremitäten hilfreich sein.

3.3 *Ventus*
(„Wind")

Dieses **Yang-Agens** kann durch die verschiedensten Einflüsse wirksam werden. Ätiologisch sind zu nennen:

- Wind- und Kälteeinflüsse (Erkältungen)
- Zugluft
- Klimaanlagen
- Allergene (z.B. Pollenreizstoffe)
- Nahrungsstoffe
- Klimawechsel
- Traumen

Ventus zeigt große Aggressivität und Dynamik und dient häufig als Vehikel für andere Agenzien. So kommt es zu Bildern wie *algor venti* (s. S. 466), *calor venti* (s. S. 470), *humor venti* (s. S. 540) etc.

Wichtige Symptome:

Bei *algor venti:*
- Kälteaversion
- Frösteln
- Niesen
- laufende Nase
- Nackenschmerzen
- Schweißlosigkeit

Bei *calor venti* zusätzlich:
- vergrößerte Tonsillen
- gerötete Augen
- juckende Augen
- Exantheme
- Juckreiz
- Urtikaria
- trockene Haut

Bei *humor venti:*
- juckende Haut
- Urtikaria
- exsudative Exantheme
- Ausfluß
- Fieber
- Schweiße
- Gelenkschwellungen

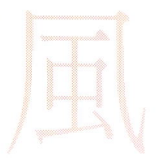

- Gliederschmerzen
- Schweregefühl

Wenn *ventus* in die Leitbahnen eingedrungen ist, kommt es zu:

- Nackensteife
- Spasmen der Extremitäten
- Rigidität
- Taubheitsgefühl
- Paresen (z.B. Facialisparese)
- Gelenkschmerzen wechselnder Art

Ventus internus:

- Schwindel
- Sehstörungen
- Taubheitsgefühl
- Zittern von Händen und Füßen
- Sensibilitätsverlust
- Benommenheit, bis hin zu Konvulsionen
- Hemiplegie

Therapie

Zur diätetischen Behandlung von *ventus*-Schädigungen ist zu verweisen auf die Kapitel über *o. pulmonalis* (S. 455), *algor venti* und *calor venti* (S. 466 und S. 470) sowie über *o. hepaticus* (S. 477), besonders über *ventus internus* (S. 480) und *o. renalis* (S. 496). Vergleiche auch die Eintragungen unter *calor/ardor*, da *ventus* ein dynamisches Yang-Agens ist.

Einige wichtige Nahrungsmittel seien hier hervorgehoben:

Nüsse, Getreide

- Sonnenblumenkerne
  Temperaturverhalten **neutral**, Sapor **süß**. Sie sind indiziert bei Drehschwindel, Hypertonus, hochschlagendem *yang hepaticum* sowie *ventus externus* im Kopfbereich und bringen Exantheme zum Durchbruch (z.B. bei Masern). Bei *ventus internus* auf der Basis von *depletio yin* ist die „Pille aus Maulbeerblättern, Sesam und Sonnenblumenkernen" (s. S. 91) geeignet.

Rezeptur zur Wirkungsverstärkung:

- Schwarze Sojabohnen in Reiswein (s. S. 52)

Gemüse

Scharfer Sapor:

- Frühlingszwiebel
- Fenchel
- Stangensellerie

Süß:

- Fenchel
- Aubergine
- Stangensellerie
- Wasserkastanie
- Kokosnuß

Temperaturverhalten Tendenz zu Kälte

- Aubergine
- Wasserkastanie
- Sellerie

Neutral:

- Kokosnuß

Warm:

- Fenchel
- Frühlingszwiebel

Rezepturen zur Wirkungsverstärkung:

- Brei mit Frühlingszwiebeln (Frühlingszwiebeln mit Rundkornreis kochen) (s. S.104)
- Dekokt aus Frühlingszwiebeln und Ingwer (s. S. 105)
- Auberginenwein (s. S. 155)

Bemerkungen

Bei einer außen induzierten *algor venti*-Erkrankung empfehlen sich **Frühlingszwiebeln**, siehe auch die angegebenen Rezepte.

Stangensellerie: Vertreibt *ventus*, kühlt die Aktivität des *o. hepaticus*; deshalb bei *ventus internus*, Schwindel, Kopfschmerz, Hypertonus. Besonders gut wirkt Selleriesaft (s. S. 131).

Fenchel: Treibt *ventus* aus, ist bei Ulzerationen und Exanthemen (z.B. Masern) angezeigt, bewegt das Qi und stillt Schmerzen (auch Gelenkschmerzen).

Aubergine: Bei *ventus*-Schädigungen im Bereich der *oo. intestinorum* mit Blutungen und Ulzerationen; auch bei *calor venti*-bedingten Hautgeschwüren; verstärkte Wirkung durch Auberginenwein (s. S. 155).

Wasserkastanie: Starker Bezug zum *o. hepaticus*; daher bei *calor venti hepatici* mit geröteten Augen, unscharfer Sicht (eventuell mit R. Scrophulariae, Tuber Bletillae, Rhiz. Cimicifugae).

Kokosnuß hat zusätzlich eine antiparasitische Wirkung.

Früchte

*   **Weintraube:** Von **neutralem** Temperaturverhalten, **süßem, saurem** Sapor. Bei *humor venti*-Befunden, *occlusiones* mit Gelenkbeschwerden geeignet, evtl. in Alkohol eingelegt zusammen mit Ginseng. „Heilwein aus Weintrauben und Ginseng" (s. S. 233)

Fleisch/Fisch

Süßer Sapor:

*   Aal
*   Hühnerei
*   Hasen-, Kaninchenleber
*   Barsch
*   Zander

Salzig:

*   Schweineniere
*   Taubenfleisch
*   Hasen-, Kaninchenleber

Bitter:

*   Hasen-, Kaninchenleber

Temperaturverhalten kalt:

*   Hasen-, Kaninchenleber

Neutral:

*   Hühnerei
*   Taubenfleisch
*   Schweineniere
*   Barsch
*   Zander
*   Aal

Rezepturen zur Wirkungsverstärkung

*   Brei mit japanischem Aal (Aal mit Rundkornreis, Ingwer, Frühlingszwiebeln und Salz zu einem Brei kochen) (s. S. 317)
*   Suppe mit Schweinenieren und schwarzen Sojabohnen (s. S. 281)

Bemerkungen

Aal ist besonders gut geeignet, *ventus* und *humor* auszutreiben und Qi und Xue zu ergänzen. Bei *occlusio*-Schmerzen, aber auch bei Juckreiz (z.B. Windpocken). Zur Wirkverstärkung siehe obiges Rezept.

Vom **Hühnerei** wirkt besonders das Eigelb *ventus* eliminierend. Eine gute Wirkung erzielt man auch durch äußerliche Anwendung bei Verbrennungen und *calor venti*-Geschwüren.

Taubenfleisch eignet sich zur *ventus*-Vertreibung und Entgiftung, bei Hautaffektionen und Geschwüren.

Schweinenieren sind, besonders zusammen mit schwarzen Sojabohnen, bei *humor venti*-Affektionen im Lumbalbereich angezeigt.

Hasen- und Kaninchenleber dient der Stützung des *o. hepaticus* und eignet sich bei *ventus internus*-Zeichen, hochschlagendem Yang, Schwindel, verschwommener Sicht etc.

Barsch und Zander sind günstig bei *ventus* im Bereich der *oo. intestinorum*, also bei blutiger Diarrhö etc.

Gewürze, Genußmittel

Scharfer Sapor:

*   Rapsöl
*   Alkohol

Süß:

*   Schweineschmalz
*   grüner Tee
*   Alkohol

Bitter:

*   grüner Tee
*   Alkohol

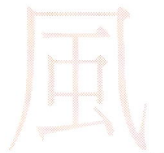

Temperaturverhalten kühl:

- Schweineschmalz
- grüner Tee

Warm:

- Rapsöl
- Alkohol

Warm bis heiß:

- Alkohol

Bemerkungen

Rapsöl: Befeuchtend, *ventus* austreibend und Schwellungen beseitigend. Bei Verbrennungen, Ulzerationen und Schwellungen äußerlich anzuwenden.

Schweineschmalz: Zur äußeren Anwendung bei trockener, rissiger Haut und *ventus*-bedingten Hautaffektionen.

Grüner Tee: Bei hochschlagenden *calor venti*-Symptomen wie Kopfschmerzen, Augenschmerzen, Hitze im Kopf etc.

Alkohol eignet sich wegen seiner stark dynamisierenden Wirkung zur Zerstreuung von *algor*- und auch *algor venti-occlusiones*; wirkt öffnend, austreibend, Schmerz beseitigend.

> **CAVE:** *Calor-, calor humidus-* und auch *ventus internus*-Prozesse werden verstärkt. Viele Fleischsorten bringen auf Grund ihres großen energetischen Potentials latente heteropathische Prozesse zum Durchbruch. Besonders **Schweinefleisch** kann *ventus* mobilisieren sowie *calor*-Prozesse. *humor*- und *pituita*-Heteropathien verstärken.
> **Hühnerfleisch** bringt ebenfalls *calor* und *ventus* in Bewegung.
> **Krebse** können *ventus* mobilisieren und sind somit bei chronischen *ventus*-Erkrankungen zu meiden.

3.4 Calor/ardor
(„Hitze"/„Glut")

Calor ist eines der acht Leitkriterien. Von einem *calor*-Befund spricht man, wenn eine Beschleunigung der Dynamik der Körperfunktionen gegeben ist.

Klassische Symptome sind:

- allgemeine Unruhe
- gerötetes Gesicht
- injizierte Skleren
- trockene oder lederartige Zunge
- roter Zungenkörper
- Zungenbelag fehlt oder gelb bis schwarz
- Auswurf, falls vorhanden, gelb bis grün
- Schweiße, falls vorhanden, penetrant riechend
- Verlangen nach kühlen Getränken
- vermehrter Durst
- verminderter, dunkler bis rötlicher Urin
- Obstipationsneigung
- *pp. celeri*

Weitere *calor*-Symptome können sein:

- allgemeine Orbisunruhe
- Gereiztheit
- Schlafstörungen
- Miktionsstörungen
- Brennen beim Wasserlassen
- diabetische Stoffwechsellage *(sitis diffundens)*

Calor humidus-Zeichen (vergleiche auch unter *humor*, S. 540):

- Ikterus
- Zustand nach übermäßigem Alkoholgenuß
- extreme Müdigkeit, Abgeschlagenheit, Inappetenz
- Zungenbelag verstärkt oder klebrig

Ardor, der **klimatische Exzeß**, der nach der Wandlungsphase „Feuer" qualifiziert ist, kann eventuell eine wie unter „*calor*" beschriebene Symptomatik erzeugen. Es kann durch

ardor aber auch zu einer weiteren
Reduzierung der struktiven Reserven des Yin
kommen.

Es sind „Entzündungszeichen" möglich wie:

- hohes Fieber
- große Unruhe
- extremer Durst
- Halsschmerzen
- Entzündungen (z.B. Tonsillitis, Sinusitis, Zystitis)

Wenn *calor* und *ardor* das Xue, bzw. die Säfte,
erreicht haben, kommt es zu einer übermäßigen
Dynamisierung dieser struktiven Energien.
Mögliche Symptome:

- Blutungen
- blutiger Auswurf
- Nasenbluten
- Blut im Stuhl
- Exantheme entzündlicher Art,
- Furunkel
- Karbunkel
- Akne
- Temperaturerhöhungen
- Palpitationen
- Zungenkörper purpurrot, trocken, rissig

Zu diätetischen Maßnahmen eignen sich in
solchen Fällen alle Nahrungsmittel mit kaltem,
kühlem und eventuell neutralem
Temperaturverhalten.

CAVE: Warme und heiße Nahrungsmittel
(siehe Kap. B. 1.2 Tabelle 12 und 13).

Therapie
Getreide
Süßer Sapor:

- Weizen
- gekeimte, schwarze Sojabohne
- Gerste
- Buchweizen
- Rundkornreis
- Hirse
- Hiobstränensamen (S. Coicis)
- Sprossen von gelben Sojabohnen
- Tofu
- Azukibohnen
- Mungbohnen
- Mungbohnensprossen
- Erbse
- Saubohnen

Zusätzlich **salzig:**

- Gerste
- Hirse

Zusätzlich **sauer:**

- Azukibohnen

Scharf:

- gekeimter Weizen

Temperaturverhalten kalt:

- gekeimter Weizen
- frische Weizenkeime

Kühl:

- Mungbohnen
- Mungbohnensprossen
- leicht angekeimter, getrockneter Weizen (Fr. Tritici germinatus)

Tendenz zu Kälte:

- Weizen
- Gerste
- Buchweizen
- Hirse
- Hiobstränensamen (S. Coicis)
- Sprossen von gelben Sojabohnen
- Tofu

Neutral:

- gekeimte schwarze Sojabohne
- Rundkornreis
- Azukibohnen
- Erbse
- Saubohne

Rezepturen zur Wirkungsverstärkung

- Notfallelixier aus Buchweizen (s. S. 29)
- Trank aus Reis mit Bambussaft (s. S. 35)
- Kolbenhirsepille (s. S. 39)

- Dekokt aus Mungbohnen und Fl. Lonicerae (s. S. 65)
- Dekokt aus Mungbohnen und Süßholzwurzeln zur Entgiftung (s. S. 65)

Bemerkungen

Generell sind alle **rohen** Darreichungsformen kühler als gekochte oder wärmebehandelte. Auch **fermentierte, getrocknete** oder **raffinierte** Nahrungsmittel (z.B. Auszugsmehle) nehmen an Wärme zu. Im Gegensatz dazu sind **gekeimte**, in Wasser eingelegte Getreide- oder Bohnensprossen deutlich kühler.

Weizen ist das wichtigste Getreide zur Beseitigung von *calor* und dient gleichzeitig zur Stützung des *yin cardialis et renalis*. Verstärkt wird diese Wirkung bei Weizenkleie mit ihrer Tendenz zu Kälte sowie bei angekeimtem, getrocknetem Weizen (Fr. Tritici germinatus), der kühl ist, und bei Weizenkeimen (kalt und scharf), die auch bei ikterischen Erkrankungen, bei übermäßigem Alkoholgenuß und allen anderen *calor*-Zeichen wirksam sind.

Buchweizen wirkt sehr stark *calor humidus*-ausleitend (s. S. 439).

CAVE: *Algor depletionis* der „Mitte".

Besonders wirksam: „Notfallelixier aus Buchweizen" (angeröstet, pulverisiert und mit Wasser zu Pillen geformt).
Die kühlende Wirkung von *Rundkornreis* ist durch den kalten Bambussaft deutlich zu verbessern.

Gelbe Sojabohnensprossen und **Hiobstränensamen** sind ebenfalls gut bei *calor humidus.* Sämtliche Bohnenarten (Sojabohnen, Azukibohnen etc.) stützen die „Mitte", scheiden *humor* aus und desinfizieren. Deshalb auch günstig bei Ulzerationen im Darmbereich, blutigen Stühlen, Furunkulose, Hautgeschwüren etc.

Gemüse

Stark riechende und scharfe Gemüse, zu denen sehr viele **Wurzelgemüse** gerechnet werden, sind meistens von süßem Sapor und neutralem bis kühlem Temperaturverhalten. Sie wirken stark *calor* **kühlend** und **diuretisch**. Die weichen und **„schlüpfrigen"** Gemüsearten, die ebenfalls neutral oder kühl und von einem süßen Sapor sind, wirken häufig *calor* **kühlend** und diuretisch. **Kürbisgemüse** sind in der Regel von **kühlem** Temperaturverhalten, Säfte erzeugend, befeuchtend und damit *calor* und auch das Xue kühlend. Ebenso werden die **Wasserpflanzen** zur **Kühlung von *calor***-Prozessen eingesetzt.

Scharfer Sapor:

- Rettich (S. Raphani)
- Stangensellerie

Süß:

- Rettich
- Karotten
- Chinakohl
- Stangensellerie
- Spinat
- Amaranth
- Löwenzahn
- Bambussprossen
- Salat
- Süßkartoffel
- Lotoswurzel
- Aubergine
- Tomate
- Flaschenkürbis
- Wachskürbis
- Gurke
- Judasohr (schwarze Morchel)
- Weiß- oder Silbermorchel
- Wasserkastanie
- Rotalge

Bitter:

- Löwenzahn
- Salat

Salzig:

- Brauntang
- Rotalge

Sauer:

- Tomate

Kaltes Temperaturverhalten:

- Löwenzahn
- Bambussprossen
- Brauntang
- Rotalge
- Wasserkastanie

Kühl:

- Rettich
- Spinat
- Salat
- Lotoswurzel
- Tomate
- Gurke

Tendenz zu Kälte:

- Chinakohl
- Amaranth
- Aubergine
- Wachskürbis

Neutral:

- Karotte
- Süßkartoffel
- Judasohr (schwarze Morchel)
- Weiß- oder Silbermorchel
- Flaschenkürbis

Rezepturen zur Wirkungsverstärkung

- Saft aus Rettich und Ingwer (s. S. 122)
- Dekokt aus Karotten und Koriander (s. S. 125)
- Chinakohlsuppe (s. S. 127)
- Dekokt aus Stangensellerie und Wegerichsamen (Stangensellerie, gekeimte Gerste [Fr. Hordei germinatus], Wegerichsamen [S. Plantaginis]) (s. S. 131)
- Dekokt aus Stangensellerie und Stacheljujubensamen (S. Zizyphi) (s. S. 131)
- Spinatsuppe (Spinat, Sesamöl, Sojasoße, Salz) (s. S. 133)

- Kalte salatähnliche Zubereitung von Spinat (Spinat, Sesamöl, Sojasoße, Essig, Salz) (s. S. 133)
- Dekokt aus Löwenzahnblättern und Geißblattblüten (Fl. Lonicerae) (s. S. 137)
- Dekokt aus Löwenzahn und Maisgriffeln (s. S. 137)
- Mit braunem Zucker gekochte Süßkartoffel (s. S.147)
- Saft aus frischen Lotoswurzeln und Honig (s. S. 151)
- Zwei-Säfte-Trank (Lotoswurzel- und Birnensaft) (s. S. 153)
- Trank aus Weintrauben, Lotoswurzeln und Rehmanniawurzeln (s. S. 153)
- Dekokt aus weißen Auberginen (s. S. 155)
- Tomate mit weißem Zucker (s. S. 157)
- Tomaten- und Wassermelonensaft (s. S. 157)
- In Honig getauchte Gurken (s. S. 165)

Bemerkungen

Rettich: In roher Form wirkt der Rettich deutlich *calor* kühlend, aber auch „Schleim" umwandelnd. **Frischer Rettichsaft** eignet sich zur Säftevermehrung und Durststillung sowie bei diabetischer Stoffwechsellage und zur Vorbeugung gegen Gallensteine (siehe auch *calor humidus*, S. 439). In Kombination mit Ingwer dient er der besseren Umwandlung von „Schleim" (siehe *calor pituitae* [s. S. 473]).

Koriander unterstützt bei exogenen Agenzien wie Masernerkrankungen wegen seiner Schärfe die *calor* ausleitende Wirkung der **Karotten**.

Chinakohl und generell die Kohlarten eignen sich zur Entgiftung und Kühlung von *calor*, z.B. als **Chinakohlsuppe** mit Sesamöl und Salz abgeschmeckt.

Stangensellerie hat eine starke Wirkung auf den *o. hepaticus*, treibt *ventus* aus; nach Alkoholgenuß, bei Unruhezuständen, Schwindel, Kopfschmerzen, Hypertonus, hochschlagendem Yang, auch bei Übelkeit und Erbrechen (*calor*

o. stomachi). Durch die bessere Wirkung als **frischer Selleriesaft** auch bei koronaren Herzerkrankungen, Hypertonus angezeigt. Das **„Dekokt aus Stangensellerie und Wegerichsamen"** ist bei Kindern mit hartnäckigem Fieber auf der Basis von *calor humidus* geeignet. Das **„Dekokt aus Stangensellerie und Stacheljujubensamen"** ist besonders bei Schlafstörungen geeignet.

Spinat hat eine starke Wirkung auf den *o. hepaticus*, bei *calor*-Symptomen wie Schwindel, Kopfschmerzen, Unruhe.

Spinatsuppe dient der Befeuchtung der *oo. intestinorum*. Zur Behandlung des *o. hepaticus* eignet sich die „kalte salatähnliche Zubereitung von Spinat" besser.

Amaranth: Besonders bei *calor humidus*-Prozesse, Miktionsstörungen oder blutig-eitriger Dysenterie. Auch bei *calor/ardor hepatici* mit roten, geschwollenen Augen.

Löwenzahn hat eine starke Wirkung auf den *o. hepaticus* und ist geeignet bei Ulzerationen im pulmonalen Bereich, Hautaffektionen mit Furunkeln, Karbunkeln, Geschwüren etc., bei hochschlagendem *ardor hepatici* mit geröteten, geschwollenen Augen oder bei *calor humidus*-Prozessen (bitterer Sapor), ikterischen Erkrankungen oder auch Miktionsstörungen. Verbesserte Wirkung kann bei Geschwüren und Ulzerationen mit dem **„Dekokt aus Löwenzahnblättern und Geißblattblüten"** erzielt werden. Zur Ausleitung von *calor humidus* im Bereich des *o. felleus* oder auch bei Miktionsstörungen empfiehlt sich das **„Dekokt aus Löwenzahn und Maisgriffeln"**.

Die kalten **Bambussprossen** wirken gleichzeitig schleimumwandelnd, deshalb sind sie auch bei *calor pituitae* geeignet.

Die **Süßkartoffel** hat eine nur mäßig kühlende Wirkung.

CAVE: Rohe Süßkartoffel bei *algor depletionis* der „Mitte".

Bei *calor humidus*-Prozessen oder nach übermäßigem Alkoholgenuß ist die **„mit braunem Zucker gekochte Süßkartoffel"** bewährt.

Die **Lotoswurzeln** wirkt bis in das Xue, deshalb auch Blutungen stillend sowie bei Mundulzera, Nasenbluten, Blut im Stuhl etc. Verstärkt wird die Wirkung auch im **„Saft aus frischen Lotoswurzeln und Honig"**, der zur Kühlung von *calor*, Beseitigung von Unruhe dient, oder im einfachen **Lotoswurzeltrank** (Saft aus gekochten Lotoswurzeln), der bei hochschlagendem *ardor, calor internus* zur Ergänzung des Yin und des Xue dient. Der **Zwei-Säfte-Trank** (zu gleichen Teilen aus Lotoswurzel- und Birnensaft) ist bei *calor pituitae* im oberen Calorium (s. S. 473) besonders geeignet.

Die **Aubergine** kühlt auch *calor xue* und ist deshalb bei Blutungen, blutenden Hämorrhoiden oder *ventus* im Bereich der *oo. intestinorum* (s.a. Auberginenwein S. 155) sowie bei Hautgeschwüren und Ulzerationen zu empfehlen. Das **„Dekokt aus weißen Auberginen"** (Saft aus gekochten Auberginen mit Honig verrührt) eignet sich bei *calor* im Bereich des *o. pulmonalis*.

Tomate: Bei *calor xue* mit Nasenbluten und bei Hypertonus. Zur Stützung des Yin und Kühlung von *calor* eignet sich besonders **„Tomate mit weißem Zucker"**. Obwohl Zucker ein warmes Temperaturverhalten hat, wirkt er zusammen mit Tomaten so stark säftespendend, daß *calor* gekühlt wird. Bei fiebrigen Erkältungskrankheiten wirkt **„Tomaten- und Wassermelonensaft"**, beliebig gemischt, *calor* kühlend.

Die **Kürbisarten** sind über ihre kühlende Wirkung hinaus besonders bei *calor humidus*-Prozessen geeignet und wandeln auch „Schleim" um. Bei *calor*-Erkrankungen, einschließlich diabetischer Stoffwechsellage hat sich der **„frische Saft aus Wachskürbis"** sehr bewährt.

Gurke eignet sich bei *calor humidus*-bedingten Halsschwellungen und Schmerzen bei Diarrhö sowie zur äußerlichen Anwendung bei Verbrennungen, entzündlichen Erkrankungen, Akne etc. Bei *calor humidus*-Prozessen mit Diarrhö: „**In Honig getauchte Gurken**".

Judasohr (schwarze Morchel): Zur Kühlung des Xue und zur Blutungsstillung sowie bei *calor humidus* (Dysenterie, blutende Hämorrhoiden). „**Eingedickte Suppe aus Judasohr**" (s. S. 167): Bei Blutungen, Hämorrhoiden, Blut im Stuhl, plötzlichen Gebärmutterblutungen.

Weiß- und Silbermorchel dient ebenfalls der Blutstillung, falls blutig tingiertes Sputum auftritt; auch Blut im Stuhl oder Gebärmutterblutungen.

Wasserkastanie wirkt ebenfalls stark *calor xue* kühlend, ist aber auch bei Zeichen von *calor hepatici* (gerötete Augen, unscharfe Sicht etc.) geeignet.

CAVE: *Algor depletionis* der „Mitte".

Die **Tangarten**, Brauntang und Rotalge, dienen nicht nur zur massiven Ausleitung von *calor*, sondern wirken auf Grund ihres salzigen Sapor schleimlösend, erweichend und *concretiones* aufbrechend. Bei zähem, gelbem Schleim zusammen mit Rettich oder nach übermäßigem Alkoholgenuß mit Chinakohl zu empfehlen.

Früchte

Im allgemeinen weisen die Früchte einen **süßen** oder **sauren** Sapor sowie ein **kühles** Temperaturverhalten auf. Dadurch wirken sie Säfte hervorbringend, Durst stillend und vor allen Dingen ***calor* kühlend**.

Süßer Sapor:
- Birne
- Mandarine
- Orange
- Kaki (zusätzlich adstringierend)
- Pflaume

- Apfel
- Banane
- Ananas
- Kokosmilch
- Feige
- Wassermelone
- Honigmelone
- Kiwi

Zusätzlich etwas **sauer**:
- Birne
- Pflaume
- Apfel
- Ananas
- Kiwi

Sauer:
- Mandarine
- Orange
- Zitrone

Kaltes Temperaturverhalten:
- Kaki
- Banane
- Wassermelone
- Honigmelone
- Kiwi

Kühl:
- Birne
- Apfel

Tendenz zu Kälte:
- Zitrone
- Orange
- Ananas

Neutral:
- Mandarine
- Pflaume
- Kokosmilch
- Feige

Rezepturen zur Wirkungsverstärkung
- Fünf-Säfte-Trank (Birne, Wasserkastanien, Schilfrohrwurzelstöcke [Rhiz. Phragmitis], Schlangenbartwurzel [R. Ophiopogonis], Lotoswurzeln) (s. S. 187)

- Saft aus Zitronen und Zuckerrohr (s. S. 197)
- Dekokt aus Wassermelone, Geißblattblüten, Bambusblättern und Rehmanniawurzel (s. S. 238)
- Dekokt aus Wassermelone mit Alang-Alang-Graswurzelstock (Rhiz. Imperatae) (s. S. 238)

Bemerkungen

Die **Birne** dient nicht nur zur Kühlung, sondern auch zur Umwandlung von „Schleim" (*calor pituitae*), außerdem zur Befeuchtung bei Schluckbeschwerden, Halsentzündungen, Durst, trockenem Mund.

> **CAVE:** *Algor depletionis* der „Mitte".

Verstärkt wird ihre Wirkung durch den **Fünf-Säfte-Trank** oder auch schon als **Birnensaft** oder **Birnensirup**; bei hochschlagendem *ardor* mit Nervosität, Halsschmerzen, Stimmverlust etc. **Mandarinen** oder **Orangen** ergänzen bei Durst, Trockenheit und nach übermäßigem Alkoholgenuß das *yin stomachi*. Besonders stark säfteerzeugend wirkt wegen ihres ausgeprägt sauren Charakters die **Zitrone**. Das angegebene Rezept hat sich nach übermäßigem Alkoholgenuß, bei Unruhe- und Durstzuständen bewährt.
Kaki: Ebenfalls „Schleim" umwandelnd, auch hustenstillend; bei Geschwürbildungen im Mund oder im Bereich der *oo. intestinorum* (Dysenterie, Hämorrhoidenblutungen).

> **CAVE:** *Algor depletionis* der „Mitte", starke *humor-, pituita*-Belastung.

Die **Pflaume** zeigt bei *calor*-Zuständen im *o. hepaticus* eine deutliche Wirkung.
Apfel: Mäßig *calor* kühlend; bei *calor*-bedingter Obstipation genügt häufig der Genuß roher Äpfel.
Banane eignet sich bei chronischem Husten, blutigen Hämorrhoiden, *calor*-Schädigungen und zur Stützung des Yin (kaltes Temperaturverhalten).

> **CAVE:** *Algor depletionis* der „Mitte".

Ananas: Sehr gut geeignet bei Ödemen, Gedunsenheit und Fieber (zusammen mit Alang-Alang-Graswurzelstock [Rhiz. Imperatae]).

> **CAVE:** Ekzeme und Geschwüre.

Frische **Kokosmilch** ist ebenfalls bei Ödemen, Gedunsenheit und Miktionsstörungen sehr wirksam.
Wassermelone: Nach übermäßigem Alkoholgenuß sowie bei Geschwüren im Mund- und Zungenbereich (*ardor o. cardialis*) empfiehlt sich das oben angegebene Rezept, bei *calor humidus*-Einstauungen mit Rhiz. Imperatae.

> **CAVE:** *Algor depletionis* der „Mitte", *humor*-Belastung.

Honigmelone ist bei Ulzerationen im Bereich der *oo. intestinorum*, Geschwüren im Mund- und Nasenbereich wirksam.
Die „kalte" **Kiwi** leitet *ardor*-Prozesse aus und wirkt bei Miktionsstörungen und kleineren Konkrementen sowie blutenden Hämorrhoiden.

Fleisch, Fisch, Meeresfrüchte

Besonders die Meeresfrüchte haben ein kaltes Temperaturverhalten und häufig einen salzigen Sapor und sind damit geeignet, *calor*- oder *ardor*-Prozesse zu beseitigen. Im Gegensatz dazu haben viele Fleischsorten ein warmes Temperaturverhalten und sind deshalb kontraindiziert. Günstige Nahrungsmittel sind:

Süßer Sapor:
- Hühnerei
- Hasen-, Kaninchenfleisch
- Hasen-, Kaninchenleber
- Pferdefleisch
- Austern
- Abalone

Zusätzlich **salzig**:
- Austern

- Abalone
- Hasen-, Kaninchenleber

Zusätzlich **sauer**:

- Pferdefleisch

Zusätzlich **bitter**:

- Hasen-, Kaninchenleber

Salzig:

- Krebse

Temperaturverhalten kalt:

- Krebse
- Hasen-, Kaninchenleber
- Pferdefleisch

Kühl:

- Hasen-, Kaninchenfleisch

Neutral:

- Austern
- Abalone
- Hühnerei

Rezepturen zur Wirkungsverstärkung

- Konzentrierte Brühe aus Hasenfleisch mit Yamswurzeln und R. Trichosanthis (s. S. 297)
- Austernsuppe mit Brauntang (Thallus Laminariae) (s. S. 327)
- Dekokt mit Abalonenfleisch und -schale (Concha Haliotidis), Bocksdornfrüchten (Fr. Lycii) und Chrysanthemenblüten (Fl. Chrysanthemi) (s. S. 329)

Bemerkungen

Hühnerei: Das Eiweiß dient der Kühlung von *calor* und der Entgiftung, das Eigelb der Beseitigung von *ventus*-Schädigungen. Bei Verbrennungen und entzündlichen Schwellungen kann das Eiweiß auch äußerlich angewendet werden.

> **CAVE:** Bei noch nicht bereinigten äußeren Heteropathien wird *ventus* remobilisiert.

Hasen-, Kaninchenfleisch eignet sich bei *calor oo. intestinorum*, blutigem Stuhl oder auch Diabetes. Bei diabetischer Stoffwechsellage ist besonders die **konzentrierte Brühe** zu empfehlen.

Hasen-, Kaninchenleber: Bei *calor-, ardor*-Affektionen im Bereich des *o. hepaticus*, eventuell gemeinsam mit Hühnerei.
Pferdefleisch ist das „kälteste" Fleisch und eignet sich somit besonders zur Kühlung von *calor* und zur Absenkung des Qi.

> **CAVE:** *Algor*-Symptomatik, Diarrhö.

Krustazeen, also **Krebse** oder Muscheln wie **Austern** und **Abalone**, wirken auf Grund ihres salzigen Sapor in die Tiefe, bringen das Xue in Bewegung, kühlen *calor* und leiten *calor humidus* aus.

> **CAVE:** *Ventus-Schädigungen* können mobilisiert werden.

Austern mit Ingwer und Essig nach übermäßigem Alkoholgenuß; **Austernsuppe mit Brauntang** zerstreut auf Grund ihres salzigen Sapor Verknotungen, bei Tuberkulose, *calor* auf Grund von *depletio yin* (nächtliche Schweiße, Schlafstörungen etc.). **Abalone**, insbesondere mit der Schale (Concha Haliotidis), bei Augenbeschwerden, *calor* im Bereich des *o. hepaticus*, Glaukom, Katarakt, Miktionsstörungen, Steinbeschwerden.

> **CAVE:** Viele Fleischsorten haben einen ausgesprochen warmen Charakter oder heben das Yang empor. Aus diesem Grund sind sie bei allen *calor*-Schädigungen streng kontraindiziert.
> Hier sind besonders zu nennen:
> - Hühnerfleisch
> - Schweinefleisch
> - Schinken
> - Rindfleisch (insbesondere bei *calor humidus*)
> - Hirschfleisch (das wärmste, am stärksten Yang entfaltende Fleisch)
> - Sardelle

An obiger Aussage ändert auch die Tatsache nichts, daß es Rezepturen gibt, in denen Fleisch, z.B. Schaf- und Ziegenfleisch, bei einer unechten *calor*-Symptomatik zusammen mit Yamswurzel und Kuhmilch gebraucht wird.

Milchprodukte, Genußmittel, Gewürze
Süßer Sapor:
- Kuhmilch
- Butter
- grüner Tee

Zusätzlich bitter:
- grüner Tee

Salzig:
- Salz

Kaltes Temperaturverhalten:
- Salz

Tendenz zu Kälte:
- Butter

Kühl:
- grüner Tee

Neutral:
- Kuhmilch

Rezeptur zur Wirkungsverstärkung
- Salz-Dekokt mit Tee und Tamarindenfrüchten (s. S. 361)

Bemerkungen
Kuhmilch eignet sich zur Ergänzung der Säfte und zur Rekompensation anhaltender *calor*-Befunde.

> **CAVE:** *Humor*- oder *pituita*-Ansammlung in der „Mitte".

Durch regelmäßigen Milchkonsum kann man der Entstehung von *ardor vigens* (hochschlagender „Glut") entgegenwirken. Zusammen mit Bletilla striata-Wurzelknollen (Tuber Bletillae) zur Kühlung von *calor* und zur Befeuchtung der *oo. intestinorum* ist Milch geeignet; auch bei Geschwürbildungen (Ulcus ventriculi/duodeni).

Butter stützt alle *orbes*; bei *depletio yin*, Mundgeschwüren, Diabetes, blutigem Auswurf.
Salz: Bei hochschlagendem *ardor*, bei Hals- und Zahnschmerzen, Zahnfleischbluten, Geschwürbildungen, roten Augen. Verstärkt wirkt das **Salz-Dekokt mit Tee und Tamarindenfrüchten** oder bei *ardor*-Prozessen, chronischer Obstipation und Halsschmerzen einfach abgekochtes **Salzwasser** (3 g Speisesalz in kochendem Wasser auflösen).
Grüner Tee: Bei nach oben schlagendem *calor venti*, Kopfschmerzen, *calor humidus*-Zeichen mit Schlafsucht, Müdigkeit, Abgeschlagenheit oder bei *calor* mit Unruhe, Durst, nach übermäßigem Alkoholgenuß bis hin zu Miktionsstörungen, rötlichem Urin oder Geschwüren im Mundbereich und entzündlichen Erkrankungen des Intestinaltraktes.

> **CAVE: Zucker** in seinen verschiedenen Darreichungsformen (weiß oder braun) und auch **Honig** wird auf Grund des süßen Sapor sowie der daraus resultierenden Säftespendung ein begrenzt positiver Einfluß bei *calor*-Prozessen zugeschrieben (nur geringe Mengen). Dies ist auch der Grund für die häufige Verwendung von Honig in Rezepturen zur „Entzündungshemmung". Es ist jedoch dringend zu betonen, daß jeder übermäßige Gebrauch von Zucker und auch Honig zu einer deutlichen *humor*-Belastung und, daraus resultierend, zu einer Einschließung von *calor* und einer massiv verstärkten *calor*-Symptomatik führt. Es heißt immer wieder, daß Zucker im *o. stomachi ardor* entstehen läßt, und daß die durch *humor* belastete Wandlungsphase „Erde" *calor* hervorbringt, wodurch nicht nur die Zähne geschädigt werden, sondern auch Parasiten (z.B. bakterielle Besiedelung, entzündliche Infektionsprozesse, Mykosen) entstehen können.

Ähnlich verhält es sich mit Genußmitteln. **Kakao** kann bei *calor*-Anzeichen (z.B. Geschwüre im Mund) in der Mischung von Kakaopulver und Honig eine günstige Wirkung haben. Dennoch wirkt auch Kakao eher anregend und dynamisierend. Dieses trifft in einem weit stärkeren Maße auf **Kaffee** zu, der auf Grund seines warmen Temperaturverhaltens deutlich dynamisiert und den *o. cardialis* bewegt. Explizit kontraindiziert ist natürlich der Genuß von **Alkohol**, da alle Alkoholika warm bis heiß sind, und deutlich *calor* induzieren, wie auch der Genuß von **Tabak** (Rauchen von Zigaretten, Pfeife etc.), da durch den Tabakgenuß das Qi stark bewegt wird, *calor-*, und *ardor*-Symptome verstärkt werden und das Yin, insbesondere das *yin pulmonale*, geschädigt wird.

3.5 *Aestus*
(„drückende Sommerhitze")

Abweichend von der beschriebenen *calor/ardor*-Symptomatik zeigt dieser klimatische Exzeß folgende **Symptomatik**:

- Fieber (typisches Symptom)
- Benommenheit
- Atemnot
- extreme Müdigkeit
- Schweißausbrüche
- Durst
- spärlicher, rötlich gefärbter Urin
- roter Zungenkörper, dünner eventuell gelber Belag
- *pp. celeri, depleti, superficiales*

Therapie

Zur Therapie eignen sich viele der unter *calor/ardor* angegebenen Nahrungsmittel. Hier seien besonders hervorgehoben:

Hülsenfrüchte
Süßer Sapor:
- Mungbohne

Temperaturverhalten kalt:
- Mungbohne

Rezeptur zur Wirkungsverstärkung
- Mungbohnen mit Fl. Lonicerae (s. S. 65)

Bemerkungen
Zur Kühlung von *calor* und zur Beseitigung von Unruhezuständen bei *morbi temperati* mit Fieber, Nervosität ist besonders die angegebene Rezeptur geeignet.

Gemüse
Süßer Sapor:
- Lotoswurzel
- Tomate

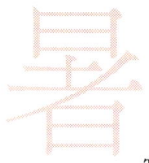

Temperaturverhalten kühl:

- Lotoswurzel
- Tomate

Rezepturen zur Wirkungsverstärkung

- Lotoswurzel mit Honig als Saft (s. S. 151)
- Tomate mit Wassermelone (s. S. 157)

Bemerkungen

Lotoswurzel und **Tomate** sind stark Säfte spendend und kühlend und somit bei *calor*-Zuständen, bei Unruhe und fiebrigen Erkrankungen bewährt. Durch die Rezepturen wird ihre Wirkung verstärkt.

Früchte

Süßer Sapor:

- Ananas
- Kokosmilch
- Wassermelone
- Honigmelone
- Zuckerrohr

Temperaturverhalten kalt:

- Wassermelone
- Honigmelone
- Zuckerrohr

Tendenz Kälte:

- Ananas

Warm:

- Kokosmilch

Rezepturen zur Wirkungsverstärkung

- Wassermelone mit Tomate (siehe oben und s. S. 157)
- Zuckerrohr mit Chrysanthemenblüten (s. S. 243)

Bemerkungen

Ananas ist einerseits sehr stark Säfte spendend, gleichzeitig aber auch stark ausleitend, diuretisch, abschwellend, *calor* kühlend und somit *calor-*, *aestus*-Prozesse eliminierend. Bei Fieber eventuell mit Rhiz. Imperatae zu kombinieren.

Trotz ihres warmen Temperaturverhaltens ist **Kokosmilch** dennoch geeignet, Unruhezustände, *calor*- Prozesse und *aestus*-Heteropathien zu beseitigen.

Wassermelone: Kalt und süß, damit *ardor* ableitend und *aestus* herauslösend; ihre Wirkung wird verstärkt durch Tomatensaft, aber auch durch frische Geißblattblüten (Fl. Lonicerae) oder Bambusblätter (F. Bambusae).

Ganz ähnlich ist die Wirkung der **Honigmelone**.

Zuckerrohr wirkt Qi absenkend und „Trockenheit" befeuchtend; mit Chrysanthemenblüten bei *aestus*-Schäden im Sommer.

Genußmittel

Von den Genußmitteln eignet sich **grüner Tee** (bitterer und süßer Sapor, kaltes Temperatur-verhalten) zur Elimination von *aestus-*, *calor-* und *calor humidus*-Befunden.

3.6 Ariditas
(„Trockenheit")

Ariditas ist entweder die Folge heteropathischer Affektionen oder einer mangelhaften Versorgung mit Säften. So führen *calor*-(„Hitze-") und *ardor*-(„Glut-") Prozesse, gegebenenfalls aus *ventus* entstanden, zu einer Konsumierung des Säftepotentials und des Yin und können eine *ariditas*-Symptomatik erzeugen.

Andererseits kann eine mangelnde Bereitstellung geklärter Säfte entweder auf Grund einer Schwäche (*depletio*) im Bereich der „Mitte" oder wegen einer Blockierung (durch *humor* und *pituita*) zu einer *ariditas*-Symptomatik führen.

Symptome:

- vermehrter Durst
- trockene Haut
- rissige, schuppige Haut
- trockene Schleimhäute
- Rötung der Schleimhäute
- Brennen, Juckreiz der Haut
- Obstipation
- Zungenkörper rot, verminderter Belag, trocken, oder gelber, klebriger Zungenbelag

Therapie

Zur diätetischen Therapie vgl. die Ausführungen unter Stützung des *yin stomachi* (s. S. 441), Stützung des *yin pulmonale* (s. S. 460), Stützung des Struktivpotentials (s. S. 504) und Stützung des *yin hepaticum* (s. S. 480); weiterhin zu beachten die Eintragungen unter *calor/ardor* (s. S. 550).

Bemerkungen

Zur Therapie sind in erster Linie feuchtigkeitsspendende, also süße Nahrungsmittel mit neutralem bis eher kühlem Temperaturverhalten geeignet.

Getreide

Süßer Sapor:

- Weizen
- Hirse
- Sojabohnen
- Sojamilch
- Tofu
- Erdnuß
- Pinienkerne

Zusätzlich **salzig:**

- Hirse

Temperaturverhalten Tendenz zu Kälte:

- Weizen
- Hirse
- Sojamilch
- Tofu

Neutral:

- schwarze Sojabohnen
- Erdnuß

Bemerkungen

Obwohl **Weizen** gerade bei uns bei *ariditas*-Symptomen, die häufig durch allergische Prozesse bedingt sind, als Allergen angesehen wird, sei hier dennoch auf seine kühlende, feuchtigkeitsspendende, stützende Wirkung hingewiesen. Gerade gekeimter Weizen kühlt *calor*-Prozesse, desinfiziert, befeuchtet und stützt deutlich das Yin. Dies ist auch möglich mit normalem Weizenbrei oder zusammen mit Süßholz und Datteln.

Hirse wirkt *calor* kühlend und sogar bei *sitis diffundens* (diabetische Stoffwechsellage), Säfte bereitstellend und gleichzeitig *humor* ausleitend und klärend.

Schwarze Sojabohnen stützen das Yin bis in den *o. renalis,* eliminieren *calor* und *ventus,* scheiden *humor* aus, entgiften und kräftigen die „Mitte".

Sojamilch wirkt deutlich *ariditas* befeuchtend, gleichzeitig aber diuretisch und *humor* umwandelnd, ebenso **Tofu** (Sojaquark).

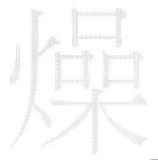

Die **Erdnuß** befeuchtet den *o. pulmonalis*, wandelt Schleim um und eignet sich bei *ariditas*-Zuständen sehr gut.

Gemüse

Unter den Gemüsen sei vor allem auf die Blatt- und Kohlgemüse hingewiesen, die neutral bis kühl, süß und feuchtigkeitsspendend sind.

- **Spinat**:
  Kühl und **süß**, außerordentlich befeuchtend wirkend, dadurch das Yin stützend und ernährend, *calor* kühlend, den *o. hepaticus* beruhigend; besonders zur Befeuchtung der *oo. intestinorum* einzusetzen.
- **Aubergine**:
  Tendenz zu Kälte, **süß.** *Calor* und insbesondere das Xue kühlend; auch bei blutigem Stuhl, Geschwürbildungen und *calor pituitae* geeignet. Insbesondere das „**Dekokt aus weißen Auberginen**" (Saft aus gekochten Auberginen mit Honig verrühren, s. S. 155) eignet sich sehr gut zur Befeuchtung, Kühlung von *calor,* zur Stützung des *o. pulmonalis* und somit zur Befeuchtung von „Trockenheit".
- **Tomate**:
  Kühl, **süß-sauer.** Stützt das *yin hepaticum*, kühlt das Xue und empfiehlt sich deshalb bei „Trockenheit" und bei *calor*-Erkrankungen.

Früchte

Auf Grund ihres kühlen Temperaturverhaltens und ihres süßen Sapor eignen sich die Früchte zur Befeuchtung.

Süßer Sapor:
- Birne
- Mandarine
- Banane
- Feige
- Kiwi
- Pfirsich
- Maulbeerfrucht (Fr. Mori)
- Kokosmilch
- Weintraube
- Wassermelone
- Honigmelone

Zusätzlich **sauer:**
- Birne
- Mandarine
- Kiwi
- Pfirsich

Kaltes Temperaturverhalten:
- Banane
- Kiwi
- Maulbeerfrucht
- Wassermelone
- Honigmelone

Kühl:
- Birne

Neutral:
- Feige
- Weintraube

Warm:
- Pfirsich
- Kokosmilch

Rezepturen zur Wirkungsverstärkung

- Fünf-Säfte-Trank (Birnen, frische Wasserkastanien, Schilfrohrwurzelstöcke [Rhiz. Phragmitis], Schlangenbartwurzel [R. Ophiopogonis], Lotoswurzel) (s. S. 187)
- Birnensirup (s. S. 188)
- Gedämpfte Birnen mit Sichuanschachblumenzwiebel (Bulbus Fritillariae) (s. S. 188)
- Gekochte Bananen (s. S. 215)
- Maulbeersirup (s. S. 231)
- Wassermelonensaft (s. S. 239)
- Saft aus Wassermelonen und Tomaten (s. S. 239)
- Kiwi-Honig-Dekokt (s. S. 245)

Bemerkungen

Birne: Besonders geeignet zur Kühlung von *calor* und zur Säfteerzeugung; damit „Trockenheit" befeuchtend und „Schleim"

umwandelnd; bei Schluckbeschwerden, Halsentzündungen, Stimmverlust, Obstipation. Zur
Hervorbringung von Säften hat sich Birnensirup
oder -saft sehr gut bewährt, insbesondere bei
Kindern. Bei *ariditas* im Bereich des
o. pulmonalis und bei zusätzlichem zähem,
gelbem Schleim siehe das angegebene Rezept.
Mandarine: Zur Hervorbringung von Säften sehr
gut geeignet.

> **CAVE:** *Pituita.* Hierin liegen auch die
> Gefahren des von dem bei uns weit
> verbreiteten Genusses von Orangensaft.

Die „kalte" **Banane** eignet sich sehr gut, um *calor*
zu kühlen und im Bereich der *oo. stomachi et
intestinorum* Säfte hervorzubringen und zu
befeuchten. Deshalb gut geeignet bei Obstipation
und blutigem Stuhl; kocht man die Bananen mit
der Schale, wird die Wirkung noch verstärkt.
Feige: Zur Befeuchtung der *oo. pulmonalis et
intestinorum* geeignet. Bei Schmerzen in Hals
und Rachen oder bei Husten, Obstipation,
blutenden Hämorrhoiden.
Kiwi: Die kalte Kiwi eignet sich hauptsächlich
bei *calor-, ardor*-Befunden in den *oo. stomachi et
vesicalis*. Kiwi mit Honig ist sehr gut zur
Säftehervorbringung und *ariditas*-Befeuchtung.
Pfirsich befeuchtet die *oo. intestinorum* und
dynamisiert das Xue; deshalb Vorsicht bei
Hautaffektionen (Geschwüren, Furunkeln) auf
Grund von *calor.*
Maulbeerfrüchte ergänzen das Xue, stützen das
Yin und bringen Säfte hervor, dienen
insbesondere der Stabilisierung des *yin
hepaticum et renalis*; auch sehr gut bei
Obstipation, insbesondere im Senium.
Kokosmilch wirkt über die Befeuchtung hinaus
auch diuretisch und abschwellend.
Weintrauben ergänzen sowohl das Qi als auch
das Xue, bringen Säfte hervor und stützen die
oo. renalis et hepaticus.

Die „kalte" **Wassermelone** eignet sich besonders
zur Ausleitung von *calor-* und *ardor*-Prozessen,
aber auch zur Befeuchtung bei *calor o. stomachi*
und *ariditas* mit Mundgeschwüren, Unruhezuständen, Durst, Schlafstörungen etc.
Die **Honigmelone** ist bei Unruhe, Durst und
Ulzerationen im Bereich der *oo. intestinorum et
pulmonalis* angezeigt.

Fleisch
Süßer Sapor:
- Eigelb
- Fasan
- Schwein

Zusätzlich **salzig:**
- Schwein

Temperaturverhalten neutral:
Schwein

Warm:
- Eigelb
- Fasan

Rezepturen zur Wirkungsverstärkung
- Dicke Fasanensuppe (mit Ingwer und
  Sojasoße) (s. S. 261)
- Schweinefleischsuppe zur Mehrung der Säfte
  (s. S. 272)
- Schweinefleischsuppe zur Befeuchtung des
  o. pulmonalis (mit R. Glehniae, Bulbus Lilii,
  S. Armeniacae) (s. S. 273)

Bemerkungen
Eigelb wirkt besonders das Xue mehrend, den
o. cardialis stützend, Unruhe beseitigend, das
Yin ergänzend, „Trockenheit" befeuchtend und
hierdurch auch *ventus* beseitigend.
Insbesondere in der dicken Fasanensuppe dient
das **Fasanenfleisch** der Befeuchtung von
ariditas, auch bei *sitis diffundens* (Diabetes).
Unter den Fleischsorten ist vor allem **Schweinefleisch** zur Befeuchtung von „Trockenheit",
Stützung des Yin und Ergänzung des Xue

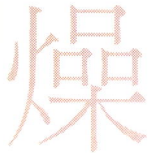

geeignet. Es wirkt auch bei trockenem Husten, Trockenheit von Mund, Rachen und Hals und bei trockener Haut. Zur Befeuchtung des *o. pulmonalis* kann die Wirkung durch die Schweinefleischsuppe verstärkt werden.

CAVE: *Calor.*

Milchprodukte, Gewürze, Genußmittel
Süßer Sapor:

- Kuhmilch
- Schaf-, Ziegenmilch
- Joghurt
- Kefir
- Butter
- weißer Zucker
- Getreidezucker
- Honig
- Erdnußöl
- Sesamöl
- Schweineschmalz

Zusätzlich **sauer**:

- Joghurt
- Kefir

Scharf:

- Rapsöl

Salzig:

- Salz

Temperaturverhalten neutral:

- Kuhmilch
- Joghurt
- Kefir
- Honig
- Erdnußöl

Warm:

- Schaf-, Ziegenmilch
- Getreidezucker
- weißer Zucker
- Rapsöl

Tendenz Kälte:

- Butter

Kühl:

- Sesamöl
- Schweineschmalz

Kalt:

- Salz

Rezepturen zur Wirkungsverstärkung

- Kuhmilch mit Bletilla striata-Wurzelknollen (Tuber Bletillae) (s. S. 337)
- Dünnflüssiger Ziegenmilchbrei mit Yamsknolle (Rhiz. Batatatis) (s. S. 338)
- Pille zur *suppletio* des Struktivpotentials und zur Befeuchtung von *ariditas* (S. Jujubae, Sesam, weißer Zucker) (s. S. 352)
- In Rettichsaft gedämpfter Getreidezucker (s. S. 355)
- Honigpaste mit Stemonawurzel (R. Stemonae) (s. S. 359)
- Abgekochtes Salzwasser (s. S. 361)

Bemerkungen

Kuhmilch wirkt Säfte hervorbringend, die *oo. stomachi, pulmonalis et cardialis* stützend (Xue und Yin) und die *oo. intestinorum* befeuchtend. Verstärkt wird die kühlende und befeuchtende Wirkung im Rezept mit Honig und Tuber Bletillae, das sich besonders zur Befeuchtung der *oo. intestinorum*, zur Behandlung von Darmgeschwüren eignet.

CAVE: *Humor pituitae.*

Die wärmere **Schaf- und Ziegenmilch** stützt stärker die „Mitte", befeuchtet aber gleichzeitig „Trockenheit" und stützt die *oo. pulmonalis et cardialis*. Wegen der besseren Verträglichkeit ist sie insbesondere bei Kindern häufig der Kuhmilch vorzuziehen.

Joghurt und **Kefir** stützen das Yin, ergänzen den *o. pulmonalis* und befeuchten die *oo. intestinorum*. Äußerlich auch bei trockener Haut, Exanthemen und Juckreiz anzuwenden.

Butter und **Sahne** stützen das Yin, besonders des *o. pulmonalis*; bei welker, trockener Haut, Mundgeschwüren, Obstipation.

Weißer Zucker: Durch seine starke hygroskopische Wirkung ist er sehr stark feuchtigkeitserzeugend und wirkt damit vor allen Dingen gegen *ariditas*-Symptome. Dabei ist jedoch zu bedenken, daß weißer Zucker gleichzeitig *calor* erzeugt und *humor/pituita* bildet. Die säfteerzeugende Wirkung ist sowohl zur Besänftigung des *o. hepaticus* als auch zur Befeuchtung des *o. pulmonalis* und des *yin stomachi* geeignet. Bei extremer Trockenheit des Mundes ist er zusammen mit „R. Stellariae, R. Ophiopogonis, R. Polygonati" oder mit „Wassermelone und Lotoswurzel und Birnen" zu verwenden. Die Wirkung verstärkt auch die oben genannte Pille, die den *o. pulmonalis* stark befeuchtet, aber auch *xue et yin hepaticum et renalis* stützt.

Getreidezucker ist ähnlich zu verwenden wie weißer Zucker; auf Grund der starken Süße ist er Säfte hervorbringend, dadurch Schmerzen lindernd und gut bei trockenem Husten. Mit Rettichsaft ist Getreidezucker gut zur Befeuchtung des *o. pulmonalis* und zur Hustenstillung geeignet, besonders bei Kleinkindern.

Honig: Sehr gut bei „Trockenheit" des *o. pulmonalis*, auch bei Ulzerationen im Mund- und Lippenbereich sowie bei Geschwürbildungen im Darmbereich. Zur Hustenstillung, bei trockener Kehle und Erschöpfung des *o. pulmonalis* bietet sich die „Honigpaste mit Stemonawurzel" (s.o.) an.

Salz: Wirkt ebenfalls stark hygroskopisch und dadurch befeuchtend, auf Grund seiner Kälte und des salzigen Sapor ist es absenkend, kühlend und deshalb bei *calor*- und *ardor*-Prozessen, Geschwüren und Blutungen geeignet. Eine deutlich laxierende Wirkung hat abgekochtes Salzwasser, das zur Ausleitung von *ardor*-Prozessen und bei chronischer Obstipation und Halsschmerzen geeignet ist.

Rapsöl: „Trockenheit" befeuchtend, Yin ergänzend, *ventus* austreibend, Schwellungen beseitigend; bei Verbrennungen, Ulzerationen und Hämorrhoiden auch äußerlich anzuwenden.

> **CAVE:** *Calor* durch außen induzierte Heteropathien.

Erdnußöl: Befeuchtung des *o. pulmonalis*, Durchlässigmachung der *oo. intestinorum*.

> **CAVE:** *Pituita*.

Sesamöl: Gut geeignet zur Stützung von Qi und Xue im Bereich der *oo. hepaticus et renalis*; auch bei *ariditas* im Bereich der *oo. intestinorum*, bei Obstipation, Verdauungsblockaden; bei Geschwüren, rissiger Haut äußerlich zu verwenden.

Schweineschmalz: Bei „Trockenheit" in den verschiedenen *orbes* und bei *ariditas*-Husten; bei trockener, rissiger Haut und bei *ventus* induzierten Hautaffektionen äußerlich anzuwenden.

> **CAVE:** Explizit **kontraindiziert** bei *ariditas*-Befunden ist der **Tabakgenuß**: Durch die stark dynamisierende Wirkung des Tabaks kommt es zu einer weiteren Konsumierung von Säften sowie zu verstärkter Trockenheit und Verlust des Yin. **Alkohol:** Durch die heiße Wirkung wird ebenfalls verstärkt Yin konsumiert und es entstehen *calor*- und *ardor*-Prozesse. Die Folge ist eine Überdynamisierung mit entsprechender Symptomatik. Sämtliche **heiße bis sehr warme Nahrungsmittel**, die in der Regel nur als Gewürze gebraucht werden, sind zu meiden (Pfeffer, Chillies, Gewürznelken usw.). Vorsicht geboten ist auch bei sehr warmen Nahrungsmitteln, die im Abschnitt über *humor* und *pituita* aufgeführt sind (s. S. 540).

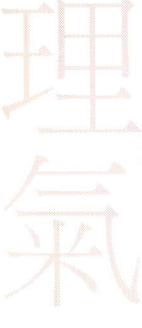

3.7 Die Wirkung von Nahrungsmitteln auf den Fluß des Qi und des Xue

Die Bewegung des Qi

In der Physiologie der menschlichen Energetik ist die Absenkung bzw. das Emporsteigen des Qi an drei Stellen von entscheidender Bedeutung:

- Das *qi stomachi* **muß sich absenken** (kontravektives, also gegenläufiges *qi stomachi* würde bedeuten: Erbrechen, Aufstoßen etc.)
- Das *qi pulmonale* **muß sich absenken** und die Verbindung zum *o. renalis* finden (nicht abgesenktes *qi pulmonale* führt zu asthmoiden Beschwerdebildern etc., siehe *o. pulmonalis*, S. 455)
- Das **hepatische Qi** (*yang hepaticum*) muß in seiner Neigung zur Extraversion und Elevation (Anhebung) **gezügelt** und deshalb häufig abgesenkt werden.

Zur Absenkung des „Mitten"- und pulmonalen Qi geeignete Nahrungsmittel:

- Gerste
- Buchweizen
- Buchweizen und Rettich (s. S. 29)
- Hiobstränensamen
- Hafer
- Mandeln
- schwarze Sojabohne
- gelbe Sojabohne
- Sojamilch
- Sojaquark (Tofu)
- Mungbohne
- Erbse
- chinesischer Lauch
- Fünf-Säfte-Trank (mit chin. Lauch) (s. S. 100)

- Zwiebel
- Rettich
- Karotte
- Koriander
- Stangensellerie
- Bambussprossen
- Taro
- Wachskürbis
- Chinakohl
- Spinat
- Löwenzahn
- Mandarine (nur mit Schale)
- Orange
- Pampelmuse (mit Schale)
- Zitrone
- Birne
- Sternfrucht
- Kumquat
- Loquate
- Zuckerrohr
- Zuckerrohr- und Rettich-Dekokt (s. S. 243)
- Kiwi
- Kiwi und Ingwer
- Schinkensuppe (s. S. 283)
- Pferdefleisch
- Karpfen
- Karpfen mit Knoblauch und Essig (s. S. 306)
- Milch
- Salz
- Gewürznelken
- Muskat
- Kardamom
- grüner Tee

Zur Absenkung (*demissio*) des hepatischen Qi geeignete Nahrungsmittel:
(Siehe auch Kapitel *o. hepaticus* S. 477)

- schwarzes Sojabohnendekokt
- chinesischer Lauch
- Stangensellerie
- Maisgriffel
- Tomate

- Silbermorchel
- Judasohr
- Wasserkastanie
- Spinat
- Löwenzahn
- Rotalge
- Zitrone
- Kaki
- Maulbeerfrucht
- Austern
- Brauntang
- grüner Tee

Zur Anhebung *(elevatio)* des Qi geeignete Nahrungsmittel:

Hierzu sind in der Regel warme bis heiße sowie überwiegend scharfe Nahrungsmittel geeignet.

- Frühlingszwiebel
- Knoblauch
- Chillies/Paprika
- Ingwer
- Koriander
- Fenchel
- Champignon
- Kaffee
- Kakao

Nahrungsmittel, deren Qi-Kraft an der Oberfläche *(superficial)* wirkt

Diese Nahrungsmittel sind in der Regel scharf und heiß.

- Pfeffer
- Zimt
- Gewürznelken
- Chillies
- Paprika
- Kardamom

Nahrungsmittel, deren Qi-Kraft in der Tiefe *(mersus)* wirkt

Diese Nahrungsmittel sind in der Regel kalt und salzig.

- Lotoswurzel
- Aubergine
- Tomate
- Judasohr
- Silbermorchel
- Brauntang
- Rotalge
- Tintenfisch
- Krebse
- Austern
- Salz

Nahrungsmittel zum Bewegen des Qi *(animatio)*

- Fenchel
- chinesischer Lauch
- Knoblauch
- Knoblauch in Essig (s. S. 109)
- Shiitakepilz
- Austernpilz
- Zwiebel
- Rettich
- Koriander
- Salat
- Chillies, Paprika
- Brauntang mit Sargassumtang und Fenchel (s. S. 179)
- Rotalge
- Litschi
- Kumquat
- Pampelmuse (mit Schale)
- Frischkäse
- Tabak
- Sternanis
- Essig

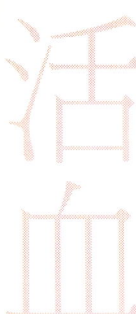

Nahrungsmittel zur Beeinflussung des Xue

Nahrungsmittel zum Bewegen des Xue (*animatia*)

- schwarze Sojabohne
- Azukibohne
- Erdnuß
- Lotoswurzel
- Frühlingszwiebelsaft
- chinesischer Lauch, -saft
- Aubergine
- Eßkastanie
- Wasserkastanie
- Judasohr
- Brauntang mit Sargassumtang und Fenchel (s. S. 179)
- Pfirsich
- Maulbeerfrucht
- Kirsche
- Hirschfleisch
- Krebse
- Alkohol
- Essig
- brauner Zucker
- Zimt und Zucker als Dekokt (s. S. 373)

Nahrungsmittel, die das Xue halten, kühlen und blutstillend wirken (*continentia*)

- Saubohne
- Erdnuß
- Erdnuß mit Jujubenfrüchten (s. S. 77) (auch bei Anämie)
- chinesischer Lauch
- Lauchsaft- und Rehmanniawurzel-Pille (s. S. 101)
- Rettich
- Stangensellerie
- Spinat
- Lotoswurzel (auch bei Anämie)
- Aubergine
- Tomate
- Judasohr (schwarze Morchel)
- Judasohr und Jujuben (auch bei Anämie)
- Silbermorchel
- Wasserkastanie
- Wasserkastanienwein (s. S. 177)
- Eßkastanie
- Weintrauben
- Kaki
- Japanaprikose
- Hase, Kaninchen
- Meeräsche (auch bei Anämie)
- Aal
- Salz
- Essig

Teil C: Aspekte bei der Anwendung

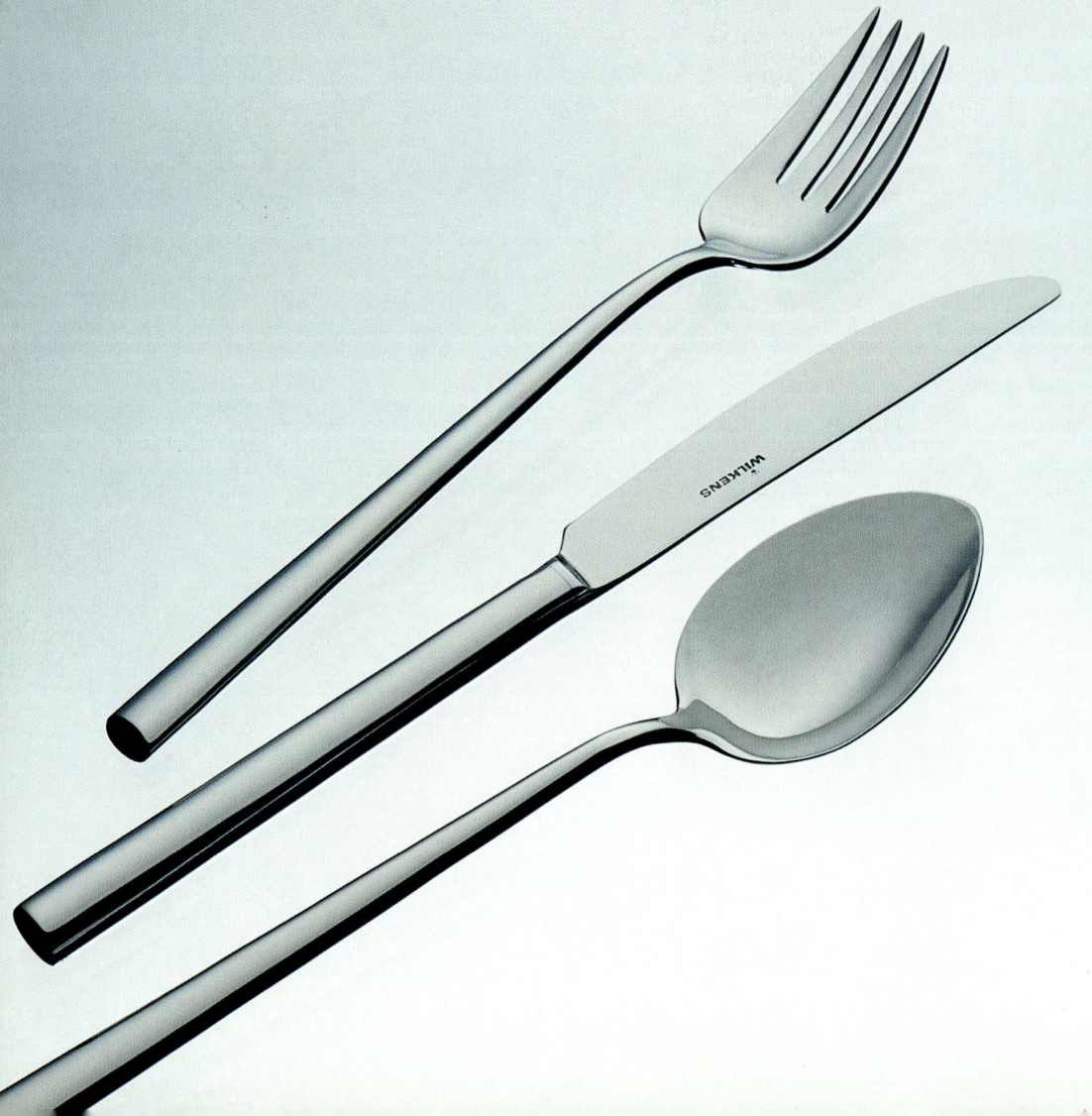

1 Die diätetische Behandlung häufiger westlicher Krankheitsbilder

Auch wenn die Betrachtung der Nahrungsmittel ausschließlich nach dem Paradigma der chinesischen Medizin erfolgt ist, wollen wir hier für die praktische Arbeit wichtige westliche Krankheitsbilder nennen und gemäß ihrer chinesischen Differentialdiagnose diätetische Empfehlungen geben. Es sei jedoch betont, daß die genauere und damit klinisch wirksamere Auswahl nur aufgrund einer exakten chinesischen Diagnose erfolgen kann.

1.1 Schmerzen

Schmerzen allgemein, Schmerzen im Bewegungsapparat

Schmerzen sind auf Blockaden des Qi- und des Xue-Flusses zurückzuführen

Zur Verbesserung des Qi-Flusses (siehe auch Nahrungsmittel zur Bewegung des Qi, Absenkung des Qi, s. S. 566 ff.):

- Litschi (Magenschmerz)
- Tabak (hier wird nicht der Tabak- bzw. Nikotingenuß empfohlen, sondern lediglich auf die Wirkung des Tabakkonsums hingewiesen)

Zur Bewegung der Säfte (*animatio* des Xue): (siehe Eintragungen zur *animatio* des Xue, S. 568).

- Alkohol
- Essig
- Aubergine (besonders bei Krämpfen, Lumbago)
- chinesischer Lauch
- Lauchsaft
- brauner Zucker
- weißer Zucker
- Getreidezucker
- Kleines Dekokt zur Kräftigung der „Mitte" (s. S. 355) (Zimtzweige [Ram. Cassiae], weiße Pfingstrosenwurzel [R. Paeoniae lactiflorae], frischer Ingwer, Jujubenfrüchte, Süßholzwurzel [R. Glycyrrhizae], Getreidezucker)
- Honig
- Honig-Dekokt mit weißer Pfingstrosenwurzel (s. S. 358)
- Zimt-Dekokt mit braunem Zucker (s.S.373)
- Pfirsich
- Eßkastanien (auch lokale Anwendung) (heiß gebacken bei Rückenschwäche, -schmerzen)
- Krebse (in Reiswein)

Bei *algor*-bedingten Schmerzen:
(siehe Kapitel *algor*, S. 545)

- Dekokt aus frischem Ingwer mit schwarzem Pfeffer und braunem Zucker (s. S. 115)
- Chillies
- Paprika
- Zimt
- Frühlingszwiebeln
- Knoblauch in Essig (s. S. 109)
- Fenchel/Fenchelsaft
- Feigen
- Brauntang mit Sargassumtang und Fenchel (s. S. 179)
- Feige und Fenchel (s. S. 225)
- Pfeffer
- Pfeffer mit Jujuben (s. S. 363)
- Gewürznelken
- Sternanis
- Huhn mit Ingwer und Pfeffer (s. S. 254)
- Schaf-, Ziegenfleisch
- Schaf-, Ziegenfleischsuppe mit chinesischer Angelikawurzel und frischem Ingwer (s. S. 285)

Schmerzlinderung durch suppletive Maßnahmen, z.B. bei *ventus-, humor-* oder *pituita-bedingten* Schmerzen

- Weißkohl
- Weißkohlsaft mit Malzzucker (s. S. 129) (Kohlblätter auch äußerlich)
- Kartoffeln
- Kartoffelsaft mit Honig (s. S. 145)
- Kartoffel/-brei auch äußerlich
- Moschuskürbis
- Weintraube
- Weintrauben- und Ginseng-Heilwein (s. S. 233) (Hüft- und Rückenschmerz)
- Kirsche (Lumbalschmerz)
- Maulbeerfrucht
- Sesam (Lumbalschmerz)
- Walnuß (Lumbalschmerz)
- Walnuß gekocht mit braunem Zucker und Reiswein (Gewichtsverhältnis 3:2:6)

- Huhn mit S. Allii oder S. Cuscutae (Knie- und Hüftschmerz)
- Wachtel (Hüft- und Knieschmerz)
- Austernpilz
- Brauntang
- Fische allgemein: Aal bei *occlusio*-Schmerzen
- Hirschfleisch (Rückenschmerz, Stützung des *yang renale*)
- Hirschfleisch mit Eucommiarinde (s. S. 295)
- Hirschfleisch mit Walnußkernen (s. S. 295)
- Rinderniere (Lumbalschmerz)
- Pferdefleisch
- Garnelen/Langusten
- Krebse (bei Unfallverletzungen)
- Abalone
- Muscheln, Schweinefleisch, Knoblauch und Kartoffeln (Gewichtsverhältnis 4:4:2:4)
- Großes Dekokt zur Kräftigung der „Mitte" (s. S. 355)
- Kleines Dekokt zur Kräftigung der „Mitte" (s. S. 355)
- Schweinefleisch und Bocksdornfrüchte (s. S. 273)
- Schweineniere (Lumbalschmerz)
- Schweineniere mit schwarzen Sojabohnen (Lumbalschmerz)
- Schaf- und Ziegenfleisch

Rheuma, Arthritis, *occlusio*

Notwendig ist die Bewegung des Qi und des Xue in den Leitbahnen (s. S. 566 ff.).
Eine Elimination von belastenden Agenzien: *ventus* (s. S. 547), *humor* (s. S. 540), *calor* (s. S. 550), *algor* (s. S. 545).

Zur Beseitigung der *occlusio*:

Durch *algor* bedingt

- Zimt
- chinesischer Lauch
- Schaf-, Ziegenfleisch

- Schaf-, Ziegenfleisch mit Angelikawurzel und frischem Ingwer (s. S. 285)
- brauner Zucker
- Alkohol

Durch *humor* bedingt

- chinesischer Lauch
- schwarze Sojabohne
- Dekokt aus gelben Sojabohnen zur Behandlung von *occlusio* (s. S. 55)
- Fenchel (*humor venti*)
- Weintraube (*humor venti*)
- Kirschen in Heilwein (*humor venti*)
- Maulbeerfrucht (*humor venti*)
- Austernpilz mit Hiobstränensamen (*S. Coicis*) (s. S. 175)
- Wachtel
- Rinderniere
- Aal (*humor venti*)
- Karpfen
- Chillies (*humor venti*)

Durch *ventus* bedingt

- Chillies
- Fenchel
- Weintraube
- Kirschen in Heilwein (s. S. 235)
- Aal

Durch *calor* bedingt

- Pferdefleisch
- Abalone

Durch *calor humidus* bedingt

- Hiobstränensamen
- Sojasprossen
- Dekokt aus gelben Sojabohnen zur Behandlung von *occlusio* (s. S. 55)

(Westlich wird zusätzlich angegeben: Apfel, Aubergine, Süßkartoffel, Fisch [Lachs, Sardine, Makrele, Hering], Fischöl)

Kopfschmerzen/Migräne

Bei entsprechender Symptomatik siehe die
Empfehlungen zu allgemeinen Schmerzen (s.o.).

a) Bei *calor/ardor repletionis*

- Weizen
- Weizenkeime
- Schwarze Sojabohnen in Reiswein (s. S. 52)
- Bohnen
- Bohnensprossen
- Buchweizen
- Löwenzahn
- Bambussprossen
- Rettich
- Spinat
- Tomate
- Gurke
- Banane
- Melone
- Kiwi
- Birne
- Apfel
- Zitrone
- Orange
- Ananas
- Kuhmilch
- grüner Tee

Bei hochschlagendem *yang hepaticum*

Zur Absenkung des *o. hepaticus* (s. S. 480)

- Stangensellerie
- Brauntang
- Schwarze Sojabohnen in Reiswein (s. S. 52)
- Chrysanthemenblütentee

Zur Stützung des *yin hepaticum* (s. S. 484) und
des Xue

- Sonnenblumenkerne
- Pinienkerne
- Entenfleisch
- Taubenfleisch
- Hasen-, Kaninchenleber

- Fische allgemein
- Meerestiere, Krebse

Zur Stützung der „Mitte": s. S. 425

Bei *calor humidus* (s. S. 439)

- Buchweizen
- Mungbohnen
- Mungbohnensprossen
- Sojasprossen
- Löwenzahn
- Kartoffeln

1.2 Erkrankungen des Nervensystems/Vegetative Störungen

Schlafstörungen, Nervosität

Stützung der „Mitte" und dadurch Erweichung der *oo. hepaticus et cardialis;* Stützung des *yang renale et hepaticum* und Säftebereitstellung (s. S. 425)

Besonders hervorzuheben sind:

- süße Valenzen, z.B. Zucker und Honig

Absenkung des *yang hepaticum* (s. S. 480) und Stützung von *yin hepaticum et renale*

- Stangensellerie
- Stangensellerie mit S. Zizyphi (s. S. 131)
- Wasserkastanie
- Mungbohnen
- Salbei
- Erdnuß
- Birne
- Brauntang
- Krebse
- Miesmuschelfleisch
- Austern
- Austern, Erdnüsse und Stangensellerie
- Austernsuppe mit Brauntang (s.S. 327)

Stützung des *yin cardiale* (s. S. 518) *yin hepaticum et renale*

- Weizen
- Weizen, Jujuben und Honig gekocht
- gekeimter Weizen
- Walnuß, Sesam mahlen, zu Pillen formen
- Kolbenhirse
- Hafer
- Mungbohnen
- Birne
- Longane
- Longanen, Lotossamen und Jujuben (s. S. 227)

- Maulbeerfrucht
- Kirsche
- Kirschen- und Longanenfruchtsuppe (s. S. 235)
- Schweineherz
- Milch
- Frischkäse
- Eigelb
- grüner Tee

> **CAVE:** Scharfe, trocknende, heißen ardor bewegende Nahrungsmittel wie Chillies, Alkohol, Ingwer etc.

Hypotonie, Müdigkeit, Erschöpfung, Energiemangel, allgemeine Schwäche

Bei *depletio qi* ist eine *suppletio* des Qi und des Xue von der „Mitte" her erforderlich (s. S. 425)

Hier seien vor allem genannt:

- Longane
- Longanen mit Zucker (Sirup, der Ginseng zu ersetzen vermag, s. S. 227)
- Longanen, Lotossamen, Jujuben (s. S. 227)
- Feigen
- Schaf-, Ziegenfleisch
- Hirschfleisch mit Astragalus (s. S. 295)
- Hasenfleischsuppe zur suppletio (s. S. 297)
- Huhn gekocht oder gedämpft
- Fische
- Meeräschen mit Atractylodis (s. S. 309)
- Meeräsche mit Astragalus (s. S. 309)
- Heringssuppe mit Glockenwindenwurzel und Longanen (s. S. 311)
- Barsch
- fettarme Milch

Zur Stützung des *qi /yang cardiale* (s. S. 517)

- Kaffee
- Kakao

- Cola
- schwarzer Tee

Zur Stützung des *yang renale* (s. S. 500)

- Hirse
- Walnuß
- chinesischer Lauch
- Fenchel
- Eßkastanie
- Weintraube
- Hirschfleisch
- Hirschfleisch mit Eucommiarinde (s. S. 295)
- Abalonensuppe (s. S. 329)
- Garnelen
- Zimt
- Anis
- Gewürznelken

Schweiße
Auf Grund von *calor, ardor* (s. S. 550)

- Weizen
- Weizenkleie
- Weizenkeime
- Weizen, Datteln und Longanen (s. S. 25)
- Klebreis
- Mungbohnen
- Bohnensprossen
- Gerste
- Buchweizen
- Sojasprossen
- Bambussprossen
- Brauntang
- Spinat
- Salat
- Tomate
- Stangensellerie
- Selleriesaft
- Banane
- Melone
- Kiwi
- Birne
- Apfel

- Zitrone
- Orange
- Ananas
- Salz
- grüner Tee
- Tee mit Salz

Bei *depletio qi*

Siehe Kapitel Stützung der „Mitte" (s. S. 425). Hier seien vor allem erwähnt:

- Zucker
- Zucker mit präparierten Japanaprikosen (s. S. 352)
- getrocknete Japanaprikosen (Fructus Mume praep.)
- Schweinefleischsuppe gegen Schweiße (s. S. 273)
- Rindfleisch mit R. Astragali, R. Codonopsitis, R. Angelicae sinensis (s. S. 288)

Schweiße im Schlaf
Bei *depletio yin cardiale* (s. S. 518)

- Schweinefleischsuppe gegen Schweiße (gekeimter Weizen, schwarze Sojabohnen, mageres Schweinefleisch) (s. S. 273)
- Schweineherz
- Hafer
- Weizen
- Mungbohne
- Lotoswurzel
- Maulbeerfrucht
- Longane
- Longanen, Lotossamen und Jujuben (s.S. 227)
- Weintraube
- Huhn mit frischer Rehmanniawurzel und Maltose (s.S. 253)
- Milch
- Frischkäse

Zur Stützung des *yin renale* (s. S. 50)

- Sojabohnen
- Sesam

- Paste aus drei Samen und Schlangenbartwurzel (s. S. 83)
- Pflaume
- Schweineniere mit Walnüssen und C. Eucommiae (s. S. 280)
- Meeresfrüchte
- Austern und Austernschale (Concha Ostreae) gekocht
- Austernsuppe mit Brauntang (s. S. 327)

1.3 Erkrankungen des Herzens und des Kreislaufs

Hypertonie

Bedingt durch hochschlagendes *yang hepaticum (ventus, calor, ardor)* (s. S. 479)

- Stangensellerie
- Selleriesaft
- Stangensellerie mit Jujubenfrüchten (s. S. 131)
- Wasserkastanie
- Trank der drei Bohnenarten des Bian Que (Mungbohnen, Azukibohnen, Süßholzwurzel, Geißblattblüten, Ram. et Unci Uncariae) (s. S. 65)
- Heidelbeere (aus westlicher Sicht: gilt z.B. nach Hildegard von Bingen als besonders kühl und absenkend)
- Melone
- Kürbisarten
- Brauntang
- Krebse
- Tintenfisch
- Chrysanthemenblütentee

Geeignet sind auch Nahrungsmittel, die *calor* und *ardor* kühlen (s. S. 550). Hier sind Nahrungsmittel zu nennen, die auch im Westen empfohlen werden:

- Apfel
- Birne
- gekochte Bananenschale
- Weizen
- gekeimter Weizen
- Hafer
- Haferkleie
- Milch
- grüner Tee

Depletio xue et yin hepaticum (s. S. 483)

- schwarze Sojabohnen
- Schwarze Sojabohnen in Reiswein (s. S. 52)

- Sesam
- Sesam mit Maulbeerblättern (s. S. 80)
- Pinienkerne
- Walnuß
- Haselnuß
- Sonnenblumenkerne (zerstoßen mit Selleriesaft)
- Knoblauch
- Karotte
- Spinat
- Löwenzahn
- Tomate
- Tomatensaft
- Weiß- oder Silbermorchel
- Maulbeerfrüchte
- Weintrauben (Rosinen, Sultaninen)
- Kirschen- und Longanenfruchtsuppe (s. S. 235)
- Entenfleisch
- Ente mit Brauntang (s. S. 265)
- Hasen-, Kaninchenleber
- Austern
- Abalone
- Muscheln und Stangensellerie
- Brauntang
- Kuhmilch
- Sesamöl
- Essig

Westlich zusätzlich:
- Olivenöl

Bemerkungen

Salz gewährleistet den freien Fluß des Xue und löst *concretiones et congelationes* (Verdichtungen und Verhärtungen) auf; damit hat es einen stützenden, aber auch einen regulativen Einfluß auf den *o. hepaticus.* Aus chinesischer Sicht muß Salz nicht zwingend zu einer Erhöhung des Blutdrucks führen.

CAVE: Im Überfluß genossen kann Salz das Xue schädigen.

Stützung des Qi der „Mitte", Umwandlung und Ausleitung von *humor* und *pituita* (s. S. 434)

Als wichtigste Nahrungsmittel seien hier genannt:
- Mais
- Bohnen
- Erbsen
- Zwiebel
- Knoblauch
- Sojamilch
- Sojamilch und Zucker
- Brauntang
- Miesmuscheln
- Fische (aus westlicher Sicht sind besonders geeignet: Makrele, Lachs, Sardine, Fischöl)

CAVE: Ingwer, scharfe Sapores und Ölig-klebriges, Alkohol, Innereien von Haustieren und Geflügel.

Angina pectoris, koronare Herzerkrankung, Durchblutungsstörungen

Zusätzlich zu den Maßnahmen, die unter Hypertonus (s.o.) genannt sind, ist an Nahrungsmittel zur Bewegung des Qi und des Xue zu denken sowie an den Fettstoffwechsel (s. S. 595).

Animantia qi/xue zur Bewegung von Qi und Xue
- chinesischer Lauch
- Zwiebel
- Frühlingszwiebelsaft
- Essig
- Alkohol (in geringen Mengen)
- Krebse

Zur Dynamisierung des Xue ist natürlich die wichtigste Maßnahme
- körperliche Bewegung

Stützung des Qi der „Mitte", Ausleitung von *humor* und *pituita* (s. S. 434)

Siehe auch Hypercholesterinämie/Hyperlipämie (s. S. 595), Adipositas (s. S. 594).

Apoplektischer Insult

Siehe die Eintragungen unter Hypertonie und Herz-, Kreislauferkrankungen (s.o.).

1.4 Erkrankungen der Sinnesorgane

Ohren

Tinnitus/Schwindel

Ventus **induziert**

Siehe Kapitel *o. pulmonalis, algor venti, calor venti* (s. S. 466).

Siehe Kapitel *ventus* (s.S. 547).

Die wichtigsten Nahrungsmittel bei *algor venti* sind:

- Frühlingszwiebeln
- Knoblauch
- Ingwer

Bei *calor venti* (s. S. 470):

- Rettich
- Karotte
- Löwenzahn
- Tomate
- Chinakohl
- Mungbohne
- Azukibohne

Absenkung des *yang hepaticum*, Förderung des Qi-Flusses im *o. hepaticus* (s. S. 480)

- Stangensellerie
- Wasserkastanie
- Chrysanthemenblütentee

***Suppletio* des Xue und des *yin hepaticum* et *renale* (s. S. 483)**

- schwarze Sojabohne
- Sesam
- Sesam und Maulbeerblätter (s. S. 80)
- Pinienkerne
- Pinienkerne, Sesam, Bocksdornfrüchte und Chrysanthemenblüten (s. S. 83)
- Walnuß
- Walnuß-Dekokt zur *suppletio renale* (s. S. 85)

- Haselnuß
- Sonnenblumenkerne
- Stangensellerie
- Spinat
- Tomate
- Brauntang
- Maulbeerfrüchte
- Maulbeerblätter, Sesam und Sonnenblumenkerne (Pille) (s. S. 91)
- Weintraube
- Litschi
- Kirsche
- Kirschen- und Longanenfruchtsuppe (s. S. 235)
- Hähnchen in Reiswein (s. S. 255)
- Huhn mit Angelika-Wurzel und Bocksdornfrüchten
- Entenfleisch
- Schweinefleisch mit Angelikawurzel (s. S. 272)
- Schweineleber
- Hasen-, Kaninchenleber
- Hasenleber mit Bocksdornfrüchten und Ligusterfrüchten (s. S.298)
- Tintenfisch
- Austern
- Abalone
- Meeresfrüchte
- Eigelb
- Kuhmilch
- Frischkäse
- Sesamöl
- Essig
- brauner Zucker

CAVE: (*calor*)
- Salz (in geringen Mengen als Gewürz)

Bei *humor*- und *pituita*-Belastung (s. S. 540)
- sämtliche Bohnenarten
- Hiobstränensamen (S. Coicis)
- schwarze Sojabohne
- gelbe Sojabohne
- Sojamilch
- Löwenzahn

- Amaranth
- Aubergine
- Wachskürbis
- Gurke
- Brauntang
- Rotalge
- Fisch (Karpfen)

Zur *suppletio* der „Mitte" (s. S. 425)
- Weizen
- Gerste
- Hafer
- Reis
- Hirse
- Mais
- Bohnen
- Champignon
- Fische

CAVE: Alkohol; statt starkem Kaffee oder Tee lieber Chrysanthemenblütentee.

Otitis
Bei *algor venti* (s. S. 466)
- Knoblauch
- Frühlingszwiebeln
- Ingwer
- Zwiebeln, klein geschnitten, in ein Tuch geschlagen und eventuell erwärmt, zur lokalen Anwendung

Bei *calor venti* (s. S. 470)
- Rettich
- Kohl
- Löwenzahn
- Tomate
- Kohlblätter ganz aufgetragen, eventuell zur lokalen Therapie
- Chinakohl

Bei *humor, pituita* (s. S. 540)
- Rettich
- Mungbohne

- Bambussprossen
- Birne
- chinesischer Lauch
- Heiße Milch mit Lauchsaft (s. S.100)

Hypakusis, Hörschwäche
Bei *depletio renale* (s. S. 502)
- schwarze Sojabohne
- Maulbeerfrüchte
- Schweineniere mit Walnüssen und
  C. Eucommiae (s. S. 280)
- Schweineniere mit R. Codonopsitis und
  R. Ledebouriellae (s. S. 281)
- Rinderniere
- Schaf-, Ziegenfleisch

Augen

Konjunktivitis
***Calor venti* bedingt (s. S. 470)**
- Rettich
- Karotte
- Löwenzahn
- Tomate
- Stangensellerie
- Frühlingszwiebel
- Gurke
- Spinat
- Azukibohnen
- Mungbohnen
- Wasserkastanie
- Pfefferminze
- Hühnerei
- grüner Tee
- Chrysanthemenblüten (Fl. Chrysanthemi)

Verschlechterte Sicht, Glaukom, Katarakt
Durch hochschlagendes *yang hepaticum* und *ventus internus* bedingt (s. S. 480), siehe auch Eintragungen unter Hypertonie (s.o.)

- Stangensellerie
- Wasserkastanie
- Amaranth (bei *calor/ardor hepatici*)

Zur Stützung des Xue und des *yin hepaticum et renale* (s. S. 483)
- Sojabohne
- Sesam
- Sesam und Maulbeerblätter (s .S. 80)
- Pinienkerne
- Walnuß
- Haselnüsse und Bocksdornfrüchte (Dekokt) (s. S. 89)
- Sonnenblumenkerne
- Karotte
- Frühlingszwiebel
- Süßkartoffel
- Spinat
- Löwenzahn
- Tomate
- Mango
- Maulbeerfrucht
- Weintraube
- Eigelb (Hühnerei)
- Hühnerleber
- Hühnerleber mit S. Cassiae torae und Hühnerei (s. S. 257)
- Entenfleisch
- Fasan mit Karotten (s. S. 261)
- Schweineleber
- Schweineleber mit Spinat (s. S. 279)
- Schweinefleisch mit Angelikawurzel (s. S. 272)
- Rinderleber
- Hasen-, Kaninchenleber
- Abalone
- Abalonenfleisch mit Abalonenschale (Concha Haliotidis)
- Karpfen
- Bocksdornfrüchte (Fr. Lycii)
- Kuhmilch
- Frischkäse

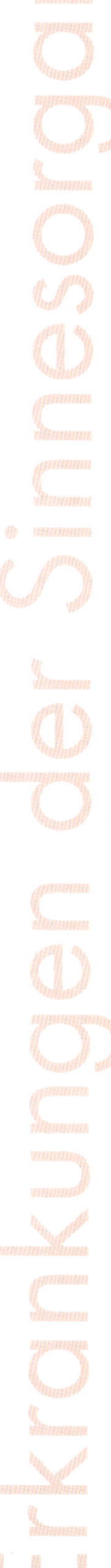

1.5 Urologische Erkrankungen

Entzündliche Harnwegserkrankungen (Zystitis, Nephritis), erschwerte Miktion, schmerzhafte Miktion

Häufig handelt es sich um eingestaute *calor humidus*-Prozesse im unteren Calorium (siehe *o. vesicalis*, s. S. 509).

Humor steht im Vordergrund (siehe Kapitel *humor*, S. 540)

- Mais
- Maistee (Maiskörner und Maisgriffel)
- Hiobstränensamen (S. Coicis)
- Azukibohnen (S. Phaseoli)
- Azukibohnen mit Maulbeerrinde (s. S. 63)
- Azukibohnen mit Rhiz. Imperatae (s. S. 63)
- Saubohne
- Sojamilch
- Sojamilch mit Talcum und Süßholz (s. S. 59)
- Rinderbrühe
- Yamsknolle
- Karpfen

Calor humidus im unteren Calorium (s. S. 509)

- Buchweizen
- Mungbohnensprossen
- Mungbohnen mit Wegerichsamen (s. S. 65)
- Trank aus drei Bohnenarten des Bian Que (s. S. 65)
- Rettich (in Honig geröstet) (s. S. 123)
- Flaschenkürbis
- Löwenzahn- und Maisgriffeldekokt (s. S. 137)
- Wassermelone mit Rhiz. Imperatae (s. S. 238)

Calor im unteren Calorium (siehe Eintragungen unter *calor*, S. 550)

- Weizen
- Weizen mit Medulla tetrapanacis (s. S. 24)
- Gerste

- Gerste und Ingwersaft (s. S. 27)
- Mungbohnen
- Hirse
- Sojaquark (Tofu)
- Chinakohlsuppe
- Selleriesaft
- Amaranth
- Löwenzahn
- Bambussprossen
- Salat
- Lotoswurzel
- Weintrauben und Rehmanniawurzel (s. S. 233)
- Tomaten mit Wassermelone (s. S. 157)
- Wachskürbis
- Gurke
- Essiggurke
- Wasserkastanie
- Rotalge
- Kokosmilch
- Weintraube
- Ananas
- Sternfrucht
- Honigmelone
- Kiwi
- Ente
- grüner Tee

Blut im Urin

- Weintraube, Rehmanniawurzel und Lotoswurzel (Sirup) (s. S. 233)
- Lauchsaft und Rehmanniawurzel (Pille) (s. S. 101)
- Selleriesaft

(Im Westen zusätzlich bei Harnwegserkrankungen empfohlen: Preiselbeere)

Chronische Nephritis, nephrotisches Syndrom

Siehe Eintragungen zur Unterstützung der „Mitte" (S. 425), *humor/pituita* (S. 540).

- Saubohnen mit braunem Zucker (s. S. 71)
- Azukibohnen mit Rhiz. Imperatae

- Mais
- Maistee (s. S. 45)
- Wachskürbis
- Fisch
- Fischöl
- Karpfen mit Azukibohnen (s. S. 306)

Konkremente, Nephrolithiasis

Siehe auch *calor humidus* im unteren Calorium (S. 509).

- Mais
- Mungbohne
- Azukibohne
- Walnußkerne mit Rundkornreis (Brei) (s. S. 85)
- Rettich (in Honig geröstet)
- Selleriesaft
- Kiwi
- Abalone

Inkontinenz, Enuresis: spärliche, häufige Miktion

Defizienz von *yang et qi renale* (s. S. 500).

- Walnußkerne
- Walnußkerndekokt zur *suppletio renale* (Walnüsse, C. Eucommiae, Fr. Psoraleae) (s. S. 85)
- chinesischer Lauch
- Gebratene Walnüsse mit chinesischem Lauch (s. S. 99)
- Shiitakepilz
- Huhn mit S. Allii und S. Cuscutae (s. S. 253)
- Hühnerleber
- Fasan mit Cordiceps sinensis (s. S. 261)
- Schaf-, Ziegenfleisch mit Knoblauch (s. S. 286)
- Rinderniere
- Hirschfleisch
- Hirschfleischsuppe mit Walnußkernen (s. S. 295)
- Garnelen
- Mit chinesischem Lauch gebratene Garnelen (s. S. 323)
- Zimt

Impotenz

Auf der Basis einer *depletio yang et qi renale* (s. S. 500).

- Kolbenhirse
- Walnußkerne
- Dekokt mit Walnußkernen (Walnußkerne, C. Eucommiae, Fr. Psoraleae) (s. S. 85)
- Hirschfleisch
- Schaf-, Ziegenfleisch
- Garnelen
- Garnelen mit Alkohol
- Muscheln
- Zimt
- Gewürznelken

(Westliche Methoden bei Blasen- und Prostatakarzinom:

Aus westlicher Sicht wird vielen Gemüsesorten, die sich für eine Ausleitung von *calor humidus* aus dem unteren Calorium (s. S. 509) eignen, eine positive Wirkung bei der Behandlung dieser Karzinome zugeschrieben. Genannt werden insbesondere: die verschiedenen Kohlarten, Chinakohl, Rosenkohl, Blumenkohl, Grünkohl, Brokkoli, Tomate, Rettich)

1.6 Gynäkologische Erkrankungen

Relevant für die Funktionstüchtigkeit der weiblichen Geschlechtsorgane sind:

a) die Bereitstellung des Xue durch die *oo. renalis et hepaticus* (s. S. 496, 477) sowie durch eine stabile „Mitte" (s. S. 419)

b) der freie Fluß des Xue (siehe *animantia xue* S. 568)

c) das Halten des Xue (z.B. mit sauren Valenzen)

d) die Elimination belastender Faktoren wie *algor* im unteren Calorium und/oder *humor* (s. S. 540).

Regelstörungen

Dysmenorrhö

Zur Beseitigung der Schmerzen und zur Verbesserung des Qi- und Xue-Flusses (siehe Eintragungen unter Schmerzen, S. 574).

- Schwarze Sojabohnen mit Lignum sappan
- chinesischer Lauch
- Lauchsaft
- frischer Ingwer mit braunem Zucker
- frischer Ingwer mit Datteln und braunem Zucker
- Dekokt aus frischem Ingwer mit schwarzem Pfeffer und braunem Zucker (s. S. 115)
- Pfirsich
- Frühlingszwiebelsaft
- Essig
- Hühnerei mit Angelikawurzel
- Huhn mit S. Allii und S. Cuscutae (s. S. 253)
- brauner Zucker

Amenorrhö, Hypomenorrhö

Depletio des Xue.

- Taube mit Angelica sinensis und R. Achyranthis (s. S. 268)
- Taube mit R. Codonopsitis und R. Angelicae sinensis (s. S. 269)
- Tintenfisch mit S. Persicae und R. Angelicae sinensis (s. S. 320)
- Abalone

Vorzeitige Regelblutung, starke Blutung

- Stangensellerie
- Selleriesaft
- Saubohne (Blüten)
- Judasohr
- Jujuben und Judasohr (s. S. 167)
- Silbermorchel
- Wasserkastanie
- Huhn
- Hühnerleber
- Tintenfisch
- Austernsuppe (s. S. 327)
- Abalone
- Miesmuschel

Calor wird gekühlt, Blutungen werden gestillt. (Siehe auch Eintragungen unter Xue-regulierende Nahrungsmittel S. 568)

Neoplasien im Unterleib

Siehe auch allgemeine Eintragungen zu Neoplasien und Karzinomen (S. 603), Nahrungsmittel zur Bewegung des Qi (S. 566) und des Xue (S. 568).

Hier sind die Bewegungsmittel des Xue geeignet, die bei Regelstörungen genannt wurden (siehe oben) und zusätzlich eventuell *calor humidus* ausleitende Nahrungsmittel (siehe *calor humidus* ausleitende Mittel aus dem unteren Calorium, siehe *o. vesicalis* S. 509).

Zusätzlich:

- Shiitakepilz
- Hiobstränensamen (S. Coicis)

Fluor

Bei Ansammlung von *humor* und *calor humidus* im unteren Calorium (s. S. 540).

- Buchweizen
- Kolbenhirse und R. Astragali (s. S. 41)
- Hiobstränensamen
- Jujuben- und Judasohr-Dekokt (s. S. 167)
- Yamsknolle
- Brauntang mit Sargassumtang und Fenchel (s. S. 179)
- Tintenfisch
- Ei mit Ginkgosamen (s. S. 259)
- Sojamilch mit Ginkgosamen
- Gewürznelken (algor bedingter Fluor)

Schwangerschaft

CAVE: Bewegungsmittel des Xue; es wird ausdrücklich darauf hingewiesen, in der Schwangerschaft **keine** Krebse zu essen.

Therapeutisch notwendig ist eine ausreichende Stützung der „Mitte" (s. S. 425). Siehe auch Kapitel „Gesunde Ernährung" (S. 613).

Schwangerschaftserbrechen
- Klebreisbrei (s. S. 33)
- Zuckerrohr mit Ingwer (s. S.243)
- frischer Ingwer mit Orangenschale (Pericarpium Aurantii)
- Pampelmuse
- Barsch mit Fr. Amomi xanthioidis (s. S. 313)

Schwangerschaftsödeme, Hypertonus, Eklampsie
- Azukibohne
- Mungbohne
- Sojamilch mit Zucker
- Trank aus drei Bohnenarten des Bian Que (s. S. 65)
- Karpfen mit Reis

Unruhiger Fetus
- Zitrone
- Hühnerei

- Barsch
- Barsch mit R. Eucommiae und Ram. Loranthii (s. S. 312)
- Barsch mit Fr. Amomi xanthioidis (s. S. 313)

Lochienfluß
- brauner Zucker

Verminderter, gehemmter Milchfluß
Stützung der „Mitte" (s. S. 425), Stützung des Xue (s. S. 568).
- Azukibohnen (S. Phaseoli)
- Erbse
- Erdnuß
- Erdnußöl
- Sesam (geröstet)
- Salat
- Champignon
- Feigen
- Hühnerfleisch
- Schweinefüße
- Schweinefüße mit Erdnüssen (s. S. 77)
- Schweinefüße mit geröstetem Sesam (s. S. 81)
- Schweinefleisch mit Angelikawurzel (s. S. 272)
- Schaf-, Ziegenfleisch
- Hirschfleisch
- Hirschfleischbrühe
- Karpfen
- Karpfen mit Angelica sinensis und R. Astragali
- Tintenfisch mit Schweinefleisch
- Garnelen, Langusten
- Garnelenwein
- Abalone
- Eigelb

Stoppen des Milchflusses
- Gerste
- Gerstensprossen
- Weizen
- Weizensprossen

Mastitis

- Orangensaft mit Reiswein und Wasser
- Löwenzahn
- Reis mit Chrysanthemenblüten (lokal)
- Honigwickel (westlich lokal)

Mammaabszeß

- Frühlingszwiebel (als Saft einzunehmen und lokal)

1.7 Hauterkrankungen

- Erkrankungen der Haut stehen oft im Zusammenhang mit dem *o. pulmonalis* („Oberfläche des Menschen") (s. S. 455)
- Krankheitsbedingende Faktoren wie *ventus*, *calor*, *humor* oder *ariditas* treten häufig über die Haut in Erscheinung

Ventus (s. S. 547): z.B. Masern, Windpocken
Humor (s. S. 540): z.B. exsudative Ekzeme
Calor (s. S. 550): z.B. Furunkel, Akne
Ariditas (s. S. 561): z.B. Neurodermitis

Der freie Fluß des Xue, bzw. die Verteilung der Säfte bedingen den Zustand der Haut

CAVE: Bei allen Hautaffektionen sind Fische (außer Karpfen), Rindfleisch, Gänsefleisch, Pfirsich kontraindiziert, da Effloreszenzen zur Entfaltung gebracht werden.

Nahrungsmittel, die zur äußeren Anwendung geeignet sind

- rohe Kartoffeln
- gekochte Kartoffeln
- Gurkenscheiben
- Azukibohne
- Mungbohne
- Hühnerei
- Schweineschmalz
- Joghurt
- Kefir
- Honig
- Sojaöl
- Rapsöl
- Sesamöl
- Essig

(Westlich: Haferflockenpackungen, Kohlblätter)

Nahrungsmittel, die stockende Hautausschläge zum Durchbruch bringen können

- Sonnenblumenkerne (gegart)
- Fenchelkraut
- Bambussprossen
- Champignon
- Koriander
- Ananas
- Garnelen, Langusten

Urtikaria

Siehe Eintragungen unter *ventus* (S. 547).

- Sonnenblumenkerne
- Frühlingszwiebel
- Fenchel
- Stangensellerie
- Schweineschmalz (äußerlich)

Exantheme

Varizellen, Masern, Mumps siehe Infektionskrankheiten, S. 590.

- Sonnenblumenkerne
- Koriander
- Bambus
- Fenchel
- Frühlingszwiebel
- Garnelen
- Joghurt (auch äußerlich)
- Kefir (auch äußerlich)

Geschwüre, Furunkel, Akne (*calor, calor xue*)

Siehe Eintragungen unter *calor/ardor* (S. 550).

- Buchweizenpulver (lokal)
- Azukibohnen (auch äußerlich)
- Mungbohnen mit Fl. Lonicerae (s.S. 65)
- Mungbohnen mit braunem Zucker
- Trank aus drei Bohnenarten des Bian Que (s.S. 65)
- Fenchel (auch äußerlich)
- Sojasprossen
- Weizensprossen

- Karotte
- Kohl
- Chinakohl
- Aubergine (auch äußerlich)
- Gurke (auch äußerlich)
- Löwenzahn
- Taube
- Krebse
- Garnelen, Langusten
- Butter
- Sahne
- Salz (auch äußerlich)
- Sesamöl (auch äußerlich)
- Rapsöl (auch äußerlich)
- Sojaöl (auch äußerlich)
- Essig (äußerlich)
- Tabak (äußerlich)

CAVE: Pfirsich, Ananas, Gans

Warzen

- Hiobstränensamen (S. Coicis)

Trockene, rissige Haut (auch Neurodermitis)

Siehe Ausführungen unter *ariditas* (S. 561). Hier sind hervorzuheben:

- Pinienkerne
- Pinienkerne mit Walnuß und Honig (s. S. 83)
- Kirsche
- Schweinefleisch mit R. Glehniae, Bulbus Lilii, S. Armeniacae (s. S. 273)
- Sojamilch
- Tofu
- Joghurt (auch äußerlich)
- Kefir (auch äußerlich)
- Butter
- Sahne
- Schweineschmalz (äußerlich)
- Sesamöl (äußerlich)

Verbrennungen (siehe auch *calor/ardor*, S. 550)

- Buchweizenpulver (äußerlich)
- Kartoffel mit Essig
- Gurke (äußerlich)
- Tofu mit braunem Zucker
- Honig (äußerlich)
- Hühnerei (äußerlich)
- Sojasoße (äußerlich)
- Rapsöl (äußerlich)

Frostbeulen

- Chillies, gekocht mit Sesamöl (äußerlich)
- klebrige Kolbenhirse (äußerlich)
- Aubergine
- Olivenöl (äußerlich)

Verletzungen (z.B. Hundebiß)

- klebrige Kolbenhirse (äußerlich)
- Krebse in Reiswein (äußerlich)
- Tabak (äußerlich)

Zur inneren Wundheilung:

- Sonnenblumenkerne
- Barsch mit Astragaluswurzel (s. S.313)
- Garnelen, Langusten

Schwellungen:

- Essig (äußerlich)
- Rapsöl (äußerlich)

Insektenstiche

- Salz (äußerlich)

1.8 Atemwegserkran-kungen/Infektionen

Siehe hierzu die Eintragungen unter *o. pulmonalis* (s. S. 455), Absenkung des Qi (s. S. 566) sowie unter den Agenzien *ventus* (s. S.547), *humor, pituita* (s. S. 540), *ariditas* (s. S. 561).

Erkältungskrankheiten
Mit *algor venti*-Zeichen (s. S. 466)

- Frühlingszwiebel
- Frühlingszwiebel- und Ingwer-Dekokt (s. S. 105)
- Chinakohl-, Ingwer- und Frühlingszwiebeldekokt (s. S. 127)
- Knoblauch
- Knoblauch-, Ingwer- und Zucker-Dekokt (s. S. 109)
- Schweinelungensuppe zur Hustenstillung (s. S. 275)
- Chillies
- Ingwer
- Ingwer- und Schwarznesselblätter-Dekokt (s. S. 114)
- Koriander
- Koriander, Schwarznesselblätter und Frühlingszwiebeln (s. S. 117)
- Brauner Zucker mit Ingwer als Dekokt (s. S. 114)
- Abkochung aus frischem Ingwer und Honig (s. S. 114)

Mit *calor venti*-Zeichen (s. S. 470)

- Rettich
- Karotte
- Chinakohl
- schwarze Sojabohne gekeimt
- Löwenzahn
- Chrysanthemenblüten
- Maulbeerblätter (F. Mori)
- Minzblätter (H. Menthae)

- Sternfrucht
- Wassermelone
- Sojaquark (Tofu) mit Rettichsaft und Maltose (s. S. 61)

Bei schmerzendem, geschwollenem, entzündetem, rauhem Hals

- Oliven
- Frühlingszwiebeln
- Gurke
- Birne
- Sternfrucht
- Wassermelone
- Wassermelone mit Rehmanniawurzel und Bambusblättern (s. S. 238)
- Eiweiß
- Essigabsud (s. S. 375)
- Salzwasser

Fieberhafte Erkältungskrankheiten (siehe auch Eintragungen unter *aestus* S. 559)

- Tomaten- und Wassermelonensaft (s. S. 157)
- Löwenzahnblätter- und Geißblattblüten-Dekokt (Fl. Lonicerae) (s. S. 137)
- Weintrauben
- Stangensellerie- und Wegerichsamen-Dekokt (s. S. 131)

Sonstige Halserkrankungen

Trockener Hals

- Wassermelonenschale (gekocht)
- Birnensaft
- Birne mit Honig
- Feige
- Zuckerrohr
- Paste aus drei Samen und Schlangenbartwurzel (s. S. 83)
- Ente

Fischgrätgefühl im Hals

- gekochter Essig

Stimmverlust

- getrocknete Feigen und brauner Zucker
- Birne und Honig

Lymphknotenschwellung

- Löwenzahn
- Tarobrei
- Litschi
- (westlich: Feige)
- Rotalge
- Brauntangpulver (s. S. 179)
- Salzwasseraal geröstet und pulverisiert
- frische Austern und Abalone gekocht (bei Kindern)
- Austernsuppe mit Brauntang

Husten

Husten und Stimmverlust

- Saft aus Rettich und Ingwer
- Keuchhustendekokt aus Karotten und Dattelfrüchten (s. S. 125)
- Birne

Trockener Husten (siehe auch *depletio yin pulmonale* S. 460)

- Yamsknolle
- Flaschenkürbis
- Judasohr
- Silbermorchel
- Karotten- und Dattelfrüchte-Dekokt (s. S. 125)
- weiße Auberginen und Honig (Dekokt) (s. S. 155)
- Birne
- Japanaprikose
- Aprikose
- Loquate
- Zuckerrohr
- Fünf-Säfte-Trank (s. S. 187)
- Pinienkerne
- Pinienkernmus mit Walnüssen (s. S. 83)
- Erdnuß

- Erdnußmilch mit Mandeln und Sojabohnen (s. S. 76)
- Erdnuß-, Mandelmus mit Honig
- Mandel- und Walnußkerne mit Honig (s. S. 87)
- Paste aus drei Kernarten (s. S. 83)
- Mandel
- Sesam
- Schweinefleisch
- Schweinelungensuppe mit Rettich und Aprikosensamen (s. S. 275)
- Schweinelunge mit Sesamöl (s. S. 275)
- Schweinefleischsuppe zur Befeuchtung des o. pulmonalis (s. S. 273)
- Wachtel mit braunem Zucker und Reiswein (s. S. 263)
- Ente
- Hühnerei
- Sojamilch
- Sojaquark
- Sojamilch und Hühnerei (s. S. 259)
- Butter
- Sahne
- weißer Zucker
- Getreidezucker
- Honig
- Honigpaste mit Stemonawurzel (s. S. 359)

Husten mit Schleim
- Champignon
- Kumquat
- Kaki
- Aprikose
- Loquate
- Pinienkerne
- Zuckerrohr
- Dekokt aus frischem Ingwer mit Malzzucker (s. S. 114)
- Abkochung aus frischem Ingwer mit Honig (s. S. 114)
- Erdnuß
- Erdnußmilch

Husten mit gelbem Schleim (siehe auch *pituita*, S. 540)
- Saubohne
- Rettich
- Bambussprossen
- Salatähnliche Zubereitung aus frischen Bambussprossen (s. S. 139)
- Aubergine
- weiße Silbermorchel
- Wachskürbissaft mit Ingwer (s. S. 161)
- Moschuskürbis
- Moschuskürbis mit Rindfleisch (s. S. 163)
- Rettich, in Zucker eingeweicht (s. S. 122)
- Wasserkastanie
- Wasserkastanien-, Schlangenbartwurzel (R. Ophiopogonis)- und Rettich-Dekokt (s. S. 177)
- Birne
- Birnensaft
- Birne mit Sichuanschachblumenzwiebel (Bulbus Fritillariae) (s. S. 188)
- Lotoswurzel mit Birne (Zwei-Säfte-Trank) (s. S. 153)
- Pampelmuse
- Zitrone
- Mango
- Rotalge
- Hiobstränensamen (S. Coicis)
- Sojamilch
- Getreidezucker in Rettichsaft (s. S. 355)
- grüner Tee

Blutiger Auswurf
Siehe auch Kühlung des Xue (S. 568), Blutungen allgemein (S. 603)
- Saubohne
- Lauchsaft und Rehmanniawurzel (Pille) (s. S. 101)
- Rettichsaft mit Honig
- Lotoswurzel
- Silbermorchel
- Loquate

- Eßkastanie
- Butter, Sahne
- Essig

Emphysembronchitis

- Schweinelunge mit Ingwer und Zwiebeln
- Kastanie und Schweinebraten

Aus westlicher Sicht bei Lungenkarzinom

Karotte, Spinat, Süßkartoffel, Winterkürbis, Grünkohl, Brokkoli, Aprikose

Nasenbluten

Siehe Eintragungen unter Kühlung des Xue (S. 568) sowie unter Blutungen allgemein (S. 603).

- Rettichsaft und Zucker
- Lauchsaft und Rehmanniawurzel (Pille) (s. S. 101)
- Tomate
- Eßkastanie
- Lotoswurzel mit Reis
- Essig

Infektionskrankheiten

Masern (siehe auch *ventus*, S. 547)

- Karotte
- Karotten mit Koriander
- Karotte mit Petersilie und Wasserkastanie (zusammen abkochen)
- Aubergine
- Champignon
- Fenchel
- Bambussprossen
- Sonnenblumenkerne
- Koriander
- Koriander-, Schwarznesselblätter- und Frühlingszwiebel-Dekokt (s. S. 117)
- Hase, Kaninchen
- Garnelen/Langusten

Windpocken (siehe auch *ventus*, S. 547)

- Karotten und Koriander (s. S.125)
- Sojabohnen und rote Bohnen (als Tee)
- Trank aus drei Bohnenarten des Bian Que (s. S. 65)
- Aal mit C. Eucommiae, Ram. Loranthi, C. Acanthopanacis radicis (s. S. 316)

Mumps/Parotitis

- Kartoffeln mit Essig (auch äußerlich)
- rote Bohnen (auch äußerlich)
- Mungbohne

Keuchhusten

- Karotten
- Keuchhusten-Dekokt aus Karotten und Dattelfrüchten (s. S. 125)
- Kumquat
- S. Coicis mit Reis
- Knoblauch
- Knoblauch mit Zucker (s. S. 109)
- Knoblauch mit Ingwer und Zucker (s. S. 109)
- Getreidezucker mit Rettich (s. S. 355)
- Soja

1.9 Erkrankungen des Stoffwechsels, der Leber und der Gallenblase

Leber-, Gallenblasenerkrankungen, Ikterus, Hepatitis

Eingestauter *calor humidus* in der „Mitte"
(s. S.439), Bitterstoffe eignen sich besonders.

- Buchweizen
- Notfallelixier aus Buchweizen (s. S.29)
- gekeimter Weizen
- Löwenzahn
- Löwenzahn- und Maisgriffel-Dekokt
- Flaschenkürbis
- Sellerie
- Süßkartoffel
- Mit braunem Zucker gekochte Süßkartoffel (s. S. 147)
- Grapefruit
- Champignon
- Honigmelone
- Trauben
- Karpfen mit Azukibohnen (s. S. 306)
- Abalone
- Krebse
- grüner Tee

(Westlich: Apfel)

Cholelithiasis (Gallensteine):

- Rettichsaft

Ödeme, Aszites (*depletio* der „Mitte", s. S. 425)

Siehe *humor, pituita* (S. 540).

- Mais
- Maistee (s. S. 45)
- Hiobstränensamen (S. Coicis)
- Sojabohne
- schwarze Sojabohne
- Pulver aus schwarzen Sojabohnen (s. S. 53)

- gelbe Sojabohne
- Pulver zur Kräftigung des *o. lienalis* und zur Beseitigung von Ödemen (s. S. 55)
- Sojasprossen
- Azukibohnen
- Azukibohnen und Maulbeerrinde (s. S. 63)
- Azukibohnen und Rhiz. Imperatae (s. S.63)
- Saubohne
- Mungbohne
- Weizenkleie mit braunem Zucker
- Aubergine
- Flaschenkürbis
- Wachskürbis
- Gurke
- Gurkenschalendekokt (s. S. 165) (bei Schwellungen der Extremitäten)
- Chinakohl
- Brauntang
- Rotalge
- Ananas
- Pflaume
- Longane
- Kokosmilch
- Huhn
- Wachtel
- Ente mit Knoblauch
- Rinderbrühe
- Schweineniere
- Karpfen
- Karpfen mit Azukibohnen (s. S. 306)
- Barsch
- Meeresfrüchte
- Abalone
- Sternanis
- Rapsöl

CAVE: Salz

Adipositas

Siehe *depletio qi lienale* (S. 425), *humor* (S. 540), *pituita* (S. 540), *animatio xue* (S. 568).

- Stangensellerie mit Salz und Sesamöl

594

- Maistee (Maiskörner und Maisbart)
- Wachskürbis
- Wachskürbisdekokt (s. S. 161)
- Brauntang

Diabetes

Ein tiefsitzender *calor*-Prozeß im mittleren und oberen Calorium (siehe auch *calor* S. 550).

- Weizenbrei
- Klebreis
- Hirse
- Mais
- schwarze Sojabohne
- Schwarze Sojabohnen mit Schlangenkürbiswurzel (Pille) (s. S. 51)
- Yamsknolle
- Mungbohne
- Rettich
- Stangensellerie
- Spinat
- Erbse
- Tofu
- Wachskürbis
- Pflaume
- Japanaprikose
- Birne
- Maulbeerfrucht
- Kokosmilch
- Rinderbrühe
- Hase, Kaninchen
- Gans
- Ente
- Taube
- Taube mit Rhiz. Polygonati und Rhiz. Batatatis (s. S. 269)
- Fasan
- Meeresfrüchte
- Butter
- Sahne
- Kuhmilch
- Kuhmilch mit Schafmilch (s. S. 337)
- Schafmilch

CAVE: Salz

(Westlich: Erdnuß, Soja, Linsen, Bohnen, Milch, Kichererbsen, Joghurt, Apfel)

Fettstoffwechselstörungen (Hyperlipämie/Hypercholesterinämie)

Siehe auch *depletio qi lienale* (S. 425), Concoquentia/Digestiva (S. 450), *humor/pituita* (S. 540).

- Mais
- Zwiebel (roh)
- Knoblauch
- Sonnenblumenkerne
- Stangensellerie mit Datteln (s. S. 131)
- Shiitakepilze
- Brauntang mit Ente gedünstet (s. S. 265)
- Wasserkastanie
- Weißdornfrüchte (Fr. Crataegi)

(Westlich zur Absenkung des LDL-Cholesterins: Haferkleie, Haferflocken, Bohnen, Sojabohnen, Walnuß, Grapefruit, Apfel, Orange, Joghurt, Magermilch, Karotte, Knoblauch, Gerste, Ingwer, Aubergine, Artischocke, Erdbeere, Kochbanane, Fisch, Fischöl, Krustazeen
Zur Erhöhung des HDL-Cholesterins: rohe Zwiebel, Olivenöl, mäßig Alkohol)

Struma

Siehe auch *pituita* (S. 540), Stasen des Xue.

- Brauntang

CAVE: Hyperthyreose; Jod

- Rotalge

CAVE: Hyperthyreose; Jod

- Kaki

Rachitis

- Shiitakepilz

1.10 Erkrankungen der Mundhöhle, des Magens und des Darms

Siehe hierzu Kapitel „Mitte" (S. 419), *humor, pituita* (S. 540), *o. hepaticus* (S. 477).

Mundgeschwür

Calor o. stomachi, s. S. 440.

- Mungbohne mit Geißblattblüten (s. S. 65)
- Kaki
- Sternfrucht
- Honigmelone
- Kokosmilch
- Wassermelone
- Schaf-, Ziegenmilch
- Butter
- Sahne
- Kakao
- Honig
- grüner Tee

Karies

Entsteht hauptsächlich durch Genuß von weißem Zucker (*calor/ardor stomachi*) (s. S. 440):

- Litschi (bei Zahnschmerzen)
- schwarzer Tee
- (westlich: Kirsche)

Mundtrockenheit

Depletio des Yin, s. S. 424.

- Rettich
- Fünf-Säfte-Trank der „Mitte" (chinesischer Lauch) (s. S. 100)
- Pfirsich
- Pflaume
- Aprikose
- Birne
- Mango
- Ananas

- Loquate
- Kiwi
- Kirsche
- Litschi
- Fasan
- Gans
- Hase, Kaninchen
- Milch
- Salz
- Trank aus Zuckerrohr und Chrysanthemenblüten (s. S. 243)
- weißer Zucker
- Zuckerwasser mit präparierten Japanaprikosen (Fr. Mume praeparatus) (s. S. 352)

Zahnfleischbluten

- Salz

Globusgefühl

- chinesischer Lauch
- Sechs-Säfte-Trank

Dysphagie, Schluckbeschwerden

- chinesischer Lauch
- Fünf-Säfte-Trank der „Mitte" (chinesischer Lauch) (s. S. 100)
- Lotoswurzel
- Brauntang und gekochter Weizen (s. S. 179)
- Kuhmilch
- Heiße Kuhmilch mit Lauchsaft (s. S. 100)

Übelkeit, Reisekrankheit

- frischer Ingwersaft
- Mango
- Heiße Kuhmilch mit Lauchsaft (s. S. 100)

Schluckauf

- Milch mit Ingwersaft und braunem Zucker
- Ingwersaft mit Honig
- Gewürznelken
- Litschi

Erbrechen, Würgereiz

Siehe auch unter Absenkung des Qi (s. S. 566), *humor pituitae* (s. S. 540), hochschlagendes *yang hepaticum* (s. S. 480).

Dysharmonie des *qi stomachi*

- Rundkornreis
- Ingwer mit Essig (s. S. 113)

Humor pituitae

- Ingwer
- Ingwer mit Per. Aurantii (s. S. 115)

Calor o. stomachi, hochschlagendes *qi hepaticum*

- Rettich
- Lotoswurzel mit Ingwer (s. S. 152)
- Kolbenhirse-Pille (s. S. 39)
- Zuckerrohr mit Ingwer (s. S. 243)
- Zuckerrohr- und Rettich-Dekokt (s .S. 243)
- Ananas
- Mandarine
- Orange
- Pampelmuse
- Barsch mit Fr. Amomi xanthioidis (s. S. 313)
- Milch mit chinesischem Lauch und Ingwersaft (s. S. 100)

Algor stomachi

- Pfeffer-Ingwer-Dekokt (s. S. 363)
- Gewürznelken und Zimt (s. S. 365)
- Sternanis mit Reiswein (s. S. 366)
- Muskat
- Kardamom
- Zimt

Bei verdorbenen Fischen

- Ingwer

Inappetenz

Siehe auch Digestiva, verdauungsfördernde Nahrungsmittel (s. S. 450).

- Gerste
- Gerste mit braunem Zucker
- Sorghum
- Mais
- Sojaquark (Tofu)
- Chinesischer Lauch mit Kuhmilch und Ingwersaft (s. S. 100)
- Zwiebel
- Yamsknolle
- Champignon
- Mandarine
- Feige
- Kirsche, -saft
- Aprikose, -saft
- Essig mit Chillies und Sojasoße

Oberbauchschmerz, Magenschmerz, Ulcus ventriculi/duodeni (Magengeschwür)

Siehe auch Regulationsmittel des Qi und des Xue (S. 566) sowie Harmonisierung des *o. hepaticus* (S. 477), Stützung des *qi lienale* (S .425), Stützung des *yin stomachi* (S. 423).

- Lauchsaft
- Löwenzahn
- Gerste
- Weißkohl
- Weißkohl mit Malzzucker (s. S. 129)
- Klebreis mit Jujubenfrüchten (s. S. 33)
- Litschi mit Reis, Lotossamen und Yamswurzel (s. S. 228)
- Huhn mit Ingwer und Pfeffer (s. S. 254)
- Kuhmilch mit Bletilla striata-Wurzelknollen (Tuber Bletillae) (s. S. 337)
- Heiße Kuhmilch mit Lauchsaft (s. S. 100)
- Honig
- Kartoffelsaft mit Honig

(Westlich: Milch, Joghurt, frischer Kohlsaft, getrocknete Kochbananen, pulverisiert)

Bauchschmerzen

Siehe auch Bewegungsmittel des Qi (S. 566), des Xue (S. 568), *algor* (S. 545), *suppletio* der „Mitte" (S. 425).

Suppletio der „Mitte" und Bewegung des Qi

- Weißkohl
- Weißkohl mit Malzzucker oder Honig
- Kartoffelsaft
- Kleines Dekokt zur Kräftigung der „Mitte" (Zimtzweige, Pfingstrosenwurzel, Ingwer, Datteln, Süßholz, Getreidezucker s. S. 355)
- Großes Dekokt zur Kräftigung der „Mitte" (s. S. 355)
- Aubergine mit braunem Zucker und Branntwein (in Wasser kochen)
- Honig
- Honig mit weißer Pfingstrose (s. S. 358)

Bewegung des Qi, Absenkung des Qi

- Buchweizenbrei (s. S. 29)
- schwarze Sojabohnen in Reiswein
- Schinkensuppe (s. S. 283)

Bewegung des Qi und des Xue

- Lauchsaft
- Knoblauch in Essig
- Aubergine mit braunem Zucker und Brandy
- Weißdornbeeren

Algor

- Ingwer mit schwarzem Pfeffer und braunem Zucker als Dekokt (s. S. 115)
- Koriander
- Chillies
- Schaf-, Ziegenfleischsuppe mit Angelikawurzel und Ingwer (s. S. 285)
- Pfeffer
- Pfeffer mit Jujuben (s. S. 363)
- Gewürznelken mit Zimt (s. S. 365)
- Sternanis
- Muskat
- Zimt
- Zimt mit braunem Zucker als Dekokt (s. S. 373)

Verdauungsblockaden, Verhärtungen

Siehe Bewegungsmittel des Qi (S. 566), Digestiva (S. 450), *algor* (S. 545)

Zur Bewegung und Absenkung des Qi

- Gerstenpulver
- Taro
- Pampelmuse
- Loquat
- Kokosnuß
- Erdnußöl
- Zuckerrohr
- Rettich

Humor

- Gerstenbrei

Calor humidus

- Buchweizen
- Mais und Fr. Rosae (s. S. 45)
- grüner Tee

Algor humidus

- Sorghum
- Knoblauch in Essig eingelegt (s. S. 109)

Algor

- Koriander
- Muskat
- Pfeffer

Calor

- Rettich
- Karotte
- Zuckerrohr und Rettich

Bewegung von Qi und Xue

- Essig

Dysenterie, Verdauungsstörungen

Unspezifische Dysenterie

- Kleines Dekokt zur Kräftigung der „Mitte" (s. S. 355)
- Weißdornfrüchte (Fr. Crataegi) mit braunem Zucker (s. S. 355)
- Ingwer
- Kumquat mit Zucker
- Pampelmusensaft und Chillies mit Weinessig und Sojasoße

Calor humidus

In der Regel ein *calor humidus*-Prozeß (s. S. 439), deshalb ist eine Stützung der „Mitte" notwendig.

- Pulver mit Sorghum und Jujuben (s. S. 43); bei Kindern
- Gerste
- Buchweizen
- Reisbrei
- Kolbenhirse mit Yamswurzel; bei Kindern
- Amaranth
- Süßkartoffel mit Honig (s. S. 147)
- Azukibohnen

Anhaltende Dysenterie

- Japanaprikosen mit Schlangenbartwurzel (s. S. 209)

Humor-bedingte Qi-Blockaden

- Knoblauch

Calor-bedingte Qi-Blockaden

- Rettich

Vor allem bei Kindern zur Stützung der „Mitte" geeignet

- Meeräsche
- Hering

- Heringssuppe (s. S. 310)
- Heringssuppe zur Kräftigung des *o. lienalis* (s. S. 311)

Brechdurchfall

- Rundkornreis mit Bambussaft (s. S. 35)
- Erbse mit Fr. Amomi costati (s. S. 68)
- Erbse mit Koriander (s. S. 69)
- Heilwein aus grünen Japanaprikosen (s. S. 209)

Blähungen

Regulation des Qi, s. S. 566, Digestiva, s. S. 450. Siehe auch Regulation des *qi hepaticum* (S. 477).

- Knoblauch in Essig
- Koriander
- Karotte

(Westlich: Kümmelsamentee, Fencheltee, Anissamentee)

Obstipation

Kühle, befeuchtende Nahrungsmittel siehe Kapitel *calor stomachi* (s. S. 440) und *oo. intestinorum* (s. S. 525)

- Tomate
- Süßkartoffel
- Taro
- Kartoffel
- Karotte
- Spinatsuppe
- Chinakohl
- Bambussprossen
- Aubergine
- Judasohr
- Wasserkastanie
- Erdnuß
- Sesam
- Paste aus drei Kernarten (s. S. 83)
- Mandel
- Walnuß
- Walnuß mit Sesam
- Walnuß und Mandel mit Honig in Wasser (s. S. 87) (im Senium)

- Orangen
- Pflaumen
- Maulbeersirup
- Bananen (nüchtern, roh)
- kalte Milch mit zerdrückter Banane
- Äpfel (nüchtern, roh)
- Feige
- Schaf-, Ziegenmilch
- Joghurt
- Kefir
- Sojaöl
- Erdnußöl
- Salzwasser
- Sesamöl

CAVE: Hiobstränensamen (S. Coicis)

(Westlich: Weizenkleie, Pflaumensaft, getrocknete Bohnen, Karotte, Kohl, Apfel, Hafer, Gerste, Seetang, Birne, Pflaume, Feige)

Diarrhö

Wärmende, die „Mitte" stützende Mittel, siehe die Kapitel „Mitte" (S. 419), *humor* (S. 541) sowie *algor* (S. 545).

- Gerstenbrei
- Buchweizen
- gerösteter Weizen mit Reis und braunem Zucker (in heißem Wasser)
- Haferflocken
- Hiobstränensamen
- Klebreis
- Rundkornreis
- Langkornreis
- Reissuppe
- Hirse
- Yamsknolle
- geriebener Apfel und Yamsknolle
- Eßkastanie mit Rhiz. Batatatis, Ingwer und Reis
- Kolbenhirse und Yamswurzel und Jujuben (s. S. 39)

- klebrige Kolbenhirse
- Brei mit klebriger Kolbenhirse (bei persistierender Diarrhö)
- Sorghum
- Frühlingszwiebel
- Karotten mit braunem Zucker gekocht
- Sonnenblumenkerne
- Kartoffeln
- Champignon
- Apfel (gekocht oder pulverisiert)
- gekochtes Rindfleisch
- Hühnerfleisch
- Wachtel mit Azukibohnen (s. S. 262)
- Meeräsche mit Rhiz. Atractylodis und Rhiz. Astragali (s. S. 309)
- Barsch
- Barschsuppe zur Stützung des *o. lienalis* mit Rhiz. Atractylodis (s. S. 313)

Bei ausgeprägter *humor*-Symptomatik
- Sorghum, Hiobstränensamen und Wegerichsamen (s. S. 43)
- schwarze Sojabohne
- Azukibohne

Bei *calor* und *calor humidus* (siehe auch oben Dysenterie)
- Mais mit Fr. Rosae (s. S. 45)
- Sojaquark
- Mungbohne
- Rettich
- Karotte
- Mungbohne mit Wegerichsamen (s. S. 65)
- Amaranth
- Gurke
- Gurke in Honig (s. S. 165)
- Kaki
- Banane (bei gleichzeitigem calor stomachi)
- grüner Tee

Ausgeprägte *algor*-Symptomatik
- Pfeffer

- Muskat
- Chillies

Bei hartnäckiger Diarrhö (auch Ruhr)
- Japanaprikosen mit Lotossamen (s. S. 209)
- Japanaprikosen mit Schlangenbartwurzel (Dekokt) (s. S. 209)
- Granatapfel

(Westlich: Reisschleim, geriebener Apfel, geriebene Karotte [gekocht], Blaubeersuppe, Heidelbeere [Tee aus getrockneten Heidelbeeren], schwarze Johannisbeere, Sojamilch, Honig)

Wurmbefall
- Frühlingszwiebel
- Frühlingszwiebel mit Sesamöl (s. S. 104)
- Japanaprikose
- Moschuskürbis
- Kokosnuß
- Knoblauch mit Sonnenblumenkernen (s. S. 108)
- Knoblauch geschmort
- Kuhmilch mit Knoblauch
- Sonnenblumenkerne
- Aal (Salzwasser) mit Reiswein und Salz
- Salz
- Erdnußöl
- Sesamöl
- Sesamöl mit Erdnuß- und Rapsöl

Ulzerationen im Darmbereich, blutiger Stuhl
Siehe „Mitte" (S. 419), *oo. intestinorum* (S. 525), *calor/ardor* (S. 550), *calor humidus* (S. 439).
- Zwiebel
- Honigmelone
- Sonnenblumenkerne
- Rettichsaft mit Honig und Lotoswurzelsaft
- Spinat
- Lotoswurzel

- Aubergine
- Judasohr
- Silbermorchel
- Banane
- Granatapfelbrei mit violettem Amaranth
- Kaki
- Frischkäse
- Barsch

Hämorrhoiden, blutiger Stuhl
- Spinat
- Aubergine
- Auberginenwein (s. S. 155)
- Judasohr
- Morchel
- Azukibohne
- Wasserkastanie
- Wasserkastanie in Wein eingelegt (s. S. 177)
- Eßkastanie
- Banane (nüchtern)
- Kaki
- Kiwi
- Feige
- Schweinedarm mit Feige
- Schweinefleischsuppe mit Rosenblättern (s. S. 273)
- Hase, Kaninchen
- Aal
- Sardelle gesalzen (äußerlich)
- Tofu mit braunem Zucker
- Essig

Bei Aftervorfall
- Feige
- Schweinedarm mit Feige

CAVE: Ingwer

(Im Westen versucht man, Divertikulose, entzündlichen Prozessen im Darmbereich sowie Blutungen mit Weizenkleie, ballaststoffreicher

Ernährung, Hülsenfrüchten, Hafer, Kohl, Karotten und großen Bohnen entgegenzuwirken.)

Tumoren und Neoplasien, siehe allgemeine Ausführungen (S. 603).

Ösophaguskarzinom

- Birne
- Heiße Kuhmilch mit Lauchsaft (s. S. 100)

(Westlich: Apfel, Kirsche, Traube, Melone, Zwiebel, Erbse, Bohnen, Pflaume, Kürbis)

Magenkarzinom

- Shiitakepilz
- Heiße Kuhmilch mit Lauchsaft (s. S. 100)

(Westlich: Karotte [roh], Kohl [Krautsalat], grüner Salat, Tomate, Mais, Aubergine, Milch, Zwiebel, Süßkartoffel, Kürbis)

Pankreaskarzinom

Westlich: Zitrusfrüchte, Karotte

Darmkarzinom

Tumoren im Verdauungstrakt

- Hiobstränensamen

(Westlich: Kohl [Blumenkohl, Brokkoli, Rosenkohl], Joghurt, Weizenkleie)

1.11 Sonstiges

Alkoholabusus

Zur Kühlung von *calor, ardor* siehe Kapitel *calor stomachi* (S. 440).

- Mungbohnen
- Mungbohnensprossen
- gekeimter Weizen
- schwarze Sojabohne
- Saubohne
- Sellerie
- Süßkartoffeln mit braunem Zucker
- Rotalge
- Mandarine
- Orange
- Pampelmuse
- Zitrone
- Apfel
- Granatapfel
- Sternfrucht
- Wassermelone
  eventuell in Kombination mit frischen Geißblattblüten (Fl. Lonicerae), frischen Bambusblättern (F. Bambusae) und frischen Rehmanniawurzeln (Rhiz. Rehmanniae viridis) (s. S. 238)
- Zuckerrohr mit Rettich
- Austern
- weißer Zucker
- grüner Tee
- Kaffee

Desinfizierende, entgiftende Nahrungsmittel

Siehe auch *calor/ardor,* S. 550.

- schwarze Sojabohne
- gelbe Sojabohne
- Sojaquark
- Sojasoße
- Azukibohne
- Mungbohne
- Mungbohne mit Fl. Lonicerae (s. S. 65)

- Mungbohne und Süßholzwurzel (s. S. 65)
- Mungbohnensprossen
- Trank aus drei Bohnenarten des Bian Que (s. S. 65)
- chinesischer Lauch
- Knoblauch
- Rettich
- Karotte
- Brei mit violettem Amaranth (s. S. 135)
- Löwenzahn
- Taro
- Moschuskürbis
- Gurke in Honig (s. S. 165)
- Ingwer
- Frühlingszwiebel
- Weißkohl
- Banane
- Kokosnuß
- Honigmelone
- Taube
- Hase, Kaninchen
- Aal in Reiswein (s. S. 317)
- Garnelen/Langusten
- Eiweiß
- Kuhmilch
- Getreidezucker
- Honig
- Salz
- Essig
- Sesamöl
- grüner Tee

Blutungen allgemein

Siehe auch *calor/ardor*, S. 550.

- Rettich
- Spinat
- Lotoswurzel
- Tomate
- Pille aus Rehmanniawurzel und Lauchsaft (s. S. 101)
- Judasohr
- Morchel

- Wasserkastanie
- Eßkastanie (auch äußerlich)
- Azukibohne
- Sonnenblumenkerne
- Aubergine
- Japanaprikose
- Hase, Kaninchen
- Hühnerleber
- Aal
- Reisaalsuppe mit Astragaluswurzel (s. S. 317)
- Butter
- Sahne

Neoplasien, Verdichtungen, Verhärtungen, Krebserkrankungen allgemein

Siehe auch Regulation des Qi und des Xue, S. 566, *humor/pituita*, S. 540, *algor*, S. 545. Aus chinesischer Sicht liegen Stagnationen, Stauungen, Verdichtungen vor. Zu deren Behandlung eignen sich:

- chinesischer Lauch, -saft
- Pille aus Rehmanniawurzel und Lauchsaft (s. S. 101)
- Shiitakepilz
- Austernpilz
- Judasohr
- Hiobstränensamen
- Wasserkastanie mit Carapax Amydae (Wasserschildkrötenpanzer) und R. Salviae miltiorrhizae (Rotwurzsalbeiwurzel)
- Pfirsich
- Austernsuppe mit Brauntang (s. S. 327)
- Brauntang
- Rotalge
- Essig

(Westlich zusätzlich: Karotte, Kohl, Süßkartoffel, Feige, Spinat, Orange)

Sonstige westliche Empfehlungen bei Tumorerkrankungen: grüne Blattgemüse, die großen Fünf: Brokkoli, Spinat, Grünkohl,

Rosenkohl, Kohl, Tomate; Zitrusfrüchte,
Aprikose, Pflaume, Rosinen, Erdbeere, Fisch,
Knoblauch, Zwiebel, Seetang, Olivenöl, grüner
Tee, Krustazeen

2 Anmerkungen zur heutigen Ernährung im Westen

Die Nahrungsmittel entfalten nur dann die gewünschte Wirkung, wenn sie in gutem Zustand sind und in der richtigen Weise genossen werden. In den letzten Jahrzehnten haben sich die Ernährungsweise und der Zustand der Nahrungsmittel erheblich verändert.

Durch Zugabe von Fremdstoffen, Genußmittel, Veränderungen der Nahrung sowie durch Fehl- und Mangelernährung kam es zu zunehmenden gesundheitlichen Gefährdungen.

So besteht inzwischen Einigkeit darüber, daß nachfolgende Zivilisationskrankheiten ganz wesentlich ernährungsbedingt sind:

- Herz-Kreislauf-Erkrankungen (Arteriosklerose, Herzinfarkt etc.)
- Stoffwechselkrankheiten (Diabetes mellitus, Hypercholesterinämie, Gicht)
- Adipositas
- Hypertonus
- durch Alkoholabusus bedingte Erkrankungen
- durch Tabakkonsum bedingte Erkrankungen

30-50% aller Bürger der Industrieländer sind übergewichtig. In den Industrienationen sind Herz-Kreislauf-Erkrankungen und Diabetes mellitus als Todesursache innerhalb von 50 Jahren von 16% auf 55% angestiegen. Die Durchseuchung mit Karies beträgt bei uns praktisch 100%.

Auf Grund solcher alarmierender Zahlen haben sich schon in den 40er Jahren westliche Ärzte über den Zustand unserer Ernährung Gedanken gemacht (Kollath, Bircher-Benner u.a.). Schon vor 50 Jahren galt und es gilt heute mehr denn je, daß mindestens $3/4$ aller Nahrungsmittel, die wir zu uns nehmen, bereits be- oder verarbeitet sind. Deshalb forderte schon Kollath: „Laßt die Nahrung so natürlich wie möglich" (s. Tabellen 64 und 65). Nahrungsmittel sollten nach Möglichkeit naturbelassen bleiben, um die Inhaltsstoffe voll zu erhalten (vollwertige Ernährung) und nicht durch unnötige Verarbeitungsprozesse zu zerstören.

Aus chinesischer Sicht führt eine Bearbeitung häufig zu einer qualitativen Verschiebung in Richtung Wärme. Beispiel: Weizenauszugsmehl ist im Vergleich zu vollwertigem Weizenmehl deutlich „wärmer" (vermehrte *calor*-Symptomatik) und trockener.

Wenn wir nun feststellen müssen, daß $3/4$ aller

Tabelle 64 Lebensmittel vollwertig (nach Kollath)

natürlich	mechanisch behandelt	fermentativ behandelt
Getreide:	getrocknet	Vollkornprodukte
Weizen	**gemahlene Produkte:**	Breie roh
Gerste	Vollmehl	gequetscht
Hafer	Schrote	geschrotet
Hirse		gemahlen
Reis		Sauerteig
Mais		Hefeteig
Hülsenfrüchte:	Trocknung	Fermente:
Soja	Pressen	Hefen
Bohnen	Öl	Bakterien
Nüsse:		Pflanzenmilch
Kerne		Pflanzenkäse, z.B. Soja
Oliven		saure Bohnen
Gemüse:	Pressen:	Gärgemüse:
Lauch, Zwiebel, Karotte	Säfte (naturtrüb)	saure Bohnen
Salat, Kartoffel	Trocknen	Sauerkraut
Tomate, Gurke	Salate	
Pilze etc.		
Obst:	Säfte (naturtrüb)	Gärsäfte
Apfel, Birne, Kirsche, Trauben	Salate	Most
Beeren		
Eier		
Milch:		
Rohmilch	homogenisierte Milch	Gärmilch
(Kuh-, Schaf-, Ziegenmilch)	Rahm	Sauermilch
	Buttermilch	Joghurt
	Butter	Quark
	Magermilch	Kefir
Fleisch roh	ausgenommen, zerkleinert,	
Fisch roh	geschnitten, geteilt	
Muscheln roh	Trockenfleisch	
	Bündnerfleisch	
	Muscheln etc. geöffnet	
Getränke:		**Gärgetränke:**
Quellwasser	Leitungswasser	Most, Wein, Bier

Nahrungsmittel bereits be- oder verarbeitet sind, sollten wir anstreben, die Vitalstoffe (aus chinesischer Sicht die Qi-Kraft der Nahrungsmittel) so gut wie möglich zu erhalten. Irreal ist es natürlich in unserer Gesellschaft, industriell vorbehandelte Nahrungsmittel völlig abzulehnen. Auch wollen wir hier gleich einem Mißverständnis vorbeugen: vollwertige Ernährung und Rohkost ist nicht dasselbe. Sehr häufig ist ein Erwärmen der Nahrungsmittel (Kochen, Backen etc.) unbedingt notwendig, um beispielsweise ihre Aufnehmbarkeit, ihre Bekömmlichkeit und ihr energetisches Potential zu verbessern (siehe z.B. Kapitel über die *orbes*-Behandlungen).

Tabelle 65 Nahrungsmittel teilwertig (nach Kollath)

erhitzt	konserviert	präpariert
Getreide:	Auszugsmehl	Zucker
Flocken	**Dauerbackwaren:**	Konservierungsstoffe
Brei aus Vollkorn	Weißbrot	Farbstoffe
Backen:	Kuchen	Chemikalien
Vollkornbrot	Zwieback	Stärke
Gärbrot	Kekse	Kunstfette etc.
	Konfekt	Fermente
		Aromastoffe
		Wuchsstoffe
		Vitamine
Hülsenfrüchte, Nüsse:	Konserven	Zucker
gekochtes Gemüse	Tiefkühlkost	Konservierungsstoffe
geröstete Nüsse	Öleinlagen	Farbstoffe
	+ gefroren	Chemikalien
Gemüse:	+ erhitzt	Stärke
gekocht	+ Alkohol	Kunstfette etc.
gedünstet	+ Zucker (Marmeladen)	Fermente
	+ Chemikalien	Aromastoffe
Obst:		Wuchsstoffe
Kompott		Vitamine
	Eipulver	z.B. Lecithin
		(für Mayonnaise)
gekochte Milch	H-Milch	Milcheiweiß
Vollmilch	Kondensmilch	Milchzucker
Käse	Trockenmilchpulver	
Quark		
Geflügel	geräuchert	Fleischextrakte
Wild	getrocknet	Fette
Rind	gesalzen (pökeln)	Eiweiß
Schwein	gefroren	Fermente
Speck	in Fett konserviert	Hormone
Fette	chemisch konserviert	
Innereien		
Extrakte: Tee	gechlortes Wasser	künstliches Mineralwasser
Dekokte: Brühe	versetzter Wein	Alkoholika

Koch- und Erwärmungsvorgänge sollten allerdings begrenzt bleiben und vor allem sollte ein Verkochen vermieden werden, damit die Nahrungsmittel nicht übermäßig beeinträchtigt werden. (Siehe Tabellen 64 und 65)

Die wichtigsten **Veränderungen durch das Kochen** aus westlicher Sicht sind:

- Vernichtung der Aroma- und Duftstoffe
- Vernichtung nahrungseigener Fermente
- Verlust des Vitamingehaltes
- Denaturierung des Eiweißes
- Veränderung des kolloidalen Zustandes (Gerinnung)
- Auslaugen der Mineralien

Um die Arbeit mit Lebensmitteln im Sinne der TCM durchführen zu können, sollten möglichst **unbeschädigte, hochwertige Nahrungsmittel** verwendet werden. Das setzt genaue Kenntnis über die möglichen **Belastungen** voraus, da die Behandlung mit **Fremdstoffen**, die bei uns inzwischen üblich ist, in jedem Falle bedenklich ist. Es gibt **keine harmlosen Stoffe**, sondern nur deren harmlosen Gebrauch, wenn dieser unter der Wirkschwelle bleibt (no-effect-level: NEL). **Belastende Fremdstoffe** sollten möglichst sparsam oder im Idealfall gar **nicht eingesetzt** werden.

Die Hauptbelastungen unserer Nahrung

Landwirtschaftsgifte

- Pestizide, z.B. DDT
- Herbizide, u.a. kann Dioxin ein Zwischenprodukt sein
- Fungizide, darunter auch quecksilberhaltige, die sich in den pflanzlichen Nahrungsmitteln anreichern und über die Nahrungskette den Menschen erreichen. In dieser Nahrungskette sind besonders die Fische belastet (Fett-, Raubfische)

Zur Vermeidung:

- fettarme Fleisch-, Wurst- und Käsesorten
- Fleisch von jüngeren Tieren
- wenig Innereien
- wenig Rohmilch
- keine belasteten Fische (Thunfisch, Heilbutt, Aal)
- Obst gründlich reinigen, abreiben oder schälen
- kein Treibhausobst oder -gemüse
- äußere Blätter bei Kohl oder Kopfsalat entfernen
- Kochwasser wegschütten
- einheimische Produkte vom Biobauern verwenden

Düngemittel

Mineraldünger und Gülle erzeugen:

- Nitrat
- Nitrit
- Nitrosamine

Im menschlichen Stoffwechsel entsteht aus Nitrat Nitrit und aus Nitrit und Eiweißstoffen können Nitrosamine entstehen, die aller Wahrscheinlichkeit nach **kanzerogen** sind.

Zur Vermeidung:

- nur bedingt Leitungswasser trinken und verwenden
- Mineralwasser verwenden
- nitrathaltige Gemüsesorten (Spinat etc.) nicht wieder aufwärmen
- Kochwasser generell wegschütten

Arzneimittel in der Fleisch- und Eierproduktion

- Antibiotika (zur Vorbeugung gegen Infektionskrankheiten)
- Kortison, Östradiol, Testosteron (Masthilfsmittel)
- Thyreostatika (Qualitätsveränderung des Fleisches: PSE-Fleisch= pale, soft, exsudative)

- Psychopharmaka, Betarezeptorenblocker (Erhöhung der Streßtoleranz bei der Schlachtung)

Zur Vermeidung:
- Verzicht auf Innereien
- Verzicht auf Kalbfleisch
- Fleischkonsum generell einschränken
- Eierverbrauch einschränken
- persönliche Bezugsquelle suchen (Biobauer, Naturkosthaus, Demeter etc.)

Industrie-, Kraftfahrzeuggifte
- Kadmium, angereichert in Kartoffeln, Getreide, vor allem in Pilzen, Muscheln, Innereien der Tiere
- Blei, auf der Oberfläche von Obst, Gemüse, Getreide (z.B. ist auf den Spelzen die Konzentration 80% höher als im Korn), im Trinkwasser wegen alter Bleirohre
- Quecksilber, siehe oben unter Fungizide
- Arsen, angereichert in Meerestieren, Innereien; die höchsten Werte hat frischer Hummer
- PCBs (polychlorierte Biphenyle, gehören zur Gruppe der Chlorkohlenwasserstoffe; die Wirkung ist ähnlich dem DDT, sehr toxisch)

Zur Vermeidung:
- Vollkornprodukte aus alternativem Landbau (keine Schwermetalle über Dünger, Klärschlamm etc.)
- Innereien meiden
- Muscheln und Wildpilze einschränken
- Obst und Gemüse gründlich reinigen
- Bleigehalt des Trinkwassers überprüfen lassen (Umweltinstitut)
- Quell- oder Mineralwasser verwenden
- Fische mit Quecksilberbelastung (Aal, Heringshai, Dornhai-Schillerlocken, Heilbutt, Steinbutt, Thunfisch, Schwertfisch, Rochen, Hecht, Barmen) seltener genießen
- bevorzugt fettarme Fische und fettarmes Fleisch verwenden

Lebensmittelzusatzstoffe

Es gibt zahlreiche Gründe, weshalb die Lebensmittelindustrie Zusatzstoffe verwendet, die laut Gesetzgeber „... einem Lebensmittel zur Beeinflussung seiner Beschaffenheit und zur Erzielung bestimmter Eigenschaften zugesetzt werden können." Die wichtigsten sind:
- Erhöhung des Nährwertes
- Erhöhung des Genußwertes
- Verlängerung der Haltbarkeit
- technische Hilfsstoffe

Antioxidationsmittel
- Vitamin C (Ascorbinsäure, E 300)
- Vitamin E (Tocopherol, E 306)

Sie verhindern z.B. das Ranzigwerden. Erlaubt sind E 300-341.

Künstliche und natürliche Aromastoffe
- z.B. in Getränken, Soßen, Speiseeis etc.

Backtreibmittel
- Hefe, Backpulver etc.

Emulgatoren
- z.B. Lecithin (E 322) aus Eigelb, Soja, Mais in Mayonnaise, Schokolade

Sie ermöglichen bei Milch, Butter, Margarine die Mischung von Wasser und Öl (E 470-475).

Farbstoffe
90% synthetisch (E 100-180)

Geschmacksverstärker
- z.B. Glutamat, Glycyrrhizin (E 620-637)

Das aus Rüben, Melasse und Sojabohnen gewonnene Glutamat dient als Universalwürzmittel (China-Restaurant-Syndrom).

Konservierungsstoffe
Die wichtigsten Konservierungsstoffe sind:
- **Kalium-, Natriumsalze,** Nitrat, Nitrit

(E 249-252) (Pökeln); sie erhalten gesalzenes Fleisch rot (Pökelrot), sonst graue Farbe und wirken aromabildend und antioxidativ. Da allen Konserven und auch der meisten Tiefkühlkost erheblich Salz zugesetzt wird, ist bei einer Ernährung, die vorwiegend über solche Produkte erfolgt, der Salzverbrauch deutlich zu hoch. Auch fast alle Wurst- und Käsesorten haben einen hohen Salzanteil. Vorsicht: bei Erhitzen Bildung von Nitrosaminen!

- **schwefelige Säure** (Sulfite) (E 220-227); ist besonders bei der Weinherstellung von großer Bedeutung (je süßer der Wein, desto höher der Anteil an schwefeliger Säure). Durch Schwefeldioxid wird die Restsüße erhalten. Toxische Wirkung nach Genuß von süßem Wein: Kopfschmerzen, Katerstimmung
- **Zucker;** durch seine hygroskopische Wirkung wirkt Zucker als Konservierungsstoff, da er Mikroorganismen das Wasser entzieht (Marmeladenherstellung, kandierte Früchte etc.). Zucker oder Zuckeraustauschstoffe (Fructose, Sorbit, Mannit etc.) sind ausnahmslos kariesfördernd. „Versteckter Zucker" findet sich in den allermeisten Nahrungsmitteln (direkt oder als Zuckeraustauschstoff). Das Etikett „zuckerfrei" besagt lediglich, daß kein Rübenzucker verwendet wurde, sämtliche Zuckeraustauschstoffe können dennoch enthalten sein. (Aus westlicher Sicht gilt Zucker als Vitamin-B_1-Großverbraucher, so daß es bei massivem Zuckerabusus sogar zu Vitaminmangelerscheinungen kommen kann)
- **Benzoesäure, Ameisensäure, Essigsäure, Milchsäure** (E 200-270)

Süßstoffe
- z.B. Saccharin, Cyclamat

Phosphate (E 338-341, E 544)
Zur Farberhaltung, Verbesserung des Wasserhaushaltes (Wurstwaren), Verbesserung der Backfähigkeit (Mehle), Schmelzung von Käse (Schmelzkäsezubereitung), Stabilisierung von Vitamin C (Sojaöl)

Verdickungsmittel, Gelierstoffe (E 400-466)
- z.B. Agar-Agar, Gelatine, Pektin, Gummi arabicum

Zur Vermeidung:
- hochgradig verarbeitete Süß- und Konditoreiwaren, Fertigprodukte etc. vermeiden
- gepökelte Fleischwaren (Schinken) nicht mit Käse überbacken (Nitrosaminbildung)
- ungeschwefelte Trockenfrüchte verwenden
- trockene Weine bevorzugen
- versteckten Zucker beachten
- Süßstoffe sparsam verwenden
- Zutatenliste der Hersteller beachten (Farb- und Konservierungsstoffe)

Lebensmittelbestrahlung
Zur Erhöhung der Haltbarkeit ist in einigen Ländern die Bestrahlung von Lebensmitteln mit ionisierenden Strahlen erlaubt. Bei Obst und Gemüse dient dies der Keimhemmung, Haltbarkeitsverbesserung und Entwesung. Erlaubt ist es in folgenden Ländern (verkürzte Auswahl):
- Italien
- Frankreich
- Niederlande
- Spanien
- Israel
- USA
- Rußland

Zur Vermeidung:
- bei Lebensmittelkauf Herkunftsland beachten

Verdorbene Lebensmittel

Bei nicht ganz frischen Lebensmitteln oder bei mangelhafter Hygiene können Mikroorganismen und damit Toxine die Nahrung belasten. Zu nennen sind:

- Clostridium botulinum
- Hepatitisviren
- Staphylokokken
- Salmonellen
- Shigellen
- Toxoplasmen
- Pilzbefall (Schimmel)

Zur Vermeidung:

- Tiefkühlprodukte nach Auftauen schnell verarbeiten
- Hackfleisch nur am Herstellungstag verzehren
- in Gaststätten auf durchgebratenes Fleisch achten
- bei gefrorenem Geflügel sofort nach Auftauen Verpackung wegwerfen
- keine Holzbretter und -löffel verwenden
- bei Schimmel ganzes Lebensmittel wegwerfen

3 Die gesunde Ernährung

Die Nahrungsmittel, die wir zu uns nehmen, sollten in einem guten Zustand sein, d.h. sie sollten weitestgehend frei sein von Fremdstoffen und sowenig wie möglich ver- oder bearbeitet sein. (Näheres hierzu unter dem Kapitel „Anmerkungen zur heutigen Ernährung im Westen" s. S. 605).

Im Sinne der chinesischen Medizin dient die Ernährung

- dem Auffüllen von Reserven
- der Stützung der Konstitution.

Aus diesem Grund ist das zentrale Anliegen der täglichen Ernährung, die „Mitte" zu stützen, d.h. ihren aktiven Aspekt (*yang lienale*) und ihren Säfteanteil (*yin stomachi*) in ausreichender Weise zu ergänzen, um mit diesem Reservoir das gesamte Funktionskreisgefüge des Menschen zu versorgen.

Die Stützung der „Mitte" (*suppletio*) ist die wichtigste Aufgabe der Nahrung.

In jedem Fall ist individuell zu unterscheiden, ob vor allem

- **der aktive Anteil (*yang lienale*)** oder
- **der Säfteanteil (*yin stomachi*)** gestützt werden soll

Das kann jeder leicht für sich selbst entscheiden:

a) bei morgendlicher Müdigkeit, Neigung zu Diarrhö, Tendenz zur leichten Gedunsenheit, blassem Zungenkörper, Verlangen nach warmen Getränken und vermindertem Durst sollte man das ***yang lienale*** **stützen**. (Siehe hierzu die Ausführungen im Kapitel: Die Diätetik der „Mitte" s. S. 419).

b) bei vermehrtem Durst, gesteigertem Appetit, rotem Zungenkörper und einer Neigung zu Obstipation und wenn man morgens schon sehr dynamisch, wach und voller Tatendrang ist, sollte der **Säftebereich (*yin stomachi*)** gestützt werden.

In jedem Falle sollten aber **beide Bereiche** in ausgewogener Weise versorgt werden, wozu mindestens eine **warme Mahlzeit** (zur Stützung des *yang lienale*) mit ausreichender **Feuchtigkeitszufuhr** (zur Befeuchtung des *yin stomachi*) nötig ist.

Ideal sind hier verschiedene **Getreidearten** sowie Nüsse und Hülsenfrüchte geeignet. Getreide sollte die Basis der Ernährung sein und kann bis zu 80 % der täglichen Nahrung ausmachen.

Besonders hervorzuheben sind:

*   Weizen
*   Gerste
*   Hafer
*   alle Reisformen
*   Hirse
*   Mais

All diese Getreide sollten in gemahlener Form (geschrotet oder als Mehl), **warm** als Brei oder in gebackener Form genossen werden. Um ihre Vitalstoffe optimal zu erhalten, sollten sie im Idealfall erst unmittelbar vor der Verwendung gemahlen werden.

Zur Stützung des *yang lienale*

Zur Stützung der „Mitte", insbesondere des *yang lienale,* sind außerdem besonders geeignet:

*   Sojabohnen, Azukibohnen, Saubohnen
*   Erbsen, sowie in mäßiger Form
*   Erdnüsse, Haselnüsse, Mandeln

CAVE: (schwer und fett).

Während die Fünf Getreidearten in erster Linie für die Nährung verantwortlich sind (Suwen Kap. 22/4: „Die Fünf Getreidearten nähren..."), dienen die Gemüsearten der Vervollständigung. Optimale Ergänzung einer Mahlzeit sind:

*   Karotte
*   Weißkohl und andere Kohlarten
*   Kartoffel
*   Kürbis
*   Pilze

Früchte können die Ergänzung der „Mitte" unterstützen (Suwen Kap. 22/4: „Die Fünf Früchte dienen der Unterstützung"). Zur Stützung des *yang lienale* sollten sie (genau wie die Gemüse) gekocht werden. Besonders geeignet sind:

*   Apfel
*   Kirsche
*   Feige
*   Kastanie
*   Litschi
*   Longane
*   Kokosnuß (roh)

Fleisch sollte wegen seiner Tendenz zur Schleimbildung (*pituita*) nur in geringen Mengen verzehrt werden. Wenn man allerdings eine nachhaltige Stützung der aktiven Qi-Kräfte anstrebt, ist das erwärmende Fleisch (wegen seines warmen Temperaturverhaltens) unerläßlich.

Besonders empfehlenswert:

*   Huhn
*   Ente
*   Gans
*   Ziegen-, Schaffleisch
*   Rind
*   Hase, Kaninchen
*   Hirsch

Auch das Hühnerei wirkt deutlich die „Mitte" stützend, sollte jedoch in Maßen (ca. einmal pro Woche) genossen werden.

Fisch ist in der Regel dem Fleisch vorzuziehen, da Fisch die „Mitte" milder stützt und gleichzeitig belastende Feuchtigkeit (*humor*) ausleitet. Vor allem seien hier genannt:

*   Karpfen
*   Hering

- Barsch
- Langusten

Fleisch und Fisch sollten möglichst **gekocht** gegessen werden.

Gegrillte, fritierte und gebackene Darreichungsformen sind in ihrem Temperaturverhalten meistens zu heiß.

Maßvoll verwendet, sind auch süße Stoffe wie Zucker, Getreidezucker oder Honig erlaubt. Grundsätzlich erzeugen jedoch alle genannten Süßstoffe belastenden *humor* und vor allem *calor* im Bereich des *o. stomachi* und führen dadurch zu einer inneren Austrocknung und zur Entstehung von *calor-/ardor*-Prozessen (z.B. Karies, Unterhaltung von Entzündungsprozessen usw.).

Scharfe, heiße Gewürze sind für die Stützung des *yang lienale* hilfreich:

- Pfeffer
- Gewürznelken
- Anis
- Muskat
- Zimt

Zur Stützung des *yin stomachi*

Liegt die Betonung auf einer **Stützung des *yin stomachi***, sollten die Nahrungsmittel in einer Form verzehrt werden, die ihren kühlenden Charakter unterstützt (roh, als Saft). Getreidezubereitungen können (abhängig von der individuellen Verträglichkeit) als rohes Müesli (frisch gemahlen und kalt angesetzt) genossen werden. Auch die gekeimten Formen (Getreidesprossen, Bohnensprossen etc.) sind hierfür gut geeignet.

- Weizen
- Gerste
- Buchweizen
- Reis
- alle Hirseformen
- Sojaquark (Tofu)
- Bohnen

- Erbse
- Bohnensprossen
- Getreidesprossen

Auch die Gemüse können bei Tendenz zu *calor stomachi* (roter Zungenkörper, Obstipationsneigung, vermehrter Durst) in roher Form als Salate oder Säfte genossen werden.

- alle Kohlarten
- Chinakohl
- Spinat
- Bambussprossen
- alle Salatarten
- Kartoffeln
- Aubergine
- Tomate
- Gurke
- Morcheln
- Rettich
- Stangensellerie

Auch die Früchte kann man bei dieser Disposition roh in Form von Saft oder Salat genießen.

- Birne
- Orange
- Mandarine
- Pampelmuse
- Pfirsich
- Pflaume
- Aprikose
- Banane
- Ananas
- Mango
- Granatapfel
- Litschi
- Weintrauben
- Kiwi
- Kirsche
- Wasser- und Honigmelone

Fleischsorten mit eher befeuchtender, das Yin stützender Wirkung:

- Ente
- Gans

- Schwein
- Schinken
- Hase
- Kaninchen
- Pferd

Zur Stützung des Säftebereiches dienen:
- Milch (Kuh-, Schaf- und Ziegenmilch)
- Butter
- Sahne
- Frischkäse

> **CAVE:** Belastung durch Fett (*pituita*). Bei allen Milchprodukten mäßiger Genuß.

- Zucker in mäßiger Dosierung

> **CAVE:** „Feuchtigkeitsbildung" (*humor*) sowie *calor*

Ernährungsempfehlungen für die einzelnen Tageszeiten

Morgens

Im Verlauf der Nacht ist es zu einer Absenkung und Beruhigung des Yang sowie zu einer Sammlung des Yin, einer Verdichtung des Stofflichen gekommen. Morgens treten daher häufig Symptome auf wie:
- Müdigkeit
- leichte Schwellungen
- Gedunsenheit oder gar
- leichtere Gesichtsödeme
- vermehrter Zungenbelag

Morgens muß also das Yang bewegt und dynamisiert werden.

Am Morgen sind daher zu empfehlen:
- körperliche Bewegung
- warme, dynamisierende, bewegende Ernährung, die die „Mitte" und die Säfte wenig belastet

Zu vermeiden sind:

Kaltes, zu stark Säftespendendes, **Schweres** und damit das Qi der „Mitte" und die Entstehung des Yang Retardierendes (d.h. kein kaltes Müesli, keine kalten Säfte, keine Fruchtsäfte, da sie zu viel Feuchtigkeit [*humor*] erzeugen). Säfte wie Orangensaft oder ähnliches sind nur bei Neigung zu *calor stomachi* oder bereits ausreichend dynamisierter „Mitte" erlaubt.

Da zur Deckung des Energiebedarfs ausreichend gefrühstückt werden sollte, werden **dringend empfohlen**:

Getreidezubereitungen in warmer Form (Breie aus frisch gemahlenem Vollwertgetreide oder Getreideflocken)

Diesen gekochten Getreidezubereitungen können in geringerer Menge Nüsse oder Samenkerne sowie geringe Mengen kleingeschnittenes Obst (z.B. Apfel, Birne, Banane o.ä.) beigefügt werden. Der Getreidebrei kann mit Wasser, bei einer kräftigen „Mitte" aber auch mit Milch oder sauren Milchprodukten (Joghurt, Tofu o.ä.) zubereitet werden.

Zur unmittelbaren Stützung der „Mitte" ist in geringen Mengen Honig erlaubt.

Als Getränke eignen sich am Morgen am besten: die verschiedenen Teesorten, nicht zu stark zubereitet, wobei schwarzer Tee in dieser Phase *humor*-Prozesse beseitigt und für eine Dynamisierung des Yang sorgt.

Auch Kaffee ist, maßvoll genossen, erlaubt (ausgenommen bei Personen mit deutlicher Neigung zu *calor* und bei hochschlagendem *yang hepaticum*).

Auch gegen Brot ist nichts einzuwenden, es sollte jedoch aus Vollwertgetreide hergestellt sein. Getreidebreie sind jedoch grundsätzlich vorzuziehen.

Mittags

Auch hier steht die Stützung der „Mitte" im Vordergrund. Deshalb sollte das Mittagessen reichlich und **warm** sein. Wie beim Frühstück sollten die Getreidezubereitungen auch hier im Vordergrund stehen. Hier dienen zur Ergänzung jedoch primär Gemüse (je nach Jahreszeit) und in geringer Menge auch mageres Fleisch, Geflügel oder Fisch.

Dringend zu vermeiden sind alle Nahrungsmittel, die *humor* und *pituita* erzeugen und somit zu Müdigkeit führen.

CAVE: Zu kalte, nur rohe Ernährung, fette, schwere Nahrungsmittel, zu süße Speisen.

Abends

In den Abendstunden sollen die Yang-Kräfte in Vorbereitung auf die Nacht zur Ruhe kommen. Es ist also eine leichte **Stützung des Yin** nötig. Deshalb sollten die Nahrungsmittel nicht zu stark dynamisierend wirken und nicht zu heiß sein. Weil sich die Yang-Kräfte gerade gegen Abend erschöpfen, sollten zu kalte und zu schwere (fette) Gerichte vermieden werden. Außerdem sollte man, um die Physiologie der „Mitte" nicht zu stark zu belasten, nur mäßig essen. Empfehlenswert sind auch hier wieder warme Gerichte aus Getreide, Gemüse und mäßigen Mengen Fleisch.

Als Getränk empfehlen sich besonders warme Teesorten (z.B. Früchtetee), während zu stark dynamisierende Getränke wie schwarzer Tee oder Kaffee unbedingt gemieden werden sollten. Bei entsprechendem Grundbefund (stabile „Mitte" bzw. Zeichen für *calor stomachi*) sind auch Tafel- oder Mineralwasser, kalte Säfte, Milch oder, in mäßigen Mengen, Bier geeignet. Auch Milchprodukte wie Sauermilch, Joghurt, Quark oder auch Sojaquark (Tofu) können zusätzlich genossen werden.

Ernährungsempfehlungen für die einzelnen Jahreszeiten

Frühjahr

Nach der Sammlungsphase des Winters beginnt die Zeit der Dynamisierung. Im Frühjahr erhebt sich das junge Yang, das sich entfalten will. Die Kräfte des *o. hepaticus* (Funktionskreis „Leber") (s. S. 477) zeigen in dieser Jahreszeit eine besonders starke Bewegung.

Der *o. hepaticus* weist eine besondere Affinität zu *ventus* („Wind")-Schädigungen auf, weshalb im Frühjahr darauf zu achten ist, daß ihn keine *ventus*-Schädigungen attackieren (grippale Infekte, Erkältungskrankheiten etc.). Weiterhin ist in dieser Phase zunehmender Dynamisierung die „Mitte" wärmend zu bewegen und das *yang lienale* zu stützen.

Zur Stützung der „Mitte" und des *yang lienale* (s. S. 419): Warme Getreidegerichte, insbesondere Buchweizen, Sojabohnen, Azukibohnen. Zur Beseitigung von humorösen Einstauungen aus dem Winter sollte man diese ergänzen mit scharfen, warmen bis heißen Gemüsen wie Knoblauch, Chillies, Paprika, Ingwer, Koriander oder Fenchel sowie mit *humor* ausleitenden Fischen wie Karpfen. Zur Harmonisierung des *o. hepaticus* ist besonders gut geeignet:

- chinesischer Lauch
- Stangensellerie

Zum Schutz vor *ventus* bei mäßiger Öffnung der „Oberfläche" sind zu empfehlen:

- Frühlingszwiebeln
- Ingwer
- Stangensellerie
- Fenchel
- grüner Tee

Die gesamte Ernährung sollte wärmend, dynamisierend und daher auch von ihrer Zubereitungsweise her möglichst warm sein, wobei zur Dämpfung des *o. hepaticus* auch salatähnliche Zubereitungen oder Säfte (z.B. Stangensellerie) empfehlenswert sind. Insbesondere sollte die Ernährung vom Temperaturverhalten her nicht zu heiß (also nichts Fritiertes) sein.

Zur harmonischen Bewegung des Qi und des Xue sowie zur Harmonisierung des *o. hepaticus* empfehlen sich frühes Aufstehen und eine ausreichende körperliche Bewegung.

Sommer

Im Sommer können sich *calor-* und *aestus-*Prozesse besonders leicht festsetzen (s. S. 550, 559). Weil hierdurch die Säfte geschmälert werden, ist besonders auf eine Stützung des *yin stomachi* (Säftebereich des *o. stomachi*) sowie auf eine allgemeine Mehrung der Säfte und des Yin zu achten. Trotz der Kühlung von *calor-*Prozessen ist jedoch darauf zu achten, daß das *yang lienale* (die Aktivität des *o. lienalis*) erhalten bleibt.

Die Nahrung sollte frisch und kühl, jedoch nicht zu kalt sein.

> **CAVE:** Übermäßige Kälte führt zu Blockaden durch *algor* (z. B. Eis).

Gerade im Spätsommer ist auf *humor-*Belastungen zu achten, denn diese Jahreszeit fordert kühle, saftreiche Nahrung und gleichzeitig nimmt aber die Leistungsfähigkeit des *yang lienale* schon wieder ab. *Humor* ist die Folge. Die Getreidezubereitungen zur Stützung der „Mitte" können zwar in der Sommerzeit kühler genossen werden (Müesli), aber in den meisten Fällen empfiehlt sich der morgendliche Genuß einer warmen Getreidebreizubereitung weiterhin. Allerdings sollten im Sommer weniger schwere und fette Nahrungsmittel, sondern mehr leichte, frische, eventuell kühle (Salatzubereitungen etc.) aufgenommen werden. Bei *calor-* und *aestus-*Prozessen eignen sich viele **Getreide** (in **roher**

oder **gekeimter** Form):

- gekeimter Weizen
- gekeimte Sojabohnen
- Mungbohnensprossen

aber auch Frischkornzubereitungen aus

- Buchweizen
- Gerste
- Reis
- Hirse

Von den **Gemüsen** sind im Sommer die **kalten** und **kühlen** empfehlenswert (auch als Salatform):

- grüner Salat
- Rettich
- Spinat
- Tomate
- Gurke
- Chinakohl
- Kürbis
- Aubergine
- Karotte
- Kartoffel

Die **Früchte** mit ihrem in der Regel **säftespendenden**, **kühlen** Charakter können im Sommer auch roh genossen werden:

- Birne
- Mandarine
- Orange
- Apfel
- Banane
- Ananas
- Feige
- Melone
- Kiwi

Unter den **Fleisch- und Fischsorten** gelten als **kühl**:

- Hase
- Kaninchen
- Leber
- Pferdefleisch
- Krustazeen
- Muscheln

Als **Getränke** eignen sich:

- Milch
- grüner Tee

Zur Kühlung von *calor* eignen sich
Milchprodukte wie

- Frischkäse
- Joghurt
- Sojaquark (Tofu)

Neben Obst- und Gemüsesäften wird auch **Bier** ein kaltes Temperaturverhalten zugeschrieben, so daß es im Sommer, maßvoll genossen, zu empfehlen ist.

In der Zeit der hochstehenden Sonne (*yang maior*) braucht der Mensch weniger Schlaf. Man sollte sich jedoch in dieser Phase des Jahres vor körperlicher Überanstrengung hüten und vor allem nicht zu viele Säfte (Schweiße) verlieren. Zum Schutz des Yin und der Körpersäfte empfiehlt es sich, tagsüber eine Ruhepause einzulegen.

Herbst

Der Herbst ist die Zeit des jungen Yin, in der eine Sammlung der körperlichen Energien beginnt. Daher ist eine Stützung des *o. pulmonalis*, insbesondere des *yin pulmonale*, angezeigt.

Bei der Ernährung ist auf eine Stützung der „Mitte" zu achten. Hierfür eignen sich vor allem ausreichend warme Getreideprodukte, die zur **Stützung des *yin pulmonale*** durch Nüsse und Samenkerne zu ergänzen sind:

- Erdnuß
- Sesam
- Pinienkerne
- Mandeln
- Sonnenblumenkerne

Von den **Gemüsesorten** eignen sich zur Stützung des Yin besonders:

- Kürbis
- Chinakohl
- Aubergine
- Champignon
- Bambussprossen
- Karotte

Bei den **Früchten** ist besonders die **Birne** hervorzuheben.

Sie sollte jedoch in gekochtem Zustand (als Kompott) und nicht roh genossen werden. Weiterhin sind geeignet:

- Aprikose
- Feige
- Mandarine

Unter den **tierischen Produkten** sind besonders hervorzuheben:

- Milch
- Joghurt
- Quark
- Kefir
- Frischkäse

Auch **Honig** und **Getreidezucker** wirken säftespendend und stützend.

Um einer Entstehung von *humor* und *pituita* vorzubeugen ist bei den das Yin stützenden Nahrungsmitteln auf eine ausreichende Erwärmung zu achten. Man sollte möglichst warme Gerichte essen und keine Rohkostzubereitungen mehr. Außerdem sollte man sich im Herbst mäßig bewegen und zur Sammlung der Kräfte wieder mehr schlafen.

Winter

Im Winter, der dem Yin im Yin bzw. dem *yin maior* zugeordnet ist, geht es um die Erhaltung des Yin und um die Konservierung sowohl der aktiven als auch der stofflichen Kräfte. In dieser Phase der Sammlung sollte man ausreichend Ruhe finden, genügend schlafen und wärmende, energiereiche Nahrung zu sich nehmen.

Da im Winter die Gefahr besteht, daß eine *algor*-Belastung die dynamischen Kräfte blockiert und hemmt, empfehlen sich in dieser Zeit wärmende, das ***yang renale* stützende** und **dynamisierende Nahrungsmittel**. Zur

Ernährung der „Mitte", insbesondere zur Stützung des *yang lienale* (siehe oben) sowie zur Kräftigung und Stabilisierung des *o. renalis* eignen sich besonders:

- Kolbenhirse
- Kohlsorten wie Weißkohl
- Weintrauben

Zur Erwärmung und Stützung des *yang renale*:

- Walnuß
- chinesischer Lauch
- Fenchel
- Eßkastanie
- Hühnerfleisch
- Schaf- und Ziegenfleisch
- Hirschfleisch
- Garnelen

Gewürze zur Erwärmung bei *algor*-Prozessen:

- Gewürznelken
- Sternanis
- Zimt (zu ergänzen mit Kardamom, Ingwer)

Im Winter kann man in mäßiger Dosierung zur Wärmung und Dynamisierung auch auf Alkohol zurückgreifen. Zur Erhaltung der konstitutionellen Reserven empfiehlt sich eine **Stützung des yin renale**. Hierfür eignen sich besonders:

- schwarze Sojabohnen
- Sesam
- Maulbeerfrucht
- Weintrauben
- Kirschen
- Entenfleisch
- Schweinefleisch
- Tintenfisch
- Karpfen
- Barsch
- Muscheln wie Austern
- Milch
- Schaf-, Ziegenmilch
- Butter
- Sahne
- Käse
- Sesamöl

Ernährungsempfehlungen für die einzelnen Altersstufen

Kindheit

Bei Kindern sind die *orbes* noch zart und nicht voll ausgebildet. Die „Mitte" ist noch nicht sehr kräftig und deshalb bei Kindern der anfälligste Bereich. Deshalb sollten besonders Kinder Nahrungsmittel verzehren, die von ihrem Sapor (Geschmacksrichtung) und ihrem Temperaturverhalten harmonisch und ausgewogen sind und zugleich die Verdauung unterstützen. (Ansonsten können Verdauungsunregelmäßigkeiten und Wurmerkrankungen eintreten).

Auch sollten in diesem Lebensabschnitt zu stark suppletierende Lebensmittel gemieden werden, da sie die „Mitte" zu stark belasten. Zu empfehlen sind all jene Nahrungsmittel, die die Verdauung fördern und behutsam die „Mitte" stärken (siehe hierzu die Ausführungen im Kapitel B. 2.1 Die Diätetik der „Mitte", Verdauungsförderung, Digestiva und Concoquentia s. S. 450).

Getreide

- Gerste
- Hirse
- Reis

Gemüse

- gekochter Rettich
- gekochter Lauch
- Karotte
- Fenchel
- Ingwer

Früchte

- Apfel (gerieben)
- Feige
- Weißdornbeeren (Fr. Crataegi)

Fische

- Meeräsche
- Hering

Frauen in der Schwangerschaft

Menstruation, Schwangerschaft, die Zeit post partum und Stillzeit sind bei Frauen besonders kritische Phasen, in denen es leicht zu einer Schädigung des Xue kommen kann. Wenn zusätzlich eine konstitutionelle Tendenz zu einer Defizienz des Xue und gleichzeitig zu einem Überfluß von Yang-Qi vorliegt, sollte eine diätetische Behandlung vor allem auf eine *suppletio* des Xue abzielen. Deshalb sollte man während der **Menstruation** bevorzugt Xue mehrende, den *o. renalis* und den *o. hepaticus* suppletierende Lebensmittel essen (siehe Eintragungen S. 496, S. 477). In jedem Fall sollte man auf zu stark Xue mobilisierende Lebensmittel verzichten (siehe Eintragungen im Kapitel B 3.7 über die Bewegungsmittel des Xue, S. 566). Wenn im Laufe der Periode verstärkt **weißlicher Ausfluß** auftritt, sollte man bei der Ernährung darauf achten, den *o. lienalis* zu stützen und *humor* zu vertreiben (siehe Ausführungen unter Stützung der „Mitte", s. S. 425, sowie unter Ausleitung von *humor*, s. S. 541).

In der **Schwangerschaft** sollte man vom ersten bis zum fünften Monat vor allem das Xue stützen, den *o. hepaticus* stabilisieren und das *yin hepaticum* ergänzen (siehe Ausführungen s. S. 477). Da sich während der Schwangerschaft das Xue der Funktionskreise und des gesamten Leitbahnsystems in die *s. impedimentalis* (große Troßstraße) und in die *s. respondens* (aufnehmende Leitbahn) ergießt, tendiert der gesamte Körper zu einer *depletio* von Yin und Xue, während das Yang-Qi dazu neigt, nach oben zu schlagen. Um eine weitere Schädigung des Yin und eine Schmälerung der Säfte zu vermeiden, sollten Frauen während der Schwangerschaft keine scharfen, warmen oder trocknenden Lebensmittel wie alkoholische Getränke, trockenen Ingwer, Zimt, Pfeffer, Paprika und Wild zu sich nehmen.

Nach dem fünften Schwangerschaftsmonat sollte man in erster Linie darauf achten, die *oo. renalis et lienalis* zu ergänzen und zu kräftigen (siehe die Ausführungen zur Stützung des *o. renalis*, S. 500, sowie Stützung des *o. lienalis*, S. 422), da in dieser Zeit zusätzlich der Fetus zu ernähren ist und die konstitutionellen Reserven (renal und lienal) gestützt werden sollten.

Nach der Schwangerschaft ist eine umfassende Ergänzung der aktiven und struktiven Energie nötig. Somit sind *supplentia* des Qi und des Xue erforderlich. Damit es nach der Entbindung nicht zu einer Stase des Xue kommt, empfehlen sich überdies Nahrungsmittel, die das Xue in Bewegung halten (siehe Ausführungen unter *animantia* des Xue S. 568). Da die junge Mutter zugleich Milch zur Ernährung des Säuglings erzeugen muß, sollte sie auf eine ausgewogene Ernährung achten. Sie sollte leicht verdauliche Nahrung zu sich nehmen und sowohl scharfe und trocknende, das Yin schädigende Nahrungsmittel als auch kalte, saure, zusammenziehende meiden. Hierunter fallen auch rohe und kühle Lebensmittel aus der Kategorie Melonen und Kürbisse sowie besonders kalte Früchte.

Die Ernährung im Alter

Bei alten Menschen muß der präventive Gedanke im Vordergrund stehen. Sie sollten also durch eine ausgewogene, ergänzende Ernährung einer *depletio* vorbeugen, damit es nicht zu Mangelerscheinungen kommt. Deshalb sollte die Ernährung nach Temperaturverhalten und Geschmacksrichtung ausgeglichen und neutral sein und in erster Linie die „Mitte" (die erworbene Konstitution) und den *o. renalis* (die angeborene Konstitution) stützen.

Bei alten Menschen nimmt die Lebenskraft ab,

Qi und Xue werden defizient, Yin und Yang allmählich schwächer. Deshalb empfehlen sich für sie besonders leichtverdauliche sowie suppletierende und mehrende Nahrungsmittel (siehe *supplentia* der „Mitte" S. 425, sowie Digestiva, Concoquentia S. 450).

Man sollte jedoch auch der Konstitution Rechnung tragen und beispielsweise bei *calor yang* und gleichzeitiger *depletio yin* mehr kühle, das Yin mehrende Lebensmittel zu sich nehmen, wie z. B.

- „Brühe aus Silber- und Weißmorcheln" (s. S. 169) schwarze Sojabohnen
- „Sirup aus Lamm- und Hammelfleisch mit Honig"

Bei *depletio* des Qi sollten in erster Linie das Qi ergänzende Nahrungsmittel gegessen werden (siehe „Mitte", *suppletio* des Qi, S. 425).

Einige klassische Grundsätze für alte Menschen:

- nicht zuviel, nicht wahllos und nicht zu viele verschiedene Nahrungsmittel essen
- regelmäßige Essenszeiten und -mengen
- die „Mitte" bewahren, d.h. viel Brei, besonders aus Getreide

CAVE: Öliges oder Fettes, Hartes, Rohes, Zähes, Klebriges, Gebackenes, Geröstetes sollte man besser meiden

- das *qi renale* bewahren und stützen, z.B. mit Fleisch, Milch, Eiern oder Meeresfrüchten (alles bevorzugt gedünstet)
- den *o. renalis* ergänzen (mit Sesam, Walnüssen oder Lotossamen)

CAVE: Zuviel Salz kann das Xue und den *o. renalis* schädigen

TEIL D: ANHANG

Bibliographie

I. Chinesische und japanische Primärquellen

a. vor 1900

Bencao gangmu (GM) 本草綱目 („Systematische Drogenkunde"), von Li Shizhen 1593 verfaßt, Beijing 1990.

Chongxiu zhenghe bencao 重修政和本草 („Erneut überarbeitete Drogenkunde der Zhenghe-Regierungsdevise"), von Tang Shenwei, 1249 verfaßt, Taibei 1976.

Huangdi neijing (HDNJ) 黃帝內經 („Innerer Klassiker des Gelben Fürsten"), Beijing 1986.

Mingyi bielu 名醫別錄 („Ergänzende Aufzeichnungen berühmter Ärzte"), um 2. Jh., 536 von Tao Hongjing kompiliert, Beijing 1986.

Qianjin fang (QJF) 千金方 („Rezepturen, die tausend Goldstücke wert sind"), von Sun Simo (auch Sun Simiao), 650/659 verfaßt, Beijing 1992, reprint von 1955.

Qimin yaoshu 齊民要術 („Wichtige Techniken für das einfache Volk"), von Jia Sixie um 540 verfaßt, Beijing 1982.

Shengji zonglu 聖濟總錄 („Gesammelte Aufzeichnungen über den Beistand der Mustergültigen"), von Shen Fu et.al. um 1117 verfaßt, Beijing 1992.

Shennong bencao jing 神農本草經 („Shennongs Klassiker der Drogenkunde") in der Späten Han-Zeit verfaßt, verschollen, um 500 von Tao Hongjing kompiliert, Jilin 1988.

Shijian bencao 食鑒本草 („Drogenkunde des Speisenspiegels"), von Ning Yuan, 1566 ? verfaßt, Beijing 1987.

Shijian bencao 食鑑本草 („Drogenkunde des Speisenspiegels"), von Fei Boxiong, 1874 ? verfaßt, reprint, Shanghai 1985.

Shiliao bencao (SLBC) 食療本草 („Diätetische Drogenkunde"), von Meng Shen, 704 verfaßt, Beijing 1986.

Shipin ji 食品集 („Sammlung von Lebensmitteln"), von Wu Lü aus der Ming-Zeit, reprint der Ausgabe von 1537, Chengdu 1982.

Shiwu bencao (SWBC) 食物本草 („Lebensmittel-Drogenkunde"), von Yao Kecheng 1638 verfaßt, Beijing 1994.

Shiwu bencao 食物本草 („Lebensmittel-Drogenkunde"), von Wang Ying, 1620 ? verfaßt, Beijing 1990.

Shiwu bencao huizuan 食物本草纂 („Zusammenstellung der Lebensmittel-Drogenkunde") von Shen Lilong um 1691 verfaßt, reprint der Ausgabe von 1883, Chengdu 1920.

Shiyi xinjian 食醫心鑒 („Zentraler Spiegel des Arztes für Diätetik"), von Zan Yin um 850 verfaßt, reprint der in Japan rekonstruierten Ausgabe, Beijing 1924.

Shouqin yanglao xinshu 壽親養老新書 („Neues Werk über die Pflege der Alten und Verwandten"), von Zou Xuan um 1306 verfaßt, Shanghai 1990.

Taiping shenghui fang 太平聖惠方 („Mustergültige und wohltätige Rezepturen der Regierungsperiode Taiping") von Wang Huaiyin et.al. um 992 verfaßt, Bejing 1992.

Tiaoji yinshibian 調疾飲食辯 („Erörterung über Speisen und Getränken und deren Zusammenstellung bei Krankheiten"), von Zhang Mu 1813 verfaßt, Beijing 1987.

Tujing bencao 圖經本草 („Illustrierte Drogenkunde"), von Su Song 1062 verfaßt, Fujian 1988.

Suixiju yinshipu 隨息居飲食譜 („Kochbuch des Hauses des Beliebens"), von Wang Shixiong, 1861 verfaßt, Beijing 1985.

Xinxiu bencao 新修本草 („Neu überarbeitete Drogenkunde"), von Su Jing 659 verfaßt, reprint einer Ming-Ausgabe, Shanghai 1985.

Yinshi xuzhi 飲食須知 („Wissenswertes über Essen und Trinken"), von Jia Ming, 1367 ? verfaßt, im Sammelwerk von Shinoda Osamu *Chugoku Shokokei Sosho*, Tokio 1972.

Yinshan zhengyao 飲膳正要 („Richtlinien zu Getränken und Speisen"), von Hu Sihui, 1330 verfaßt, reprint einer Ming-zeitlichen Ausgabe, Taibei 1993.

b. nach 1900

Cai Junlan 蔡俊蘭 et. komp. (1992). *Zhongyi shiliao peifang ji zhizuo* 中醫食療配方及制作 („Diätetische Rezepturen und deren Herstellung"), Chengdu 1992.

Chen Cunren 陳存仁 (1985). *Jinjin youwei tan* 津津有味譚 („Über den guten Appetit"), Taibei 1985.

Hong Guangzhu 洪光住 (1984). *Zhongguo shipin kejishigao* 中國食品科技史稿 („Historischer Abriß über die Lebensmitteltechnologie in China"), Beijing 1984.

Jiang Qingyun 薑卿云 (1990). *Shizhi bencao* 食治本草 („Drogenkunde zur diätetischen Therapie"), Beijing 1990.

Jiang Wenzhang 江文章 et. al. (1993). „*Yiyi de shiliao yu jiagong liyong*" 薏苡的食療與加工利用 („Diätetik, Bearbeitung und Gebrauch der Hiobstränensamen (Semen Coicis") in *Dierci zhongguo yinshi wenhuaxueshu yantaohui lunwenji* 第二次中國飲食文化學術研討會論文集 („Aufsatzsammlung des zweiten Symposiums über die diätetische Kultur Chinas"), Taibei 1993, S. 233-245.

Leng Fangnan 冷方南 et.al. komp. (1993). *Zhonghua linchuang yaoshan shiliao xue* 中華臨床藥膳食療學 („Klinische Anwendung der chinesischen Diätetik"), Beijing 1993.

Liang Songming 梁頌名 (1988).*Zhongguo yaojiu* 中國藥酒 („Chinesischer Heilwein"), Guangdong 1988.

Lu Xinguo 路新國 et.al. (1992). *Zhongyi yinshi baojian xue* 中醫飲食保建學 („Essen und Trinken in der Gesundheitslehre der chinesischen Medizin"), Shanghai 1992.

Okanishi Tameto 岡西為人(1969). *Song yiqian yiji kao* 宋以前醫藉攷 („Über Medizinwerke vor der Song-Zeit"), Taibei 1969.

Peng Mingquan 彭銘泉 (1985). *Zhongguo yaoshan xue* 中國藥膳學 („Die Lehre der chinesischen Diätetik"), Chengdu 1985.

ders. (1988). *Zhongguo yaoshan daquan* 中國藥膳大全 („Großes Kompendium der chinesischen Diätetik"), Chengdu 1988.

ders. (1994). *Zhongguo yaoshan daquan* 中國藥膳大全 („Großes Kompendium der chinesischen Diätetik"), ergänzte und erweiterte Ausgabe, Chengdu 1994.

Liu Jilin 劉繼林 (1987). *Shiliao bencao xue* 食療本草學 („Die Lehre der diätetischen Drogenkunde"), Chengdu 1987.

ders. (1988). *Zhongyi shiliao xue* 中醫食療學 („Die Lehre der Diäetetik in der traditionellen chinesischen Medizin"), Jinan 1988.

ders. (1991). *Shiliao bencao xue* 食療本草學 („Die Lehre der diätetischen Drogenkunde"), Chengdu 1991.

Shen Jialin 沈家麟 et. al. komp. (1987). *Zhongguo shiliao xue* 中國食療學 („Chinesische Diätetik"), Shanghai 1987.

Shi Dianbang 施奠邦 (1988). *Zhongyi shiliao yingyang xue* 中醫食療營養學 („Ernährungslehre und Diätetik der traditionellen chinesischen Medizin"), Beijing 1988.

Shinoda Osamu 篠田統 u.a. ed. (1972). *Chugoku Shokokei Sosho* 中國食經叢書 („Sammelwerk chinesischer Ernährungsklassiker"), Tokio 1972.

Takai Emiko 竹井恩美子 (1993). „*Doufu zhizao jishu de bianqian*" 豆腐製造技術的變遷 („Veränderungen in der Technologie der Tofu-Herstellung"), in *Dierci zhongguo yinshi wenhuaxueshu yantaohui lunwenji* 第二次中國飲食文化學術研討會論文集 („Aufsatzsammlung des zweiten Symposiums über die diätetische Kultur Chinas"), Taibei 1993, S. 271-288.

Tamba Mototane 丹波元胤 (1983). *Zhongguo yiji kao* 中國醫藉考 („Über chinesische Medizinwerke"), Bejing 1983.

Weng Weijian 翁維健 (1991). *Zhongguo yinshi liaofa* 中國飲食療法 („Chinesische Ernährungstherapie"), Taibei 1991.

Ye Juquan 葉橘泉 (1978). *Shiwu zhongyao yu bianfang* 食物中藥与便方 („Lebens-, Arzneimittel und einfache Rezepturen"), Hongkong 1978.

Zhang Enqin 張恩勤 u.a. (1990). *Zhongguo yaoshan* 中國藥膳 („Chinese medicated Diet"), in der Reihe *A Practical English-Chinese Library of Traditional Chinese Medicine*, Shanghai 1990.

Zhang Xueyun 張雪雲 et.al.komp. (1992). *Zhongyi shiliao xue* 中醫食療學 („Chinesische Diätetik"), Chengdu 1992.

Zhongguo pengren cidian 中國烹飪辭典 (ZGPRCD) (1992) („Lexikon der chinesischen Kochkunst"), Shanghai 1992.

Zhongguo yaohai (1993) 中國藥海 („Meer der chinesischen Arzneimittel"), Harbin 1993.

Zhongyao dacidian (ZYaoDC) (1986) 中藥大辭典 („Großes Lexikon der chinesischen Arzneimittel"), in 2 Bänden, Shanghai 1986.

Zhongyi dacidian (1982) 中醫大辭典 („Großes Lexikon der chinesischen Medizin"), *Zhongyao fen* 中藥分 (Teil: Chinesische Arzneimittel), Beijing 1982.

Zhongyi yanjiuyuan 中醫研究院 (1961). *Zhongyi tushu lianhe mulu* 中醫圖書聯合目錄, Beijing 1961.

II. Westliche Sekundärliteratur

Albert-Puleo, M. (1983): „Physiological effects of cabbage with reference to its potential as a dietary cancer-inhibitor and its use in ancient medicine". Journal of Ethnopharmacology 9(2) (1983) 261–72.

Alm, L. (1983): „Survival rate of salmonella and shigella in fermentated milk products with and without added human gastric juice: an in vitro study". Progress in Food and Nutrition Science 7(3–4) (1983) 19–28.

Altschule, M. D. (1986): „A tale of two lipids. Cholesterol and eicosapentaenoic acid". Chest 89(4) (1986) 601ff.

Andersen, J. W. et al. (1986): „Dietary fiber: hyperlipidemia, hypertension, and coronary heart disease." American Journal of Gastroenterology 81(10) (1986) 907–19.

Andersen, J. W. et al. (1984): „Hypercholesterolemic effects of oat-bran and bean intake for hypercholesterolemic men". American Journal of Clinical Nutrition 40 (1984) 1146–55.

Andersen, J. W. (1985): „Physiological and metabolic effects of dietary fiber". Federation Proceedings 44(14) (1985) 2902–06

Anderson, E. N. (1982): „Cuisine". In: Hook, B. (ed.): The Encyclopedia of China. Cambridge University Press, London 1982.

Anderson, E. N. (1988): The Food in China. Yale University Press, New Haven–London 1988.

Anderson, E. N. (1990): „The Yin-shan cheng-yao and the West: Central Asian Components in China`s Foodways". Vortrag im Rahmen der 6th Conference on the History of Science in China, Cambridge 1990.

Anderson, E. N, M. L. Anderson (1975): „Folk dietetics in two chinese communities, and its implications for the study of chinese medicine." In: Kleinman, A. (ed.): Medicine in Chinese Cultures. pp. 143–177. National Institutes of Health, Washington 1975.

Anemueller, H. et al. (1993): Lebensmittelkunde und Lebensmittelqualität. Hippokrates, Stuttgart (1993).

Apitz-Castro, R. et al. (1986): „Ajoene, the antiplatelet principle of garlic, synergistically potentiates the antiaggregatory action of Prostacyclin, Forskolin, Indomethacin and Dipyridamole on human platelets". Thrombosis Research 42(3) (1986) 303–11

Armon, P. J. (1980): „The use of honey in the treatment of infected wounds". Tropical Doctor 10(2) (1980) 91.

Attrep, K. A. et al. (1980): „Separation and identification of Prostaglandine A1 in onion". Lipids 15 (1980) 292.

Augusti, K. T. et al. (1977): „Hypercholesteremic effect of garlic (Allium sativum linn.)". Indian Journal of Experimental Biology 15 (1977) 489.

Baig, M. M. et al. (1980): „Studies on the role of citrus in health and disease". ACS Symposium Series 143 (1980) 25–41.

Barale, R. et al. (1983): „Vegetables inhibit, in vivo, the mutagenicity of nitrite combined with compounds". Mutation Research 120 (1983) 145–50.

Barker, D. J. P. et al. (1986): „Vegetable consumption and acute appendicitis in 59 areas in England and Wales". British Medical Journal 292 (1986) 927–30

Basler, A. (1932): „Über die Ernährung und die wichtigsten Nahrungsmittel in China". In: Abhandlungen der medizinischen Fakultät der Sun Yatsen Universität. II. Band, IV. Heft, S. 273–329. Kanton 1932.

Becker, A. B. et al. (1984): „The bronchodilator effects and pharmacokinetics of caffeine in asthma". New England Journal of Medicine 310(12) (1984) 743–46

Beiler, J. M. et al. (1953): „Anti-fertility activity of pisum sativum". Experimental Medicine and Surgery 11 (1953) 179–85

Bellanti, J. A. (ed.) (1983): Acute Diarrhea: Its Nutritional Consequences in Children. New York, Raven Press 1983.

Benson, J. A. Jr. et al. (1975): „Simple chronic constipation". Postgraduate Medicine 57 (1975) 55.

Bergmann, A. et al. (1983): „Acceleration of wound healing by topical application of honey: an animal model". American Journal of Surgery 145(3) (1983) 374ff.

Best, R. et al. (1984): „The anti-ulcerogenic activity of the unripe plantain banana (Musa Species)". British Journal of Pharmacology 82 (1984) 107–16.

Bollenback, G. N. (1986): „The sweet story of sugar‚s amazing healing powers". Nutrition Today (Jan.–Feb. 1986) 25ff.

Bordia, A. K. et al. (1981): „Effect of garlic on blood lipids in patients with coronary heart disease". American Journal of Clinical Nutrition 34 (1981) 2100.

Bordia, A. K. et al. (1974): „Effect of the essential oil (active principle) of garlic on serum cholesterol, plasma fibrinogen, whole blood coagulation time and fibrinolytic activity in alimentary lipemia". Journal of the Association of Physicians of India 22 (1974) 267

Bordia, A. K. et al. (1975): „Effect of the essential oils of garlic and onion on alimentary hyper-lipemia". Atherosclerosis 21 (1975) 15–19.

Boulenger, J. P. et al. (1984): „Increased sensitivity to caffeine in patients with panic disorders. Preliminary evidence". Archives of General Psychiatry 41(11) (1984) 1067–71.

Bradfield, C. A. et al. (1984): „Effect of dietary indole-3-carbinol on intestinal and hepatic monooxygenase, glutathione S-transferase and epoxide hydrolase activities in the rat". Food Chemistry Toxicology 22(12) (1984) 977–82.

Brandl, W. et al. (1984): „Occurence of chlorogenic acids in potatoes". Zeitschrift für Lebensmittel-Untersuchung und -Forschung 178(3) (1984) 192ff.

Bray, F. (1984): „Agriculture". In: Needham, J. et al.: Science and Civilisation in China, Vol. VI, Part 2. Cambridge University Press, London 1984.

Bray, F. (1989): „Essence and utility. The classification of crop plants in China". Chinese Science, 9 (1989) 1–13.

Buell, P. D. (1989): „The *Yin-shan cheng-yao*, a sino-uighur dietary: synopsis, problems, prospects". In: Unschuld, P. U. (ed.): Approaches to Traditional Chinese Medical Literature. Kluwer Academic Publishers, Dordrecht–Boston–London 1989.

Burkitt, D. P. et al. (1979): „How to manage constipation with high-fiber diet". Geriatrics (Feb. 1979) 33–40.

Burr, M. L. et al. (1986): „Alcohol and high-density-lipoprotein cholesterol: a randomized controlled trial". British Journal of Nutrition 56 (1986) 81–86.

Cai Jingfeng (1989): La Diétotherapie Chinoise. Editions en Langúes Etrangères, Beijing 1989.

Carper, J. (1989): Nahrung ist die beste Medizin. Econ, Düsseldorf 1989.

Carroll, K. K. (1986): „Biological effects of fish oils in relation to chronic disease". Lipids 21(12) (1986) 731ff.

Cartwright, I. J. et al. (1985): „The effects of dietary omega-3 polyunsaturated fatty acids on erythrocyte membrane phospholipids, erythrocyte deformatibility and blood viscosity in healthy volunteers". Atherosclerosis 55(3) (1985) 267–81.

Chang K. C. (ed.) (1977): Food in Chinese Culture. Yale University Press, New Haven–London 1977.

Chanmugam, P. et al. (1986): „Differences in the omega-3 fatty acid contents in pond-reared and wild fish and shellfish". Journal of Food Science 51(6) (1986) 1556ff.

Chen, J., C. Campell et al. (1990): Diet, Life-style and Mortality in China. Oxford University Press, Cornell University Press, People`s Medical Publishing House, Oxford 1990.

Cheney, G. et al. (1950): „Anti-peptic ulcer dietary factor (vitamin: „U") in the treatment of peptic ulcer". Journal of the American Dietetic Association 26 (1950) 668–72.

Cheng, T. (1969): „Production of kelp – a major aspect of China`s exploitation of the sea". Economic Botany 23 (1969) 215–236.

Chibuta, I. et al. (1969): „Lentinan: A new hypocholesterolemic substance in Lentinus Edodes". Experimentia 25 (1969) 1237.

Childs, M. T. et al. (1987): „Effect of shellfish consumption on cholesterol absorption in normolipidemic men". Metabolism 36(1) (1987) 31–35.

Colditz, G. A. et al. (1987): „Diet and lung cancer - a review of the epidemiologic evidence in humans". Archives of Internal Medicine 147 (1987) 157–60.

Colditz, G. a. et al. (1985): „Increased green and yellow vegetable intake and lowered cancer deaths in an elderly population". American Journal of Nutrition 41(1) (1985) 32–36.

Correa, P. (1981): „Epidemiological correlations between diet and cancer frequency". Cancer Research 41 (1981) 3685–90.

Costill, D. L. et al. (1986): „Effects of caffeine and serum cholesterol in japanese men in Hawaii". American Journal of Epidemiology (1986).

Cremer, H.-D., D. Hötzel (Hrsg.) (1974): Angewandte Ernährungslehre. Thieme, Stuttgart 1974.

Cummings, J. H. et al. (1978): „Colonic response to dietary fiber from carrot, cabbage, apple, bran and guar gum". Lancet (Febr. 1978) 5–8.

Darmstaedter, E. (1933): „Ptisana – Ein Beitrag zur Kenntnis der antiken Diätetik". Acheion XV (1933) 202–215.

Degroot, A. P. et al. (1983): „Cholesterol-lowering effect of rolled oats". Lancet (1983) 2, 203ff.

Dorso, Ch. R. et al. (1980): „Correspondence". New England Journal of Medicine 303(13) (1980) 756ff.

Douglas, M. (ed.) (1984): Food in the Social Order. Russell Sage Foundation, New York 1984.

Douglas, M. (ed.) (1987): Constructive Drinking. Cambridge University Press, London 1987.

Eberhard, W. (1940): „Die chinesische Küche – Die Kochkunst des Herrn von Sui-Yüan". Sinica 15 (1940) 190–228.

Editorial: „Milk, fat, diarrhea, and the ileal brake". Lancet (Mar 1986).

Elmadfa, I. et al. (1994): GU Kompaß: E-Nummern. Gräfe und Unzer, München 1994.

Elmadfa, I. et al. (1994/95): GU Kompaß: Nährwerte. Gräfe und Unzer, München 1994/95.

Engelhardt, U. (1987): Die klassische Tradition der Qi-Übungen (Qigong), Münchner Ostasiatische Studien. Bd. 44. Steiner, Stuttgart 1987, Neuauflage: MLV-Verlag Uelzen 1997.

Engelhardt, U. (1994): „Die Mitten-Funktionskreise als Grundlage der chinesischen Ernährungstherapie". Puls 11/12 (1994) 91–98.

Eyssalet, J. M. et al. (1984): Diététique Énergétique et Médicine Chinoise. 2 vol. Henri Viaud, Sisteron 1984.

Farquhar, J. (1994): „Eating chinese medicine". Cultural Anthropology 9(4) (1994) 471–497.

Ferro-Luzzi, A. et al. (1984): „Changing the mediterranean diet: effect on blood lipids". American Journal of Clinical Nutrition 40 (1984) 1027–37

Fisch, G. (1983): Chinesische Heilkunde in unserer Ernährung. Synthesis, Essen 1983.

Fleming, E. et al. (1985): „Influence of frequent and long-term bean consumption on colonic function and fermentation". American Journal of Clinical Nutrition 41 (1985) 909–18.

Fujihara, M. et al. (1984): „Purification and chemical and physical characterization of an antitumor polysaccharide from brown seaweed Sargassum fulvellum". Carboanhydrate Research 125 (1984) 97–126.

Funayama, S. et al. (1981): „Hypotensive principle of Laminaria and allied seaweeds". Journal of Medicinal Plant Research 41(1) (1981) 29–33.

Garland, C. et al. (1985): „Dairy vitamin D and calcium and risk of colorectal cancer: a 19-year prospective study in men". Lancet (Feb. 1985) 307.

Giri, J. et al. (1984): „Effect of ginger on serum cholesterol levels". Indian Journal of Nutrition and Dietetics 21 (1984) 433–36.

Gong, H. jr. et al. (1986): „Bronchodilator effects of caffeine in coffee. A dose-response study of asthmatics subjects". Chest 89(3) (1986) 335–42.

Gould-Martin, K. (1978): „Hot cold clean poison and dirt: chinese folk medical categories". Social Science and Medicine 12 (1978) 39–46.

Graham, S. et al. (1977): „Diet in the epidemiology of cancer of the colon and rectum". Journal of the National Cancer Institute 61(3) (1977) 709–14.

Graham, S., et al. (1979): „Diet and colon cancer". American Journal of Epidemiology 109(1) (1979) 1–20.

Grundy, M. et al. (1983): „Comparison of actions of soy protein and casein on metabolism of plasma proteins and cholesterol in humans". American Journal of Clinical Nutrition 38 (1983) 245–52.

Günster, K.-H., Henschel, H. (1986): Gesunde Ernährung aus dem Supermarkt? Haug, Heidelberg 1986.

Gwinner, Th. (1988): Essen und Trinken - Die klassische Kochbuchliteratur Chinas. Haag und Herchen, Frankfurt 1988.

Haenszel, W. et al. (1980): „A case-control study of large bowel cancer in Japan". Journal of the National Cancer Institute 64(1) (1980) 17–22.

Haffejee, I. E. et al. (1985): „Honey in the treatment of infantile gastroenteritis". British Medical Journal 290 (1985) 1866ff.

Hammerschmidt, D. E. (1980): „Szechuan purpura". New England Journal of Medicine 302(21) (1980) 1191ff.

Harper, D. (1982): The „Wu Shih Erh Ping Fang": Translation and Prolegomena. University Microfilms, Ann Arbor 1982.

Harper, D. (1984): „Gastronomy in ancient China". Parabola 41 9 (4) (1984) 39–47.

Harris, W. S. (1985): „Health effects of omega-3 fatty acids". Contemporary Nutrition 10(8) (1985).

Hempen, C.-H. (1995): dtv-Atlas zur Akupunktur. dtv, München 1995.

Hempen, C.-H. (1988): Die Medizin der Chinesen. Bertelsmann, München 1988.

Hempen, C.-H.: „Darstellung der einzelnen Orbes („Funktionsbereiche") in der chinesischen Medizin". Chinesische Medizin, Jg. 6, Heft 1–4 (1991), Jg. 7, Heft 1–4 (1992), Jg. 8 , Heft 1–2 (1993).

Hennekens, S. et al. (1978): „Daily alcohol consumption and fatal coronary heart disease". American Journal of Epidemiology 107 (1978) 196–200.

Henry, C. J. K. et al. (1986): „Effect of spiced food on metabolic rate". Human Nutrition: Clinical Nutrition 40(2) (1986) 165–68.

Henry, C. J. K. (1983) : „Hot peppers and substance P". Lancet (May 1983) 1198.

Hepner, G. et al. (1979): „Hypocholesterolemic effect of yogurt and milk". American Journal of Clinical Nutrition 32 (1979) 19–24.

Herklots, G. A. C. (1972): Vegetables in South-East Asia. George Allen & Unwin, London 1972.

Herold, P., M. Herold et al. (1986): „Fish oil consumption and decreased risc of cardiovascular disease: a comparison of findings from animal and human feeding trials". American Journal of Clinical Nutrition 43(4) (1986) 566–98

Hoff, G. et al. (1986): „Epidemiology of polyps in the rectum and sigmoid colon. Evaluation of nutritional factors". Scandinavian Journal of Gastroenterology 21 (1986) 199–204.

Huang, H. T. (1990): „Han gastronomy – chinese cuisine in statu nascendi". Interdisciplinary Science Reviews Vol. 15, No. 2 (1990) 139–152.

Hull, C. et al. (1980): „Alleviation of constipation in the elderly by dietary fiber supplementation". Journal of American Geriatrics Society 28(9) (1980) 410–14.

Iritani, N. et al. (1972): „Effect of spinach and wakame on cholesterol turnover in the rat". Atherosclerosis 15 (1972) 87–92

John, T. J. et al. (1979): „Virus inhibition by tea, caffeine and tannic acid". Indian Journal of Medical Research 69 (1979) 542–45

Judd, P. A. et al. (1979): „The effect of rolled oats on blood lipids and fecal steroid excretion in man". American Journal of Clinical Nutrition 34 (1981) 2061.

Kagawa, Y. et al. (1982): „Eicosapolenioc acid of serum of japanese islanders with low cardiovascular disease". Journal of Nutritional Science and Vitaminology 24 (1982) 441.

Kaltenmark, M. (1953): Le Lie-sien tchouan. Peking 1953.

Kantorovich-Prokudina, E. N. et al. (1982): „Effects of protease inhibitors on influenza virus reproduction". Voprosy Viruslogii 27(4) (1982) 452–56.

Kaptchuk, T. J. (1983): „Chinese Medicine. The Web that has no Weaver". Hutchinson Publishing Group, London 1983.

Kempner, W. et al. (1975): „Treatment of massive obesity with rice/reduction diet program". Archives of Internal Medicine 135 (1975) 1575–84.

Kern, M.: (1994): Zum Topos Zimtbaum in der chinesischen Literatur. Steiner, Stuttgart 1994.

Khin-Maung-U. et al. (1986): „Effect of boiled-rice feeding in childhood cholera on clinical outcome". Human Nutrition: Clinical Nutrition 406 (1986) 249–54.

Kinsella, J., E. Kinsella (1986): „Food components with potential therapeutic benefits. The n-3 polyunsaturated fatty acids of fish oils". Food Technology (Feb. 1986) 89–97.

Kirby, R. W. et al. (1981): „Oat-bran intake selectively lowers serum low-density lipoprotein cholesterol concentrations of hypercholesterolemic men". American Journal of Clinical Nutrition 34 (1981) 824–29.

Kiyosawa, H. et al. (1984): „Effects of skim milk and yogurt on serum lipids, development of atherosclerosis and excretion of fecal sterols in cholesterol-fed rabbits". Sapporo Medical Journal 53(5) (1984) 493–504.

Knechtges, D. (1986): „A literary feast: food in early chinese literature". Journal of the American Oriental Society 106 (1986) 49–63.

Koerber, von K. W. et al. (1991): Vollwert-Ernährung: Grundlagen einer vernünftigen Ernährungsweise. Haug, Heidelberg 1991.

Kollath, W. (1977): Die Ordnung unserer Nahrung. Haug, Heidelberg 1977.

Konowalchuk, J. et al. (1976): „Antiviral activity of fruit extracts". Journal of Food Science 32(6) (1976) 757–63.

Konowalchuk, J. et al. (1976): „Virus inactivation by grapes and wines". Applied Environmental Microbiology 41 (1976) 1013–1017.

Koo, L. (1976): Nourishment of Life: The Culture of Health in Traditional Chinese Society. Ph. D. Dissertation, University of California, University Microfilms, Ann Arbor 1976.

Koopman, J. S. (1984): „Milk fat and gastrointestinal illness". American Journal of Public Health 74 (1984) 1371ff.

Krause, M. (1993): Die Kunst der Küche in China – Diätetik im Spiegel der chinesischen Zeitschrift „Zhongguo pengren". Haag und Herchen, Frankfurt 1993.

Krayer, G. (1986): „Über die antioxidative Aktivität von Zitrusfruchtschalen". Zeitschrift für Ernährungswissenschaft 25(1) (1986) 63–69.

Kromhout, D. et al. (1985): „The inverse relation between fish consumption and 20-year mortality from coronary heart disease". New England Journal of Medicine 312(19) (1985) 1205–54

Kruesi, M. J. P. (1986): „Carbohydrate intake and children's behavior". Food Technology (Jan. 1986) 150ff.

Kuhn, D. (1987): Die Song-Dynastie (960–1279). Acta Humaniora, Weinheim 1987.

Kune, S. et al. (1987): „Case-control study of alcoholic beverages as etiological factors: the Melbourne colorectal cancer study". Nutrition and Cancer 9(1) (1987) 43–56

Lai, C.-N. et al. (1980): „Antimutagenic activities of common vegetables and their chlorophyll content". Mutation Research 77 (1980) 245–250.

Lands, W. E. M. (1984): Fish and Human Health. Orlando Academic Press, Orlando 1984.

Lau, B. H. S. et al. (1983): „Allium sativum (garlic) and atherosclerosis: a review". Nutrition Research 3 (1983) 199–28.

Laufer, B. (1919): Sino-Iranica. Chicago: Field Museum of Natural History, Chicago 1919.

Le, M. G. et al. (1986a): „Consumption of dairy produce and alcohol in a case-control study of breast cancer". Journal of the National Cancer Institute 77(3) (1986) 633–36

Le, M. G. et al. (1986b): „Alcoholic beverage consumption and breast cancer in a french case-control study". American Journal of Epidemiology 120(3) (1986) 244–47.

Leung, A. Y. (1985): Chinesische Heilkräuter. Diederichs, Köln 1985.

Li, H. (1969): „The Vegetables of Ancient China". Economic Botany 23 (1969) 253–260.

Liu, J., G. Peck, (eds.) (1995): Chinese Dietary Therapy. Churchill Livingstone, New York 1995.

Lu, G., J. Needham (1962): „Hygiene and preventive medicine in ancient China". Journal of the History of Medicine and Allied Sciences 17 (1962) 429–478.

Lu, G., J. Needham (1977): „A contribution to the history of chinese dietetics". Isis 42 (1951) 13–20.

Lu, H. C. (1986): Chinese System of Food Cures. Sterling, New York 1986.

Lüning, K. (1985): Meeresbotanik. Thieme, Stuttgart–New York 1985.

Macioca, G (1989).: The Foundations of Chinese Medicine. Churchill Livingstone, New York 1989.

Mahmud, A. et al. (1984): „Apricot in the diet of Hunza population". Hamdard 27 (1984) 166.

Majno, G. (1975): The Healing Hand: Man and Wound in the Ancient World. Harvard University Press, Cambridge (Mass.) 1975.

Mann, G. V.: „Factor in yogurt which lowers cholesteremia in man". Atherosclerosis 26(3) (1977) 335–40.

Menkes, M. S. et al.: „Serum beta-carotene, vitamins A and E, selenium, and the risk of lung cancer". New England Journal of Medicine 315(20) (1986) 1250–54.

Métailié, G. (1979): „Cuisine et santé dans la tradition chinoise". Communications 23 (1979) 119–129.

Métailié, G. (1988): „Des mots et des plantes dans le Bencao ganmu de Li Shizhen". Extrême-Orient - Extrême-Occident 10 (1988) 27–43.

Metchnikoff, E. (1907): The Prolongation of Life. Optimistic Studies. Heinemann, London 1907

Miskulin, M. et al. (1980): „Effect of experimental hypertension and cholesterol-induced atheroma on the permeability and biochemical composition of brain microvessels. Protective effect of anthocyanosides". International Symposium on Pathophysiology and Pharmacotherapy of Cerebrovascular Disorders (1980).

Mitschek, G. H. (1975): „Weitere Untersuchungen über die Wirkung von Salonum Melongena auf die cholesterininduzierte Atheromatose des Kaninchens. Die Histochemie der enzymatischen Veränderungen. Biologie und Schlußbetrachtung". Experimentelle Pathologie 10(3–4) (1975) 167–79.

Nanji, A. (1985): „Alcohol and ischemic disease: wine, beer or both?". International Journal of Cardiology 8(4) (1985) 487–89.

Needham, J. (1984): Science and Civilization in China, Vol. 6. Cambridge University Press, London 1984.

Needham, J. (1956): Science and Civilization in China. History of Scientific Thought. Cambridge University Press, London 1956.

Newborg, B. (1986): „Disappearance of psoriatic lesions on the rice diet". North Carolina Medical Journal 47(1) (1986) 253ff.

Niv, M. et al. (1986): „Yogurt - in the treatment of infantile diarrhea". Clinical Pediatrics 2(7) (1963) 407–11.

Nomura, A. et al. (1986): „Prospective study of coffee consumption and the risk of cancer". Journal of the National Cancer Institute 76(4) (1986) 587–90.

Norell, E. et al. (1986): „Diet and pancreatic cancer. A case-control study". American Journal of Epidemiology 124(6) (1986) 894–902.

Odes, H. S. et al. (1986): „Pilot study of efficacy of spent grain dietary fiber in the treatment of constipation". Israel Journal of Medical Science 22(1) (1986) 12–15.

Ohkawa, T. et al. (1984): „Rice bran treatment for patients with hypercalciuric stones: experimental and clinical studies". Journal of Urology 132 (1984) 1140–45.

Papas, P. N. et al. (1966): „Cranberry juice in the treatment of urinary tract infections". Southwestern Medicine 47(1) (1966) 17–20.

Peto, R. et al. (1979): „Can dietary beta-carotene materially reduce human cancer rates?". American Journal of Clinical Nutrition 290 (1979) 201–8.

Pirazzoli-t´Serstevens, M. (1985): „A second-century chinese kitchen scene". Food and Foodways 1 (1985) 95–104.

Podell, R. N. (1985): „Nutritional treatment of rheumatoid arthritis. Can alternations in fat intake affect disease curse?" Postgraduate Medicine 77(7) (1985) 68ff.

Porkert, M, C.-H. Hempen (1985): Systematische Akupunktur. Urban & Schwarzenberg, München–Wien–Baltimore 1985.

Porkert, M. (1991): Die theoretischen Grundlagen der chinesischen Medizin. Acta Medicinae Sinensis. Phainon, Dinkelscherben 1991.

Porkert, M. (1993): Neues Lehrbuch der chinesischen Diagnostik. Phainon, Dinkelscherben 1993.

Porkert, M. (1994): Klinische chinesische Pharmakologie. 2. Aufl. von 1978. Phainon, Dinkelscherben 1994.

Porkert, M. (1982): Die chinesische Medizin. Econ, Düsseldorf 1982.

Qureshi, A. A. et al. (1985): „Suppression of cholestrogenesis by plant constituents; review of Wisconsin contributions to NC-167". Lipids 20(11) (1985) 817–24.

Read, B. E. (1976): Chinese Materia Medica: Animal Drugs. Peking 1931, reprint, Southern Materials Center, Taipei 1976.

Read, B. E. (1977a): Chinese Materia Medica: a. Insect Drugs, b. Dragon and Snake Drugs, c. Fish Drugs. Shanghai 1941, 1934, 1939, reprint in 1 Vol., Southern Materials Center, Taipei 1977.

Read, B. E. (1977b): Chinese Materia Medica: a. Turtle and Shellfish Drugs, b. Avian Drugs, c. A Compendium of Minerals and Stones. Shanghai 1937, 1932, 1936, reprint in 1 Vol., Southern Materials Center, Taipei 1977.

Read, B. E. (1977c): Chinese Medical Plants from the Pen Ts`ao Kang Mu. Shanghai 1936, reprint, Southern Materials Center, Taipei 1977.

Read, B. E. (1977d): Famine Foods listed in the Chiu Huang Pen Ts'ao, „Ephedra", Common Food Fishes of Shanghai. Shanghai 1946, Peking 1930, Shanghai 1939, reprint in 1 Vol., Southern Materials Center, Taipei 1977.

Read, B. E. et al. (1948): Shanghai Foods. China Nutritional Aid Council, Shanghai 1948.

Reiser, S. (1987): „Metabolic effects of dietary pectins related to human health". Food Technology (Feb. 1987) 91–99.

Risch, H. A. et al. (1985): „Dietary factors and the incidence of cancer of the stomach". American Journal of Epidemiology 122(6) (1985) 947–57.

Robinson, D. R. et al. (1985): „The protective effect of dietary fish oil on murine lupus". Prostaglandins 30(1) (1985) 51–75.

Root, W. (1994): Das Mundbuch. Eichborn, Frankfurt 1994.

Roth, G. et al. (1985): „Langzeiteinfluß ballaststoffreicher Frühstückscerealien auf die Blutlipide beim Menschen". Aktuelle Ernährungsmedizin 10 (1985) 106–109.

Sabban, F. (1983a): „Cuisine à la cour de l`empéreur de Chine au XIVe Siècle". Médievales 5 (1983) 32–56.

Sabban, F. (1983b): „Le système des cuissons dans la tradition culinaire chinoise". Annales 2 (1983) 341–368.

Sabban, F. (1986): „Un savoir-faire oublié: le travail du lait en Chine ancienne". In: Zinbun: Memoirs of the Research Institute for Humanistic Studies, Kyoto University, 21 (1986) 31–65.

Sabban, F. (1988): „Sucre candi et confiseries de Quinsai: L´essor du sucre de canne dans la Chine des Song". Journal d` Agriculture Traditionelle et de Botanique Appliquée, Vol. XXXV(1988) 195–213.

Sabban, F. (1990): „De la main à la pate, Réflexion sur l`origine des pates alimentaires et les transformations du blé en Chine ancienne (IIIe av. J.-C. - VIe siècle ap. J.-C.)". L`Homme 113 (1990) 102–137.

Sabban, F. (1993a): „La viande en Chine: imaginaire et les usages culinaires". Anthropozoologica 18 (1993) 79–90.

Sabban, F. (1993b): „Suivre les temps du ciel: économie ménagère et gestion du temps dans la Chine du VIe siècle". In: Aymard, M., C. Grignon, F. Sabban (eds): Le temps du manger. 81–108. Maison des Sciences de l´homme, Paris 1993.

Sabban, F. (1994) : „L´industrie sucière, le moulin a sucre et les relations sino-portugaises aux XVIe–XVIIIe siècles". Annales, 4 (1994) 817–861.

Sablé-Amplis, R. et al. (1983) : „Further studies on the cholesterol-lowering effect of apple in humans: biochemical mechanisms involved". Nutrition Research 3 (1983) 325–28.

Sambaiah, K. et al. (1980): „Hypercholesterolemic effect of red pepper & capsaicin". Indian Journal of Experimental Biology 18 (1980) 898ff.

Sanyal, S., N. Sanyal (1960): „Ten years of research on an oral contraceptive from Pisum Sativum". Science and Culture 25(12) (1960) 661–65.

Savaiano, D. A. et al. (1984): „Nutritional and therapeutic aspects of fermentated dairy products". Contemporary Nutrition 9(6) (1984).

Schafer, E. (1977): „T´ang". In: Chang K. C. (ed.): Food in Chinese Culture. Yale University Press, New Haven– London 1977.

Schipperges, H. (1985): Der Garten der Gesundheit – Medizin im Mittelalter. Artemis, München–Zürich 1985.

Schneebli-Graf, R. (1992): Nutz- und Heilpflanzen Chinas, Teil II: Nutz- und Heilpflanzen. Umschau, Frankfurt 1992.

Schneider, E. (1985): Nutze die Heilkraft unserer Nahrung, 2 Bde. Saatkorn, Hamburg 1985.

Schultz, A. M. (1938): Beiträge zu Ernährungsfragen in der antiken und modernen Medizin. Ph.D. Dissertation, München 1938.

Senter, D. et al. (1983): „Comparative GLC-MS analysis of phenolic acids of selected tree nuts". Journal of Food Science 48 (1983) 798ff.

Shahani, K. M. et al. (1983): „Properties of and prospects for cultured dairy foods". Society for Applied Bacteriology Symposium Series 11 (1983) 257–69.

Shimada, A. (1986): „Regional differences in gastric cancer-mortalitiy and eating habits of people". Gan No Rinsho 32(6) (1986) 692–98. .

Simoons, F. J. (1991): Food in China. A Cultural and Historical Inquiry. CRC Press, Boca Raton–Ann Arbor–Boston 1991.

Singer, P. et al (1986).: „Long-term effect of mackerel diet on blood pressure, serum lipids and thromboxane formation in patients with mild essential hypertension". Atherosclerosis 62 (1986) 259–65.

Singh, G. B. et al. (1962): „Effect of Brassica Oleracea Var. Capitata in the prevention and healing of experimental peptic ulceration". Indian Journal of Medical Research 50(5) (1962) 741–49.

Sitori, C. R. et al. (1983): Studies on the Use of a Soybean Protein Diet for the Management of Human Hyperlipoproteinemias. Animal and Vegetable Proteins in Lipid Metabolism and Atherosclerosis. Alan R. Liss, New York 1983.

Sivin, N., W. C. Cooper (1973): „Man as medicine: pharmacological and ritual aspects of traditional therapy using drugs derived from the human body". In: Shigeru, N. and Sivin N. (eds.): Chinese Science. Festschrift zum 70. Geburtstag von J. Needham. pp. 203–273. Cambridge University Press, London 1973.

Smith, C. (1993): „(Over)eating success: the health consequences of the restoration of capitalism in rural China". Social Science and Medicine Vol. 37 No.6 (1993) 761–770.

Souci/Kraut (1991): Der Kleine Souci-Fachmann-Kraut: Lebensmitteltabelle für die Praxis, bearb. von F. Senser und H. Scherz. Deutsche Forschungsanstalt für Lebensmittelchemie, Stuttgart 1991.

Spring, B. J. et al. (1986): „Effect of carbohydrates on mood and behavior". Nutrition Reviews 44 (1986) 51–60.

Sucur, M. (1980): „Effect of garlic on serum lipids and lipoproteins in patients suffering from hyperlipoproteinemia". Diabetologia Croatia 9 (1980) 329.

Taberner, P. V. (1985): Aphrodisiacs: The Science and the Myth. University of Pennsylvania, Philadelphia 1985.

Tajima, K. et al. (1985): „Dietary habits and gastrointestinal cancers: a comparative case-control study of stomach and large intestinal cancer in Nagoya, Japan". Japanese Journal of Cancer Research 86(8) (1985) 705–16.

Talbot, J. M. (1981): „The role of dietary fiber in diverticular disease and colon cancer". Federation Proceedings (Federation of American Societies for Experimental Biology) 40(9) (1981) 2337–42.

Tanizawa, H. et al. (1984): „Natural antioxidants. I. Antioxidative components of tea leaf (Thea sinensis L.)". Chemical and Pharmaceutical Bulletin 32(5) (1984) 2011–14.

Teas, J. (1981): „The consumption of seaweed as a protective factor in the etiology of breast cancer". Medical Hypotheses 7(5) (1981) 601–13

Teuscher, A. (1992): „Vollwerternährung wertvoll für alle". Stiftung Ernährung und Diabetes, Bern 1992.

Tockman, M. S. et al. (1986): „Milk-drinking and possible protection of the respiratory epithelium". Journal of Chronic Diseases 39(3) (1986) 207ff.

Troll, W. et al. (1980): „Soybean diet lowers breast tumor incidence in irradiate rats". Carcinogenesis 1 (1980) 469–72.

Tsai, Y. et al. (1985): „Antiviral properties of garlic: in vitro effects on Influenza B, Herpes simplex and Coxsackie Viruses". Planta Medica 5 (1985) 460ff.

Unschuld, P. U. (1973a): Pen-Ts`ao – 2000 Jahre traditionelle pharmazeutische Literatur Chinas. Moos, München 1973. Revised and expanded English version: Medicine in China – A History of Pharmaceutics. University of California Press, Berkeley 1986.

Unschuld, P. U. (1973b): *Yü-chih pen-t`sao p`in-hui ching-yao* – Ein Arzneibuch aus dem China des 16. Jahrhunderts. Moos, München 1973.

Unschuld, U. (1972): Das T`ang.yeh pen-ts´ao und die Übertragung der klassischen chinesischen Medizintheorie auf die Praxis der Drogenanwendung. Ph. D. Dissertation, München 1972.

Usha, V. et al. (1984): „Effect of dietary fiber from banana (Musa Paradisiaca) on cholesterol metabolism". Indian Journal of Experimental Biology 22 (1984) 550–54.

Valle-Jones, J. C. (1985): „An open study of oat-bran meal bisciuts (Lejfibre) in the treatment of constipation in the elderly". Current Medical Research and Opinion 86(6) (1985) 759–64

Vogel, H. U. (1990): Untersuchungen über die Salzgeschichte in Sichuan (311 v. Chr. – 1911). Münchner Ostasiatische Studien Bd. 51. Steiner, Stuttgart 1990.

Vollmer, G. et al. (1990a): Lebensmittelführer Fleisch, Fisch. Thieme und dtv, Stuttgart und München 1990.

Vollmer, G. et al. (1990b): Lebensmittelführer Obst und Gemüse. Thieme und dtv, Stuttgart und München 1990.

Weber, P. C. (1984): „Dietary supplemetation of eicosapentaenoic acid (C20:5 Omega-2; EPA), platelet function and blood pressure regulation". British Journal of Clinical Practice 31 (1984) 122–25.

Wieczorek, M. et al. (1985): „The squash family of serine proteinase inhibitors. Amino acid sequences and assiciation equilibrium constants of inhibitors from squash, summer squash, zucchini, and cucumber seeds". Biochemical and Biophysical Research Communications 126(2) (1985) 646–52.

Wiseman, N., A. Ellis (1985): Fundamentals of Chinese Medicine. Paradigm Publications, Brookline 1985.

Wiswe, H. (1970): Kulturgeschichte der Kochkunst. Moos, München 1970.

Wöhrle, G. (1990): Studien zur Theorie der antiken Gesundheitslehre. Steiner, Stuttgart 1990.

Wood, A. W. et al. (1982): „Inhibition of the mutagenity of bay-region diol epoxides of polycyclic aromatic hydrocarbons by naturally occuring plant phenols: exceptional activity of ellagic acid". Proceedings of the National Academy of Science USA 79 (1982) 5513–17

Woodcock, B. E. et al. (1984): „Benefical effect of fish oil on blood viscosity in peripheral vascular disease". British Medical Journal 288(64/7) (1984) 592–94.

Wurtman, J. J. (1986): „Ways that food can affect the brain". Nutrition Reviews 44 (1986) 2–6.

Young, W. et al. (1967): „Tea and atherosclerosis". Nature 216 (1967) 1015 ff.

YÜ, Ying-shih (1977): „Han". In: Chang, K. C. (ed.): Food in Chinese Culture. Yale University Press, New Haven–London 1977.

Ziegler, R. G. et al. (1986): „Carotenoid intake, vegetables, and the risk of lung cancer among white men in New Jersey". American Journal of Epidemiology 123(6) (1986) 1080–93.

Ziment, I. (Hrsg.) (1983): Practical Pulmonary Disease. Wiley, New York 1983.

Glossar

(basierend auf: Porkert, M., C.-H. Hempen, the China Academy: *Classical Acupuncture - the Standard Textbook*. Phainon Dinkelscherben 1995; Porkert, M.: *Theoretische Grundlagen der chinesischen Medizin*. Phainon Dinkelscherben 1991; Hempen, C.-H.: *dtv-Atlas zur Akupunktur*, dtv München 1995; Sivin, N.: *Traditional Medicine in Contemporary China*. Ann Arbor 1987)

Aestus
shu 暑
„drückende Sommerhitze"

Aestus („drückende Sommerhitze") ist ein Krankheitsagens, das sich vor allem in Fieber, Benommenheit, Atemnot, massiven Schweißen, starkem Durst, tiefrotem Zungenkörper und gelbem Zungenbelag äußert. Die Pulse sind beschleunigt (*pulsus celer*), deplet und oberflächlich (*pulsus superficialis*).

Agens
yin, bingyin 因, 病因
krankheitsauslösender Faktor

Agenzien sind krankheitsauslösende Faktoren, die die Geradläufigkeit („Orthopathie") des energetischen Flusses negativ beeinflussen und stören. Man unterscheidet zwischen den äußeren Agenzien, die in der chinesischen Medizin als die Sechs klimatischen Exzesse bezeichnet werden, den inneren Agenzien, die als die Sieben Emotionen bezeichnet werden, und den neutralen Agenzien, worunter man diätetische Störungen, Exzesse *in vino et venere* und äußere Verletzungen zählt.

Algor
han 寒
„Kälte", verminderte Dynamik

Algor ist sowohl ein Leitkriterium als auch ein Krankheitsagens. Von *algor* („Kälte") spricht man, wenn ein krankhafter Prozeß eine Verringerung der Lebensdynamik nach sich zieht. Typische Anzeichen dafür sind: großes Ruhe- und Wärmebedürfnis, blasses Gesicht, blasser Zungenkörper, fest lokalisierter, anhaltender, sich unter Druck bessernder Schmerz, verlangsamter Puls (*pulsus tardus*).

Ardor
buo 火
„Glut"

Ardor („Glut") ist ein Krankheitsagens. Typische Anzeichen dafür sind: hohes Fieber, Unruhe, starker Durst, Rötung des Gesichts, Halsschmerzen, rote Skleren, tiefroter Zungenkörper, gelber, dicker trockener Zungenbelag. Die Pulse sind stark beschleunigt, und alles weist auf eine extreme Dynamisierung der Lebensprozesse hin.

Ariditas
zao 燥
„Trockenheit"

Ariditas („Große Trockenheit") weist generell auf eine Verminderung der Körpersäfte hin. „Kühle Trockenheit" zeigt sich durch leichte Kopfschmerzen, Schüttelfrost, Schweißlosigkeit, Husten, Halsschmerzen, verstopfte Nase und trockenen Zungenbelag. Typische Anzeichen für „warme Trockenheit" sind: Fieber mit Schweiß, Halsschmerzen, Hustenreiz, Schmerzen auf der Brust, wenig schleimiger und blutiger Auswurf, Trockenheit der Nase, trockener, gelber Zungenbelag.

Calor
re 熱
„Hitze", erhöhte Dynamik

Calor ist eines der Leitkriterien in der chinesischen Diagnostik. Von *calor* („Hitze") spricht man, wenn ein krankhafter Prozeß eine übermäßige Steigerung der Lebensdynamik bewirkt hat. Als klassische Symptome dafür

gelten: Unruhe, Verlangen nach kalten Getränken, gerötetes Gesicht, roter Zungenkörper, starker Durst, Obstipation, sich unter Druck verstärkende Schmerzen, beschleunigter Puls (*pulsus celer*).

Cardinalis (Abk.: c., Plural: cc.)
jing, jingmo (jingmai) 經, 經脈
Hauptleitbahn

Der chinesische Begriff *jing* bezeichnet ursprünglich die „Kettfäden eines Gewebes" und bedeutet im Kontext der chinesischen Medizin „ordnend leiten" oder „führen". Unter *jingmo* versteht man demnach „führen oder leiten der Pulse (bzw. der pulsierenden Energie)". Die 12 *cardinales* oder Hauptleitbahnen sind das tragende Gerüst des gesamten Leitbahnsystems. Sie sind paarig angeordnet und verlaufen spiegelsymmetrisch über die rechte und linke Körperhälfte.

Chordapsus
shan 疝
heftige Schmerzen im unteren Abdomen

Das chinesische Zeichen *shan* 疝 bezeichnet das plötzliche Einsetzen von lanzinierenden Schmerzen. *Chordapsus* steht daher für ein Schmerzsyndrom im unteren Abdomen, das jedoch auch nach oben in den Oberbauch oder nach unten ins untere Becken und in die Genitalien ausstrahlen kann. Nach der chinesischen Diagnose beruht *chordapsus* auf *algor-*, *humor-* oder *ventus-* Affektionen. Hernien oder Verdauungsstörungen können ein möglicher, aber keineswegs zwingender Teil dieses Symptombildes sein.

Concretiones
ji 積
tastbare Verhärtungen

Der chinesische Begriff *ji* 積 bedeutet „Sammlung" oder „Ansammlung, Akkumulation" und bezeichnet somatische, materielle und somit tastbare Verhärtungen. Dieser Begriff tritt häufig in dem zusammengesetzten Terminus *jiju* 積聚 (*concretiones* und *congelationes*) auf, wobei der zweite Begriff *ju* (*congelationes*) für funktionelle, flüchtige Verhärtungen steht, die in der Regel auf *algor* oder *ventus* beruhen.

Depletio, Depletion, deplet
xu 虛
energetische Schwäche

Depletio ist eines der Leitkriterien der chinesischen Diagnostik und bezeichnet eine energetische Defizienz oder Schwächung der Fähigkeit des Organismus, seine physiologischen Funktionen stabil aufrechtzuerhalten (Diese Fähigkeit wird in der chinesischen Medizin als Orthopathie bezeichnet, vgl. Orthopathie). Eine *depletio* entspricht einer Verminderung der konstitutionellen Ressourcen.

Dispulsio, Dispulsion, dispulsieren
xie 瀉
Ausleiten von Energie (Qi)

Der Begriff *dispulsio* (wörtlich: „trockenlegen") bezeichnet Therapiemethoden, die auf das Zerstreuen bzw. Ausleiten von Energie (Qi) abzielen und vor allem bei repletiven Störungen eingesetzt werden.

Extima
biao 表
„Äußeres", „Oberfläche"

Der Begriff *extima* ist eines der Leitkriterien in der chinesischen Diagnostik und bringt zum Ausdruck, daß sich ein krankhafter Prozeß (in der Regel eine Heteropathie) an der „Oberfläche" befindet und nicht schon tiefer eingedrungen ist (vgl. *intima*).

Flexus
jue 厥
„Zurückweichen"

Flexus bezeichnet ein „Zurückweichen" der physiologischen Energie oder eine „Umkehr" der physiologischen Zirkulationsrichtung, was in der Regel auf eine *depletio* oder auf starke *algor*-Prozesse zurückzuführen ist. Typische Anzeichen dafür sind: Ohnmacht, kalte Extremitäten, Blässe, Kollaps.

Foramen (Abk.: f., Plural: ff.)
xue 穴, *shuxue* 俞穴
Akupunkturpunkt

Bezeichnung für genau festgelegte Stellen auf der Körperoberfläche, über die auf das energetische System des Individuums eingewirkt werden kann. *Shu* bedeutet in diesem Zusammenhang „transportieren", „weiterleiten" oder „induzieren", *xue* steht für „Öffnung", „Höhlung", „Vertiefung", „Zugang oder Eingang".

Heteropathie, heteropathisch
xie 邪
schrägläufiger („schädigender") Qi-Fluß

Von einer Heteropathie oder „Schrägläufigkeit" spricht man, wenn von der Orthopathie, in der Regel durch ein exogenes Agens, ein wesentlicher energetischer Teil abgedrängt oder abgespalten wird, so daß die Ausgewogenheit der energetischen Verteilung beeinträchtigt wird.

Humor
shi 濕
„Feuchtigkeit"

Humor ist ein Krankheitsagens. Das Entstehen von „Feuchtigkeitssymptomen" ist ein sicheres Zeichen, daß die Assimilationskraft des Funktionskreises „Mitte" nicht ausreicht. „Feuchtigkeit" bedeutet Nichtaufgearbeitetes oder Ungeklärtes. Typische Anzeichen dafür sind: Müdigkeit und Abgeschlagenheit, schwerer Kopf, Benommenheit, verstopfte Nase, Ödeme und Gedunsenheit sowie Verdauungsstörungen.

Intima
li 裡
„Inneres", „Tiefes"

Der Begriff *intima* ist eines der Leitkriterien in der chinesischen Diagnostik und gibt Auskunft darüber, ob ein krankhafter Prozeß (in der Regel eine Heteropathie) von der „Oberfläche" (vgl. *extima*) in die Tiefe gedrungen ist und die Yin-Ressourcen erreicht hat.

Kontravektion, kontravektiv
ni 逆
„Gegenläufigkeit", „gegenläufig"

Der Begriff Kontravektion bedeutet, daß sich ein funktionaler, zyklischer Prozeß „gegenläufig" bewegt (wörtlich: „sich gegen den Strom bewegt") und somit den physiologischen Erfordernissen zuwiderläuft. Eine Kontravektion ist pathologisch und bedingt eine Zerstörung der Lebensressourcen.

Leitkriterien
gang 綱, bagang 八綱

Unter Leitkriterien versteht man acht Grund-kategorien, die in der chinesischen Diagnose der ersten Differenzierung und Einordnung der beobachteten Symptome dienen. Dies sind: Yin und Yang, *intima* und *extima*, Depletion und Repletion sowie *algor* und *calor*.

„Mitte"
zhong 中

„Mitte" bezeichnet das Zusammenspiel der beiden *orbes lienalis et stomachi* und somit den Dreh- und Angelpunkt des gesamten Funktionskreissystems. Die „Mitte" ist zuständig für die Aufnahme und Erschließung von Nahrung

und ist daher für die Diätetik von besonderer Bedeutung (vgl. S. 419).

Occlusio
bi 痹
„Schmerzen aufgrund von Blockaden"

Occlusio ist die Bezeichnung für Krankheitsbilder, die generell als Blockaden des Qi im Leitbahn-bereich diagnostiziert werden und immer mit Schmerzen einhergehen. Je nach der Stelle des Körpers, an der die Blockade des Qi auftritt, unterscheidet man zwischen *occlusiones* in den Gelenken, im Brustbereich etc.

Orbis (Abk.: o., Plural: oo.)
zang 臟, zangfu 臟腑
Funktionskreis

Ein Orbis bezeichnet einen Komplex verschie-dener Funktionen, also einen „Funktionskreis" oder „Funktionsbereich". Die Orbes liegen im Gegensatz zu den Leitbahnen im Körperinneren und sind, vereinfacht gesagt, als Schaltstellen für die Energieversorgung im Körper zu verstehen. Man nennt sie Funktionskreise und nicht Organe, weil die Funktionen als delokalisierte Prozesse im Vordergrund stehen und weil sie räumlich nicht auf das Organ zu beschränken sind. Die Beschreibung eines Orbis, ein „Orbisbild" (Orbis-Ikonogramm), folgt einem festen Beschreibungs-muster und unterscheidet sich in Form und Inhalt völlig von den parallelen anatomischen Darstellungen der europäischen Medizin. Grund-sätzlich unterscheidet man zwischen Yin-Orbes (vgl. *orbes horreales*, „Speicher-Orbes") und Yang-Orbes (vgl. *orbes aulici*, „Durchgangs-Orbes").

Orbes aulici
fu 腑
„Durchgangs-Funktionskreise"

Der Begriff *oo. aulici* bezeichnet die Sechs Yang-Funktionskreise, die den jeweiligen Yin-

Funktionskreisen (*orbes horreales*) zugeordnet sind. Sie werden als „Durchgangs-Orbes" bezeichnet, da sie in erster Linie Nahrungssäfte assimilieren und bewegen und somit für aktive energetische Prozesse zuständig sind.

Orbis cardialis
xin 心
Funktionskreis „Herz"

Der *o. cardialis* (Funktionskreis „Herz") ist ein Yin-*orbis* („Speicherorbis"), der der Wandlungsphase Feuer und dem „großen Yang" zugeordnet ist und somit ein Sinnbild für die höchste Aktivität darstellt (vgl. S. 515). Der Begriff *xin* kann sich außerdem generell auf die Leibesmitte beziehen.

Orbis felleus
dan 膽
Funktionskreis „Galle"

Der *o. felleus* (Funktionskreis „Galle") ist der komplementäre Yang-Orbis zum *o. hepaticus*. Er gehört zwar zu den Yang- oder „Durchgangs"-Orbes (vgl. *orbes aulici*), ist aber unter diesen der einzige, der zugleich auch eine Speicherfunktion hat (für die Gallensäfte) (vgl. S. 492).

Orbis hepaticus
gan 肝
Funktionskreis „Leber"

Der *o. hepaticus* (Funktionskreis „Leber") ist ein Yin-Orbis („Speicherorbis"), der der Wandlungsphase Holz und dem „kleinen Yang" zugeordnet ist. Seine Hauptaufgabe besteht darin, den harmonischen Fluß des Qi in alle Richtungen zu kontrollieren, weshalb er als Modulator des gesamten energetischen Systems gilt (vgl. S. 477).

Orbes horreales
zang 臟
„Speicher"-Funktionskreise

Der Begriff *oo. horreales* bezeichnet die Fünf zentralen Yin-Orbes (Yin-Funktionskreise):

o. hepaticus, o. cardialis, o. lienalis, o. pulmonalis und *o. renalis*. Diese zeichnen sich durch ihre speichernden, unterstützenden und generell das Leben erhaltenden Funktionen aus und gelten deshalb auch als tragende Säulen des gesamten menschlichen Organismus bzw. des energetischen Systems.

Orbis intestini crassi
dachang 大腸
Funktionskreis „Dickdarm"

Der *o. intestini crassi* ist ein Yang-Orbis („Durchgangsorbis"), der dem Yin-Orbis (Speicherorbis) *o. pulmonalis* (Funktionskreis „Lunge") zugeordnet ist. Im Gesamtorganismus ist er für die Weiterleitung und Ausscheidung der nicht geklärten Säfteanteile zuständig (vgl. S. 525).

Orbis intestini tenuis
xiaochang 小腸
Funktionskreis „Dünndarm"

Der *o. intestini tenuis* ist ein Yang-Orbis („Durchgangsorbis"), der dem Yin-Orbis *o. cardialis* (Funktionskreis „Herz") zugeordnet ist. Im Gesamtorganismus ist er für die Aufnahme, Verwandlung und Weiterleitung der Nahrung zuständig (vgl. S. 525).

Orbis lienalis
pi 脾
Funktionskreis „Milz"

Der *o. lienalis* ist ein Yin-Orbis („Speicherorbis") und wird durch die Wandlungsphase Erde qualifiziert. Im Verein mit seinem komplementären Yang-Orbis, dem *o. stomachi*, bildet der *o. lienalis* die „Mitte" und somit den Dreh- und Angelpunkt des gesamten Funktionskreissystems. Die „Mitte" ist zuständig für die Aufnahme und Erschließung der Nahrung und daher für die Diätetik von besonderer Bedeutung (vgl. S. 419).

Orbis pericardialis
xinbao 心胞
Funktionskreis „Herzbeutel"

Der *o. pericardialis* ist ein Yin-Orbis („Speicherorbis") und bildet mit dem Yang-Orbis *o. tricalorii* ein funktionelles Gespann. Dem *o. pericardialis* kommt im Gesamtorganismus die Rolle des „abhängigen Gesandten" zu, von dem Lust und Freude ausgehen. Zugleich schützt der *o. pericardialis* den *o. cardialis* vor äußeren Agenzien.

Orbis pulmonalis
fei 肺
Funktionskreis „Lunge"

Der *o. pulmonalis* (Funktionskreis „Lunge") ist ein Yin-Orbis („Speicherorbis") und wird durch die Wandlungsphase Metall qualifiziert. Er ist maßgebend für das Qi und gilt als Ursprung der rhythmischen Ordnung. Zugleich ist er zuständig für die „Oberfläche" (*extima*) sowie für die darin residierende Wehrenergie (vgl. *qi constructivum*) und somit für die Abwehr und Widerstandskraft des Individuums (vgl. S. 455).

Orbis renalis
shen 腎
Funktionskreis „Niere"

Der *o. renalis* (Funktionskreis „Niere") ist ein Yin-Orbis („Speicherorbis") und wird durch die Wandlungsphase Wasser qualifiziert. Er bildet die tiefste Schicht oder Basis des Menschen; entsprechend werden ihm so zentrale Funktionen wie Wachstum, Reproduktion und Entwicklung zugeordnet (s. S. 496).

Orbis stomachi
wei 胃
Funktionskreis „Magen"

Der *o. stomachi* ist ein Yang-Orbis („Durchgangsorbis") und bildet mit dem Yin-Orbis *o. lienalis* ein funktionelles Gespann. Beide Funktionskreise zusammen bilden die „Mitte" und somit den Dreh- und Angelpunkt des gesamten Funktionskreissystems. Die „Mitte" ist zuständig für die Aufnahme und Erschließung der Nahrung und ist daher für die Diätetik von besonderer Bedeutung (vgl. S. 419).

Orbis tricalorii
sanjiao 三焦
Funktionskreis „Drei Wärmebereiche"

Der *o. tricalorii* ist ein Yang-Orbis („Durchgangsorbis") und bildet mit dem Yin-Orbis *o. pericardialis* ein funktionelles Gespann. Er hat im Gesamtorganismus die Rolle der verbindenden Wasserstraßen inne und ist somit für die Regulation des gesamten Säfteumlaufs zuständig.

Orbis vesicalis
pangguang 膀胱
Funktionskreis „Blase"

Der *o. vesicalis* ist ein Yang-Orbis („Durchgangsorbis"), der mit dem Yin-Orbis *o. renalis* ein funktionelles Gespann bildet. Der *o. vesicalis* ist vor allem zuständig für die Umwandlung und Ausscheidung der Säfte (vgl. S. 509).

Orthopathie
zheng 正
„geradläufiger" Qi-Fluß

Eine Orthopathie bezeichnet die Fähigkeit eines Individuums, seine physiologischen Funktionen in einem ausgewogenen Verhältnis aufrechtzuerhalten. Man spricht auch von der „Geradläufigkeit der Lebensfunktion" (*orthos* = „gerade", *pathos* entspricht hier dem subjektiven Empfinden, Erdulden oder Erfühlen).

Pavor
jing 驚
„Schreck", „Schock"

Pavor gehört zu den Sieben Emotionen, die als
innere Agenzien eine „Schrägläufigkeit"
(Heteropathie) bewirken können. Ein Schreck-
oder Schockereignis blockiert dabei den Qi-Fluß
und affiziert vor allem die Funktionskreise „Herz"
(*o. cardialis*) und „Niere" (*o. renalis*). Typische
Anzeichen dafür sind: unregelmäßiger, hastiger
Atem, Unruhe und vor allem Krampfneigung,
letzteres insbesondere bei Kindern.

Pituita
tan 痰, **tanyin** 痰飲
„Schleim"

Pituita gehört pathophysiologisch zum Agens
humor („Feuchtigkeit"). Wenn die Assimilations-
fähigkeit der „Mitte" (*oo. lienalis et stomachi*)
nicht ausreicht, bleibt Ungeklärtes oder *humor*
(„Feuchtigkeit") zurück. Die Ansammlung
ungeklärter Säfte kann zur Bildung von *pituita*
(„Schleim") führen, der sich z.B. als bronchialer
Schleim äußern kann, aber sich auch ohne
äußere Anzeichen im Inneren sammeln und zu
Schwellungen oder Knoten führen kann.
Typische Anzeichen: Schwindel, mentale
Beeinträchtigung (vgl. S. 540).

Qi
qi 氣
aktives energetisches Potential

Der Begriff Qi wird in der chinesischen Medizin
immer dann verwendet, wenn von einer aktiven,
sich aktuell manifestierenden Lebensenergie die
Rede ist. Sie beinhaltet alle gängigen Lebens-
funktionen wie Atmung, Verdauung, Körper-
bewegungen und emotionale Vorgänge. Zur
genauen Kennzeichnung wird der Begriff Qi
häufig mit einem Adjektiv versehen. Das Yin-
Gegenstück zu Qi ist Xue. Beide Termini werden
heute zumeist unübersetzt beibehalten.

Qi ascitum
houtian zhi qi 後天之氣
„Qi der erworbenen Konstitution"

Bezeichnung für alle Aspekte des Qi, die sich
zum einen auf die gegenwärtige Körper-
verfassung beziehen, zum anderen auf die nach
der Geburt erworbene Konstitution. Das
qi ascitum geht aus den beiden „Mitten"-
Funktionskreisen (*oo. lienalis et stomachi*)
hervor, weshalb diese auch als „Wurzel der
erworbenen Konstitution" bezeichnet werden.

Qi constructivum
yingqi 營氣
Bauenergie

Qi constructivum bezeichnet den Aspekt des Qi,
der für den Aufbau, den Ausbau und die
Erhaltung des Körpers zuständig ist. Es zirkuliert
in den Leitbahnen und Orbes und stellt als
Transportmedium eine neutrale Verbindung
zwischen den einzelnen Orbes her.

Qi defensivum
weiqi 衛氣
Wehrenergie

Das *qi defensivum* steht für den Aspekt des Qi,
der sich außerhalb der Leitbahnen bewegt und
vor allem die Oberfläche versorgt. Die
Wehrenergie ist, wie ihr Name sagt, dafür
zuständig, den Organismus gegen jede Art von
schädigenden Einflüssen (Heteropathien) zu
schützen.

Qi frumentarium
guqi 穀氣
„Getreide-, Nahrungs-Qi"

Das *qi frumentarium* bezeichnet den Aspekt des
Qi, der aus der Nahrung gewonnen wird und
dem menschlichen Organismus zugeführt wird
(vgl. S. 421).

Qi genuinum
zongqi 宗氣
„genuines Qi"

Qi genuinum bezeichnet zum einen das aus der Synthese zwischen „Atmungs-Qi" (*qi magnum*) und *qi frumentarium* („Getreide-Qi") hervorgegangene Qi, das sich im Brustbereich sammelt und für die rhythmischen physiologischen Bewegungen des Organismus (z.B. den Atemrhythmus) verantwortlich ist. Zum anderen bezeichnet der Begriff *qi genuinum* auch die angeborene Fähigkeit für diese rhythmischen physiologischen Bewegungen.

Qi merum
zhenqi 真氣
„echtes Qi"

Qi merum ist eine generelle Bezeichnung für das Qi, das aus der Synthese von *qi genuinum* (genuines Qi) und *qi originale* („Ursprungs-Qi") entsteht. Diese grundlegende Energieform ist für die Aufrechterhaltung und den Schutz der Gesamtkonstitution eines Individuums zuständig.

Qi nativum
xiantian zhi qi 先天之氣
„Qi der angeborenen Konstitution"

Qi nativum bezeichnet das vor der Geburt zugeteilte Vitalpotential, das im Lauf des Lebens nur konservierbar, jedoch im Gegensatz zum *qi ascitum* (Qi der erworbenen Konstitution) nicht auffüllbar ist. Als Sitz dieses angeborenen Qi gilt der *o. renalis* (Funktionskreis „Niere"), der entsprechend auch „Wurzel der angeborenen Konstitution" genannt wird.

Qi originale
yuanqi 原氣
„Ursprungs-Qi"

Qi originale bezeichnet den aktiven Aspekt der „angeborenen Konstitution" (*qi nativum*). Er geht aus dem *o. renalis* (Funktionskreis „Niere")

hervor und verbindet sich u.a. mit dem *qi genuinum* zum *qi merum*.

Qi stomachi
weiqi 胃氣
Qi des Funktionskreises „Magen"

Qi stomachi bezeichnet im engeren Sinn die aktiven Kräfte des *o. stomachi* (Funktionskreis „Magen"), die sich physiologisch nach unten absenken müssen (vgl. S. 422). Im weiteren Sinn steht es auch für den Zustand des *o. stomachi*, der durch die Pulstastung festgestellt werden kann und in dem sich die Ausgewogenheit aller Orbes widerspiegelt (s.a. „Mitte").

Repletio, Repletion, replet
shi 實
energetische „Überladung"

Repletio ist eines der Leitkriterien der chinesischen Diagnostik und bezeichnet eine „Überfülle" oder „übermäßige Aufladung" von heteropathischen Energien, die die Fähigkeit des Individuums, seine physiologischen Funktionen in einem ausgewogenen Verhältnis aufrechtzuerhalten (s. Orthopathie), empfindlich stören können. Repletive Prozesse sind grundsätzlich auf krankheitsauslösende Faktoren zurückzuführen und führen immer zu Heteropathien.

Rigatio, rigieren
zi 滋
„nährende Befeuchtung"

Bezeichnung für alle Behandlungsmethoden, die auf eine Erhaltung und Vermehrung der Säfte abzielen. In der Regel werden dazu Arznei- oder Lebensmittel verwendet, die selbst nicht sehr wasserhaltig sein müssen, sondern durch ihre spezielle Wirkung die Säfteproduktion oder den Säfteumlauf anregen.

Sapor
wei 味
„Geschmacksrichtung"

Sapor ist eine normative Bezeichnung, mit der
der Geschmack jedes Lebens- oder Arzneimittels
angegeben wird. Außerdem gibt der Sapor
Aufschluß darüber, in welcher Tiefe (Schicht) ein
Nahrungsmittel wirksam ist (vgl. S. 410).

Sekundovektion, sekundovehent
shun 順
„Rechtläufigkeit", „rechtläufig"

Der Begriff Sekundovektion drückt aus, daß ein
funktionaler, zyklischer Prozeß in der richtigen
physiologischen Verlaufsrichtung abläuft
(wörtlich: „sich mit dem Strom bewegt") und
somit zur Erhaltung der Gesundheit beiträgt.

Sinarteria
jingmo (jingmai) 經脈
Leitbahn

Der chinesische Begriff *jingmai* bedeutet „führen
oder leiten der Pulse bzw. der pulsierenden
Energie" und bezeichnet funktionale
Verbindungen zwischen den Foramina
(Akupunkturpunkten). In der westlichen Literatur
wird dieser Begriff fälschlich häufig mit
„Meridian" wiedergegeben. Die Leitbahnen
„führen" zum einen die aktiven, energetischen
Ressourcen, d.h. das Qi, zum anderen das
struktive, stoffliche Xue sowie die Bauenergie
(*qi constructivum, ying*).

Struktivpotential
jing 精

Das Struktivpotential bildet das energetische
Fundament des Lebens und ist dem *o. renalis*
zugeordnet. Es ist die Ansammlung von
Potenzen, die so wichtige Prozesse wie
Wachstum, Fortpflanzung, sexuelle Reifung,
Empfängnisfähigkeit und Schwangerschaft regeln.
Es kann auch für Samen oder Sperma stehen. Ein
kräftiges Struktivpotential ist die Basis für eine
stabile Konstitution, einen kräftigen Körper und
eine hohe Vitalität (vgl. S. 497).

Suppletio, Suppletion, suppletieren
bu 補
Zuführen von Energie

Der Begriff *suppletio* bezeichnet therapeutische
Methoden, die auf ein Zuführen oder Ergänzen
von Energie abzielen, um auf diese Weise die
Orthopathie zu stärken. Sie sind vor allem bei
depletiven Störungen angezeigt.

Temperaturverhalten
xing 性, *qi* 氣

Das Temperaturverhalten ist eine normative
Bezeichnung, die Aufschluß über die
energetische Dynamik eines Lebens- oder
Arzneimittels gibt. Es zeigt an, ob ein
Lebensmittel das Qi stark oder nur leicht bewegt
(vgl. S. 407).

Tepefactio
wen 溫
Erwärmung

Der Begriff *tepefactio* bezeichnet therapeutische
Methoden, die auf eine Erwärmung und somit
auf eine Verstärkung oder Erhaltung der vitalen
Dynamik abzielen.

Ventus
feng 風
„Wind"

Ventus ist eines der krankheitsauslösenden
Agenzien. Typische Zeichen einer äußeren
„Wind"-Schädigung sind Kopfschmerzen,
verstopfte Nase, Tränenfluß, gerötete Augen,
Halsschmerzen, Verspannungen und Neuralgien.
Es ist dabei unerheblich, ob die Symptomatik
tatsächlich durch besondere klimatische Prozesse
hervorgerufen wurde (vgl. S. 547).

Vento percussio
zhongfeng 中風
„ventus-Anfall", wörtlich: „das plötzliche Getroffenwerden von ventus"

Vento percussio bezeichnet das plötzliche Eintreten einer *ventus*-Erkrankung, die weitgehend der Symptomatik entspricht, die man in der westlichen Medizin bei einem Apoplex vorfindet.

Wandlungsphase
xing 行

Die Fünf Wandlungsphasen sind Holz, Feuer, Metall, Wasser, Erde. Dabei handelt es sich um Normkonventionen, die in der chinesischen Medizin zur Beschreibung von zyklischen Prozessen verwendet werden und auch in der gesamten chinesischen Kultur eine wichtige Rolle spielen.

Xue
xue 血
struktives energetisches Potential

Der Begriff Xue, manchmal approximativ mit „Blut" wiedergegeben, bildet das struktive oder stoffliche Komplement zum Qi. Xue umfaßt die Gesamtheit der struktiven Säfte des menschlichen Körpers, darunter auch das Blut.

Yang
yang 陽
das Aktive, der aktive Aspekt einer Wirkung

Das chinesische Zeichen für Yang bezeichnet ursprünglich die sonnenbeschienenen Hänge eines Berges und steht im Kontext der chinesischen Medizin für alles „Aktive", sich momentan in Entfaltung Befindliche. Darunter fällt auch alles Bewegte, Warme, Helle, Dynamische, Extrovertierte sowie alle aktiven energetischen Lebensprozesse wie körperliche Bewegung, Emotionen, Psychisches, Gedankliches.

Yin
yin 陰
das Struktive, der stoffliche Aspekt einer Wirkung

Das chinesische Zeichen für Yin bezeichnet ursprünglich die schattigen Hänge eines Berges und steht im Kontext der chinesischen Medizin für alles „Struktive", stofflich Fixierte, somatisch Gebundene oder Organische, das immer in Zusammenhang mit vergangenen Wirkungen steht. Darunter fällt auch alles Ruhende, Kühle, Bewahrende und Einschließende.

Register der chinesischen Begriffe in pinyin-Umschrift

mangguo	芒果	218	naizi	奈子	212
manli	鰻鱺	316	nandou	南豆	70
manliyu	鰻鱺魚	316	nangua	南瓜	162
manyu	鰻魚	316	niangu	黏穀	40
maoli	毛梨	244	niaoshou	鳥獸	250
maoxie	毛蟹	324	ningmeng	檸檬	196
marou	馬肉	300	niu	牛	288
mashu	馬薯	176	niugan	牛肝	288
mati	馬蹄	176	niunai	牛奶	336
mayou	麻油	384	niurou	牛肉	288
mei	梅	208	niuru	牛乳	336
meigan	梅干	208	niushen	牛腎	288
meihua lu	梅花鹿	294	nori	海苔	180
meilüzhi	昧履支	362	nuomi	糯米	32
meishi	梅實	208	nuoshu	糯秫	40
meizi	梅子	208	nuosu	糯粟	40
mi	米	21	ou	藕	150
mi	蜜	356	panda bao	盤大鮑	328
micu	米醋	374	pangxie	螃蟹	324
mifu	蜜父	186	pao	匏	158
miguo	蜜果	224	paogua	匏瓜	158
mihou li	獼猴梨	244	pian huangtang	片黃糖	348
mihou tao	獼猴桃	244	pijiu	啤酒	399
mijiu	米酒	398f.	pingbo	平波	212
ming	茗	392	pinggu	平菇	174
mingmu yu	明目魚	328	pingguo	苹果	212
mitang	蜜糖	356	pingzhen	平榛	88
miwang zi	蜜望子	218	pinpo	頻婆	212
mogu	蘑菇	170	pipa	枇杷	210
mogu xun	蘑菇蕈	170	pugong cao	蒲公草	136
moumai	牟麥	26	pugong ding	蒲公丁	136
moyu	墨魚	320	pugongying	仆公英	136
mue	木蛾	166	pugongying	蒲公英	136
muer	木檽	166	putao	葡萄	232
muer	木耳	166	putao	蒲桃	232
muge	牡蛤	326	putao	蒲萄	232
mugui	牡桂	372	putaojiu	葡萄酒	398f.
muji	木稷	42	qi	氣	2
muli	牡蠣	326	qiangtao ren	羌桃仁	84
muli rou	牡蠣肉	326	qianjin cai	千金菜	140
nai	奈	212	qiaomai	蕎麥	28
naiyou	奶油	342	qiaomai	雀麥	30
naizhi cao	奶汁草	136	qiezi	茄子	154

Allgemeines Register

A

I

Wind s. **ventus**

Windpocken 549, 588, 593
 – Juckreiz, starker 316
Winterkürbis 593
"Wirksame Rezepturen für Frauen" (*Furen liangfang*) 63
Wirkung, kühlende 464
"Wissenswertes über Essen und Trinken" (*Yinshi xuzhi*) 349, 351
Wochenfluß
 – s.a. Fluor
 – stauender 348
Wollhandkrabben 324–325
 – und Fiederweißdornbeeren 481
 – Pillen **325**
Wu Qijun 90
Wu Rui 124, 170, 172, 238
Würgereiz 437, 597
 – algor stomachi 597
 – calor orbis stomachi 597
 – Dysharmonie, qi stomachi 597
 – Fische, verdorbene 597
 – humor pituitae 597
 – qi hepaticum, hochschlagendes 597
Würmer s. Wurmbefall
Wunden 376
Wundheilung
 – innere 590
 – Operationen 313
 – schlechte 322
Wurmbefall 91, 102, 104, 109, 125, 162, 453, 485, 532–533, 535, 601
 – Sonnenblumenkerne 532
Wurzelgemüse 96, 552
Wushier bingfang 354, 360, 372, 388
Wuxiang fen 364, 366, 372–373

X

Xiangkou erdou tang 371
Xinxiu bencao 30, 122, 136, 214, 230, 348, 350, 362, 392
xue 327, 478, 498, 516–517, 568
 – animantia 621
 – animatio 568, 574
 – Beeinflussung 568
 – Befeuchtung 83, 149, 235
 – Bereitstellung 586
 – Bewegung 105, 141, 481, 526, 539–568, 586, 618, 621
 – – Angina pectoris 580
 – – Bauchschmerzen 598
 – – in den Leitbahnen 575
 – – Durchblutungsstörungen 580
 – – koronare Herzkrankheit 580
 – – Verdauungsblockaden 599
 – – Verhärtungen 599

xue
 – calor 533
 – Defizienz 54, 60, 63, 77–78, 80, 89, 226, 232, 253, 258, 289, 294–295, 297, 308–312, 314, 316–317, 322, 336–337, 352, 355, 380, 386, 400, 621
 – – konstitutionell bedingte 39
 – – orbis hepaticus 298–299
 – – post partum 74, 225, 286, 320
 – Defizienzen 520
 – depletio 621
 – Durchlässigkeit, mangelnde 325, 400
 – Dynamisierung 74, 92, 154, 179, 202, 235, 320, 324–325, 348–349, 372–373, 400, 459, 481, 547, 563, 580
 – eingestautes 92, 100, 523
 – Entstehung 421, 516
 – Ergänzung 484, 488, 563
 – Erhaltung 132, 235
 – Erschöpfung 149
 – Fluß 432, 566–568
 – – freier 432, 580, 586, 588
 – – verbesserter 432
 – Halten 233, 421, 486, 489, 519, 539, 568, 586
 – Harmonisierung 146, 373, 489
 – Kühlung 96, 101, 121, 150, 154–156, 166, 176, 233, 296, 360, 480, 526, 552, 555, 562, 592–593
 – Mangel 400, 465
 – Mehrung 77, 258, 311, 313, 323, 428, 453, 484, 486, 506, 563
 – nicht in den Bahnen gehaltenes 424
 – orbis hepaticus 278, 565
 – orbis renalis 565
 – Regulation 294, 597, 603
 – Schädigung 580, 621–622
 – Schmälerung 153
 – Stasen 98, 167, 202, 325, 373–374, 400, 478–481, 523–524, 595, 621
 – – algor-bedingte 348, 546
 – – Lösung 453
 – – post partum 324, 373
 – – Verhärtungen, tastbare 167
 – – Zerstreuung 98–99, 101, 154, 374, 480, 489, 522
 – Stützung 54, 77–83, 149–150, 153, 226, 228–230, 232, 235, 252–254, 258, 264–265, 268, 272, 282, 284, 288, 290, 294–295, 297, 320, 326, 334, 343, 466, 480, 484–485, 488–489, 506, 519–520, 565, 576, 583, 587, 621
 – suppletio 48, 185, 225, 269–270, 278, 285, 306, 312, 316, 320–321, 352, 400, 487, 549, 577, 621
 – Verbesserung, Dysmenorrhö 586
 – Verwandlung 516
 – Zerstreuung 62
 – Zirkulation 516

Y